家庭保健使用手册①

儿童经络穴位按摩

快速、准确取穴，消除多种宝宝常见病，激发宝宝自愈力

孙桂芬 编著

天津科学技术出版社
天津出版传媒集团

图书在版编目（CIP）数据

家庭保健使用手册：全 4 册 / 孙桂芬编著 . -- 天津：
天津科学技术出版社，2019.12

ISBN 978-7-5576-7366-6

Ⅰ . ①家… Ⅱ . ①孙… Ⅲ . ①家庭保健—手册 Ⅳ .
① R161-62

中国版本图书馆 CIP 数据核字（2019）第 282450 号

家庭保健使用手册：全 4 册
JIATING BAOJIAN SHIYONG SHOUCE QUAN 4 CE

责任编辑： 梁　旭　房　芳

责任印制： 兰　毅

出　　版：天津出版传媒集团
　　　　　天津科学技术出版社

地　　址：天津市西康路 35 号

邮　　编：300051

电　　话：（022）23332397

网　　址：www.tjkjcbs.com.cn

发　　行：新华书店经销

印　　刷：三河市东兴印刷有限公司

开本 710×1000　1/16　印张 64　字数 1 600 000
2020 年 6 月第 1 版第 1 次印刷
定价：198.00 元

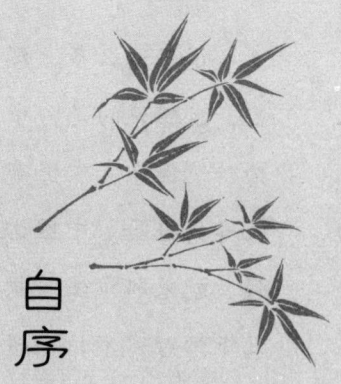

自序

　　人生在世，谁都想健康长寿，但对于如何获得健康长寿，却有很大的争议。我们都知道，吸烟有害健康，但耳边却经常会有这样的声音："某某就是老烟民，80多岁了，人家活得好好的。"当然，这属于狡辩，我想说的是，"吸烟有害健康"这样的共识都有人挑战，可见在健康长寿这个问题上，人们有多大的分歧。

　　古往今来，为了健康长寿，人们做出的疯狂事情数不胜数。古代帝王因服食"仙丹"而死亡，当代百姓因相信"绿豆治百病"而延误病情。这些事情作为旁观者看起来极为荒诞，但身处其中却又再正常不过了，面对疾病与死亡这两把悬在头顶上的利剑，每个人都可能会慌不择路。

　　也许有人会说，这还不简单，健康的问题当然要交给医生，生病了去医院不就行了。的确，现代医学越来越发达，很多疾病都已被攻克，也正因为如此，我们的平均寿命也提高了一大截。但是，我们也不得不承认，现代医学无法解决的疾病仍然有很多，就算这种病有有效的治疗方法，但每个人的体质不同，任何一种疾病都不可能达到百分之百的治愈率。另外还有一个费用问题，一场重病可能花光普通百姓一辈子的积蓄，在我们身边，因病致贫甚至债台高筑的例子数不胜数。

说了这么多，那么什么才是通往健康长寿的正确途径呢？在这里，我想说的是，中医的防病养生是其中一条价廉而有效之路。作为传统医学，中医守护中国人健康几千年，积累了大量使人健康与长寿的经验。中医讲"不治已病治未病"，说的是在没有生病的时候，就采取方法维护健康。当然，如果生了病，就要在小病的时候马上治疗，不让病情发展，从而重回健康；如果病势已经严重，那么也有办法自我调适，配合医生治疗。不过，值得注意的是，中医也有"真"与"假"的区别，有些人打着中医的旗号，实际上要么是迷信，要么是诈骗，并不是真正的中医。

　　吉林孙氏中医传自清顺治年间江宁府（今南京）医官孙典，至今已有十三代了。光绪十二年（1886），孙氏后人前往吉林敦化行医，开设"玉龙飞针堂"。在民国及抗战时期，"玉龙飞针堂"曾救治了多名义勇军官兵。据《敦化卫生志》记载："孙玉元，吉林省著名中医，毕业于华东军区后勤中医学院，他用祖辈传承的'孙氏玉龙飞针综合疗法'，治愈骨结核病、半身不遂及其他疑难病症多人，善于秘制中草药，恪守行医祖训：老祖在上我在下，方圆百里是咱家。能治不留德不够，年底提头见祖先。"

　　我作为"孙氏玉龙飞针"第十三代传人，自幼随父母学习中医，以口传身授的方式承继绝学后，至今已经积累了数十年的临床经验。作为一名老中医，我深知防病养生对于百姓健康长寿的重要性，一直有将孙氏十三代临床防病养生经验整理出来的想法。自2014年被认定为"孙氏玉龙飞针疗法"非物质文化遗产传承人之后，我这个想法就更加坚定了，于是开始着手进行上述工作。经过五年的时间，我调研了大量材料，几度修改校订，终于将这些经验整理成书，共分为以下四册：第一册，《家庭保健使用手册：儿童经络穴位按摩》；第二册，《家庭保健使用手册：面诊、手疗、足疗》；第三册，《家庭保健使用手册：贴敷、推拿、松筋》；第四册，《家庭保健使用手册：拔罐、艾灸、刮痧》。

这些内容主要面向普通大众，用于家庭自我保健，因此我尽量避免太过枯燥的专业术数，力求做到简明扼要，使大家"一看就能懂，懂了就能用"。本套书中讲了很多针对疾病的中医疗法，当然，这里还要提醒大家，有病要及早就医，不要延误病机。平时注意养生保健，一旦得病及时就医，才是当行之道。最后，由于我是家传医术，文化水平有限，书中难免存在不足之处，希望广大读者及同业者批评指正。

孙氏中医第十四代传人简介

王宪春，男，1979年生，汉族，孙桂芬长子，吉林省敦化市人。自幼跟随外祖父孙玉元及母亲孙桂芬学习中医药知识，1995年考入延边林校中师班，现任职于敦化市第六中学信息中心主任。

王宪东，男，1982生，汉族，孙桂芬次子，吉林省敦化市人。自幼跟随外祖父孙玉元及母亲孙桂芬学习中医药知识，1998年考入延边卫校，后考入延边医学院。毕业工作后，积累了一定的临床经验和独特的诊疗手法，并进行中西医结合研究。现为主治医师，任职于长白山森工集团敦化林业有限公司中心医院医务科科长。

徐婷，女，1990年生，汉族，王宪东配偶，吉林省敦化市人。2011年开始先后师承于孙彩霞、孙桂芬学习中医药知识，对针灸、康复理疗、小儿推拿有独特创新。现自开理疗馆为民间百姓服务。

孙氏中医传承谱系

第 一 代　孙　典　　　　　　　　　男　南京市

第 二 代　孙广易（师父　孙　典）男　南京市

第 三 代　孙　杰（师父　孙广易）男　南京市

第 四 代　孙继先（师父　孙　杰）男　山东沂水县

第 五 代　孙　益（师父　孙继先）男　山东沂水县

第 六 代　孙耀祖（师父　孙　益）男　山东沂水县

第 七 代　孙　景（师父　孙耀祖）男　山东沂水县

第 八 代　孙文极（师父　孙　景）男　山东沂水县

第 九 代　孙　昭（师父　孙文极）男　额穆县

第 十 代　孙世文（师父　孙　昭）男　额穆县

第十一代　孙　瑞（师父　孙世文）男　敦化市

第十二代　孙玉元（师父　孙　瑞）男　敦化市

第十三代　孙桂芬（师父　孙玉元）女　敦化市

父母的双手，孩子的健康

有了宝宝之后的父母可能都会遇到以下情况：

"我家孩子体质比较弱，动不动就感冒，又不敢给他吃太多药，唉，真是愁人……"

"我家的小孩不爱吃饭，特别爱吃零食，我和妻子不让她吃，她就跟我们闹，真是没办法啊！"

"前不久，女儿开始咳嗽，后来还流鼻涕，我们就带她去医院。到了医院，医生看了说是感冒、喉咙发炎……折腾了一个早上，花了几百块不说，孩子还要遭罪。"

……

这样的例子举不胜举，真是可怜天下父母心。孩子稍有个头疼脑热，家长就紧张得不得了，看病、吃药、打针，几乎把所有能用的"招数"全用上了。到最后孩子虽然好了，但也遭了不少罪，父母看着更是心疼不已。

其实，如果父母能在平日做一些保健预防工作，那么就可以大大降低孩子患病的概率。经络穴位按摩就是这样一种简单易学、疗效显著的养护手法。父母可以通过自己的双手，以直接治疗或辅助治疗的形式，为孩子消除多种病症的隐患，减轻病痛的烦恼。

那么，什么是经络穴位呢？

首先我们来了解一下穴位。穴位是指神经末梢密集或神经干线经过的地方。穴位的学名是"腧穴"，具有"按之快然""祛病迅速"的神奇功效。根据中医基础理论，人体穴位主要有三大作用，它既是经络之气输注于体表的部位，又是疾病反映于体表的部位，还是针灸、推拿、气功等疗法的施术部位。

说完了穴位，我们再看看经络，经络具有沟通上下表里、联系脏腑器官与通行气血的功能，它分为经脉和络脉，其中，较为粗大的、分布较深且纵行的主要干线，称为"经"，亦称"经脉"，而较为细小的、深浅部均存在，网络于经脉间的称为"络"，亦称"络脉"。前面已经讲到，穴位是人体脏腑经络之气血输注、汇集于体表的部位，这些部位大都处于人体经络循行的路线上，当针刺或指压、点穴后反应比较强烈，相应疗效比较显著。经络与穴位的关系可以这样描述：经络以穴位为据点，穴位则以经络为通道。用一个形象的比喻来说就是，经络犹如通行火车的铁轨，穴位则为其线路上的一个个车站。

有的家长对经络穴位不是很了解，他们不相信只要在孩子身上揉揉按按就能保健祛病，其实，揉揉按按并不是随意而毫无章法的，而是要找准穴位、选对手法，只要找准穴位，选对手法，经络穴位按摩真的就是这么神奇。

《黄帝内经》曾记载经络穴位疗法的效验"若风之吹云，桴鼓相应，如影随形"，意思是说经穴疗法的效果像风吹云散，槌敲鼓响，影随身动一样。穴位本身就是体内气血流畅的枢纽，选择恰当的穴位疏通经络疗法的效果最好，往往能起到四两拨千斤的作用。例如，中府具有调理肺腑的功效，当孩子感觉到胸闷气短、心情烦躁、闷闷不乐的时候，父母可以为他们按摩中府，以减轻这些症状；另外，上学以后，孩子常常整天坐在椅子上，很容易感觉到肩膀疼痛、酸胀，有时胳膊疼得没办法上抬，父母在这时可以为他们按一按肩髎，这样就能起到改善与保健的作用。

除此之外，给孩子做经络穴位按摩还有两大好处：简单易学，方便易懂；更健康，更省钱。

本书以儿童经络穴位为主，讲述了儿童的几十个特效穴位以及针对小儿常见疾病的对症按摩手法，同时也详细介绍了儿童经络按摩的基本手法，让父母准确地认识经络与穴位，并以标准的手法带给孩子正确的抚慰。全书内容实用，操作简单，讲解深入浅出，并配以标准的图解供各位家长参考。希望家长们能通过本书对儿童经络穴位按摩产生全面的认识，并快速有效地运用到生活之中，帮助孩子健健康康地成长。

家庭保健使用手册①

儿童经络穴位按摩

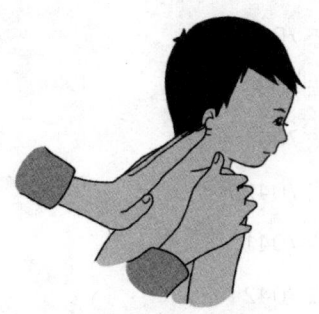

经络穴位按摩可以很好地呵护孩子,助他们健康活泼地成长,甚至是一生的护佑。

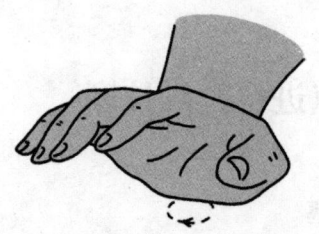

揉法可以起到活血化瘀、消肿止痛、宽胸理气、运脾消滞的功效。

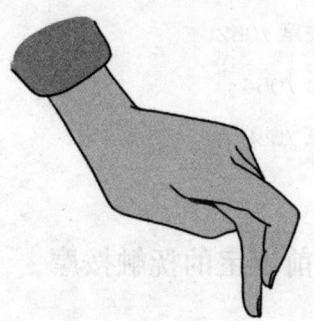

点法具有开通闭塞、活血止痛、定惊醒神、通关开窍的功效。

第一章
经穴按摩是父母给孩子一生的护佑

经络穴位按摩,孩子的家庭保健师

了解常用手法,给孩子最正确的抚触

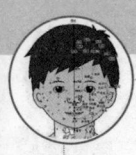

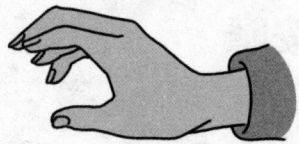

捣法具有通经活络、镇惊安神、通络明目、调和气血的功效。

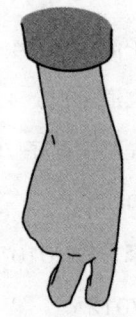

扯法具有解表透邪、通经散瘀的功效。

第二章
结合宝宝年龄特点进行抚触按摩

新生宝宝的抚触按摩

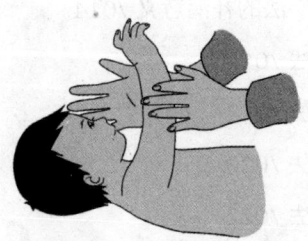

宝宝最早发展的感官之一即是触觉，对不同部位进行抚触，可以增加宝宝对自身的体验意识。

3个月以上至会爬行前宝宝的抚触按摩

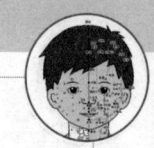

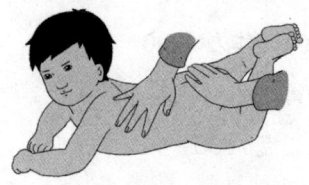

3个月以上的宝宝身体各方面机能都在迅速变化，轻重不同的触感可以使宝宝的感觉综合能力得到发育与发展。

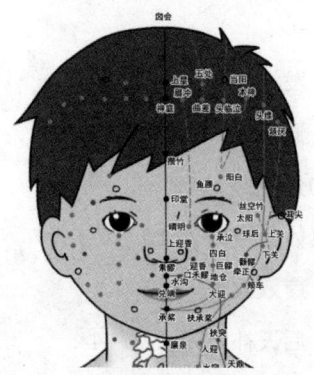

孩子的头部汇集了十二经脉和奇经八脉，面部也是人体经络分布最密集的部位之一。

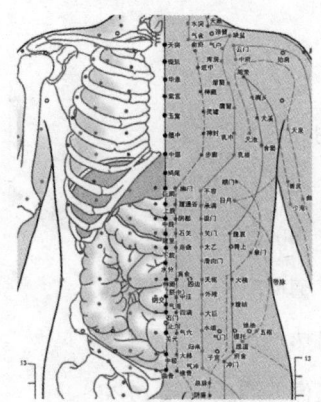

胸部和腹部集中了任脉、督脉、肝经、肾经、胃经、脾经等多条经络的循行，以及中府、神阙等诸多要穴，是孩子经络按摩保健不可忽视的部位。

第三章
医师推荐的42个儿童常用保健穴

头面部穴位

胸腹部穴位

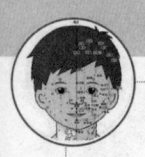

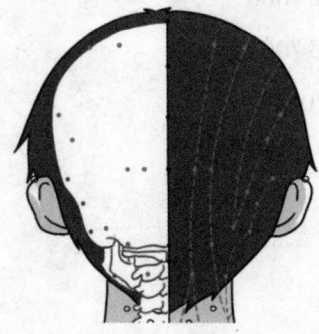

孩子的背部有督脉与膀胱经两条经脉，经脉上分布着数十个保健要穴，利用好了，裨益孩子健康。

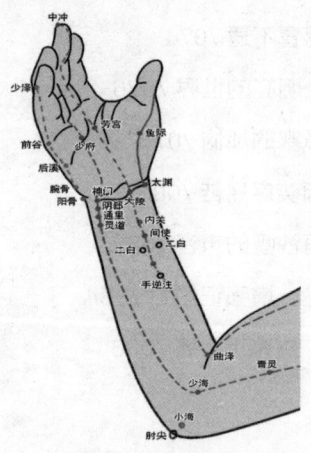

上肢部包括手臂和手两部分，其上分布着外劳宫、少商、列缺等许多保健要穴，在孩子经络保健方面，不容忽视。

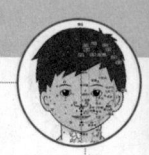

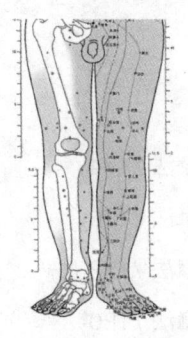

孩子的下肢部分布着肝经、胆经、肾经、胃经、脾经、膀胱经六条关键经络，科学按摩它们，可以让孩子的很多健康烦恼销声匿迹。

下肢穴位

第四章
小儿常见病症的经络穴位按摩法

肺心系疾病

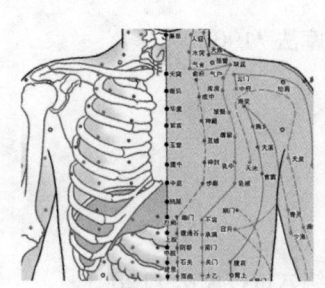

孩子的胸部集中了许多神奇的穴位，经常按摩这些穴位可以很好地预防治疗小儿肺心系疾病。

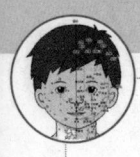

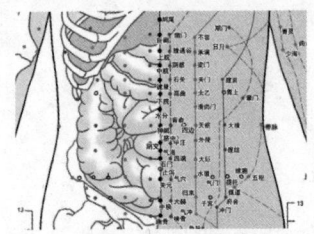

孩子的腹部集中了许多可以调理脾胃等"掌管"消化吸收的脏腑的穴位，经常按摩这些穴位可以很好地预防治疗小儿消化系疾病。

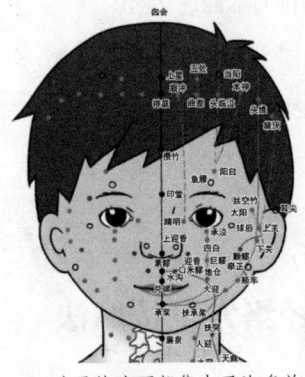

孩子的头面部集中了许多关系五官健康的穴位，经常按摩这些穴位可以很好地预防治疗小儿五官疾病。

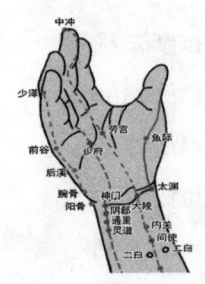

孩子的手部集中了许多功效卓著的保健穴位，经常按摩这些穴位对小儿常见病的预防和治疗具有显著功效。

消化系疾病

五官疾病

其他常见疾病

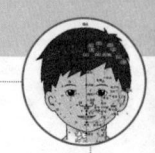

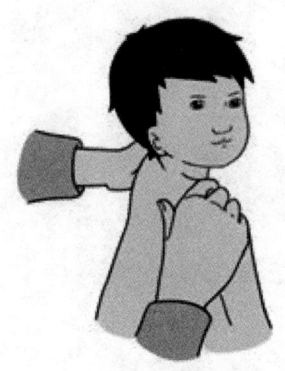

人体的骨关节是人体活动之需，做好这些骨关节的按摩养护，可以大大促进孩子的肢体运动和协调等。不过，不同的关节有不同的按摩手法，需要区分对待。

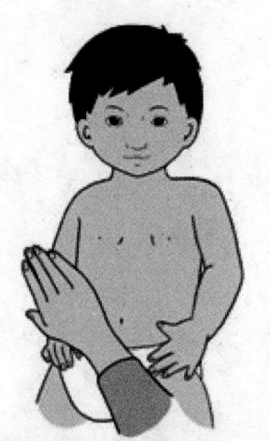

通过对孩子周身进行不同部位的日常按摩保健，可以达到改善孩子全身心的神奇功效。

第五章
儿童日常按摩保健养护法

呵护骨关节的按摩养护法

改善全身心的按摩养护法

附录　儿童经络穴位图

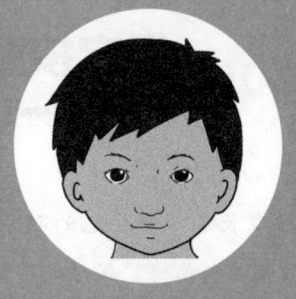

第一章

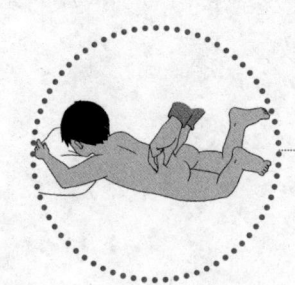

经穴按摩是父母给孩子一生的护佑

　　每一位家长都希望自己的孩子生得茁壮、长得健康，可有时候事与愿违，父母们常常为孩子的各种小毛病发愁。其实，对于这些小毛病，我们完全可以提前预防。预防的方法多种多样，经络穴位按摩就是其中之一。我们只要了解并科学运用孩子的经络穴位，便可以更好地保证孩子健康成长，带给孩子一生的护佑。

◆ **经络穴位按摩，孩子的家庭保健师**

1. 经络穴位按摩守护孩子的健康，简单
   易学方便实用。

2. 经络穴位按摩安全性更好，较适合预防
   及对抗各种儿童疾病。

3. 了解孩子的五脏虚实补泻之道，给孩子
   最有效的按摩。

4. 运用中医四诊，按摩前先仔细观察孩子。

◆ **了解常用手法，给孩子最正确的抚触**

1. 经络穴位按摩具有多种手法，是一整套
   科学的方法。

2. 按摩手法不同，所达到的功效不同。

3. 了解常用手法，才能给孩子最正确的
   抚触。

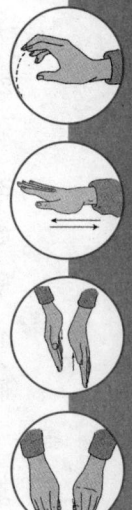

天天给孩子按摩能带给孩子健康

　　所有父母都希望自己的孩子能健康、快乐地成长，因此孩子一生病，就会立即送医院吃药、打针，生怕疾病加重；孩子有点营养不良，就不停地换各种营养品对孩子进补，貌似给孩子最好的关爱，其实却让孩子沦为药品的"试验对象"。父母正确的保健理念，是给孩子最好的礼物。在孩子生病之前改善孩子的体质，预防疾病的发生，孩子生病之后，尽可能减少药物的使用，是我们的期待。而中医经络穴位按摩，具有简便、保健与治疗并举的优点，适合用来呵护孩子健康，是孩子最好的家庭保健师。

　　按摩孩子的不同经络穴位，可以达到不同的保健与治疗效果：

　　1. 推六腑

　　发高烧是多种疾病的常见症状，有时候让人束手无策。其实，推六腑就能让孩子退烧，跟打针吃药相比毫不逊色，更重要的是它更方便、更省时省力。

　　2. 旋推小指面

　　旋推小指面具有补肾的效果，可以增强孩子的体质，提高免疫力。

　　3. 旋推大拇指面

　　如果孩子体弱多病，或者大病初愈，旋推大拇指，就可以起到补脾益气，增强体质的效果。

　　4. 推食指补大肠经

　　很多小孩都喜欢吃凉的东西，比如冰激凌、冰镇饮料等，还经常暴饮暴食、食无定时，因此容易损伤脾胃，造成腹泻，长此以往会罹患肠胃病。这时候父母可以通过帮孩子推食指补大肠经来治疗，每天从孩子食指尖推到虎口数次，就可以手到病除。

　　5. 推三关

　　受凉感冒是孩子经常发生的一种小病，但也给孩子带来不少麻烦。如果孩子受凉了，不妨及时给孩子推三关，这样就具有一定的治疗效果。

　　经络穴位按摩既方便又有实效，而且不像药物那样有诸多副作用。

了解孩子的五脏虚实补泻之道

五脏即心、肝、脾、肺、肾，它们的具体功能在孩子身上体现得特别明显。了解了孩子的五脏补泻之道，我们就可以利用按摩达到较好的保健效果。

1. 心

心是五脏之首，如果孩子经常一惊一乍，心神不安，身体瘦弱，坐着不动就经常出虚汗，这属于心虚；如果孩子常无缘无故地流泪，并有原因不明的红肿现象，则属于心热。上述症状可以通过推心经得到缓解。

2. 肺

人体的肺主要负责声音和皮毛。如果孩子说话没底气，皮肤缺少光泽，就是肺虚的表现。另外，孩子感冒后突然发不出声音或嗓音忽然变得嘶哑，则表示肺气郁闭。此外，孩子整天无故发痒，则表示肺燥。有些家长对孩子的照顾疏忽，往往导致六淫，即风、寒、湿、燥、火、暑，会侵袭孩子的肺，给孩子的健康带来困扰。这时，如果父母可以给孩子推肺经，相应症状就会得到缓解。

3. 脾

五脏之中，脾和肺是最脆弱的，最容易受伤。其中，脾脏负责身体营养与能量。如果妈妈过度溺爱孩子，把好吃的东西过多地强塞给孩子，孩子就容易伤脾。还有些小孩子总是皱着眉头似乎在想事情，这往往也是因为孩子的脾出现了问题，情绪与思维受到影响。如果孩子气虚，常动不动就出汗，身体比较瘦弱，就可以给孩子推脾经。

4. 肝

肝脏负责全身的血气，肝虚的孩子一般表现出来的症状是眼睛酸痛和抽筋。这时，父母可以给孩子推肝经。

5. 肾

肾主骨、齿、耳等部位或器官，如果孩子的这些地方产生病痛，父母可以采用推肾经的方法帮助孩子缓解病痛困扰。

一般来说，实证用泻法，虚证用补法。有了这个总方针，具体操作起来，就知道补泻了。

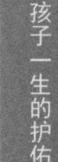

望、闻、问、切：按摩前先观察孩子

望、闻、问、切是中医辨病、辨证的方法，对这四诊收集来的资料加以综合分析和判断，做出正确的辨证，才能拟定正确的小儿推拿处方。

望 诊

望是中医四诊里最基础也是最主要的一步，是从表象入手，来判断有病之人的内在状况和变化，并为疾病的分析和论证提供参考，即"以表知里"。

☆ 观察孩子的面相

虽然五脏在体内不可望见，但是五官作为人体经络的代言人，可以像镜子一样把藏在深处的五脏的状态一一显示出来。

脸：孩子面色红紫，表示热；面色淡白，表示虚弱或寒冷。

鼻子：孩子鼻子红燥，表示脾热；鼻子发黄，表示脾虚弱。

牙床：孩子牙床红肿，表示脾胃有热；牙床破烂，表示脾胃火盛。

唇：孩子嘴唇红紫，表示有热；淡白，脾胃虚；漆黑，脾胃虚极。

鼻孔：孩子鼻孔干燥，表示有肺热；流清涕，表示肺有寒气。

☆ 观孩子食指络脉

络脉是由经脉分出来的，分布在皮下浅层的支脉。3岁以下的孩子，皮薄肤嫩，特别适合用望食指络脉的方式来诊断身体状况。食指络脉是指食指桡侧的浅表静脉。

络脉浮沉：静脉浮显，多属感冒；静脉沉隐，表示病躲在身体内很深的地方，很难出来。

络脉颜色：静脉鲜红，多为感冒；静脉紫红色，多为里热证；静脉为青色，经常有疼痛或者惊风；静脉紫黑色，血络郁闭；静脉颜色很淡，表示脾虚、气血不足。

闻·诊

闻诊包括听孩子的说话声、咳嗽声及啼哭声等方面，即运用听觉、嗅觉来辅助诊断的一种方法。

☆ 说话声

声音清晰、响亮，孩子大多正常；声音低弱，表示孩子气虚；声音嘶哑，孩子声带和咽喉可能有疾病；高声尖叫，一般为剧痛所致。

☆ 咳嗽声

咳声畅利，痰容易咳出，这样的孩子往往正常；咳声低而粗，痰呈黄色且黏稠，常为外感风热所致；咳嗽的时候伴随流涕，多为外感风寒；仅干咳而无痰，一般为咽炎或肺燥所致；咳声嘶哑，孩子也许得了喉炎。

☆ 啼哭声

哭声洪亮，一般孩子是健康的；哭声嘶哑，呼吸不畅，一般是咽喉水肿所致；哭声尖锐，时缓时急，孩子也许被腹痛困扰。

问·诊

问诊是指通过询问，采集资料。与成人不同，在小儿四诊中，问诊处于一个不重要的位置，因为年龄较小的婴幼儿不会言语，较大的儿童也不能正确说明自己的病情，因此需要结合其他三诊来辨证，家长可询问孩子疼痛、寒热、头晕等病状。

切·诊

切诊主要是指摸脉象。孩子的脉象主要有以下六种，即浮、沉、迟、数、有力、无力，浮沉辨别疾病的表里位置，迟数辨别疾病的寒、热属性，有力、无力辨别疾病的虚实，同时还应注意紧、弦、结、代、细、缓、滑等脉象。

紧为实证为寒；弦为肝旺为痛为惊；结为心气不足；代为脏气损；细为阴虚；缓为人心力弱；滑为湿为痰阻，依据这些脉象可以判断孩子是否健康。

除了脉诊，中医有时候也通过触诊判断孩子的身体是否有疾病。触诊主要包括触摸和按压孩子的皮肤、四肢、胸腹等部位，通过这些部位的反应，可以得知孩子体内的状况。

认识孩子身上的经络网

经络由经脉和络脉组成，经就是干线，络就是旁支。人体有十二条主干线，也叫作"十二正经"，此外，还有奇经八脉和无数条络脉。

经 脉

经脉是经络的主体，分为正经和奇经八脉两类。正经有十二条，奇经心脉有八条。

十二经脉：正经有十二条，即手足三阴经和手足三阳经，是经络系统的主体，即手太阴肺经、手厥阴心包经、手少阴心经、手阳明大肠经、手少阳三焦经、手太阳小肠经、足太阴脾经、足厥阴肝经、足少阴肾经、足阳明胃经、足少阳胆经、足太阳膀胱经。

奇经八脉：奇经八脉是任脉、督脉、冲脉、带脉、阴跷脉、阳跷脉、阴维脉、阳维脉的总称。它们既不直属脏腑，又无表里关系，别道奇行，故称"奇经"。

十二经别：从十二经脉别出的经脉，主要是加强十二经脉与脏腑之间的联系。

络 脉

络脉是经脉分支，有别络、浮络和孙络之分，负责输布人体气血。

十五络脉：十二经脉和任督二脉各自别出一络，加上脾之大络，共计十五条，称为"十五络脉"，分别以十五络所发出的腧穴命名。具有沟通表里经脉之间的联系，统率浮络、孙络，灌渗气血以濡养全身的作用。

孙络：从别络分出最细小的分支，其作用同浮络一样，输布气血以濡养全身。

浮络：在全身络脉中，浮行于浅表部位的称为"浮络"，它分布在皮肤表面。主要作用是输布气血以濡养全身。

经络运营时间及循环路线

时辰	经络	循行路线
子时 （23点～1点）	胆经	起于瞳子髎，向上到达额角部，向下到完骨，外折向上行，经额部到阳白，返向风池，再沿颈部侧面到少阳三焦经之前，到肩上退后，交出于三焦经之后，行入缺盆
丑时 （1点～3点）	肝经	起于大敦，沿足背内侧向上，经中封，上行小腿内侧，到内踝上八寸处交出于脾经的后面，到曲泉沿大腿内侧中线，绕过生殖器到小腹，夹胃两旁，向上通过横膈，分布在胁肋部，沿喉咙向上到达鼻咽部，连接目系，向上经前额到达颠顶与督脉交会

続表

时辰	经络	循行路线
寅时（3点~5点）	肺经	起于中脘部，向下到水分附近络于大肠，又返向上穿过横膈，直属于肺，向上到气管、喉咙，沿锁骨横行到中府、云门二，沿着上肢内侧前缘向下，到肘中，沿前臂内侧桡骨边缘进入寸口，经大鱼际部到达少商
卯时（5点~7点）	大肠经	起于商阳，沿食指桡侧向上，经合谷到达两筋之间，沿上肢外侧前缘，向上到肩前，经肩盂过肩后，到项后督脉的大椎，联络肺脏，向下通过横膈，入属大肠
辰时（7点~9点）	胃经	起于迎香，向上到鼻根部，与足太阳膀胱经相交，向下沿承泣、四白进入上齿龈内，再绕过口角左右相交于承浆，向后沿下颌出大迎，沿颊车上行耳前，经颧弓上行，沿前发际到达会神庭
巳时（9点~11点）	脾经	起于隐白，沿足内侧赤白肉际向上，经商丘到小腿内侧，沿胫骨后缘上行，到漏谷走出足厥阴肝经前面，经膝股内侧前缘到冲门，进入腹部，向上通过横膈，夹食管旁，连于舌根，散于舌下
午时（11点~13点）	心经	起于心中，经心脏与其他脏器相联系的脉络，向下通过横膈至任脉的下脘附近，接于小肠经
未时（13点~15点）	小肠经	起于少泽，沿手掌尺侧向上过阳谷，沿前臂外侧后缘向上，经尺骨鹰嘴与肱骨内上髁之间，沿上臂外侧后缘，出于肩贞，在肩中俞绕行之后，交会于大椎，继而向前经足阳明经的缺盆，进入胸部深层，向下到达任脉的膻中，沿食管通过横膈，到达胃部与小肠
申时（15点~17点）	膀胱经	起于睛明，上过额部，直到巅顶交会于百会
酉时（17点~19点）	肾经	起于足小趾端，斜向涌泉，出于然骨，沿太溪进入足跟，再沿小腿内侧后缘上行，出窝内侧，直到大腿内侧后缘，通过脊柱，属于肾，络于膀胱
戌时（19点~21点）	心包经	起于胸中，出属心包络，向下通过横膈，依次络于上、中、下三焦
亥时（21点~23点）	三焦经	起于关冲，沿无名指尺侧缘到达手背，出于前臂伸侧两骨之间，穿过肘部，沿上臂外侧，上行到达肩部，进入缺盆，散布于胸腔之中部，散落于心包，从胸到腹属于上、中、下三焦本腑

注 意 事 项

21点~5点，三焦经、胆经、肝经、肺经先后当令，11点~13点则是心经当令时间，在这些时间段，人体需要休息。三焦经在21点~23点运行，三焦是全身精、气、血、津、液运行的通道，此时不休息，身体各项机能会出现问题；胆经在23点~1点要新陈代谢，若不入睡，影响了胆经的气血，容易得胆结石、胆囊炎等；肝经在1点~3点运行，肝藏血，若不入睡，影响了肝经运行，人容易变得烦躁；3点~5点肺经运行，肺朝百脉，主气，此阶段休息若被影响，人会很困倦、乏力；心经在11点~13点运行，心主神志，此时缺乏休息，则心火过旺，会影响夜间的睡眠及下午的精神。

009

第一章 经穴按摩是父母给孩子一生的护佑

不同体质孩子有不同的按摩方法

中医向来讲究辨证施治，治病要根据每个人的不同状况来进行。其实，给孩子进行经络保健按摩也一样，要根据孩子不同的体质采用不同的按摩方法，这样才能达到祛病强身的效果。

寒　型

具有寒型体质的孩子面色苍白，身体和手脚常常是冰凉的。他们不爱活动，没有食欲，吃生冷食物容易腹泻，大便稀溏。如果孩子有以上特点，那么父母在平时可以经常给孩子做这样一组按摩：捏脊5次，按揉内劳宫100次。

热　型

具有热型体质的孩子通常身体壮实，面赤唇红。他们贪吃，喜欢凉的东西，口渴时常爱喝凉水，便秘，且性情烦躁、易怒。另外，这类孩子容易患咽喉炎，外感后易高热。如果孩子有以上特点，父母可以常给孩子推天河水，天河水在孩子前臂内侧的正中线，从腕到肘呈一直线。父母可用食指与中指指腹推天河水，每次推200次。

虚　型

虚型体质的孩子容易患贫血和呼吸道感染等症，他们往往面部发黄，常常感到疲乏劳累，饭量小，不爱活动，汗出得也多，大便稀溏。如果孩子有以上特点，父母应该以虚型特殊的方法给孩子做按摩，具体为：旋推大拇指面、小指面，按揉足三里，搓涌泉等，以补其五脏。

湿　型

具有湿型体质的孩子平常特别喜欢吃肥肉、油炸食品等肥甘厚腻的食物，因此，这类孩子的体形多数比较肥胖，行动迟缓，大便稀溏。如果家中有这样的孩子，父母可以采用针对湿型体质的按摩方法，具体为：每天捏脊5次，推板门200次。

健康型

健康型孩子身体强壮，面色红润，精力充沛，不挑食，大小便也正常。对健康型孩子，采用一般保健按摩手法为孩子按摩全身即可。

不同体质孩子的具体按摩方法

寒、热、虚、湿、健康是中医给孩子划分的五种体质，我们只有了解自己孩子的体质特点，才能针对不同的体质给孩子进行经络穴位按摩。

类型	表现	按摩手法	搭配饮食
寒型	面色苍白，身体和手脚常常是冰凉的，不爱活动，没有食欲，吃生冷食物容易腹泻，大便稀溏	捏脊5次，按揉内劳宫100次	温养胃脾，多吃辛甘温等特点的食物，例如羊肉、牛肉、鸡肉、核桃等，忌食寒凉等食物，例如冰冻饮料等
热型	通常身体壮实，面赤唇红，贪吃，喜欢凉的东西，口渴时常爱喝凉水，便秘，且性情烦躁、易怒。另外，这类孩子容易患咽喉炎，外感后易高热	推天河水（天河水在孩子前臂内侧的正中线，从腕到肘呈一直线。）父母可用食指与中指指腹推天河水，每次推200次	饮食以清热为主，多吃些甘淡寒凉的食物，如苦瓜、西瓜等
虚型	容易患贫血和呼吸道感染等病症，同时，患儿往往面部发黄，常常感到疲乏劳累，饭量小，不爱活动，汗出得也多，大便稀溏	旋推脾经、肾经，按揉足三里，搓涌泉等	气血双补。多吃牛肉、羊肉、鸡肉、海参、虾蟹、桂圆、核桃、木耳等。忌食生冷苦寒的食物，如绿豆、苦瓜等
湿型	具有湿型体质的孩子平常特别喜欢吃肥肉、油炸食品等肥甘厚腻的食物，这类孩子的体形多数比较肥胖，行动迟缓，大便稀溏	每天捏脊5次，推板门200次	多吃扁豆、海带、白萝卜、鲫鱼、冬瓜、橙子等有健脾祛湿化痰功效的食物
健康型	身体强壮，面色红润，精力充沛，不挑食，吃饭香，大小便也正常	可采用保健按摩手法为孩子按摩全身	重视平补阴阳，为孩子提供广泛食谱，让孩子体内营养均衡，这样才能让他们继续健康成长

第一章 经穴按摩是父母给孩子一生的护佑

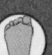

给孩子按摩前的注意事项

　　经络穴位按摩不仅能提高孩子的免疫力，增强食欲，促进生长发育，保护视力，孩子生病时，父母的正确按摩还可以缓解孩子的病痛，促其自我康复。按摩的疗效独特而神奇，但这一切都应建立在恰当、正确的基础上，所以，父母给孩子按摩前应注意以下几点：

按摩前的准备

　　1．按摩前要预备好毛巾、尿布以及替换衣物。

　　2．为孩子做按摩的房间温度要适宜，可放些柔和的背景音乐。

　　3．按摩前先温暖双手，且在正式按摩前最好先轻轻局部按摩，让孩子肌肉放松，也减少一些恐惧感。

按摩时间

　　1．孩子身体状况正常时，按摩时间最好选在两餐之间，这段时间孩子既不疲劳也不饥饿；也可选在晚上洗澡后，睡觉前。如果孩子生病了，家长应在孩子情绪稳定的时候按摩，孩子哭闹时，要先安抚好孩子的情绪，再做按摩。

　　2．父母在为孩子做按摩时，如果是摩腹、揉臂，千万不能在饭后马上进行，以免引起孩子呕吐，或导致孩子腹部出现不适。

　　3．按摩持续时间可从5分钟开始，以后逐渐延长到15～20分钟，每天1～2次。对于年龄大一点的孩子，可酌情延长。

按摩力道

　　1．由于儿童身体的经络分布和成长状况比较特殊，且孩子皮肤娇嫩，因此，与给成人按摩相比，父母给孩子按摩的手法和力度都有特殊的要求，要轻快、柔和、平稳、着实，应做到"适达病所，不可竭力攻伐"，也就是以恰当的力度，达到最好的效果即可。

　　2．有些穴位需要不断重复地按摩，此时父母应该适当调整力道，不要抓破孩子的皮肤。

　　3．当孩子身上有汗时，如夏季或孩子哭闹、玩耍之后，父母应注意按摩手法的轻重快慢。

按摩的穴位

1. 给孩子按摩的穴位大多集中在孩子的双手上，其他部位也有少许特效穴，父母可酌情选择。

2. 由于孩子还处在快速发育过程中，因此很多穴位和成人有较大区别：有的穴位名称与成人相同，但位置不同，如攒竹穴；有些位置相同而名称不同，如龟尾、总筋。父母要根据穴位的实际位置给孩子按摩，切不可与成人相同对待。

3. 所选用尺寸均使用同身寸，即以孩子自身手指的长度来衡量。

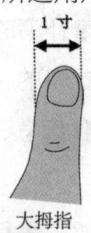
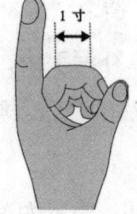
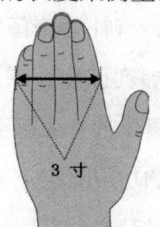

大拇指

按摩介质

在按摩时常用一些适合孩子的婴儿油或质地细致的乳液，润滑皮肤，这样既可以提高疗效，也可防止按摩时皮肤破损；还可以用葱等来散寒解毒，通经助阳。

其他注意事项

1. 一般的按摩时间和次数适合6个月至8岁的孩子，如果孩子年龄不在这个范围内，父母需要适当增减按摩时间和次数。

2. 按摩前，父母应将介质倒在掌心上，搓揉之后再为孩子按摩，不要将油直接倒在孩子身上。

3. 孩子的按摩只能用基础油，除非有特殊情况得到医师允许才可以用精油。

4. 按摩时，手法需从轻开始，慢慢增加力度，以孩子舒服、愿意合作为宜，不要出于爱子心切而不注意频率和力度，要是像给成人做按摩那样用力，往往可能欲速则不达。

5. 父母可以一边按摩一边与孩子轻轻说话，进行感情交流。

6. 按摩时应避开孩子身上瘀伤、红肿、敏感、硬结的部位。

7. 孩子不愿意或睡觉时最好不要强行为之按摩。

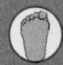

儿童经络穴位按摩手法的补泻意义

中医历代文献中对按摩手法的补泻意义有很多记载，尤其在小儿按摩的临床应用中运用得更为广泛。

经穴按摩补泻是指操作者运用不同的按摩手法，对脏腑功能发挥抑制或兴奋的调节作用，其中有降低兴奋性或祛除邪气作用的手法，谓之"泻"；有提高兴奋性，增强脏腑功能作用的手法，谓之"补"；重在功能调节，有补泻兼备之功的手法，谓之"平补平泻"。按摩补泻的关键在于针对虚实证型，采用正确的推拿补泻手法，从而达到治疗目的，并提高疗效。具体的方法是通过操作者手法的轻重、施术方向、操作缓急、选择穴位本身的功用而定：

1. 轻重补泻法。手法轻者为补，重者为泻。轻指力度柔软缓和，但轻而不浮重，即是指手法力度深达肌肉，筋骨，但重而不滞。

2. 缓急补泻法。频率缓慢的手法有补的作用，频率快速的手法有泻的作用。

3. 迎随补泻。十二正经各有其走向规律，如手三阳从胸走手，手三阳经从手走头，足三阳经从头走足，足三阴经从足走腹，等等。若顺经气去的方向按摩，谓之"随"，有补的作用；反之，逆经气去的方向，谓之"迎"，有泻的作用。

4. 特殊补泻法。小儿经穴与成人经穴小有差异，多线性、面性穴位，操作时常有推、摩、运等手法。目前小儿按摩临床操作，多以向心为补，离心为泻；推上为补，推下为泻；由外向里为补，由里向外为泻；顺时针为泻，逆时针为泻。但也有例外，请操作时具体看每穴的补泻手法。

总之，凡施术力度轻，操作时间长，频率慢，幅度小，顺经脉走向，旋转操作为补法；反之为泻法。操作过程中应注意均衡使用补泻手法，切忌有所偏颇。

小儿按摩手法的补与泻

小儿按摩特定穴是以特定的操作方向决定补与泻的。一般来说，按摩手法可根据施术力度轻重、操作时间长短、幅度大小等进行补与泻。

● **补泻法的主要分类**

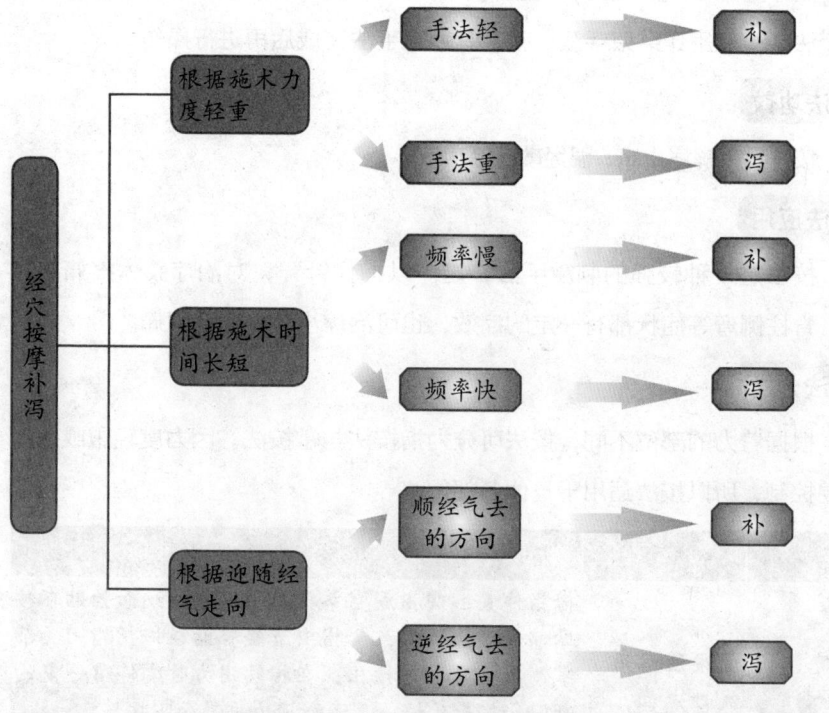

注 意 事 项

1．在同一穴位上，手法不同则补泻效果不同；另外，同一手法用于不同年龄以及不同体质的孩子身上产生的补泻效果也不同。例如，从指尖向指根曲推脾经，可以达到补脾经的效果；如果从小指尖向指根直推，可以起到清肾经的作用。

2．某些经络线上的非特定穴位，其补泻规律往往是沿经络走向推为补，逆经络走向推为泻，来回顺逆方向推为平补平泻，如三阴交、中脘等穴位。

3．小儿按摩的补与泻，由多方面因素决定，父母在给孩子按摩之前一定要弄清这些手法，免得出错。

儿童经络按摩的按法

手法解释

按法是指使用拇指或中指的指端或指纹面，手掌掌面或掌根紧贴在孩子需要治疗的部位或穴位上，垂直向下用力按压的一种手法。这种手法属重刺激手法，一般用作结束手法，就是其他轻手法完成后再进行操作。

手法功效

按法具有解痉止痛、温经散寒等功效。

手法应用

按法是一种较强的刺激手法，是"以指代针"，对治疗肢体疼痛、麻木、脊柱侧弯等症状都有一定的疗效，也可治疗小儿头痛、腹痛。

手法分类

根据着力的部位不同，按法可分为指按法与掌按法。因力度轻重或强弱较易控制，所以按法适用于身体各部位。

手法名称	适用部位	操作要领
指按法	指按法适用于线性穴位，运用于全身各部位穴位	拇指伸直，四指成空拳状，用拇指指纹面紧贴在按摩部位或穴位上，食指中节轻轻贴在拇指指间关节掌侧，垂直向下按压，在指端用力时要停留一定的时间，然后放松，再逐渐用力垂直向下按压
		用中指指端或指纹面，紧贴于孩子需要治疗的部位或穴位上，同时向下垂直按压，停留一定的时间，放松片刻再逐渐用力向下按压
掌按法	用于面性穴位和部位，如腰部和腹部	用手掌掌面或掌根部位，紧贴于治疗部位或穴位上，垂直向下用力按压，力量要逐渐增加，平稳且持续

注意事项

1. 施用按法时，施术人手上受力部位要紧贴孩子体表的治疗部位或穴位，不要移动。

2. 结束时，不宜突然撤手收力，而应该逐渐减轻、缓慢收回按压的力度。

按法的流程及应用举例

儿童经络按摩的基本按法包括拇指按法和掌按法两种。

● **按法流程示意图**

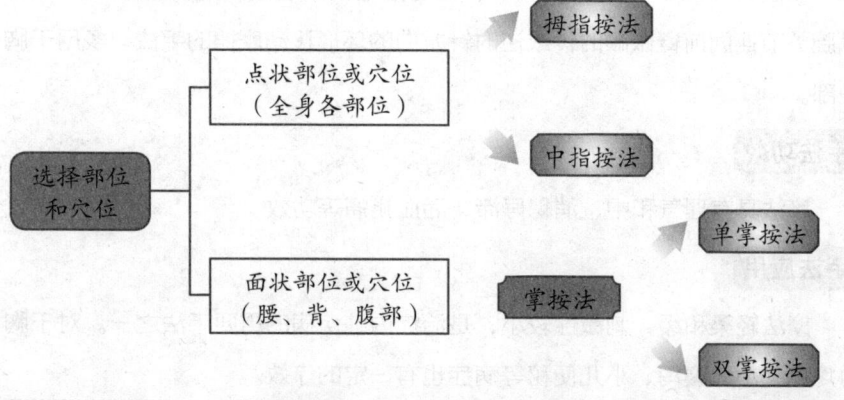

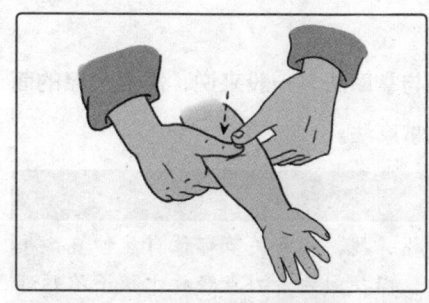

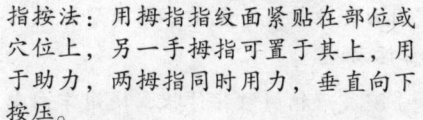

指按法：用拇指指纹面紧贴在部位或穴位上，另一手拇指可置于其上，用于助力，两拇指同时用力，垂直向下按压。

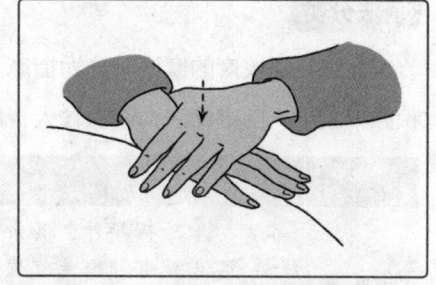

掌按法：用手掌掌面或掌根部位，紧贴于治疗部位或穴位上，垂直向下用力按压，力量要逐渐增加，平稳且持续。

● **应用举例**

小儿腹痛：可以按揉足三里、肚角，并配合其他穴位按摩治疗。

小儿鼻炎：可以按揉迎香，并配合其他穴位按摩治疗。

小儿多动症：可以按揉百会，并配合其他穴位按摩治疗。

● **按法与其他手法的组合**

按揉法：按法常与揉法结合，一般采用"按一揉三"的节律，即按压一下，揉三下，再按压一下，揉三下，按照这样的节律反复做若干次。

第一章 经穴按摩是父母给孩子一生的护佑

儿童经络按摩的摩法

手法解释

摩法是指以手掌面或食、中、无名指指面附着于一定部位或穴位上，以腕关节连同前臂做顺时针或逆时针方向的环形移动摩擦的手法。多用于胸腹部。

手法功效

摩法具有理气和中、消积导滞、活血止痛等功效。

手法应用

摩法轻柔和缓，刺激性较小，是治疗内脏疾病的重要手法之一。对于胸胁疼痛、小儿腹泻、小儿便秘等病症也有一定的疗效。

手法分类

儿童经络按摩的摩法可分为指摩法与掌摩法。一般来说，需要按摩的面积如果较小，用指摩法；面积较大，用掌摩法。

手法名称	适用部位	操作要领
指摩法	线性部位或穴位	除拇指外，其余四指并拢，指掌关节部位自然伸直，手腕部稍微悬空弯曲，以指面为着力点轻放于孩子治疗部位或穴位上，指掌用力部位要随着腕关节同前臂做顺时或逆时针的环形指摩运动
掌摩法	面性部位或穴位	将手掌自然伸直，手腕关节稍微做背伸状，使用掌面受力于孩子治疗部位或穴位上，放松腕关节，让前臂做主动运动，通过腕关节带动掌面做顺时或逆时针方向的环形掌摩运动

注意事项

1. 摩法操作时指掌要自然伸直，且轻放在孩子治疗部位或穴位上。

2. 摩法的平均频率约为每分钟120~160次，速度不可过快，也不宜过慢，受力不应过轻，也不应过重，要掌握好快慢与轻重。

3. 摩法操作必须使用油性介质，否则会因为不够润滑损伤孩子的皮肤。

4. 根据具体穴位及补泻需要，确定摩法方向。

摩法的流程及应用举例

儿童经络按摩的基本摩法包括摩法和掌摩法两种。

● **摩法流程示意图**

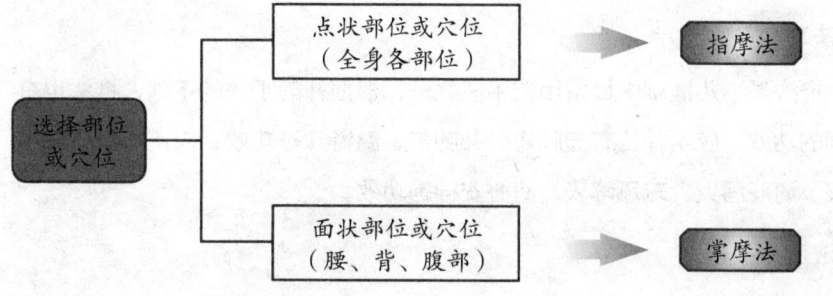

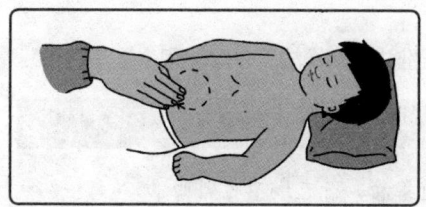

指摩法：以指面为着力点轻放于孩子治疗部位或穴位上，指掌用力部位要随着腕关节同前臂做顺时或逆时针方向的环形指摩运动。

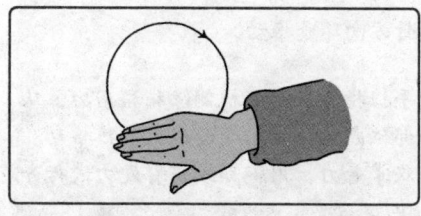

掌摩法：使用掌面受力于孩子治疗部位或穴位上，让前臂做主动运动，通过腕关节带动掌面做顺时或逆时针方向的环形掌摩运动。

● **应用举例**

1. 小儿腹胀、食欲不振，厌食：摩中脘、腹等，并加入其他按摩手法。

2. 小儿泄泻、便秘：摩脐、天枢等，并加入其他按摩手法。

3. 小儿先天不足，疝气、遗尿：摩丹田等，并加入其他按摩手法。

4. 增强小儿体质：摩腹、脐、丹田等，并加入其他按摩手法。

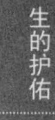

儿童经络按摩的推法

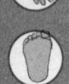

手法解释

推法是指用拇指外侧缘或食、中指罗纹面，在穴位上做直线推动的手法。

手法功效

推法是小儿推拿中最常用的手法之一，根据补泻手法的不同，推法也有不同的功效。应用补法有健脾胃、补肺气、温肾元等功效，应用泻法有清热化痰、清肝泻炎、疏风解表、清心安神等功效。

手法应用

推法应用广泛，对于外感内伤疾病都有较好的治疗作用。

手法分类

推法适用于孩子全身任何部位，包括直推法、旋推法、分推法和合推法四种。

020

手法名称	定义	操作要领
直推法	用拇指指腹或食、中指指腹在穴位上做直线推动	向前推动，行直线不可斜曲
旋推法	用拇指指腹在穴位上做螺旋状推动	顺时针方向环旋推动
分推法	又称分法，指用双手拇指指腹由穴位中点向两侧推动	用双手拇指罗纹面或桡侧缘稍稍用力，从按摩部位或穴位中间向两边做直线推动。也可双掌着力，用腕部或前臂发力进行分推法按摩
合推法	又称合法，指从部位或穴位两旁向一处合拢再分开的方法	它的动作过程与分推法正好相反。两手的拇指罗纹面着力，从按摩部位或穴位的两旁向中间推动

注意事项

1. 操作时，需使用介质，不可直接在皮肤上使用推法。
2. 推动频率快，每分钟200~300次，节律整齐，不能时快时慢。
3. 推动时，用力宜柔和均匀，始终如一。
4. 推动的方向根据具体的穴位与采用的补泻手法而定。

推法的流程及应用举例

儿童经络按摩的基本推法包括直推法、旋推法、分推法、合推法四种。

● 推法流程示意图

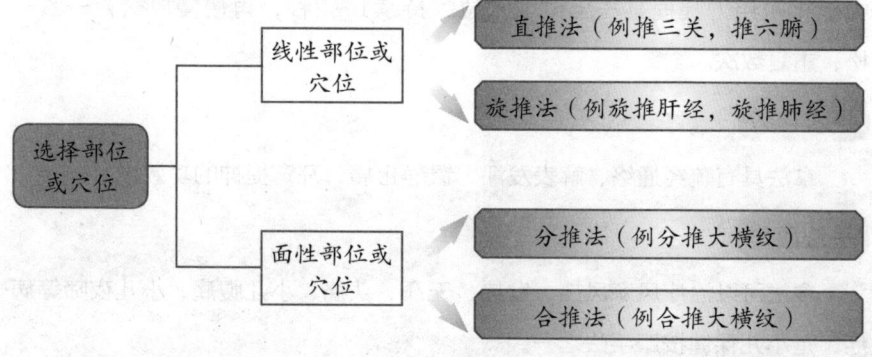

● 选择部位或穴位
　　├ 线性部位或穴位
　　│　　├ 直推法（例推三关，推六腑）
　　│　　└ 旋推法（例旋推肝经，旋推肺经）
　　└ 面性部位或穴位
　　　　├ 分推法（例分推大横纹）
　　　　└ 合推法（例合推大横纹）

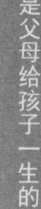

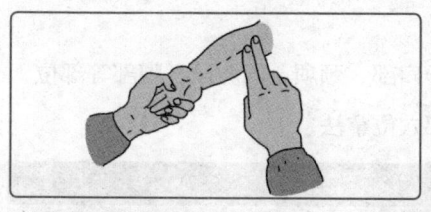

直推法：伸直食指、中指，以罗纹面推动。

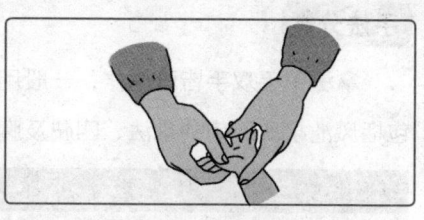

旋推法：用拇指做主动运动，按顺时针方向环旋推动。

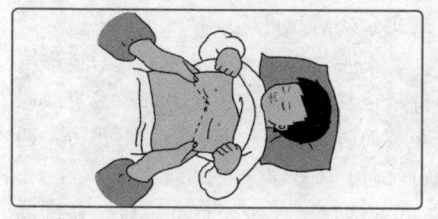

分推法：用双手的拇指从穴位的中间向两边做直线推动。

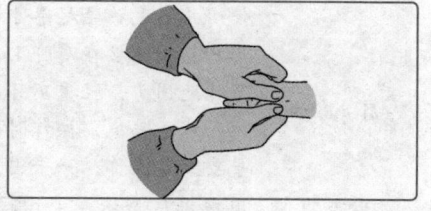

合推法：两手拇指着力，从穴位的两旁向中间推动。

● 应用举例

小儿感冒：推攒竹、坎宫，并根据不同病因加入其他手法。

小儿鼻炎：推天门、坎宫，分推前额，并配合其他手法。

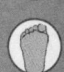

021

第一章　经穴按摩是父母给孩子一生的护佑

儿童经络按摩的拿法

手法解释

捏而提起称之为拿，拿法就是用拇指与其他四指，或用拇指与食指、中指相对用力提捏某一部位或穴位，持续1～2秒，再慢慢放松，一紧一松，重复数次。

手法功效

拿法具有疏经通络、解表发汗、镇静止痛、开窍提神的功效。

手法应用

拿法可以治疗风寒风热、发热、无汗、头痛、小儿腹痛、小儿夜啼等病症，是小儿保健按摩手法之一。

手法分类

拿法单手双手皆可操作，一般用于肩部、颈项、四肢以及腹部等部位，包括风池拿法、肩井拿法、四肢及腹部穴位拿法。

手法名称	操作要领
风池拿法	先用左手轻扶住孩子前额部位，右手拇指和食指、中指分别按在左右风池上，逐渐用力并且向上顶按，随后沿颈椎部位两侧提捏，并自上而下缓慢移动，用力要适度，动作也应缓和轻柔，能使小儿有毛孔竖起感才达到此拿法的效用
肩井拿法	用拇指指面按在肩胛上方，其余手指置于锁骨上方，然后逐渐有节律地用力，轻重交替而持续地提捏或揉捏，受力部位应有酸胀感而裁疼痛感，操作时拇指指面与食指、中指指面相对用力，两手要交替操作，一手用力内收时，另一只手要做到放松
四肢及腹部穴位拿法	用拇指与食指、中指相对用力提捏穴位两侧肌肉组织，持续两秒，放松手指，反复数次

注 意 事 项

1. 拿法时，不能用油性介质，应用爽肤粉或滑石粉。

2. 操作时不可暴力提拿，力量应由轻到重，再由重到轻，拿后揉捏2次，以缓解刺激引起的不适感。

3. 拿捏时间不宜长，1～2秒，次数则以3次左右为佳。

拿法的流程及应用举例

儿童经络按摩的基本拿法针对不同部位有着不同的操作手法。头部拿法、颈部拿法和肩部拿法都有一定差别，父母可根据不同部位选择正确的手法。

● **拿法流程示意图**

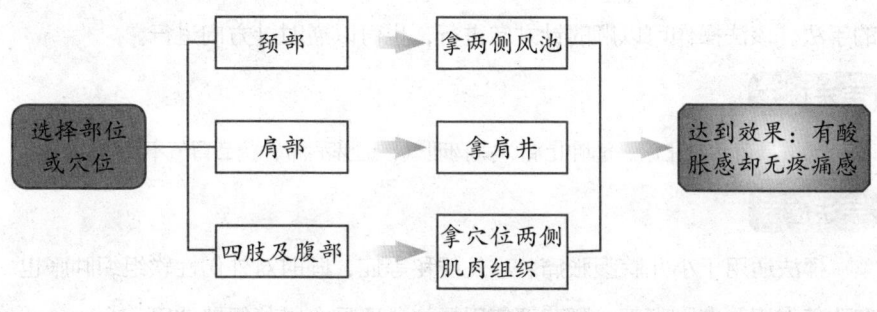

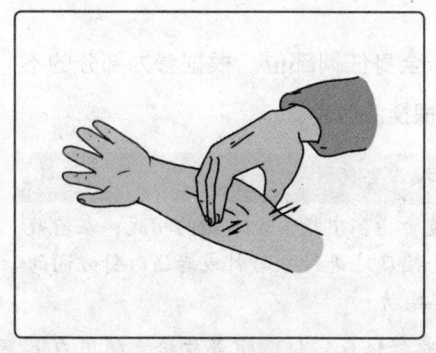

拿法：用拇指与其他四指（也可是食指、中指，视情况而定）迅速拿起肌肉组织，稍停片刻再松手复原。期间，五指应逐渐有节律的用力，轻重交替而持续的提捏或揉捏。

● **应用举例**

小儿感冒：拿合谷、肩井、风池，同时根据病因配合其他按摩手法。

小儿急惊风：拿委中、后承山、仆参，同时根据病因配合其他按摩手法。

小儿腹痛：拿肚角、承山，同时根据病因配合其他按摩手法。

儿童经络按摩的揉法

手法解释

揉法是指用手指的指端、手掌、大鱼际以及掌根等部位着力，贴在需要按摩的部位或穴位上，并带动该处的皮下组织一起，做轻柔和缓的环旋运动的手法。该法操作可以顺时针方向进行，也可以逆时针方向进行。

手法功效

揉法具有活血化瘀、消肿止痛、宽胸理气、运脾消滞、调节胃气不和等功效。

手法应用

揉法适用于小儿脘腹胀痛、小儿便秘等症，同时对外伤性软组织肿胀也有改善作用。在胸腹部、腰背部使用揉法，还具有显著保健效果。

手法分类

揉法轻柔和缓，刺激量小，适用于全身任何部位。根据着力部分的不同，揉法可分为指揉法、鱼际揉法、掌根揉法三种。

手法名称	操作要领
指揉法	用拇指或中指的指腹，或者是食指、中指、无名指的指腹，在治疗部位或穴位上，轻柔和缓、小幅度地进行顺时针或者逆时针方向的揉动，并且带动皮下组织一起揉动
鱼际揉法	以大拇指指根部位着力于治疗部位或穴位，腕部放松，稍用力下压，让腕部连同前臂带动着力部位轻柔和缓、小幅度地进行顺时针或逆时针方向的揉动。揉动时要有节律，着力于穴位处不要离开，使揉力透至皮下肌层
掌根揉法	与鱼际揉法类似，只是着力点在手掌掌根部位，腕部放松，稍用力下压，让腕部连同前臂带动着力部位轻柔和缓、小幅度地进行顺时针或逆时针方向的揉动

注意事项

1. 揉动时，需使用介质，用力要均匀。

2. 揉动时，着力部位紧贴皮肤，带动深层组织一起运动，不可在皮肤上摩擦。

3. 每次揉动200圈左右，节律整齐。

揉法的流程及应用举例

儿童经络按摩的基本揉法包括指揉法、鱼际揉法和掌根揉法三种。

● **揉法流程示意图**

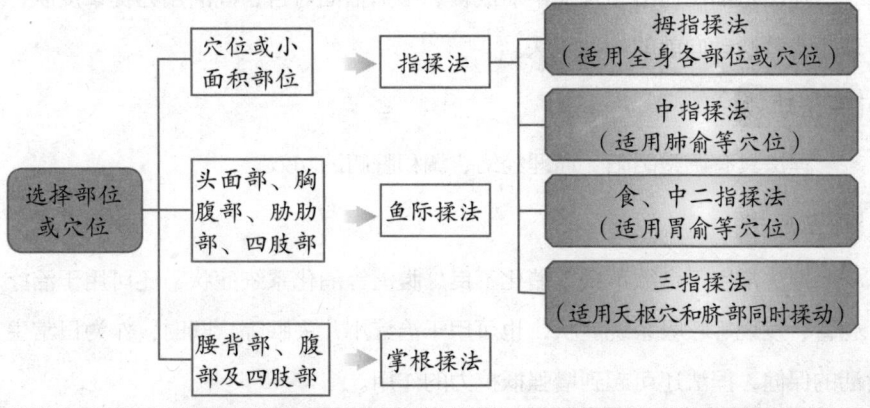

```
                              ┌──────────────────────────┐
                    ┌─ 指揉法 ─┤ 拇指揉法                   │
          穴位或小 ─┘          │ (适用全身各部位或穴位)      │
          面积部位             └──────────────────────────┘
                              ┌──────────────────────────┐
                              │ 中指揉法                   │
选择部位                       │ (适用肺俞等穴位)           │
或穴位 ── 头面部、胸 ─ 鱼际揉法 ├──────────────────────────┤
          腹部、胁肋           │ 食、中二指揉法             │
          部、四肢部           │ (适用胃俞等穴位)           │
                              ├──────────────────────────┤
          腰背部、腹 ─ 掌根揉法 │ 三指揉法                   │
          部及四肢部          │ (适用天枢穴和脐部同时揉动)  │
                              └──────────────────────────┘
```

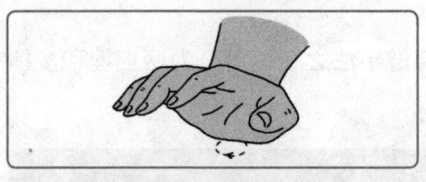

掌根揉法：腕部放松，稍用力下压，让腕部连同前臂带动着力部位轻柔和缓、小幅度地进行顺时针或逆时针方向的揉动。

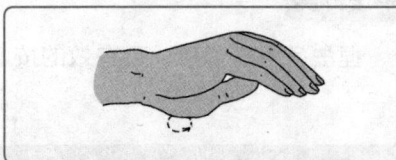

鱼际揉法：以大拇指指根部位着力于治疗部位或穴位，让腕部连同前臂带动着力部位轻柔和缓、小幅度地进行顺时针或逆时针方向的揉动。

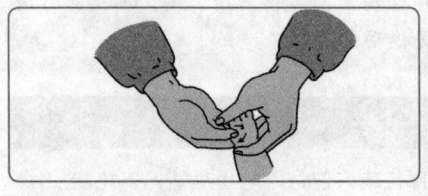

指揉法：用指腹轻柔缓和、小幅度地进行顺时针或者逆时针方向的揉动。

● **应用举例**

小儿自汗盗汗：揉肾顶、小天心、一窝风、二人上马、板门等穴位，同时根据病因配合其他按摩手法。

小儿夜啼：揉足三里、外劳宫等穴位，同时根据病因配合其他按摩手法。

第一章 经穴按摩是父母给孩子一生的护佑

儿童经络按摩的捏法

手法解释

捏法是指用拇指与食指中节或食、中指指面对合，同时用力提拿皮肤，双手交替捻动向前的一种手法。

手法功效

捏法具有调整阴阳、通理经络、调和脏腑的功效。

手法应用

捏法常用于食欲不振、消化不良、腹泻等消化系统症状，还可用于治疗感冒、发烧等呼吸系统症状，也可用于治疗小儿失眠等。同时，作为日常生活的保健，捏法还可起到增强抵抗力的作用。

手法分类

捏法多用于背部，是有效的按摩保健手法之一，可分为两指捏和多指捏。

手法名称	操作要领
两指捏	用两手的食指中节桡侧顶住皮肤，拇指前按，二指同时用力提拿皮肤，双手交替捻动向前
多指捏	用两手的拇指桡侧缘顶住皮肤，食、中指前按，三指同时用力提拿皮肤，双手交替捻动向前

1. 父母操作时应使指面着力于治疗部位或穴位，不能用指端，以免增加疼痛感。

2. 捏法属于重刺激手法，一般只做5~6遍。在捏法的操作过程中，父母需掌握好操作次数以及用力大小，可以根据孩子的实际情况适当删减次数。

3. 提捏皮肤要适当，过多则不易捻动向前，过少则容易滑脱停滞不前，提捏的过程中切忌拧转肌肤。

捏法的流程及应用举例

儿童经络按摩的基本捏法包括两指捏和多指捏两种。

● **捏法流程示意图**

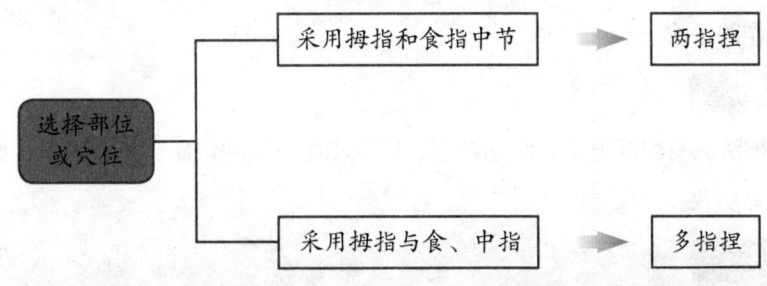

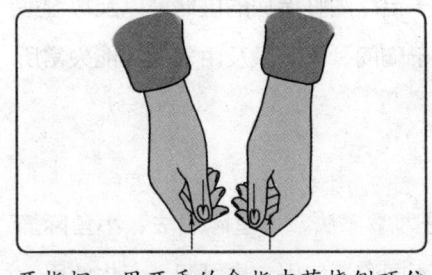

两指捏：用两手的食指中节桡侧顶住皮肤，拇指前按，二指同时用力提拿皮肤，双手交替捻动向前。

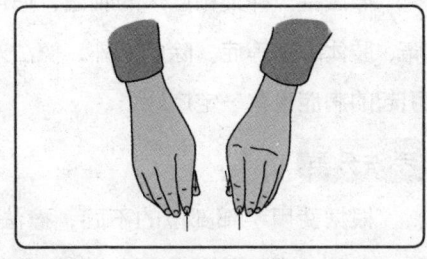

多指捏：用两手的拇指桡侧缘顶住皮肤，其余四指前按，五指同时用力提拿皮肤，双手交替捻动向前。

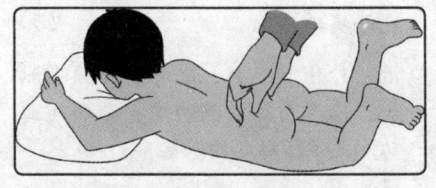

捏脊法：从孩子尾椎两侧提捏到大椎两侧，一般做3~5遍，从第2遍起，每捏3次向上提拿1次，即"捏三提一"法。

● **应用举例**

小儿咳嗽：捏脊，同时根据病因配合其他按摩手法。

小儿肺炎咳喘：捏脊，同时根据病因配合其他按摩手法。

小儿支气管哮喘：捏脊，同时根据病因配合其他按摩手法。

小儿鼻炎：捏捻两鼻孔，同时根据病因配合其他按摩手法。

小儿咽炎：挤捏天突，同时根据病因配合其他按摩手法。

第一章 经穴按摩是父母给孩子一生的护佑

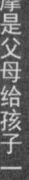

儿童经络按摩的擦法

手法解释

擦法是指用手指、手掌、大小鱼际贴附于治疗部位或穴位，进行直线往返操作的手法。

手法功效

擦法具有温经通络、舒筋散寒、行气和血、消肿止痛、健脾和胃、宽胸理气等功效。

手法应用

擦法是一种柔和温热的刺激，适用于治疗内脏疾病的虚寒证以及风湿酸痛、肢体麻木等症。除此之外，擦法对于胸闷、咳嗽以及由气血功能失常所引起的病症也有一定疗效。

手法分类

根据使用手部部位的不同，擦法分为掌擦法、大鱼际擦法、小鱼际擦法，三种方法可根据病情及患病部位的不同酌情使用，也可配合变化使用。

手法名称	温度情况	适用部位	治疗病症
掌擦法	温热度较低	多用于胸肋部及腹部	治疗脾胃虚寒引起的腹痛及消化不良等病症
大鱼际擦法	温度中等	多用于胸腹、腰背、四肢等部位	治疗外伤、瘀血、红肿、疼痛剧烈者，以及内脏疾病的虚损症和气血功能失常所引起的病症
小鱼际擦法	温度较高	多用于肩背腰骶及下肢部	治疗风湿酸痛、肢体麻木、伤筋等病症

注 意 事 项

1. 进行擦法操作时，父母需掌握好操作力度，切忌用力过猛、速度过快。每分钟100次左右，手下有温热感即止，无须带动皮下组织。

2. 操作时，父母要保持动作的连续性，由慢到快，不得中途停顿与跳跃。

3. 操作时，需使用介质，以免擦破皮肤。

擦法的流程及应用举例

儿童经络按摩的基本擦法包括掌擦法、大鱼际擦法和小鱼际擦法三种。

● 擦法流程示意图

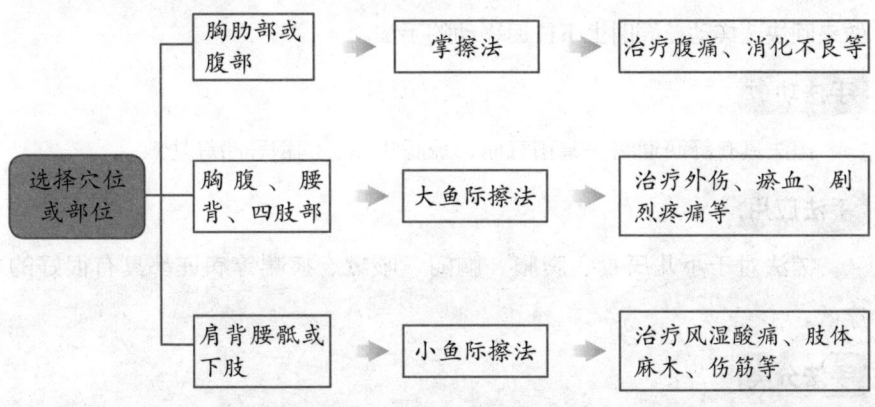

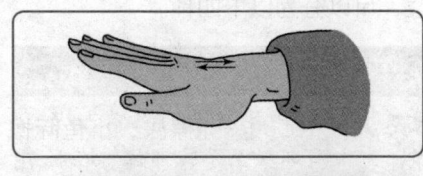

掌擦法：将力量聚焦于掌指部位，以掌面为着力部位的擦法。

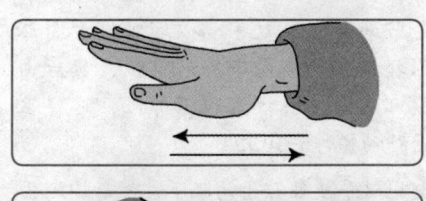

大鱼际擦法：以大鱼际为着力部位的擦法。

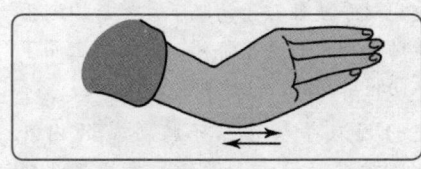

小鱼际擦法：以小鱼际为着力部位的擦法。

● 应用举例

小儿百日咳：横擦孩子肩胛骨的内侧缘，同时根据病因配合其他按摩手法。

小儿鼻炎：上擦鼻旁，同时根据病因配合其他按摩手法。

小儿咽炎：搓搓涌泉，同时根据病因配合其他按摩手法。

小儿风疹：推擦涌泉，同时根据病因配合其他按摩手法。

脊柱保健：横擦肩背及腰骶等部位，同时配合其他按摩手法。

儿童经络按摩的搓法

手法解释

搓法是指用两手的手掌挟住需要按摩的部位，相对交替用力向相反方向做来回快速搓动，同时上下往返移动的手法。

手法功效

搓法具有舒筋通络、调和气血、疏肝止痛、消积导滞等功效。

手法应用

搓法对于小儿厌食、腹胀、胸闷、咳嗽、痰喘等病证都具有很好的疗效。

手法分类

搓法主要用于四肢、躯干和胁肋部位，可以分为以下四种。

手法名称	体位选择	操作要领
肩及上肢部位的搓法	让孩子保持坐位姿势，肩臂放松而自然下重，父母站于孩子的侧面	用双手分别挟住孩子的肩前与肩后部，先由肩部搓至手腕部位。在搓肩关节的时候，双手要以顺时针方向环形搓揉，逐渐向下移动至腕，然后由腕部再向上搓揉至腋下部位，这样往返移动操作5~10次
胁肋部位的搓法	孩子可以采取坐位或者站位的姿势，父母站立于孩子的身后	使用双手挟住孩子的腋下，然后逐渐沿着胁肋部位搓至平脐处，采用自上而下单向移动，以免引起孩子气机上逆
下肢部位的搓法	搓膝关节：让孩子保持仰卧，弯曲膝、髋	父母用双手挟住孩子膝关节的内外侧，按顺时针方向做环形搓揉。此搓法的重点是揉膝关节的间隙、内与外膝眼，及髌骨两侧等部位
	搓腿部：让孩子保持仰卧，同样弯曲膝、髋	父母双手挟住孩子大腿前后或者内外侧，自上而下地搓到踝部位
腰背部位的搓法	孩子可以坐位或者是站位姿势，父母站于孩子的身后	双手平放在孩子腰肌两侧部位上，然后用力做相反方向的倒八字形的往返快速搓揉

搓法的流程及应用举例

儿童经络按摩的基本搓法可以根据部位不同分为上肢部搓法、胁肋部搓法、下肢部搓法以及腰背部搓法。

● **搓法流程示意图**

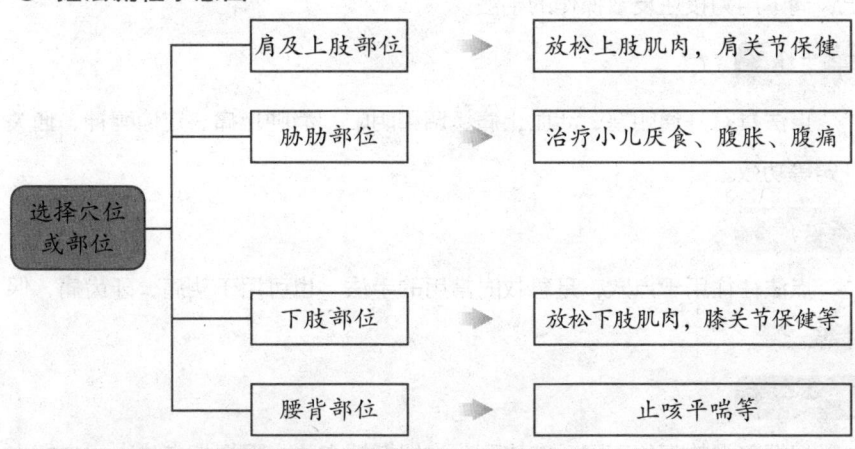

```
                    肩及上肢部位    ➡    放松上肢肌肉，肩关节保健

                    胁肋部位        ➡    治疗小儿厌食、腹胀、腹痛

选择穴位
或部位

                    下肢部位        ➡    放松下肢肌肉，膝关节保健等

                    腰背部位        ➡    止咳平喘等
```

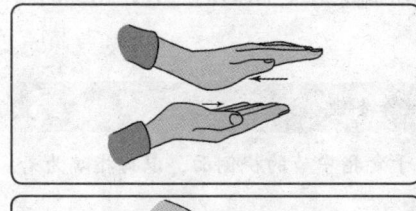

搓法基本操作：用双手的手掌心挟住一定部位，相对交替用力向相反方向来回快速搓动，同时做上下往返移动。

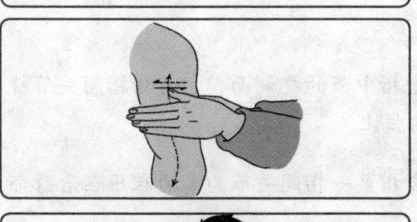

肩及上肢部位的搓法：用双手挟住肩前与肩后部，先由肩部搓至手腕，再由手腕向上搓至腋下。

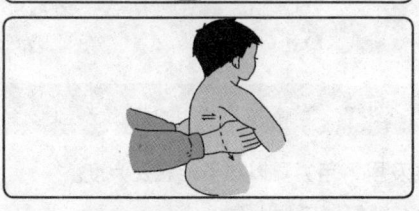

胁肋部位的搓法：用双手挟住腋下，沿胁肋部位搓至平脐处，自上而下单向移动。

● **应用举例**

小儿百日咳：擦搓胸肋，同时根据病因配合其他按摩手法。

小儿发热：推搓涌泉，同时根据病因配合其他按摩手法。

第一章 经穴按摩是父母给孩子一生的护佑

儿童经络按摩的点法

手法解释

点法是指用屈曲的指间关节突起部分为着力点，放置在选定部位或穴位上，向下用力按压反复操作的手法。

手法功效

点法具有开通闭塞、活血止痛、调和阴阳、消肿止痛、定惊醒神、通关开窍等功效。

手法应用

点法往往用于点穴，是急救时常用的手法。也可用于头痛、牙齿痛，保健等。

手法分类

根据着力的部位不同，点法可分为拇指端点法、屈拇指点法、屈食指点法三种。

手法名称	操作要领
拇指端点法	用手握空拳，拇指伸直并紧贴于食指中节的桡侧面，以拇指端为着力点压在治疗部位或穴位上
屈拇指点法	将手握成拳，拇指屈曲抵住食指中节的桡侧面，用拇指指间关节桡侧为着力点压在治疗部位或穴位上
屈食指点法	将手握成拳并突出食指，用食指第一指间关节为着力点压在治疗部位或穴位上

注 意 事 项
1．点按的过程中，应由轻到重，由表及里，用力要以孩子能忍受为度。
2．点法结束时，不宜突然放松，应逐渐减轻按压的力量。

点法的流程及应用举例

儿童经络按摩的基本点法可根据使用手部部位的不同，分为拇指端点法、屈拇指点法、屈食指指点法。

● 点法流程示意图

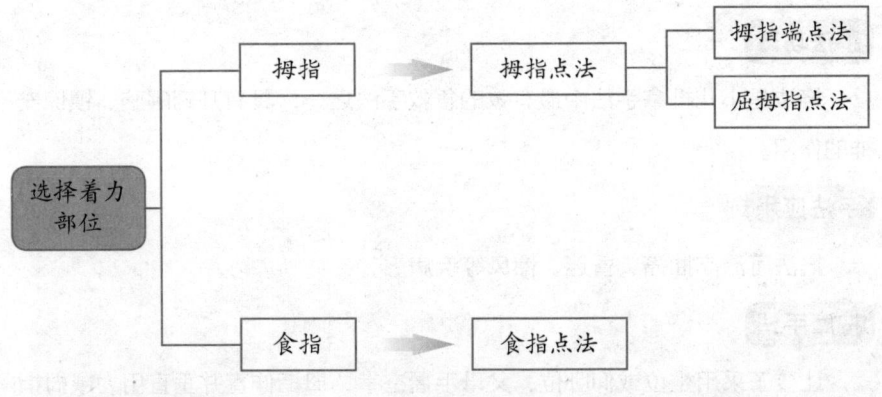

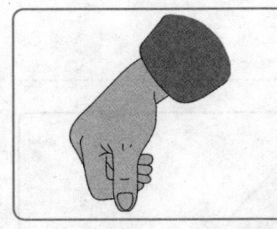

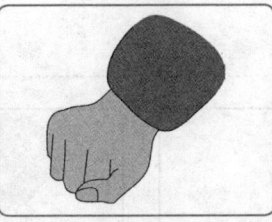

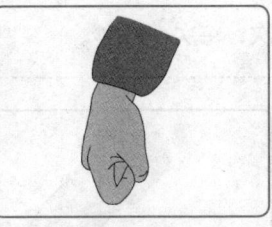

拇指端点法：以手握空拳，拇指伸直并紧靠于食指中节桡侧面，用拇指端点压施术部位。

屈拇指点法：拇指屈曲，拇指端抵住屈曲食指中节的外侧缘，用拇指指间关节桡侧施力。

屈食指点法：食指屈曲，与其他手指相握，用食指第一指间关节突起部分点压施术部位。

● 应用举例

小儿百日咳：点按膻中，同时根据病因配合其他按摩手法。

小儿腹胀：点揉水分，同时根据病因配合其他按摩手法。

小儿风疹：点揉双侧风池，同时根据病因配合其他按摩手法。

肩关节保健按摩：点按肩井、天宗，同时配合其他保健按摩手法。

儿童经络按摩的掐法

手法解释

掐法是指用拇指指甲前端掐按所需治疗部位或穴位，使之产生酸麻胀感的手法，是强刺激手法之一。

手法功效

掐法是小儿推拿手法中最有效的急救手法之一，具有开窍醒脑、镇惊安神的作用。

手法应用

掐法可治疗抽搐、昏迷、惊风等疾病。

按摩手法

让孩子采用坐位或仰卧位，父母手握空拳，拇指伸直并垂直用力或拇指稍弯曲，用拇指指甲前端垂直施力于治疗部位或穴位按压。一般操作3～5次，每次4～5秒。

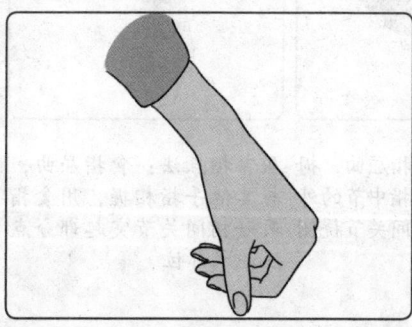

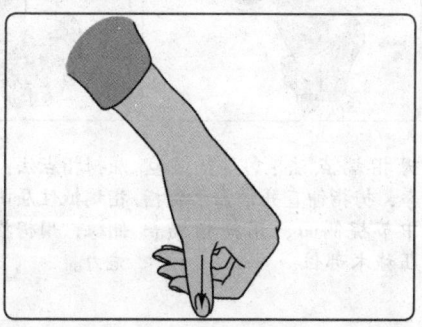

操作要领：手握空拳，拇指伸直并垂直用力或拇指稍弯曲，用拇指指甲前端垂直施力于治疗部位或穴位按压。

作用部位：头、面、四肢等部位，常用于"点"状穴位。

注 意 事 项

1. 掐时要逐渐用力，达深透为止，注意不要掐破皮肤。

2. 掐后用揉法揉按数次，缓解不适感。

儿童经络按摩的捣法

手法解释

捣法是指用中指指端或食指、中指屈曲后的第一指间关节突起部为着力点，在所要按摩的部位或穴位上做有节律的捣击的一种手法。

手法功效

捣法具有通经活络、镇惊安神、通络明目、调和气血等功效。

手法应用

捣法主要用于治疗小儿惊风、烦躁不安、夜啼以及抽搐等病症，是镇静安神的重要按摩手法之一。

按摩手法

让孩子保持坐位，父母用一手握持孩子的食指、中指、无名指、小指四指，掌心向上；父母用另一手的中指指端，或屈曲的食、中指的指间关节突起部着力，有节奏地叩击穴位。每分钟约60～150次。

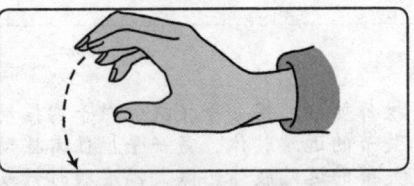

操作要领：用中指指端，或屈曲的食、中指的指间关节突起部着力，有节奏地叩击穴位。

注 意 事 项

1. 操作前，父母需将指尖修剪平整，以免损伤孩子皮肤。

2. 父母在为孩子进行捣法操作时，应以轻柔的手法捣击，有节奏地叩击，切忌使用暴力。

3. 快速捣法，每分钟100～150次，用于兴奋；慢速捣法，每分钟60～100次，用于镇静。

035

儿童经络按摩的摇法

手法解释

摇法就是用一手握住或扶住关节近端的肢体，另一手握住关节远端的肢体，做缓和的环形摇动或摆动的手法。

手法功效

摇法具有疏通经络、滑利关节、松解粘连等功效。

手法应用

摇法适用于人体各关节处，例如肩、肘、腕及膝关节等，也常作为治疗的结束手法。对四肢关节炎症或损伤所致的关节粘连、强直屈伸不利、肿胀疼痛等病症有较好的治疗作用。

按摩手法

父母用一手托握住孩子需摇动关节的近端肢体，另一手握住需摇动关节的远端肢体，做大幅度顺时针或逆时针方向的环形旋转运动，由轻到重，由慢到快，幅度由小到大。

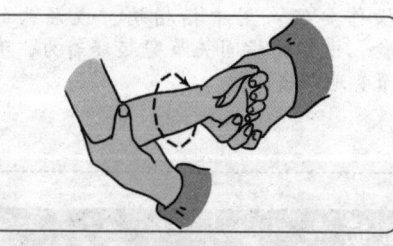

操作要领：用一手托握住孩子需摇动关节的近端肢体，另一手握住需摇动关节的远端肢体，做大幅度顺时针或逆时针方向的环形旋转运动。

注 意 事 项

1. 父母在操作时，动作不可过快，幅度不能超过孩子所能承受的最大范围。

2. 父母在按摩时，两手需要协调配合，动作要缓慢轻柔，不可急躁，让孩子被摇动的关节尽量放松。

儿童经络按摩的拍法

手法解释

拍法就是各手指张开，指间和掌指关节微微屈曲，以虚掌拍打在体表的治疗部位或穴位的手法。

手法功效

拍法具有舒筋通络、行气活血、滑利关节、疏松肌肉、调和气血等作用。

手法应用

拍法主要治疗局部感觉迟钝、肌肉痉挛等症。同时，拍法常配合其他手法使用，多用于全身按摩后的结束手法。

按摩手法

孩子采取坐位或卧位，父母右手的五指并拢，掌指关节微屈，放松腕关节。用虚掌反复拍打孩子需要治疗的部位或穴位，做到平稳而有节奏，程度以局部充血、孩子感觉舒适为度。

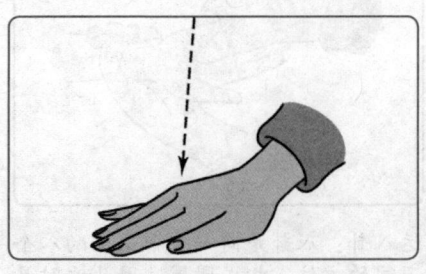

操作要领：右手的五指并拢，掌指关节微屈，放松腕关节，用虚掌反复拍打孩子需要治疗的部位或穴位。

注 意 事 项
1. 父母在进行拍法操作时，用力一定要均匀、平稳、轻巧而有弹性，用虚掌蓄气拍打孩子需要按摩的部位或穴位。 2. 拍法操作时，父母的掌、指需要同时着力于所要拍打的部位或穴位，切不可抽打皮肤。

第一章 经穴按摩是父母给孩子一生的护佑

儿童经络按摩的运法

手法解释

运法是指用拇指、食指或中指指端在一定部位或穴位上做由此及彼的弧形或环形运动的手法。手法操作较其他方法来说缓慢轻柔。

手法功效

运法具有宣通筋络、消食健脾、清热除烦等功效。

手法应用

常用于治疗风热感冒、寒热往来、食和不化、腹胀肠鸣等症。

按摩手法

父母让孩子保持正坐卧位，将大拇指或中指指面放在孩子需要按摩的部位或穴位上。稍稍用力，对这些部位或穴位做由此及彼的弧形或环形运动，操作频率约为每分钟80~120次。

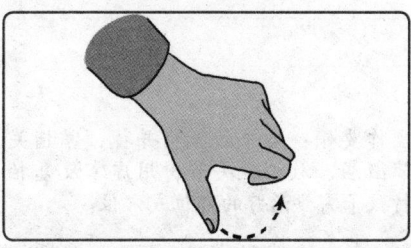

操作要领：用大拇指或中指指面在穴位上做由此及彼的弧形或环形运动。

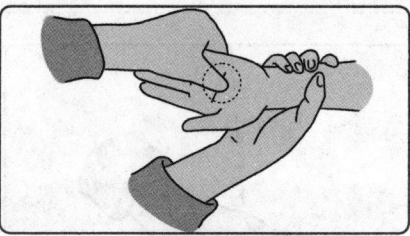

运八卦：八卦是同一个平面上酌八个不同的方位，构成圆周，因此运时具有方向性，可根据需要酌情使用。

注 意 事 项

1．操作时，宜使用介质。

2．运法频率宜缓不宜急，用力宜轻不宜重。

儿童经络按摩的抹法

手法解释

　　抹法是指用拇指罗纹面或全掌在体表做上下、左右或弧线单向或往返移动的手法，常用于面部穴位。

手法功效

　　抹法具有开窍醒脑、镇静安神、疏肝明目、通经活络等功效。

手法应用

　　抹法对于小儿头痛、小儿感冒、失眠、近视、指掌麻木、胸闷痞满等病症都有很好疗效。

　　根据操作时手部部位不同，可分为指抹法和掌抹法两种。

手法名称	特点	适用部位
指抹法	以拇指罗纹面抹	常用于面积较小的部位，如头面部、手背、足背部等
掌抹法	以全掌抹	常用于面积较大的部位，如胸腹部等

按摩手法

　　让孩子保持正坐，父母将单手拇指罗纹面或手掌面紧贴在需要治疗的部位或穴位上，稍稍施力，做单向或往返移动。

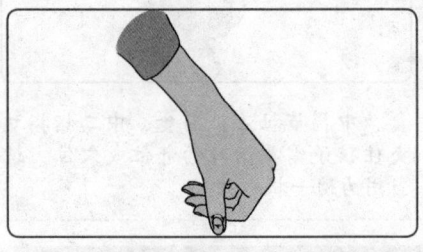

指抹法：用单手拇指罗纹面紧贴治疗部位或穴位，稍施力做单向或往返移动。

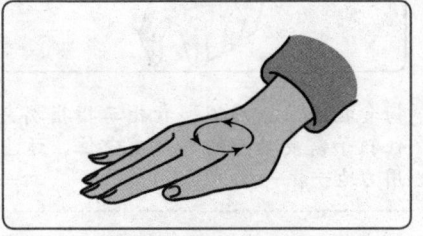

掌抹法：用单手掌面紧贴治疗部位或穴位上，稍稍施力做单向或往返移动。

注 意 事 项
1. 操作时，使用介质。 2. 用力均匀，轻而不浮，重而不滞，动作缓和。

039

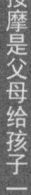

第一章 经穴按摩是父母给孩子一生的护佑

儿童经络按摩的扯法

手法解释

扯法，在民间被称为"拧痧""扭痧"，指用拇、食指的指端夹住皮肤，或用屈曲的食、中指中节夹住皮肤，适当用力做一拉一放的动作。

手法功效

扯法具有解表透邪、通经散瘀等功效。

手法应用

扯法适用于治疗外感风热、中暑、食物中毒等病症。

按摩手法

让孩子保持坐位或卧位，父母肩关节放松，肘关节屈曲，将拇指、食指指端放在孩子需要治疗的部位或穴位上。夹住这些部位或穴位，适当用力地一拉一放，进行扯法按摩。

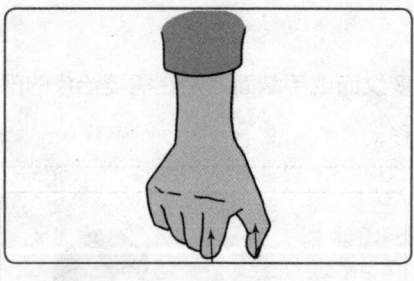
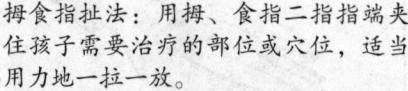

拇食指扯法：用拇、食指二指指端夹住孩子需要治疗的部位或穴位，适当用力地一拉一放。

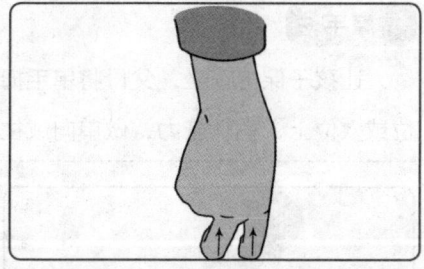

食、中指节扯法：用食、中二指指端夹住孩子需要治疗的部位或穴位，适当用力地一拉一放。

注 意 事 项

1. 父母在进行扯法按摩时，扯孩子皮肤要适中，太多很容易滑脱，太少则会让孩子疼痛难忍。

2. 拉扯的动作要有节奏感，以局部皮肤发红为度，但注意避免孩子肌肤受到损伤。

儿童经络按摩的滚法

手法解释

滚法是将手掌尺侧面的背部及掌指关节背侧突起处贴在一定的部位或穴位上，使腕关节屈伸外旋做连续滚动的手法。

手法功效

滚法具有疏经通络、调和气血、消肿止痛、健脾和胃的功效。

手法应用

滚法对肌肤酸痛、麻木等有较为明显的疗效。

按摩手法

让孩子采取坐位或卧位，父母肩和上臂宜放松，手指或掌面不要离开接触的皮肤。用腕关节的屈伸回旋活动为主来带动前臂和手，使该处皮下组织随着滚动而逐步产生微热感。

041

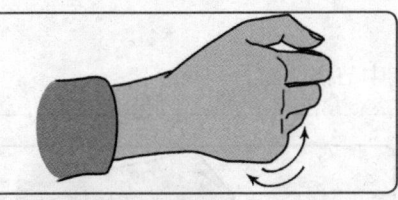

以掌指关节着力的滚法：将手背部或侧面贴在一定的部位或穴位上，以掌指关节为着力点，使腕关节屈伸外旋做连续滚动。

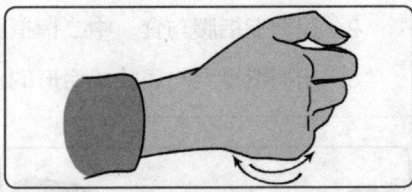

以小鱼际着力的滚动：将手背部或侧面贴在一定的部位或穴位上，以小鱼际为着力点，使腕关节屈伸外旋做连续滚动。

注 意 事 项

1．滚法可以配合揉法使用，以便加强疗效。

2．滚法操作时，父母用力要均匀着实，动作应该轻柔而有节律性，操作频率每分钟约为120~200次。

3．切忌手背拖来拖去摩擦移动。

第一章 经穴按摩是父母给孩子一生的护佑

儿童经络按摩的捻法

手法解释

捻法是指用拇指和食指指腹罗纹面捏住治疗的部位或穴位，略微用力做相对用力、往返快速的捻搓动作，即捻法。

手法功效

捻法具有舒筋活络、滑利关节、消肿止痛的功效。

手法应用

捻法可以治疗指间关节因扭挫伤而引起的疼痛、肿胀或屈伸不利等。

按摩手法

让孩子采用坐位或卧位，家长用拇指和食指指腹罗纹面挟持住孩子需要治疗的部位或穴位。拇指和食指指腹相对要用力，对称、往返快速、自上而下地捻搓。通常，捻法的常用手势有三种。

1. 用拇指与食指指腹。

2. 用拇指指腹与食、中二指指腹。

3. 用拇指指腹与屈曲成弓形的食指中节桡侧面。

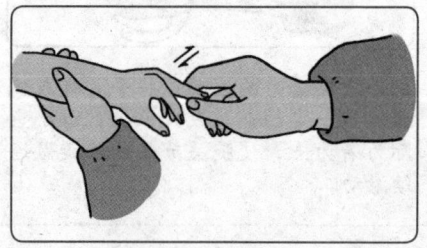
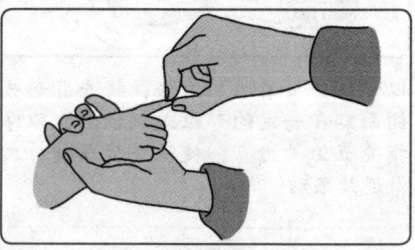

操作要领：用拇指和食指指腹罗纹面挟持住孩子需要治疗的部位或穴位，拇指和食指指腹相对要用力，做对称、往返快速、自上而下的捻搓动作。

儿童经络按摩的刮法

手法解释

利法是指用手指或者光滑的器具，例如瓷汤匙、钱币的光滑边缘，或拇指的桡侧缘，紧贴着皮肤由上而下或向两旁刮动的手法。

手法功效

刮法具有疏通经络、解表透邪、消积导滞、散发郁热、降逆止呕、活血散结等功效。

手法应用

本手法刺激较重，常用于眉心、颈项、腹部、上肢肘弯等部位。一般用于高热中暑、外感发热、腹泻呕吐、胸闷等症。

按摩手法

让孩子保持坐位或卧位，父母以肘关节为支撑点，腕关节保持放松灵活的状态。用拇指侧缘或食指、中指罗纹面，或者是食指第二关节背侧缘着力，或者是手握汤匙、钱币这样的器具边缘，蘸上清水、润滑油等介质后，紧贴着孩子的皮肤，逐渐用力做由上而下或者由内而外的直线、单方向快速刮动，以皮肤见紫红色为适度。

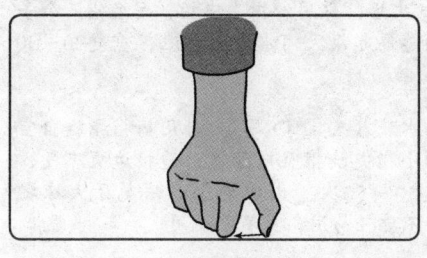 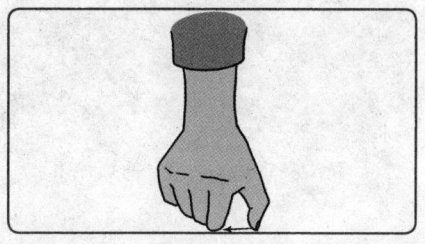

操作要领：用拇指侧缘或食指、中指罗纹面紧贴着孩子的皮肤，做由上而下或者由内而外的直线、单方向快速刮动。另外，使用刮法，可以借助光滑的器具，例如瓷汤匙、钱币的光滑边缘等。

043

第一章 经穴按摩是父母给孩子一生的护佑

儿童经络按摩的复式手法

手法解释

　　复式手法是小儿推拿中的一类操作方法，这些方法既有一定程序，又有特定名称，往往是在一个或几个穴位上进行的，因此称为"复式手法"。

　　以下是儿童经络按摩的几种常见复式手法描述，家长可以酌情使用：

手法名称	功效	主治疾病	操作要领
黄蜂入洞	发汗解表，宣肺通窍	外感风寒所致的发热无汗、鼻塞流涕、呼吸不畅	用一只手轻扶宝宝头部，用另一只手的食指、中指的指端着力，紧贴在宝宝两鼻孔下缘处或鼻翼根部，以腕关节为主动，带动着力部分反复揉动，共50～100次。用力要均匀、持续，轻柔和缓
黄蜂出洞	清热发汗	发热无汗	用一手的拇指甲先掐宝宝的内劳宫、总筋，再分阴阳，然后以两拇指在总筋处一搓一上至内关处，最后掐坎宫、离宫，各15～30次
按弦搓摩	宽胸利膈，理气化痰	痰积、咳喘、腹痛、腹胀、食积	先将宝宝的两手交叉搭在对侧肩膀上，父母面对宝宝，用两手掌面着力，轻贴在宝宝两侧的胁肋部，呈对称性搓摩，并从上往下，一直搓摩到肚角处50～500次
打马过天河	清热通经、行气	神昏、烦躁、谵语、高热等	先运内劳宫，100次后用右手拿宝宝手指，使手心向上，用左手食、中二指沿天河打至手弯止，重复20～30次或者用中指指面运内劳宫100次后，再用食指、中指、无名指三个手指由总筋起沿天河水打至洪池，重复20～30次
水底捞月	清心、退热	发热、高热神昏等	用冷水滴入宝宝掌心，父母用拇指指腹自宝宝的小指尖旋推至内劳宫，边推边吹凉气，重复30～50次。由于这个手法属于大凉之法，不要轻易用，更不要乱用
运土入水	滋肾利尿	小便黄短频数、癃闭等	用一只手握住宝宝的2～5指，使掌心和前臂掌面向上，用另一只手的拇指外侧缘着力按摩。此法从宝宝的脾土开始推起，沿手掌边缘，经小天心、掌小横纹，推运至小指端肾水位置，呈单方向推运100～300次

续表

手法名称	功效	主治疾病	操作要领
运水入土	健脾助运，润燥通便	消化不良、便秘、腹胀、痢疾、疳积等病症	用一只手握住宝宝的2～5指，使掌心和前臂掌面向上，用另一手的拇指外侧缘着力按摩。此法从宝宝的肾水开始，沿手掌边缘，经掌横纹、小天心，推运至拇指的脾土为止，要注意是单方向推运，推100～300次
引水上天河	清热去火	一切热病	用一只手捏住宝宝的手指，使前臂掌侧向上，然后把凉水滴在腕横纹上，用另一只手的食指和中指从腕横纹中间起，一直拍打至洪池为止，在拍打过程中要同时吹气，约进行20～30次
二龙戏珠	调和阴阳温和表里，镇惊止搐	寒热不和、四肢抽搐、惊厥等症	用一只手捏住宝宝的食指和无名指的指端，用另一只手按捏宝宝的阴池和阳池这两个穴位，并一边按捏，一边向上移动，一直按捏到曲池，如此5次左右。对于寒证者，要重按阳穴，热证者则应该重按阴穴。最后一手拿捏阴；阳两穴5～6次，另一手拿捏宝宝的食指和无名指的指端各摇动20～40次
开璇玑	开胸理气，健脾和胃	咳喘、食积、腹胀、腹痛、呕吐、腹泻等症	先用双手的拇指自宝宝的璇玑开始，向两侧胸胁部分推，从上自下，一直推至季肋部。然后再从脐部向左右两侧推摩宝宝的腹部，并从脐部向下直推至小腹部，最后再推上七节骨
龙入虎口	清胃热、退虚热、止吐泻	发热、呕吐、腹泻、四肢抽搐	用一只手托扶住宝宝的手掌背部，使掌心朝上，用另一只手叉入虎口，拇指指腹着力，在宝宝的板门处按揉或推50～500次
揉脐、揉龟尾、推七节骨	健脾理气止泻	腹泻、痢疾	揉脐：让宝宝躺在床上，父母用一只手的中指或者食指、中指、无名指三个手指的指腹着力揉肚脐操作2分钟。 揉龟尾：让宝宝趴在床上，用上述手指揉龟尾操作100次。 推七节骨：用大拇指指腹在龟尾和命门之间来回推擦，操作100次。其中由龟尾向上推至命门为补法，由命门向下推至龟尾为泻法

045

第二章

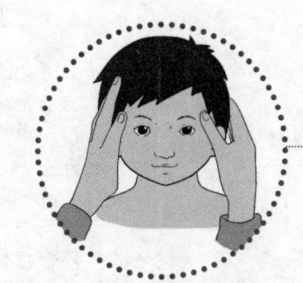

结合宝宝年龄特点
进行抚触按摩

　　对于不同年龄段的宝宝有着不同的按摩方法，我们可以针对他们各自的年龄特点，采用不同的手法、时间以及部位进行特殊按摩。本章着重对新生宝宝、3个月以上至爬行前的宝宝这两个特殊的年龄段进行详细介绍，父母们可以通过本章介绍的方法为孩子进行抚触按摩，使他们更加健康地成长发育。

◆ **新生宝宝的抚触按摩**

1. 触摸是新生宝宝最早的语言，最初的交流手段。触摸可以增进母婴之间的感情。

2. 对新生宝宝进行抚触，可以促进血液和淋巴循环，增强免疫力。

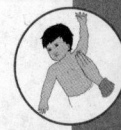

3. 对宝宝的不同部位进行抚触，可以促进孩子感官的发育。

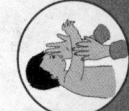

◆ **3个月以上至会爬行前宝宝的抚触按摩**

1. 3个月以上的宝宝，运动功能发育很快，条件反射逐渐形成，此时给予正确的抚触和姿势引导，可帮助孩子运动机能的完善。

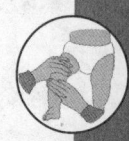

2. 此时的宝宝处于高能量代谢与消化功能不完善的矛盾中，处于先天免疫渐渐消失，后天免疫尚未健全的矛盾中，给予正确的抚触，可以帮助孩子消化、提高免疫力。

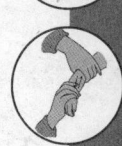

新生宝宝的头部按摩

新生宝宝的头部有两个未闭合的囟门，因此它特别脆弱，父母在给新生宝宝头部按摩的时候，一定要特别小心，动作尽可能轻柔。

按摩功效

1. 常常轻抚宝宝的头部，有助于解除宝宝焦虑，安定宝宝情绪，舒缓因吮吸或哭泣引起的不适。

2. 宝宝的面部有许多穴位，父母可以经常用拇指轻柔地抚触宝宝的前额、鼻子、嘴巴等部位，在轻柔的抚触中促进宝宝的感官发育，让它们尽快适应新的成长环境。

按摩手法

048

部位	按摩手法
额头	将两手四指并拢，放在宝宝的额头上，手指与宝宝的额头保持平行，从额头中央向两旁推按，如此反复进行几次
眉毛	将两手的拇指指腹放在宝宝的眉心上，从眉心向眉毛两端分推，如此反复进行几次
太阳穴	用两手拇指的指腹轻轻按摩太阳穴，动作一定要轻柔，大约5次即可
鼻翼两旁	将两手的拇指指腹放在宝宝的眉心下方，滑至鼻梁顶部，从鼻梁向两颊轻柔地滑动按摩，如此反复进行几次
鼻唇沟	将两手的拇指放在宝宝的鼻唇沟，沿上嘴唇两旁慢慢滑动，划一个微笑的轨迹。再从下嘴唇下方唇沟沿下嘴唇向两旁滑动，也划一个微笑的轨迹，如此反复进行几次
两颊	将两手的四指分别放在宝宝的两外嘴角，从上到下地向侧上方的太阳穴打圈按摩，如此反复进行几次
下巴	用两手的十指从宝宝的额头开始，顺着耳际后下颌线提下巴

注 意 事 项

父母们为新生宝宝按摩头部的时候，一定要记得避开宝宝的眼睛、腮腺、头顶及头枕部的囟门。

新生宝宝头部按摩的具体手法

新生宝宝的头部按摩需要以轻柔、温和的手法进行。以下为详细手法操作的描述及图示：

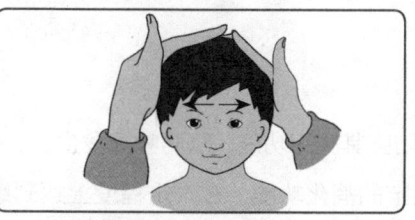

额头：用两手的大鱼际从宝宝的额头中央向两旁推按。

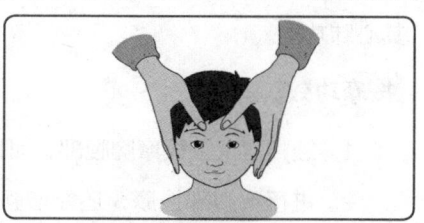

眉毛：用两手的拇指指腹从宝宝的眉心向眉毛两端分推。

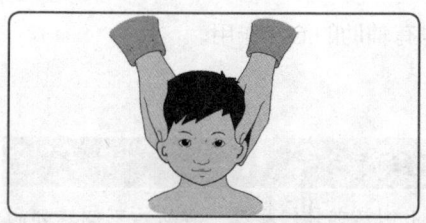

太阳穴：用两手拇指的指腹轻轻按摩太阳穴。

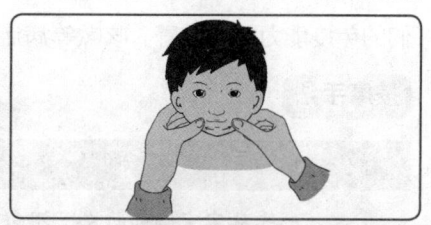

鼻唇沟：沿上嘴唇两旁慢慢滑动，再从下嘴唇下方唇沟沿下嘴唇向两旁滑动。

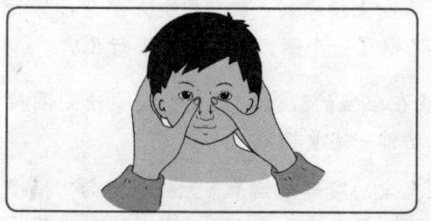

鼻翼：用两手的拇指指腹从宝宝的眉心下方滑至鼻梁顶部，再从鼻梁向两颊轻柔地滑动按摩。

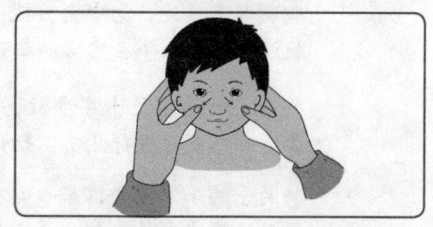

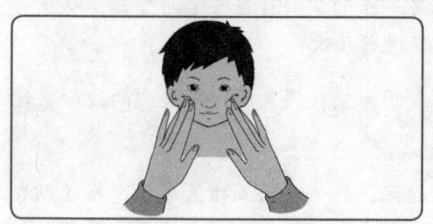

两颊：用两手的四指从上到下地向侧上方的太阳穴打圈按摩。

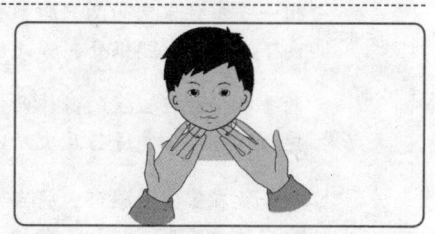

提下巴：用两手的十指从宝宝的额头开始，顺着耳际后下颌线提下巴。

049

第二章　结合宝宝年龄特点进行抚触按摩

新生宝宝的胸腹部按摩

宝宝的心、肺区是供给脑部血液和氧气的重要器官，也是反应情绪最起伏的部位。新生宝宝的心肺功能尚未完善，因此需要进行正确的抚触，增强其心肺功能。

按摩功效

1. 经常帮宝宝按摩胸腹部，可以增强其肺部功能，预防哮喘发生。

2. 进行胸腹部按摩，还能增强宝宝的消化功能，在一定程度上达到缓解厌食及便秘的作用。

3. 新生宝宝的免疫力较低，对宝宝的胸腹部进行按摩，还可以提高他们的免疫能力，对感冒、咳嗽等病症也有辅助的治疗作用。

按摩手法

部位	按摩手法
胸部	一手从宝宝胸部的左下侧向右上侧肩部轻轻按摩，再从右下侧胸部向左上侧肩部按摩，如此反复进行几次。双手伸直，从宝宝的上胸部中央向两旁轻轻擦拭，按到肩部关节处，再双手紧贴侧胸部向下按摩到胸腹部交界处，向中央靠拢；再向上按摩到上胸部中央。整个按摩的轨迹像是用双手在宝宝的胸部各画了一个圈，如此反复进行几次
腹部	将两手的手掌呈十字叠放，放在宝宝的腹部，用双手轻柔地划圈按摩。如此反复进行几次，切记动作一定要轻
	将两手的手掌重叠，掌心贴在宝宝的腹部，位于下方的手掌向下慢慢滑动按摩宝宝的腹部，滑出后再放于另一手掌上。重复以上的按摩手法按摩宝宝的腹部，反复进行几次
	用一手握住宝宝的两只脚，将另一手的掌心放在宝宝的腹部，从腹部向下滑动到大腿根处，如此反复进行几次
	两手四指放在宝宝的身体两侧，用拇指指腹从腹部中央向两边轻柔地擦拭，如此反复进行几次
	一手放在宝宝的腿部，将宝宝固定；另一手的五指呈爪状，指腹贴在宝宝的左腹部，模拟走路的手法，从宝宝的左腹部点按到右腹部，如此反复进行几次

新生宝宝胸腹部按摩的具体手法

新生宝宝的胸腹部按摩有许多种方法，以下为具体的手法与图示：

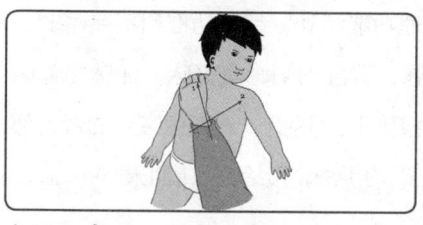

交叉按摩法：一手从宝宝胸部的左下侧向右上侧肩部轻轻按摩，再从右下侧胸部向左上侧肩部按摩。

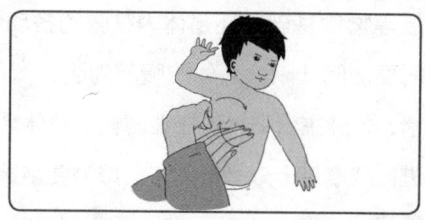

画圈按摩法：两手的手掌放在宝宝的胸部轻柔地画圈按摩。

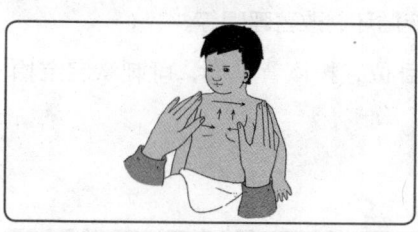

双画圈按摩法：双手从宝宝上胸部中央向两旁轻擦，至肩关节处双手紧贴侧胸部向下按摩，至胸腹交界处向中央靠拢，再向上按摩到上胸部中央。

051

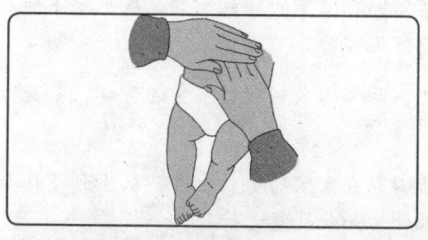

双手叠替按摩法：位于下方的手掌向下慢慢滑动按摩宝宝的腹部，滑出后再放于另一手掌上。

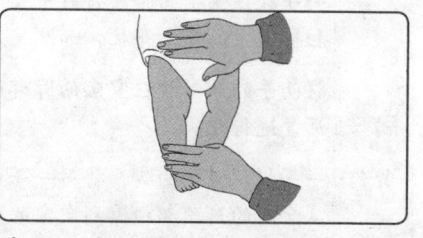

单手下滑按摩法：一手固定宝宝的腿，一手的掌心从腹部向下滑动到大腿根处。

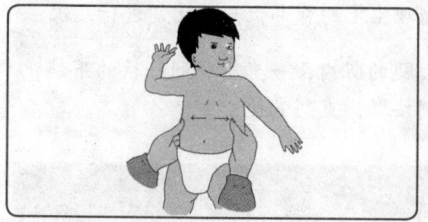

双手双向按摩法：拇指的指腹从腹部中央向两边轻柔地擦拭。

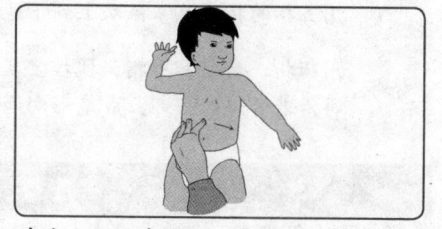

单手爪状按摩法：一手的五指呈爪状，指腹贴在宝宝的左腹部，模拟走路的手法，从宝宝的左腹部点按到右腹部。

新生宝宝的背臀部按摩

中医认为，新生宝宝是"稚阴稚阳"之体，即无论是体内的精、血、津液等物质基础，还是体内脏腑的各项生理功能活动，都是幼稚和不完善的，需要滋阴壮阳。人体的腹部为阴，有任脉；背部为阳，有督脉。任脉主管阴精，督脉主管阳气，任督调畅，身体才会更健康。因此，对新生宝宝的背臀部进行按摩是十分必要的，父母需要掌握正确的手法，带给宝宝最正确的抚慰。

按摩功效

1. 人体的背部有各脏腑在体表的反应点，按摩脊部可以调节脏腑功能，如增加免疫力、帮助消化、促进血液循环、改善睡眠等。

2. 宝宝不睡觉时，将宝宝放于趴卧位，按摩背臀部，可刺激宝宝抬头，增加颈部及背柱的移动性。

按摩手法

部位	按摩手法
背部	一手握住宝宝的脚，将另一手的掌心贴在宝宝的脊柱上方，从上到下地扫擦宝宝的整个脊柱，如此反复进行几次
	将两手的掌心放在宝宝的背部两侧，两掌心来回摩擦宝宝的背部，如此反复进行几次
	一手握住宝宝的脚，将另一手的掌心贴在宝宝的脊柱上方，从上到下地从宝宝的肩颈部扫擦到宝宝的脚跟处，如此反复进行几次
	将拇指以外的其余四指在宝宝背部，从上到下，像画圈一样旋转推按，如此反复进行几次
	用五指的指腹或掌根从上到下地梳理宝宝的背部，如此反复进行几次
臀部	用拇指、食指和中指，揉捏宝宝大腿的肌肉，一直按摩到脊柱的下端，再沿着臀部的底部，成扇形向两侧按摩，直到骨盆

注 意 事 项

父母在给新生宝宝按摩背臀部时，要注意按摩时的体位，不要让宝宝处于立位的状态，因为此时宝宝的脊柱处于不稳定的状态。

新生宝宝背臀部按摩的具体手法

新生宝宝的背臀部按摩有许多种方法，以下为具体的手法与图示：

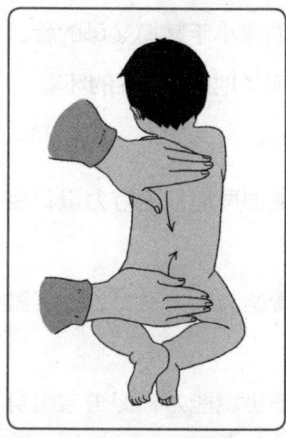 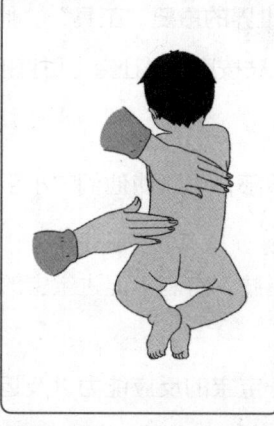 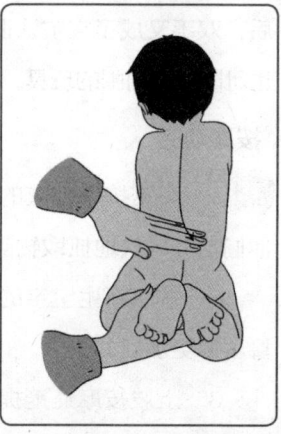

扫擦脊椎：一手握住宝宝脚，另一手的掌心贴宝宝的脊柱上方，从上到下地扫擦宝宝的整个脊柱。

摩擦背部：将两手手掌轻轻放于宝宝背上，用两手的掌心来回摩擦宝宝的背部。

扩散扫擦：一手握住宝宝脚，另一手掌心贴宝宝脊柱上方，从上到下自宝宝肩颈部扫擦到宝宝脚跟处。

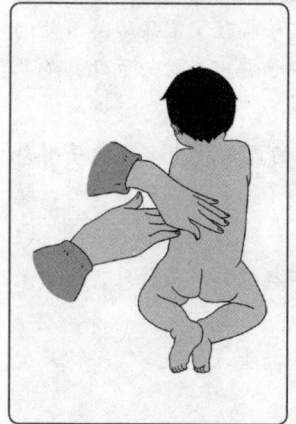

背部画圈：用两手的四指在宝宝背部从上到下，像画圈一样旋转推按。

梳按法：用五指指腹或掌根从上到下地梳理宝宝背部。

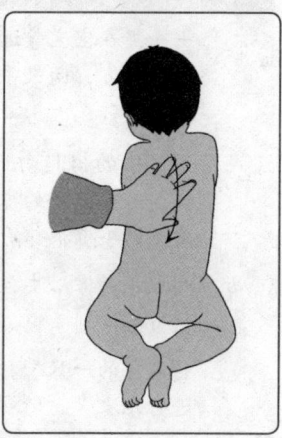

TIPS

由于新生宝宝肌肤娇嫩，且免疫机能低下，所以父母操作时一定要洗净双手，摩平指甲，避免造成皮肤的感染及损伤。

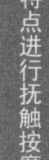

第二章　结合宝宝年龄特点进行抚触按摩

新生宝宝的上肢按摩

宝宝还在妈妈肚子里的时候，就开始无意识地吸吮自己的手指。出生之后，双手又成了宝宝认识世界的重要"工具"。他们用小手触摸父母的脸，也可以摸到周围的玩具，上肢按摩可以让宝宝更直接明了地感受外界的环境。

按摩功效

1. 经常按摩宝宝的手部，可以使他们的小手更加灵活，更有力量，使他们能够轻松地抓取物品。

2. 按摩新生宝宝的上肢，有利于促进宝宝的骨骼与肌肉发育，使胳膊舞动得更加自如灵活。

3. 上肢按摩还能提升宝宝的反应能力以及运动协调能力，促进宝宝身体发育的全面均衡。

按摩手法

部位	按摩手法
手臂	一手握在宝宝靠近肩关节的手臂上方，另一只手握住宝宝靠腕关节处的手臂下方，两只手分别向下向上挤压，靠拢到手臂中央肘关节处，如此反复进行几次
	两只手的拇指向下，握住宝宝的上臂，一手的虎口放在宝宝的手臂外侧，另一只手的虎口放在宝宝的手臂内侧，两手同时向左向右滑转，从宝宝的手臂根部滑转到手腕，如此反复进行几次
	用双手的掌心夹住宝宝的手臂，从宝宝的手腕搓揉到肩关节处，再由肩关节搓揉到手腕，来回数次
腋下	将宝宝的一只手打开握住，用另一只手的四指指腹点按腋下，如此反复进行几次
手腕	将一手的拇指将宝宝的小手舒展开，固定宝宝的小手，用另一只手的拇指指腹从手腕外端沿着腕横线部位绕着圈按摩宝宝的手腕
手背	一手握住宝宝的手腕，用另一手的五指指腹从宝宝的手腕部位按摩到手指，如此重复进行几次
手指	一手握住宝宝的手腕，用另一只手的拇指舒展开宝宝的小手，从腕横线向下按摩，从宝宝的掌心按摩到手指根部，再用拇指和食指捏住宝宝的手指，打旋捏按

新生宝宝上肢按摩的具体手法

新生宝宝的上肢按摩有许多种方法，以下为具体的手法图示：

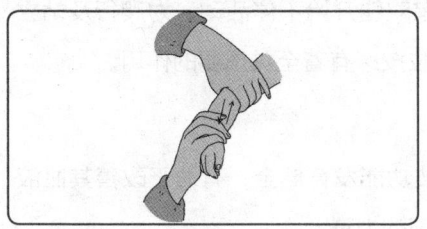

手臂的按摩手法一

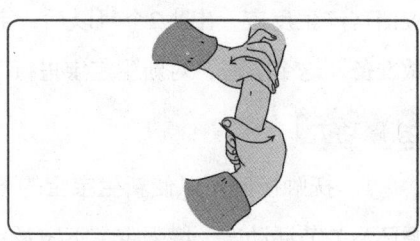

手臂的按摩手法二

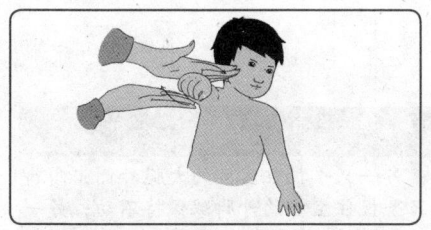

手臂的按摩手法三

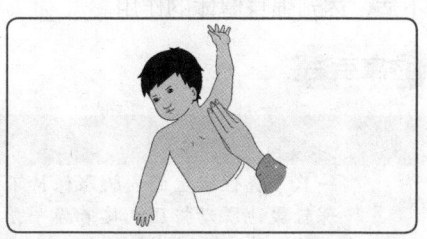

腋下的按摩手法

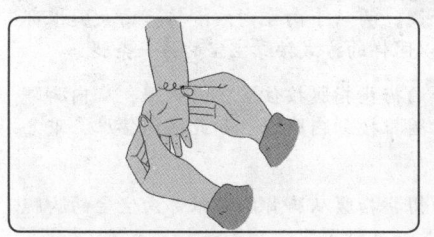

手腕的按摩手法

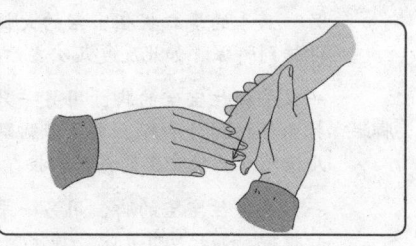

手背的按摩手法

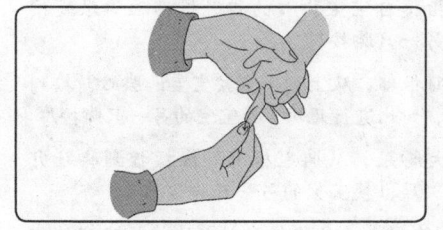

手指的按摩手法一

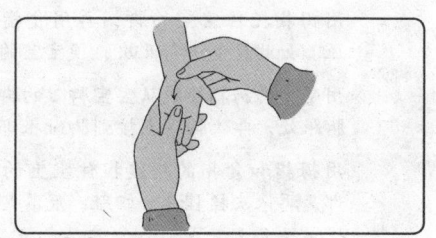

手指的按摩手法二

第二章　结合宝宝年龄特点进行抚触按摩

新生宝宝的下肢按摩

人体的所有器官在脚上都有特定的"对应点"，脚底按摩还能令各个对应器官产生反应。出生2个月以后，宝宝双腿开始不停活动，为爬行及站立做准备。这个阶段，对新生宝宝进行下肢按摩有着至关重要的作用。

按摩功效

1. 抚触按摩可以使新生宝宝的下肢功能发育健全，有助于改善其血液循环及关节活动度，增强宝宝下肢及足部的力量。

2. 经常给新生宝宝做足底按摩，还能调节脏腑，舒缓宝宝许多部位的不适，达到强身健体的作用。

按摩手法

部位	按摩手法
腿部	一只手握住宝宝的内脚踝保持不动；另一只手握住宝宝的大腿外侧，向脚踝轻柔地滑动挤压。接着换手，一只手握住宝宝的外脚踝保持不动；另一只手握住宝宝的大腿内侧，向脚踝轻柔地滑动挤压。反复进行几次之后，以同样的方式按摩宝宝的另一条腿
	两手同时握住宝宝的大腿，拇指向下，一只手的虎口握在宝宝大腿内侧，另一只手的虎口握在宝宝的大腿外侧，两只手向左向右滑转，由大腿根部滑转到脚踝。如此反复几次之后，以同样的方式按摩宝宝的另一条腿
脚踝	一只手握住宝宝的脚，用另一只手的拇指指腹按住宝宝的脚踝，从内脚踝打圈推按到外脚踝，再从外脚踝打圈推按到内脚踝。如此循环按摩，重复几次之后，换宝宝的另一脚按摩
脚背	一只手握住宝宝的脚，用另一手的拇指指腹从脚背脚趾根部向宝宝的脚腕处推按。如此反复几次，换宝宝的另一只脚按摩
	两只手握住宝宝的脚，用两拇指指腹分推宝宝的脚背，反复几次之后，换宝宝的另一只脚按摩
脚心	用拇指托住宝宝的脚，再用食指指腹自宝宝脚心的脚趾根部往脚跟处按压。如此反复进行几次，换宝宝的另一只脚按摩
	用两手的拇指指腹从宝宝脚心的脚趾根部，从上到下点按宝宝的脚心，按到脚跟处，再从脚跟点按到脚趾根部，如此进行几次，换宝宝的另一只脚按摩
脚趾	用拇指和食指的指腹捏住宝宝的大脚趾，从脚趾根部轻轻揉捏到脚趾尖部，再依次揉捏其余四趾，反复几次后，换宝宝的另一只脚按摩
	一只手托住宝宝的脚，用另一只手的拇指、食指指腹轻柔地按压宝宝的脚趾，进行几次之后，换宝宝的另一只脚按摩

新生宝宝下肢按摩的具体手法

新生宝宝的下肢按摩有许多种方法，以下为具体的手法与图示：

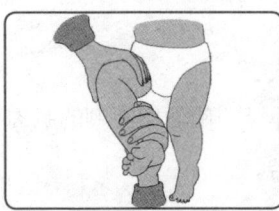
腿部的按摩方法一

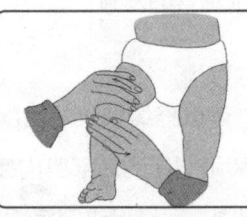
腿部的按摩方法二

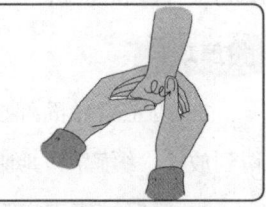
脚踝的按摩方法

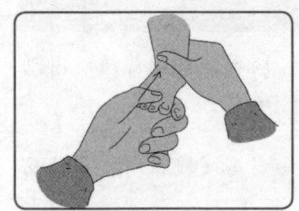
脚背的按摩方法一

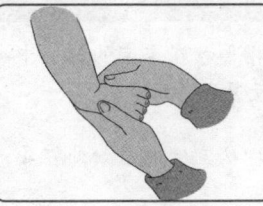
脚背的按摩方法二

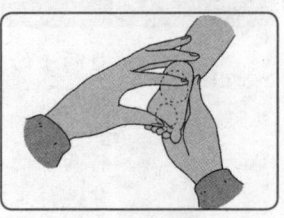
脚心的按摩方法一

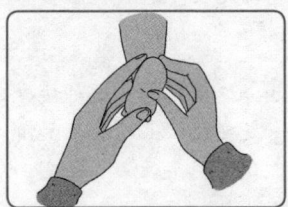
脚心的按摩方法二

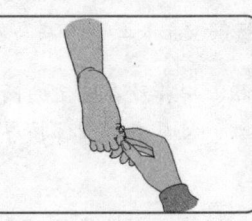
脚趾的按摩方法一

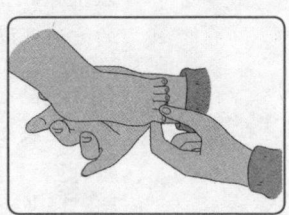
脚趾的按摩方法二

第二章　结合宝宝年龄特点进行抚触按摩

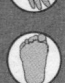

按摩宝宝的面部

3个月以上的宝宝视、触、嗅、听各项感觉功能正逐渐完善，眼睛、鼻子、嘴巴、耳朵，都是宝宝体验外界的重要部位。父母平日应该多花一些时间为宝宝按摩面部，促进宝宝感官的发育。

按摩功效

1. 为宝宝做面部按摩，可以舒缓宝宝的面部神经，使他们两颊的肌肉得到放松，缓解用力吮吸及哭闹引起的面部肌肉疲劳。

2. 轻轻按摩宝宝眼眶周围，可以促进宝宝视力的发育。

3. 轻轻按摩宝宝鼻翼两侧，可以让宝宝嗅觉更灵敏，呼吸变得顺畅。

按摩手法

部位	按摩手法
额头	将两手的四指平放在宝宝的额头中央，轻柔地向两侧缓缓滑动推开，如此反复进行几次
眉毛	将两手的拇指从宝宝的眉心处轻柔地向眉尾缓缓推滑，如此反复进行几次
鼻子	将两手的拇指放在宝宝的鼻梁两侧，轻柔地向两侧鼻翼方向抹滑而下，如此反复进行几次
嘴巴	用两手的拇指轻压宝宝的牙龈，从中央向嘴角两侧按压，先按压上牙龈，再按压下牙龈，如此反复进行几次。这种抚触按摩的方法可以缓解宝宝长牙的疼痛与不适
两颊	将两手的食指、中指放在宝宝的两颊上，旋推几次。这种按摩手法比较刺激，父母在给宝宝按摩时一定要视宝宝的反应酌情对待
耳朵与下颌	用两手的指尖擦过宝宝的耳际到耳背，再往下颌滑动，用指尖轻轻按压颌下的淋巴，可以反复进行几次。这种手法会有一定的刺激性，父母动作需轻柔，应酌情对待

宝宝面部按摩的具体手法

3个月以上至会爬行前宝宝的面部按摩有许多种方法，以下为具体的手法与图示：

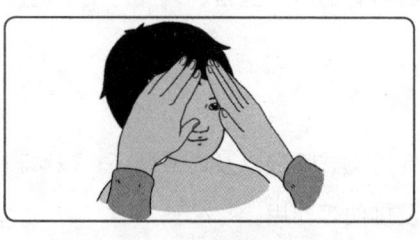

额头的按摩方法

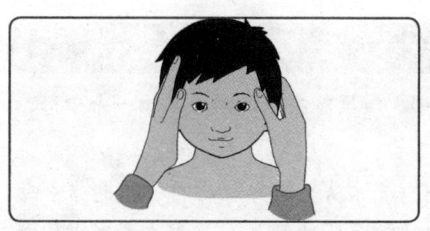

眉毛的按摩方法

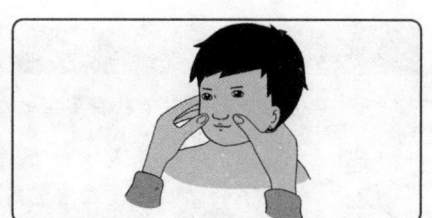

鼻子的按摩方法

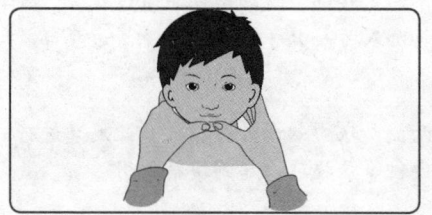

嘴巴的按摩方法

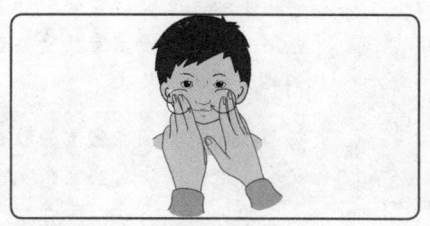

两颊的按摩方法

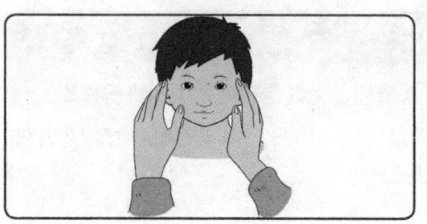

耳朵与下颌的按摩方法

第二章　结合宝宝年龄特点进行抚触按摩

按摩宝宝的胸腹部

　　3个月以上至会爬行前的宝宝活动开始增加，能量代谢相当旺盛，但是宝宝的循环、呼吸、消化系统功能尚未完善，不足以提供宝宝运动及生长所需的能量及营养，而人体的胸腹部容纳着所有的内脏器官，因此对宝宝进行胸腹部按摩十分必要。

按摩功效

　　按摩宝宝的胸部可以舒展胸大肌，促进胸式呼吸以及血液循环；按摩腹部可以起到调节胃肠道功能，帮助消化及排便等作用。

按摩手法

部位	按摩手法
胸部	将两手的掌心平放在宝宝的胸部，缓慢轻柔地滑动，画出一个心形，如此反复进行几次
	将两手的掌心平放在宝宝两侧肋骨下方，右手掌慢慢向上推滑到宝宝的左上肩，并用手指轻轻地揉按肩膀的部位，再用左手掌以同样的手法推按到宝宝的右上肩。两手的手掌交替以对角线做掌擦动作，如此反复进行几次
腹部	将一手的手掌贴放在宝宝肋骨下的上腹部，缓缓地向下滑过腹部。可先用一只手，等宝宝接受之后再加入另一只手，两手轮流滑过腹部。如此反复进行几次
	将两手的拇指放在宝宝的肚脐两侧，从中心向外分推，如此反复进行几次。这个手法对宝宝胀气、便秘等症状可以起到缓解作用
	将右手的掌心贴在宝宝的右腹上方，以顺时针方向慢慢滑动，画出个半圆，接着，再用左手以同样的手法画出全圆，双手轮流交替地动作，如此进行数次

注意事项

　　1.按摩宝宝的胸腹部时，动作一定要轻柔舒缓，尤其是在两手同时进行按摩时。

　　2.抚触宝宝的同时，父母要留意宝宝的反应，一旦发现宝宝不喜欢就应及时停止。

060

宝宝胸腹部按摩的具体手法

　　3个月以上至会爬行前宝宝的胸腹部按摩有许多种方法，以下为具体的手法与图示：

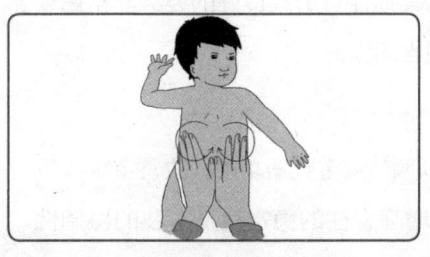

胸部按摩方法一：将两手的掌心平放在宝宝的胸部，缓慢轻柔地滑动，大致画出一个心形。

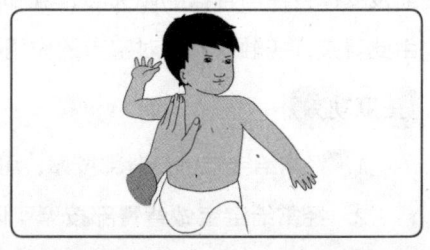

胸部按摩方法二：将两手的掌心平放在宝宝两侧肋骨的下方，右手掌慢慢向上推滑到宝宝的左上肩，并用手指轻轻地揉按肩膀的部位，再用左手掌以同样的手法推按到宝宝的右上肩。两手的手掌交替以对角线做掌擦动作。

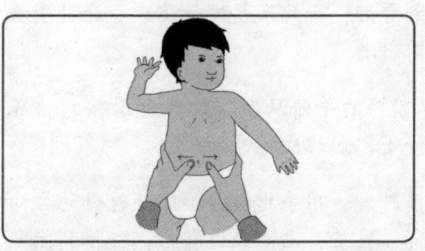

腹部按摩方法一：将两手的拇指放在宝宝的肚脐两侧，从中心向外分推。

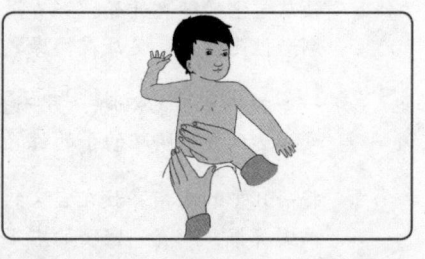

腹部按摩方法二：将一只手的手掌贴放在宝宝肋骨下的上腹部，缓缓地向下滑过腹部。可以先用一只手，等宝宝接受之后再加入另一只手，两只手轮流滑过腹部。

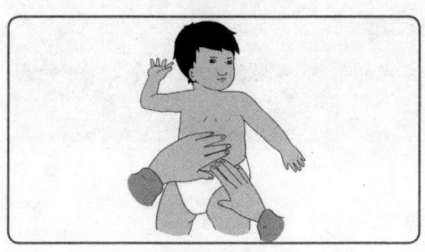

腹胸部按摩方法三：将右手掌心贴在宝宝右腹上方，以顺时针方向慢慢滑动，画出个半圆，再用左手以同样的手法画出全圆。

第二章　结合宝宝年龄特点进行抚触按摩

按摩宝宝的背臀部

对宝宝来说，背部脊椎是非常重要的。它支撑着头部，四肢也与它相连。脊椎还包含了宝宝的神经系统，是所有运动的源头。宝宝的臀部包含骨盆及支撑脊柱与骨盆的髋关节，髋部的柔韧性对形成良好的姿势非常重要。由此看来，抚触背臀部对宝宝的作用相当重要。

按摩功效

1. 经常给宝宝进行背部按摩，可以调节宝宝脏器功能，改善宝宝体质。

2. 经常给宝宝做背臀部按摩可以增强脊柱的稳定性及下肢的协调性。对之后的翻身、坐、爬、站、走等运动功能的完善有较好的辅助作用。

按摩手法

部位	按摩手法
背部	让宝宝俯卧，将两手放在宝宝的背上，单手从上背开始向下背按滑而下。双手按摩时，一手轻轻按住宝宝的臀部，固定，另一手以掌擦的手法从宝宝的颈部开始，一直滑动到臀部，如此反复进行几次。这种手法刺激性比较大，父母在按摩之前需斟酌
	一手握提宝宝的双脚，另一手以掌擦的手法从宝宝的颈部滑按到脚踝处，达到提握脚踝的手的位置处停下，如此反复进行几次
	将一只手的四指并放在宝宝的右肩胛处，用手指指腹按照顺时针的方向画圆旋推，一直到宝宝的右下背部。接着，画圆经过脊椎，旋推到宝宝的左下背，最后向上旋推到左肩胛处，如此反复进行几次。这个手法比较刺激，如果宝宝不喜欢，父母可采用双手画圆的方法。需要注意的是，旋推背部时，一定要缓缓按滑，力道柔和
	张开一手的手指，像梳子一样从宝宝的上背向下背轻柔地梳过，且动作要越来越轻
臀部	两手手指的指腹以旋推的手法在宝宝的臀部画圆，画出一个数字8的形状，如此反复进行几次

宝宝背臀部按摩的具体手法

　　3个月以上至会爬行前宝宝的背臀部按摩有许多种方法，以下为具体的手法与图示：

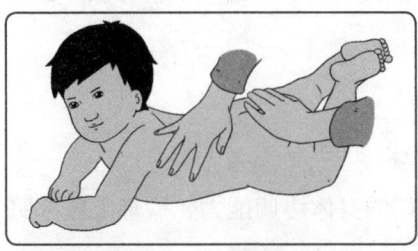

背部按摩方法一：一手轻轻按住宝宝的臀部，固定，另一手以掌擦法从宝宝颈部滑动到臀部。

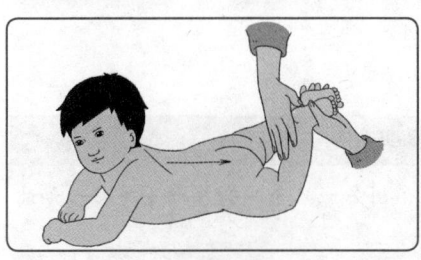

背部按摩方法二：一手提握宝宝的双脚，另一手以掌擦法从宝宝颈部滑按到脚踝处。

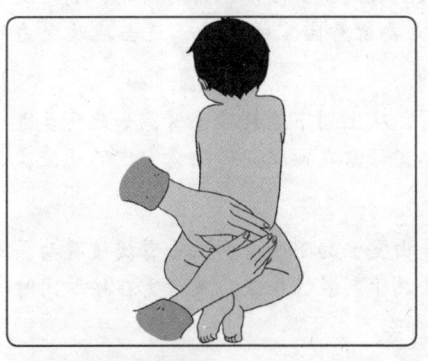

背部按摩方法三：张开一手的手指，像梳子一样从宝宝的上背向下背轻柔地梳过，动作要越来越轻。

TIPS

　　在给宝宝做背臀部按摩的时候，最好保持一只手在宝宝身上，这样会让他们觉得与父母始终保持着亲密的连接，父母通过这一举动也可以持续地将自己的关爱倾注在宝宝身上。

第二章　结合宝宝年龄特点进行抚触按摩

按摩宝宝的上肢

　　双手是人类智慧的来源，对宝宝来说，它们代表着行动能力。宝宝需要借助手来摸索种种事物，认识、熟悉并创造，另外，许多重要的经络穴位也都集中在手臂上，因此，中医的小儿推拿中，手部与手臂的按摩极其重要。

按摩功效

　　1. 按摩宝宝的手部可以促进血液循环。

　　2. 按摩宝宝的上肢部可以增强他们的身体协调能力，锻炼上肢部肌肉，让宝宝全面健康地成长。

按摩手法

部位	按摩方法
腋下	将宝宝的手臂抬高，露出腋下，用另一只手的拇指向下平推，如此反复进行数次
手臂	两手相对握住宝宝的手臂，从上臂到手腕慢慢地挤转而下，如此反复进行几次。父母在按摩时需要留意宝宝的反应，适当地改变力道，也可以单手操作
	两手手掌相对夹住宝宝的手臂，从上到下地搓揉手臂，如此反复进行几次。这个手法较为刺激，父母需在按摩同时注意宝宝的反应，可采用单手操作
	一手握住宝宝的手腕，另一手由宝宝的下手臂向上手臂缓缓滑动，如此反复进行数次。这个手法属于刺激性手法，父母需在按摩同时注意宝宝的反应，可采用单手操作
手腕	一手握住宝宝的手腕，另一手握住宝宝的上臂，由臂膀开始向手腕缓缓滑动，到与手腕上的另一手处会合，如此反复进行数次
	两手握住宝宝的手，两个拇指旋推宝宝的手腕。这个手法较为刺激，父母们需要酌情使用
手背	一手托住宝宝的手掌，另一手缓缓擦过宝宝的手背，如此反复进行几次
手指	一手握住宝宝的手腕，另一手用拇指和食指按压宝宝的每根手指

宝宝上肢按摩的具体手法

3个月以上至会爬行前宝宝的上肢按摩有许多种方法，以下为具体的手法与图示：

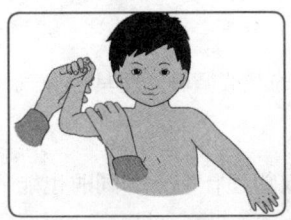
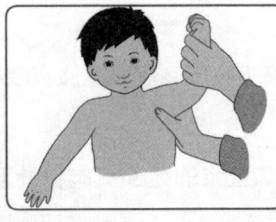

腋下的按摩方法

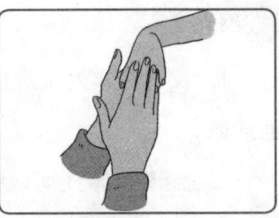

手背的按摩方法

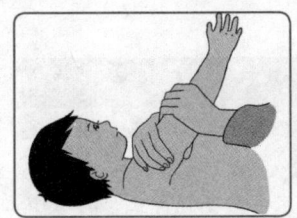

手臂的按摩方法一

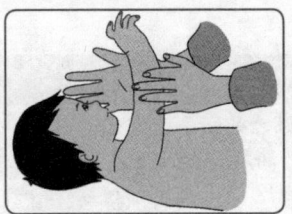

手臂的按摩方法二

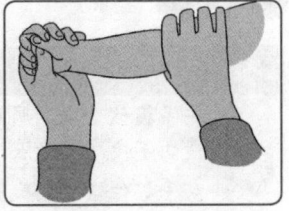

手臂的按摩方法三

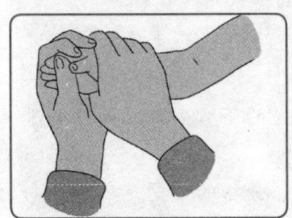

手腕的按摩方法一

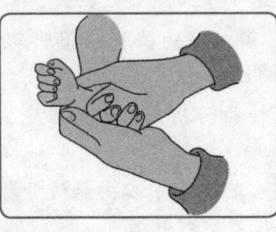

手腕的按摩方法二

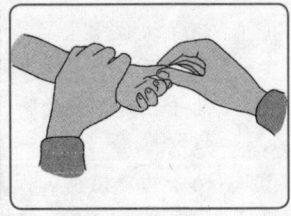

手指的按摩方法

065

第二章 结合宝宝年龄特点进行抚触按摩

按摩宝宝的下肢

3个月以上的宝宝，翻身、坐等运动功能即将形成，腿部的力量及协调性至关重要，而且足部是人体的一个全身反应区域，按摩腿及足部对宝宝运动功能的形成及疾病的预防非常有益。

按摩功效

1. 父母经常为宝宝按摩下肢部，可以刺激宝宝的血液循环，使其全身气血通畅。

2. 腿部按摩还可以锻炼宝宝的腿部肌肉，让双腿强壮有力，同时也能增强身体协调性。

3. 足部按摩可以调节宝宝脏腑机能，对于改善体质、预防疾病有较好的作用。

按摩手法

部位	按摩手法
腿	一手握住宝宝的脚踝，另一手由宝宝的臀部，经过大腿、膝盖、小腿缓缓向下按摩，终点为脚踝，如此反复进行几次
	双手握住宝宝的大腿，缓缓地向下挤转，直到宝宝的小腿停止，再从小腿挤转而上，直到大腿，如此来回按摩几次
	一手握住宝宝的小脚，另一手从脚踝向大腿的方向推滑，如此反复进行几次。这个手法属于刺激性手法，父母需要酌情采用
	两手的手掌相对，夹住宝宝的小腿，从脚踝开始，向膝盖缓缓地搓揉，如此反复进行几次。这个手法刺激性较大，需酌情采用
脚踝	两手握住宝宝的脚，用双手的拇指旋推脚踝的两侧，如此反复进行几次。这种手法较为刺激，父母需要斟酌使用
脚背	两手托起宝宝的脚，使脚面朝上，用拇指从脚趾的下方向脚踝的方向进行分推
脚底	两手的拇指指腹从宝宝的脚掌中心向两边分推，分推的方向是从脚跟向脚趾推滑而下，如此反复进行数次
	一手握住宝宝的脚踝，另一手的食指指腹贴按在宝宝脚底，从脚趾根部向脚跟方向按滑，如此反复进行数次
	将两手的拇指放在脚掌的中心线上，从脚趾根部点按到脚跟处，这个手法可以从单手开始，如果宝宝喜欢，再改成双手
脚趾	一手握住宝宝的脚踝，另一手用拇指和食指捻揉宝宝的每一根脚趾，如此反复进行数次。这种手法较为刺激，需酌情采用

宝宝下肢按摩的具体手法

　　3个月以上至会爬行前宝宝的下肢按摩有许多种方法，以下为具体的手法与图示：

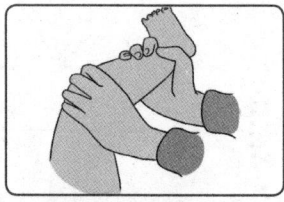
腿部的按摩方法一

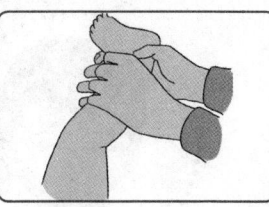
腿部的按摩方法二

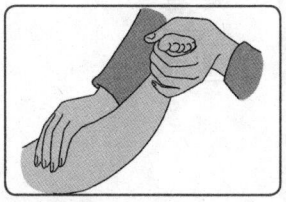
腿部的按摩方法三

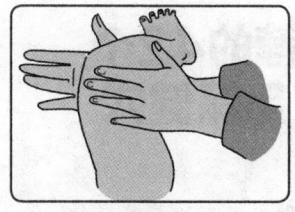
腿部的按摩方法四

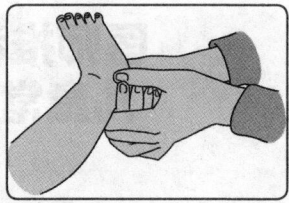
脚踝的按摩方法

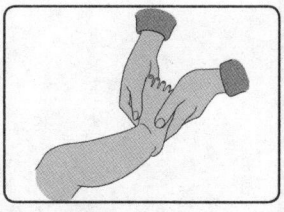
脚背的按摩方法

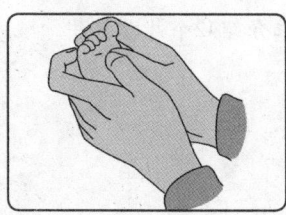
脚底的按摩方法一

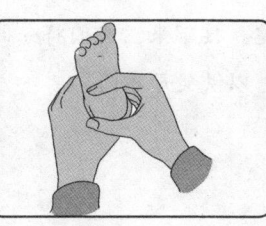
脚底的按摩方法二

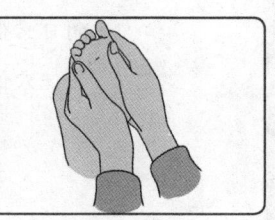
脚底的按摩方法三

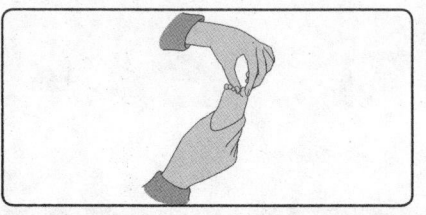

脚趾的按摩方法：一手握住宝宝的脚踝，另一手用拇指和食指捻揉宝宝的每一根脚趾。

第二章　结合宝宝年龄特点进行抚触按摩

第二章

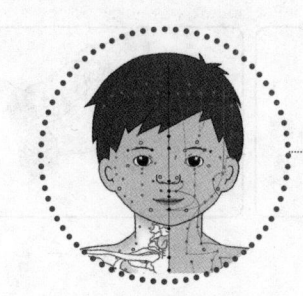

 ## 医师推荐的42个
儿童常用保健穴

　　人体穴位遍布全身，从头顶到脚尖都有治疗疾病的特效穴位，这些特效穴位不但可以针对单一疾病做治疗，还可调整全身生理机能，强身健体，十分适合儿童的日常保健。接下来，我们将分部位介绍42个儿童常用保健穴位，以供父母参阅。

◆ **头面部穴位**

孩子的头面部会聚了手足三阳经经穴、任督二脉经穴以及许多常用的经外奇穴。

◆ **胸腹部穴位**

胸腹部集中了任脉、肝经、肾经、肺经、胃经、脾经等经的经穴，还包含了许多与成人不同的小儿特定穴。

◆ **腰背躯干部穴位**

孩子的背部循环着督脉与膀胱经两条经脉，其中大部分属于常用保健穴。

◆ **上肢穴位**

上肢内、外侧循环着手三阴经、手三阳经等六条经脉，还分布了许多常用的小儿特定穴，在小儿推拿按摩中有着十分重要的地位。

◆ **下肢穴位**

孩子的下肢循环着足三阴经、足三阳经等六条经脉。

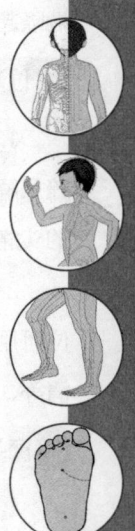

攒竹：开窍安神，清热明目

穴位解释

在小儿经穴按摩中，有两个位置的经穴同叫攒竹。其中，应用广泛的一个攒竹穴位也叫"天门"，它是一个线性穴位，在前额像天宫的大门一样，故有此名。此穴所在位置为元神出入的地方。另一个攒竹穴位，即通常所指的是足太阳膀胱经上的穴位，因为它的位置在眉头，眉毛像捆扎聚集的竹竿小头一样，故名。两个穴位虽然同名，却具有不同的功效，家长切不可混淆。

取穴方法

1. 天门：位于两眉中间至前发际成一条直线。

2. 攒竹：位于眉毛内侧端，眼眶骨上凹陷处，让孩子皱眉，眉毛内侧端隆起的部位即为此穴。

穴位功效

1. 天门：对此穴进行按摩叫"开天门"。中医认为开天门即推攒竹，有疏风解毒、开窍醒脑、镇静安神的作用，故按摩此穴位可治疗孩子感冒引起的头痛、发热，平时孩子精神疲软或夜卧不安，也可按摩此穴。

2. 攒竹：中医认为按揉攒竹有清热明目、祛风通络的作用，故按揉此穴位可用以治疗眼睛相关的疾病，如眼睛红肿、眼屎较多、眼睛疲劳、视物不清等，也可用以治疗感冒引起的头痛等。

按摩手法

1. 天门：两拇指自下而上交替直推，即从眉心向前发际直推，推30～50次左右即可。

2. 攒竹：两拇指贴于两眉毛内侧端，从下而上按压孩子眼眶，有酸胀感即可，按揉1～3分钟。

攒竹的儿童保健按摩

攒竹属于头面部穴位，以下为具体的位置以及按摩手法：

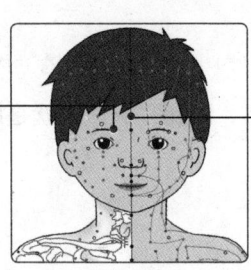

穴位位置：攒竹位于眉毛内侧端，眼眶骨凹陷处。

按摩手法：让拇指指腹贴于穴位上，从下向上按压穴位。

穴位位置：天门位于两眉中间至前发际成一条直线。

按摩手法：孩子仰卧，父母坐于孩子头侧，两大拇指交替从眉心沿直线推向前发际，推30~50次。

● 穴位配伍

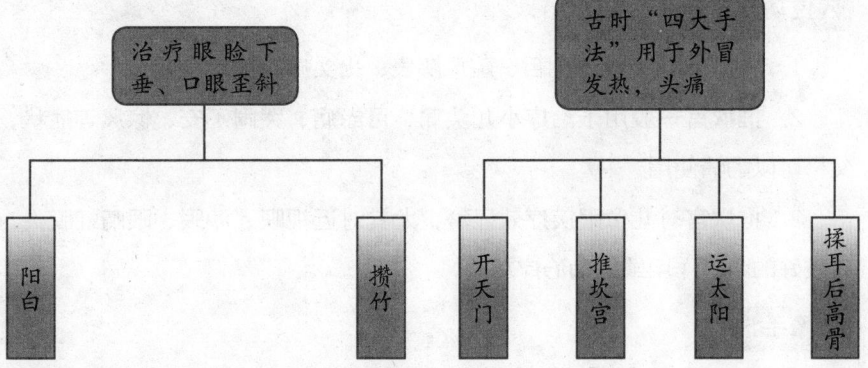

● 开天门与大开天门

开天门：从眉心沿直线自下而上交替推向前发际。

大开天门：用两拇指从眉心自下往上交替推到囟门。

TIPS

1. 平日保健，父母可以配合或不配合润滑油使用。

2. 感冒发烧，父母可以选用水或姜汁充当介质配合使用。

第三章 医师推荐的42个儿童常用保健穴

坎宫：孩子眼睛的保护神

穴位解释

坎宫是古代九宫之一，为小儿特定穴，在面相上看，位在东，属木，对应人体肝脏，肝脏开窍于目，因此"坎宫"就是眼睛居住的宫殿的意思。

取穴方法

1. 穴位位置

自眉头起，沿眉毛向眉梢成一横线为坎宫。

2. 常见的取穴方法

父母可以让孩子采取正坐的姿势，取孩子从眉头到眉梢整条眉毛即为本穴。

穴位功效

1. 坎宫穴具有醒脑明目、疏风解表、止头痛等功效。

2. 推坎宫一般用于治疗小儿头痛、目赤痛、哭闹不安、惊风等症状，父母可以酌情使用。

3. 推坎宫对儿童眼疾疗效显著，尤其对近视眼、沙眼、眼睛虹膜炎，有较好的防治作用或辅助治疗功效。

按摩手法

每天给孩子推推坎宫，能够有效地预防眼部疾病。

具体操作手法为：

1. 孩子可以保持坐位、立位或仰卧的姿势，父母将两手的大拇指分别放在孩子的左右眉头上。

2. 用大拇指从孩子的眉头向眉梢慢慢分推。

3. 推坎宫时还要掌握好力道和速度，速度要慢，力道要轻。此外，为孩子按摩此穴，最好每天坚持30~50次。

坎宫的儿童保健按摩

坎宫属于头面部穴位，以下为具体的位置以及按摩手法：

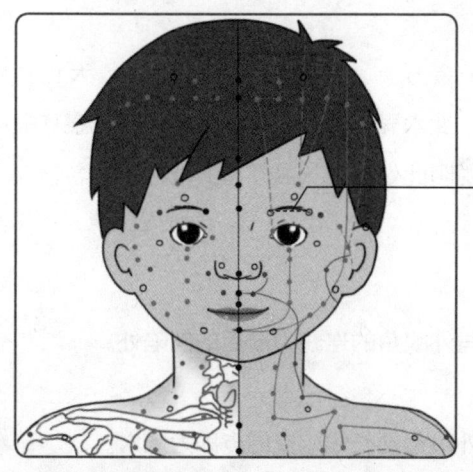

穴位位置：坎宫是指沿着眉毛，从眉头至眉梢形成的一条直线。

按摩手法：将两手的大拇指分别放在孩子的左右眉头上，自眉头向眉梢慢慢分推，重复30～50次。

● 穴位配伍

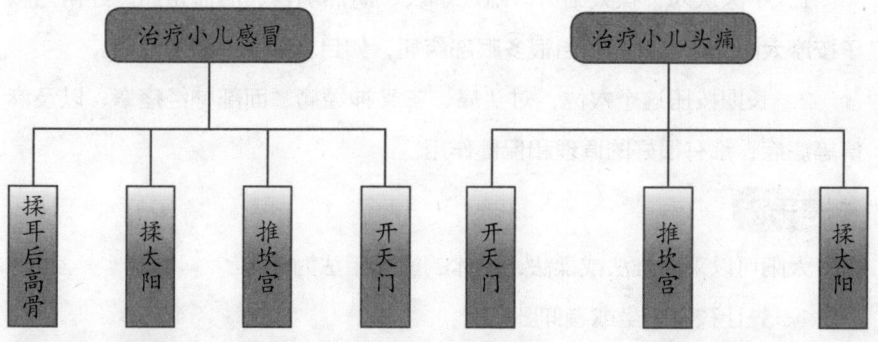

治疗小儿感冒 ── 揉耳后高骨 ｜ 揉太阳 ｜ 推坎宫 ｜ 开天门

治疗小儿头痛 ── 开天门 ｜ 推坎宫 ｜ 揉太阳

TIPS

1. 《厘正按摩要术》中对推拿中需要的介质有这样的记载："医用两手，春夏蘸水，秋冬蘸葱姜和麻油，由小儿眉心上，分推两旁。"父母们在给孩子推坎宫的时候，可以配合使用适当的介质。

2. 当气候干燥的时候，父母如果发现孩子眼睛发红，可以提前给他们推推坎宫，在疾病产生之前做好预防工作。

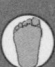

太阳：缓解孩子感冒不适

穴位解释

太阳，属经外奇穴，出自《千金方》。"太阳"中"太"，大也；"阳"，阳气旺盛，欲冲之而外者。武术界判断一个人内力如何即观察其眼睛两侧微微鼓起的穴位，即太阳，说明此处是阳气最旺盛的地方，故名。

取穴方法

1. 穴位位置

太阳位于人体面部，眉毛末端与外眼角的连线中点后的凹陷处。

2. 常见的取穴方法

让孩子正坐，取眉梢延长线与外眼角延长线相交的点即为此穴。

穴位功效

1. 中医认为，揉太阳可以疏风解表、清热明目、活血止痛。经常为孩子按摩太阳，可以助其防治很多眼部疾病，如目赤肿痛、角膜炎等。

2. 长期按压这个穴位，对头痛、三叉神经痛、面部神经痉挛，以及麻痹等病症，都有很好的调理和保健作用。

按摩手法

太阳可以采用推法或揉法，具体的操作手法为：

1. 先让孩子正坐或者仰卧。

2. 父母两手掌心向着患儿头部，两手除拇指外的其余四指固定孩子的头部，再用两手拇指对准孩子的太阳穴。

3. 推太阳：两拇指侧面从前向后直推，即从眼向耳根方向直推。

4. 揉太阳或运太阳：以中指端揉该穴，向眼方向揉为补，向耳根方向揉为泻。

5. 推/揉30～50次。

太阳的儿童保健按摩

太阳属于头面部穴位，以下为具体的位置以及按摩手法：

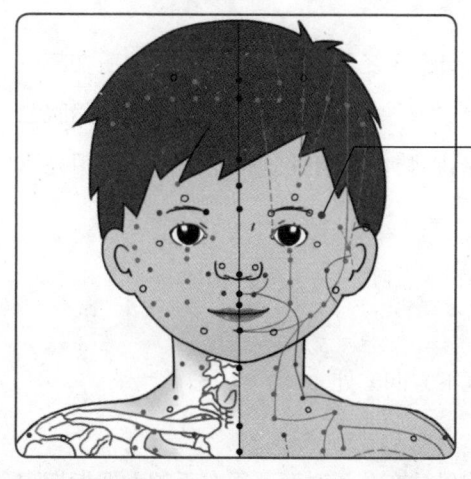

穴位位置：太阳位于人体面部，眉毛末端与眼外角的连线中点后的凹陷处。

按摩手法：用两手拇指的罗纹面轻柔地进行推运；或将食指放在中指上，用中指的罗纹面轻柔推运。

● 穴位配伍

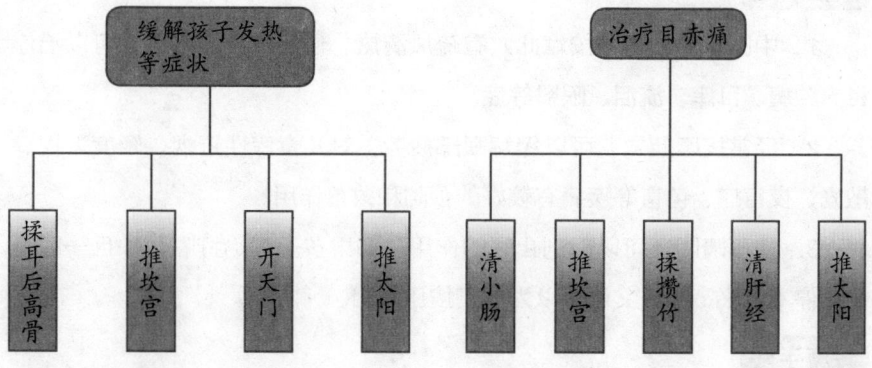

```
缓解孩子发热
等症状
├── 揉耳后高骨
├── 推坎宫
├── 开天门
└── 推太阳

治疗目赤痛
├── 清小肠
├── 推坎宫
├── 揉攒竹
├── 清肝经
└── 推太阳
```

TIPS

1. 太阳是头部颅骨最薄弱的部位。此处颅内分布着丰富的血管，一旦受到损伤，将直接危及生命。因此，家长为孩子按摩此穴时一定要控制力度。

2. 推运太阳的补泻方向：向眼睛的方向推运为补，向耳朵的方向推运为泻。

睛明：还孩子一个明亮的世界

穴位解释

睛明属足太阳膀胱经穴，出自《针灸甲乙经》。"睛"，指穴所在部位及穴内气血的主要作用对象为眼睛；"明"，光明之意。它是足太阳膀胱经上的第一穴，它将膀胱经之血提供给眼睛，眼睛受血而能视，变得明亮清澈，"睛明"因此得名。

取穴方法

1. 穴位位置

睛明位于眼睛内眼角上方，眼眶下方凹陷处。

2. 常见的取穴方法

让孩子正坐，轻轻闭上眼睛，父母站在孩子对面，用左手的大拇指指腹贴于孩子左眼内侧上方眼眶外，拇指尖所在的位置即睛明。

穴位功效

1. 中医认为，适当按摩此穴有疏风清热、通络明目的效果，可以治疗目赤肿痛、目痒、流泪、眼翳等症。

2. 经常按摩此穴，可以缓解眼部疲劳，对儿童假性近视、轻度近视、散光、夜盲症、色盲等疾病有较好的预防和改善作用。

3. 按压睛明还可以起到止嗝的作用。如果孩子开始打嗝，并且一时半会儿停不下来，那么父母可以为他们按压睛明。

按摩手法

1. 让孩子正立，轻闭双眼。父母用大拇指指腹轻轻按压孩子内眼角上方，眼眶下方的凹陷处。

2. 每秒按压1次，共按压5~10次。

睛明的儿童保健按摩

睛明属于头面部穴位，以下为具体的位置以及按摩手法：

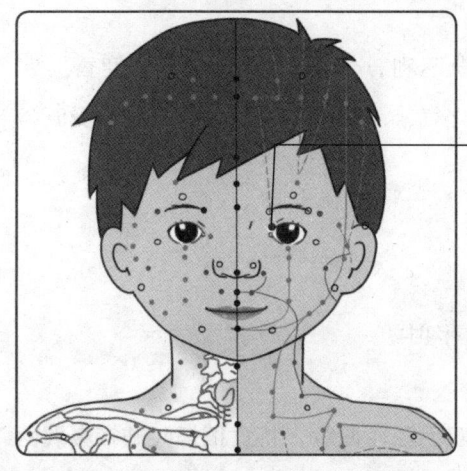

穴位位置：睛明位于目内眼角稍上方凹陷处。

按摩手法：用大拇指指腹轻轻按压内眼角上方、眼眶下方的凹陷处。

● 穴位配伍

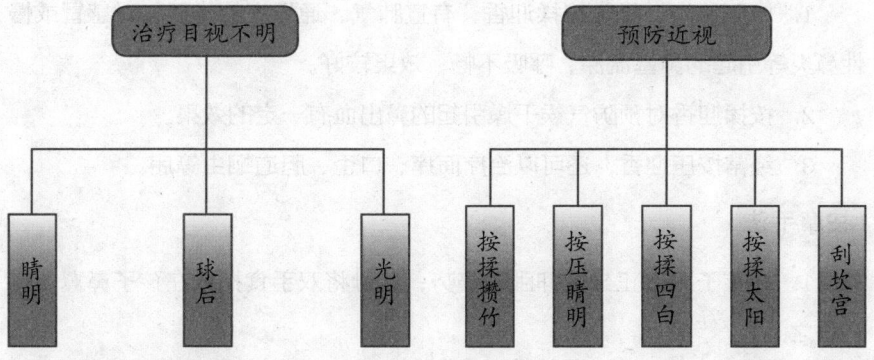

治疗目视不明
　睛明　　球后　　光明

预防近视
　按揉攒竹　按压睛明　按揉四白　按揉太阳　刮坎宫

TIPS

1. 中医临床认为，睛明属于危险穴位，虽然确实是有效穴位，但也需要父母小心对待，给孩子按摩时力道一定要轻柔。

2. 由于睛明离眼睛很近，如果孩子想要自己按揉，父母需提醒他们洗净双手，以免手上的细菌污染眼睛。

第三章 医师推荐的42个儿童常用保健穴

迎香：缓解孩子鼻塞的烦恼

穴位解释

　　迎香在鼻旁，因能主治"鼻鼽不利，窒洞气塞"故名"迎香"。"迎"，迎受；"香"，脾胃五谷之气，"迎香"的意思就是"迎受五谷之气"。迎香属手阳明大肠经。

取穴方法

　　1. 穴位位置

　　迎香位于鼻翼外缘中点旁，鼻唇沟中。

　　2. 常见的取穴方法

　　让孩子采用正坐的姿势，父母双手轻轻握拳，将食指指尖贴在鼻翼两侧，食指指尖所在的位置即为本穴。

穴位功效

　　1. 中医认为，经常按揉迎香，有宣肺气、通鼻窍的作用。对感冒或慢性鼻炎等引起的鼻塞流涕、呼吸不畅，效果较好。

　　2. 按揉迎香对预防气候干燥引起的鼻出血有一定的效果。

　　3. 经常按压迎香，还可以治疗面痒、口歪、胆道蛔虫等症。

按摩手法

　　1. 让孩子采取正坐或仰卧的姿势，父母将双手食指放在孩子鼻翼两侧迎香之上。

　　2. 用双手食指指腹垂直按揉迎香，直到孩子感觉酸麻为止。

　　3. 每天早晚各为孩子按摩一次，每次按压2~3分钟即可。

迎香的儿童保健按摩

迎香属于头面部穴位，以下为具体的位置以及按摩手法：

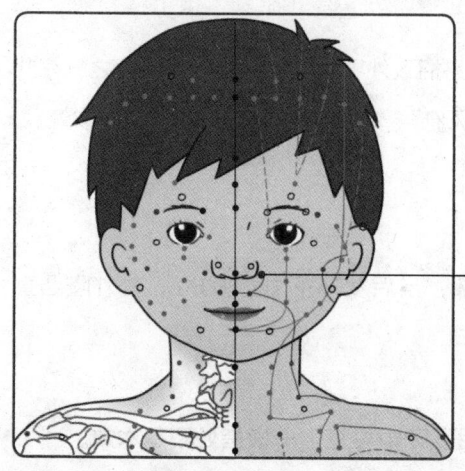

穴位位置：迎香位于鼻翼外缘中点旁，鼻唇沟中即是本穴。

按摩手法：用双手食指的指腹垂直按揉迎香。

● 穴位配伍

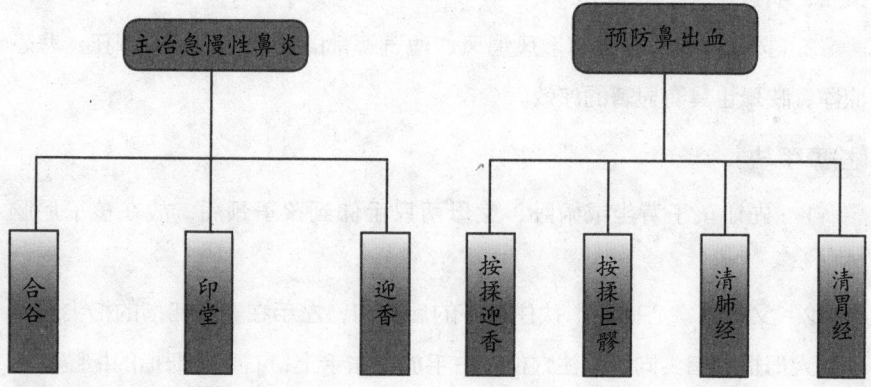

主治急慢性鼻炎
- 合谷
- 印堂
- 迎香

预防鼻出血
- 按揉迎香
- 按揉巨髎
- 清肺经
- 清胃经

TIPS

　　天气干燥的时候，尤其是冬季，房间里温度过高，人体内的燥热之气就会逐渐旺盛，孩子往往会出现喉咙干痛、咳嗽等症状，甚至还会被鼻炎困扰。这时，父母可以为他们按摩迎香，能起到缓解的作用。

风府：孩子不再因头疼痛苦

穴位解释

风府在颈部，处于身体高位，容易招致外界风邪，同时内部督脉之气在此吸湿化风，外风与内风会集，故名"风府"。风，指风邪；"府"，集取处。

取穴方法

1. 穴位位置

风府属督脉穴，位于人的后颈部，当后发际正中直上1寸，枕外隆凸直下，两侧斜方肌之间凹陷处。

2. 常见的取穴方法

让孩子坐好，将头伏在桌上，后发际中央直上一横指处即是本穴。

穴位功效

1. 中医认为，按摩风府有疏风通络的作用，可以治疗外感风邪所致的头痛、项强。

2. 按揉风府，还具有散风熄风、理气解郁的功效，因此对癫狂、悲恐惊悸、眩晕也具有显著的疗效。

按摩手法

1. 先让孩子背坐或俯卧，父母两只手伸到孩子颈后，放在孩子后脑处。

2. 父母手掌心向头，扶住孩子的后脑勺，左手在下，四指的指尖向头顶，大拇指的指尖向下按住穴位；右手放在左手上，右手大拇指的指腹按在左手大拇指的指甲上。

3. 父母用双手的大拇指从下往上用力揉按，按摩的程度到孩子感觉酸痛为止。

4. 父母用左右两手的大拇指轮流为孩子按摩此穴2~3分钟，按摩顺序先左后右。

风府的儿童保健按摩

风府属于头面部穴位，以下为具体的位置以及按摩手法：

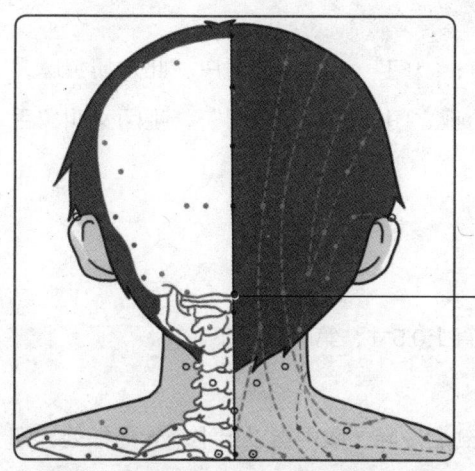

穴位位置：风府位于人的后颈部，当后发际正中直上1寸，枕外隆凸直下，两侧斜方肌之间凹陷处。

按摩手法：用大拇指指腹贴于本穴进行按揉。

● 穴位配伍

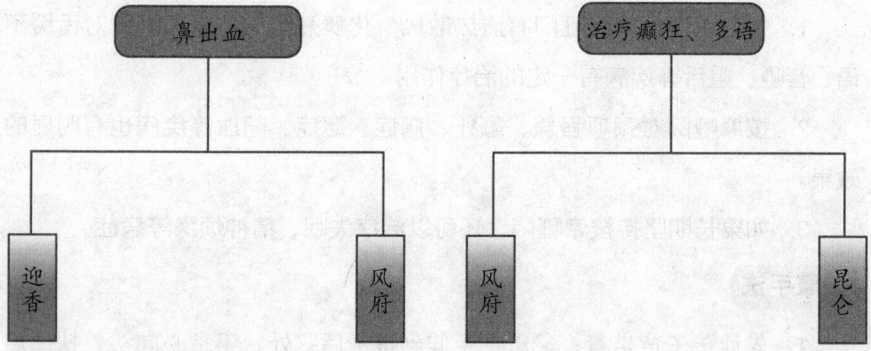

TIPS

1. 风府具有显著的功效，但父母在按摩这个穴位时也要注意其特殊性，应做到取穴准确，手法适中，仔细对待。

2. 风最喜欢侵袭头部，引起的第一病症就是头痛。因此，无论冬天还是夏天，父母都不要让孩子睡觉时将头颈部位朝向风口，以免招致风邪。

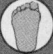

哑门：给孩子不再沙哑的声音

穴位解释

"哑门"中"哑"，发不出声；"门"，出入的门户。此穴属督脉，在项后发际，通舌根，为致哑与治哑之门，故名"哑门"。哑门又叫"舌厌""横舌""舌黄""舌肿"。

取穴方法

1. 穴位位置

哑门位于项部，当后发际正中直上0.5寸，第一颈椎下。

2. 常见的取穴方法

让孩子坐好，站于其背后，找到后发际，取中点以上半个大拇指处，即为本穴。

穴位功效

1. 中医认为，按摩哑门有清热散风、化痰开窍的功效，因此对舌缓不语、音哑、重舌等疾病有一定的治疗作用。

2. 按摩哑门对颈项强急、癫狂、痫症、癔症、衄血等疾病也有明显的效果。

3. 如果长期坚持按摩哑门，还可以治疗失眠、精神烦躁等病症。

按摩手法

1. 先让孩子背坐着，父母把手伸到孩子后脑处，手掌心向头，扶住后脑勺。

2. 找准穴位之后，父母的大拇指指尖向下，用指腹或者指尖按揉穴位，程度以孩子感觉酸胀为止。

3. 先左手后右手，分别给孩子按摩，每次按摩3~4分钟即可。

哑门的儿童保健按摩

哑门属于头面部穴位，以下为具体的位置以及按摩手法：

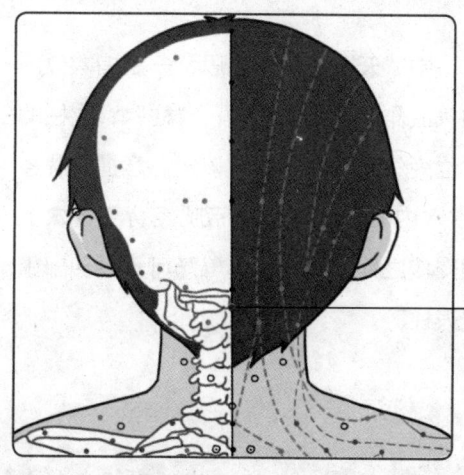

穴位位置：哑门位于项部，当后发际正中直上0.5寸，第一颈椎下。

按摩手法：用指腹或者指尖按揉穴位，直到孩子感觉酸胀为止。

● 穴位配伍

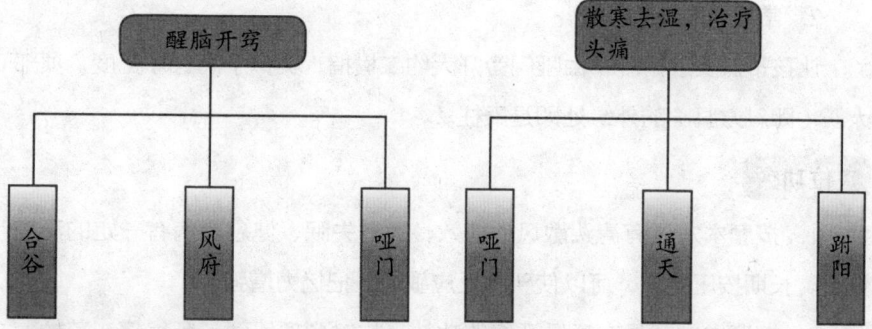

TIPS

1. 由于孩子不知道如何保护自己的嗓子，如果他们偶尔出现声音沙哑的情况，父母就可以为他们按摩哑门，症状就会得到缓解。

2. 哑门位置十分特殊，其下即为延髓。延髓是控制人体基本生命的中枢，若受损或受压则会危及生命。因此，父母在给孩子按摩这个穴位的时候，切忌使用暴力。

天柱：头脑更清楚，增强记忆力

穴位解释

　　天柱属足太阳膀胱经穴。"天柱"中"天"有两个意思，一是指穴位内的物质为天部阳气，二是指穴位内的气血作用于人的头颈；"柱"，支柱的意思，支撑重物的坚实之物，比喻穴位内气血饱满坚实。该穴名意指膀胱经的气血在此穴位呈坚实饱满之状。本穴内的气血是会聚膀胱经背部各穴上行的阳气所致，其气强劲，充盈头颈交接之处，颈项受其气乃可承受头部重量，如同头上的支柱一样，所以名"天柱"。

取穴方法

　　1. 穴位位置

　　天柱位于后头骨正下方凹陷处，就是脖颈处一块突起的肌肉（斜方肌），此肌肉外侧凹处，后发际正中旁开约1.3寸左右。

　　2. 常用的取穴方法

　　让孩子低头或俯卧，由哑门旁开大约二横指，类似于同身寸宽度，项部大筋（即斜方肌）的外缘处即是天柱。

穴位功效

　　1. 按摩本穴具有清头散风的功效，故对失眠、健忘等病有一定的治疗作用。长期按压此穴，可以使头脑反应敏锐、记忆力增强。

　　2. 按摩本穴还具有通经活络的功效，故对颈项僵硬、颈肩痛、落枕、外感风寒所致的鼻塞流涕有较好的治疗效果。

按摩手法

　　孩子背对父母坐好，父母指尖朝上，用大拇指的指腹，从下而上按进孩子颈后枕骨下，大筋外两侧凹陷处，轻轻揉按直到孩子有酸痛的感觉为止。父母可以同时为孩子按揉两侧的天柱，每次按揉时间2~3分钟。

天柱的儿童保健按摩

天柱属于头面部穴位，以下为具体的位置以及按摩手法：

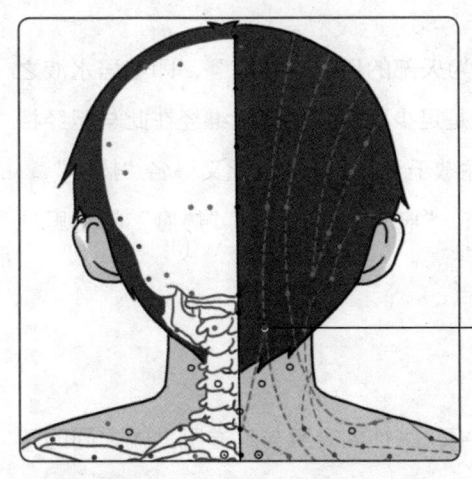

穴位位置：天柱位于枕骨下，斜方肌外侧凹陷处。

按摩手法：用大拇指的指腹，从下而上按进孩子颈后枕骨下，大筋外两侧凹陷处，轻轻揉按。

● 穴位配伍

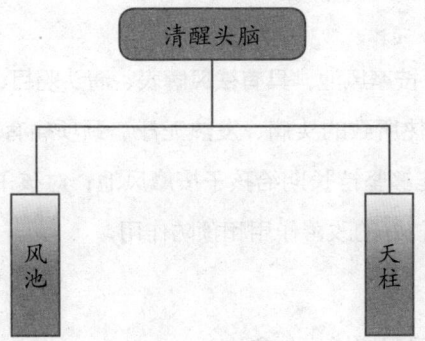

清醒头脑

风池

天柱

TIPS

　　按摩天柱的时候，父母一定要掌握好力度，轻柔地按压或按揉，不可用蛮力。

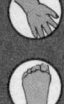

风池：醒脑明目，快速止头痛

穴位解释

风池中"风"，是指穴内物质为天部的风气；"池"，即屯居水液之器，是指穴内物质富含水湿。风池是足少阳胆经穴，阳维经在此与胆经相会。有经气血在此化为阳热风气，输散于头颈各部，因此又得名"热府"。"热"，指的是本穴气血性热温高；"府"，即府宅。"热府"的意思是指本穴气血的变化为受热膨胀。

取穴方法

1. 穴位位置

风池位于枕骨之下，与风府相平，胸锁乳突肌与斜方肌上端之间的凹陷处。

2. 常见的取穴方法

让孩子坐位或俯卧位，父母将手置于孩子的后颈部，触摸到两侧的大筋，与耳垂平行处即为本穴。

穴位功效

1. 中医认为，按摩风池，具有祛风解表、清头明目、健脑安神的功效，故对外感风寒、风热所致的头痛、发热无汗、颈项痛有较好的治疗作用。

2. 如果父母能够坚持长期给孩子按摩风池，对孩子的失眠、健忘、近视、鼻炎等疾病有较好的改善作用和预防作用。

按摩手法

按摩风池主要采用按揉法与拿法。

1. 让孩子背对父母坐好。父母举臂抬肘，手肘的高度与孩子的肩同高。左手扶住孩子头前部固定，用右手的拇指指腹按揉孩子的风池，约揉50~100次。

2. 父母也可以用拇指、食指二指贴附于两侧风池上，将两穴之间的肌肉组织拿捏起来，持续3秒，然后慢慢放松，反复拿风池5~10次。

风池的儿童保健按摩

风池属于头面部穴位，以下为具体的位置以及按摩手法：

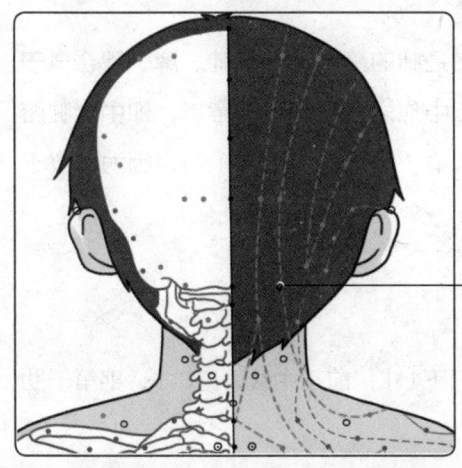

穴位位置：风池位于枕骨之下，与风府相平，胸锁乳突肌与斜方肌上端之间的凹陷处。

按摩手法：用拇指指腹按揉风池；也可以用拇指、食指二指拿风池。

● 穴位配伍

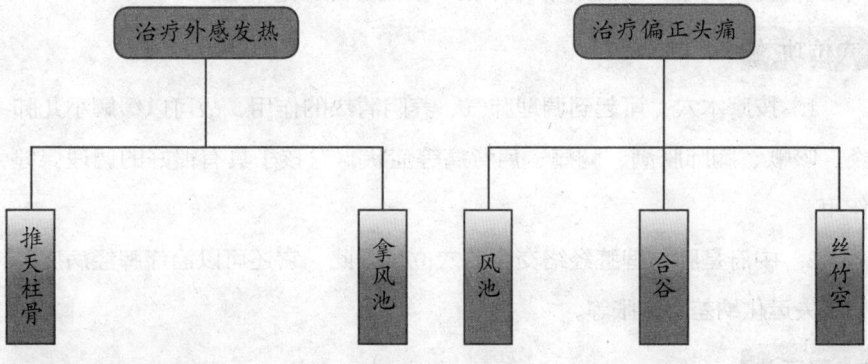

TIPS

　　头部的穴位很多，如果父母没有太多时间为孩子专门按摩，可以偶尔采取一些"偷懒"的小技巧，例如每天用手指腹或木梳从孩子前发际向头顶轻轻梳理，既可以减少按摩时间，又可以达到了按摩的效果，一举两得。这种方法对大人也同样适用。

第三章　医师推荐的42个儿童常用保健穴

中府：让孩子肺腑通畅

穴位解释

中府，属手太阴肺经穴，同时又是肺的募穴，而且肺、脾、胃合气于该穴，故名"中府"。"中府"，指中焦之府，聚集的意思，即中焦脏腑之气会集的地方。中府又被称为"膺俞（也写作'腧'）"，因为它位于胸膺部（前胸），为气所过的俞穴。

取穴方法

1. 穴位位置

中府位于胸前臂的外上方，云门下1寸，前正中线旁开6寸，平第一肋间隙处，即是本穴。

2. 常见的取穴方法

让孩子两手叉腰立正，锁骨外侧端下缘的三角窝中心是云门，从此三角窝正中垂直向下推一条肋骨，即平第一肋间隙处即是中府。

穴位功效

1. 按摩本穴，可起到调理肺气、养阴清热的作用，故可以缓解小儿肺炎、咳嗽、胸肺胀满、胸痛、肩背痛等症状，对孩子具有很好的调理保健作用。

2. 中府是肺与脾脏经络交会的穴位，因此，它还可以治疗脾经病症，如脾失运化纳差、腹胀等。

按摩手法

1. 让孩子正坐或者仰卧，父母右手的食指、中指、无名指三指并拢，用指腹按压在孩子左胸窝上，锁骨外端下，孩子感觉到酸痛闷胀的部位。

2. 找准穴位之后，父母可以用四指的指腹向外顺时针按揉本穴1~3分钟。

3. 右手按摩之后，左手以同样的方式，按逆时针方向按揉孩子右胸的中府。

中府的儿童保健按摩

中府属于胸腹部穴位，以下为具体的位置以及按摩手法：

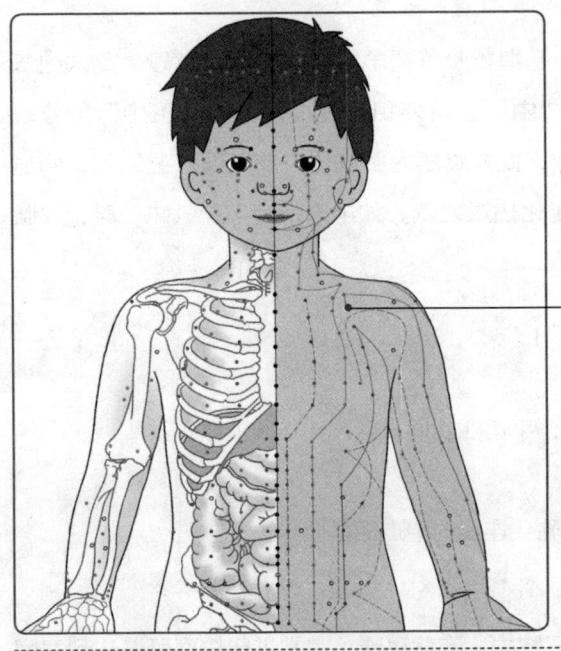

穴位位置：嘱孩子双手叉腰，锁骨外侧缘三角窝中心下一肋间为本穴。

按摩手法：右手的食指、中指、无名指三指并拢，用指腹向外顺时针按揉本穴1~3分钟。

● 穴位配伍

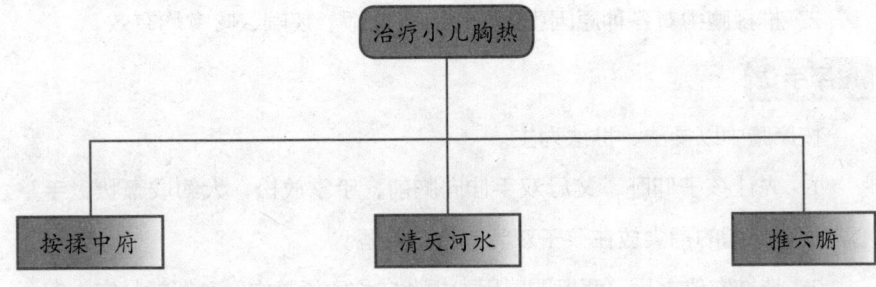

治疗小儿胸热

按揉中府　　　　清天河水　　　　推六腑

TIPS

中府下方肌肉偏薄，建议父母们为孩子按摩这个穴位时，不要用力过大，以免给孩子造成伤害，只要稍稍施力按揉就好。

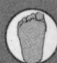

膻中：宽胸理气、调气降逆

穴位解释

　　膻中，属任脉。"膻"是指羊臊气或羊腹内的膏脂，意思是此穴内气血为吸热后的热燥之气；"中"，与外相对，指穴内。"膻中"的意思是指任脉之气在此吸热胀散，此穴物质为中庭传来的天部水湿之气，到达本穴后进一步吸热胀散而变化热燥之气，如羊肉带有辛臊气味一般，"膻中"因此得名。

取穴方法

　　1. 穴位位置

　　位于胸部，前正中线上，平第四肋间，两乳头连线的中点。

　　2. 常见的取穴方法

　　让孩子或坐或仰躺，两乳头连线的中点即是此穴。

穴位功效

　　1. 膻中是气之会穴，居胸中。胸背属肺，常常进行按摩可以达到宽胸理气、调气降逆的效果。

　　2. 推揉膻中对各种原因引起的胸闷、吐唾、痰喘、咳嗽均有效。

按摩手法

　　按摩膻中以揉法、推法为主。

　　1. 先让孩子仰卧，父母双手伸向胸前，手掌放松，大约成瓢状，手掌心向下，拇指的指尖放在孩子双乳的中点位置。

　　2. 选准穴位之后，两指同时用力揉此穴称为揉膻中。两拇指从穴中向两旁分推至乳头名分推膻中。用食中指自穴位向下推至剑突名推膻中。

　　3. 一般来说，揉法和推法进行50~100次。

膻中的儿童保健按摩

膻中属胸腹部穴位，以下为具体的位置以及按摩手法：

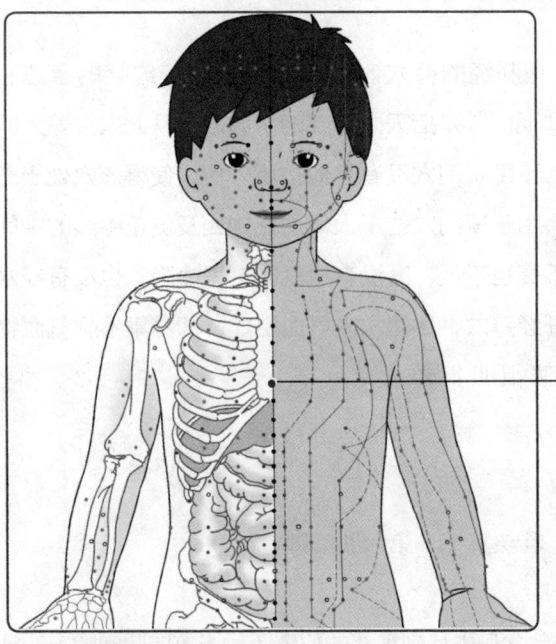

穴位位置：膻中位于胸部，前正中线上，平第四肋间，两乳头连线的中点。

按摩手法：双手伸向胸前，手掌放松，大约成瓢状，手掌心向下，拇指的指尖放在孩子双乳的中点位置，两指同时用力揉此穴位。

● 穴位配伍

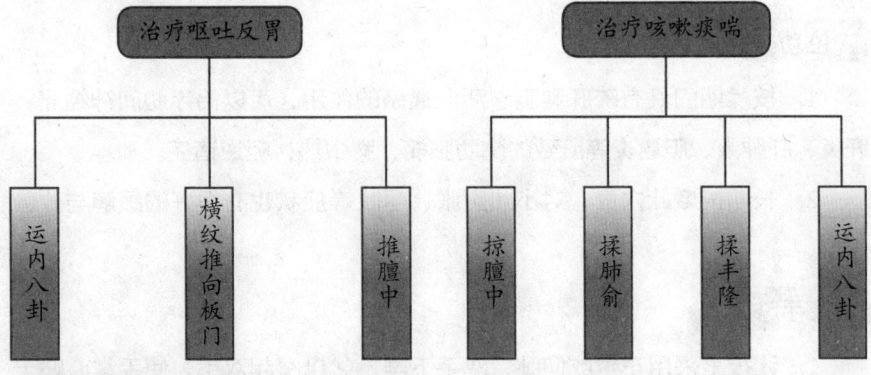

TIPS

膻中虽然是人体重要保健穴之一，但由于离心脏很近，父母为孩子按摩的时候一定要控制力道，以免伤到孩子。

期门：疏肝理气，化积通瘀

穴位解释

期门属足厥阴肝经，是肝经的募穴。"期"，期望、约会的意思；"门"，即出入的门户。"期门"是指天之中部的水湿之气从此穴位输入肝经。期门穴是肝经最上穴，下部章门穴没有其他物质外传，使得该穴处于气血物质的空虚状态。但是，由于期门穴位于人体前正中线及侧正中线的中间位置，既不阴又不阳，既不高也不低，既没有热气在这里冷降，也没有经水在这里停住，因此，作为肝经募穴，尽管穴内气血空虚，却募集不到气血物质，只有期望等待，"期门"因此得名。

取穴方法

1. 穴位位置

期门位于人体的胸部，乳头直下，第六肋间隙。

2. 常见的取穴方法

让孩子采取仰卧的姿势，父母先找到乳头的位置（位于第四肋间隙），乳头下两个肋间隙即为本穴。

穴位功效

1. 按揉期门具有疏肝利胆、活血通瘀的作用，可以治疗肋间神经痛、肝炎、肝肿大、胆囊炎等所致的胸肋胀痛，胸中热，呃逆诸症。

2. 长期按摩此穴位，对小儿腹胀、呕吐等症状也有很好的缓解与改善作用。

按摩手法

1. 让孩子采用正坐或仰卧，双手下垂。父母举起双手，使手掌心贴于孩子双侧乳头，双手鱼际所对的位置大致就是期门。

2. 父母用鱼际按揉左右期门，每次按揉1~3分钟，可单独按，也可以两侧穴位同时按。

期门的儿童保健按摩

期门属于胸腹部穴位，以下为具体的位置以及按摩手法：

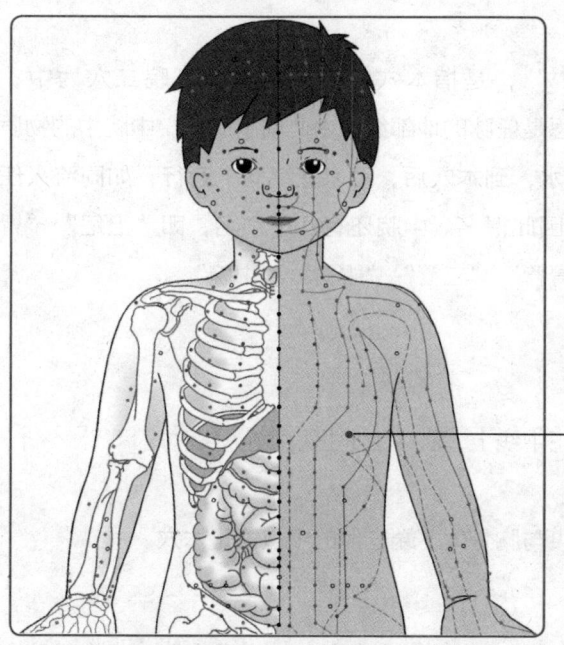

穴位位置：期门位于人体的胸部，乳头直下，第六肋间隙中。

按摩手法：掌心面对乳头，两侧鱼际之间的位置即为期门，用鱼际按揉此穴。

● 穴位配伍

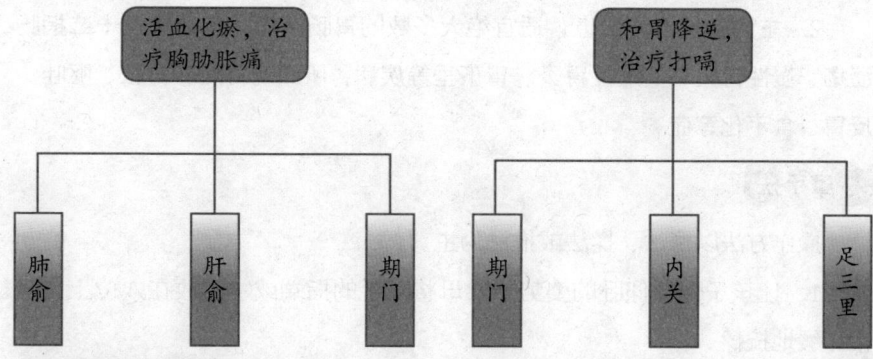

活血化瘀，治疗胸胁胀痛			和胃降逆，治疗打嗝		
肺俞	肝俞	期门	期门	内关	足三里

TIPS

父母在为孩子按摩期门时一定要注意控制力道，手法尽量放轻，轻柔和缓地按摩这个穴位。

中脘：健脾和胃，调理孩子食欲

穴位解释

中脘属任脉穴。"中"，是指本穴相对于上脘、下脘二穴为中；"脘"，即空腔。本穴意思是任脉的地部经水由此向下而行。中脘中的物质为任脉上部经脉的下行经水，到本穴后，经水继续向下而行，如同流入任脉下部的巨大空腔一样，因此得名。中脘还有几个别名，即"上纪""胃脘""大仓""太仓""胃管""三管""中管""中碗"。

取穴方法

1. 穴位位置

中脘位于上腹部，前正中线上，脐中上4寸处。

2. 常见的取穴方法

让孩子仰躺，肚脐中央与胸骨体下端连线的中点即是本穴。

穴位功效

1. 中脘是四条经脉的会聚穴位，号称胃的"灵魂腧穴"，具有健脾和胃，消食和中的功效。

2. 主治各种胃腑疾患，适宜绝大多数的胃肠疾病，例如胃及十二指肠溃疡、慢性胃炎、萎缩性胃炎、胃下垂等疾病，所致的胃痛、胃胀、呕吐、反胃、食不化等症。

按摩手法

操作方法以摩法、揉法或推法为主。

1. 让孩子保持仰卧的姿势，父母将双手的指端或掌根放在穴位上，轻柔和缓地按揉。

2. 父母也可用摩、揉法为孩子按摩此穴，手法最常用即双掌重叠或单掌按压在中脘上，顺时针或逆时针方向缓慢行圆周推动。

3. 也可用食、中指指腹自中脘向上直推至喉下或自喉往下推至中脘，此法称为推中腹。不过自下而上推有使小儿呕吐的记载，较少使用。

4. 摩法约5分钟，揉法与推法一般进行100～300次。

中脘的儿童保健按摩

中脘属于胸腹部穴位，以下为具体的位置以及按摩手法：

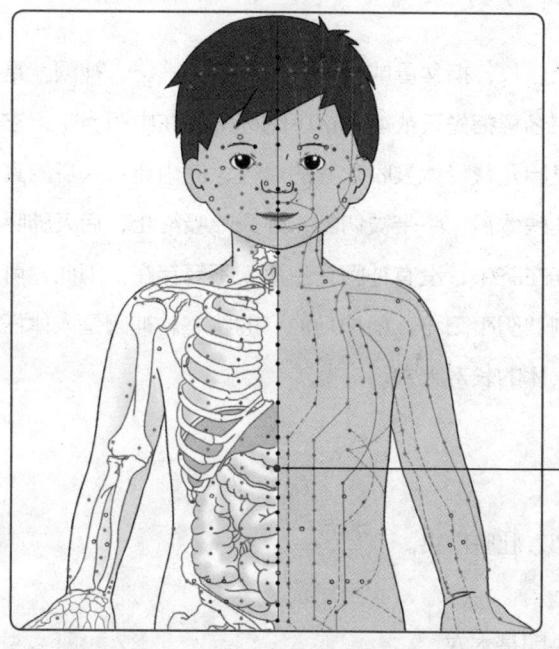

穴位位置：中脘位于上腹部，前正中线上，脐中上4寸处。

按摩手法：双掌重叠或单掌按压在中脘上，顺时针或逆时针方向缓慢行圆周推动。

● 穴位配伍

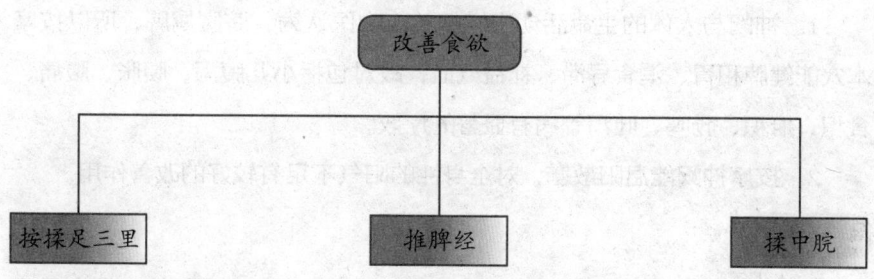

改善食欲

按揉足三里　　　推脾经　　　揉中脘

TIPS

父母在为孩子按摩中脘的时候要控制力度，力度不可过大，否则可能让孩子出现疼痛和恶心。

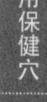

神阙：补充阳气，充沛体力

穴位解释

神阙中"神"，尊、上、长，指父母或先天；"阙"，牌坊。神阙就是我们常说的肚脐眼儿，该穴名意指先天或前人留下的标记。在中医当中，它有"命蒂"之称，因为脐是胎儿从母体吸收营养的途径，向内连着人身的真气真阳，能大补阳气。婴儿脱体后，脐带被切断，先天呼吸终止，后天肺呼吸开始，而脐带、胎盘紧连在脐中，没有神阙，生命就不复存在；因此，可以借刺激神阙来调整，达到"阴平阳秘，精神乃治"的状态。神阙是人体任脉上的重要穴位之一，是人体的长寿大穴。

取穴方法

1. 穴位位置

神阙位于人体的腹中部，肚脐中央。

2. 常见的取穴方法

让孩子仰卧，肚脐中央即是本穴。

穴位功效

1. 神阙与人体的生命活动密切相关。中医认为，脐腹属脾，所以按摩本穴能健脾和胃、消食导滞、补益气血，故对包括小儿腹泻、腹胀、腹痛、食积、疳积、肠鸣、吐泻等病有显著的疗效。

2. 按摩神阙能温阳散寒，对全身性的阳气不足有较好的改善作用。

按摩手法

1. 先让孩子正坐或仰卧，父母双手轻搓孩子腹部直到微热，用左手手掌的掌心对准肚脐，覆盖在肚脐上，将右手手掌的掌心向下，覆盖在左手的掌背。

2. 父母双手的手掌同时用力按摩孩子的神阙，直到孩子感觉酸痛为止。

3. 每天早晚各为孩子按摩一次该穴位，每次按摩2~3分钟即可。

神阙的儿童保健按摩

神阙属于胸腹部穴位，以下为具体的位置以及按摩手法：

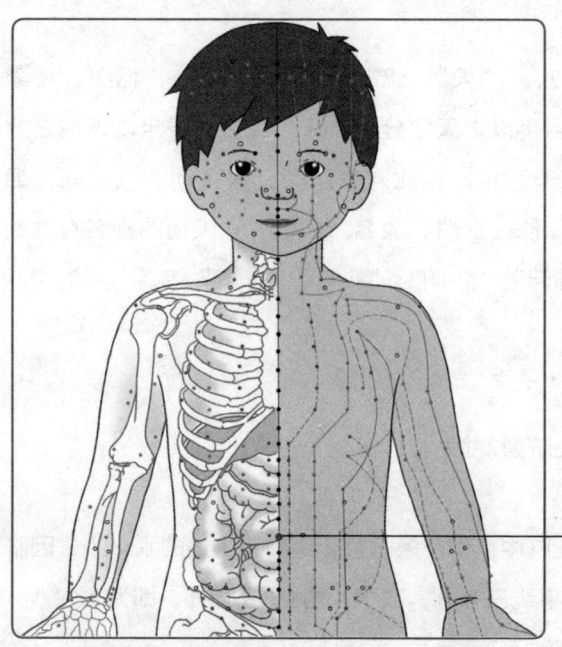

按摩手法：用左手手掌的掌心对准肚脐，覆盖在肚脐上，右手手掌的掌心向下，覆盖在左手的掌背。双手手掌同时用力按摩。

穴位位置：神阙位于人体的腹中部，肚脐中央。

● 穴位配伍

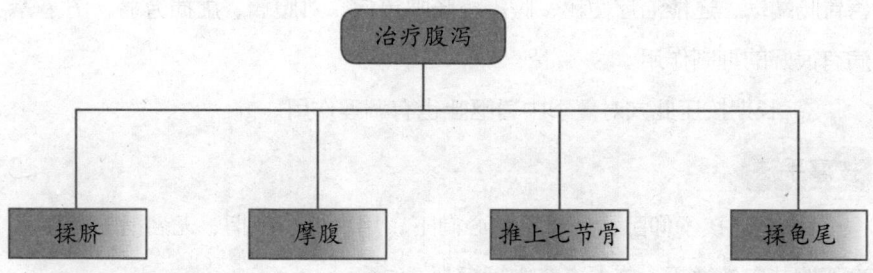

治疗腹泻

| 揉脐 | 摩腹 | 推上七节骨 | 揉龟尾 |

TIPS

　　按摩神阙时，父母需清洁双手，避免感染，要掌握力道，手法尽量轻柔，切莫伤了孩子。

天枢：改善儿童肠胃蠕动

穴位解释

天枢，属足阳明胃经穴。"天"，高上为天；"枢"，枢纽。《素问·至真要大论》说："自半以上天之分也，天气主之；身半以下地之分也，地气主之。半，所谓天区也。"此穴在脐旁，居天地三气之间，通于中焦；为水谷之气升清除浊之枢慎，故名"天枢"。天枢的别名有"长溪""谷门""长谷""循际""谷明""补元""循元"等。

取穴方法

1. 穴位位置

天枢穴位于中腹部，肚脐旁2寸处。

2. 常见的取穴方法

让孩子仰躺下来，由肚脐中点作一条垂直于腹部正中线的水平线，因脐到腹部外缘为6寸，将此水平线三等分，取中、内1/3交点处，即为本穴。

穴位功效

1. 天枢正好在大肠通过的地方，每天饭后按揉两侧天枢可以很好地改善胃肠蠕动，还能治疗便秘、腹泻、肠鸣等症，对腹痛、虚损劳弱、伤寒等病有很好的抑制作用。

2. 长期按压此穴对夏季中暑呕吐也有调理作用。

按摩手法

1. 先让孩子仰卧，父母手掌心向下，用食指、中指、无名指的指腹垂直下按并向外揉压，施力点在中指指腹。

2. 每天早晚各为孩子按摩一次，每次按摩2~3分钟即可。

天枢的儿童保健按摩

天枢属于胸腹部穴位，以下为具体的位置以及按摩手法：

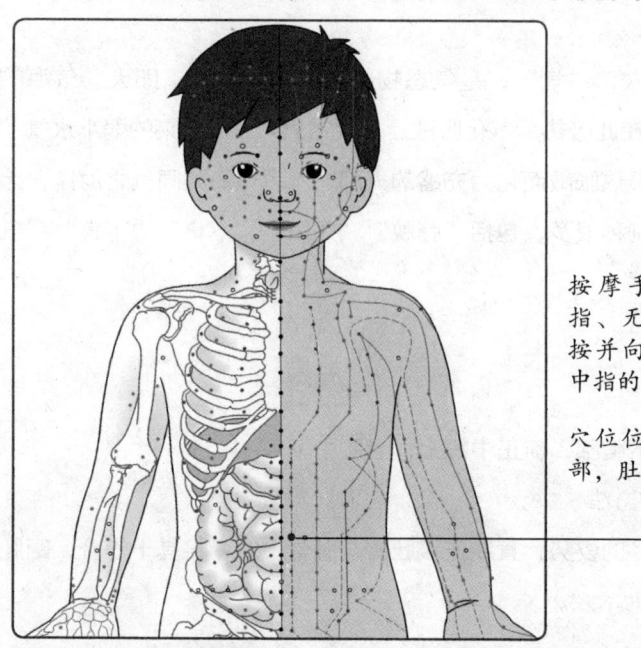

按摩手法：用食指、中指、无名指的指腹垂直下按并向外揉压，施力点在中指的指腹。

穴位位置：天枢位于中腹部，肚脐旁2寸处。

● 穴位配伍

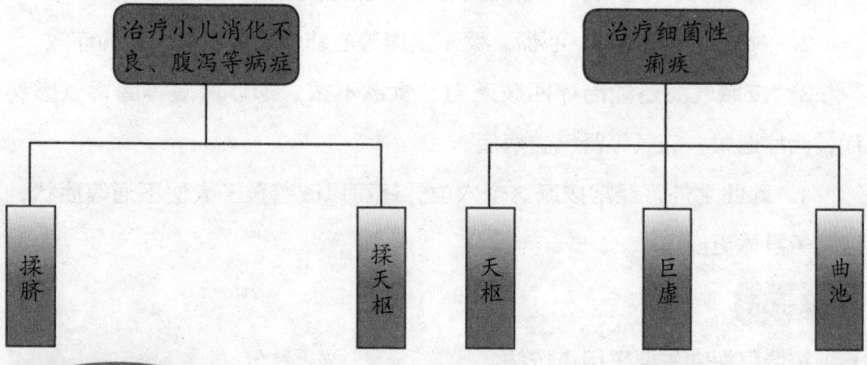

治疗小儿消化不良、腹泻等病症		治疗细菌性痢疾		
揉脐	揉天枢	天枢	巨虚	曲池

TIPS

　　给孩子按摩天枢时，尽量让孩子采取仰卧的姿势，这时孩子全身最放松，按摩效果也会更好一些。

第三章　医师推荐的42个儿童常用保健穴

气海：让孩子不再心慌

穴位解释

气海，属任脉穴，"气"，是气态物的意思；"海"，即大。气海的意思是指任脉水气在此吸热后气化胀散。本穴物质为石门传来的弱小水气，到达本穴后，水气吸热胀散而化为充盛的天部之气，气海如同气之海洋，因此而得名。气海的别称很多，包括"脖胦""丹田""下肓""下言""气泽""膊胦""季胦"。

取穴方法

1. 穴位位置

气海位于人体下腹部，前正中线上，当脐中下1.5寸。

2. 常见的取穴方法

让孩子采用仰卧的姿势，直线连接肚脐与耻骨上方，将其十等分，距肚脐3/10的位置，即为本穴。

穴位功效

1. 气海意为气之海，按摩此穴有补肾培元、益气和血的功效。

2. 对小儿胸部闷塞、心慌、哭不出声等心肺气虚病症有显著的疗效。

3. 按摩气海还能治疗四肢乏力、食欲不振、形体羸瘦等脾胃气虚病症，治疗遗尿、疝气等肾气虚病症。

4. 除此之外，经常按摩这个穴位，还可以改善孩子大便不通等症状，让孩子身体更健康。

按摩手法

按摩气海穴主要采用点按法。

让孩子采用仰卧位的姿势，找准穴位之后，父母可以用食指的指腹按摩孩子的气海，约按1~2分钟。

气海的儿童保健按摩

气海属于胸腹部穴位，以下为具体的位置以及按摩手法：

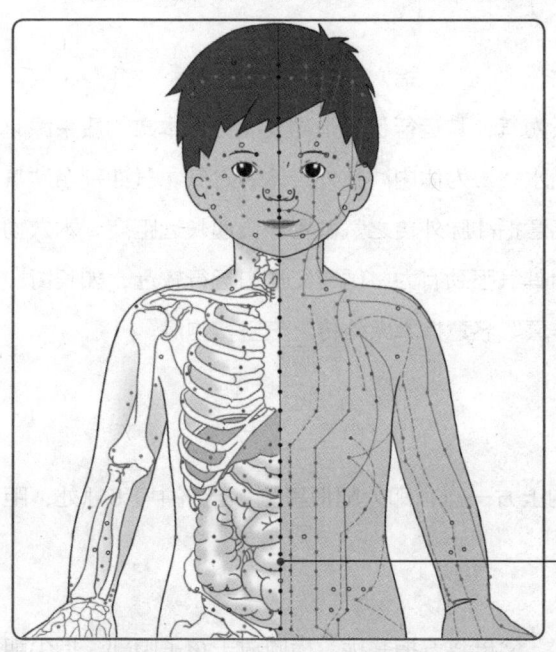

按摩手法：一手五指并拢，大拇指放在孩子肚脐处。找准穴位之后，用食指指腹按摩气海。

穴位位置：气海位于人体下腹部，前正中线上，当脐中下1.5寸。

● 穴位配伍

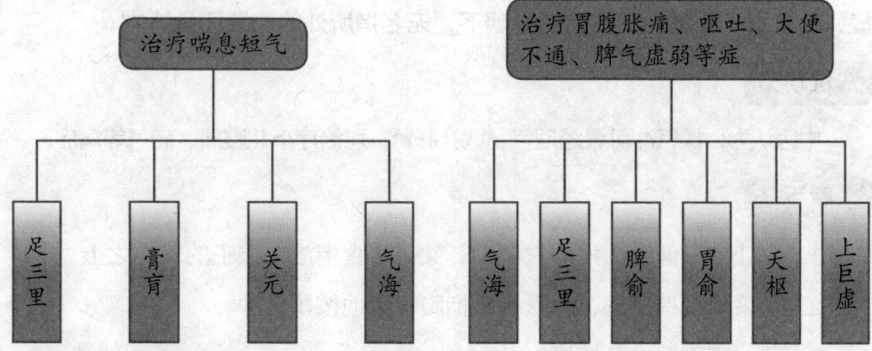

```
        治疗喘息短气              治疗胃腹胀痛、呕吐、大便
                                不通、脾气虚弱等症

足  膏  关  气          气  足  脾  胃  天  上
三  肓  元  海          海  三  俞  俞  枢  巨
里                          里              虚
```

TIPS

无论在什么季节，父母都应该注意给孩子保暖，尤其晚间睡觉时，最好为他们盖好腹部，以免孩子受凉。

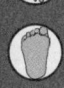

气冲：孩子疝气不用怕

穴位解释

气冲，属足阳明胃经穴，"气"，指穴内气血物质为气；"冲"，突。该穴名意指本穴的气血物质为气，其运行状况是冲突而行。本穴物质来源有二，一为归来下行的细少经水；二为体内冲脉外传体表之气。气冲别名"气街""羊屎"。"气街"名意指冲脉外传之气循胃经传递长远距离。本穴物质有体内冲脉外传之气，因其气强劲有力，循胃经通道运行较远，如长街一般，所以叫"气街"。"羊屎"名意指本穴外传之气坚实饱满。

取穴方法

1. 穴位位置

气冲位于人体的腹股沟上方一点，即大腿根里侧，当脐中下5寸处，距前正中线2寸。

2. 常见的取穴方法

孩子仰卧体位，腿伸直，父母将五指并拢，横向放于孩子腹部，指尖朝左，拇指放于肚脐处，再以此时小指边缘患儿的肚脐正下方为基点，三指并拢，食指置于此基点，纵向指尖朝下，无名指所处的位置即是该穴。

穴位功效

中医认为，揉气冲可温经理气、调补肝肾，可治疗小儿腹痛、疝气等病症。

按摩手法

1. 先让孩子仰卧，找准穴位后，父母将食指放在孩子的气冲之上。

2. 可采用食指压法，用食指的指腹轻柔地按揉气冲。

3. 建议每天早晚各按摩2~3分钟。

气冲的儿童保健按摩

气冲属于胸腹部穴位，以下为具体的位置以及按摩手法：

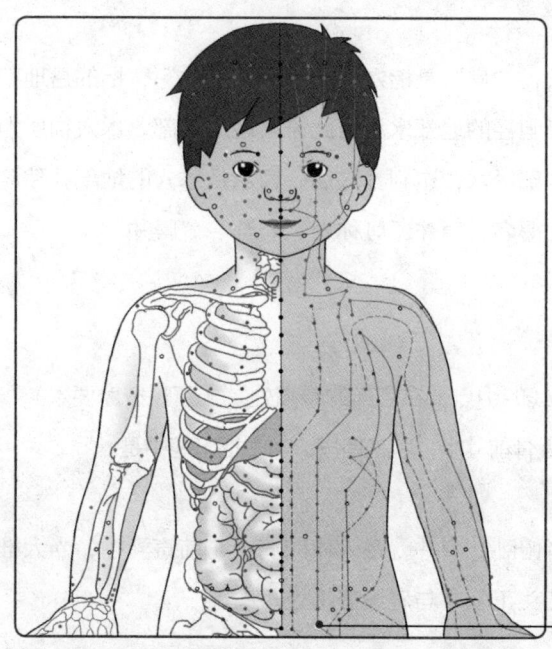

按摩手法：找准穴位之后，将食指放在气冲上，轻轻地按揉该穴。

穴位位置：气冲位于人体的腹股沟上方一点，即大腿根里侧，当脐中下约5寸处，距前正中线2寸。

● 穴位配伍

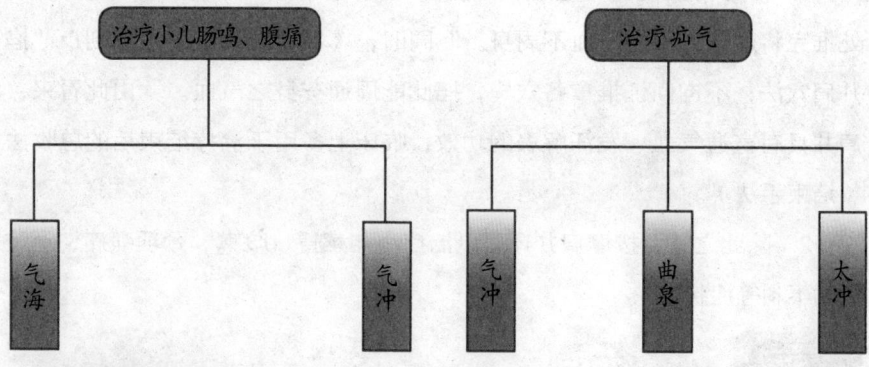

治疗小儿肠鸣、腹痛

治疗疝气

气海　　气冲　　气冲　　曲泉　　太冲

TIPS

穴位下边有一根跳动的动脉，即腹股沟动脉，这样父母们能更准确地找到穴位。

肩井：宣通气血、发汗解表

穴位解释

肩井，属足少阳胆经穴，"肩"是指穴位在肩部；"井"，指的是地部孔隙。"肩井"的意思是指胆经的地部水液由此流入地之地部。本穴物质为胆经上部经脉下行而至的地部经水，达到本穴后，经水从本穴的地部孔隙流入地之地部，"肩井"因此得名。肩井还可称为"肩解""膊井"。

取穴方法

1. 穴位位置

肩井位于大椎与肩峰连线的中点，在肩部的最高处。《厘正按摩要术》："按肩井，肩井在缺盆上，大骨前寸半，以三指按，当中指下陷中是。"

2. 常见的取穴方法

让孩子正坐、俯伏或者俯卧，肩井就在人体的肩上，前直乳中，当大椎与肩峰端连线的中点，即乳头正上方与肩线交接处。

穴位功效

1. 《幼科铁镜》中记载："肩井穴是大关津，掐此开通血气行，各处推完将此掐，不愁气血不周身。"同时，《保赤推拿法》也提到："掐并肩穴法：不拘何证推拿各穴毕，掐此能周通一身之气血。"由此看来，肩井具有宣通气血、发汗解表的功效，临床上多用于治疗结束后的总收法（结束手法）。

2. 除此之外，按摩肩井还可以治疗小儿感冒、咳嗽、颈项强痛、上肢活动不利等症状。

按摩手法

1. 让孩子坐好，父母用拇指与食指、中指两指对称提拿肩井，稍稍用力，拿3~5次，这种方法称为"拿肩井"。

2. 除此之外，还可以用指端按肩井，按0.5~1分钟左右，这种方法称为"按肩井"。

肩井的儿童保健按摩

肩井属于腰背躯干部穴位，以下为具体的位置以及按摩手法：

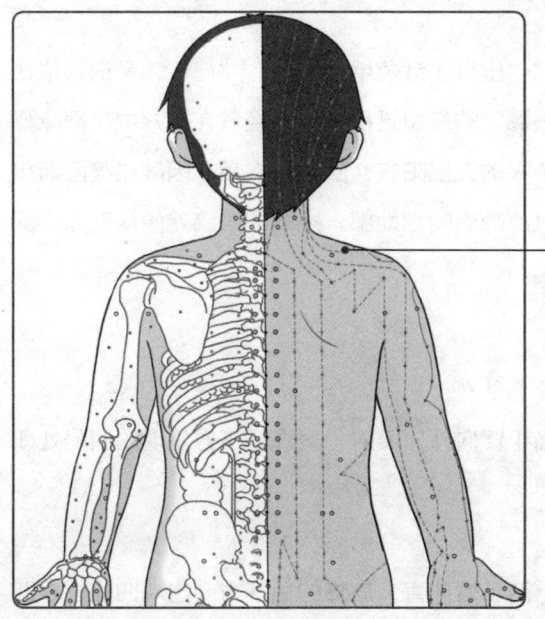

穴位位置：肩井位于大椎与肩峰连线的中点，在肩部的最高处。

按摩手法：用拇指与食指、中指两指对称提拿肩井，还可以用指端按肩井。

● 穴位配伍

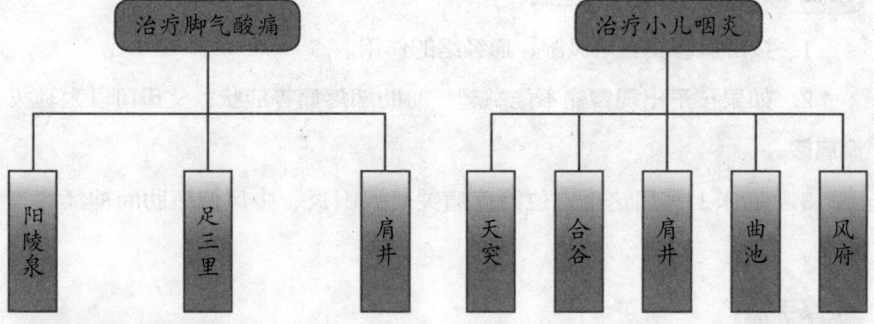

治疗脚气酸痛			治疗小儿咽炎				
阳陵泉	足三里	肩井	天突	合谷	肩井	曲池	风府

TIPS

　　肩井比较特殊，如果按摩力道太重，可能会导致人体半身麻痹，手臂不能举，严重者还会令人眩晕，因此，父母为孩子按摩时一定要控制好力度，不要伤了孩子。

肩髎：升清降浊，通经络

穴位解释

肩髎属手少阳三焦经经穴，出自《针灸甲乙经》。"肩"，是指穴位在肩部；"髎"，即孔隙。"肩髎"的意思是指三焦经经气在此穴位化雨冷降归于地部。该穴物质为臑会传来的天部阳气，到达本穴后，因散热吸湿而化成寒湿的水湿云气，水湿云气冷降后回归地部，冷降的雨滴就像从孔隙中漏下的一样，"肩髎"因此得名。

取穴方法

1. 穴位位置

肩髎位于人体的肩部，当手臂向外伸展时，肩峰后下方呈现的凹陷处即是本穴。

2. 常见的取穴方法

让孩子保持站立的姿势，两手臂伸直，肩峰的后下方会出现凹陷，该凹陷处即是肩髎。

穴位功效

1. 按摩肩髎具有祛风湿、通经络的作用。

2. 如果孩子出现臂痛不能举起、胁肋部疼痛等症状，父母可以为其按摩肩髎。

3. 临床上常用这个穴位治疗肩关节周围炎、中风偏瘫肋间神经痛等疾病。

按摩手法

1. 首先，让孩子保持站立的姿势，两手臂伸直，在两侧肩峰后下方的凹陷找准肩髎。

2. 父母用拇指、食指和中指拿捏本穴，每天早晚各一次，每次3~5分钟。两侧肩髎可以单独按摩，也可以同时进行。

肩髎的儿童保健按摩

肩髎属于腰背躯干部穴位，以下为具体的位置以及按摩手法：

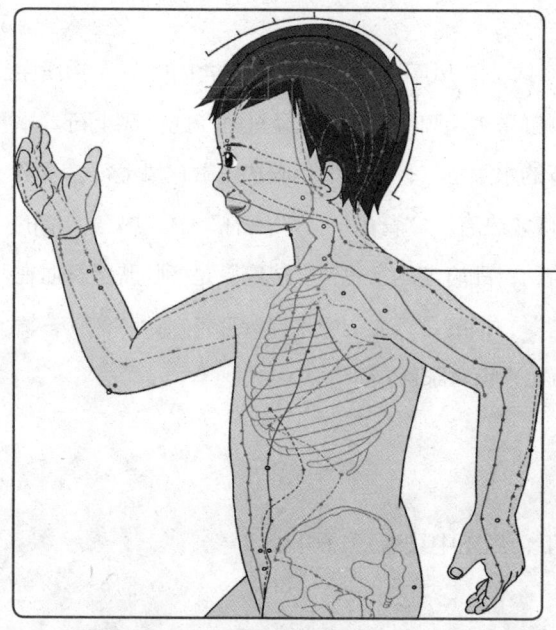

穴位位置：肩髎位于人体的肩部，当手臂向外伸展时，肩峰后下方呈现的凹陷处即是本穴。

按摩手法：用拇指、食指和中指拿捏本穴。两侧肩髎可以单独按摩，也可以同时进行。

● 穴位配伍

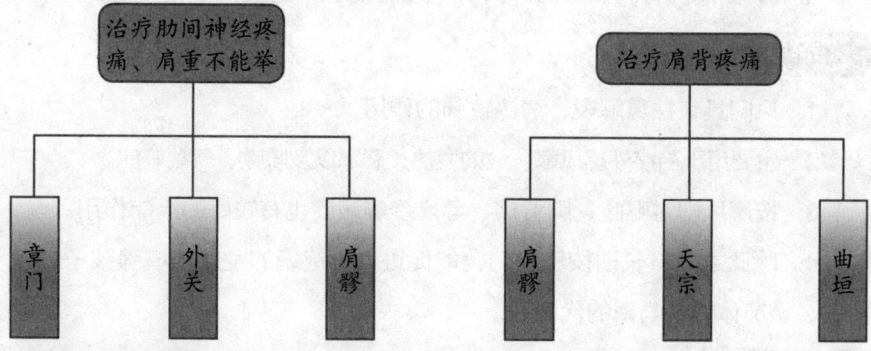

```
治疗肋间神经疼
痛、肩重不能举                    治疗肩背疼痛


章门      外关      肩髎        肩髎      天宗      曲垣
```

TIPS

　　孩子上学之后，由于经常坐在教室里，得不到足够的运动和休息，常常会患肩部疾病，例如肩周炎、肩背酸痛等。父母在给孩子按摩的同时，别忘了让他们经常站起来活动活动身体，有助于舒缓和改善病情。

风门：增强孩子的免疫力

穴位解释

　　风门，属足太阳膀胱经经穴。"风门"中"风"是指穴内的气血物质主要为风气；"门"，即出入的门户。风门是指膀胱经气血在此化风上行。本穴物质为膀胱经背俞各穴上行的水湿之气，至本穴后吸热胀散化风上行，"风门"因此得名。风门的别名有"热府""背俞"。"热府"中"热"，指的是气血物质在本穴受热；"府"，即府宅的意思，"热府"是指膀胱经气血在此吸热上行。"背俞"，"背"，指的是气血物质来自背部各穴；"俞"，输也，"背俞"的意思为本穴气血来自背部各穴。

取穴方法

　　1. 穴位位置

　　风门位于第二胸椎棘突下，后正中线旁开1.5寸处。

　　2. 常见的取穴方法

　　让孩子正坐或俯卧，从朝向大椎下的第二个凹洼中心，即第二胸椎与第三胸椎间，到肩胛骨内侧缘为3寸，一半即1.5寸，即是本穴。

穴位功效

　　1. 风门具有祛风解表、清热宣肺的作用。

　　2. 主要用于治疗外感风寒所致的发热、恶寒以及咳嗽、气喘等症。

　　3. 按摩风门对呕吐、胸背痛、荨麻疹等病症也有较好的治疗作用。

　　4. 除此之外，长期按压风门，能促进身体组织的发达，增强孩子的免疫力，调节体内钙与磷的代谢。

按摩手法

　　按摩手法主要采用按、揉手法。

　　1. 让孩子背对父母而坐，头微微向前俯，父母用中指指腹按揉风门。

　　2. 每次左右两侧穴位各按揉2~3分钟，也可以两侧的穴位同时按揉。

风门的儿童保健按摩

风门属于腰背躯干部穴位，以下为具体的位置以及按摩手法：

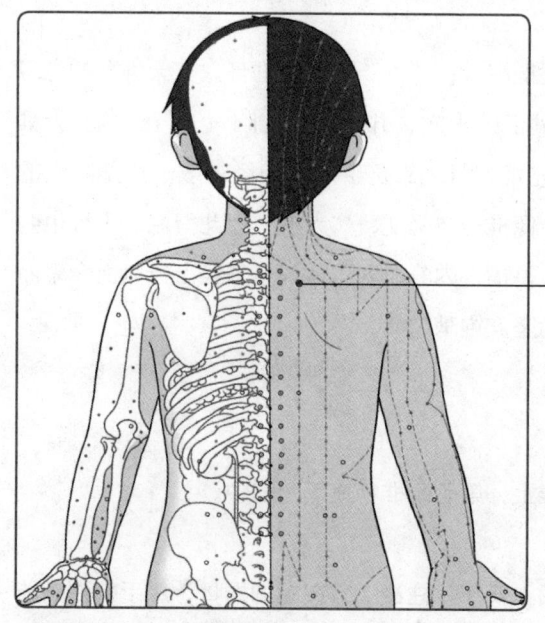

穴位位置：风门位于第二胸椎棘突下，旁开1.5寸处。

按摩手法：用中指指腹按揉风门，也可以两侧的穴位同时按揉。

● 穴位配伍

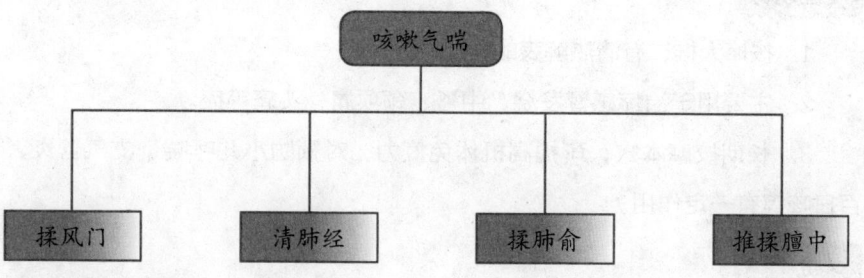

咳嗽气喘
揉风门　　清肺经　　揉肺俞　　推揉膻中

TIPS

天冷的时候，孩子很容易伤风感冒、咳嗽不断。父母可以在孩子患病时多按按孩子的风门，提高他们的免疫力。也可以在平时多为他们做一些推拿，会有意想不到的保健效果。

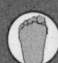

第三章　医师推荐的42个儿童常用保健穴

大椎：提高孩子机体免疫力

穴位解释

大椎属督脉穴，"大"是指高大；"椎"即指脊椎骨。"大椎"的意思是手足三阳的阳热之气由此处汇入本穴，并与督脉的阳气上行头颈。大椎穴物质一是督脉陶道传来的充足阳气，二是手足三阳经外散于背部阳面的阳气，穴内的阳气充足满盛，像椎一样坚实，"大椎"因此得名。大椎也叫"百劳""上杼"。"百劳"是指穴内气血为人体各条阳经上行气血会聚而成。"上杼"是指穴内气血为坚实饱满之状。

取穴方法

1. 穴位位置

大椎位于人体背部正中线上，第七颈椎棘突下凹陷中。

2. 常见的取穴方法

让孩子坐下低头，脖颈后上背部脊柱最上方突起的椎骨，用手按住时能感觉到随颈部左右摇头而活动，此即第七颈椎，其下缘凹陷处即是本穴。

穴位功效

1. 按摩大椎，有清热解表的作用。

2. 主要用于治疗感冒发烧、中暑、颈项痛、头痛等症。

3. 长期按摩本穴，可提高机体免疫力，对预防小儿哮喘、支气管炎、百日咳等有一定作用。

按摩手法

让孩子背坐或俯卧，父母把手放在患儿背后正中线，第七颈椎棘突下凹陷中的大椎上，用中指指腹揉按穴位，直到孩子感觉酸胀为止。约20～30次。

大椎的儿童保健按摩

大椎属于腰背躯干部穴位，以下为具体的位置以及按摩手法：

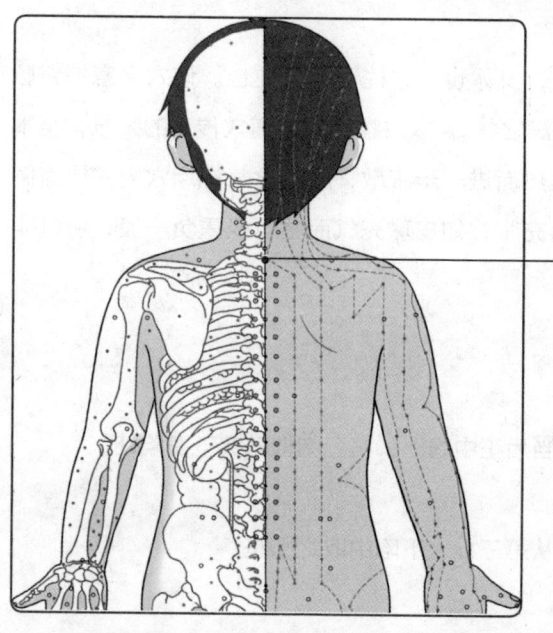

穴位位置：大椎位于人体背部正中线上，第七颈椎棘突下凹陷中。

按摩手法：用中指指腹揉按穴位约20～30次。

● 穴位配伍

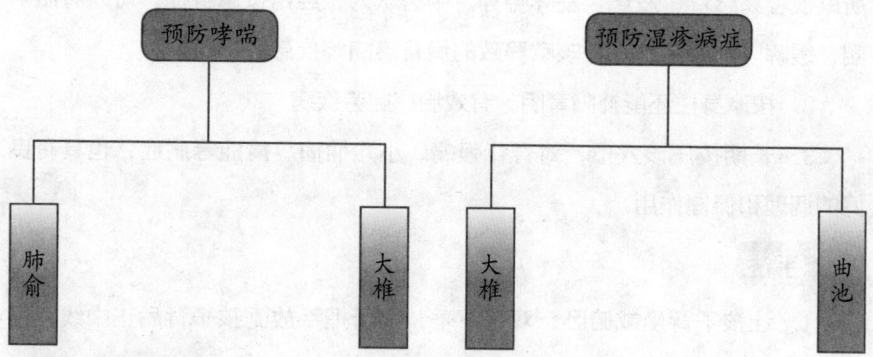

预防哮喘 —— 肺俞 · 大椎

预防湿疹病症 —— 大椎 · 曲池

TIPS

为孩子按摩大椎时，除了可以用手按摩，父母还可以准备一块刮痧板，用来刮擦穴位，也有一定的效果。

身柱：止咳定喘，疗效显著

穴位解释

　　身柱属督脉穴。"身"，身体也。"柱"，支柱也。该穴名意指督脉气血在此吸热后化为强劲饱满之状。本穴物质为神道穴传来的阳气，至本穴后，此气因受体内外传之热而进一步胀散，胀散之气充斥穴内并快速循督脉传送使督脉的经脉通道充胀，如皮球充气而坚可受重负一般，所以叫身柱。

取穴方法

　　1. 穴位位置

　　身柱位于人体后背部，当后正中线上，第三胸椎棘突下凹陷处。

　　2. 常见的取穴方法

　　让孩子坐直，从正坐，从第三椎之下陷中取之即是。

穴位功效

　　1. 孩子的脏腑娇嫩，功能还没有健全，特别是肺和脾脏的机能较弱，所以很容易感冒、发烧、发哮喘等。中医认为，经常按摩身柱，可以清热平喘，缓解以上病症，以及咳嗽导致的肩背疼痛等疾患。

　　2. 按摩身柱还能补阳育阴，有效治疗虚劳疾病。

　　3. 长期按压该穴位，对脊背强痛、小儿抽搐、癫症等病症，也具有良好的调理和保健作用。

按摩手法

　　1. 让孩子背坐或俯卧，双手下垂，父母把手放到孩子背后正中线，第三胸椎棘突下凹陷中。

　　2. 找准穴位之后，父母可以用中指的指腹揉按孩子的身柱，控制好力道和速度。

身柱的儿童保健按摩

身柱属于腰背躯干部穴位，以下为具体的位置以及按摩手法：

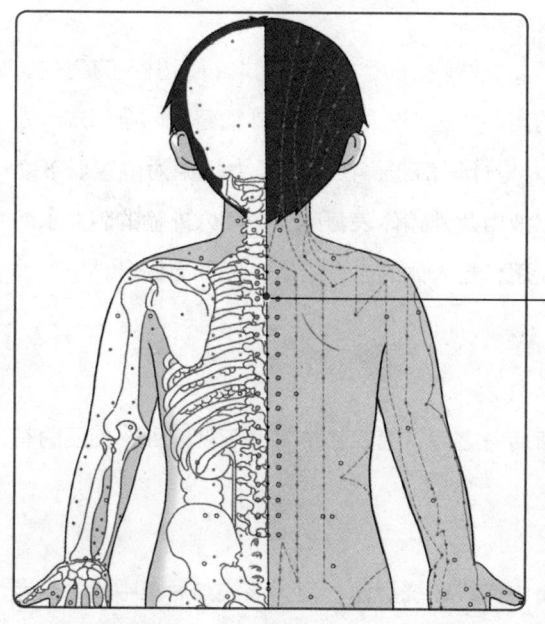

穴位位置：身柱位于人体后背部，当后正中线上，第三胸椎棘突下凹陷处。

按摩手法：把手放到孩子背后正中线，第三胸椎棘突下凹陷中，用中指的指腹揉按身柱。

● 穴位配伍

```
治疗头痛、目眩                    治疗肺热、咳嗽

本神           身柱        身柱    风池    合谷    大椎
```

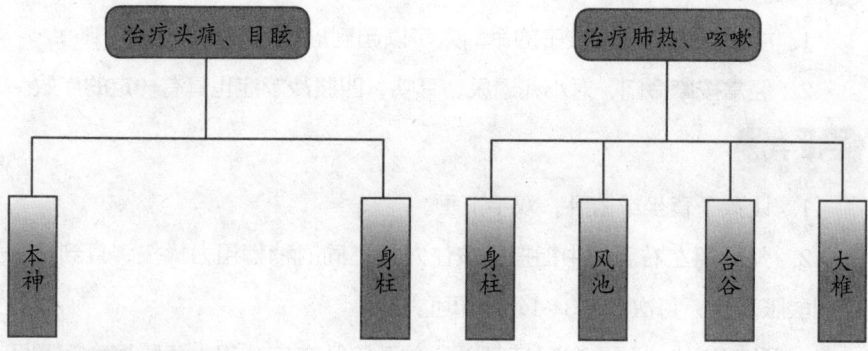

TIPS

父母在给孩子按摩之前，可以先搓热双手，如果父母手臂僵硬酸痛，可以用单手的掌根之处揉按，达到的效果也是相同的。

命门：固本培元，后天补足先天

穴位解释

命门，属督脉穴。"命"，是指人的根本；"门"，即出入的门户。"命门"的意思是指脊骨中的高温高压阴性水液由此外输督脉。命门穴所处的位置在腰背的正中部位，内与脊骨相连，在人体重力场中为位置低下之处，脊骨内的高温高压阴性水液由此外输体表督脉。命门穴外输的阴性水液有维系督脉气血流行不息的作用，是人体的生命之本，因此而得名。

取穴方法

1. 穴位位置

命门属督脉穴，位于后背两肾之间，第二腰椎棘突下凹陷处，指压时有强烈的压痛感。

2. 常见的取穴方法

让孩子保持直立，由肚脐中作线环绕身体一周，该线与后正中线之交点即是本穴。

穴位功效

1. 中医认为，按摩孩子的命门穴可以起到培补肾阳的作用。

2. 经常按摩命门，对小儿遗尿、耳鸣、四肢冷等症也具有一定的疗效。

按摩手法

1. 让孩子背坐或俯卧，双手下垂。

2. 父母用左右手的中指指腹按住穴位，同时稍稍用力揉按，直到孩子感到酸胀为止，每次按摩3~4分钟即可。

3. 除了以上方法，父母还可以让孩子俯卧在床，用大鱼际擦命门及两肾，以感觉发热发烫为度，然后将两掌搓热捂住两肾。

114

命门的儿童保健按摩

命门属于腰背躯干部穴位，以下为具体的位置以及按摩手法：

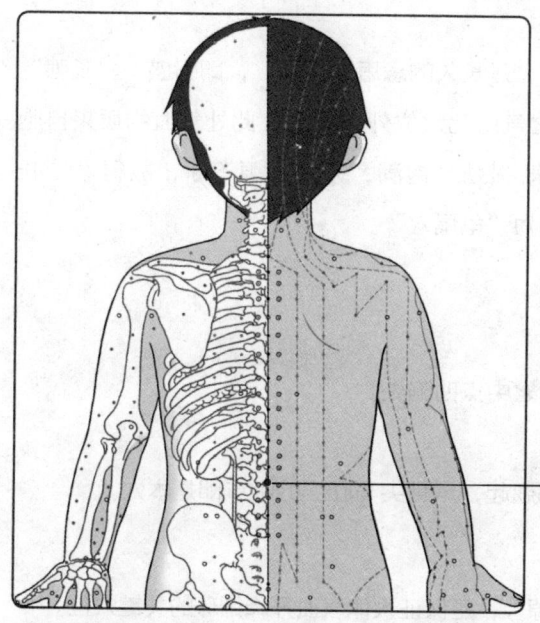

穴位位置：命门于后背两肾之间，第二腰椎棘突下凹陷处。

按摩手法：用中指的指腹按住穴位，同时稍稍用力揉按。

● 穴位配伍

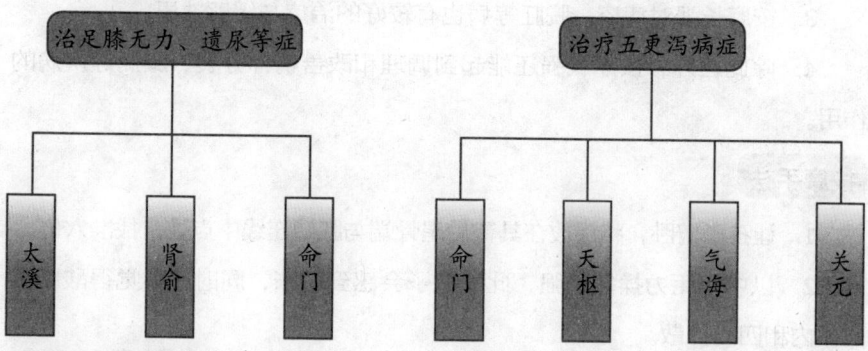

治足膝无力、遗尿等症
　　太溪　　肾俞　　命门

治疗五更泻病症
　　命门　　天枢　　气海　　关元

TIPS

有的孩子每到冬天，总是四肢清冷冰凉，睡觉总觉得不暖和，不仅是孩子，大人有时也会出现这样的情况，这就是中医提到的"命门火衰"的现象。多按摩命门，就可以缓解这种症状。

长强：孩子脱肛不用愁

穴位解释

长强，属督脉穴。"长"，是长久的意思；"强"，即强盛。"长强"是指胞宫中的高温高压水湿之气由此穴位外输体表。此处气血物质来自胞宫，温压较高，向外输出时既强劲又饱满，并且源源不断，故得名"长强"。该穴在小儿推拿中又称为"龟尾穴"。

取穴方法

1. 穴位位置

长强位于尾骨尖端与肛门之中点凹陷处。

2. 常见的取穴方法

让孩子俯卧在床上，臀部翘起，尾骨尖与肛门的中点即是本穴。

穴位功效

1. 长强为"督脉所起之源"，是保证人体气血升降循环的关键穴位。

2. 按摩长强能通调督脉经穴，不仅使大便畅通，还能迅速止腹泻。

3. 按摩长强对痔疮、脱肛等病也有较好的治疗与缓解效果。

4. 除此之外，按摩长强还能起到调理和改善精神分裂、癫痫等疾病的作用。

按摩手法

1. 让孩子俯卧，将手放在其臀后尾骨端与肛门连线中点处，找准穴位。

2. 以中指用力揉按长强，此时孩子会感到酸胀，同时还会觉得酸胀感向体内和四周扩散。

3. 为了彻底帮孩子解决便秘的烦恼，父母最好长期帮孩子按摩此穴位，每天早晚各一次，每次2~3分钟即可。

长强的儿童保健按摩

长强属于腰背躯干部穴位，以下为具体的位置以及按摩手法：

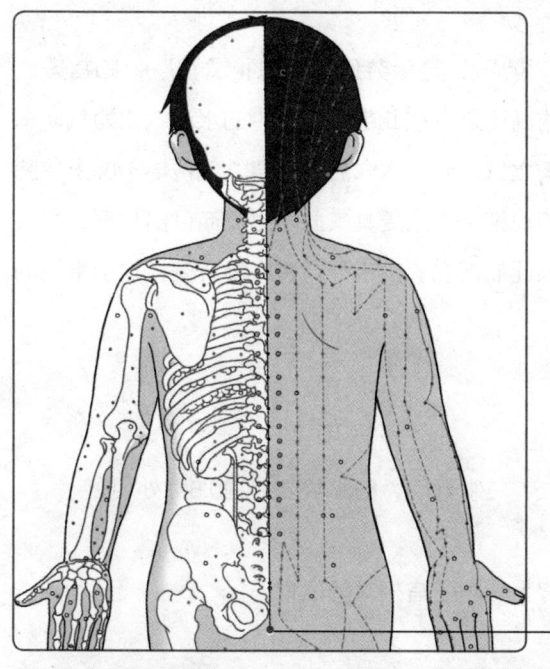

按摩手法：将手放在孩子臀后尾骨端与肛门连线的中点处，接着以食指或中指用力揉按穴位。

穴位位置：长强位于尾骨尖端与肛门之中点凹陷处。

● 穴位配伍

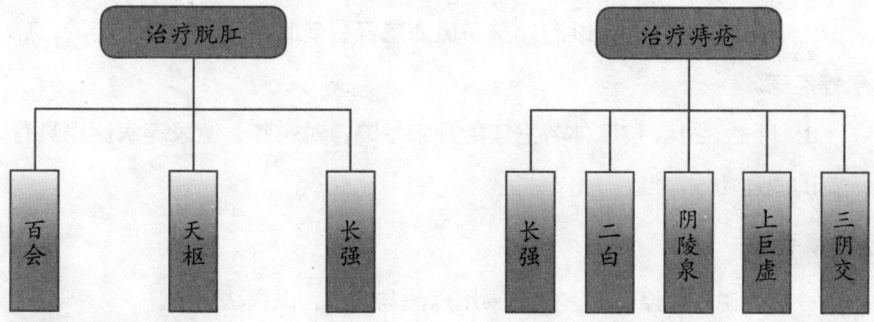

治疗脱肛
- 百会
- 天枢
- 长强

治疗痔疮
- 长强
- 二白
- 阴陵泉
- 上巨虚
- 三阴交

TIPS

孩子长时间坐在教室里学习，大多缺乏运动，这使得他们很容易患上便秘的毛病。父母帮助孩子按摩长强的同时，也记得让他们多去户外运动，锻炼身体，以提高身体素质。

外劳宫：祛体寒的真良方

穴位解释

劳宫，属小儿特定穴。"劳"，是指劳作的意思；"宫"，即宫殿。"劳宫"的意思是指心包经的高热之气在此带动脾土中的水湿气化为气。本穴物质为中冲传来的高温干燥之气，到达本穴后，高温之气传热于脾土使脾土中的水湿随之气化，穴内的地部脾土未受其气血之生反而付出其湿，如人之劳作付出一样，"劳宫"因此而得名。由于外劳宫在手背侧，与手掌侧的劳宫相对，因此而得名。

取穴方法

1. 穴位位置

外劳宫位于手背侧，第二、三掌骨间，指掌关节后约0.5寸处。

2. 常见的取穴方法

手背的中心，也就是手背上与内劳宫相对的位置。

穴位功效

1. 外劳宫具有温阳散寒的作用，主要用于一切寒证。

2. 按摩外劳宫，可以治疗孩子风寒感冒、受凉腹痛、肠鸣、腹泻，疝气等疾病。

3. 除此之外，按摩外劳宫还能升阳举陷，对脱肛、遗尿等病症也具有一定的调理功效。

按摩手法

一般来说，按摩外劳宫主要采用揉法与掐法，以揉法居多。

1. 让孩子正坐或者仰卧，父母一手握住孩子的手，使其掌心向下，用另一手的拇指或中指指端揉外劳宫50~100次，这种手法被称为"揉外劳宫"。

2. 父母也可以用拇指指端掐外劳宫3~5次，这种手法被称为"掐外劳宫"。

外劳宫的儿童保健按摩

外劳宫属于上肢部穴位，以下为具体的位置以及按摩手法：

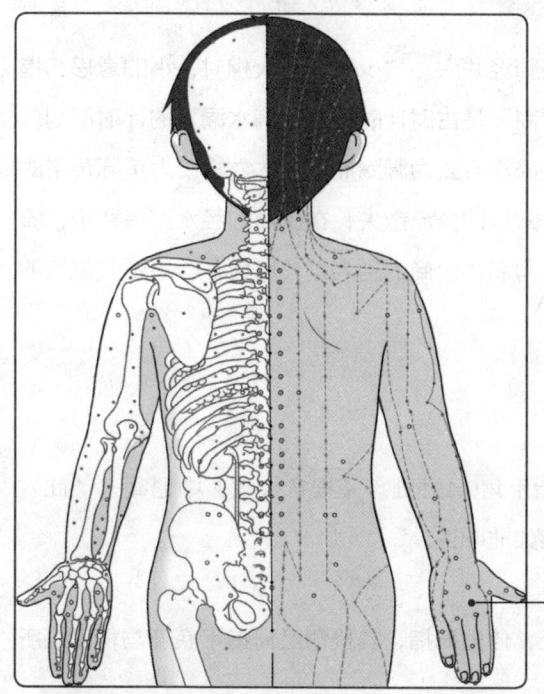

按摩手法：一手握住孩子的手，使其掌心向下，用另一手的拇指或中指指端揉外劳宫；也可以用拇指指端掐外劳宫。

穴位位置：外劳宫于手背侧，第二、三掌骨间，指掌关节后约0.5寸处。

● 穴位配伍

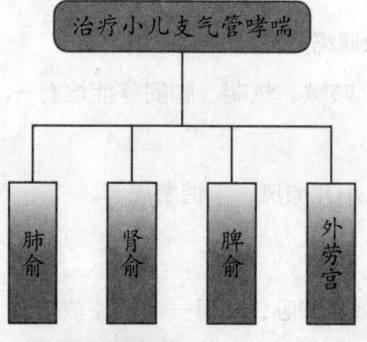

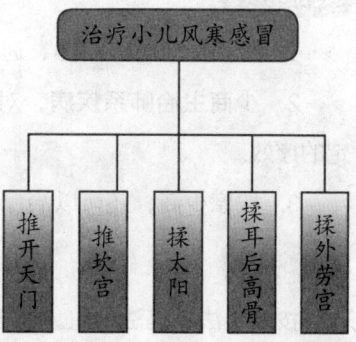

TIPS

　　孩子是纯阳之体，无论什么季节，其手脚都应该是温暖的，如果孩子总是手脚冰冷，且舌苔发白，说明他们体内寒湿太重。此时，父母可以为孩子按摩外劳宫。

少商：清热解表，通利咽喉

穴位解释

少商属手太阴肺经穴，是肺经井穴。"少"，与大相对，小的意思，指穴内气血物质虚少且属阴；"商"是古时计时之器，滴水漏下的计时漏刻。"少商"的意思是本穴的气血流注方式为漏滴而下。本穴物质为鱼际传来的地部经水，因为经过上部各个穴位的分流散失，在少商的经水变得稀少，流注方式就像漏刻滴下一样，故得名。少商的别名是"鬼信"，指本穴流注的地部经水遵守其规律而运行。

取穴方法

1. 穴位位置

少商位于拇指桡侧，距指甲角0.1寸处。《推拿抉微》中记载："此穴在手大指甲向上内侧，离中指如韭叶许。"

2. 常见的取穴方法

将孩子的手掌放在桌面上，伸出拇指，其桡侧沿拇指甲底部与桡侧缘所引垂线之交点处，就是少商。

穴位功效

1. 少商具有解表清热、通利咽喉、镇惊通络、苏厥开窍的功效。

2. 少商主治肺系疾病，对喉肿、喉痛、咳嗽、气喘、胸闷等症均有一定的疗效。

3. 按摩少商，还可以治疗热病、癫狂、小儿惊风、手指挛痛等。

按摩手法

按摩手法以掐法为主。让孩子保持坐立或者仰卧，父母一手握住孩子的手，用另一手的拇指掐少商，约3~5次，这个手法被称为"掐少商"。

少商的儿童保健按摩

少商属于上肢部穴位，以下为具体的位置以及按摩手法：

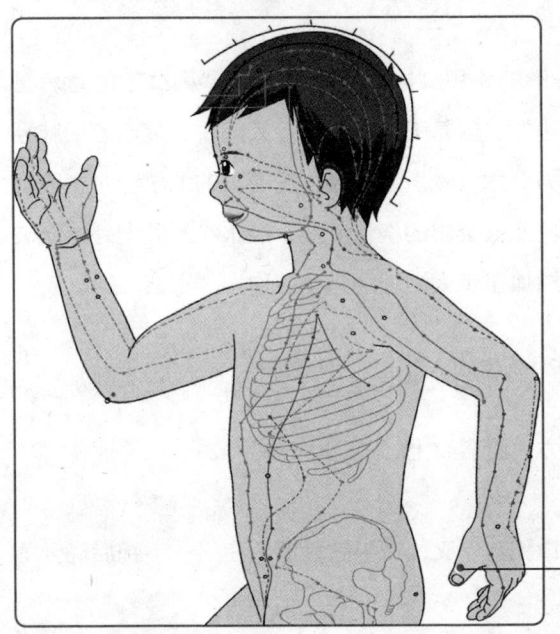

按摩手法：一手握住孩子的手，用另一手的拇指掐少商。

穴位位置：少商位于拇指桡侧，距指甲角0.1寸处。

● 穴位配伍

```
治疗咽喉肿痛                          开窍醒神
    ┌──────────┬──────────┐        ┌──────────┬──────────┐
   商阳        少商              少商        十宣        合谷
```

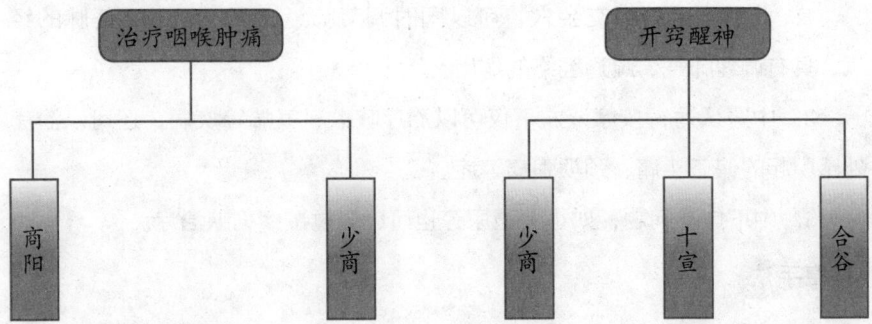

TIPS

　　春秋两季是流感高发期，孩子身体抵抗力差，免疫力低，很容易患上感冒。父母除了在饮食穿衣上照顾孩子，还可以多为他们按摩少商作为辅助治疗，从根本上提升他们的身体素质。

列缺：缓解孩子头痛的法宝

穴位解释

"列缺"中"列"是分解的意思"缺"，即器破。"列缺"的意思是"天闪"，我国古代称"闪电"，就是天上的裂缝（天门），其名意指肺经经水在此破缺溃散并溢流四方。本穴物质为孔最下行而来的地部经水，因其处于桡骨茎突上方，下行的经水被突出的桡骨所挡，经水在此处向外溢流破散，"列缺"因此得名。列缺属于手太阴肺经，又被称为"童玄"。

取穴方法

1. 穴位位置

列缺位于在桡骨茎突上方，腕横纹上1.5寸处。

2. 常见的取穴方法

两手交握，左右手的虎口相互交叉，一手的食指压在另一手腕后桡骨茎突上之小凹窝处即是。

穴位功效

1. 此穴位是三经交会穴，可以同时调节肺经、大肠经以及任脉的经气，具有调理肺气、疏通经络的作用。

2. 中医认为，按摩该穴不仅可以治疗咳嗽、气喘等疾病，还可以治疗外感引起的偏正头痛、颈项强痛等症。

3. 中下焦的问题，如小儿遗尿等也可以通过按摩列缺治疗。

按摩手法

按摩列缺主要采用掐揉的方法。

1. 让孩子保持坐立或仰卧的姿势，父母让孩子的双手拇指张开，两手的虎口接合交叉。

2. 父母用食指压住孩子的列缺，用食指指腹揉按该穴位，或者用食指掐按，先左手后右手，每次为孩子按摩2~3分钟。

列缺的儿童保健按摩

列缺属于上肢部穴位，以下为具体的位置以及按摩手法：

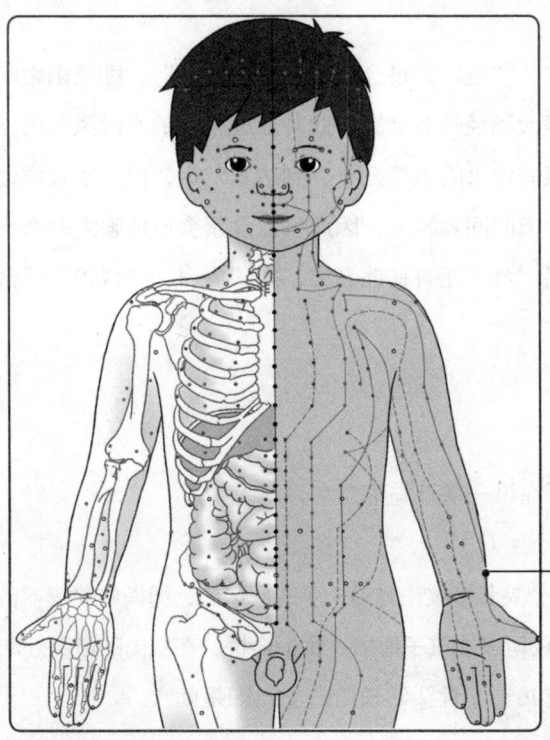

按摩手法：用食指指腹揉按该穴位，或者用食指掐按，先左手后右手。

穴位位置：列缺位于桡骨茎突的上方，腕横纹上1.5寸处。

● 穴位配伍

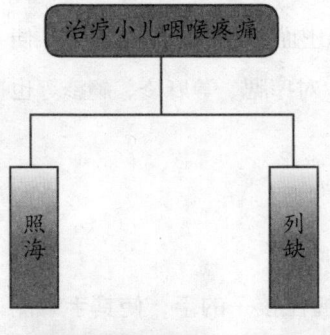

治疗小儿咽喉疼痛

照海　　列缺

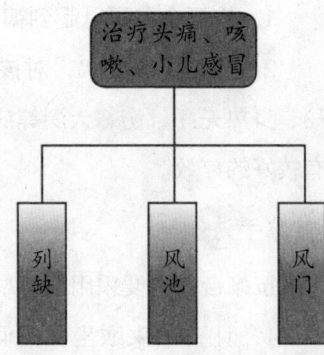

治疗头痛、咳嗽、小儿感冒

列缺　　风池　　风门

TIPS

掐按列缺时，孩子可能有酸痛或酥麻的感觉，通常情况下都是正常的。

第三章　医师推荐的42个儿童常用保健穴

合谷：舒筋活血，镇惊开窍

穴位解释

　　合谷属手阳明大肠经穴。"合"，是会聚的意思；"谷"，即两山之间的空隙。"合谷"的意思是大肠经气血会聚于此并形成强盛的水湿风气场。本穴物质为三间天部层次横向传来的水湿云气，到达本穴后，由于本穴位处手背第一、二掌骨之间，肌肉间间隙较大，因此气血会聚会形成强大的水湿云气场，"合谷"因此得名。合谷还有其他名称，如"虎口""容谷""合骨"等。

取穴方法

　　1. 穴位位置

　　合谷位于手背虎口处，在第一掌骨与第二掌骨间陷中。

　　2. 常见的取穴方法

　　让孩子一手拇指的第一个关节横纹正对另一手的虎口边，拇指屈曲按下，指尖所指的穴位就是合谷；还可以让孩子拇指、食指合拢，在肌肉的最高处取穴；或将拇指和食指张开成45°，骨头延长角的交点即是此穴。

穴位功效

　　1. 按摩合谷可以起到镇静止痛、清热解表、通经活络的作用。

　　2. 经常按摩此穴，对孩子头痛、牙痛、鼻出血、喉痛、积食不化、便秘、身热无汗、伤寒大渴等病症都有显著效果。对疟腮、荨麻疹、瘾疹等也有较好的疗效。

按摩手法

　　按摩合谷主要采用揉、拿、掐等手法。

　　1. 让孩子采取坐位或仰卧位，父母一手握住孩子的手，使其手掌侧放，桡侧在上。父母用另一手的拇指指腹按揉合谷100~200次，这个手法被称为"揉合谷"。

　　2. 还可以用拿法拿合谷穴10~20次，这个手法被称为"拿合谷"；另外，父母还可以用拇指掐合谷穴3~5次。

合谷的儿童保健按摩

合谷属于上肢部穴位，以下为具体的位置以及按摩手法：

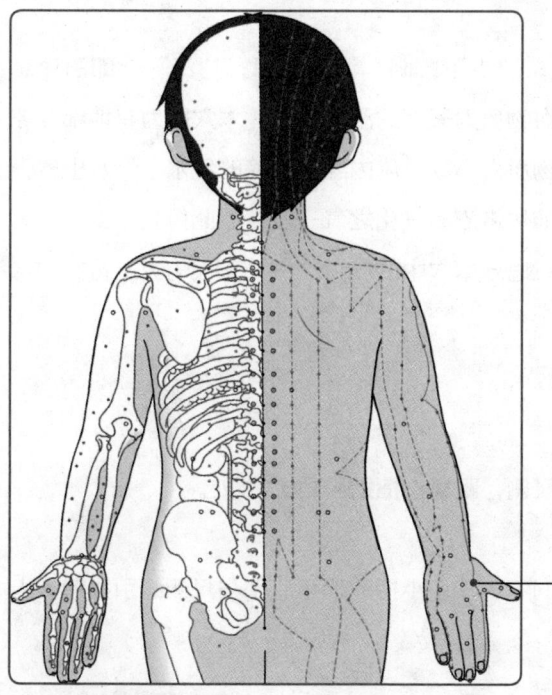

按摩手法：一手握住孩子的手，用另一手的拇指指腹按揉合谷，还可以用拿法拿合谷或掐法掐合谷。

穴位位置：合谷位于手背虎口处，在第一掌骨与第二掌骨间陷中。

● 穴位配伍

```
治疗头痛病症                    治疗皮肤瘙痒、荨麻疹等

太阳          合谷          合谷      风池      大椎
```

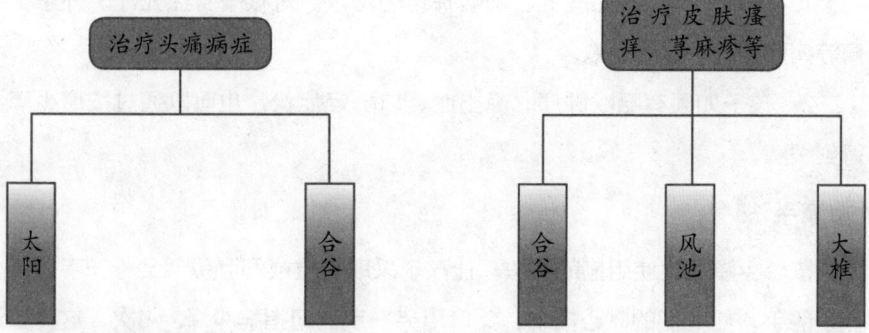

TIPS

按摩合谷穴虽然可以治疗许多病症，但要注意的是，体质较差的孩子一般不要按摩合谷，否则会带来较强的刺激。

少泽：解决孩子身热无汗的良药

穴位解释

少泽属手太阳小肠经穴。"少"，阴、浊的意思；"泽"，即沼泽。"少泽"的意思是穴内的气血物质为天部的湿热水气。本穴因为有地部孔隙连通小肠经体内经脉，穴内物质为小肠经体内经脉外输的经水，经水出体表后气化为天部的水湿之气，如热带沼泽气化之气一般，因此得名。少泽还有"小吉""少吉"等别称，意思是本穴中的气化之气为无火的炎上特性的水湿之气。

取穴方法

1. 穴位位置

少泽位于孩子小指末节尺侧，距离小指指甲角0.1寸处。

2. 常见的取穴方法

让孩子采取坐位，掌面向下，孩子小指的指甲底部与尺侧缘引线的交点即是本穴。

穴位功效

1. 按摩少泽有清热醒神、利咽开窍的功效。对孩子身热无汗、外感头痛等病症均有明显的疗效。

2. 孩子如果有咽喉肿痛、鼻出血、口疮等症状，也可以通过按摩少泽得到缓解。

按摩手法

按摩少泽主要使用掐的手法。让孩子采取坐位或仰卧位，父母一手握住孩子的手，使他们的掌心向下，父母用另一手的拇指掐少泽3~5次，这种手法被称为"掐少泽"。

少泽的儿童保健按摩

少泽属于上肢部穴位，以下为具体的位置以及按摩手法：

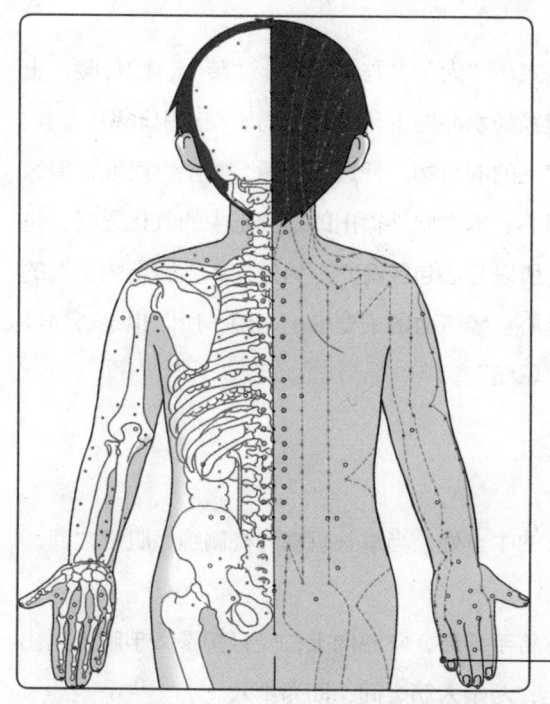

按摩手法：一手握住孩子的手，使他们的掌心向下，用另一手的拇指掐少泽。

穴位位置：少泽位于小指指甲角尺侧0.1寸处。

● 穴位配伍

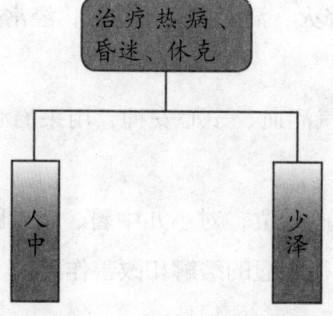

治疗热病、昏迷、休克

人中　　少泽

TIPS

经常按摩少泽穴还对头痛、肋间神经痛、前臂神经痛等症状具有良好的保健和调理作用。

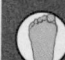

大陵：让孩子每天保持清新口气

穴位解释

大陵，属手厥阴心包经经穴。"大"，与小相对；"陵"，即丘陵、土堆。"大陵"的意思是随心包经经水冲刷下行的脾土物质在这里堆积。此穴内物质为内关下传的经水与脾土的混合物，抵达本穴后，脾土物质堆积得像是丘陵一样，"大陵"由此得名。本穴向外输出的是脾土中的气化之气，是心包经经气的重要输出地点，所以是心包经俞穴。另外，本穴脾土中生发的干热之气性同心包经气血，是心包经气血的重要输出之源，所以也是心包经原穴。在小儿推拿中，又称"总筋"。

取穴方法

1. 穴位位置

大陵位于人体的腕掌横纹的中点处，当掌长肌腱与桡侧腕屈肌腱之间。

2. 常见的取穴方法

让孩子采用正坐的姿势，将手平伸，掌心向上，轻轻握拳，手腕处后出现两条耸起的大筋，腕横纹上，两条大筋之间，即为本穴。

穴位功效

1. 大陵具有清心降火、清除口臭的功效，经常按摩该穴可以使孩子保持清新的口气。

2. 大陵还可以理气活血、宁心安神，用来治心胸痛、心悸、神经衰弱、癔症等病症。

3. 长期按压大陵这个穴位，对小儿中暑、扁桃腺炎、腕关节及周围软组织疾患等疾病，都有很明显的缓解和改善作用。

按摩手法

1. 让孩子采用正坐的姿势，手平伸，手掌心向上并轻轻握拳。

2. 找准大陵之后，父母以指尖或者指甲尖垂直掐按本穴，先左后右，每天早晚各掐按一次，每次1～3分钟，两侧穴位掐按可以同时进行。

大陵的儿童保健按摩

大陵属于上肢部穴位，以下为具体的位置以及按摩手法：

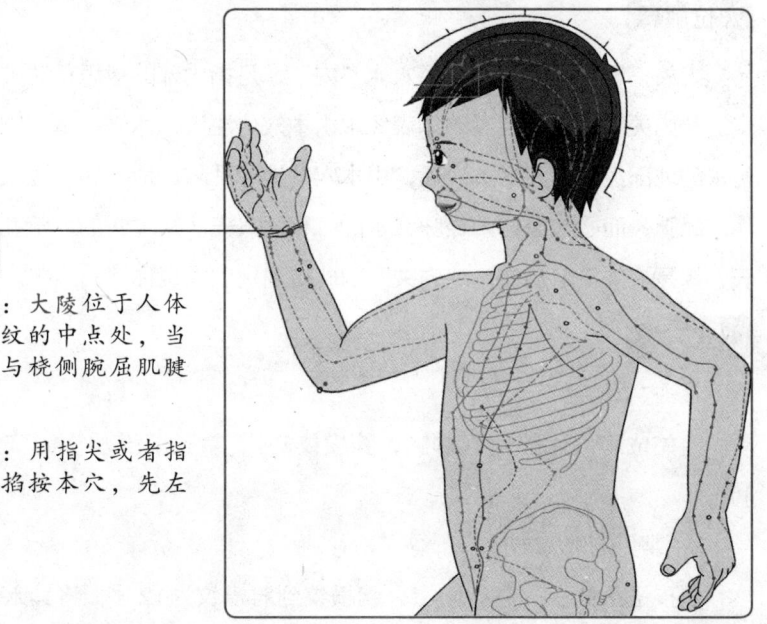

穴位位置：大陵位于人体的腕掌横纹的中点处，当掌长肌腱与桡侧腕屈肌腱之间。

按摩手法：用指尖或者指甲尖垂直掐按本穴，先左后右。

● 穴位配伍

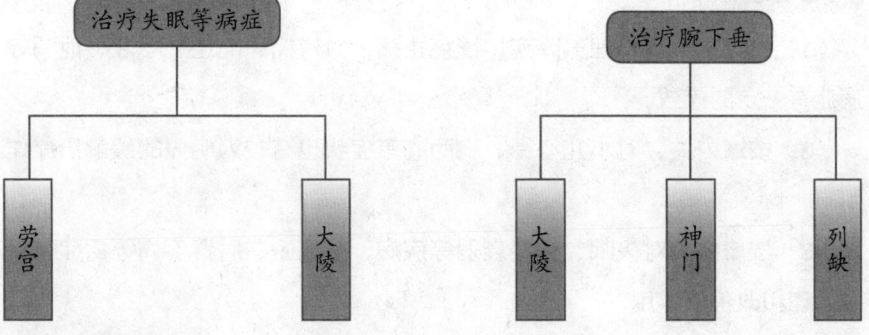

治疗失眠等病症
劳宫　　大陵

治疗腕下垂
大陵　　神门　　列缺

TIPS

　　口臭源于心包经日久积热，灼伤血络，或由脾虚湿浊上泛所致，父母可以通过为孩子按摩大陵使孩子口臭得到缓解。此外，父母还要注意让孩子均衡营养，多吃蔬菜水果，增加维生素C的含量。

内关：帮孩子缓解胃部不适

穴位解释

内关，属手厥阴心包经经穴。"内"，是指内部的意思；"关"，即关卡。"内关"是指心包经的体表经水由本穴位注入人体中。本穴物质是间使传来的地部经水，流到本穴后，由本穴的地部孔隙从地之表部注入心包经的体内经脉，而心包经体内经脉经水的气化之气无法从本穴的地部孔隙外出体表，像是被关卡阻挡住，"内关"因此得名。内关也称"阴维"。

取穴方法

1. 穴位位置

内关位于人体的前臂掌侧，腕横纹2寸，掌长肌腱与桡侧腕屈肌腱之间。

2. 常见的取穴方法

让孩子平伸手，掌心向上，腕横纹到肘横纹为12寸，将其六等分靠近腕横纹的1/6处，两条大筋之间，即为本穴。

穴位功效

1. 按摩内关可以理气降逆、镇痉止痛，对胃痛、呃逆、呕吐、泄泻等病症有一定的疗效。

2. 按摩内关，对小儿心悸、胸肋痛等症状也有较为明显的缓解治疗作用。

3. 按摩内关对失眠、神经衰弱等疾病，对偏瘫、肘臂疼痛等病症，具有调理和改善的作用。

按摩手法

1. 让孩子采用正坐的姿势，将手平伸，手掌心向上。

2. 父母找到内关之后，大拇指弯曲，用指尖或指甲尖垂直掐按本穴位1~3分钟。

3. 建议每天早晚各掐按一次，按摩的顺序是，两边穴位先左后右。

内关的儿童保健按摩

内关属于上肢部穴位，以下为具体的位置以及按摩手法：

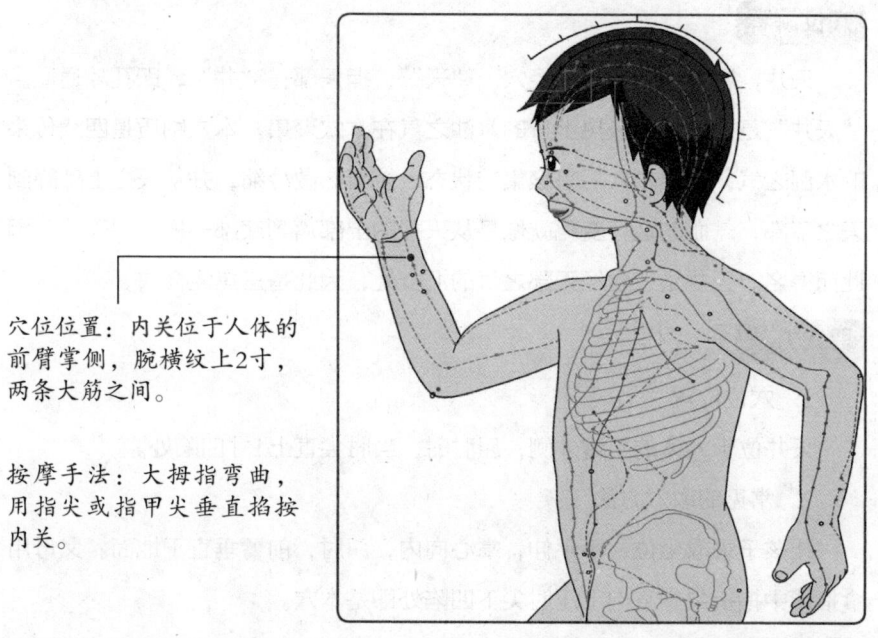

穴位位置：内关位于人体的前臂掌侧，腕横纹上2寸，两条大筋之间。

按摩手法：大拇指弯曲，用指尖或指甲尖垂直掐按内关。

● 穴位配伍

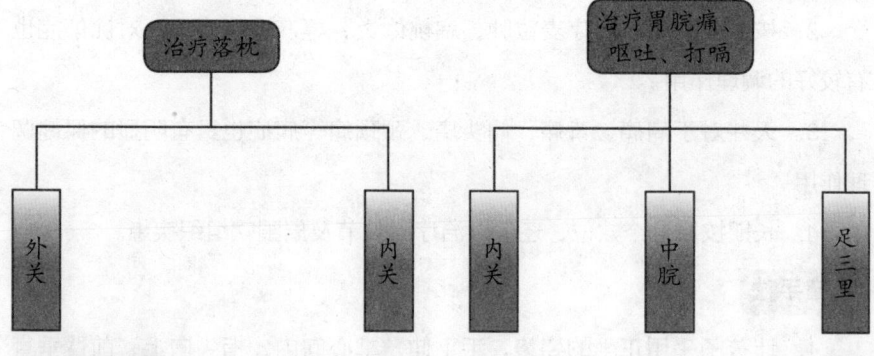

治疗落枕
　外关　　内关

治疗胃脘痛、呕吐、打嗝
　内关　中脘　足三里

TIPS

　内关可以称为"心脏的保护伞"，随时随地都可以按摩，但父母为孩子按摩内关时一定要掌控好力度，不要用力过度，以免孩子受伤。

天井：清热凉血，安神通络

穴位解释

天井，属手少阳三焦经经穴。"天"，指天部；"井"，即孔隙通道。"天井"是指三焦经吸热上行的水浊之气在本穴聚集。本穴物质是四渎传来的水湿之气，抵达本穴后呈聚集的状态，接着热散冷缩，并从天之上部降到天之下部，气血的运行变化就像是从天井的上部落到底部一样，"天井"因此而得名。天井是三焦经天部之气的汇合处，因此是三焦经合穴。

取穴方法

1. 穴位位置

天井位于人体的手臂外侧，屈肘时，当肘尖直上1寸凹陷处。

2. 常见的取穴方法

让孩子采取坐位，手平伸，掌心向内，屈肘，前臂垂直于地面。父母用食指或中指指尖垂直向上压肘尖下凹陷处即是本穴。

穴位功效

1. 天井具有清热凉血、安神通络的作用。

2. 按压天井可以治疗麦粒肿、扁桃体炎、荨麻疹等疾病，对忧郁症也有较好的调理作用。

3. 天井对于肩痛、背痛、偏头痛、颈颈痛等病症也具有明显的保健调理作用。

4. 长期按摩这个穴位，还可以治疗肘关节及周围软组织疾患。

按摩手法

1. 让孩子采用正坐的姿势，手平伸，掌心向内，指尖向上，前臂垂直于地面，与肘部成直角。

2. 父母轻轻握住孩子的手腕，找准穴位。

3. 用大拇指或中指指腹按摩该穴1~3分钟，每天早晚2次，两侧穴位都要按摩。

天井的儿童保健按摩

天井属于上肢部穴位，以下为具体的位置以及按摩手法：

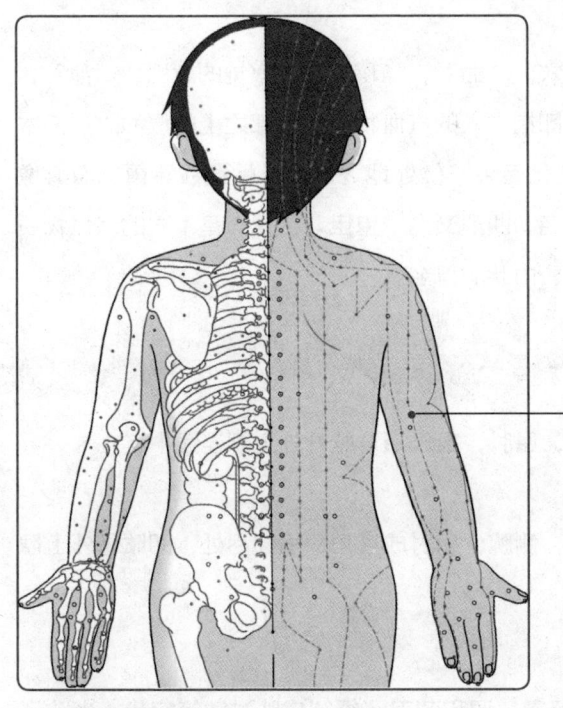

穴位位置：天井位于人体的手臂外侧，屈肘时，当肘尖直上1寸凹陷处。

按摩手法：找准穴位之后，用中指指腹按摩该穴。

● 穴位配伍

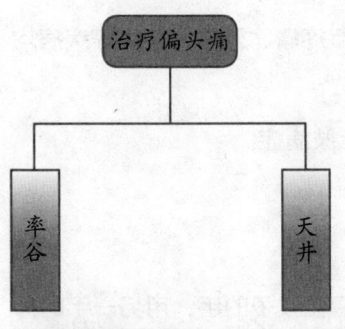

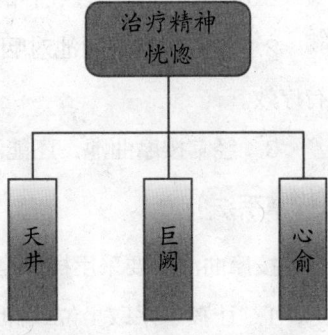

TIPS

针眼就是医学中提到的麦粒肿，而天井恰好是治疗麦粒肿的有效穴位。因此，当孩子出现针眼时，父母可以为他们按一按天井，以减少孩子的病痛。

曲池：为孩子减少皮肤病困扰

穴位解释

　　曲池，属手阳明大肠经穴。"曲"，隐秘，不太察觉的意思；"池"，即水的汇合之所。"曲池"即指本穴的气血物质为地部之上的湿浊之气。本穴物质为手三里降地之雨气化而来，位处地之上部，性湿浊滞重，像雾像露，为隐秘之水，因此而得名。曲池又名"鬼臣"，意思是本穴的气血物质无风的横向运动，风为死鬼，由此而得名。

取穴方法

　　1. 穴位位置

　　曲池位于肘横纹外侧端，屈肘，当尺泽与肱骨外上髁连线中点。

　　2. 常见的取穴方法

　　让孩子保持正坐的姿势，侧腕，屈肘成直角，横纹尽处，即肱骨外上髁内缘凹陷处就是本穴。

穴位功效

　　1. 按摩曲池可以清热解毒、调和营卫，缓解皮肤过敏等症状。当孩子被蚊虫叮咬，肌肤出现红肿的时候，可以掐曲池。

　　2. 中医表明，曲池对咽喉肿痛、肩肘关节疼痛、牙痛、腹痛等疾病均有疗效。

　　3. 经常按摩曲池，还能治疗上肢不遂等上肢病症。

按摩手法

　　按摩曲池主要采用揉、掐、拿的方法。

　　1. 让孩子采取坐位或仰卧位，父母一手握住孩子的手，用另一手的拇指按揉曲池，按揉50~100次，这种方法被称为"揉曲池"。

　　2. 父母还可以用拇指掐此穴3~5次，这种方法被称为"掐曲池"；也可以采用拿法3~5次，被称为"拿曲池"。

曲池的儿童保健按摩

曲池属于上肢部穴位，以下为具体的位置以及按摩手法：

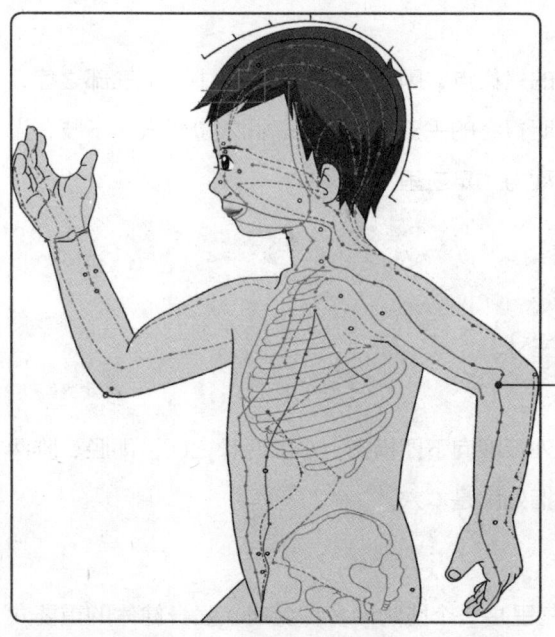

穴位位置：曲池是手阳明大肠经穴，位于肘横纹外侧端，屈肘，当尺泽与肱骨外上髁连线中点。

按摩手法：一手握住孩子的手，用另一手的拇指按揉曲池；还可以用拇指掐曲池。

● 穴位配伍

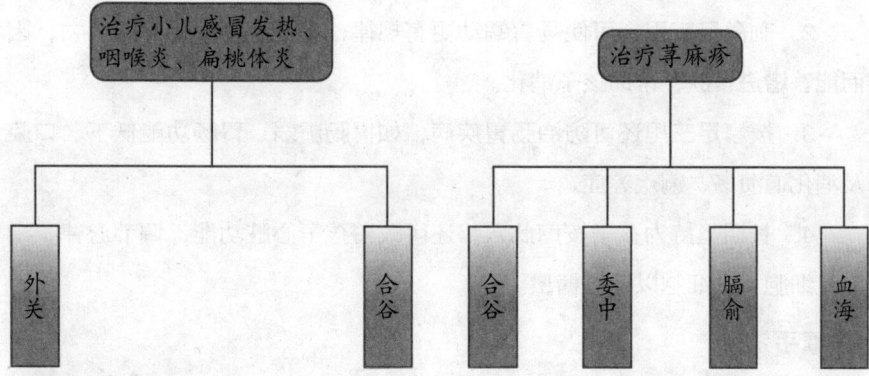

治疗小儿感冒发热、咽喉炎、扁桃体炎

治疗荨麻疹

外关　　合谷　　合谷　委中　膈俞　血海

TIPS

　　曲池功效显著，对于孩子容易出现的扁桃体炎、疟腮、荨麻疹、丹毒有明显保健预防治疗作用。

足三里：防治疾病，强身健体

穴位解释

　　足三里是胃脏精气功能的聚集点，因为主治腹部上、中、下三部之症，所以叫"三里"，它是足阳明胃经的主要穴位之一。此穴位于人体下肢，为了与手三里穴区别，所以被称为"足三里"。

取穴方法

　　1. 穴位位置

　　足三里位于膝盖边际下三寸。

　　2. 常见的取穴方法

　　让孩子屈膝成直角，由外膝眼向下四横指，小腿两骨之间，即胫、腓两骨，且距胫骨前四脊约一横指处即是本穴。

穴位功效

　　1. 大量实践证明，足三里是一个能防治多种疾病、强身健体的重要穴位，被视为"人体第一长寿穴"。中医认为，经常给孩子按摩足三里能够理脾胃、调气血、补虚弱。

　　2. 刺激足三里，可使肠胃蠕动更有规律，提高多种消化酶的活力，因而能够增进食欲，帮助孩子消化。

　　3. 按摩足三里还可防治肠胃疾病，如胃肠虚弱、胃肠功能低下、口腔及消化道溃疡、痢疾等症。

　　4. 长期坚持为孩子按摩此穴，还可改善孩子心脏功能，调节心律，增加红细胞、白细胞以及血糖量。

按摩手法

　　按摩足三里主要采用按揉、揉掐手法。

　　1. 让孩子采取坐位，膝盖弯曲成直角，父母用拇指按揉足三里，一般采用一按三揉的方法，进行50~10次，这种手法被称为"按揉足三里"。

　　2. 父母还可用拇指掐揉此穴3~5次，这种手法被称为"掐揉足三里"。

足三里的儿童保健按摩

足三里属于下肢部穴位，以下为具体的位置以及按摩手法：

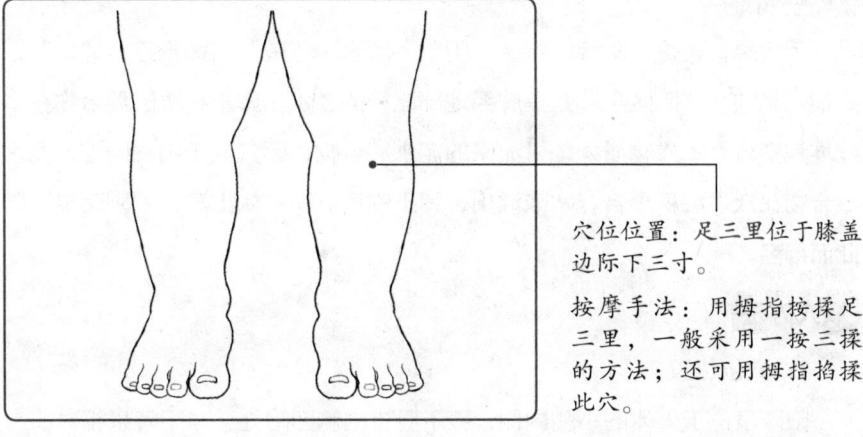

穴位位置：足三里位于膝盖边际下三寸。

按摩手法：用拇指按揉足三里，一般采用一按三揉的方法；还可用拇指掐揉此穴。

● 穴位配伍

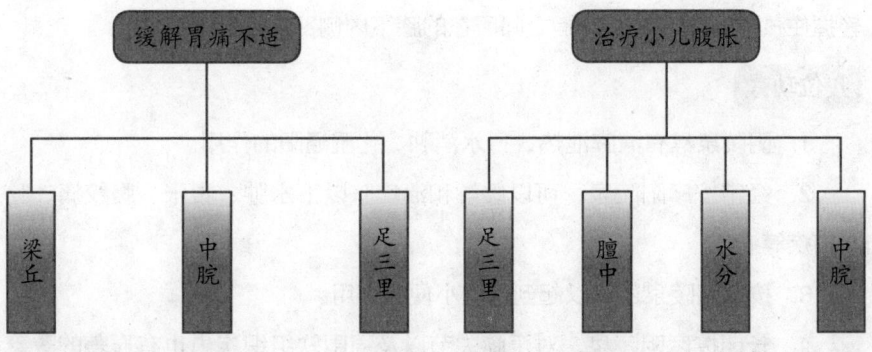

缓解胃痛不适 —— 梁丘 | 中脘 | 足三里

治疗小儿腹胀 —— 足三里 | 膻中 | 水分 | 中脘

TIPS

有些孩子身体瘦弱，常被疾病侵袭，父母常常为他们买补药，希望改善其体质。其实，最简单的方法就是给孩子做按摩，既省去孩子吃药的痛苦，又经济实惠。而足三里是强身健体的重要穴位，父母平时多为孩子揉按此穴，能让孩子更强壮。

阴陵泉：清脾泄热，化湿通阳

穴位解释

阴陵泉，属是太阴脾经穴。"阴"，即水；"陵"，即土丘；"泉"，是指水泉穴。"阴陵泉"是指脾经地部流行的经水和脾土物质的混合物在本穴堆积聚合。本穴物质为地机流来的泥水混合物，因其位于肉之陷处，泥水混合物在穴中沉积聚合，水液溢出，脾土物质沉积状如土丘，"阴陵泉"因此而得名。

取穴方法

1. 穴位位置

阳陵泉位于人体的小腿内侧，膝下胫骨内侧凹陷处，与阳陵泉相对。

2. 常见的取穴方法

让孩子采用正坐的姿势，将一只脚抬起，放在另一条腿上，父母用手轻轻握住孩子的膝下处，拇指之间所在的膝下内侧凹陷处即是本穴。

穴位功效

1. 阴陵泉具有清脾泄热、行水消肿、化湿通阳的作用。

2. 经常按摩阳陵泉，可以缓解和治疗脐以下水肿、腹胀、腹绞痛、肠炎痢疾等病症。

3. 按摩阴陵泉还可以起到通利小便的作用。

4. 长期按摩阴陵泉，对于膝关节以及周围软组织疾患也有显著的改善和保健作用。

按摩手法

1. 让孩子采取正坐的姿势，将一只脚抬起，放在另一条腿上。

2. 父母找准穴位后，将大拇指弯曲，用拇指的指腹从下向上用力按揉1~3分钟，建议早晚各按一次。

3. 按摩时，孩子会有刺痛和微酸的感觉，均属于正常。

阴陵泉的儿童保健按摩

阴陵泉属于下肢部穴位，以下为具体的位置以及按摩手法：

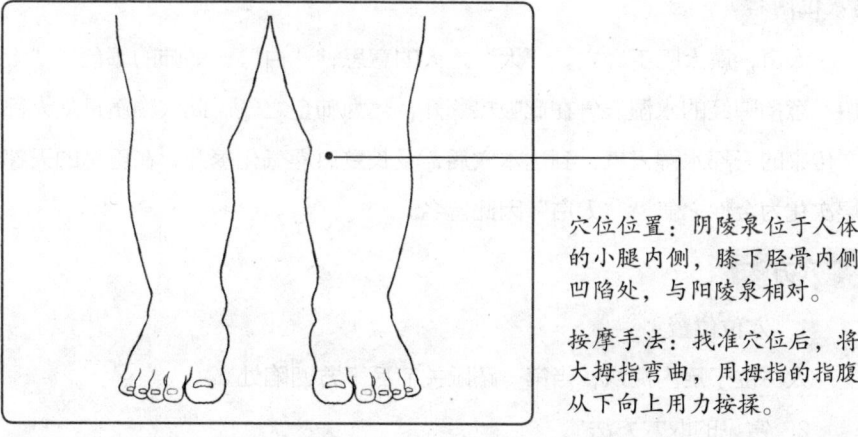

穴位位置：阴陵泉位于人体的小腿内侧，膝下胫骨内侧凹陷处，与阳陵泉相对。

按摩手法：找准穴位后，将大拇指弯曲，用拇指的指腹从下向上用力按揉。

● 穴位配伍

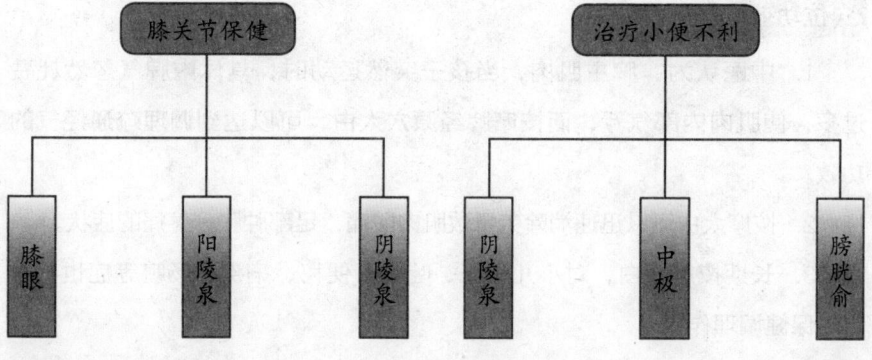

膝关节保健 —— 膝眼、阳陵泉、阴陵泉

治疗小便不利 —— 阴陵泉、中极、膀胱俞

TIPS

当孩子出现小便不利、水肿时，父母可以为他们按一按阴陵泉。此时需要注意手法的力度与速度，在按摩的时候用力不要太过。

太白：让孩子小腿肌肉不再酸痛

穴位解释

太白，属太阴手经穴。"太"是大的意思；"白"，即肺的颜色。"太白"意指脾经的水湿云气在此吸热蒸升，化为肺金之气。此穴物质是从大都穴传来的天部水湿云气，到达本穴后，受长夏热燥气化蒸升，在更高的天部层次化为金性之气，"太白"因此得名。

取穴方法

1. 穴位位置

太白位于足内侧缘，当第一跖趾关节后下方凹陷处。

2. 常见的取穴方法

让孩子采用坐位或仰卧位，保持足底平放的姿势，在脚的内侧缘靠近足大趾处，第一跖骨小头后下方凹陷处即是本穴。

穴位功效

1. 中医认为，脾主肌肉，当孩子突然运动时，其体内脾气忽然耗费过多，使肌肉内部气亏，而按摩脾经原穴太白，可以达到调理疏通经气的功效。

2. 按摩太白可以迅速消除劳晕致肌肉酸痛，足部肿胀、疼痛的症状。

3. 长期按摩太白，对小儿腹胀、吐泻、便秘、痢疾、肠鸣等症也有一定的保健调理作用。

按摩手法

此穴按摩手法以点按为主。

1. 让孩子采取仰卧位，父母用大拇指按压孩子的太白2~3分钟。

2. 也可以用拳头或保健小锤轻轻敲击，力度适中，最好每天早晚各为孩子按摩一次。

太白的儿童保健按摩

太白属于下肢部穴位，以下为具体的位置以及按摩手法：

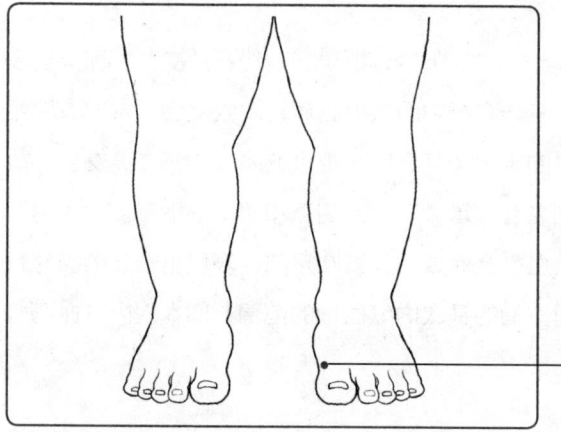

按摩手法：用大拇指按压孩子的太白；也可以用拳头或保健的小锤轻轻敲击，力度适中。

穴位位置：太白于足内侧缘，足大趾本节后下方凹陷中。

● **穴位配伍**

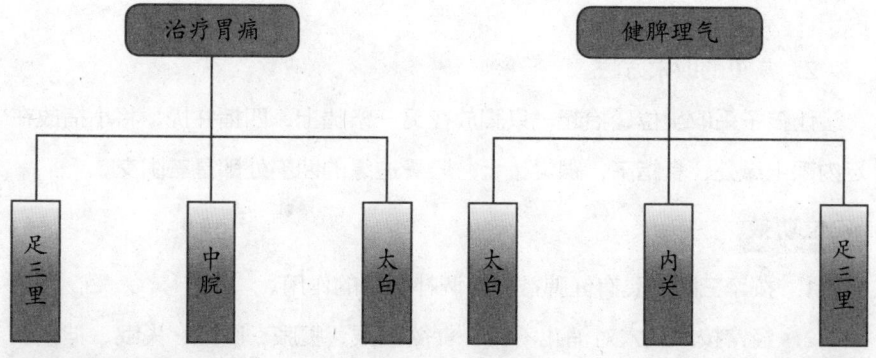

```
治疗胃痛                          健脾理气
   |                                |
┌──┼──────┐                 ┌──────┼──────┐
足三里  中脘   太白          太白    内关    足三里
```

TIPS

一般孩子都调皮好动，但运动过量常常导致肌肉酸痛等症状。另外，孩子如果突然运动，往往导致体内脾气耗损过多。遇上述情况，父母都可以为孩子适当按摩太白，帮助孩子疏通经气，消除肌肉酸痛等不适症状，让孩子不再虚弱无力。

三阴交：调节孩子肝、脾、肾

穴位解释

三阴交穴，属足太阴脾经。"三阴"，指足三阴经；"交"，即交会。"三阴交"的意思是足部的三条阴经中的气血物质在本穴交会。本穴有脾经提供的湿热之气、肝经提供的水湿风气、肾经提供的寒冷之气在此交会，故名"三阴交"。三阴交的别名有"承命""太阴"和"下三里"。"太阴"是指本穴物质为足三阴经气血交会而成，位置在足部，表现出较强的阴寒特性，因此而得名；"下三里"指的是穴内气血场的范围，即本穴内气血场范围较大，犹如三里之广。

取穴方法

1. 穴位位置

三阴交位于人体小腿内侧，足内踝上缘三指宽，踝尖正上方胫骨边缘凹陷中。

2. 常见的取穴方法

让孩子采取坐位，抬起一只脚放在另一条腿上，四指并拢，将小指放在足内踝上缘处，食指下，踝尖正上方胫骨边缘的凹陷处即是三阴交。

穴位功效

1. 按摩三阴交具有健脾益气、调补肝肾的作用。

2. 经常按摩此穴对消化不良、食欲不振、腹胀、腹泻、失眠、神经衰弱、下肢麻痹等多种病症都有很好的改善和缓解作用。

按摩手法

父母找准穴位后，用大拇指的指腹按压三阴交1~3分钟，建议早晚各按一次。按摩时，孩子会有刺痛和微酸的感觉，均属正常。

三阴交的儿童保健按摩

三阴交属于下肢部穴位，以下为具体的位置以及按摩手法：

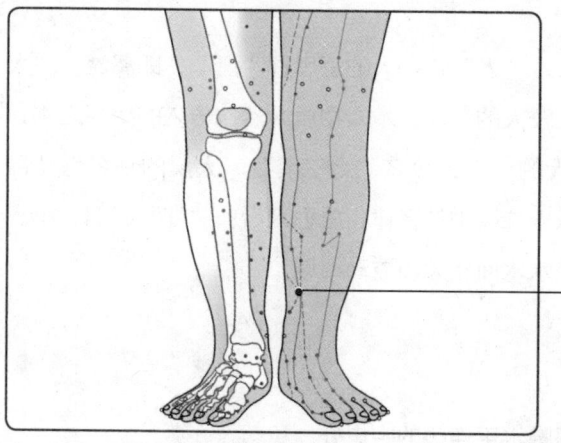

穴位位置：三阴交属于足太阴脾经经脉穴，位于人体小腿内侧，足内踝上缘三指宽，踝尖正上方胫骨边缘凹陷中。

按摩手法：找准穴位后，用大拇指的指腹按压三阴交。

● 穴位配伍

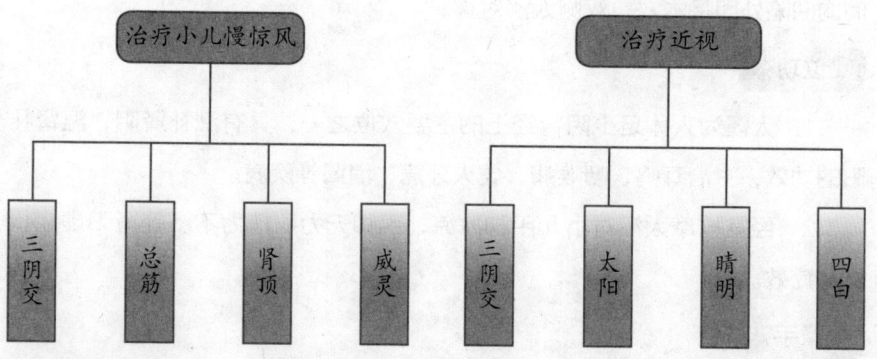

治疗小儿慢惊风 ── 三阴交 · 总筋 · 肾顶 · 威灵

治疗近视 ── 三阴交 · 太阳 · 睛明 · 四白

TIPS

　　三阴交是三条阴经的交会穴，即肝经、脾经、肾经交会处。肝藏血，脾统血，肾藏精，因此，经常按揉孩子的三阴交，可以调补他们体内肝、脾、肾的气血，让孩子健康茁壮地成长。

太溪：给孩子精力充沛的身体

穴位解释

太溪，属足少阴肾经穴。"太"，是大的意思；"溪"，即溪流。"太溪"意指肾经水液在此形成较大的溪水。本穴物质为然谷传来的冷降之水，冷降水液于此形成较为宽大的浅溪，故名"太三溪"。太溪的别名为"吕细"。"吕"，是古代音乐十二律中的音律，总称六吕；"细"，弱、小。"吕细"是形容穴内地部经水水面宽大而流动缓慢。

取穴方法

1. 穴位位置

太溪位于足内踝尖与跟腱水平连线的中点处。

2. 常见的取穴方法

让孩子采用正坐，将足底平放或仰卧的姿势，内踝后方与脚跟骨筋腱之间的凹陷处即是本穴，双侧太溪对称。

穴位功效

1. 太溪为人体足少阴肾经上的主要穴位之一，具有滋补肾阴、温肾壮阳的功效，主治耳鸣、咽喉痛、虚火牙痛、消渴等疾病。

2. 经常按摩太溪对小儿手脚冰凉、手脚无力、精力不济等肾阳虚症状均有疗效。

按摩手法

太溪的按摩手法以点按、掐揉为主。

1. 让孩子保持坐位或仰卧位，父母用拇指指腹点按太溪，这种手法被称为"点按太溪"。

2. 父母也可以用拇指掐揉此穴3~5次，这个手法被称为"掐揉太溪"。

太溪的儿童保健按摩

太溪属于下肢部穴位，以下为具体的位置以及按摩手法：

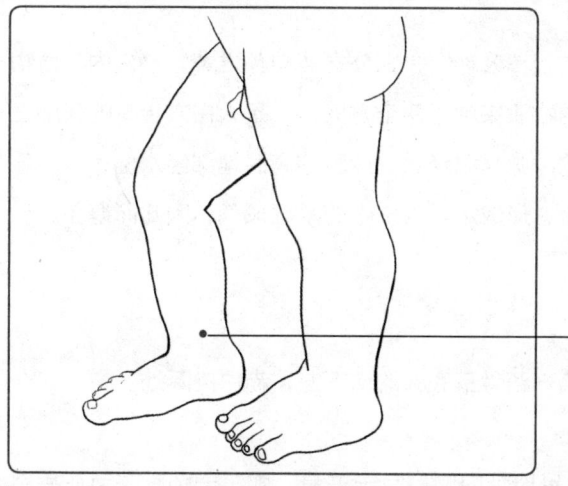

穴位位置：太溪位于足内踝尖与跟腱水平连线的中点处。

按摩手法：用拇指指腹点按太溪；也可以用拇指掐揉此穴。

● 穴位配伍

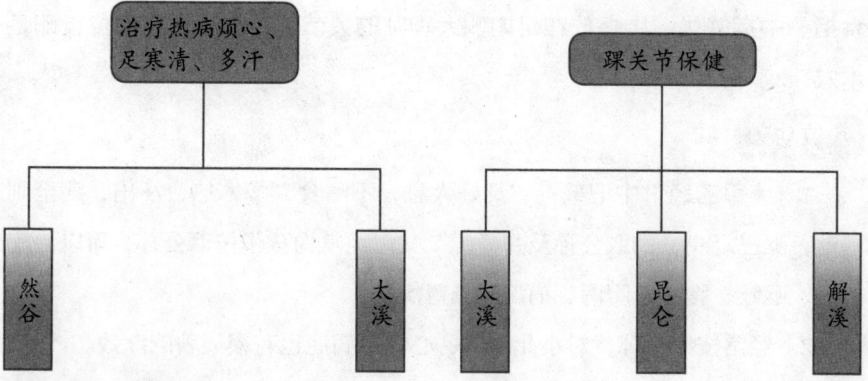

```
治疗热病烦心、
足寒清、多汗

然谷              太溪


踝关节保健

太溪      昆仑      解溪
```

TIPS

父母可以用拇指为孩子按揉太溪，也可以使用按摩棒或光滑的木棒按揉，但要注意用力柔和，以孩子感觉酸胀为度，切不可力量过大，以免损伤孩子的皮肤。

第三章 医师推荐的42个儿童常用保健穴

公孙：孩子脾胃的保健师

穴位解释

公孙，属足太阴脾经穴。"公孙"，即公之辈与孙之辈，是穴内气血物质与脾土之间的关系。穴内物质来源于两个方面，一是太白穴传来的天部之气；二是由地部孔隙传来的冲脉高温经水。冲脉的高温地部经水出体表后急速气化与天部的气态物相合，形成本穴天部中的水湿风气，因此而得名。

取穴方法

1. 穴位位置

公孙位于足内侧缘，第一跖骨基底部的前下方，赤白肉际处。

2. 常见的取穴方法

（1）让孩子仰卧，由足拇趾内侧后有一关节，即第一跖趾关节往后用手推有一弓形骨，弓形骨后端下缘的凹陷处即是本穴。

（2）让孩子采用正坐的姿势，把脚跷起，放在另一条腿上，父母将食指、中指并拢，中指放在足内侧大脚趾的关节后，食指所在的位置即是本穴。

穴位功效

1. 《甲乙经》中记载："凡好太息，不嗜食，多寒热，汗出，病至则善呕，呕已乃衰，即取公孙及井俞。"父母经常为孩子按摩公孙，可以治疗胃痛、呕吐、腹痛、腹泻、痢疾等肠胃疾病。

2. 经常按摩公孙，对小儿胸闷、心悸等病症也有很显著的疗效。

按摩手法

1. 让孩子采用正坐的姿势，把脚翘在另一条腿上。

2. 父母用手轻轻握住孩子的脚背，大拇指弯曲，指腹垂直揉按穴位1~3分钟，每天早晚各揉按一次即可。

3. 按摩公孙时，孩子会有酸、麻、痛的感觉，这属于正常情况。

公孙的儿童保健按摩

公孙属于下肢部穴位，以下为具体的位置以及按摩手法：

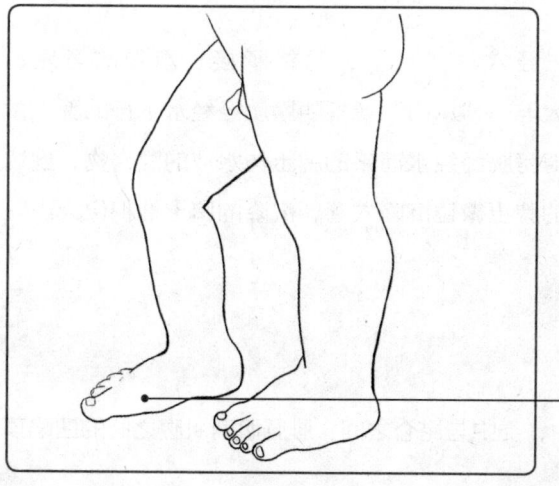

按摩手法：用手轻轻握住孩子的脚背，大拇指弯曲，指腹垂直揉按穴位。

穴位位置：公孙位于足内侧缘，第一跖骨基底部的前下方，赤白肉际处。

● 穴位配伍

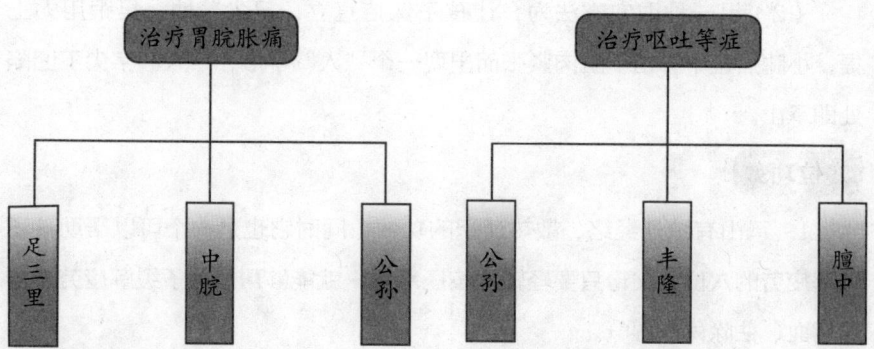

治疗胃脘胀痛

足三里　中脘　公孙

治疗呕吐等症

公孙　丰隆　膻中

TIPS

　　婴儿初生时，由于胎毒未净，脾胃还没办法接受新的食物，因此常有腹泻、便秘、大便绿等现象。这时，父母除了需要带孩子及时就医，也可以按摩公孙，以暂时缓解孩子的病痛。

承山：让孩子腿脚有力不抽筋

穴位解释

　　承山，属足太阳膀胱经穴。"承"，是指承接、承受的意思；"山"，即山路，土石之大堆。"承山"意指随膀胱经经水下行的脾土微粒在此固化。本穴物质为随膀胱经经水而来的脾土与水液的混合物，到达本穴后，水液气化而干燥的脾土微粒沉降穴周，沉降的脾土堆积像大山一样，形如山谷，因此而得名。

取穴方法

　　1. 穴位位置

　　位于人体小腿后面正中，委中与昆仑之间，腓肠肌两肌腹之间的凹陷顶端，左右小腿各一穴。

　　2. 常见的取穴方法

　　（1）沿着孩子小腿后面往下推，肌肉变薄处或感到一个尖儿的地方即是。

　　（2）另一种取穴方法为，让孩子保持直立，足尖着地，足跟用力上提，小腿后正中，由于肌肉紧张而出现一个"人"字形，"人"字尖下凹陷处即承山。

穴位功效

　　1. 承山有疏通经络、散热通积的功效，同时它也是一个可以帮助孩子缓解疲劳的穴位。父母只要轻轻地按压承山，就能够帮助孩子缓解疲劳、舒筋活血、祛除体内湿气。

　　2. 经常按摩承山对下肢疼痛麻木、小腿抽筋等疾病疗效十分明显，对小儿便秘也有不错的效果。

按摩手法

　　承山的按摩手法主要是拿与按。

　　1. 让孩子采取俯卧位，父母用拇指与食指、中指的指腹相对用力拿此穴。

　　2. 也可以用大拇指的指腹稍稍用力点按此穴，按顺时针、逆时针方向各揉按60圈。

承山的儿童保健按摩

承山属于下肢部穴位，以下为具体的位置以及按摩手法：

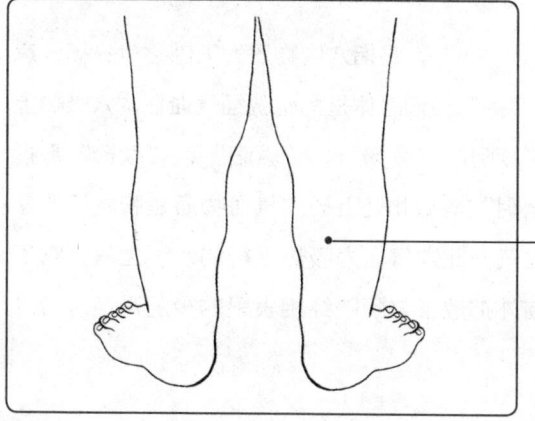

穴位位置：承山位于人体小腿后面正中，委中与昆仑之间，腓肠肌两肌腹之间的凹陷顶端，左右小腿各一穴。

按摩手法：用拇指与食指、中指的指腹相对用力拿此穴；也可以用大拇指的指腹稍稍用力点按此穴。

● 穴位配伍

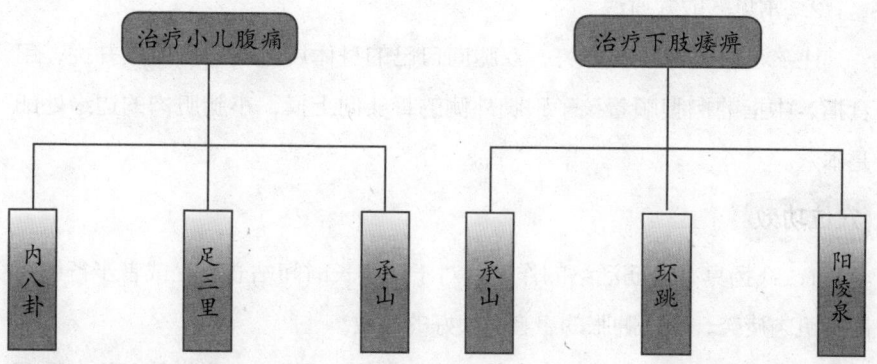

TIPS

　　当孩子出现腿脚无力、小腿转筋的现象时，父母可以为孩子按摩承山。按摩结束之前，用大拇指于穴位所在的地垂线上下擦动数下，使局部皮肤有热感。再以手掌轻轻拍打孩子的小腿部位，使小腿肌肉松弛，小腿转筋的症状即可消失。

飞扬：让孩子健步如飞

穴位解释

　　飞扬，属足太阳膀胱经穴。"飞"，是指穴内物质为天部之气；扬，意思是指穴内物质扬而上行。"飞扬"一词总体是指膀胱经气血在本穴吸热上行。飞扬的别名有"厥阳""厥阴""厥扬"。"厥阳"，"厥扬"是指膀胱经气血在此穴上扬；"厥阴"是指此处上扬的气血物质是膀胱经的寒湿水气，而不是真正的阳热之气。此穴气血为吸热上行的水湿之气，它不仅仅在膀胱经上行，也同时向外扩散于与膀胱经相表里的少阴肾经，所以为膀胱经络穴。

取穴方法

　　1. 穴位位置

　　位于人体小腿后面外踝后，昆仑直上7寸，承山外下方1寸处。

　　2. 常见的取穴方法

　　让孩子采取仰卧的姿势，双腿向自己的身体屈起。父母四指并拢，用食指、中指的指腹顺着孩子跟腱外侧的骨头向上摸，小腿肌肉的边缘处即是本穴。

穴位功效

　　1. 飞扬具有舒筋活络的作用。对于那些长时间站立、坐或者步行引起腿部肌肉疲劳、腿部肿胀的患者有很好的疗效。

　　2. 轻微用力地敲打本穴，对于体内上火、流鼻水、鼻塞等病症有缓解和改善的作用，对头晕、眼花、癫狂也有一定的治疗作用。

按摩手法

　　1. 让孩子采取仰卧的姿势，双腿向自己的身体屈起，膝盖稍微向内倾斜。

　　2. 父母找准穴位后，用食指和中指的指腹按揉孩子左右两侧飞扬各1~3分钟。建议早晚各一次，可以让孩子的身体更健康。

飞扬的儿童保健按摩

飞扬属于下肢部穴位，以下为具体的位置以及按摩手法：

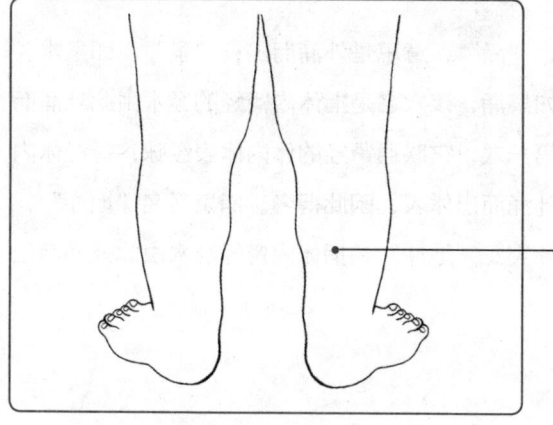

穴位位置：飞扬位于人体小腿后面外踝后，昆仑直上7寸，承山外下方1寸处。

按摩手法：找准穴位后，用食指和中指的指腹按揉孩子左右两侧的飞扬。

● 穴位配伍

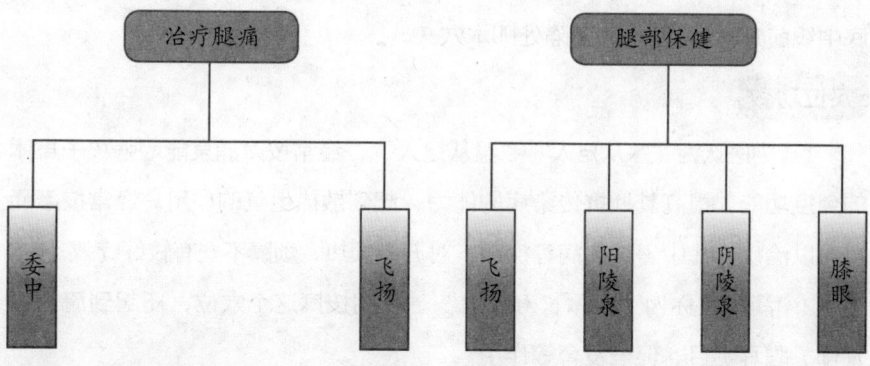

TIPS

除了缓解腿部疼痛等功效，经常给孩子按摩飞扬，也对患有慢性腰疼的孩子具有很好的缓解作用。当孩子腰腿乏力僵硬的时候，不妨为他们按一按飞扬，症状自然会得到改善。

第三章　医师推荐的42个儿童常用保健穴

涌泉：缓解孩子夜间烦躁不安

穴位解释

涌泉，属足少阴肾经穴。"涌"，意思是外涌而出；"泉"，即泉水。"涌泉"，顾名思义就是水如泉涌，该穴名是指体内肾经的经水由此外涌而出体表。本穴为肾经经脉的第一穴，它联通肾经的体内体表经脉，肾经体内经脉中高温高压的水液由此外涌而出体表，因此得名。涌泉又名"地冲"，"地"指地部，"冲"，即冲突。"地冲"是指体内肾经经水由此外涌而出体表。

取穴方法

1. 穴位位置

足心前1/3的凹陷中。

2. 常见的取穴方法

让孩子仰卧或俯卧，五足趾屈曲，屈足掌，当足底掌心前面，大约在足底中线前1/3处，正中的凹陷处即本穴。

穴位功效

1. 中医认为"寒从足入""温从足入"，经常按摩涌泉能增强孩子身体的免疫功能，提高其抵抗传染病的能力，起到散热生气的作用。经常按摩涌泉可以治疗小儿中暑、热病等疾病，对五心烦热、烦躁不安有较好疗效。

2. 涌泉被称为"人体长寿大穴"。长期按摩这个穴位，还起到清热、开郁、聪耳明目、促进发育等作用。

按摩手法

按摩涌泉主要采用推、揉和搓摩等手法。

1. 让孩子采取坐位或仰卧位，父母用手轻握孩子的脚，四指放在脚背上，用拇指的指腹从此穴向脚趾推，这个手法被称为"推涌泉"。

2. 用拇指揉涌泉50~100次或用大鱼际来回搓摩脚掌，接着用拇指指腹从下向上地推按涌泉。

涌泉的儿童保健按摩

涌泉属于下肢部穴位，以下为具体的位置以及按摩手法：

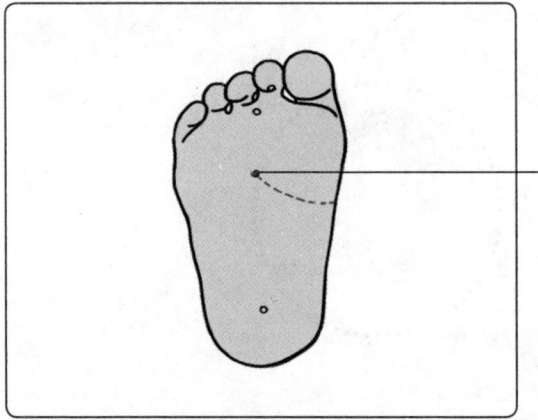

穴位位置：涌泉位于足心前1/3的凹陷中。

按摩手法：用拇指的指腹从此穴向脚趾推，或者用拇指揉涌泉；还可以用大鱼际来回搓摩脚掌，接着用拇指指腹从下向上地推按涌泉。

● 穴位配伍

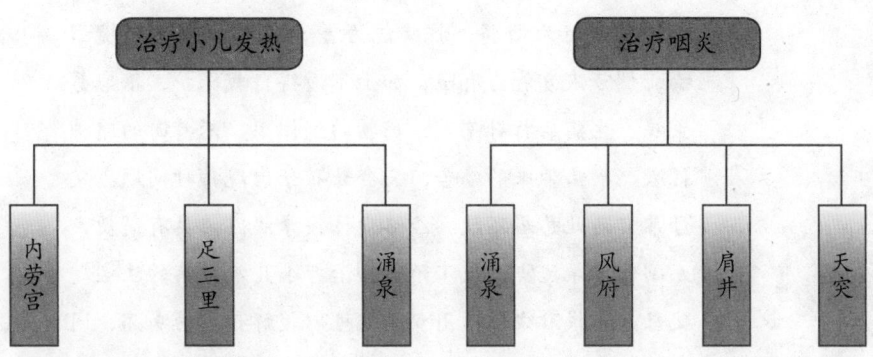

治疗小儿发热 —— 内劳宫 / 足三里 / 涌泉

治疗咽炎 —— 涌泉 / 风府 / 肩井 / 天突

TIPS

　　当孩子夜间烦躁不安的时候，父母不要认为他们只是耍脾气而毫不理会，可以适当地帮助孩子按摩涌泉，哭闹现象自然会得到缓解。

第三章　医师推荐的42个儿童常用保健穴

第四章

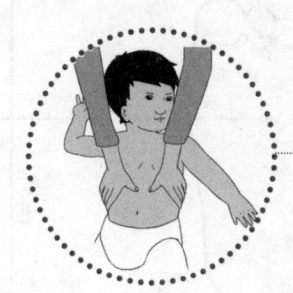

 **小儿常见病症的
经络穴位按摩法**

　　孩子因为幼弱，抗病能力差，又易受外界环境影响，调节恢复能力有限，加上不懂得自我保护，很容易生病。生病后打针吃药，药物的副作用、治疗时的精神刺激、疾病带来的痛苦，又会让孩子出现种种问题。父母常常为此愁眉不展。经络穴位按摩法因为具有简便、无副作用等优点，成了预防和治疗小儿常见病的法宝。父母只要找准穴位，用双手就可以缓解孩子的病痛，同时也带给他们强健的体魄。本章将从肺心系疾病、消化系疾病、五官疾病以及其他系统常见病中选择一些病症进行经穴按摩对症治疗的详细阐述，希望能在解决孩子病痛上为父母带来借鉴与参考。

◆ **肺心系疾病**

　　针对小儿肺心系疾病提供有效的经络穴
位按摩手法。

◆ **消化系疾病**

　　针对小儿消化系疾病提供有效的经络穴
位按摩手法。

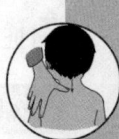

◆ **五官疾病**

　　针对小儿五官疾病提供有效的经络穴位
按摩手法。

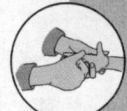

◆ **其他常见疾病**

　　针对小儿其他常见疾病提供有效的经络
穴位按摩手法。

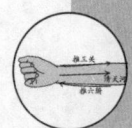

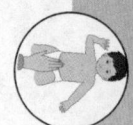

小儿感冒的经络穴位按摩法

疾病简介

　　小儿感冒是小儿感受外邪引起的肺系疾病，临床表现为发热恶寒、鼻塞流涕、咳嗽、打喷嚏等。小儿感冒相当于现代医学中的急性上呼吸道感染，简称"上感"，也可统称为"上呼吸道感染"。它主要侵犯孩子的鼻、鼻咽和咽部，常诊断为急性鼻炎、急性咽炎、急性扁桃体炎等。此病一年四季均会发作，冬春季节常见。

病　因

　　小儿感冒的病因主要是感受外邪，侵袭肌表。在气候突变、沐浴受凉或坐卧当风等情况下，均有可能诱发，主要分为风寒感冒、风热感冒、暑邪感冒、虚证感冒、挟惊、挟滞和挟痰兼证等证型。

156

对证治疗

证型	症状表现	按摩手法
风寒感冒	发热，恶寒，无汗，头痛，鼻塞，流清涕，打喷嚏，咳嗽，口不渴，咽不红，苔薄白，脉浮紧	开天门、推坎宫、揉太阳、揉耳后高骨各30次，掐风池3次，推三关150次，揉外劳宫100次。如果孩子无汗，还可以同时掐二扇门5次，拿合谷10次；如孩子恶寒较重，可以同时揉内劳宫50次；如伴随呕吐症状，可以同时推下天柱骨300次，横纹推向板门100次
风热感冒	发热较重，恶风，有汗热不解，头痛，鼻塞，或流黄涕，咳嗽声重，痰黏呈白色或稠黄，咽红或痛，口干想喝水，舌红，苔薄白或薄黄，脉浮数	开天门、推坎宫、揉太阳、揉耳后高骨各30次，清肺经100次，清胃经100次，清天河水100次，推六腑150次，清大肠100次，掐揉曲池20次。如孩子发热的同时夹痰咳嗽，可以同时运内八卦50次，推揉膻中150次
暑邪感冒	高热无汗，头痛，身重困倦，胸闷泛恶，食欲不振，或有呕吐，腹泻，咳嗽，苔薄白或腻，脉数	清肝经、清肺经、清心经各100次，清天河水200次，清大肠100次，推天柱骨200次，捏脊50次，揉肺俞5分钟，揉脾俞5分钟。如果孩子咽喉痛，还可以掐少商5次

小儿感冒的具体按摩手法

小儿感冒可以根据不同证型选择不同手法进行按摩，以下为具体图示及文字说明：

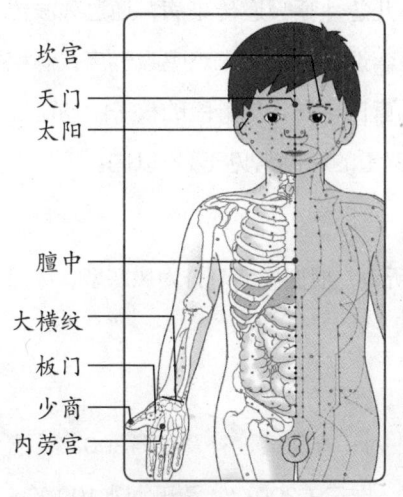

坎宫
天门
太阳

膻中

大横纹
板门
少商
内劳宫

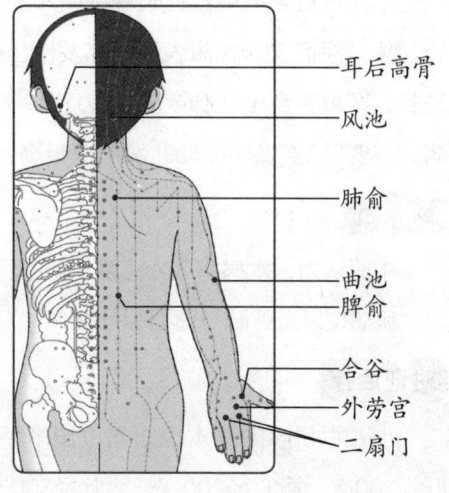

耳后高骨
风池

肺俞

曲池
脾俞

合谷
外劳宫
二扇门

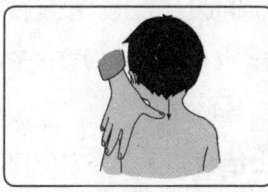
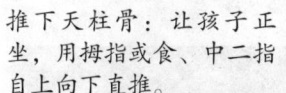

推下天柱骨：让孩子正坐，用拇指或食、中二指自上向下直推。

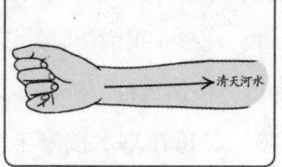

清天河水：用食指、中指指腹从孩子的腕横纹向上推至肘横纹处。

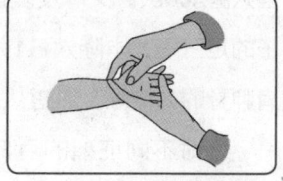

清胃经：一手托住孩子手，沿赤白肉际从掌指横纹推向指横纹。

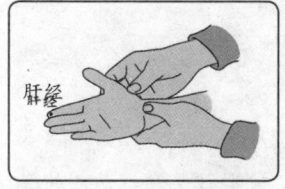

清肝经：一手托住孩子手，用拇指指腹或桡侧面从孩子的食指指根向指尖方向直推。

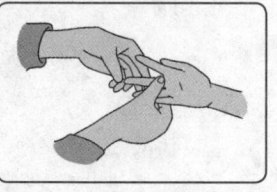

清心经：一手握住孩子手，拇指指腹或桡侧面从孩子的中指指根向指尖方向直推。

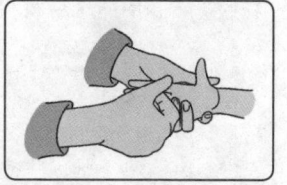

清大肠经：一手托住孩子手，用另一手拇指指腹或桡侧面从孩子虎口沿桡侧缘推至食指尖。

第四章 小儿常见病症的经络穴位按摩法

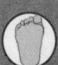

小儿百日咳的经络穴位按摩法

疾病简介

小儿百日咳是由百日咳杆菌引起的小儿急性呼吸道传染病，通过飞沫传染，传染性很强。临床表现为阵发性、痉挛性咳嗽，终末鸡鸣吸气声，病程较长，严重者会出现肺或脑并发症。小儿百日咳在各年龄段的孩子中均可发病，主要以2岁以内婴幼儿发病率最高，严重的病例常见于1岁以内。

病　因

中医认为，本病病因为感受风温时邪所致，根据病情可分为风寒型、风热型、痰热型以及脾肺气虚型等证型。

对证治疗

小儿百日咳的基本经络穴位按摩手法为：补脾经、补肾经各300次，清肝经200次，清心经200次，清肺经300次，推三关300次，清天河水100次，推六腑200次。父母反复挤捏孩子膻中穴处的肌肉，以局部发红为止。按揉孩子的足三里、丰隆穴各1分钟。让孩子采取俯卧的姿势，父母用全掌横擦孩子肩胛骨的内侧缘，以透热为度。按揉大椎、肺俞、定喘各1分钟。

针对不同证型的百日咳，父母在基本按摩手法上结合如下经络穴位疗法，能更好地缓解孩子的病痛。

证型	症状表现	按摩手法
风热型	高热，面色发红，咽喉发红	清肺经300次，推六腑300次，按揉曲池、合谷各1分钟
风寒型	头痛，怕冷发热，无汗	推三关300次，拿风池、合谷各1分钟，横擦胸部1分钟
痰热型	痰黏稠且颜色发黄，口鼻气息热	按揉风池、曲池、合谷各1分钟，点按膻中1分钟，擦搓胸肋3分钟，拿揉孩子颈椎两侧的肌肉10次
脾肺气虚型	食欲不振，咳嗽无力，疲倦乏力	补脾经、补肺经各300次，按揉脾俞、肺俞、胃俞各1分钟，按摩中脘3分钟，捏脊3次

小儿百日咳的具体按摩手法

小儿百日咳可以根据不同证型选择不同手法进行按摩，以下为具体图示及文字说明：

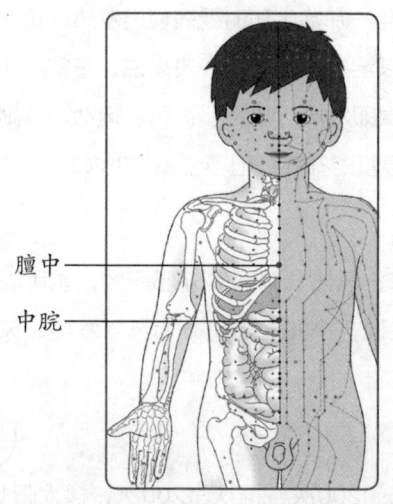
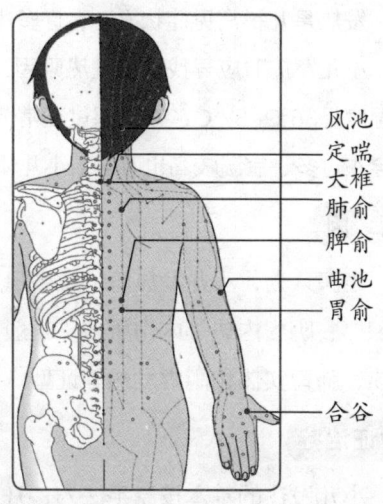

膻中

中脘

风池
定喘
大椎
肺俞
脾俞
曲池
胃俞

合谷

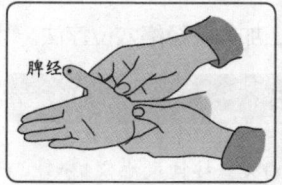

脾经

补脾经：旋推或循拇指桡侧边缘向掌根方向直推。

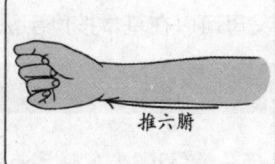

推六腑

推六腑（退六腑）：用拇指或食、中二指指腹从孩子的肘部推向腕部。

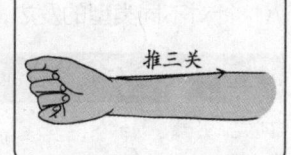

推三关

推三关：用拇指或食、中二指指面从腕部推向肘部。

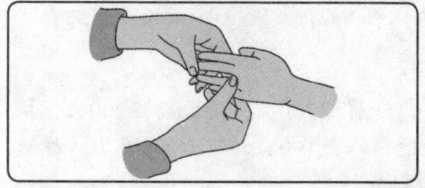

推肺经：一手握住孩子手，用拇指指腹或桡侧缘从孩子无名指末节指纹推向指尖方向为清肺经；旋推或反向直推为补肺经。

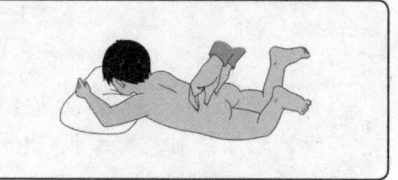

捏脊：用双手的拇指、中指和食指指腹，捏起孩子脊柱上面的皮肤，然后轻轻提起，从龟尾穴开始，边捻动边向上走，至大椎穴止。

第四章 小儿常见病症的经络穴位按摩法

小儿发热的经络穴位按摩法

疾病简介

发热是儿科常见症状之一，许多小儿一开始生病时就表现出发热症状。因此，小儿发热时应寻找孩子发热原因，以治疗原发病。一般来说，正常小儿腋下温度是36℃~37℃，如果超过正常范围即发热。喂奶、饭后、运动、哭闹后或穿衣过多、室温较高也可导致小儿体温暂时升高，但不会超过38℃。

病 因

中医认为，小儿发热可因感受风寒、风热、暑邪等外邪所致，也可因肺胃积热、阴虚内热等内伤所致。一般来说，小儿发热可分为风寒发热、风热发热、肺胃实热和阴虚发热等证型。

对证治疗

小儿发热的基本按摩手法为：开天门200次，推坎宫200次，揉太阳1分钟，清肺经200次，清天河水200次。

针对不同类型的发热，父母可以在基本按摩手法上加如下经络穴位疗法。

证型	症状表现	按摩手法
风寒发热	头痛，怕冷，鼻塞，流清涕，舌苔薄白	掐二扇门100次，推三关100次，按揉风池穴1分钟
风热发热	口干，嗓子疼，流黄鼻涕，微微发汗，食指脉络红紫	推脊柱10次，清天河水400次；如果孩子发热并不想吃饭，父母还可以在基本手法上加推揉板门200次，分推腹阴阳100次，揉中脘1分钟，推天柱骨10次；如果孩子发热并且咳痰多，父母还可以在基本手法上加运内八卦200次，推膻中100次，揉肺俞、丰隆各1分钟
肺胃实热	面色发红，指纹深紫，烦躁哭闹，舌红苔燥，便秘时间长	清肺经200次，清胃经200次，清大肠经200次，揉板门100次，运内八卦100次，推六腑100次，摩腹100次，揉天枢1分钟
阴虚发热	手足较热，食欲减退，夜间睡觉容易出汗	补脾经200次，补肺经100次，补肾经200次，运内劳宫1分钟，推天河水100次，按揉足三里1分钟，推搓涌泉1分钟

160

小儿发热的具体按摩手法

　　小儿发热可以根据不同证型选择不同手法进行按摩，以下为具体图示及文字说明：

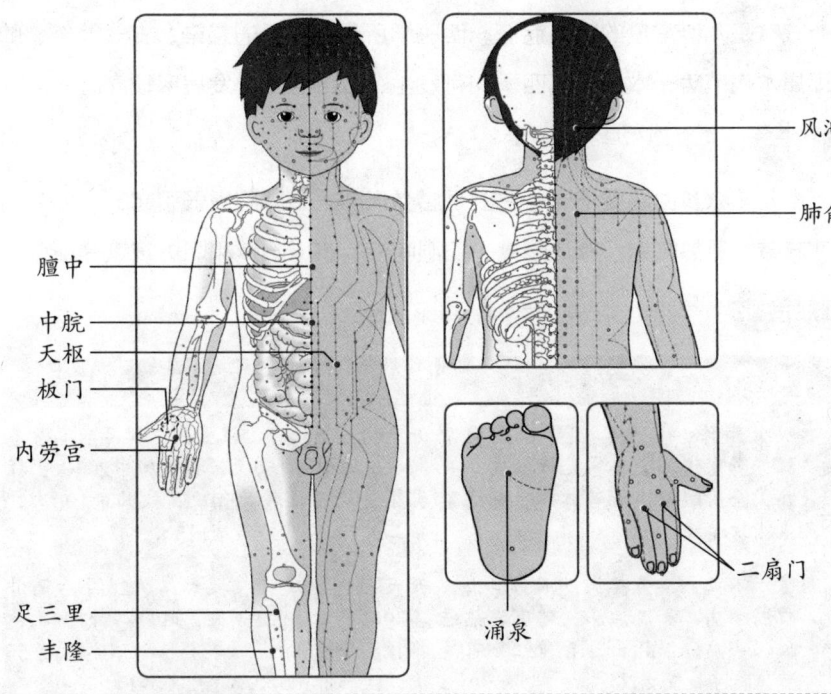

膻中
中脘
天枢
板门
内劳宫
足三里
丰隆

风池
肺俞
二扇门
涌泉

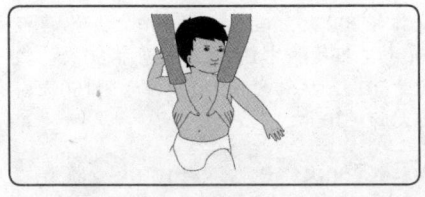

分推腹阴阳：沿肋弓角边缘或自中脘至脐，向两旁分推。

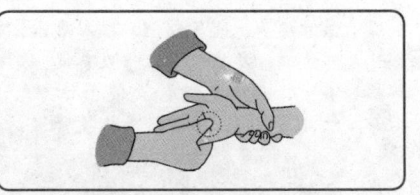

运内八卦：一手握住孩子的手，一手用运法，顺时针方向掐。

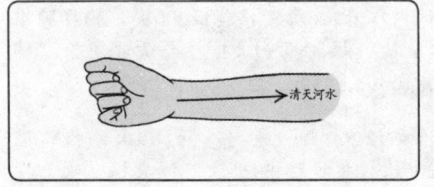

清天河水

清天河水：用食指、中指指腹从孩子的腕横纹向上推至肘横纹处。

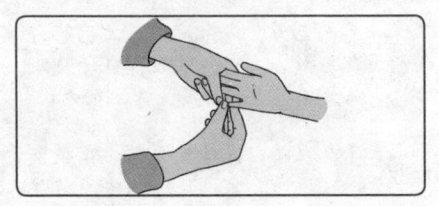

补肾经：在孩子小指面顺时针方向旋推或从指根直推至指尖。

第四章　小儿常见病症的经络穴位按摩法

小儿咳嗽的经络穴位按摩法

疾病简介

咳嗽是儿科常见的肺系症证。西医学所称上呼吸道感染、支气管炎、肺炎即属本病范畴，本病一年四季均可发生，以冬春二季发病率较高。

病因

小儿咳嗽多由感受外邪（主要是感受风邪）、肺脾虚弱引起，主要分为风寒咳嗽、风热咳嗽、痰热咳嗽、痰湿咳嗽、气虚咳嗽和阴虚咳嗽等证型。

对症治疗

证型	症状表现	按摩手法
风寒咳嗽	咳嗽频作，声重，咽痒，痰白清稀，鼻塞流涕，恶寒无汗，发热头痛，全身酸痛，舌苔薄白，脉浮紧或指纹浮红	开天门、推坎宫、揉太阳、揉耳后高骨各30次，清肺经150次，推揉膻中200次，揉乳根50次，揉乳旁50次，揉肺俞100次，推三关150次，掐二扇门5次
风热咳嗽	咳嗽不爽，痰黄黏稠，不易咯出，口渴咽痛，鼻流浊涕，伴有发热恶风，头痛，微汗出，舌质红，苔薄黄，脉浮数或指纹浮紫	开天门、推坎宫、揉太阳、揉耳后高骨各30次，清肺经150次，运内八卦100次，推揉膻中200次，揉乳根50次，揉乳旁50次，揉肺俞100次，清天河水200次
痰热咳嗽	咳嗽痰多，色黄黏稠，难以咯出，喉间痰鸣，发热口渴，呼吸急促，烦躁不宁，尿少色黄，大便干结，舌质红，苔黄腻，脉滑数或指纹紫	清肺经200次，运内八卦100次，推脾经200次，推揉膻中150次，揉乳根50次，揉乳旁50次，揉肺俞100次，推六腑150次，清大肠经100次
痰湿咳嗽	咳嗽重浊，喉间痰声辘辘，胸闷纳呆，神疲困倦，舌淡红，苔白腻，脉滑	清肺经200次，运内八卦100次，推脾经200次，推揉膻中150次，揉乳根50次，揉乳旁50次，揉肺俞100次，补脾经100次，揉丰隆150次，按弦搓摩150次
气虚咳嗽	咳而无力，痰白清稀，面色苍白，气短懒言，语声低微，自汗畏寒，舌淡嫩，边有齿痕，脉细无力	运内八卦100次，推脾经200次，推揉膻中150次，揉乳根50次；揉乳旁50次，揉肺俞100次，推三关100次，推脊6次
阴虚咳嗽	干咳无痰，或痰少而黏，或痰中带血，不易咯出，口渴咽干，喉痒声音嘶哑，午后潮热或手足心热，舌红，苔少，脉细数	清肺经200次，运内八卦100次，推脾经200次，推揉膻中150次，揉乳根50次，揉乳旁50次，揉肺俞100次，揉二人上马200次，补肾经100次

小儿咳嗽的具体按摩手法

小儿咳嗽可以根据不同证型选择不同手法进行按摩，以下为具体图示及文字说明：

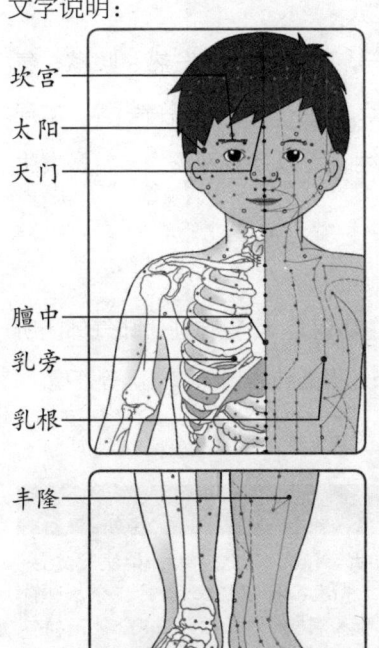

坎宫
太阳
天门
膻中
乳旁
乳根
丰隆

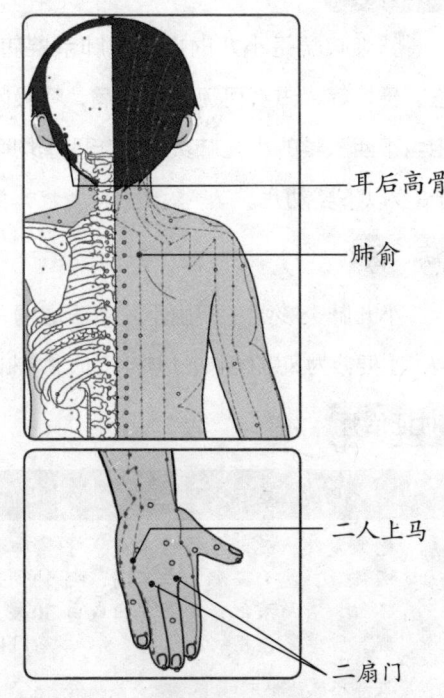

耳后高骨
肺俞
二人上马
二扇门

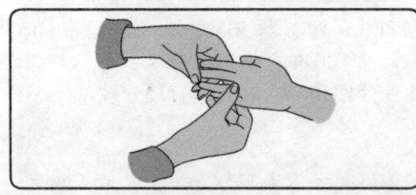

清肺经：一手握住孩子手，用拇指指腹或桡侧缘从孩子无名指末节指纹推向指尖方向。

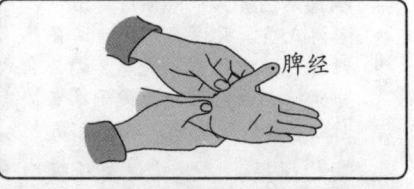

脾经

推脾经：旋推或循拇指桡侧边缘向指根方向直推为补脾经；用拇指指腹或桡侧缘从孩子的指根向指端方向直推为清脾经。

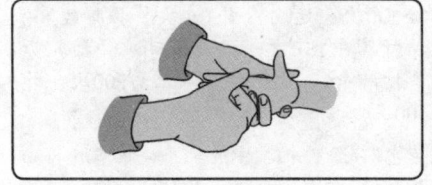

清大肠经：一手托住孩子手，用另一手拇指指腹或桡侧面从孩子虎口沿桡侧缘推至食指尖。

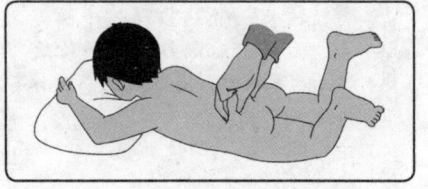

捏脊：用双手拇指、中指和食指指腹，捏起孩子脊柱上面的皮肤，然后轻轻提起，从龟尾穴开始，边捻动边向上走，至大椎穴止。

第四章 小儿常见病症的经络穴位按摩法

小儿肺炎咳喘的经络穴位按摩法

疾病简介

　　肺炎咳喘是小儿时期常见肺系疾病之一，临床表现为发热、咳嗽、气急、鼻煽等，重者可见张口抬肩，呼吸困难，面色苍白，口唇青紫等。本病相当于西医学的小儿肺炎，一年四季均可发生，尤以冬春两季为多，多发生于3岁以下婴幼儿。

病　因

　　小儿肺炎咳喘主要由小儿体质虚弱、外感风邪、侵犯肺脏、肺气郁闭所致，主要分为风寒闭肺、风热闭肺、痰热闭肺、阴虚肺热和肺脾气虚等证型。

对证治疗

证型	症状表现	按摩手法
风寒闭肺	恶寒发热，无汗，呛咳不爽，呼吸气急，痰白而稀，口不渴，咽不红，舌质淡红，舌苔薄白或白腻，脉浮紧，指纹浮红	清肺经100次，清大肠经200次，按揉天突5分钟，开璇玑50次，按弦搓摩5分钟，分推肺俞50次，黄蜂入洞5分钟，按风池5分钟，揉二扇门100次，推三关50次，擦胸背50次
风热闭肺	发热恶风，咳嗽气急，痰多，痰黏稠或见色黄，口渴咽红，舌红，苔薄或黄，脉浮数。严重者高热烦躁，咳嗽微喘，气急鼻煽，喉中痰鸣，面色红赤，便干尿黄，舌红苔黄，脉滑数，指纹紫滞	推天柱骨3分钟，推脊3分钟，揉大椎100次，揉肺俞100次，推三关50次；推六腑30次，揉外劳宫100次，掐二扇门3分钟
痰热闭肺	高热烦躁，咳嗽喘促，呼吸困难，气急鼻煽，喉间痰鸣，口唇发绀，面赤口渴，胸闷胀满，泛吐痰涎，舌质红，舌苔黄，脉象弦滑	清肺经200次，清大肠经200次，清天河水100次，推六腑100次，按天突5分钟，开璇玑50次，按弦搓摩5分钟，分推肺俞50次，掐十王5次，掐精宁5次，清心经100次，掐小天心6次，水底捞月100次，按丰隆10次
阴虚肺热	病程较长，低热盗汗，干咳无痰，面色午后潮红，舌质红乏津，舌苔花剥，苔少或无苔，脉细数	清肺经200次，运内八卦100次，推脾经200次，推揉膻中150次，揉乳根50次，揉乳旁50次，揉肺俞100次，揉二人上马200次，补肾经100次
肺脾气虚	低热起伏不定，面白少华，动则汗出，咳嗽无力，神疲乏力，舌质偏淡，舌苔薄白，脉细无力	揉外劳宫5分钟，推膻中50次，分推肩胛骨50次，补肺经200次，补脾经200次，补肾经100次，清心经100次，揉中脘5分钟，捏脊6次，揉足三里50次

小儿肺炎咳喘的具体按摩手法

小儿肺炎咳喘可以根据不同证型选择不同手法进行按摩，以下为具体图示及文字说明：

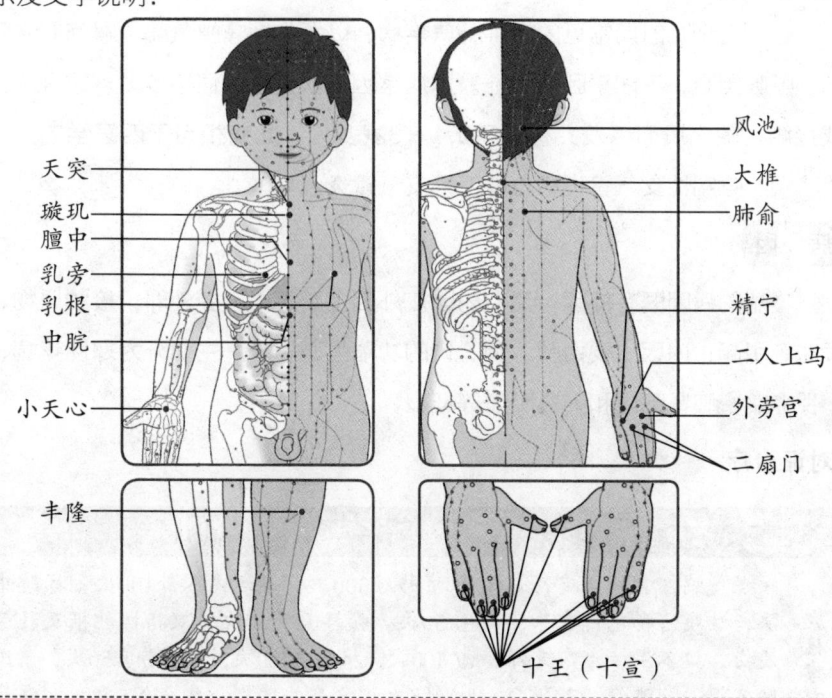

天突
璇玑
膻中
乳旁
乳根
中脘
小天心
丰隆

风池
大椎
肺俞
精宁
二人上马
外劳宫
二扇门

十王（十宣）

165

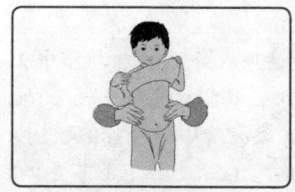
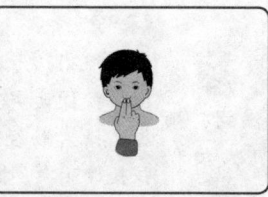
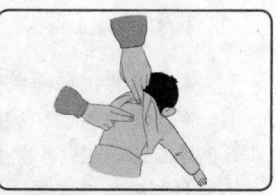

按弦搓摩：先运八卦，后搓小儿手、前臂，经关上、关中、关下，再拿小儿手摇动。

黄蜂入洞：以食、中二指同时揉按患儿鼻孔或鼻翼根部。

推脊：用食指、中指(并拢)的指面，自小儿大椎起循脊柱向下直推至腰椎处。

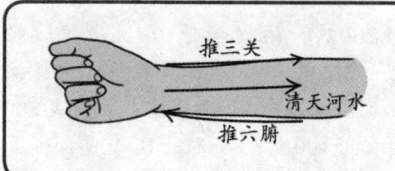

推三关
清天河水
推六腑

推三关：用拇指或食、中二指指面从孩子的腕部推向肘部。清天河水：用食指、中指指腹从孩子的腕横纹向上推至肘横纹处。推六腑：用拇指或食、中二指指腹从孩子的肘部推向腕部。

第四章 小儿常见病症的经络穴位按摩法

小儿哮喘的经络穴位按摩法

疾病简介

哮喘是小儿时期常见的一种肺气疾病，以发作性哮鸣气喘，喉间有水鸣声，呼吸困难，不能平卧为特征。本病常因气候变化、情绪波动、饮食改变或接触过敏物质而诱发，初发早龄1～6岁多见。此病相当于西医学的支气管哮喘、哮喘性支气管炎和急性毛细支气管炎。

病　因

哮喘的病因既有外因，又有内因。外因主要是由感受外邪，接触异物、异味等引起；内因主要由肺、脾、肾的功能失调引起。主要分为寒性哮喘、热性哮喘、脾肾阳虚和肺肾阴虚等证型。

对证治疗

证型	症状表现	按摩手法
寒性哮喘	咳嗽气喘，喉间痰鸣，鼻流清涕，咳痰清稀色白有沫，面色淡白，口不渴，形寒无汗，四肢不湿，舌淡红，苔薄白，脉浮滑	清肺经300次，逆运内八卦100次，揉膻中50次，按揉天突50次，双指揉乳根及乳旁100次，推三关100次，揉外劳宫50次，拿风池5次，拿肩井10次，拿合谷5次，擦脊柱3～5次
热性哮喘	咳嗽喘息，喉间痰鸣，声高息涌，痰稠色黄，胸膈满闷，烦渴面赤，小便黄赤，大便秘结，舌红，苔黄，脉滑数	清肺经300次，逆运内八卦100次，推膻中50次，按揉天突50次，双指揉乳根及乳旁100次，清大肠经300次，清小肠经100次，按弦搓摩50次，揉龟尾100次，推下七节骨100次，发热者加清天河水、推六腑各100次
脾肾阳虚	动则喘促咳嗽，气短心悸，面色苍白，形寒肢冷，脚软无力，腹胀纳差，大便溏泄，舌质淡，苔薄白，脉细弱	补脾经200次，补肺经200次，补肾经200次，揉外劳宫100次，揉肺俞100次，揉脾俞100次，揉肾俞100次，揉丹田50次
肺肾阴虚	咳嗽时作，喘促乏力，咳痰不爽，面色潮红，夜间盗汗，消瘦气短，手足心热，夜尿多，舌质红，苔花剥，脉细数	清肺经200次，运内八卦100次，推脾经200次，推揉膻中150次，揉乳根50次，揉乳旁50次，揉肺俞100次，揉二人上马200次，补肾经100次。如孩子阴虚重，可加揉丹田50次，捏脊6次

小儿哮喘的具体按摩手法

小儿哮喘可以根据不同证型选择不同手法进行按摩，以下为具体图示及文字说明：

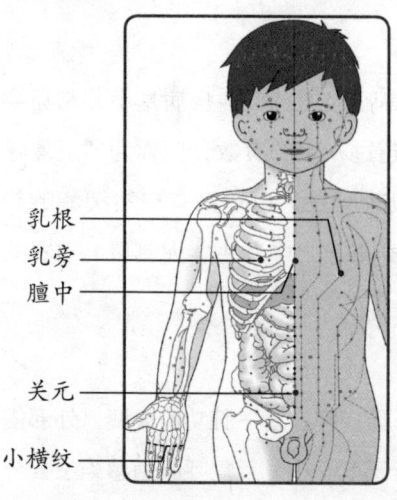
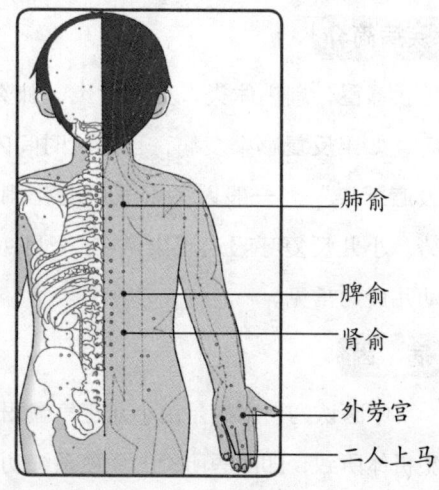

乳根
乳旁
膻中

关元

小横纹

肺俞

脾俞
肾俞

外劳宫
二人上马

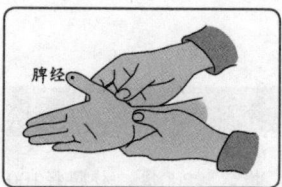
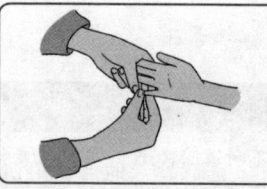
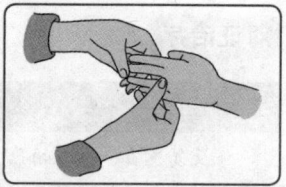

推脾经：旋推或循拇指桡侧边缘向掌根方向直推为补脾经；用拇指指腹或桡侧缘从孩子的指根向指端方向直推为清脾经。

推肾经：在孩子小指面顺时针方向旋推或从指根直推至指尖为补肾经；将孩子小指伸直，由指尖推至指根为清肾经。

推肺经：一手握住孩子手，用拇指指腹或桡侧缘从孩子无名指末节指纹推向指尖方向为清肺经；旋推或反向直推为补肺经。

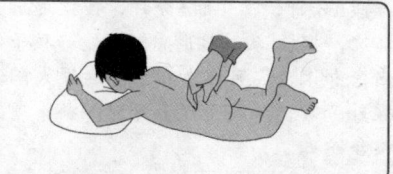
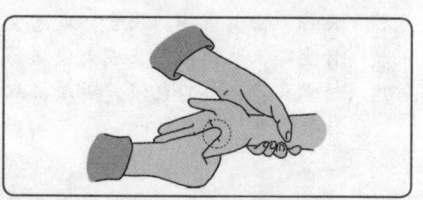

捏脊：用双手的拇指、中指和食指指腹，捏起孩子脊柱上面的皮肤，然后轻轻提起，从龟尾穴开始，边捻动边向上走，至大椎穴止。

运内八卦：用运法，顺时针方向掐。
逆运内八卦：逆时针运掐。

第四章　小儿常见病症的经络穴位按摩法

小儿反复呼吸道感染的经络穴位按摩法

疾病简介

感冒、扁桃体炎、支气管炎、肺炎等呼吸道感染性疾病是小儿常见疾病，如果反复感染发病，且单位时间内超过一定的次数，则称为"反复呼吸道感染"。一般以冬春气候变化剧烈时反复，夏季则有自然缓解的趋势。小儿反复呼吸道感染常在6个月~6岁孩子之中发生，尤其以1~3岁的幼儿最为常见。

病　因

中医认为，本病是由小儿正气虚弱，肺、脾、肾三脏功能失调，外邪侵犯机体所致，即西医所说的免疫系统功能低下。小儿反复呼吸道感染主要分为营卫失和、肺脾两虚和肾虚骨弱三种证型。

168

对证治疗

证型	症状表现	按摩手法
营卫失和	反复感冒，恶寒怕热，不耐寒凉，平时汗多，肌肉松弛，或伴有低热，咽红不消退，扁桃体肿大，或肺炎咳喘后久不康复；舌淡红，苔薄白或花剥，脉浮数无力，指纹紫滞	推三关200次，推六腑200次，补脾经100次，补肾顶50次，按合谷30次，按复溜30次，掐揉二扇门50次。如孩子体内余邪未清，可以加推坎宫、揉太阳的手法
肺脾两虚	屡受外邪，咳喘迁延不已，或愈后又作，面黄少华，厌食，或恣食肥甘生冷，肌肉松弛，或大便溏薄，咳嗽多汗，唇口色淡，舌质淡红，脉数无力，指纹淡	补脾经200次，补胃经100次，运水入土200次，运内八卦200次，推三关100次，摩腹5分钟，揉中脘5分钟，按揉足三里50次，捏脊6次，揉脾俞50次。如孩子体内余邪未清，可以加推坎宫、揉太阳、揉外劳宫；如孩子汗多可以加补肾顶、按合谷
肾虚骨弱	反复感冒，甚则咳喘，面白无华，肌肉松弛，动则自汗，寐则盗汗，睡不安宁，五心烦热，立、行、齿、发、语迟，或鸡胸龟背，舌苔薄白，脉数无力	补脾经、补肾经、按揉足三里各300次，捏脊5次，摩丹田5分钟。如果孩子汗多，可以加补肾顶、按合谷等手法

小儿反复呼吸道感染的具体按摩手法

小儿反复呼吸道感染可以根据不同证型选择不同手法进行按摩，以下为具体图示及文字说明：

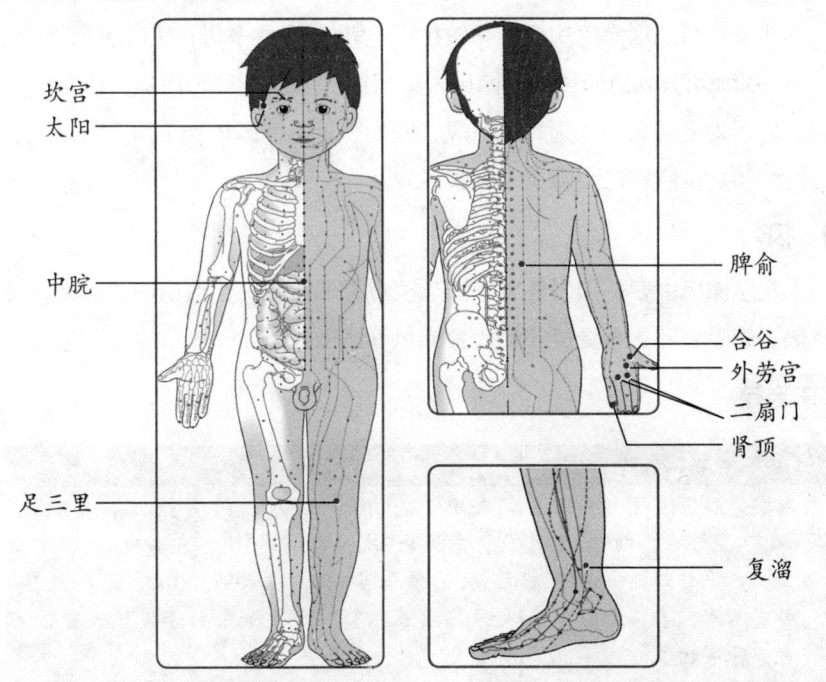

坎宫
太阳
中脘
足三里

脾俞
合谷
外劳宫
二扇门
肾顶
复溜

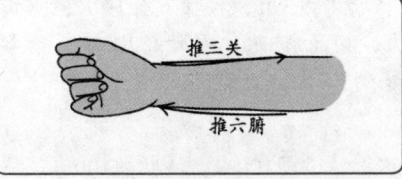

推三关
推六腑

推三关：用拇指或食、中二指面从孩子的腕部推向肘部。推六腑：用拇指或食、中二指指腹从孩子的肘部推向腕部。

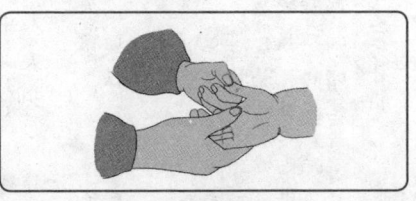

运土入水：用运法由小儿拇指指腹部的脾经穴起，沿手掌的掌根和尺侧部，至小指指腹的肾经穴。

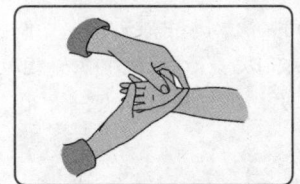

补胃经：旋推拇指掌面第一节或沿赤白肉际从指横纹推向掌指横纹。

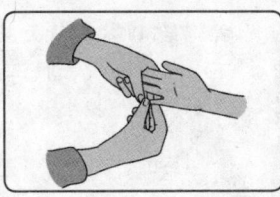

补肾经：在孩子小指面顺时针方向旋推或从指根直推至指尖。

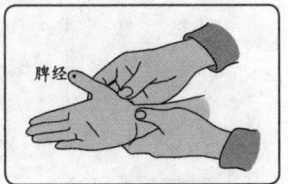

脾经

补脾经：旋推或循拇指桡侧边缘向指根方向直推。

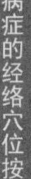

小儿急惊风的经络穴位按摩法

疾病简介

　　小儿惊风是儿童常见病症，一般在1~5岁的儿童中多见，任何季节均可发生。小儿惊风可分为急惊风与慢惊风。如果起病急暴，属阳属实，以高热、抽风、昏迷为主要表现，则为急惊风，较为少见。惊风相当于西医的高热、中毒性细菌性痢疾、乙型脑炎、脑膜炎等。

病　因

　　小儿急惊风主要是因为外感六淫、疫毒之邪所致，也可由惊恐所致，感受风热、感受暑邪、感受疫邪和痰食惊风等证型。

对证治疗

证型	症状表现	按摩手法
感受风热	起病急骤，发热，头痛，鼻塞，流涕，咳嗽，咽痛，严重者烦躁、惊厥、神志不清，舌苔薄白或薄黄，脉浮数	掐人中5次，掐十王5次，掐精宁3次，掐威灵5次，拿大敦5次，拿解溪5次，拿委中5次，拿曲池5次，拿合谷5次，推六腑200次，清肝经200次，掐揉五指节30次。如果孩子发热太重，可加清天河水、拿肩井
感受暑邪	起病较急，壮热多汗，头痛项强，恶心呕吐，烦躁嗜睡，抽搐，口渴便秘，舌红苔黄，脉弦数	掐人中5次，掐老龙5次，按揉百会30次，重掐小天心20次，掐涌泉5次，平肝经200次，清心经200次，掐十王5次，清大肠200次，推脊5次
感受疫邪	起病急骤，突然高热，持续不退，神志昏迷，反复抽搐，呕吐腹痛，大便腥臭或夹脓血，舌红，苔黄腻，脉滑数	清肺经100次，清心经100次，清肝经100次，运内八卦50次，清天河水100次，揉耳后高骨30次，推六腑100次，掐人中5次，掐曲池5次，掐洪池5次，掐合谷5次，推涌泉50次
痰食惊风	腹痛，呕吐，便秘，发热，神昏惊厥，喉中痰鸣，口中气秽，舌苔厚腻，或白或黄，脉滑数	补脾经300次，清大肠300次，摩中脘5分钟，推下七节骨50次，推三关50次，清心经100次，运八卦50次，揉小天心5次，掐二扇门10次，清天河水50次
惊恐惊风	面色时青时赤，惊惕不安，喜投母怀，偶有发热，大便色青，脉数乱	清肝经100次，掐人中5次，掐十宣3次，掐指甲根5次，拿合谷10次，拿曲池10次，掐端正5次

小儿急惊风的具体按摩手法

小儿急惊风可以根据不同病因选择不同手法进行按摩，以下为具体图示及文字说明：

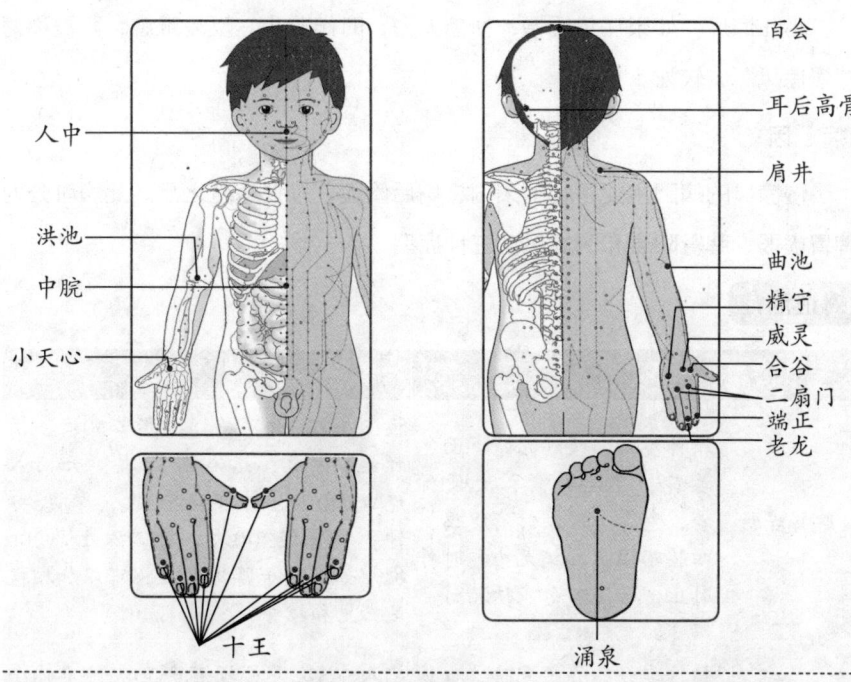

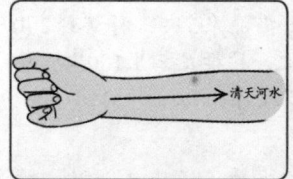

清天河水：用食指、中指指面从腕部推向肘部。

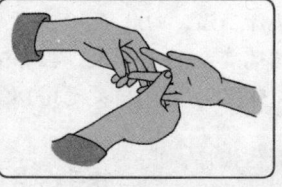

清心经：以拇指指腹或桡侧面从孩子指根向指尖方向直线推。

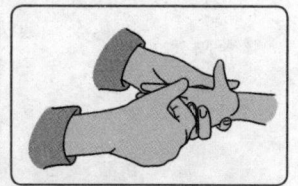

清大肠经：一手拇指指腹或桡侧面从孩子虎口沿桡侧缘推至食指尖。

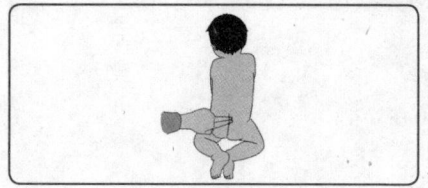

推下七节骨：用拇指绕侧面或食、中二指指面自上而下直推。

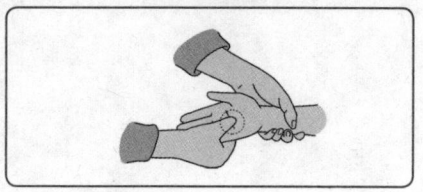

运内八卦：用运法，顺时针方向掐。

第四章 小儿常见病症的经络穴位按摩法

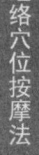

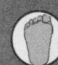

小儿慢惊风的经络穴位按摩法

疾病简介

　　小儿惊风，如果病势缓慢，抽搐无力，时作时止，反复难愈，则被称为"慢惊风"，较为少见。

病　因

　　慢惊风的病因主要是吐泻久痢、病后体虚、过食寒冷之品。此病可分为脾胃虚弱、脾肾阳衰和阴虚风动三种症型。

对证治疗

证型	症状表现	按摩手法
脾胃虚弱	精神萎靡，嗜睡露睛，面色萎黄，不思饮食，大便稀溏，色带青绿，时有腹鸣，四肢不温，抽搐无力，时作时止，舌淡苔白，脉沉弱	推三关200次，掐揉五指节30次，清肝经100次，运八卦50次，天门入虎口100次，补脾经200次，摩腹5分钟，补肾经200次，揉二人上马200次。如果孩子脾虚明显，可以加按揉足三里和捏脊
脾肾阳衰	精神委顿，昏睡露睛，口鼻气息冷，额头汗不温，四肢厥冷，手足蠕蠕震颤，舌质淡，苔薄白，脉沉微	掐人中5次，按揉百会30次，重揉小天心20次，掐涌泉5次，补脾经200次，捏脊5次，按揉足三里100次，揉关元100次，揉脐100次
阴虚风动	精神疲惫，形体憔悴，虚烦低热，手心热，易出汗，大便干结，肢体拘挛或强直，抽搐时轻时重，舌绛少津，苔少或无苔，脉细数	揉二人上马100次，揉丹田100次，按揉三阴交5分钟，揉肾顶200次，捏脊5次，摩腹5分钟，掐老龙5次，揉总筋5分钟，掐威灵5次

172

小儿慢惊风的具体按摩手法

小儿慢惊风可以根据不同证型选择不同手法进行按摩，以下为具体图示及文字说明：

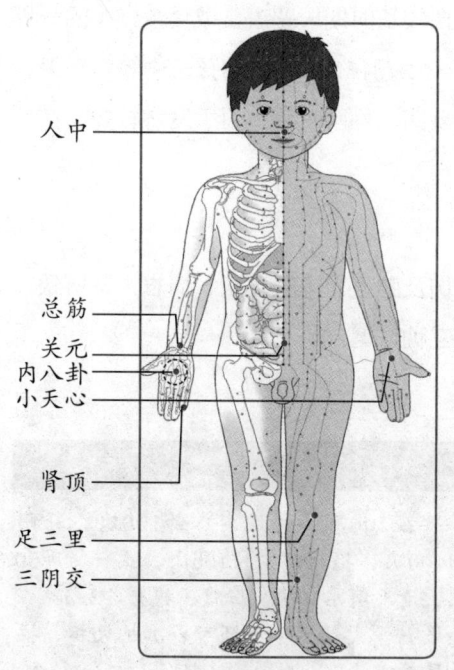

人中

总筋
关元
内八卦
小天心

肾顶

足三里

三阴交

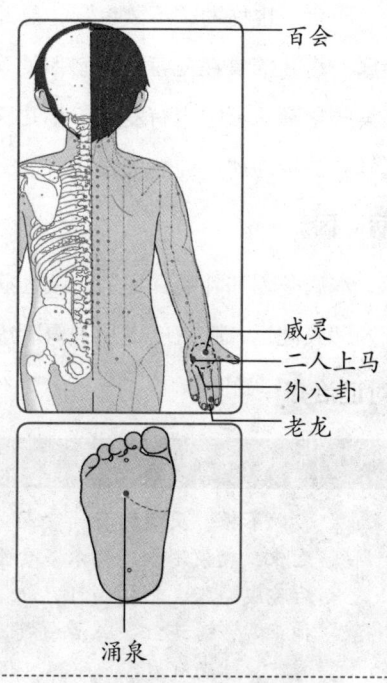

百会

威灵
二人上马
外八卦
老龙

涌泉

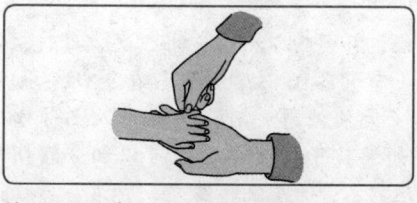

掐揉五指节：用拇指指甲掐揉孩子手掌背面五指的第一指间关节。

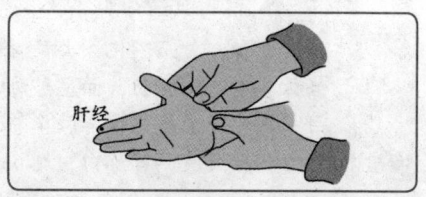

肝经

清肝经：用拇指指腹或桡侧面从孩子的指根向指尖方向直推。

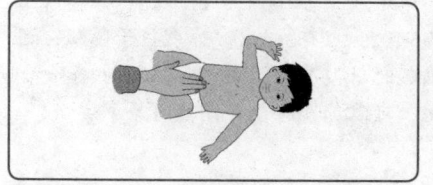

揉脐：父母用中指指端或掌根揉孩子的肚脐，或用拇指和食、中二指抓住其肚脐抖揉50~100次。

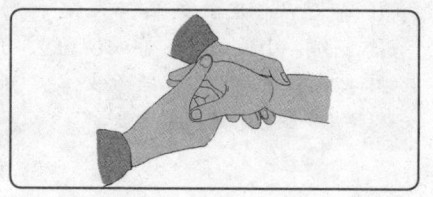

天门入虎口：用一手拇指和食、中二指相对，分别拿住小儿的虎口和掌根部天门穴，另一手握住肘部，进行摇动。

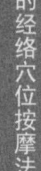

小儿厌食的经络穴位按摩法

疾病简介

　　厌食，也称为"不欲食"，是儿童较长时期厌恶进食或食量减少的一种疾病。小儿厌食在儿童各年龄段均可发生，在1~6周岁的孩子中较为多见，在某些学龄儿童中也有发生。小儿厌食四季均可发生，夏季发病较多。在西医学中被称为"单纯性厌食"。

病　因

　　本病多因哺乳喂食不节，或他病伤及脾胃、先天不足、情志失调所致，分为脾失健运、脾胃气虚和脾胃阴虚三种证型。

对证治疗

174

证型	症状表现	按摩手法
脾失健运	食欲不振，厌恶进食，食而乏味，大便不调，偶尔多食后脘腹饱胀，形体尚可，精神正常，舌淡红，苔薄白或薄腻，脉尚有力	补脾经200次，逆运内八卦100次，分阴阳100次，掐揉四横纹100次，揉一窝风50次，清天河水50次，摩腹、捏脊各2~3次。如果孩子大便偏干，还可以加揉天枢、揉龟尾等手法
脾胃气虚	不思进食，食而不化，大便偏稀夹不消化食物，面色苍白或萎黄，形体偏瘦，肢倦乏力，舌质淡，苔薄白，脉缓无力	补脾经、补大肠各200次，推三关、摩腹、推上七节骨各100次，配合捏脊2~3次。如果孩子大便溏薄，可以加运水入土等手法；如果孩子饮食不化，可以加分腹阴阳、运内八卦等手法
脾胃阴虚	不欲进食，食少饮多，面色欠华，皮肤失润，大便干结，小便短黄，甚或烦躁少寐，手足心热，舌红少津，苔少或花剥，脉细数	补脾经200次，清胃经、顺运内八卦、清大肠、运水入土各100次，揉中脘、揉二人上马各50次，捏脊2~3次。如果孩子便秘，还可以顺时针按摩神阙5分钟；如果孩子食少不化，可以加揉脾俞、揉板门等手法

小儿厌食的具体按摩手法

小儿厌食可以根据不同证型选择不同手法进行按摩，以下为具体图示及文字说明：

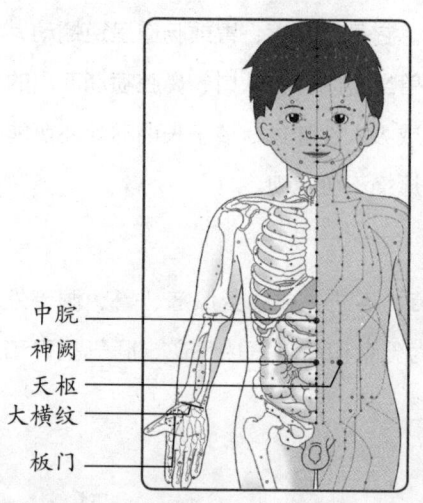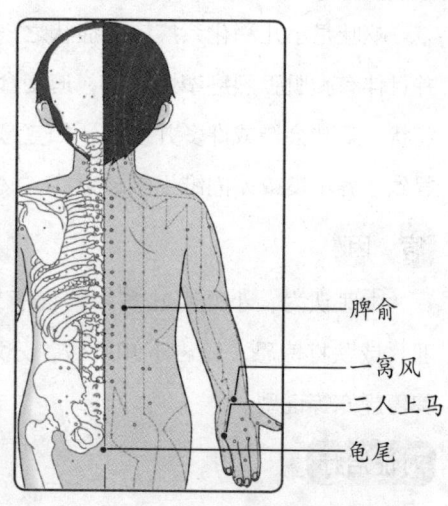

中脘
神阙
天枢
大横纹
板门

脾俞
一窝风
二人上马
龟尾

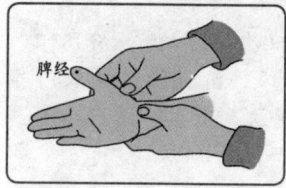

补脾经：旋推或循拇指桡侧边缘向掌根方向直推。

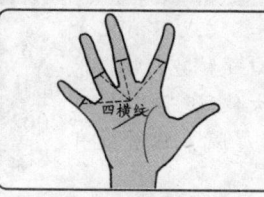

掐揉四横纹：用拇指指甲掐揉掌面食、中、无名、小指第一指间关节横纹处。

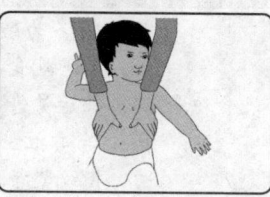

分阴阳：用两手大拇指，从坎宫小天心处向两边分推。

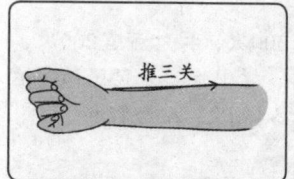

推三关：用拇指或食、中二指指面从腕部向肘部直推。

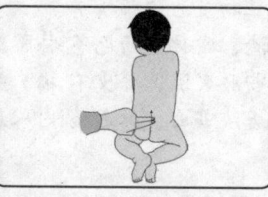

推上七节骨：用拇指绕侧面或食、中二指指面自下而上直推。

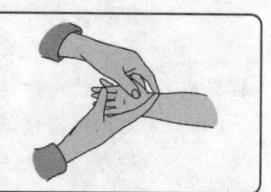

清胃经：用拇指桡侧面处拇指近掌面第一节指横纹推向掌指横纹为清，称为"清胃经"。

第四章 小儿常见病症的经络穴位按摩法

小儿呕吐的经络穴位按摩法

疾病简介

　　呕吐是小儿消化系疾病的症状之一。它是指食管、胃或肠道呈逆蠕动，并且伴有腹肌强烈痉挛性收缩，迫使食管或胃内容物从口、鼻腔喷涌而出的症状。呕吐会造成许多并发症，如窒息或吸入性肺炎，孩子长期呕吐还可能导致营养不良或体内维生素缺乏症，父母绝不可忽视。

病 因

　　中医认为，小儿呕吐多由乳食不节、不洁，或感受风寒、暑、湿等外邪，或跌打惊恐、情志不知所致，分为乳食积滞、胃热气逆、肝气犯胃和脾胃虚寒等证型。

对证治疗

证型	症状表现	按摩手法
乳食积滞	呕吐物多为酸臭乳块或不消化食物，不思乳食，口气秽臭，脘腹胀满，吐后觉舒，大便秘结或泻下酸臭，舌质红，苔厚腻，脉滑数有力，指纹紫滞	掐合谷50次，清大肠、分阴阳、清补脾经、清胃经、揉板门各200次，清天河水、运内八卦、按揉足三里各100次
胃热气逆	食入即吐，呕吐频繁，吐物酸臭，口渴多饮，面赤唇红，烦躁少寐，舌红苔黄，脉滑数，指纹紫滞	清脾经、清胃经、清大肠各200次，掐合谷50次，推六腑、运内八卦、清天河水、平肝经、分阴阳各100次
脾胃虚寒	食后良久方吐，吐物多为清稀痰水或不消化乳食残渣，常伴有面色苍白，精神疲倦，四肢欠温，食少不化，腹痛便溏，舌淡苔白，脉迟缓无力，指纹淡	补脾经300次，揉外劳宫200次，推三关、揉中脘、分腹阴阳、运内八卦各100次，配合捏脊
肝气犯胃	呕吐酸苦，胸胁胀痛，易怒易哭，舌边红，苔薄腻，脉弦，指纹紫	清肝经、清脾经、清胃经各200次，揉板门、清天河水各100次，掐合谷、运内八卦、揉中脘、分腹阴阳各50次

小儿呕吐的具体按摩手法

小儿呕吐以根据不同证型选择不同手法进行按摩，以下为具体图示及文字说明：

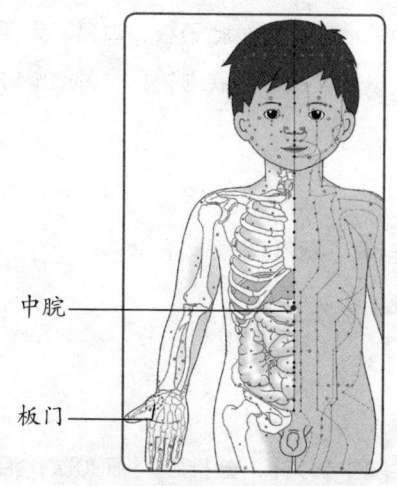
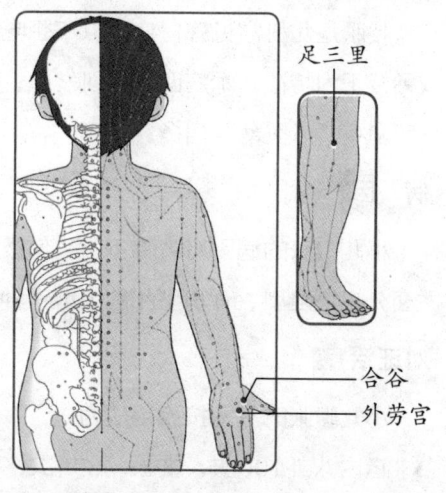

中脘

板门

足三里

合谷

外劳宫

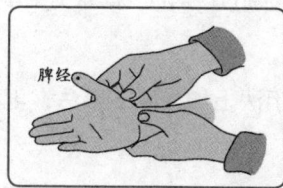

脾经

推脾经：旋推或循拇指桡侧边缘向指根方向直推为补脾经；用拇指指腹或桡侧缘从孩子的指根向指端方向直推为清脾经。

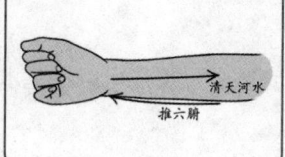

清天河水
推六腑

推天河水：用食指、中指指面从腕部推向肘部。推六腑（退六腑）：用拇指或食、中二指指腹从孩子的肘部推向腕部。

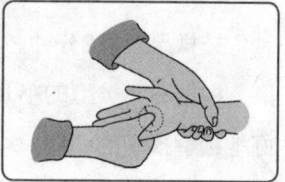

运内八卦：用运法，顺时针方向掐。

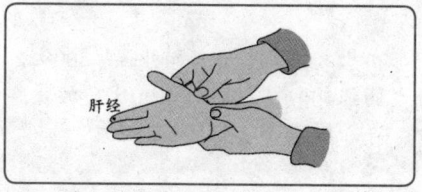

肝经

清肝经：用拇指指腹或桡侧面从孩子的指根向指尖方向直推。

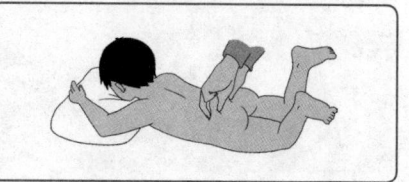

捏脊：用双手拇指、中指和食指指腹，捏起孩子脊柱上面的皮肤，然后轻轻提起，从龟尾穴开始，边捻动边向上走，至大椎穴止。

第四章 小儿常见病症的经络穴位按摩法

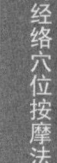

小儿腹胀的经络穴位按摩法

疾病简介

腹胀是儿科常见脾胃病，以不想吃饭、消化不良、肚子胀、口臭、大便或稀或干为特征。本病四季皆可发生，尤以夏秋季节发病率较高，各年龄段均可发病，以婴幼儿居多。

病 因

小儿腹胀的病因有乳食不节，伤及脾胃；或脾胃虚弱，乳食停滞不化，主要分来痰阻型、食积型和脾虚型三种证型。

对证治疗

小儿腹胀的基本按摩手法为：

运内八卦100次，推板门200次，揉膻中1分钟，分推腹阴阳30次，沿肋弓角边缘或自中脘至肚脐，向两旁分推，按摩中脘5分钟，点揉水分1分钟，按揉足三里2分钟。

根据不同类型的小儿腹胀，父母还可以在基本手法上加入以下手法，更好地缓解孩子的病痛。

证型	症状表现	按摩手法
痰阻型	咳嗽吐痰，身体乏力，痰黏等	父母在基本按摩手法中加推六腑300次，按揉丰隆、脾俞穴各1分钟
食积型	呕吐，腹痛，大便不通，舌苔厚腻	父母在基本按摩手法中加揉板门100次，清大肠200次，按揉天枢2分钟
脾虚型	手脚冰凉，食欲不振，怕冷喜暖	父母在基本按摩手法中加补脾经300次，补大肠经100次，揉板门100次，按揉脾俞、胃俞各1分钟，捏脊5～10次

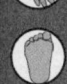

小儿腹胀的具体按摩手法

　　小儿腹胀可以根据不同证型选择不同手法进行按摩，以下为具体图示及
文字说明：

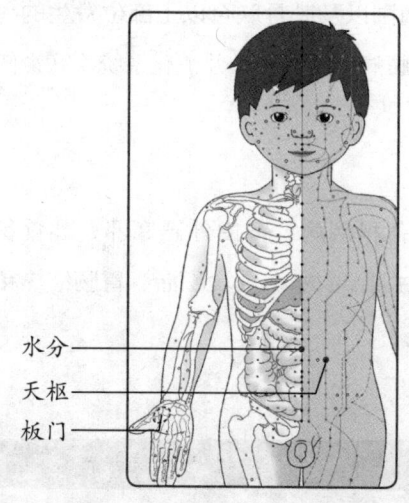
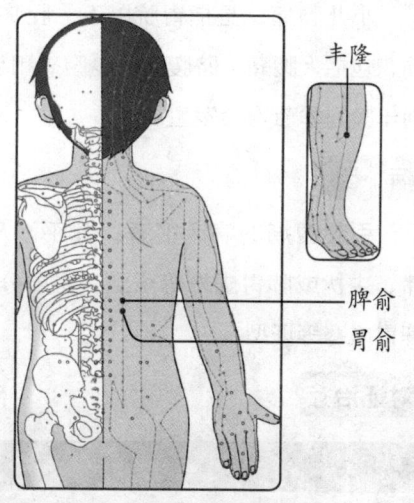

丰隆

脾俞
胃俞

水分
天枢
板门

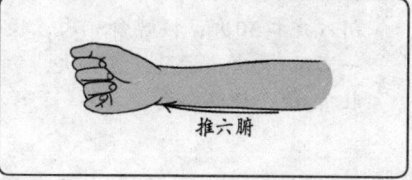

推六腑（退六腑）：用拇指或食、中
二指指腹从孩子的肘部推向腕部。

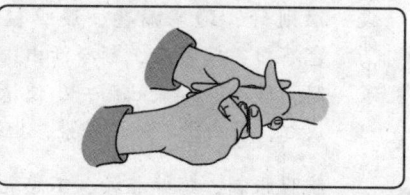

推大肠经：一手托住孩子的手，使其
手掌侧放，用另一手的拇指指腹或桡
侧面从孩子虎口沿桡侧缘推至食指尖
为清大肠；反之，从孩子的食指指尖
推向虎口为补，称为补大肠。

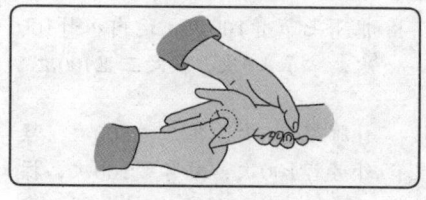

运内八卦：用运法，顺时针方向掐。

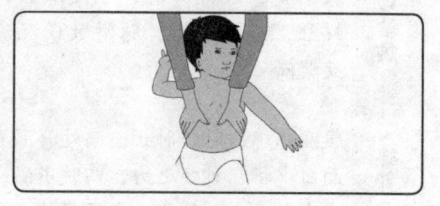

分推腹阴阳：沿肋弓角边缘或自中脘
至脐向两旁分推。

第四章　小儿常见病症的经络穴位按摩法

小儿腹痛的经络穴位按摩法

疾病简介

　　小儿腹痛，是指胃脘以下、肚脐周围以及耻骨联合以上部位发生的疼痛，包括大腹痛、脐腹痛、少腹痛和小腹痛。腹痛为小儿消化系统疾病，任何年龄与季节均会发生。

病　因

　　引起腹痛的病因很多，几乎涉及各科疾病，多由外感寒邪、乳食积滞、虫扰或脾胃虚寒等所致，主要分为腹部中寒、乳食积滞、胃肠结热和脾胃虚寒等证型。

对证治疗

证型	症状表现	按摩手法
腹部中寒	腹部疼痛，阵阵发作，痛处喜暖，得温则舒，遇寒痛甚，肠鸣辘辘，面色苍白，痛甚者，额冷汗出，唇色紫暗，肢冷，或兼吐泻，小便清长，舌淡红，苔白滑，脉沉弦紧，指纹红	推三关200次，补脾经100次，天门入虎口30次，按脾俞50次，揉一窝风100次，揉足三里50次，拿肚角3次，揉脐50次
乳食积滞	脘腹胀满，疼痛拒按，不思乳食，腹痛欲泻，泻后痛减，或时有呕吐，吐物酸馊，矢气频作，粪便秽臭，夜卧不安，时时啼哭，舌淡红，苔厚腻，脉象沉滑，指纹紫滞	清脾经、清胃经各200次，清板门、清大肠、揉天枢各100次，顺运八卦、分推腹阴阳各50次
胃肠结热	腹部胀满，疼痛拒按，大便秘结，烦躁不安，潮热口渴，手足心热，唇舌鲜红，舌苔黄燥，脉滑数或沉实，指纹紫滞	清补脾经100次，清胃经300次，清天河水200次，拿肚角5次，推下七节骨100次，运内八卦100次，拿承山5次，揉足三里100次
脾胃虚寒	腹痛绵绵，时作时止，痛处喜温喜按，面白少华，神疲乏力，四肢不温，乳食减少，或食后腹胀，大便稀溏，唇舌淡白，脉沉缓，指纹淡红	补脾经200次，推三关200次，揉外劳宫100次，补肾经100次，揉足三里50次，揉脐200次，揉一窝风100次

小儿腹痛的具体按摩手法

小儿腹痛可以根据不同证型选择不同手法进行按摩，以下为具体图示及文字说明：

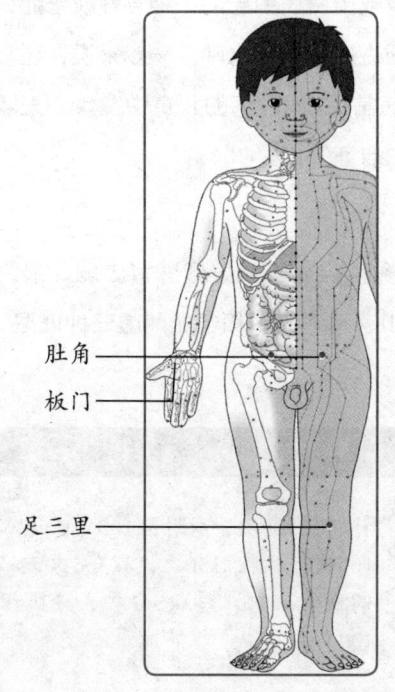
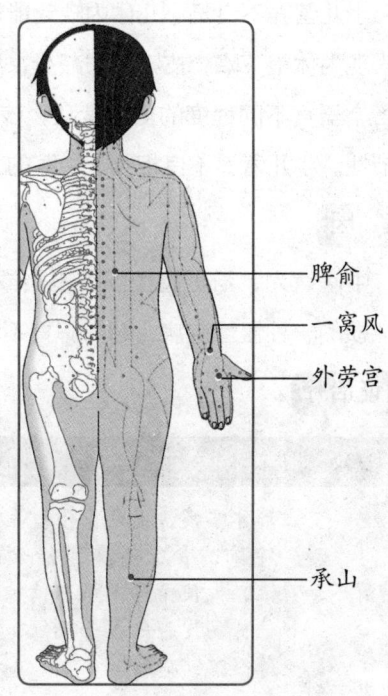

脾俞

一窝风

外劳宫

肚角

板门

足三里

承山

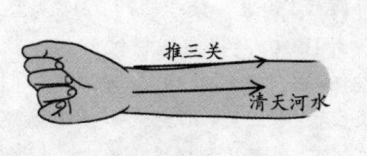

推三关：用拇指或食、中二指指面从腕部向肘部直推。清天河水：用食指、中指二指面从腕部向肘部直推。

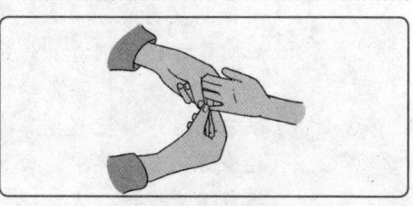

补肾经：在孩子小指指面顺时针方向旋推或从指根直推至指尖。

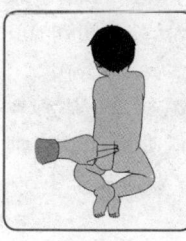

推下七节骨：用拇指绕侧面或食、中二指指面自上而下直推。

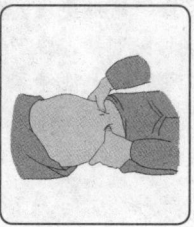

拿肚角：用拇指在脐下两旁推拿。

小儿营养不良的经络穴位按摩法

疾病简介

　　小儿营养不良是小儿体内缺乏能量或蛋白质引起的一种营养缺乏症，主要表现为体重下降，皮下脂肪减少，渐进性消瘦或水肿。一般来说，还常伴有各个器官不同程度的功能紊乱。该病常在5岁以下的儿童中发生，无明显季节性。小儿营养不良相当于中医的"疳证"。

病　因

　　中医认为，疳证是由喂养不当或多种疾病影响导致脾胃虚弱，最终气阴耗损的一种慢性疾病，分为脾胃不和、脾虚夹积和气血两虚三种证型。

对证治疗

182

证型	症状表现	按摩手法
脾胃不和	形体略瘦，面色少华，毛发稀疏，食欲不振或能食善饥，大便干稀不调，精神欠佳，易发脾气，舌淡红，苔薄微腻，脉细	补脾经100次，补肾经100次，运八卦100次，揉板门50次，捏脊6次，掐揉四横纹50次，摩腹5分钟，分腹阴阳100次
脾虚夹积	形体明显消瘦，面色萎黄，肚腹膨胀，甚则青筋暴露，精神不振或易烦躁激动，睡眠不宁，或伴揉眉挖鼻、咬指磨牙，动作异常，食欲不振或多食多便，舌质淡，苔薄腻，脉沉细	补脾经150次，分手阴阳100次，运内八卦100次，掐揉四横纹30次，揉中脘100次，运板门100次，按弦搓摩100次，揉足三里100次。如孩子夜晚睡眠不安，可以加掐揉小天心，掐揉五指节
气血两虚	极度消瘦，面呈老人貌，皮肤干瘪起皱，精神萎靡，啼哭无力，毛发干枯，腹凹如舟，杳不思食，大便稀溏或便秘，有时低热，口唇干燥，舌淡或光红少津，脉沉细弱	捏脊6次，补脾经100次，运内八卦100次，推三关100次，分手阴阳100次，掐揉四横纹50次，运板门50次，补肾经100次，揉外劳宫50次，揉足三里100次。如孩子虚证明显，可以加按揉脾俞、按揉肾俞、揉脐等手法

小儿营养不良的具体按摩手法

小儿营养不良可以根据不同证型选择不同手法进行按摩，以下为具体图示及文字说明：

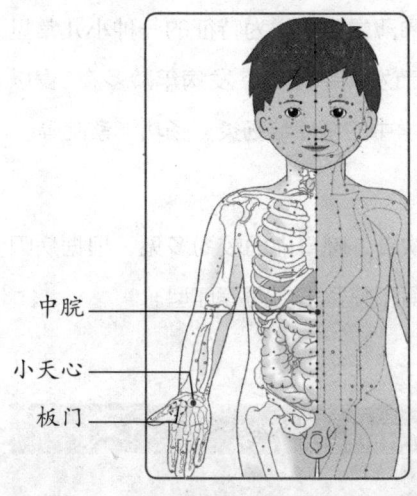 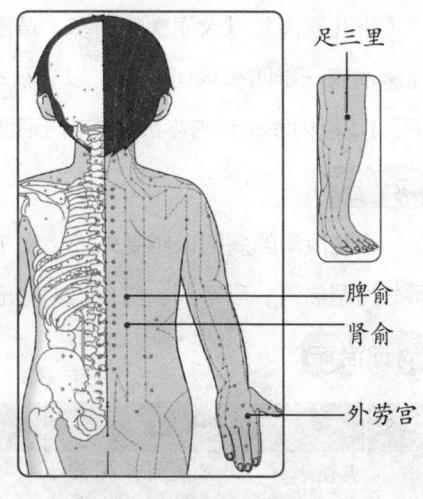

中脘

小天心

板门

足三里

脾俞

肾俞

外劳宫

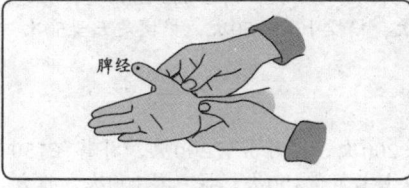

脾经

补脾经：旋推或循拇指桡侧边缘向指根方向直推。

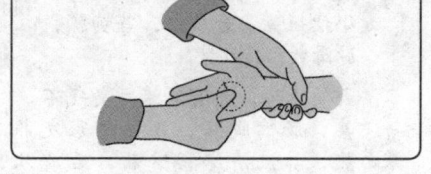

运内八卦：用运法，顺时针方向掐。

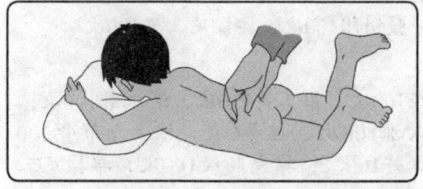
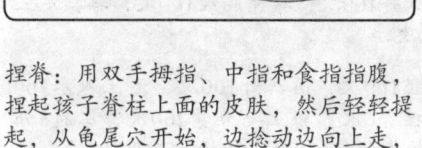

捏脊：用双手拇指、中指和食指指腹，捏起孩子脊柱上面的皮肤，然后轻轻提起，从龟尾穴开始，边捻动边向上走，至大椎穴止。

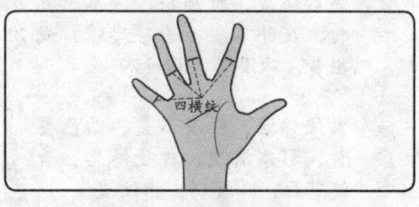

四横纹

掐揉四横纹：用拇指指甲掐揉掌面食、中、无名、小指第一指间关节横纹处。

第四章 小儿常见病症的经络穴位按摩法

小儿泄泻的经络穴位按摩法

疾病简介

小儿泄泻是以大便次数增多，黄质稀薄或如水样为特征的一种小儿常见症。本病一年四季均可发生，以夏秋季节发病率较高，发病年龄多在3岁以下，1岁以内发病者占半数。相当于西医学中的慢性结肠炎、肠功能紊乱等。

病　因

小儿泄泻的病因以感受外邪、伤于饮食、脾胃虚弱较为多见，根据病因可分为湿热泻、风寒泻、伤食泻、脾虚泻和脾肾阳虚泻等证型。

对证治疗

证型	症状表现	按摩手法
湿热泻	大便水样，量多次频，气味秽臭，或见少许黏液，腹痛时作，食欲不振，或伴呕恶，神疲乏力，或发热烦闹，口渴，小便短黄，舌质红，苔黄腻，脉滑数，指纹紫	清补脾经150次，清胃经150次，推大肠经200次，清天河水100次，清小肠经200次，推箕门150次，掐揉小天心50次，掐揉足三里50次
风寒泻	大便清稀，夹有泡沫，臭气不甚，肠鸣腹痛，或伴恶寒发热，鼻流清涕，咳嗽，舌质淡，苔薄白，脉浮紧，指纹淡红	推三关200次，揉外劳宫200次，补脾经150次，推上七节骨150次，揉龟尾100次，推大肠经100次，掐揉足三里50次
伤食泻	大便稀溏，夹有乳凝块或食物残渣，气味酸臭，便前腹痛，泻后痛减，腹痛拒按，不思乳食，夜卧不安，舌苔厚腻，或微黄，脉滑实，指纹滞	清补脾经150次，推大肠经100次，清胃经150次，运板门200次，运八卦100次，揉中脘200次，分腹阴阳100次，按揉足三里100次
脾虚泻	大便稀溏，色淡不臭，面色萎黄，形体消瘦，神疲倦怠，舌淡苔白，脉缓弱，指纹淡	补脾经100次，推三关150次，运八卦100次，运土入水100次，捏脊6次，推上七节骨200次，摩脐100次，推大肠经100次，掐揉足三里100次
脾肾阳虚泻	久泻不止，大便稀溏，或见脱肛，形寒肢冷，精神萎靡，舌淡苔白，脉细弱，指纹色淡	补脾经100次，运八卦100次，运土入水100次，捏脊6次，推上七节骨200次，摩腹5分钟，推大肠经100次，掐揉足三里100次，揉二人上马200次，补肾经200次，揉丹田200次

小儿泄泻的具体按摩手法

小儿泄泻可以根据不同证型选择不同手法进行按摩，以下为具体图示及文字说明：

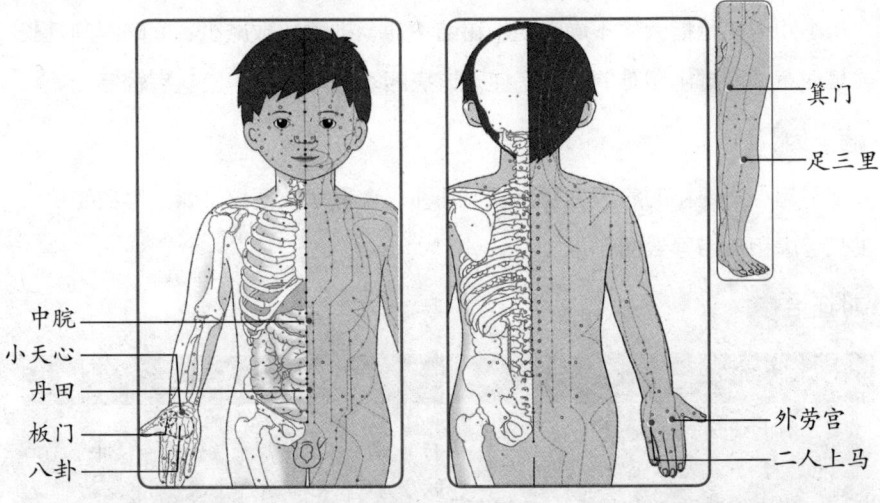

中脘
小天心
丹田
板门
八卦

箕门
足三里

外劳宫
二人上马

185

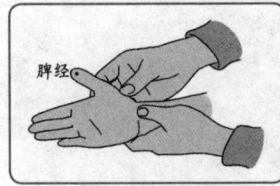

推脾经：旋推或循拇指桡侧边缘向指根方向直推为补脾经；用拇指指腹或桡侧缘从孩子的指根向指端方向直推为清脾经。

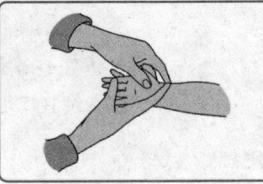

清胃经：从掌指横纹推向指横纹为清，称为清胃经。

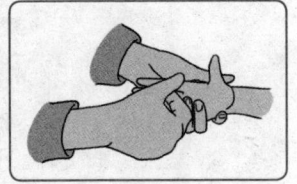

推大肠经：一手托住孩子的手，使其手掌侧放，用另一手的拇指指腹或桡侧面从孩子虎口沿桡侧缘推至食指尖为清大肠；反之，从孩子的食指指尖推向虎口为补，称为补大肠。

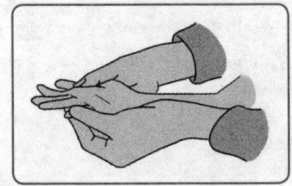
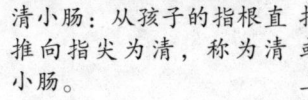

清小肠：从孩子的指根直推向指尖为清，称为清小肠。

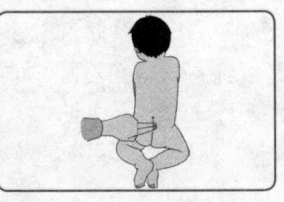

推上七节骨：用拇指绕侧面或食、中二指指面自下而上直推。

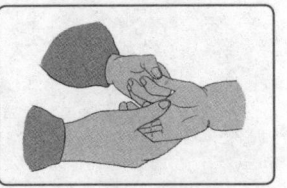

运土入水：用运法由小儿拇指指腹部的脾经穴起，沿手掌的掌根和尺侧部，至小指指腹的肾经穴。

第四章 小儿常见病症的经络穴位按摩法

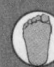

小儿便秘的经络穴位按摩法

疾病简介

　　小儿便秘是指大便干燥坚硬、秘结不通、排便次数减少、间隔时间延长或虽便意频而排出困难的一种病症。该病四季均可发生，发病率较高。

病　因

　　引起小儿便秘的病因主要有以下几种：食积导致便秘、燥热导致便秘、正气亏虚和气滞导致便秘。

对证治疗

证型	症状表现	按摩手法
食积便秘	大便闭结，脘腹胀满，不思乳食，或恶心呕吐，手足心热，小便短黄，舌苔黄腻，脉沉有力，指纹紫滞	揉龟尾300次，摩腹5分钟，揉中脘100次，推下七节骨300次，清大肠（见P195）200次，揉天枢100次
燥热便秘	大便干结，排出困难，甚至秘结不通，面红身热，口干口臭，腹胀或痛，小便短赤，或口舌生疮，舌质红，苔黄燥，脉滑数，指纹紫滞	清肺经100次，推下六腑200次，掐揉四横纹100次，揉阳池50次，推板门100次，清天河水200次，揉小天心50次，揉二人上马50次。如果孩子伴有腹胀痛，可以加清大肠、揉天枢、清脾经等手法
正气亏虚	虽有便意，但难以排出，大便干硬，乏力气短，神疲懒言，或唇甲色淡，头晕心悸，舌淡嫩，苔薄，脉弱，指纹色淡	揉中脘100次，摩腹5分钟，推脾经200次，推三关100次，揉脾俞200次，揉肾俞200次，捏脊5次
气滞便秘	大便不通，欲便不得，嗳气频作，胸胁痞满，或胀闷不舒，严重者腹中胀痛，舌质偏红，苔薄白或微黄，脉弦，指纹滞	清肺经100次，推下六腑200次，揉阳池50次，清肝经100次，摩腹5分钟，推下七节骨100次。如果孩子伴有腹胀痛，可以加清大肠、揉天枢等手法

小儿便秘的具体按摩手法

小儿便秘可以根据不同证型选择不同手法进行按摩，以下为具体图示及文字说明：

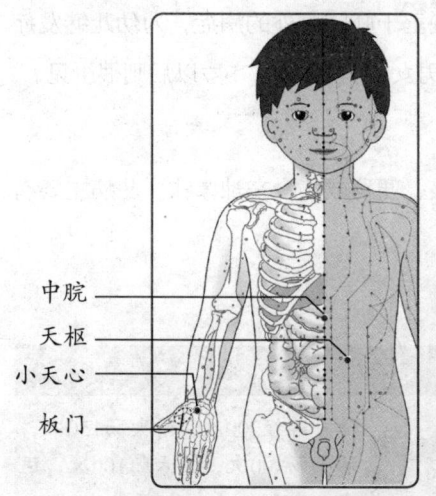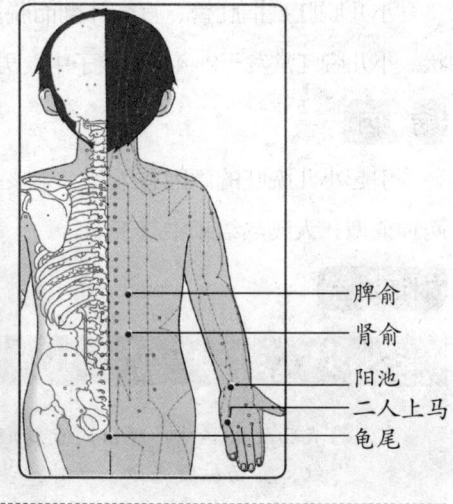

中脘
天枢
小天心
板门

脾俞
肾俞
阳池
二人上马
龟尾

187

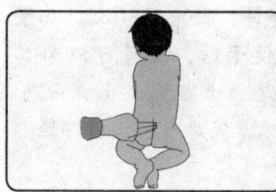

推下七节骨：用拇指绕侧面或食、中二指指面自上而下直推。

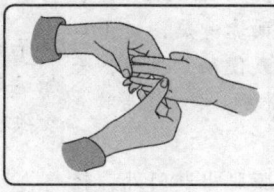

清肺经：用拇指指腹或桡侧缘从孩子的无名指末节指纹推向指尖方向。

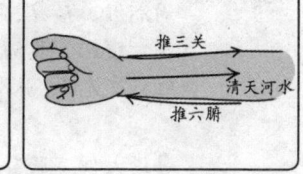

推三关：用拇指或食、中二指指面从腕部推向肘部。清天河水：用食指、中指指腹从孩子的腕横纹向上推至肘横纹处。推六腑：用拇指或食、中二指指腹从孩子的肘部推向腕部。

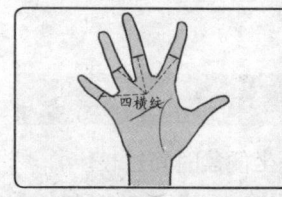

掐揉四横纹：用拇指指甲掐揉掌面食、中、无名、小指第一指间关节横纹处。

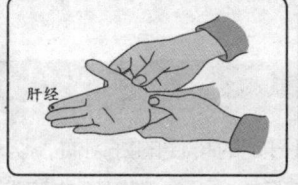

清肝经：用拇指指腹或桡侧面从孩子的指根向指尖方向直推。

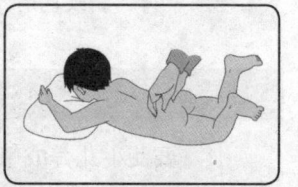

捏脊：用双手拇指、中指和食指指腹，捏起孩子脊柱上面的皮肤，然后轻轻提起，从龟尾穴开始，边捻动边向上走，至大椎穴止。

第四章 小儿常见病症的经络穴位按摩法

188

小儿脱肛的经络穴位按摩法

疾病简介

　　小儿脱肛是指肛管、直肠外翻而脱垂于肛门之外的病症，为幼儿继发症状。小儿脱肛常发于2~4岁的孩子中，男女发病率相等，5岁以后则很少见。

病　因

　　引起小儿脱肛的原因有久泻、久咳、便秘或嗜食辛辣厚味。此病主要有两种证型：大肠热结和中气下陷。

对证治疗

证型	症状表现	按摩手法
大肠热结	直肠脱出肛外，脱出的直肠颜色鲜红，直肠黏膜充血、水肿，甚至糜烂，肛门肿痛常有血性黏液流出，肛周潮湿、瘙痒、面赤身热，口干口臭，腹胀，热泻或便秘，尿黄，舌红，苔黄腻，脉滑数，指纹紫滞	清补脾经200次，清大肠150次，清小肠100次，推六腑100次，运内八卦50次，推七节骨100次，摩腹5分钟，揉龟尾50次。如果孩子大便干结，父母可以为其加运龟尾、天枢穴；如果孩子食欲不振，父母可改用补脾经
中气下陷	每逢大便直肠黏膜脱出肛门外，轻者便后能自动回纳复位，重者便后需用手揉托方能还纳。严重者不仅大便时脱垂，平时哭啼、咳嗽使腹内压增加时也会脱出。脱出的直肠色淡红，常有少量黏液，伴形体消瘦，精神不振，面色少华，舌淡苔薄，指纹色淡	补脾经200次，补肺经100次，补大肠200次，按揉百会50次，推上七节骨100次，推三关100次，揉龟尾50次，运内八卦100次。如果孩子肾虚，父母可以加捏脊、揉二人上马等手法

注意事项

　　1. 要使小儿养成每日定时排便的好习惯，切忌坐便盆时间过长。

　　2. 有咳嗽及反复腹泻的病儿，积极治疗原发病为主，以预防脱肛的发生。对经常脱肛不能自行复位的，必须去医院进行治疗。

小儿脱肛的具体按摩手法

小儿脱肛可以根据不同证型选择不同手法进行按摩，以下为具体图示及文字说明：

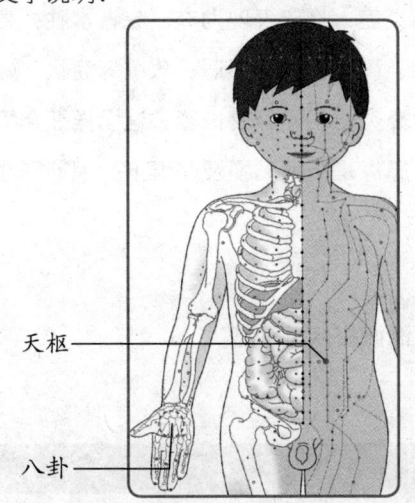
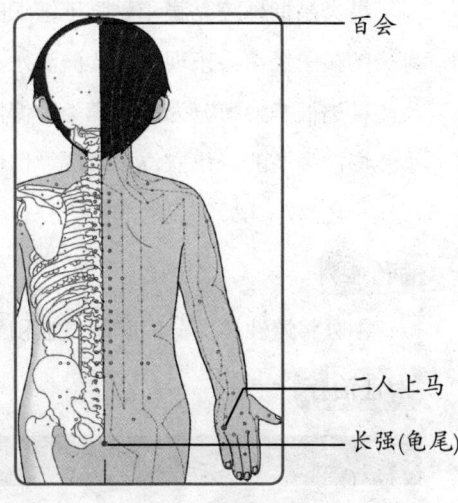

百会

天枢

八卦

二人上马

长强(龟尾)

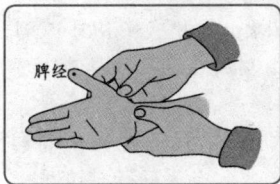

推脾经：旋推或循拇指桡侧边缘向指根方向直推为补脾经；用拇指指腹或桡侧缘从孩子的指根向指端方向直推为清脾经。

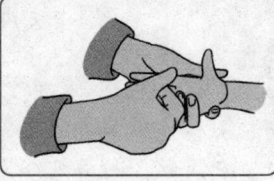

推大肠经：一手托住孩子的手，使其手掌侧放，另一手拇指指腹或桡侧面从孩子虎口沿桡侧缘推至食指尖为清大肠；反之，从孩子的食指指尖推向虎口为补，称为补大肠。

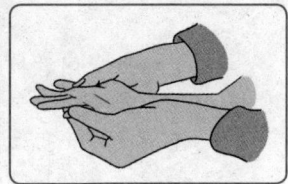

清小肠：从孩子的指根直推向指尖为清，称为清小肠。

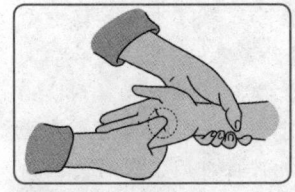
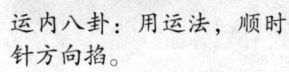

运内八卦：用运法，顺时针方向掐。

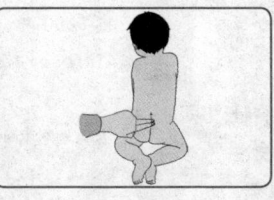

推上七节骨：用拇指绕侧面或食、中二指指面自下而上直推。

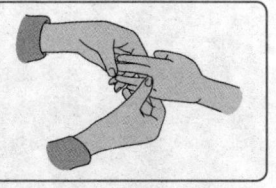

补肺经：一手握住孩子的手，旋推或从指尖推向指根。

第四章 小儿常见病症的经络穴位按摩法

鼻炎的经络穴位按摩法

疾病简介

鼻炎是指鼻腔黏膜和黏膜下组织的炎症，临床表现为充血或者水肿，患鼻炎的孩子经常会出现鼻塞、流清水涕、鼻痒、喉部不适、咳嗽等症状。鼻炎的种类很多，可分为急性鼻炎、慢性鼻炎、慢性鼻窦炎等。这里详细介绍小儿慢性鼻炎的经络穴位按摩法。慢性鼻炎是鼻腔黏膜及黏膜下组织的慢性炎症，也是小儿最常见的病症之一。

病因

中医将慢性鼻炎分为肺脾气虚和气滞血瘀两种证型。

对证治疗

证型	症状表现	按摩手法
肺脾气虚	交替性或间歇性鼻塞，时轻时重，鼻涕白黏、量多，遇寒加重，或伴气短乏力，大便溏薄等症。鼻黏膜肿胀，色淡红，舌苔薄白，脉细弱	清补肺经、揉外劳宫、掐二扇门各100次，开天门10次，推坎宫100次，父母用食、中二指端放在孩子的鼻孔上揉按3分钟，按迎香、山根穴各3分钟，再用两手的拇指从孩子的鼻根部向迎香处分推数次。如果孩子伴有咳嗽等症状，可以加拿揉尺泽、太渊等手法；如果孩子食欲不佳，还可以加补脾经、揉足三里、摩腹等手法
气滞血瘀	持续性鼻塞，鼻涕黏稠，不易擤出，嗅觉迟钝，伴头昏、耳鸣、记忆力减退，鼻黏膜充血，呈暗红或深红色，鼻甲肿大，表面不光滑，如桑葚样，触之较硬，缺乏弹性，对一般滴鼻剂收缩反应较差，舌质紫暗或有瘀点，脉涩	揉肺俞100次，揉膈俞100次，揉风门100次，拿风池5次，揉天柱、大椎各50次，按揉百会、上星各50次，分推前额30次，上擦鼻旁5分钟，按揉迎香100次，捏捻两鼻孔5分钟，最后拿风池、肩井、合谷各5分钟，按揉列缺50次。如果孩子伴有失眠，容易疲劳等症状，可以加按揉神门、三阴交、涌泉穴等手法

慢性鼻炎的具体按摩手法

慢性鼻炎可以根据不同证型选择不同手法进行按摩，以下为具体图示及文字说明：

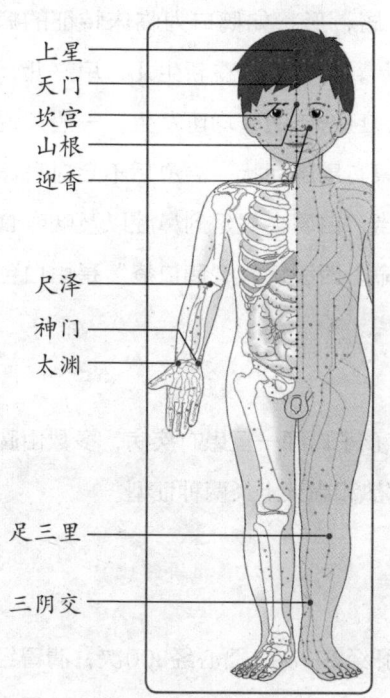
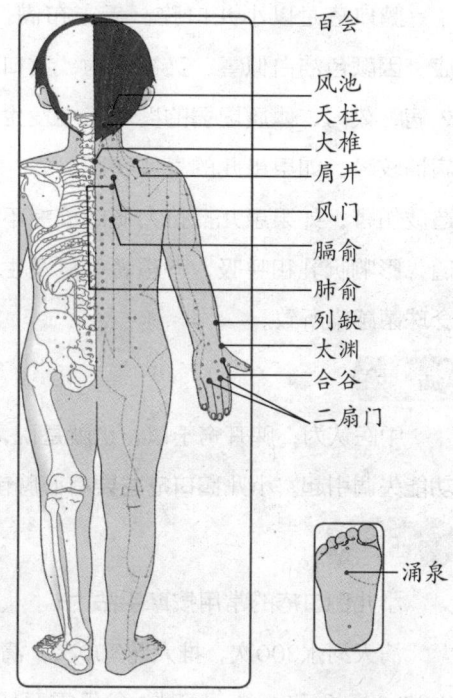

上星
天门
坎宫
山根
迎香

尺泽
神门
太渊

足三里

三阴交

百会
风池
天柱
大椎
肩井
风门
膈俞
肺俞
列缺
太渊
合谷
二扇门

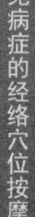
涌泉

191

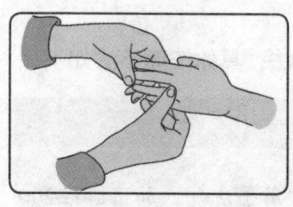

推肺经：一手握住孩子的手，用拇指指腹或桡侧缘从孩子的无名指末节指纹推向指尖方向为清肺经；旋推或反向直推为补肺经。

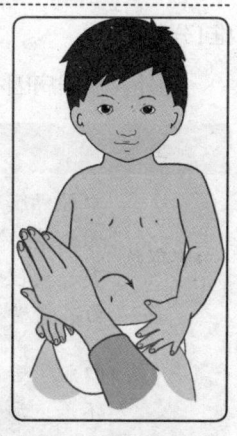

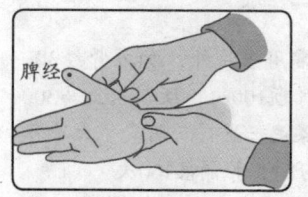

脾经

推脾经：旋推或循拇指桡侧边缘向指根方向直推为补脾经；用拇指指腹或桡侧缘从孩子的指根向指端方向直推为清脾经。

摩腹：用掌或四指围绕肚脐在孩子的整个腹部进行环形移动摩擦。

鹅口疮的经络穴位按摩法

疾病简介

鹅口疮是以小儿口腔、舌上布满白屑，形状如鹅口为临床特征的病症。因颜色洁白似雪，又被称为"雪口"。鹅口疮常在新生儿，早产儿，久病、久泻、体质虚弱的婴幼儿中发生，且一年四季均可发生，一般来说病情较轻。如果患儿的身体状况良好，只有局部症状，治愈后不会对身体造成伤害；如果患儿抵抗力低或治疗不当，白屑会蔓延到鼻腔以及咽喉食道，影响吮乳和呼吸，严重者可危及生命。西医认为"鹅口疮"是由白色念珠菌感染所致。

病　因

中医认为，脾开窍于口，也就是说，孩子口部一旦患有疾病，多数由脾功能失调引起。小儿鹅口疮主要有心脾郁热和虚火上炎两种证型。

对证治疗

小儿鹅口疮的常用按摩手法为：

清天河水300次，推六腑300次，清肝经300次，清心经300次，清胃经50次，揉板门50次。同时，父母需要从孩子的横纹推向板门20次，按揉大椎1分钟。

另外，根据病因不同，父母还可以添加不同的手法，具体按摩手法如下：

证型	症状表现	按摩手法
心脾郁热	口腔黏膜布满白屑，白屑周围红晕较甚，伴心烦口渴、面赤、口臭、大便干结、小便短赤、舌尖红、苔黄	除以上常用手法外，加清脾经200次，清心经加至500次，推下七节骨300次，按揉心俞、脾俞各1分钟
虚火上炎	口腔、舌上白屑散在，周围红晕不著，形体瘦弱，两颧潮红，手足心热，精神困倦，口干不渴，食欲不振，大便溏薄，小便色淡，舌红，少苔，脉细等	除以上常用手法外，加补肾经300次，揉肾顶100次，揉二人上马300次，按揉足三里、三阴交、太冲各穴约半分钟，推涌泉100次

鹅口疮的具体按摩手法

鹅口疮可以根据不同证型选择不同手法进行按摩，以下为具体图示及文字说明：

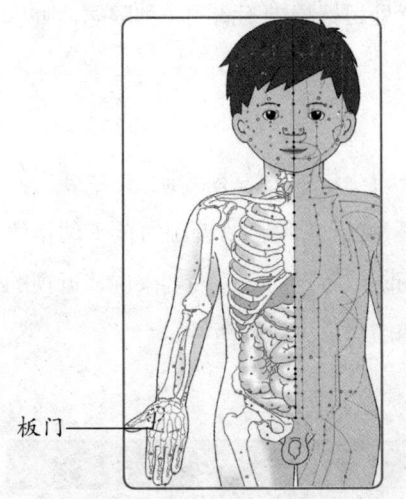
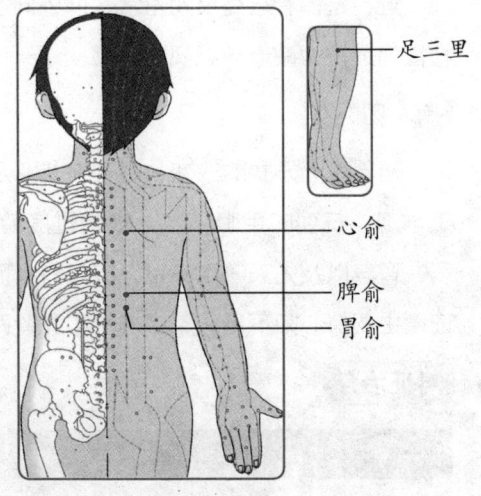

足三里

心俞

脾俞
胃俞

板门

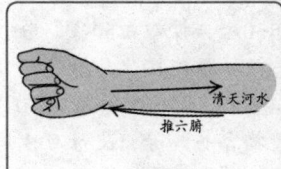
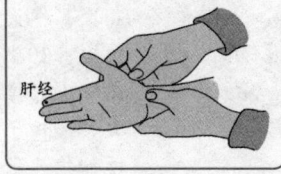
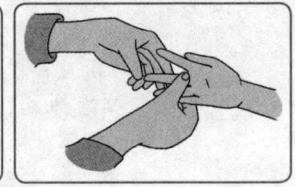

推天河水：用食指、中指指面从腕部推向肘部。推六腑（退六腑）：用拇指或食、中二指指腹从孩子的肘部推向腕部。

清肝经：用拇指指腹或桡侧面从孩子的指根向指尖方向直推。

清心经：以拇指指腹或桡侧面从孩子的指根向指尖方向直推。

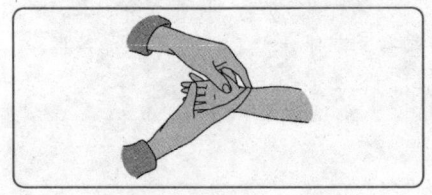
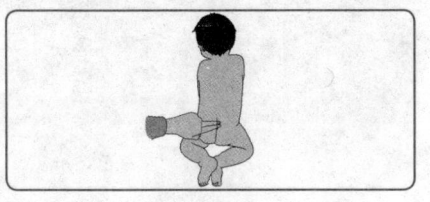

清胃经：从掌指横纹推向指横纹为清，称为清胃经。

推下七节骨：用拇指绕侧面或食、中二指指面自上而下直推。

近视的经络穴位按摩法

疾病简介

近视是指看近处事物正常，但望向远处目标模糊不清的一种眼病。临床特征为远视力减退，近视力正常。

病　因

随着生活方式的改变，近视在儿童及青少年中发病率变高。这主要是由于学习、玩耍时用眼不当，眼睛过度劳累疲乏所致；或者因为孩子幼年体弱，肾气以及先天禀赋不足，阴气有余而阳气不足所致。简要来说，近视的证型主要有心阳不足，气虚神伤和肝肾两虚，目失濡养两种。

对证治疗

证型	症状表现	按摩手法
心阳不足，气虚神伤	视近清楚，视远模糊，全身有心悸神疲，舌质正常或淡，苔薄，脉濡	揉天应100次，揉攒竹50次，揉睛明50次，揉太阳50次，揉四白50次，分推坎宫50次，按揉眼球10次，揉三阴交50次，揉阳陵泉50次，掐揉合谷10次。如孩子视物容易疲劳，父母可以再加推天柱骨，按揉心俞、命门、足三里等手法
肝肾两虚，目失濡养	视近清楚，视远模糊，双眼干涩，眼前黑花渐生，全身有头晕耳鸣，夜眠多梦，腰膝酸软，舌红，苔薄，脉细数	揉天应100次，揉攒竹50次，揉睛明50次，揉太阳50次，揉四白50次，分推坎宫50次，按揉眼球10次，拿风池3次，按揉天柱骨50次，揉肝俞30次，揉肾俞30次，掐揉合谷10次。如果孩子双眼干涩，父母可以加按揉命门、足三里等手法

近视的具体按摩手法

近视可以根据不同病因选择不同手法进行按摩，以下为具体图示及文字说明：

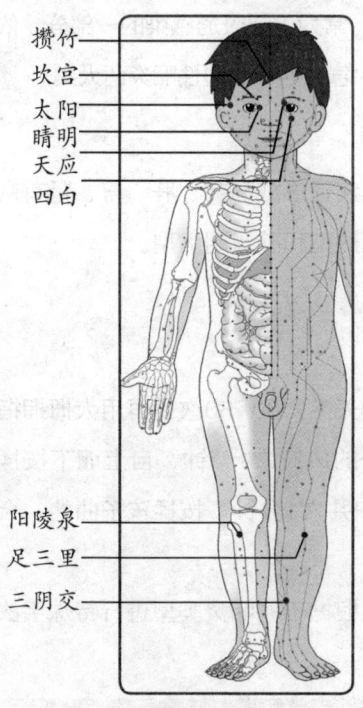
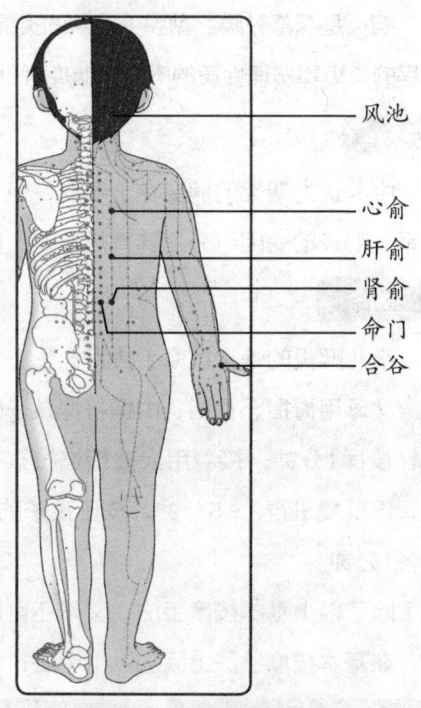

攒竹
坎宫
太阳
睛明
天应
四白

风池

心俞
肝俞
肾俞
命门
合谷

阳陵泉
足三里
三阴交

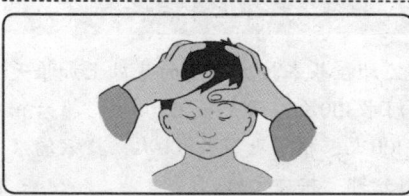
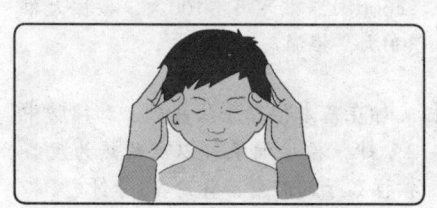
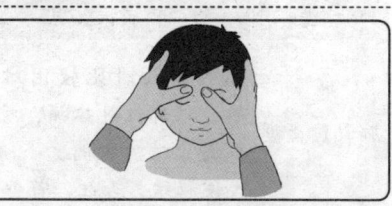
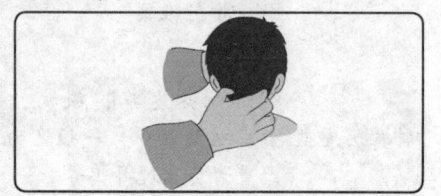

开天门：用两手大拇指在孩子的额头正中线自下而上交替直线推动。

推坎宫：父母将两手大拇指分别放在孩子的两眉头上，然后沿着眉毛向眉梢做分推。

揉太阳：用两手大拇指推眉毛末端与眼睛末端的连线中点的凹陷处。

拿风池：用拇指和食指在孩子脑后两侧的风池穴捏拿。

195

咽炎的经络穴位按摩法

疾病简介

咽炎是咽部黏膜、黏膜下组织的炎症，常为上呼吸道感染的一部分。依据病程的长短和病理性质的不同，咽炎可分为急性咽炎、慢性咽炎两大类。

病　因

中医认为咽炎的病变在于咽喉，但其病理形成与肺、肝、胃、肾有密切关系。咽炎的病因可分为肺胃热盛型、风热型和肺肾阴虚型。

对证治疗

小儿咽炎的基本按摩手法为：

父母用拇指、食指、中指挤捏孩子的天突穴30~50次，再用大拇指指腹轻轻按揉1分钟。接着用大拇指掐按孩子的风府穴1分钟，自上而下按揉孩子颈部反复进行2~5分钟。按压孩子的肩井穴1分钟。按揉孩子曲池、合谷穴各1分钟。

除了以上基本按摩手法，父母还可以根据不同咽炎类型进行特殊手法按摩，在基本按摩手法上添加以下手法：

证型	症状表现	按摩手法
肺胃热盛型	吞咽食物时比较困难，高热，眼部红肿热痛，咳嗽，口渴，咳痰黄稠，小便黄，大便秘结，舌红，苔黄	父母在基本按摩手法的基础上加推天河水300次，清大肠经300次，推六腑300次，推下七节骨300次，搓擦涌泉1分钟，按揉大椎1分钟
风热型	嗓子痛，咽喉干涩，偶尔咳嗽，痰黏难咳	父母在基本按摩手法基础上加清肺经300次，推天河水100次，按揉大椎300次，推涌泉200次
肺肾阴虚型	咽部灼热发痒，微痛，咳嗽，咳痰量少，气短乏力，严重者会出现耳鸣等	父母在基本按摩手法基础上加揉膻中2分钟，按揉涌泉，以皮肤热为度，按揉孩子的肺俞、肾俞各1分钟

咽炎的具体按摩手法

咽炎可以根据不同证型选择不同手法进行按摩，以下为具体图示及文字说明：

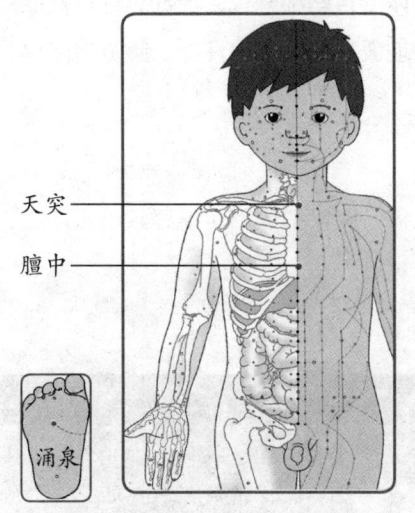
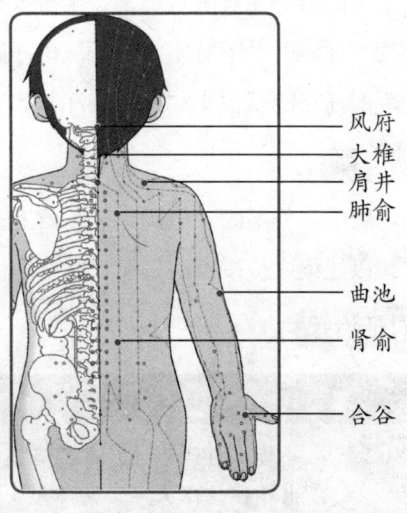

天突

膻中

涌泉

风府
大椎
肩井
肺俞

曲池
肾俞

合谷

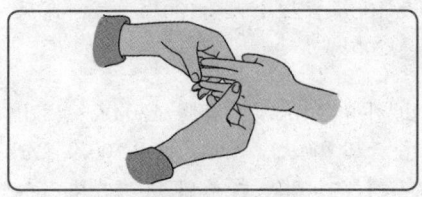

清肺经：一手握住孩子的手，用另一手拇指指腹或桡侧缘从孩子无名指末节指纹向指尖方向推。

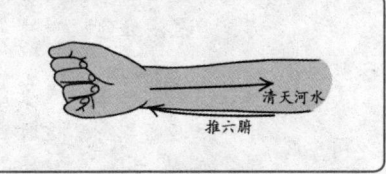

推天河水：用食指、中指指面从孩子的腕部向肘部直推。推六腑：用拇指或食、中二指指腹从孩子的肘部推向腕部。

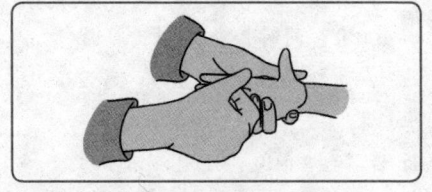

推大肠经：一手拇指指腹或桡侧面从孩子的虎口沿桡侧缘推至食指尖。

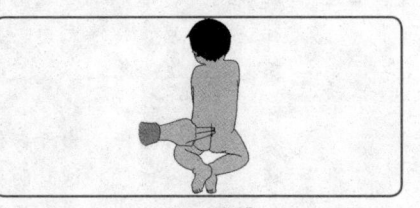

推下七节骨：用拇指绕侧面或食、中二指指面自上而下直推。

小儿自汗盗汗的经络穴位按摩法

疾病简介

有的孩子在安静状态下，全身或身体的某些部分也会流汗，这种病症被称为"汗症"。不分寤寐，无故出汗的现象被称为"自汗"；睡觉时汗出，睡醒时汗止的现象被称为"盗汗"。

病　因

表虚卫外不固、气阴虚弱、营卫失和、脾胃积热都可能导致小儿汗症，若想以经络穴位按摩法缓解，需要酌情对待。

对证治疗

198

证型	症状表现	按摩手法
表虚不固	一般以自汗为主，或伴有盗汗。出汗部位以头部、胸部为多，也常常汗出遍身。这时的孩子平日里经常感冒，疲倦乏力，脉浮无力，舌呈淡红色	补肾经200次，补脾经300次，清肺经200次，清肝经100次，揉肾顶100次，分阴阳100次，清天河水100次，揉小天心100次，揉一窝风200次
气阴虚弱	一般以盗汗为主，或兼自汗，出汗部位遍布周身。这时的孩子嗜睡，手足心热，形体消瘦，口干，唇红，舌淡，脉细弱	补肾经100次，补脾经300次，揉小天心100次，揉二人上马100次，分阴阳100次，揉板门200次，运内八卦100次，同时捏脊5次
营卫失和	一般以自汗为主，或兼盗汗，半身汗出或全身汗出。这时的孩子经常感冒，温热病后或感冒后往往精神倦怠，脉浮无力，胃纳不振，舌呈淡红色	拿风池5次，揉小天心100次，揉板门200次，揉肾顶100次，揉二人上马200次，分阴阳100次，清天河水100次，同时推脊100次
脾胃积热	表现为自汗盗汗，出汗部位在头额、心胸及四肢。这时的孩子面色发黄，腹胀腹痛，小便黄，大便或秘或泻，并夹有尚未消化的食物残渣	清胃经200次，清天河水30次，揉板门200次，分腹阴阳200次，掐四横纹各3次，推脊100次

小儿自汗盗汗的具体按摩手法

小儿自汗盗汗可以根据不同证型选择不同手法进行按摩，以下为具体图示及文字说明：

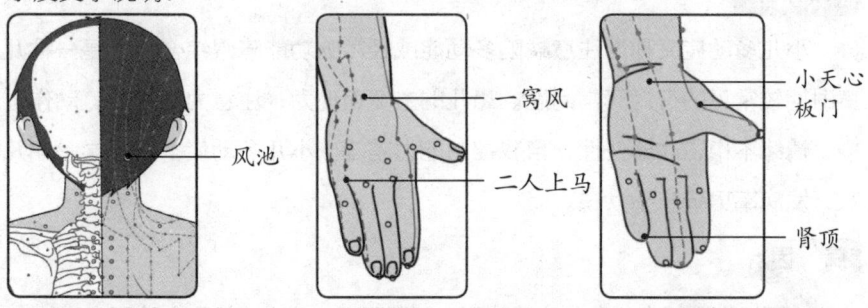

风池　一窝风　二人上马　小天心　板门　肾顶

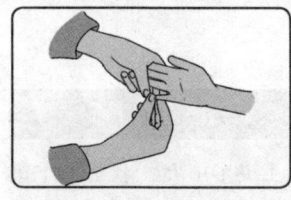

补肾经：在孩子的小指面顺时针方向旋推或从指根直推至指尖。

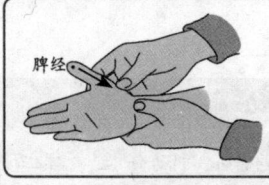

脾经

补脾经：旋推或循拇指桡侧边缘向掌根方向直推。

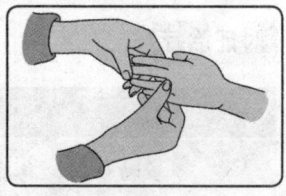

清肺经：一手握住孩子的手，用拇指指腹或桡侧缘从孩子无名指末节指纹推向指尖方向。

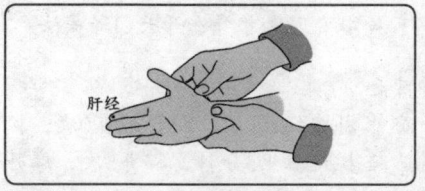

肝经

清肝经：用拇指指腹或桡侧面从孩子的指根向指尖方向直推。

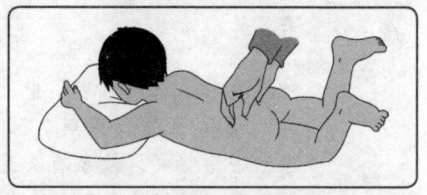

捏脊：用双手的拇指、中指和食指指腹，捏起孩子脊柱上面的皮肤，然后轻轻提起，从龟尾穴开始，边捻动边向上走，至大椎穴止。

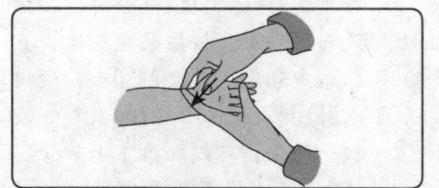

推胃经：旋推拇指掌面第一节或沿赤白肉际从指横纹推向掌指横纹，称为补胃经；反之，从掌指横纹推向指横纹为清，称为清胃经。

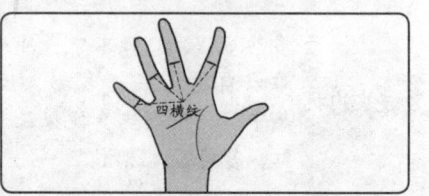

四横纹

掐揉四横纹：用拇指指甲掐揉掌面食、中、无名、小指第一指间关节横纹处。

小儿多动症的经络穴位按摩法

疾病简介

小儿多动症又称为注意缺陷多动症或轻微脑功能障碍综合征，是一种儿童时期较常见的行为异常问题。患儿的主要表现为：注意力不集中，动作过多，情绪不稳，冲动任性，自我控制能力差等。小儿多动症多发于学龄期儿童，发病率男孩多于女孩。

病因

中医认为引起小儿多动症的病因有肝肾阴虚、痰火内扰和心脾两虚三种。

对证治疗

证型	症状表现	按摩手法
肝肾阴虚	多动难静，急躁易怒，冲动任性难于自控，神思涣散，注意力不集中，难以静坐，记忆力欠佳，学习成绩不佳，遗尿，腰酸乏力，五心烦热，盗汗，大便秘结，舌质红，舌苔薄，脉细弦	揉二人上马100次，揉丹田100次，揉肾顶200次，按百会5次，揉内关30次，按揉肝俞100次，按揉肾俞100次，按揉足三里5分钟。如孩子出现心烦盗汗等症状，可加推脊、开天门等手法。
心脾两虚	神思涣散，注意力不集中，神疲乏力，形体消瘦或虚胖，多动而暴躁，言语冒失，做事有头无尾，睡眠不实，记忆力差，伴自汗盗汗偏食纳少，面色无华，舌质淡，苔薄白，脉虚弱	补脾经100次，补肾经100次，按揉足三里5分钟，捏脊5次，摩丹田5分钟，推三关200次，推六腑100次，揉中脘5分钟
痰火内扰	多动多语，烦躁不宁，冲动任性难以自控，兴趣多变，注意力不集中，胸中烦热，便秘尿赤，舌质红，苔黄腻，脉滑数	摩中脘5分钟，揉脐5分钟，按揉足三里50次，按揉天突30次，直推膻中50次，开天门50次，运内八卦100次，清心经100次。如果孩子便秘，可以加推下七节骨、清大肠、揉龟尾等手法

小儿多动症可以根据不同证型选择不同手法进行按摩，以下为具体图示及文字说明：

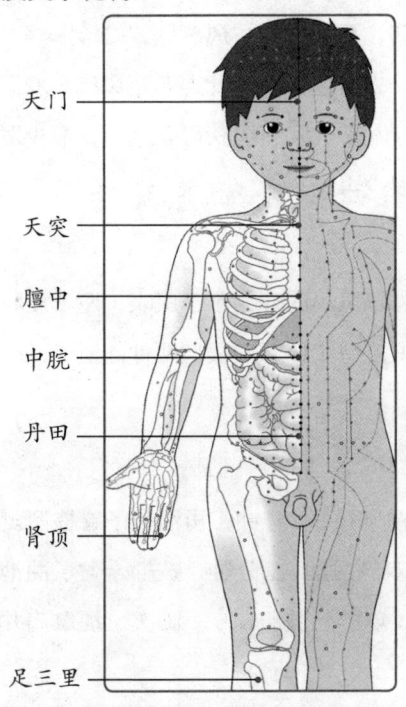

天门
天突
膻中
中脘
丹田
肾顶
足三里

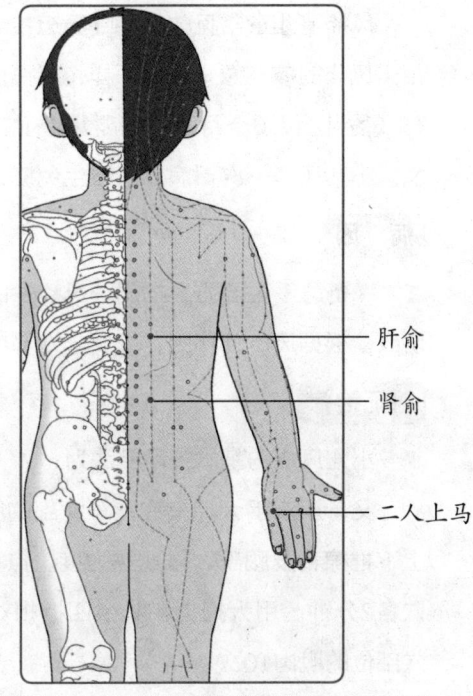

肝俞
肾俞
二人上马

201

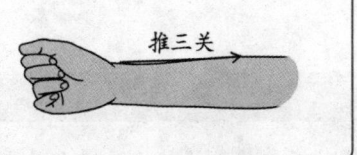

推三关

推三关：用拇指或食、中二指指面从孩子的腕部推向肘部，称为推三关；从孩子的拇指外侧端推向肘部称为大推三关。

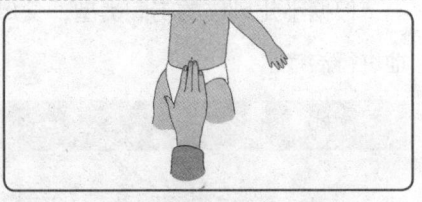

揉脐：父母用中指指端或掌根揉孩子的肚脐，或用拇指和食、中二指抓住其肚脐抖揉50~100次。

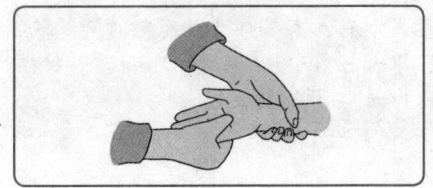

运内八卦：用运法，顺时针方向掐，称为运内八卦。

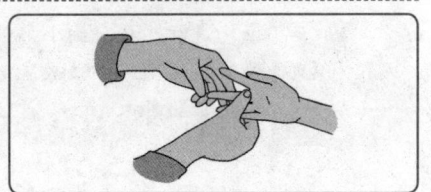

清心经：一手握住孩子的手，通常从指根推向指尖。

小儿风疹的经络穴位按摩法

疾病简介

　　风疹是儿童常见的一种呼吸道传染病，又被称为"风痧""瘾疹"等。由于风疹的疹子像一阵风一样，来得快，去得也快，因此得名。风疹多发于1~5岁儿童，6个月以内的婴儿由于有母体的抗体而能获得抵抗力，很少发病。小儿风疹一次得病，可终生免疫，很少再患。

病　因

　　《备急千金要方》指出，风疹多由外感风热时邪，郁于肌表，发于皮肤所致。根据风疹的病因，主要分为邪热炽盛型和风邪侵袭型两种证型。

对证治疗

202

　　小儿风疹的基本按摩手法为：

　　父母用双手大拇指在孩子背部的肺俞穴按揉2分钟，再沿孩子脊柱两侧上下推擦背及腰部，以透热为度。点揉双侧风池穴2分钟。按揉合谷、曲池穴各2分钟。用大拇指和其余四指相对，拿揉四肢肌肉5~10次。提拿肩井穴部位的肌肉10次。

　　根据小儿风疹的不同类型，父母在基本手法中加入以下手法，可以更好地进行治疗。

证型	症状表现	按摩手法
邪热炽盛型	疹色鲜红或者暗紫，伴有高热，大便干，小便短赤，烦躁	父母可以在基本按摩手法中加清大肠经300次，清心经300次，推六腑500次，推天河水500次，推擦涌泉500次
风邪侵袭型	疹色浅红，稀疏细小。伴有发热怕风，咳嗽流涕，食欲不振	父母可以在基本按摩手法中加清肺经300次，推天河水300次，推六腑300次，按揉大椎1分钟，推擦涌泉1分钟

小儿风疹的具体按摩手法

小儿风疹可以根据不同证型选择不同手法进行按摩，以下为具体图示及文字说明：

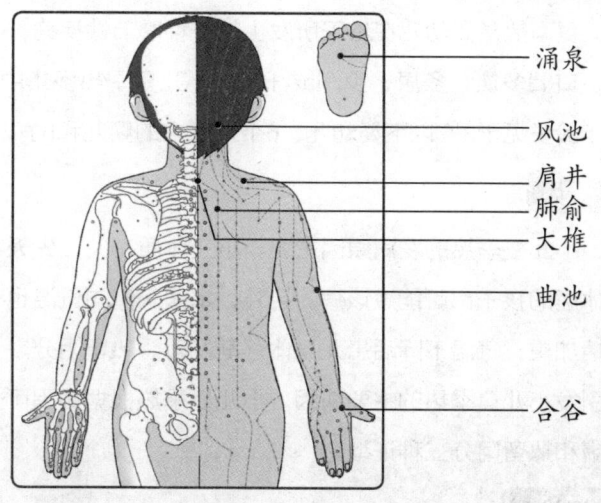

涌泉
风池
肩井
肺俞
大椎
曲池
合谷

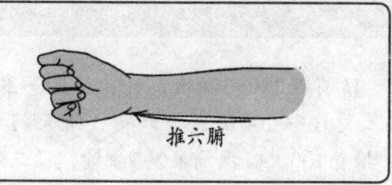

推六腑（退六腑）：用拇指或食、中二指指腹从孩子的肘部推向腕部。

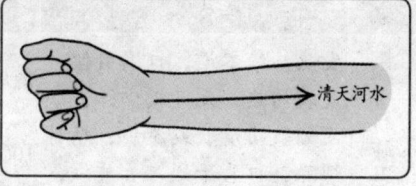

清天河水：用食指、中指指面从孩子的腕部推向肘部。

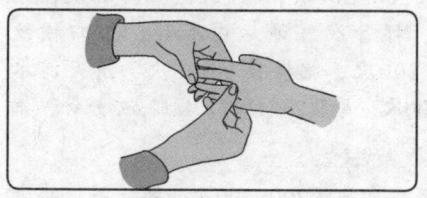

清肺经：一手握住孩子的手，用拇指指腹或桡侧缘从孩子的无名指末节指纹推向指尖方向。

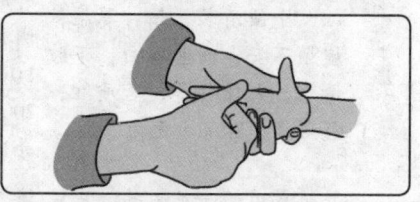

推大肠：一手托住孩子的手，使其手掌侧放，用另一手拇指指腹或桡侧面从孩子的虎口沿桡侧缘推至食指尖为清大肠。

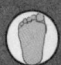

第四章 小儿常见病症的经络穴位按摩法

小儿夏季热的经络穴位按摩法

疾病简介

夏季热是婴幼儿在暑天所发生的一种季节性疾病，临床特征为：长期发热、口渴多饮、多尿、少汗或汗闭。小儿夏季热多集中在6、7、8月份，发病年龄多见于3岁以下婴幼儿，6个月以内的婴儿和5岁以上的儿童少见。

病　因

小儿夏季热的发病原因主要与小儿体质有关，先天不足、后天失养、病后体虚的孩子都可能患该病。另外，本病病情与气温也有关系，气温升高则病情加重，气温下降后患儿身体逐渐好转。热留阴分、上实下虚、暑伤肺卫是引发小儿夏季热的主要病因。小儿夏季热根据病因可分为暑伤肺卫、上实下虚和热留阴分三种证型。

对证治疗

证型	症状表现	按摩手法
暑伤肺卫	发热持续不退，口渴引饮，皮肤灼热，无汗或少汗，小便频数而清长或淡黄，精神烦躁，口唇干燥，舌质红，苔黄腻或薄黄，脉数	清肺经、清胃经200～300次，补肾经100～200次，推三关100～200次，推六腑、清天河水100次，推脊100次，揉涌泉2~3分钟，揉二人上马200次
上实下虚	发热不退，朝盛暮衰，口渴多饮，皮肤灼热，无汗或少汗，小便清长，精神萎靡，虚烦不安，面色苍白，下肢清冷，大便稀薄，舌质红，苔薄黄，脉沉数无力	揉小天心、揉一窝风200～300次，补肾经200～300次，揉二马200～300次，清胃经、补脾经200～300次，揉板门200～300次，分阴阳、揉肾纹、逆运内八卦、推四横纹100～200次，掐揉合谷3~5次，清天河水200～300次，摩腹2~3分钟，揉脐2~3分钟，推脊100～200次
热留阴分	暮热晨凉，手足心热，皮肤灼热无汗，口渴多饮，小便频数，色黄而臊，精神烦倦，舌质红，苔少，脉沉细数	清胃经、清肺经200～300次，推三关、推六腑100次，清天河水100～200次，揉二扇门100次，推天柱100次，捏脊3次。如果孩子脾虚，可以加补脾经、揉中脘、点按足三里等手法；如果孩子嗜睡，可以加按揉百会

小儿夏季热的具体按摩手法

小儿夏季热可以根据不同证型选择不同手法进行按摩，以下为具体图示及文字说明：

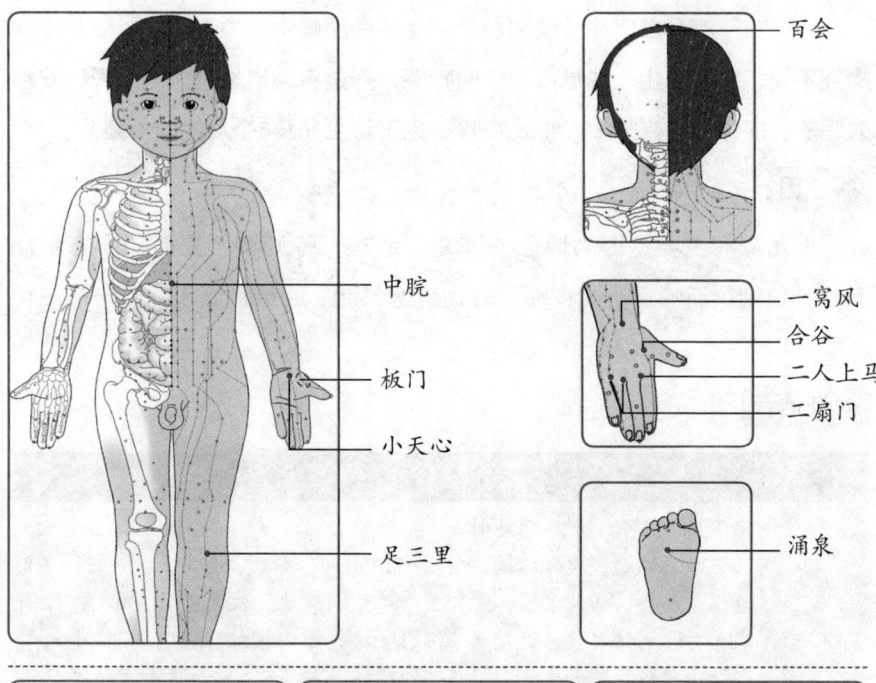

清胃经：从掌指横纹推向指横纹为清，称为清胃经。

补肾经：在孩子的小指面顺时针方向旋推或从指根直推至指尖。

补脾经：旋推或循拇指桡侧边缘向指根方向直推。

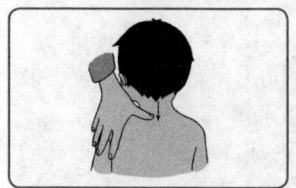
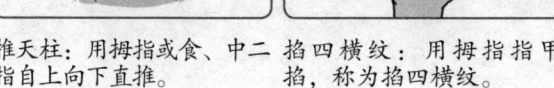
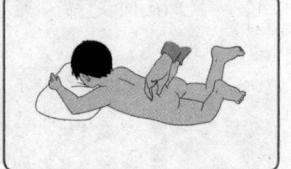

推天柱：用拇指或食、中二指自上向下直推。

掐四横纹：用拇指指甲掐，称为掐四横纹。

捏脊：用拇指、中指和食指指腹，捏起孩子脊柱上面的皮肤，轻轻提起，从龟尾穴边捻动边向上，至大椎穴止。

小儿夜啼的经络穴位按摩法

疾病简介

"夜啼"病名最早在《颅囟经》和《诸病源候论》中有记载。婴儿夜晚啼哭不安，时哭时止，或是每晚定时啼哭，严重者通宵达旦，但白天能安静入睡的病症称为"夜啼"。小儿夜啼多见于新生儿及6个月内的小婴儿。

病　因

小儿夜啼主要是因为惊恐、脾寒、心热。惊则神不安而啼，寒则痛而啼，热则烦而啼。小儿夜啼可分为脾寒气滞、心经积热和惊恐伤神三种证型。

对证治疗

证型	症状表现	按摩手法
脾寒气滞	啼哭时哭声低弱，时哭时止，睡喜蜷曲，腹部胀满，喜温熨摩按，四肢欠温，吮乳无力，胃纳欠佳，大便溏薄，小便较清，面色青白，唇色淡红，舌苔薄白，指纹多淡红	补脾经200次，摩腹3分钟，揉足三里100次，推三关150次，揉外劳宫100次，揉一窝风100次，推四横纹100次，掐揉小天心5次，掐揉五指节5次。如孩子夜晚睡觉不安宁，可以加揉安眠、运八卦等手法
心经积热	啼哭时哭声较响，见光尤甚，哭时面赤唇红，烦躁不宁，身腹俱暖，大便秘结，小便短赤，舌尖红，苔薄黄，指纹多紫	掐揉小天心10次，清心经100次，清小肠100次，清肝经100次，清天河水200次，推六腑10次，掐揉五指节5次。如果孩子夜晚睡觉不安宁，可以加揉百会、揉安眠等手法
惊恐伤神	夜间突然啼哭，似见异物状，神情不安，时作惊惕，紧偎母怀，面色乍青乍白，哭声时高时低，时急时缓，舌苔正常，指纹色紫，脉数	掐揉小天心10次，按摩百会50次，清心经100次，清肝经200次，掐指甲根3次，掐老龙5次，掐揉五指节5次，掐精宁、威灵各5次。如果孩子神情不安，可以加揉四神聪、脑门、风池穴等手法

小儿夜啼的具体按摩手法

小儿夜啼可以根据不同证型选择不同手法进行按摩，以下为具体图示及文字说明：

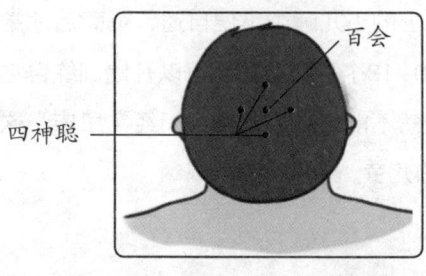

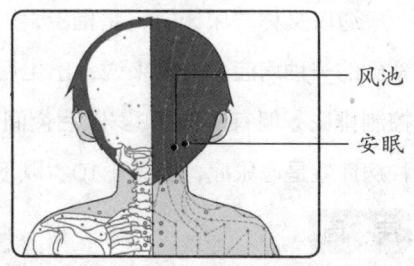

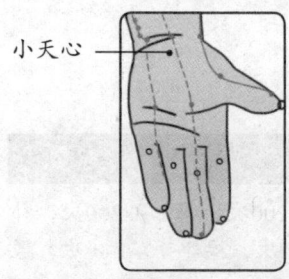

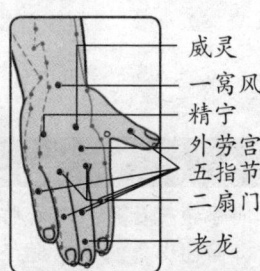

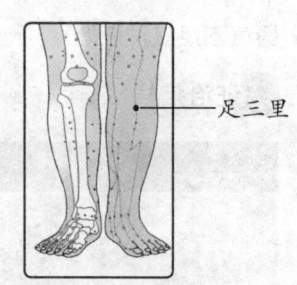

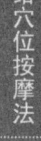

207

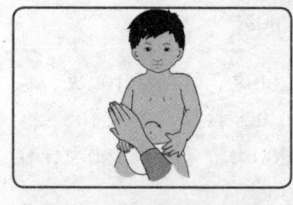

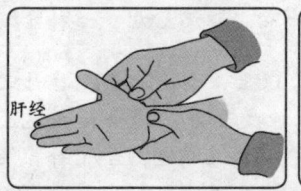

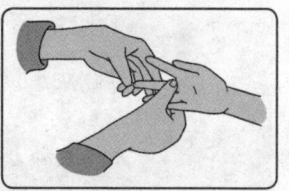

摩腹： 用掌或四指围绕孩子的肚脐在整个腹部进行环形移动摩擦。

清肝经： 一手握住孩子的手，用拇指指腹或桡侧面从孩子的指根向指尖方向直推。

清心经： 一手握住孩子的手，拇指指腹或桡侧面从孩子的指根向指尖方向直线推为清心经。

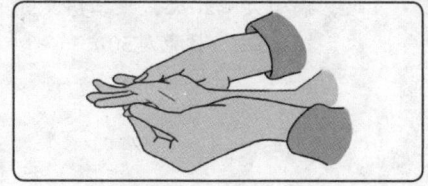

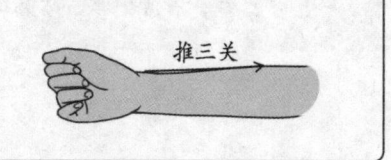

清小肠： 从孩子的指根直推向指尖为清，称为清小肠。

推三关： 用拇指或食、中二指指面从孩子的腕部推向肘部，称为"推三关"；从孩子的拇指外侧端推向肘部称为"大推三关"。

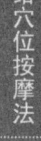

第四章 小儿常见病症的经络穴位按摩法

小儿遗尿的经络穴位按摩法

疾病简介

遗尿又称"尿床"，是指3周岁以上的小儿睡中小便自遗，睡醒后才觉察到的一种病症。一般来说，出生后10~18个月的婴幼儿可以开始训练自觉控制排尿，但有些孩子3岁以后夜间仍然不能自主控制排尿而经常尿床，这种病症就是遗尿症，多见于10岁以下的儿童。

病　因

小儿遗尿多与膀胱和肾的功能失调有关，可分为肺脾气虚、心肾不交和肾气不足三种证型。

对证治疗

证型	症状表现	按摩手法
肺脾气虚	夜间遗尿，日间尿频而量多，经常感冒，自汗，面色少华，神疲乏力，食欲不振，大便溏薄，舌质淡红，苔薄白，脉沉无力	补脾经200次，推三关200次，补肺经100次，揉外劳宫100次，揉二人上马200次，揉百会100次，补肾经200次
肾气不足	每晚尿床1次以上，小便清长，面白少华，神疲乏力，肢冷畏寒，或智力较同龄儿稍差，舌质淡，苔白滑，脉沉无力	揉丹田200次，揉关元100次，揉龟尾200次，按揉三阴交100次，补肾经200次，清小肠100次，揉肾俞200次
心肾不交	梦中遗尿，寐不安宁，烦躁叫扰，白天多动少静，难以自制，或五心烦热，形体较瘦，舌质红，苔薄少津，脉沉细而数	补肾经200次，补脾经200次，重揉百会100次，揉脐200次，揉关元100次，揉脾俞、肾俞各100次，捣小天心20次，揉三阴交50次，捏脊5次，揉龟尾50次

小儿遗尿的具体按摩手法

　　小儿遗尿可以根据不同证型选择不同手法进行按摩，以下为具体图示及
文字说明：

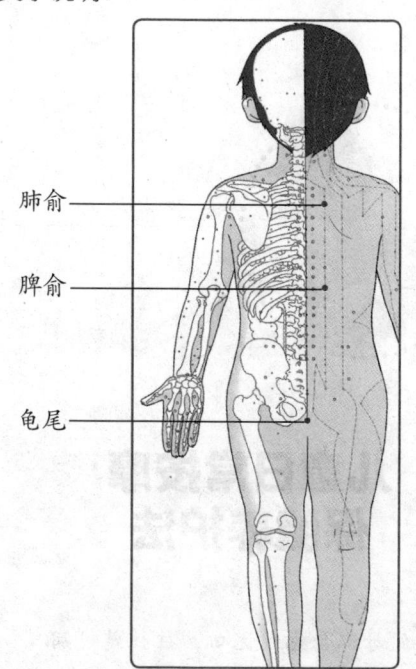

肺俞

脾俞

龟尾

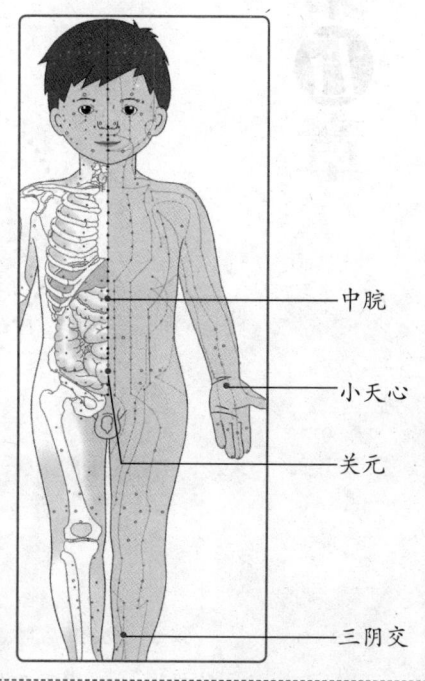

中脘

小天心

关元

三阴交

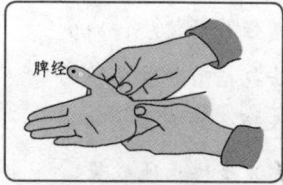

脾经

补脾经：旋推或循拇指桡
侧边缘向掌根方向直推。

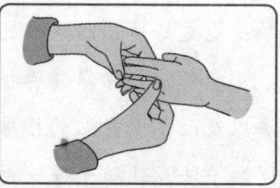

补肺经：一手握住孩子的
手，旋推或从指尖推向
指根。

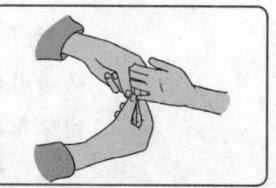

补肾经：在孩子的小指面
顺时针方向旋推或从指根
直推至指尖。

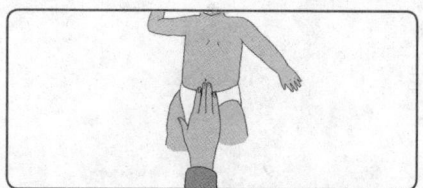

揉脐：父母用中指指端或掌根揉孩子
的肚脐，或用拇指和食、中二指抓住
其肚脐抖揉50~100次。

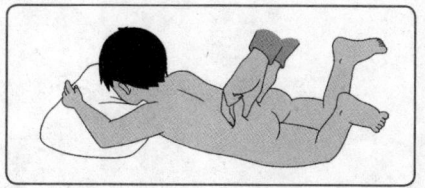

捏脊：用双手的拇指、中指和食指指
腹，捏起孩子脊柱上面的皮肤，然后轻
轻提起，从龟尾穴开始，边捻动边向上
走，至大椎穴止。

第四章　小儿常见病症的经络穴位按摩法

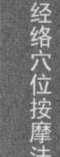

第五章

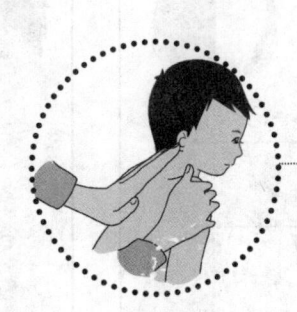

儿童日常按摩
保健养护法

　　孩子每次生病时，父母都会感到忧心，往往是"病急乱投医"。其实在日常生活中，父母常常为孩子进行必要的按摩，能更好地预防疾病，增强孩子体质，减少病痛困扰。儿童日常按摩保健养护法包括呵护骨关节的按摩养护法以及改善全身心的按摩养护法两大类，父母可以按照详细手法，让孩子每一天都健康快乐地成长。

◆ **呵护骨关节的按摩养护法**

1. 人体内大部分的骨关节都可以使人活
   动自如，提供了人体活动之需。

2. 骨关节经由软骨保护骨头，避免磨损。

3. 不同的关节有不同的按摩手法，需要
   区分对待。

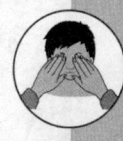

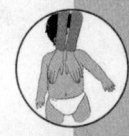

◆ **改善全身心的按摩养护法**

1. 按摩养护法是一种经济实惠且简单高效
   的"药物"。

2. 通过对不同部位的按摩，可以达到改善
   孩子全身心的功效。

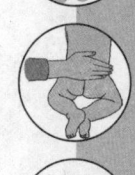

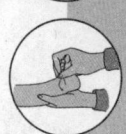

肩关节保健按摩养护法

　　肩关节是人体活动范围最大的一个关节，由肩肱关节、盂肱关节、肩锁关节、胸锁关节、喙锁关节及肩胛胸壁间关节六个关节组成。肩关节是全身最为灵活的球窝关节，它可以做屈伸、收展、旋转及环转运动，它的正常活动范围是：外展90°，内收时肘部可达身体中线，屈伸45°~90°；内旋70°~90°，上举180°。由于肩关节的活动范围很大，难免受到损伤，父母可以通过保健按摩手法养护孩子的肩关节，小心呵护孩子的健康。

　　以下列举了几种常用的肩关节保健按摩手法，父母可以根据孩子的需要为他们进行按摩：

部位	按摩手法
肩胛部	按揉肩胛部：孩子采取坐位，父母拿揉孩子的上臂，拿捏并按揉其肩胛部肌肉，这样做可以帮助孩子放松肩部肌肉，缓解酸痛
肩部	搓肩部：父母用双手的手掌夹住孩子的肩关节，反复搓揉。搓揉的程度为直到肩部发热为止
肩关节	内旋：让孩子屈肘坐好，父母一手捏拿孩子的肩部，另一手捏拿他们的肘关节，同时做内旋活动，这样做可以使孩子的肩关节更加灵活，缓解僵硬
	外旋：让孩子屈肘坐好，父母一手捏拿孩子的肩部，另一手捏拿孩子的肘关节，同时做外旋活动
穴位	点按肩井：父母用拇指的指腹点按揉孩子肩上大筋的肩井
	点按天宗：父母用拇指的指腹点按揉孩子肩上大筋的天宗

球窝关节

　　关节头为球面，关节窝为球形凹，可以通过球心设无数个轴（直径），能做任何方向的运动。一般球窝关节的关节头大而关节窝浅，运动幅度较大。肩关节是最典型的球窝关节。

肩关节保健的具体按摩手法

　　肩关节保健按摩可以根据不同部位和穴位区分按摩方法，以下为图示和手法解释：

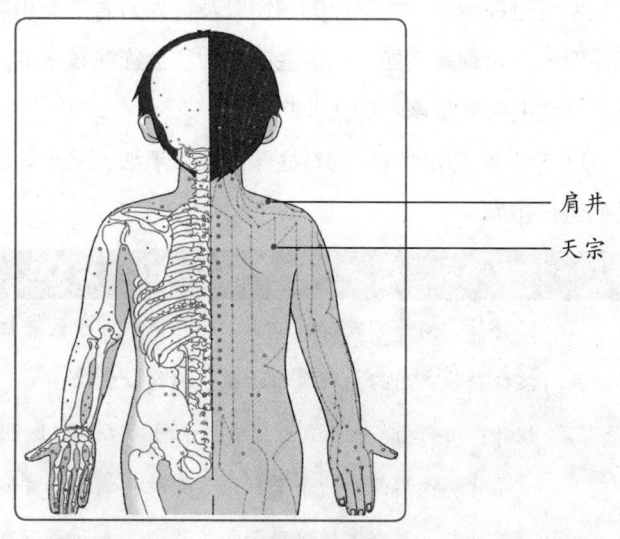

肩井

天宗

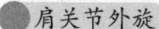

● 肩关节外旋

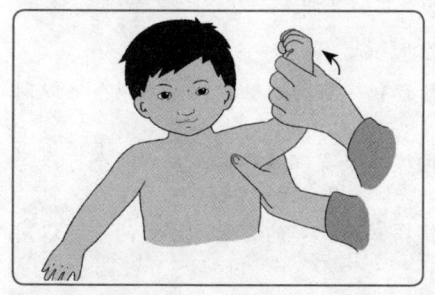

● 肩关节内旋

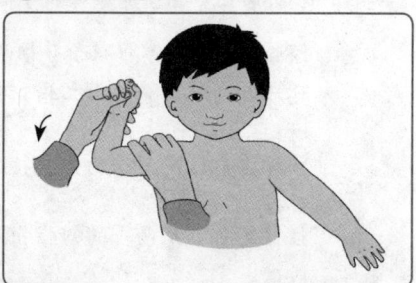

● 按揉肩胛部

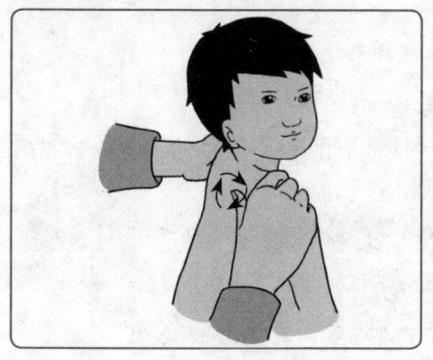

● 搓肩部

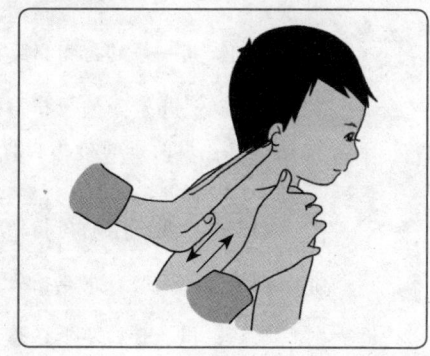

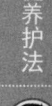

脊柱保健按摩养护法

　　脊柱也被称为"脊梁骨"，位于人体背部正中。由于婴幼儿的脊柱正在生长发育过程中，一些不良的习惯以及行为方式都会引起脊柱侧弯行为方式或是双肩不对称等问题，而这些问题往往会影响孩子的身体结构与健康，因此，脊柱的保健按摩养护法非常重要。

　　以下列举了几种常用的脊柱保健按摩手法，父母可以根据孩子的需要为他们进行按摩：

部位	按摩手法
脊柱	推脊柱：用全掌或食、中二指的指腹推孩子的脊柱
	按揉脊柱：用拇指指腹按揉孩子的脊柱数次
	捏脊：用拇指与食指或五指从孩子的腰骶部向上至颈部提捏脊柱的皮肤
背部	直推背部：用两手的手掌推孩子脊柱两侧的肩背部
	横擦肩背：用全掌横擦孩子的肩背部，直到手下有热感为止
	横擦腰骶：用全掌横擦孩子的腰骶部，直到手下有热感为止
	擦腰骶：用两掌推孩子脊柱两侧的腰骶
经络穴位	按揉肺俞：用食、中二指指腹按揉孩子背部的肺俞，左右两个可以同时按
	按揉脾俞：用两手的拇指指腹按揉孩子背部的脾俞，左右两个可以同时按
	按揉胃俞：用两手的拇指指腹按揉孩子背部的胃俞，左右两个可以同时按
	按揉肾俞：用两手的拇指指腹按揉孩子背部的肾俞，左右两个可以同时按
	按揉命门：用一手的拇指指腹按揉孩子背部的命门
	按揉腰阳关：用一手的拇指指腹按揉孩子背部的阳关
	按揉八髎：用两手的拇指指腹按揉孩子背部的八髎，左右两个可以同时按
	推上七节骨：用一手的拇指指腹从孩子的腰部向上推上七节骨
	推下七节骨：用食、中二指从上向下推孩子的下七节骨
	揉膀胱经：用一手的掌根揉孩子背部脊柱两侧的膀胱经数次

脊柱保健的具体按摩手法

脊柱保健按摩可以根据不同部位和穴位区分按摩方法，以下为图示和手法解释：

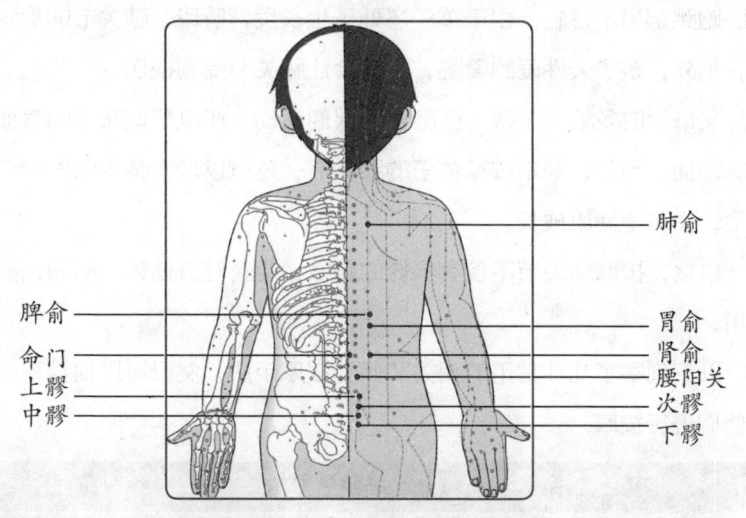

脾俞

命门
上髎
中髎

肺俞

胃俞
肾俞
腰阳关
次髎
下髎

215

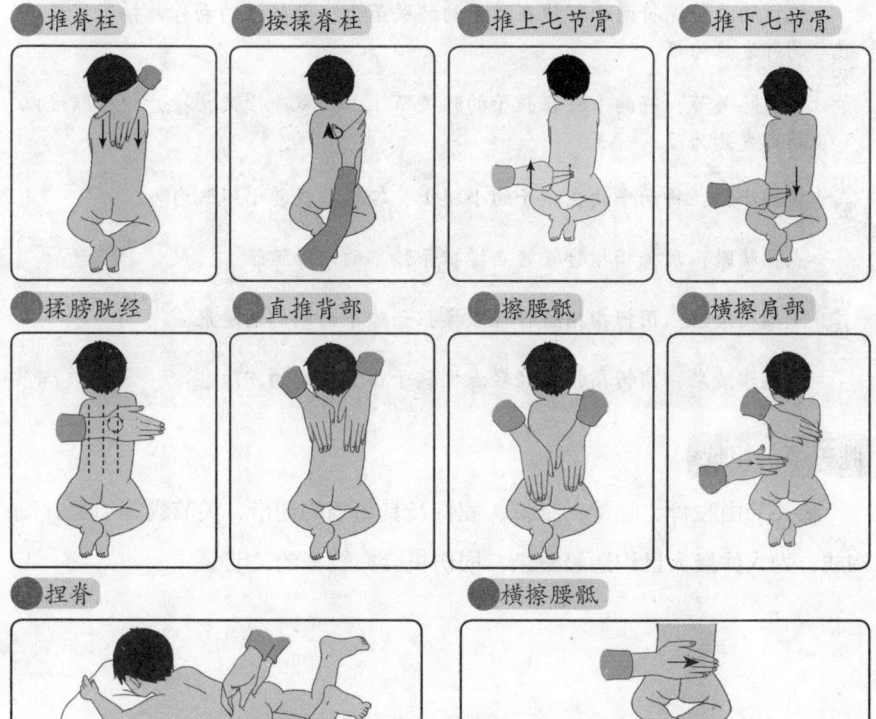

● 推脊柱　　　● 按揉脊柱　　　● 推上七节骨　　　● 推下七节骨

● 揉膀胱经　　　● 直推背部　　　● 擦腰骶　　　● 横擦肩部

● 捏脊　　　● 横擦腰骶

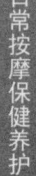

膝关节保健按摩养护法

膝关节是人体各种活动中负荷较大的关节之一，我们平时的站立行走、坐卧跑跳都离不开它。由于孩子还处于生长发育阶段，膝关节的稳定性比较差，另外，孩子天性爱跑爱跳，常常会让膝关节受到损伤。

父母平时多给孩子做一些膝部的保健运动，可以促使孩子的气血流畅，筋脉疏通。另外，经常按摩孩子的膝关节，还可以增强膝关节的稳定性和灵活度，使孩子健康成长。

总之，按摩膝关节不仅有保健的功效，也有健身健体、防病治病的重要作用。

以下列举了几种常用的膝关节保健按摩手法，父母可以根据孩子的需要为他们进行按摩：

部位	按摩手法
膝关节	抱揉膝关节：将两手环抱在孩子的膝关节上，做抱揉的动作，按摩程度以局部发热为度
	搓揉膝关节：将两手放在孩子的膝关节上，用双手慢慢搓揉，按摩程度以局部发热为度
小腿	搓揉小腿：将两手放在孩子的小腿上，轻轻搓揉其小腿肌肉
穴位	点揉膝眼：用拇指指腹轻轻点揉孩子膝下的内外膝眼
	点揉阴陵泉：用拇指指腹轻轻点揉孩子膝下内侧的阴陵泉
	点揉阳陵泉：用拇指指腹轻轻点揉孩子膝下外侧的阳陵泉

膝关节的组成

膝关节由股骨、胫骨、腓骨、髌骨及其周围的韧带、关节囊等组织共同构成，为人体最大且构造最复杂，损伤机会亦较多的关节。

膝关节保健的具体按摩手法

　　膝关节保健按摩可以根据不同部位和穴位区分按摩方法，以下为图示和手法解释：

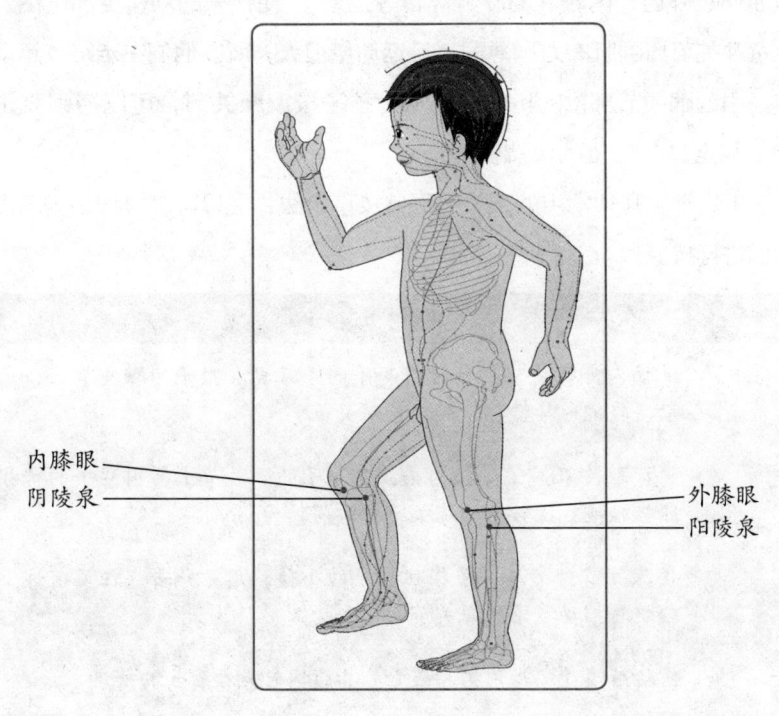

内膝眼
阴陵泉

外膝眼
阳陵泉

● 搓揉膝关节

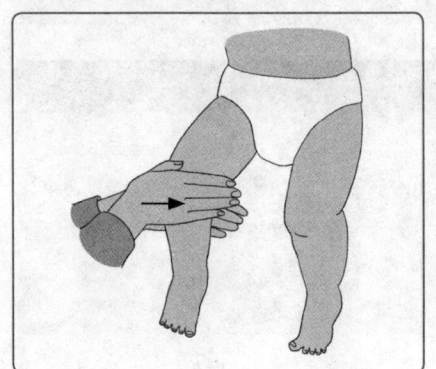

● 抱揉膝关节

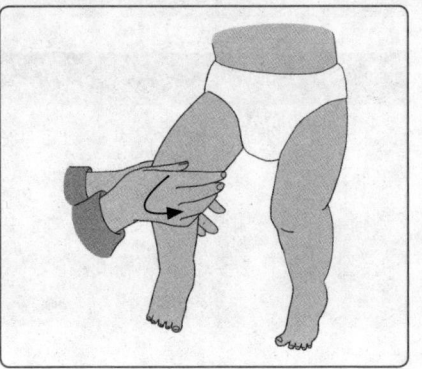

踝关节保健按摩养护法

　　踝关节，由胫骨、腓骨、距骨及其周围的韧带、关节囊等组织构成，可以做屈伸、外展、内收、回旋、环转等运动，使孩子的动作更加灵活。由于儿童踝关节周围肌肉力量薄弱，且运动量很大，所以他们在走路或运动时很容易引起踝关节部位的扭伤。经常为孩子按摩踝关节，可以增强孩子下肢部位与全身各部位的协调性。

　　以下列举了几种常用的踝关节保健按摩手法，父母可以根据孩子的需要为他们进行按摩：

部位	按摩手法
踝关节	掌揉内外踝关节：父母将两手的手掌贴在孩子的踝关节上，用掌揉法轻轻地按揉孩子的内外踝关节
	按揉踝关节：父母将两手放在孩子的踝关节上，用两手的拇指指腹轻轻地按揉孩子的踝关节，时间约为5分钟
	摇踝关节：父母一手握住孩子的小腿，用另一手握住足前部，轻轻旋转摇动孩子的踝关节
穴位	点按解溪：父母用拇指或食指指腹同时点按孩子的解溪
	点按昆仑：父母用拇指或食指指腹同时点按孩子的昆仑
	点按太溪：父母用拇指或食指指腹同时点按孩子的太溪

注意事项

　　孩子扭脚后，有些父母立刻对其肿胀部位进行按摩和推拿，以为这样做可以迅速消肿或止痛。其实，急性期按摩会使撕裂的韧带受伤更严重，也会使肌肉间毛细血管损伤加重，从而加重病情。因此，为孩子养护踝关节一定要选择适当时机，且按摩手法要轻柔、温和。

踝关节保健的具体按摩手法

踝关节保健按摩可以根据不同部位和穴位区分按摩方法，以下为图示和手法解释：

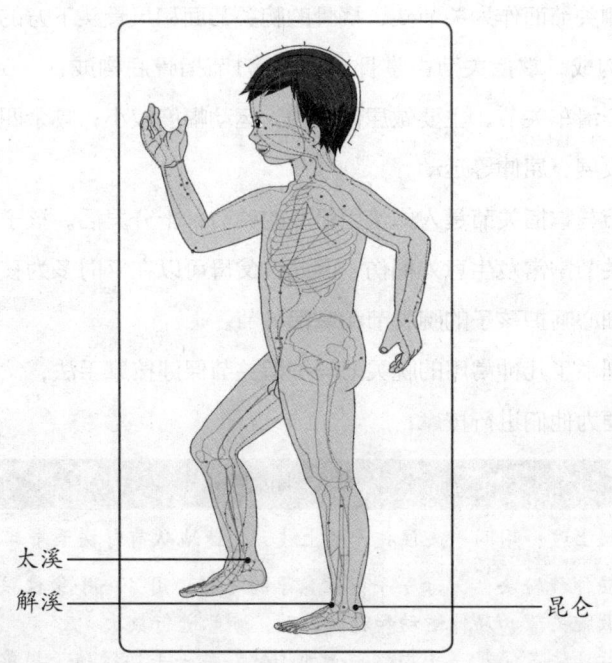

太溪
解溪
昆仑

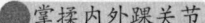

掌揉内外踝关节

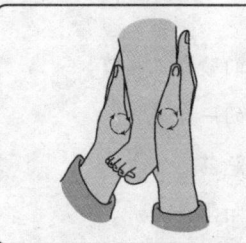

按揉踝关节

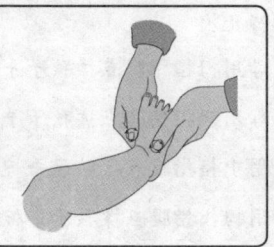

摇踝关节

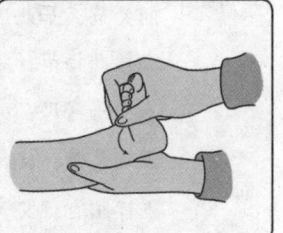

T I P S

父母应该好好保护孩子的踝关节，可以在平时让孩子进行适当的体育锻炼，也可以对其进行一些辅助按摩保健，以增加踝关节的稳定性。

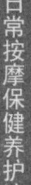

腕关节与掌指关节保健按摩养护法

腕关节又称"桡腕关节"，是典型的椭圆关节，由手的舟骨、月骨和三角骨的近侧关节面作为关节头，桡骨的腕关节面和尺骨头下方的关节盘作为关节窝而构成。掌指关节由掌骨小头与第1节指骨底构成，共5个，拇指掌指关节属于滑车关节，主要做屈伸运动，运动幅度较小；其余四指是球窝关节，可做收展、屈伸等运动。

腕关节与掌指关节是人体使用最多的关节，十分灵活。孩子天性爱玩爱闹，这些关节常常发生意外损伤，因此，父母可以在平时多为孩子做一些保健按摩，细心呵护孩子的腕关节和掌指关节。

以下列举了几种常用的腕关节与掌指关节保健按摩手法，父母可以根据孩子的需要为他们进行按摩：

220

部位	按摩手法
上肢	搓上肢：用两手夹住孩子的上肢，快速地从前臂搓至手部
腕部	屈伸旋转法：父母一手握住孩子的手臂，用另一手拿住孩子手指远端做腕关节的屈伸运动和旋转运动，如此进行数次
	按揉法：父母一手握住孩子的手臂，另一手按揉孩子指腕部的肌肉数遍
五指指节	揉指间关节：父母一手握住孩子的手臂，另一手用多指轻揉孩子的指间关节，如此进行几次
穴位	点揉五指节：父母用拇指指腹点揉孩子手腕部的腧穴五指节
	点揉一窝风：父母用拇指指腹点揉孩子手腕部的一窝风
	点揉总筋：父母用中指指腹点揉孩子手腕部的总筋
	点揉阳池：父母用拇指指腹点揉孩子手腕部的阳池穴
	点揉内劳宫：父母用拇指指腹点揉孩子手腕部的内劳宫
	点揉外劳宫：父母用中指指腹点揉孩子手腕部的外劳宫
	点揉二人上马：父母用拇指指腹点揉孩子手腕部的二人上马
	点揉精宁：父母用拇指指腹点揉孩子手腕部的精宁
	点揉威灵：父母用拇指指腹点揉孩子手腕部的威灵
	点揉大横纹：父母用两手的拇指指腹在孩子大横纹上分合阴阳

腕关节、掌指关节保健的具体按摩手法

腕关节与掌指关节保健按摩可以根据不同部位和穴位区分按摩方法，以下为图示和手法解释：

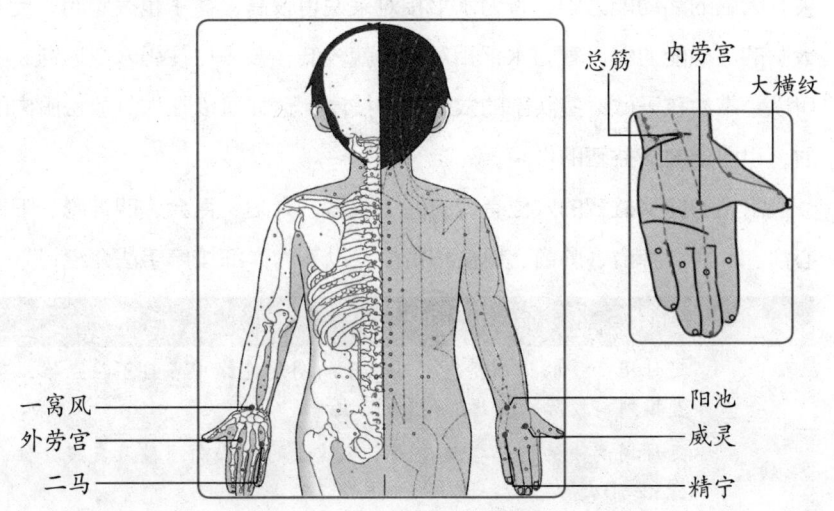

- 总筋
- 内劳宫
- 大横纹
- 一窝风
- 外劳宫
- 二马
- 阳池
- 威灵
- 精宁

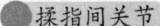
● 揉指间关节

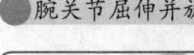
● 腕关节屈伸并旋转

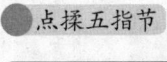
● 点揉五指节

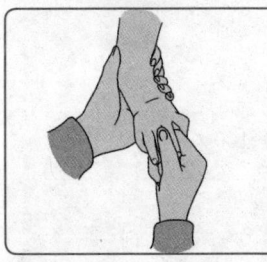

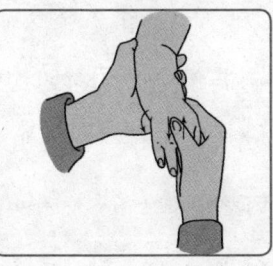

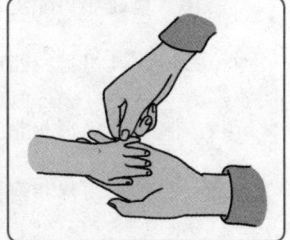

● 搓上肢

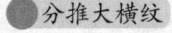
● 分推大横纹

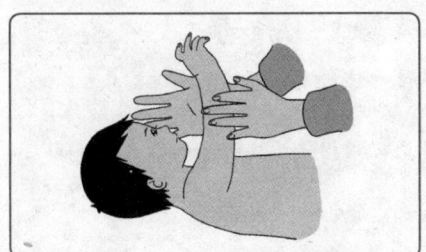

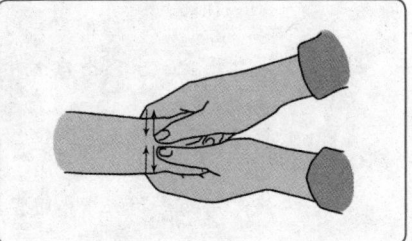

第五章　儿童日常按摩保健养护法

健脑益智的按摩养护法

　　大脑是人类运动、语言和精神活动的中枢，其发育与人的智力密切相关。大脑的活动能力强，智力水平相对来说也较高，孩子也很聪明；反之，大脑的活动能力弱，智力水平相对来说就较低，孩子往往愚笨或迟钝。父母可以经常为孩子做一些头部的穴位养护按摩，这样可以在为其放松肌肉的同时，也达到健脑益智的作用。

　　常见的健脑益智的穴位有：天门、坎宫、太阳、百会、四神聪、阳白、心俞、肝俞、脾俞、肺俞、胃俞和肾俞。以下为详细按摩手法介绍：

穴位	按摩手法
天门	父母用两手的拇指指腹，从孩子的两眉连线中点自下往上推，交替直推到前发际，如此进行30~50次
坎宫	父母用两手的拇指指端桡侧，从孩子的眉头向眉梢做直线分推，进行30~50次
太阳	父母一手固定孩子的头部，用另一手的中指指腹揉太阳，揉50~100次
百会	父母用左手固定孩子的头部，将右手的拇指指腹放在百会处，轻轻按揉50~100次
四神聪	父母用拇指指腹按揉孩子的四神聪50~100次
阳白	父母以拇指指腹着力按压并揉孩子的阳白50~100次
心俞	父母用拇指螺纹面按揉孩子的心俞50~100次
肝俞	父母用拇指螺纹面按揉孩子的肝俞50~100次
脾俞	孩子采取坐位或俯卧位，父母用拇指指腹按揉孩子的脾俞50~100次
肺俞	父母用食、中二指的指腹在孩子的肺俞上回环揉50~100次
胃俞	孩子采取坐位或俯卧位，父母用拇指指腹按揉孩子的胃俞50~100次
肾俞	父母用两手的拇指指腹按揉孩子的肾俞3~5分钟

健脑益智的具体按摩手法

健脑益智的保健按摩可以根据不同穴位区分进行按摩，以下为图示和手法解释：

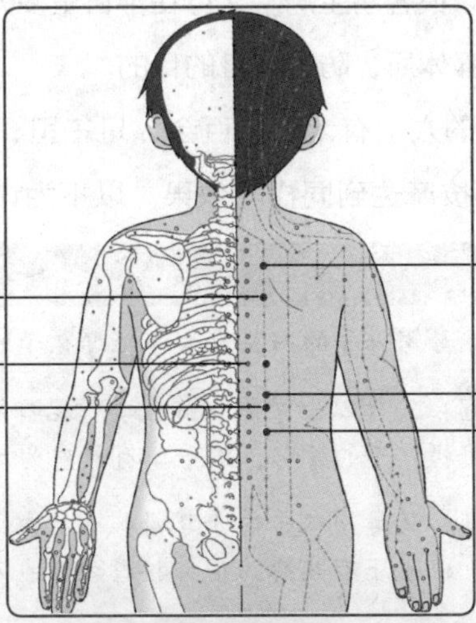

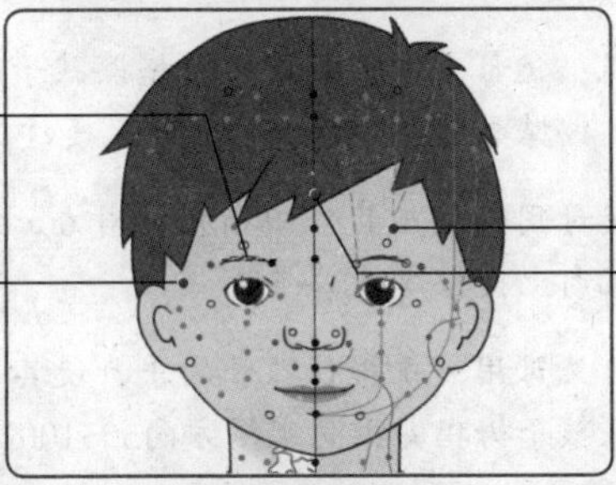

心俞

肝俞

胃俞

肺俞

脾俞

肾俞

坎宫

揉太阳：向眼方向揉为补，向耳方向揉为泻。

按揉阳白：眉上1寸，瞳孔直上

开天门：从两眉心垂直向上推至前发际

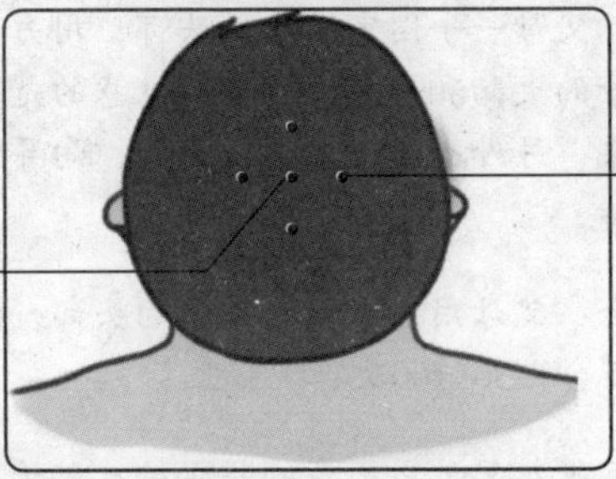

按揉百会：孩子头顶部前后正中线与两耳尖连线的交点处

按揉四神聪：百会穴前、后、左、右各1寸处

TIPS

宝宝刚出生时，脑重约为350克，宝宝到1岁时，脑重量可达900克。医学表明，宝宝出生后的第一年为脑重量增加最快的一年。

增强体质的养护疗法

孩子的体质与身体的各项功能都比较脆弱，抵抗力差，饮食不能自节，寒暖也不能自调，所以很容易生病。父母在平日里多为他们做一些保健养护按摩，就可以达到增强体质，防病健身的目的。

常见的增强体质的穴位有太阳、百会、足三里、涌泉等，另外，还可以通过对其他部位的按摩达到同样的效果。以下为详细按摩手法介绍：

部位	按摩手法
腹部	摩腹：父母用一手的四指或全掌轻摩孩子的整个腹部3～5分钟
背部	直推背部：父母以手掌蘸少许生姜汁沿脊柱两侧的膀胱经，用手掌着力推搓孩子的背部，以手下有热感为度
	推搓腰部：父母用双手的手掌沿孩子脊柱两侧的膀胱经轻柔地推搓腰部，以手下有热感为度，按摩之前也可以加入介质生姜汁少许
	横擦腰骶：父母全掌稍稍用力，横擦孩子的腰骶部，以手下有热感为度，按摩之前也可以加入介质生姜汁少许
	捏脊：父母用拇指与其余四指相对用力，沿孩子后背正中线以及两旁的肌肉上提捏皮肤3～5遍
经络穴位	补脾经：父母用一手握住孩子的手，使其手掌心向上，用另一手的拇指从孩子拇指尖推向掌根方向50~100次
	揉太阳：父母一手固定孩子的头部，用另一手的中指指腹轻柔地按揉孩子的太阳50~100次。需要注意的是，太阳较为薄弱，手法应该轻柔，另外，向眼方向揉为补，向耳方向揉为泻，父母需要区别对待
	按揉百会：父母用左手固定孩子的头部，用右手的拇指指腹按揉孩子的百会穴50~100次
	按揉足三里：父母用拇指的指腹按揉孩子足三里50~100次或3～5分钟
	擦涌泉：父母用手掌推搓擦孩子的涌泉50~100次

增强体质的具体按摩手法

增强体质的保健按摩可以根据不同穴位区分进行按摩，以下为图示和手法解释：

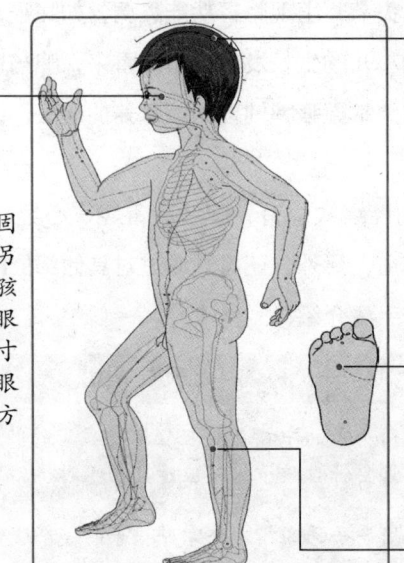

揉太阳：父母一手固定孩子的头部，以另一手中指指端按揉孩子的太阳（眉梢与眼外角连线处向后1寸处）50~100次。向眼方向揉为补，向耳方向揉为泻。

按揉百会：父母在其对面以左手固定孩子的头部，右手拇指指腹置于孩子的百会处（孩子头顶部前后正中线与两耳尖连线的交点处）按揉50~100次。

擦涌泉：父母用掌推搓擦孩子的涌泉（足掌心前1/3与后2/3交界处）50~100次。

按揉足三里：父母用拇指按揉孩子的足三里(膝盖外侧陷凹下3寸)，约50~100次或3~5分钟。

● 直推背部　　● 横擦腰骶　　● 掌揉膀胱经　　● 摩腹

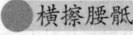 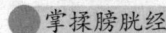 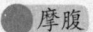

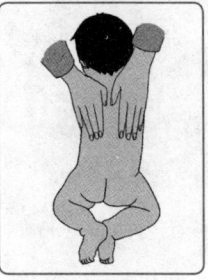 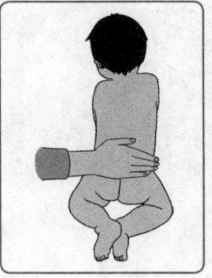 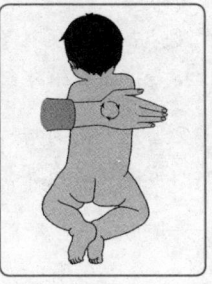 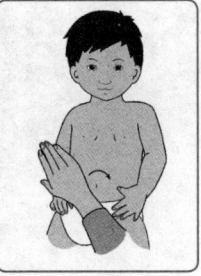

● 捏脊　　　　　　　● 补脾经

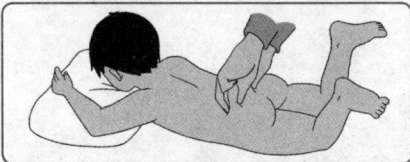

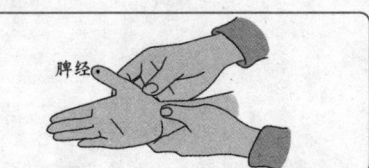

脾经

强脾健胃的养护疗法

小儿"脾常不足"，其脾胃之体成而丰全，脾胃之气存而丰壮，因而易因家长喂养不当，饮食失节，出现脾胃功能失调，如腹胀、腹泻、腹痛、便秘、泄泻等，从而影响小儿的生长发育。由此看来，脾与胃对孩子具有极大的作用，因此，父母需要掌握强脾健胃的按摩养护疗法，让孩子的脾胃更强健，身体更健康。

常见的强脾健胃的经络穴位有：脾经、胃经、心经、中脘、天枢、丹田、足三里、胃俞、脾俞，另外，还可以通过对其他部位的按摩达到同样的效果。以下为详细按摩手法介绍：

部位	按摩手法
腹部	揉脐：父母用一手的中指指腹轻轻地揉孩子的肚脐。这个手法较为刺激，父母需要针对孩子的反应情况酌情对待
	摩腹：父母用一手的四指或全掌摩孩子的整个腹部3~5分钟
背部	捏脊：用两手的拇指与其余四指相对用力，沿孩子后背正中线以及两旁的肌肉提捏皮肤3~5次
经络穴位	补心经：父母用一手握住孩子的手，使其掌心向上，用另一手拇指螺纹面从孩子中指端向指根方向推50~100次
	补脾经：父母一手握住孩子的手，使其掌心向上，用另一手的拇指从孩子拇指尖推向指根方向50~100次
	补胃经：父母用一手的拇、食二指固定孩子的拇指及其掌指关节，用另一手的拇指指腹或桡侧面从孩子拇指指根推向掌根50~100次
	揉天枢：父母用拇指按顺时针或递时针的方向揉孩子天枢50~100次
	揉中脘：父母用右手的中指指腹按顺时针方向揉孩子中脘50~100次
	轻揉丹田：父母用拇指指腹轻揉孩子丹田50~100次
	按揉足三里：父母用拇指按揉孩子足三里50~100次
	揉脾俞：父母用拇指指端揉其脾俞50~100次
	揉胃俞：父母用拇指指端揉其胃俞50~100次

强脾健胃的具体按摩手法

　　强脾健胃的保健按摩可以根据不同穴位区分进行按摩，以下为图示和手法解释：

按揉脾俞：父母用拇指指端揉其脾俞（第十一椎棘突下，旁开1.5寸）50～100次。

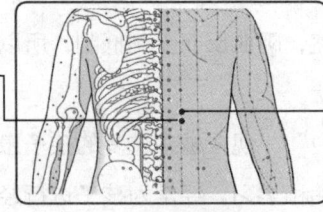

按揉胃俞：父母用拇指指端揉其胃俞（第十二胸椎棘突下，旁开1.5寸）50～100次。

揉中脘：以右手中指指腹按顺时针方向揉孩子的中脘（脐直上4寸）50～100次。

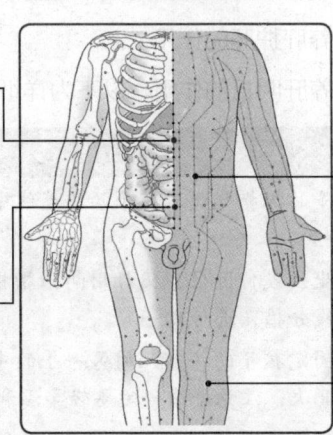

揉天枢：用拇指按顺时针或逆时针方向揉孩子的天枢（脐两侧旁开2寸）50～100次。

揉丹田（关元）：以拇指指腹轻揉孩子的丹田（脐下3寸）50～100次或3～5分钟。

按揉足三里：用拇指按揉孩子的足三里（膝盖外侧陷凹下3寸）50～100次或3～5分钟。

227

●摩腹

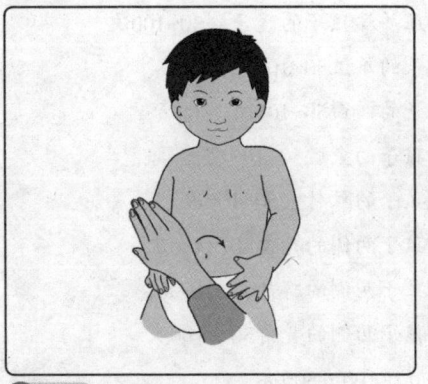

●推胃经

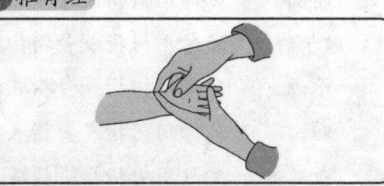

●推心经

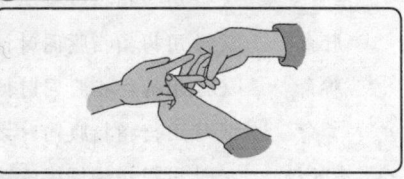

●捏脊

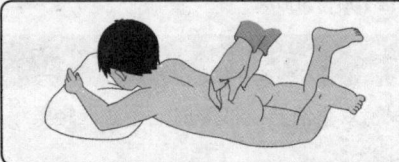

●补脾经

脾经

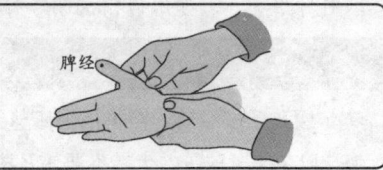

第五章　儿童日常按摩保健养护法

养肝明目的养护疗法

中医讲，肝藏血，开窍于目，眼睛的营养来自肝脏明血的滋养，但小儿"肝常有余"，阳气过盛，阴血反而受到抵制，所以小儿常会出现近视、弱视、心悸、易抽搐等症状。

"眼睛是心灵的窗户"，现在越来越多的孩子患有近视、弱视等眼部疾病，严重影响日常的生活和学习。经常为孩子进行经络穴位按摩，可以缓解眼部疾病，也可以达到养肝护肝的作用。

一些穴位按摩具有养肝明目的作用，以下为详细按摩手法介绍：

穴位	按摩手法
天门	父母用两手的拇指指腹从孩子两眉连线中点自下往上交替直推至前发际30~50次
坎宫	孩子采取坐位或仰卧位，父母用两拇指指端的桡侧从孩子眉头向眉梢做直线分推，进行30~50次
太阳	父母一手固定孩子的头部，用另一手的中指指腹轻轻地揉孩子的太阳50~100次，注意手法一定要轻柔温和
阳白	父母用拇指指腹稍稍用力按压并揉孩子的阳白50~100次
睛明	父母用拇指或食指指腹按压并揉孩子的睛明50~100次
瞳子髎	父母用拇指或食指指腹按压并揉孩子的瞳子髎50~100次
承泣	父母用拇指或食指点揉孩子的承泣50~100次
四白	父母用拇指或食指点揉孩子的四白50~100次
鱼腰	父母用拇指指腹按压并揉孩子的鱼腰50~100次
丝竹空	父母用拇指指腹按压并揉孩子的丝竹空50~100次。
肝俞	父母用拇指指腹同时按揉孩子两侧的肝俞50～100次
脾俞	父母用拇指指腹同时按揉孩子两侧的脾俞50～100次
肾俞	父母用拇指指腹同时按揉孩子两侧的肾俞50～100次
清肝经	父母用拇指桡侧缘清孩子肝经100～500次
补肾经	父母用拇指桡侧缘补孩子肾经100～500次

注意事项
给孩子按摩前，需将指甲修剪干净并保持双手清洁。按摩时，手法要轻柔缓慢，以免伤了孩子，尤其不要伤及孩子的眼睛。

养肝明目的具体按摩手法

养肝明目的保健按摩可以根据不同穴位区分进行按摩，以下为图示和手法解释：

按揉攒竹、鱼腰、丝竹空：以拇指指腹按压并揉孩子的攒竹（眉头凹陷中）、鱼腰（瞳孔正上方的眉毛中）、丝竹空（眉梢凹陷处）各50～100次。

开天门：用两拇指指腹自孩子两眉连线中点，自下往上推起，交替直推至前发际30～50次。

按揉阳白：孩子正坐，父母以拇指指腹着力按压并揉孩子的阳白（眉上1寸，瞳孔直上）50～100次。

推坎宫：孩子坐位或仰卧位，父母以两拇指指端的桡侧，自孩子眉头向眉梢做直线分推30～50次。

按揉承泣：以拇指或食指指甲点揉孩子的承泣（瞳孔正下方眼球与眶下缘间、眶下孔凹陷处）50～100次。

按揉瞳子髎：以拇指或食指指腹按压并揉孩子瞳子髎（目外眦旁、眼眶外侧缘处）50～100次。

按揉四白：以拇指或食指指甲点揉孩子的四白（眶下缘外1/4与内3/4交界处）50～100次。

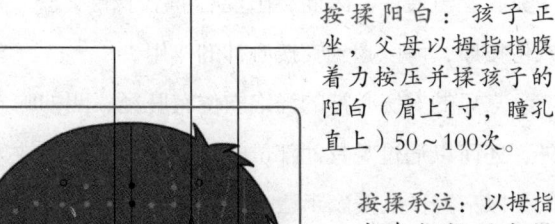

按揉睛明：以拇指或食指指腹按压并揉孩子的睛明（目内眦角稍上方凹陷处）50～100次。

揉太阳：一手固定孩子的头部，以另一手中指端揉孩子的太阳（眉梢与眼外角连线处向后1寸）50～100次。

229

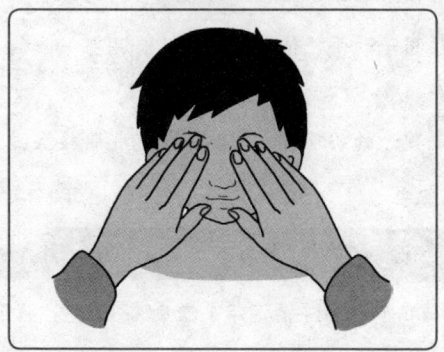

⬤抹眼眶并按眼球

抹眼眶并按眼球：父母以四指指腹抹孩子的眼眶，然后四指合拢，以食指、中指、无名指三指指腹按其眼球3～5分钟。

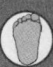

安抚心神的养护疗法

　　有些孩子对于突然发生的强烈刺激往往不能承受，很容易出现惊恐，啼哭不止。这种心神不宁的状态往往与孩子的脾、肝、肾有关。

　　孩子脏腑娇嫩，阴气未充，一旦受邪很容易引动肝风。另外，孩子肝气未充，胆气最怯，因而会出现心神不宁的状态。父母多为孩子进行一些经络穴位按摩，可以起到安抚心神的作用。

　　常见的安抚心神的经络穴位有肝经、四神聪穴、安眠穴和小天心穴。另外，还可以通过对其他部位的按摩达到同样的效果。

　　以下为详细按摩手法介绍：

部位	按摩手法
胸腹部	沿肋间隙行推法：父母将两手手掌相对，分别放在孩子的天突穴两侧，沿肋间隙从内向外分推至腋中线，自上而下至与乳根穴相同高度的肋间隙
	摩腹：父母用一手的四指或全掌摩孩子的整个腹部3~5分钟
背部	直推背部：父母的两手手掌稍稍用力，沿孩子脊柱两侧膀胱经推搓孩子的背部，以手下有热感为度，按摩时可以用少许生姜汁作为介质
	叩背部：父母用虚掌叩击孩子脊柱两侧背、腰及骶部肌肉5~10次。该手法较为刺激，父母需要酌情使用
经络穴位	清肝经：父母一手握住孩子的手使其掌心向上，用另一手拇指螺纹面从孩子食指根向食指尖端推50~100次
	按揉四神聪：父母用拇指的指腹按揉孩子的四神聪50~100次
	捣揉小天心：父母一手握住孩子的手，使其掌心向上，用另一手的中指指腹捣揉小天心50~100次
	按揉安眠：父母用左手固定孩子的头前部，用右手拇指指腹按揉孩子的安眠50~100次

注意事项
给孩子按摩前，需将指甲修剪干净并保持双手清洁，手法要轻柔缓慢。直推背部时，父母蘸少许生姜汁，按摩效果会更好。

安抚心神的具体按摩手法

安抚心神的保健按摩可以根据不同穴位区分进行按摩，以下为图示和手法解释：

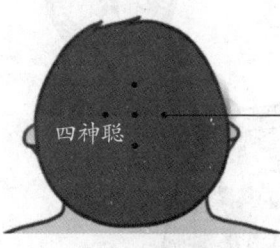

按揉四神聪：孩子仰卧位或坐位，父母用拇指指端按揉孩子的四神聪（百会前、后、左、右各1寸处）50~100次。

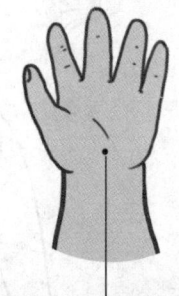

搗揉小天心：一手握住孩子的手，使其掌心向上，用另一手中指指端搗揉孩子的小天心（大、小鱼际交接处凹陷中）50~100次。

按揉安眠：用左手扶住孩子的头前部，右手拇指指端按揉孩子的安眠（翳风与风池连线的中点）50~100次。

231

● 直推背部　　● 叩背部　　● 摩腹　　● 沿肋间隙行推法

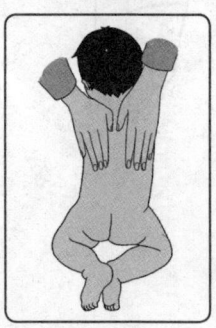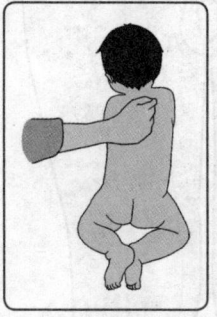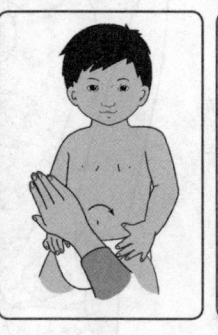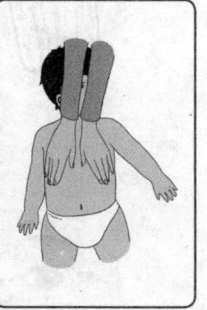

● 清肝经

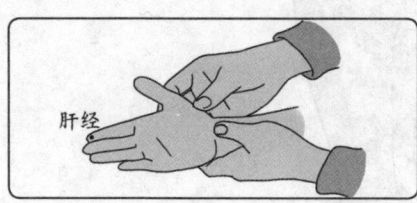

清肝经：父母一手握住孩子的手使其掌心向上，以另一手拇指螺纹面自食指根向孩子食指尖端推食指末节掌面螺纹面，50~100次。

第五章　儿童日常按摩保健养护法

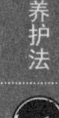

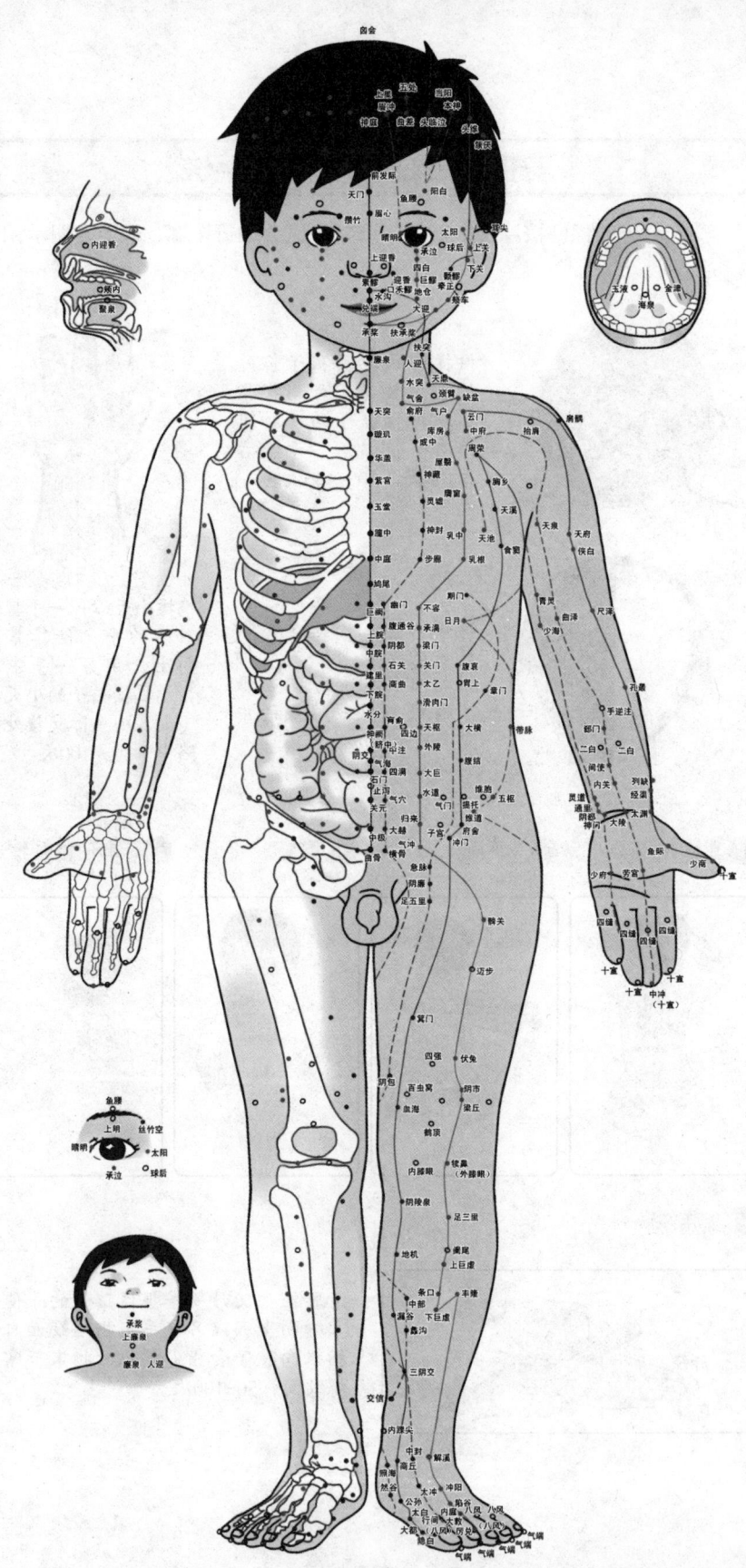

附录 儿童经络穴位图

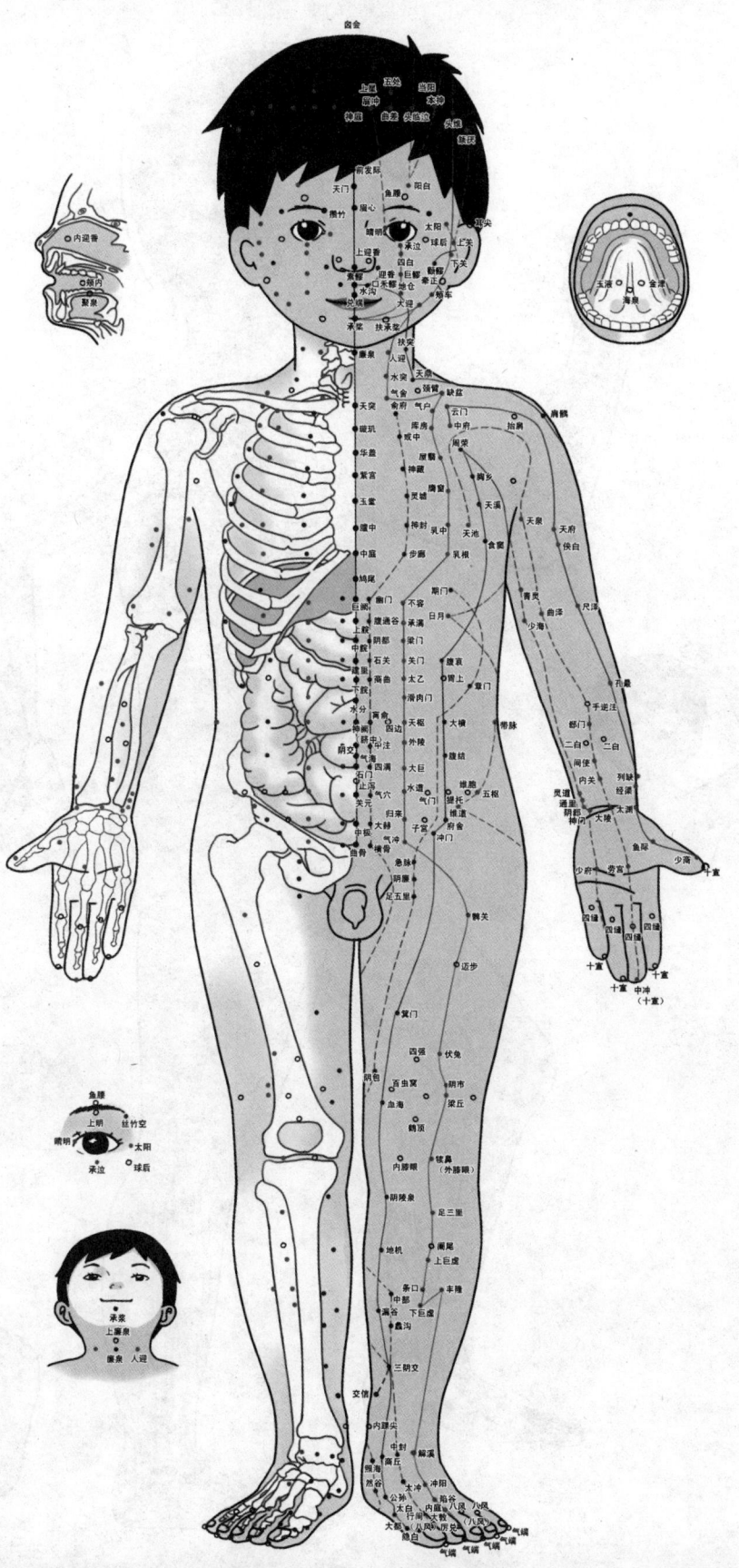

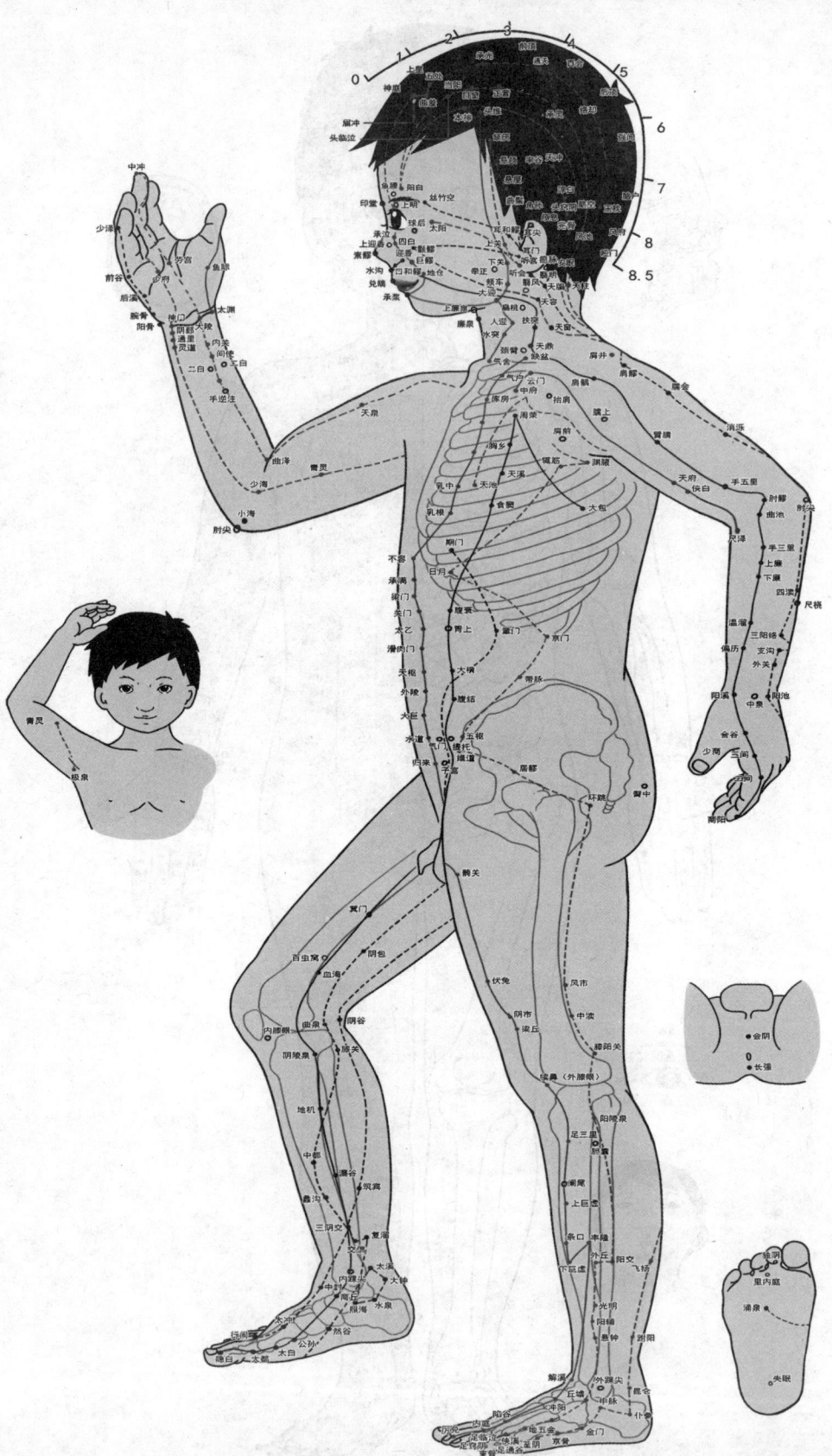

学习保健知识，享受健康生活

★ 建议配合二维码使用本书 ★

本书特配线上阅读资源

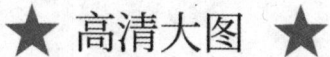 ★ 高清大图 ★

本书配套高清图片，帮您更准确地掌握保健知识。

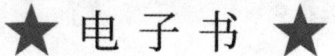 ★ 电 子 书 ★

下载电子书，让您随时随地阅读，学习保健知识

获取资源步骤

第一步：扫描本页二维码

第二步：关注出版社公众号

第三步：选择您需要的资源

微信扫描二维码　　　　　　　领取本书配套资源

家庭保健使用手册②

面诊、手疗、足疗

人体健康异状写在脸上，保健延年的方法长在手掌和脚底

孙桂芬 编著

天津出版传媒集团

天津科学技术出版社

面部诊病与手足疗法完美搭配

近年来，面诊与手足疗法越来越受到人们的欢迎，很多人好奇为什么两者会发展如此迅速，其实归根结底还是两者的科学性与实用性比较突出。

一方面，中医面诊是我国历代医家几千年来诊断疾病宝贵经验的积累，在我国有着悠久的历史。众所周知，久负盛名的望、闻、问、切诊断方法都是为辨证论治服务的。面诊作为望诊中的一员，有相当重要的临床诊断价值，临床上主要通过观察诊断对象面部的反射区、颜色、形态及五官变化等，获得诊断对象脏腑、气血等各种病理变化的部分情况，从而判断其周身与局部的病变情况，以便及时采取有效的治疗措施，或者预防疾病的发生。

另一方面，手足反射疗法（简称手疗、足疗），利用按摩手足部反射区、经络、穴位等便可以预防和治疗疾病，操作简单，无须任何仪器，是一种随时都可以进行的诊疗方法。若想对此有更深入的了解，我们先要明白反射区与经络穴位的神奇之处和重要保健作用。

到底什么是反射区？在讲反射区之前应该先了解什么是全息学说。全息论实际上讲的是整体与局部的关系。人作为一个整体，每一个有独立功能的器官，都含有人的整体信息和图象，包含人体全部信息的每一个有独立功能的局部器官，我们叫它"全息胚"，比如在足部全息胚中有人体的整体信息，这些信息我们叫它反射区。实际上反射区分狭义和广义两种：狭义的反射区单纯指脚底、手部、耳部等反射区，广义的反射区则是指身体上所有可以产生反射效应的区域。而手足反射疗法就是运用手指与手法技巧对特定反射区施加变化的压力，以引起机体生理变化，修复身体不健康的状态。换句话说，有效刺激不同的反射区，通过反射原理，就能够疏通体内阻滞，调节机能的平衡，让身体恢复到健康状态。

现代医学的临床实践已经证明，全息疗法完全符合现代推崇的"无创伤医学"和"自然疗法"的要求，身体上的反射区就是一个个全息胚，对其进行刺激按摩，能够有效预防和治疗各种疾病。一些突发的急性病症往往只需按摩治疗一次，就可以收到疗效。而对于慢性疑难杂症，尤其是中老年人的常见疾病，例如便秘、失眠、头晕、消化不良，只要坚持按摩，就可以有很好的疗效，使症状得到改善。

经络学说是中医基础理论的重要组成部分，贯穿中医学的生理、病理、诊断、治疗的各个方面。经络是人体气血运行的通道，而穴位是经络气血会合、输注、渗灌的部位，通过经络与脏腑的联系，既能反映各脏腑生理或病理的状况，又是治疗各脏腑疾病的有效刺激点。按照中医基础理论，人体穴位主要有三大作用：首先，它是经络之气输注于体表的部位；其次，它是疾病反映于体表的部位，当人体生理功能失调的时候，穴位局部可能会发生一些变化，比如颜色的变化，变红或者变暗，或者局部摸起来有硬结，从而反映出身体对应的那个部位出了问题；最后，可以通过针灸、推拿等疗法刺激穴位以起到防病治病的作用。

传统医学认为，大自然里的中草药可内服外用，具有治病保健效果，而人体自身的反射区、经络、穴位是沟通内外的通道和特殊，部位同时具有治疗防病功效。本书为读者提供准确的面部诊断及简单易学的手足疗法以判断和治疗一些生活中的常见病、多发病。

中国中医药目前已被国外140多个国家认可接受，成立了300多所中医教学机构。其中被视为祖国医学一颗明珠的推拿在其中起到了重要作用，手、足疗法也是被人们视为"神奇医术"。

本书的一大亮点是以面部诊察为基础，同时辅以手部及足部疗法，为读者讲解在家庭中实用又可靠的保健按摩法。本书无论是诊断还是治疗，内容上都既详尽又多样，力求提供更多适合读者的诊疗方法。并且为了方便读者阅读，我们对每一节内容都作了细致的图解，希望为读者呈现一本更轻松、更直观的实用型面诊、手疗、足疗保健养生书。

最后，希望此书可以让读者对中医面诊和手足疗法有更进一步的了解与掌握，随时随地运用自我诊疗的方法，呵护自己和家人的身体，让家人更健康、更长寿。

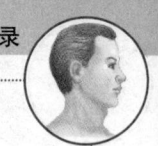

家庭保健使用手册②

面诊、手疗、足疗

第一章　科学的面诊

正确认识面诊

认识人体面部反射区

诊察面色知健康

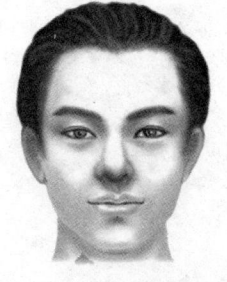

中医面诊在我国有着悠久的历史，是我国历代医家几千年来诊断疾病宝贵经验的积累。

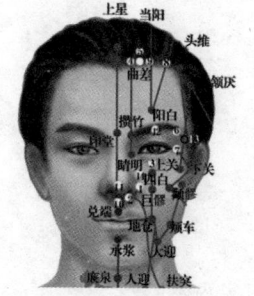

中医认为："十二经脉，三百六十五络，其血气皆上于面而走空窍，……其气之津液，皆上熏于面……"

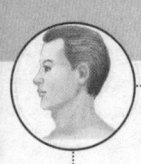

诊察眼部知健康

上眼皮下垂：

    气血瘀滞/风邪入侵/中气下陷 /266

眼皮跳动：肝虚血少 /268

麦粒肿：外感风邪/体内有热毒 /270

迎风流泪：肝肾两亏 /272

白睛发黄：脾虚血亏/体内湿热 /274

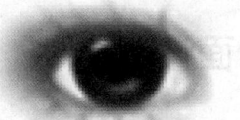

眼为肝之窍，是心灵之
窗，更是健康之窗。

诊察鼻部知健康

色泽异常：

    脾肺蕴热/气血亏虚/胃气衰/肝气犯胃/

    肾虚水气不运 /276

形态异常：肺胃热盛/肺失宣降 /278

流鼻涕：风热风寒/气虚/湿热 /280

流鼻血：体虚/燥热 /282

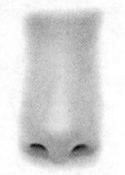

鼻为肺窍，是呼吸之气出
入的门户。

诊察耳部知健康

色泽异常：

    气血亏虚/肝胆湿热/阴寒内盛/

    肾精亏耗 /284

形态异常：先天肾虚/肾精耗竭/血瘀日久 /286

耳内流脓：热火上炎/湿浊滞留 /288

耳中流血：阴虚火旺/肝火上升 /290

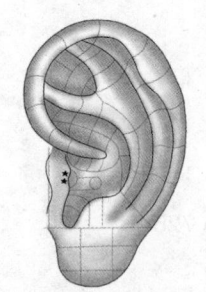

耳为肾窍，乃"宗脉之所聚"。

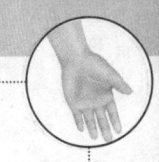

诊察口唇知健康

嘴唇干裂：阴虚火旺/脾胃热盛 /292

嘴唇青紫：气滞血瘀/脾阳虚弱 /294

口唇颤动：胃火上攻/脾虚血燥 /296

口中生疮：虚火旺盛/脾胃积热 /298

诊察舌部知健康

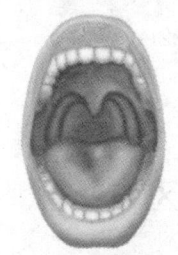

齿为骨之余，骨为肾所主。

舌裂：热盛津伤/血虚不润/脾虚湿侵 /300

舌苔发白：表证寒证 /302

舌苔发黄：里证热证 /304

舌头红绛：阴亏虚热/阳盛实热 /306

舌头青紫：寒邪内伏/热毒内蕴/瘀血郁结 /308

舌苔灰黑：里寒里热/湿寒湿热 /310

诊察牙齿知健康

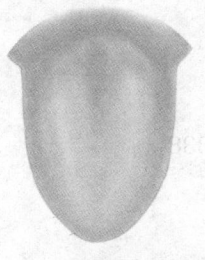

舌为心之苗，是发音的主要器官。

牙龈出血：体内有火/脾不统血 /312

牙龈萎缩：肾虚火旺/胃火上蒸/气血亏损 /314

牙龈溃烂：胃热并外邪 /316

牙齿松动：肾阴虚/肾气虚/胃中伏火 /318

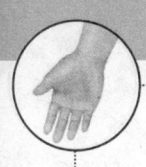

第二章　手疗

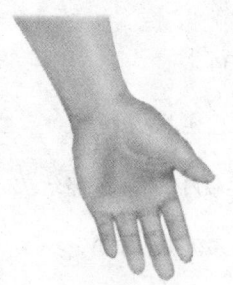

手疗就是手部按摩法。

手疗的科学原理

认识人体手部反射区

人的双手与全身各脏腑、
组织、器官有着密切的联系。

手疗的操作方法

手疗与身体保健

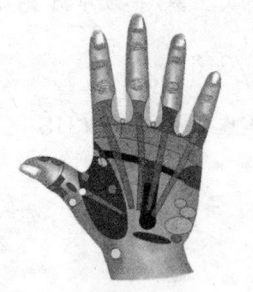

手部按摩是通过对人体功能
的调节而达到防病、治病的目的。

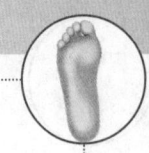

第三章　神奇的足疗

科学意义上的足疗

认识人体足部反射区

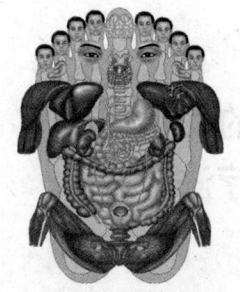

人体的双足像是面身体的镜子。

足疗的操作方法

足疗与身体保健

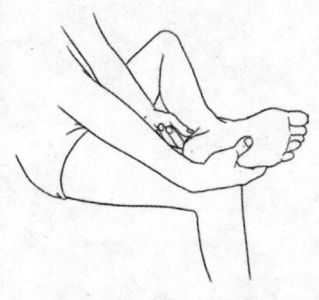

足疗是以中医的推拿术为基础。

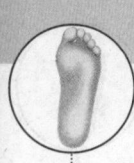

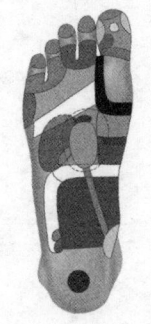

足部是人体的"第二心脏",是人体的晴雨表。

第四章　常见病的面诊与手、足疗法

呼吸系统疾病

循环系统疾病

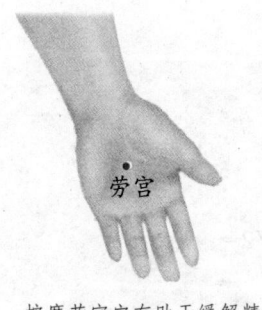

按摩劳宫穴有助于缓解精神紧张,宁心安神。

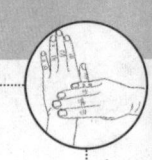

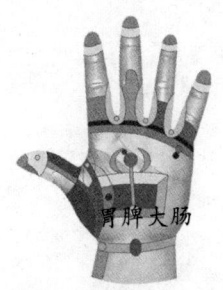

每天坚持按摩胃脾大肠反射区，可以改善脾胃。

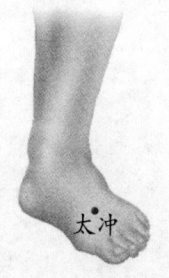

按揉太冲穴可调节肝脏功能，改善肤色暗沉的状况。

消化系统疾病

运动系统疾病

生殖系统疾病

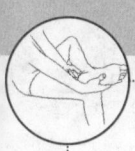

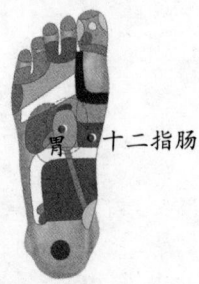

按摩胃、十二指肠反射区可以有效增强消化系统的功能。

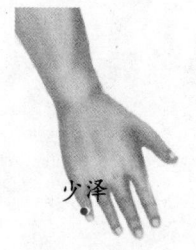

按揉少泽穴可以有效改善产后乳汁湛少，乳腺炎等症。

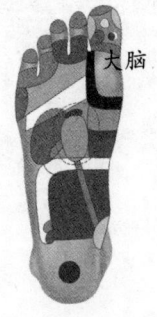

点按大脑反射区可以补气益血、抗疲劳、增强记忆力。

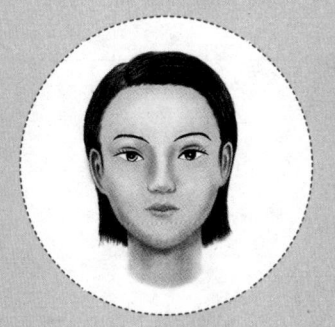

第一章

科学的面诊

面诊是中医望诊的重要组成部分《内经·灵枢》记载:"十二经脉。三百六十五络,其血气皆上于面而走空(孔)窍。"由于面部是众多经脉会聚之所,因此脏腑气血的盛衰,会在面部有所表现。面诊简单、实用、可靠,是洞察病机、掌握病情以及对症施治的重要依据。

内容提要

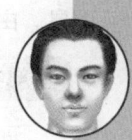
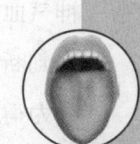
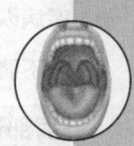

什么是面诊

　　所谓"相由心生"，也就是说人的五脏六腑发生病理变化或是心理变化，终会表现在面部的相关区域。面诊，是通过对面部整体和五官进行观察，以得知人体全身与局部病变情况的一种诊断方法。

面诊方法

　　有人从中医传统理论出发，结合现代医学的生物全息理论，提出了"现代面诊法"。这种方法在面部相应脏器分布、诊察方法上与传统中医面诊有所不同。《石室秘录》中说，"看病必察色，察色必观面"，医者可通过对病人的神、色、头发、面、目、耳、鼻、口、舌等进行有目的的观察，以掌握脏腑功能、了解疾病发展情况。中医认为，人是宇宙的缩影，面部在人体之中，面部的形象代表整个人体的一部分，一切生理病理的改变都能显示在面部，面部像人体内脏的一面镜子，它能系统地、选择性地反映内脏的信息。由此，可以说明面诊可反映人整体的生理及病理变化。

面部神色的诊断

　　面部神色的改变反映相应脏器出现了病变与异常，面部神色是全身精神气血的综合反映。中医中的望神，是通过观察人整体生命活动的表现，来判断病人病情轻重、脏腑精气的盛衰及预后的方法。关于神，通常可以分为得神、少神、失神、假神四种状态。得神，即有神气，是五脏精气充足的体现；少神又称"神气不足"，往往是正气不足、虚证的表现，多见于疾病恢复期；失神又称"无神"，是精亏神衰或邪盛神乱的表现；严重到神志不清则称为假神，常是危重病人临终前的征兆。

面部形态的诊断

　　面部形态异常也分为永久性和暂时性，它可以判断机体将要发生疾病或已患有某种疾病。如面部浮肿常见于肾病、心脏病患者；口眼歪斜常见于卒中后遗症或面瘫患者；"关公脸"可能属高原病或肺源性的脏病。"满月脸"临床常见长久服用激素的患者。

238

面部五官诊断

● 健康的面部特征

耳为肾之窍，宗脉所聚之处。现代耳全息诊疗法把耳郭比喻为人体的缩影，人体各组织器官在耳郭上都有相应的穴位，当体内器官组织发生病变时，在耳郭特定部位就会产生相应的变化和反应。医者常通过望耳郭形态及耳郭周围颜色进行诊断。

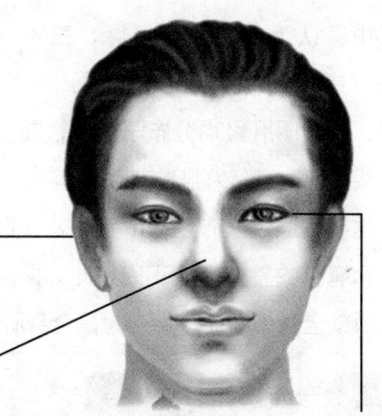

鼻为肺之窍，胃经之所过，是呼吸的通道。通常医者会根据鼻梁、鼻头皮肤颜色以及鼻腔分泌物对机体状况进行诊断。

目为肝窍，但五脏六腑之精气皆上注于目，并要认识到眼区的特定部位与特定的脏腑有着密切的联系，并以此将眼分属于五脏。眼睑属脾；眼的外内眦属心；白睛属肺；黑睛部分（角膜和虹膜）属肝；瞳仁属肾。如五脏六腑功能失调，就会影响眼睛的正常功能。此外，在面诊中眉毛虽然不属于五官，但其的异常也能反映机体情况，如眉毛稀淡恶少所属肾气虚弱、体弱多病；眉毛经常脱落多见于黏液性水肿；眉梢直而干燥的成年女性多月经不正常。所以在望眼睛的时候也要留意眉毛的形态。

口的诊断较为复杂，因口包括唇和口腔内的牙、牙龈，西医还会观口腔黏膜。中医认为，唇为脾之外荣，若唇色淡白，多属气血两虚；色青紫，为寒凝血瘀；色深红则为热在营血。唇干枯皲裂，多见于外感燥邪，热炽津伤；口角流涎多属脾虚湿盛或胃中有热、虫积症。口唇糜烂多是脾胃蕴热上蒸所致；口歪斜为中风；撮口或抽掣不停为肝风内动，或脾虚生风。而齿在中医认为乃骨之余，骨又为肾所主，所以，牙齿的颜色、形态多与肾相关联。牙龈的情况则多与胃相联系，中医理论认为，胃之经脉络于龈中。所以通常见牙龈肿痛，多认为是胃火所引起。

舌的形态包括舌形和舌态。正常人舌体灵活，不胖不瘦。患病之时舌的形态就有异常改变。如舌苔有裂痕多是阴虚所致，舌体胖大多是脾气虚所致。

239

面诊的理论依据

中医认为："十二经脉，三百六十五络，其血气皆上于面而走空窍……其气之津液，皆上熏于面……"十二经脉中，手足三阳经及手少阴心经、足厥阴肝经均分布于面部，其余的阴经通过表里经脉的经别相合而上于头面部，奇经八脉除带了脉也都经过头面。

这样，通过遍布全身的经络，使面部与全身的脏腑、肢体、关节联系为一个有机的整体。也正因如此，面部也是人体全身各部分气血会聚的地方，面部全息诊断中，面部也是全身脏腑、肢节的反映中心。

面部五官七窍与人体脏腑相连

根据脏象学说，内在的五脏各自与外在的五官七窍相连，五官七窍是人体与外界相互联系的通道。所谓五官，是指眼、鼻、口、舌和耳，它们是五脏与之相连的感受器。七窍，是指头面部的七个孔窍，即两只眼睛、两只耳朵、两个鼻孔和口。五脏的精气通于七窍，因而头面部能直接反映身体的状况。因此，当人体有潜伏的病症时，面部就会相应地出现一些变化。

通过五官进行诊病属于中医特殊诊断一部分，其理论依据来源也早已有之。

（1）通过眼睛看病也叫目诊，中国早有目蕴含脏腑之精华的说法，在《灵枢·大惑论》中记载："五脏六腑之精气，皆上注于目而为之精，精之窠为眼，骨之精为瞳子，筋之精为黑眼，血之精为络，其窠气之精为白眼，肌肉之精为约束裹撷。筋骨血气之精而与脉并为系，上属于脑，后出于项中。"可见眼具五脏六腑之精华。"五轮八廓"学说，即来源于此。在传统医学中眼睛的功效包括：其窍于肝，生于肾，用于心，润于肺，藏于脾，此即"五轮"之本始，与五脏息息相关。

（2）耳诊在《内经》中对借助耳郭来诊断疾病已有简单的记载。《灵枢·本脏》："高耳者肾高，耳后陷者肾下，耳坚者肾坚，耳薄不坚者肾脆。"所以通过耳朵看病是传统医学一大特色，也是西医不可比拟的。

（3）中医舌诊起源甚早，《黄帝内经》中就已散见许多关于舌诊的内容。

240

如《灵枢·刺节真邪》："两热相搏……舌焦唇稿。"《灵枢·热病》："舌本烂，热不已者死。"并有"舌卷""舌上黄""舌干""舌强""舌萎"等病理舌象的记载。1341年，敖氏著《敖氏伤寒金镜录》一书，叙述舌苔36种，并附有舌图，详论各种舌苔所主的证候及治法，是第一部舌诊专书。舌诊至今在中医门诊"望、闻、问、切"中也属于不可缺少的诊断项目。

（4）齿龈诊法始于《内经》。早在该书中就已将齿的生长反映肾气之盛衰，以齿长而垢，无光泽来预报疾病的凶兆。到清代，温病学家发展了齿龈诊法，将齿龈的变化作为温热病胃津肾液存亡的预兆。

"望而知之"诊断法

早在《黄帝内经》中就系统描述了五脏六腑、四肢百骸在面部的特定投射区域。《灵枢·五色》中指出："五色各见其部，察其浮沉，以知浅深；察其泽夭，以观成败；察其散抟，以知远近；视色上下，以知病处。"说明人体一旦发生病变，在面部相应部位就会出现色泽和形态的变化。所以，通过观察五色及形态异常的部位，就可以判断具体病变的脏腑。后世的许多医家，也对此进行了进一步的研究，使得中医逐渐形成了"望而知之"的神奇诊断方法。

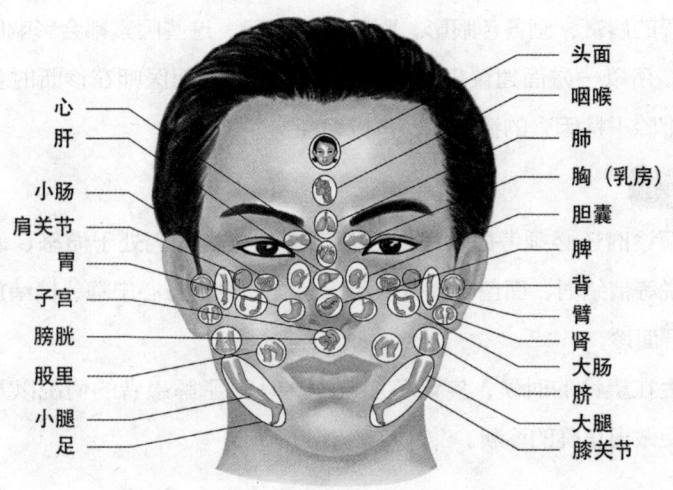

心
肝
小肠
肩关节
胃
子宫
膀胱
股里
小腿
足

头面
咽喉
肺
胸（乳房）
胆囊
脾
背
臂
肾
大肠
脐
大腿
膝关节

面部诊病的注意事项

面部的变化一般是很细微的，人的面色会随着季节、时间、环境、心理因素等变化，所以要想准确地进行面部诊断，一定要为观察创造良好的条件。

时间最好选择在早晨

面诊在早晨为宜。这是因为人早上起床还没有受到情绪变化和日常活动等因素的影响，此时人体阴气未动，阳气未散，气血未乱，面色最自然。所以，早上起床后自己可以观察自己面部的气色、神态等，做自己的面诊医生。

在间接日光下面诊

所谓间接日光面诊，就是不能让面部直接暴露在太阳下，禁止在灯光或者烛光下面诊，在柔和的光线下面色才最易诊察。在透光性较好的阳面房间进行面诊较为适宜。

排除干扰

观察面诊时除了在自然光线下，也要注意一下患者本身的干扰因素。因为很多女性有化妆的习惯，比如面部使用各种颜色的粉底或腮红，嘴唇涂抹颜色各异的唇膏，画各色眼影，眼睛内放美瞳。这些因素都会影响医师的正确判断，所以一方面建议患者素颜就诊，另一方面医师在诊断时要综合考虑，在排除干扰因素的情况下，再行诊断。

心理因素

在面诊时还必须考虑情绪对面色的影响。当人们处于愤怒、悲伤、紧张、喜悦等情绪时，面色会改变。所以，要在患者身心宁静、情绪放松的情况下进行面诊。

医生在望诊的时候，应该多加观察，认真了解患者的情况以及生活习惯，以便做出正确的诊断。

面诊时的距离

1. 远距离看整体

面诊时，先从远距离观察人的整体面色，一般是在10步以外。现代中医学家蒲辅周先生强调："望患者之神色，要在自然光线下，距离10步左右，方可见真。"远距离面诊主要是观察患者颜面总的气色及五官的形态变化。

2. 近距离看局部

观察了患者的整体面色之后，就要近距离详细观察患者面部各部位的气色和形态变化。近距离也就是一般的诊病距离，近距离面诊时，必须参照远距离观察的结果详细观察、分析比较病变部位。

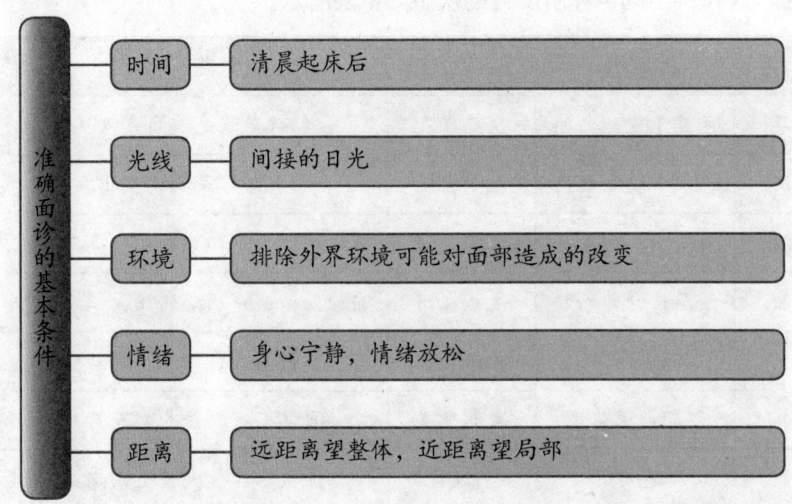

掌握面诊要点

　　除了面诊的要点，面诊还有很多注意事项，比如面诊时的距离、面诊要五色合参。

面诊要五色合参

　　望面色还应注意"色、泽"两个方面，无论哪个国家人的肤色，鲜明、荣润的都表示病变清浅，气血未伤；如果面色晦暗、枯槁，则表示病情重，精气大伤。

　　而皮肤色泽又包括：浮、沉、清、浊、微、甚、散、抟、泽、夭的程度变化，这10种不同色泽所反应的疾患如下表所示。

面色	面部表现	疾病征象	变　化
浮	色显于皮肤之间	主病在表	初浮后沉是病自表入里。
沉	色隐于皮肤之内	主病在里	初沉后浮是病由里出表。
清	清而明，面色舒	主病在阳	自清而浊，是阳病转阴，其病加重。
浊	浊而暗，其色惨	主病在阴	自浊而清，是阴病转阳，病在好转。
微	颜色浅淡	主正气虚	自微而甚，则先虚而后实。
甚	颜色深浓	主邪气盛	自甚而微，是先实而后虚。
散	色开	主病近将解	先散后抟，病虽近而渐聚。
抟	色闭	主病久渐聚	先抟后散，病虽久而将解。
泽	气色润泽	主生	将夭而渐泽者，是精神来复。
夭	气色枯槁	主死	先泽而渐夭者，是血气益衰。

　　由于望色也就是辨其色之气，而气乃色之变化，只有将望色的方法与五色合参，才能谈得上面诊。

面部常色与病色

面部常色即正常面色，中医学认为，"有诸内，必形于外"，也就是说人体脏腑功能好坏、气血盛衰都可以表露在皮肤上。《素问·脉要精微论》说："赤欲如白裹朱，不欲如赭；白欲如鹅羽，不欲如盐；青欲如苍璧之泽，不欲如蓝；黄欲如罗裹雄黄，不欲如黄土；黑欲如重漆色，不欲如地苍。"此言形象地说明人体正常五色必须明润而有光泽，含蓄而不暴露，也就是"气华于色"的意思。中国人肤色多微黄而红润，有光泽，说明人体精神、气血、津液充盈，脏腑功能协调。也就是中医所讲的有胃、有神的无病之色。

但所谓"一方水土养育一方人"，因为地理环境、季节气候的不同，人的面色可有不同，如中国南方人肤色普遍白细润泽，北方人肤色偏黑，而高原上的人肤色又偏红。但只要光泽明润，都属于有胃、有神之常色。

这面诊中的常色又有主色与客色之分。《医宗金鉴·四诊心法要诀》说："五脏之色，随五形之人而见，百岁不变，故为主色也。"也就是面色一生不变者为主色。主色又随四季变化而略有变化，春应稍青，夏应稍红，长夏应黄，秋应稍白，冬应稍黑；而客色是相对于主色而言，《医宗金鉴·四诊心法要诀》又说："四时之色，随四时加临，推迁不常，故为客色。"也就是随着时间、环境、光照不同而正常变化的颜色。

总之，无论主色还是客色均为正常色泽。此外，如因饮酒、运动、情志、职业、工作环境、风土等面色发生短暂变化者，也为常色。

病色，是指人体在疾病状态时，面部表现出与常色不一样的色泽。病色有青、赤、黄、白、黑的不同，其变化较为明显，与常色变化细微而含蓄的特点有所不同。也可以认为除上述常色，凡面色晦暗枯槁或鲜明暴露，或不应时应位，或独色独见者，均为病色。

但如今，化妆品繁多，掩盖了正常肤色，这时医者就要综合考虑外在因素而诊断面部为常色还是病色。其病色所主疾患如下表所示。

病　色	病理征象
红	主热证，有虚实之分。
白	主虚证、寒证、脱血、夺气。
青	主虚证、痛证、瘀血、气滞和惊风。
黑	主肾虚、寒证、瘀血、水饮。
黄	主虚证、湿证。

面部反射区诊病的小窍门

面部脏腑对应分布

　　面部反映整体各部位生理信息，使面部成为整体完整的缩影。面部的各部分属不同的脏腑，是面部望诊的基础。古今面部分属有所不同。传统的面部脏腑是在《内经》有关脏象、气血、经络分布的理论基础上形成的。

　　古代面部分属是根据《灵枢·五色篇》的分法，把整个面部分为：鼻部称为明堂，眉间称为阙，额称庭(颜)，颊侧称为藩，耳门称为蔽。根据《灵枢·五色篇》的分布方法，各脏腑、节肢相关位置对应如下。

部　位	对应脏腑
庭（两眉头之间）	头与面部
阙上（指天庭之下至眉间这个部位）	咽喉
阙中（鼻根部上两眉毛之间的部位）	肺
阙下（下极、山根、鼻根）	心
下极直下（年寿、鼻梁最高处）	肝
下极直下左右（鼻梁高处外侧部位）	胆
肝下(面王、准头、鼻尖)	脾
两侧鼻翼	胃
中央（两颧下方）	大肠
蔽（大肠之外）	肾
明堂以上（鼻翼旁）	小肠
明堂以下（人中）和人中两侧的鼻根部位	膀胱、子宫、睾丸、阴茎
颧	肩
颧后	臂
目内眦（两眼角与鼻梁之间）	膺乳、胸

　　面部反射区如前面图所示，而在《素问·刺热篇》中把五脏与面相关区划分为"左颊对应肝，右颊对应肺，额对应心，颏对应肾，鼻对应脾"，以五官对应五脏，则喘息鼻张属肺病，唇黄者属脾病，目青者属肝病，舌卷短而顺赤者为心病，颧面黑者为肾病。在诊断时无论采用哪种方法，都需要综合分析后再进行辨证，不能仅凭一个现象即做出诊断。

观面部诊病

从中医学上讲，人的面部有五脏六腑的反射区。所以，观察面部就可以诊断出五脏六腑哪里出了问题，以便及时做出调节，避免更严重的问题出现。

反射区	表现	诊断结果
心脏	阙下出现横纹或横纹比较明显。	心脏状况不好，如心律不齐。
脑	庭部有竖纹，竖纹很深并且该部位发红。	心脑血管供血不足、头痛、神经衰弱、多梦、睡眠不良、心悸、烦躁等。
肺	阙中比较凹，且颜色晦暗，或发青，或有斑，两眉头部位发白。	肺部有疾病。
胸（乳房）	耳内因此晦暗或发青。	胸闷气短；经期时乳房胀痛。
肝	鼻梁最高处发青暗或有斑；青春痘。	脂肪肝；肝火旺。
胆囊	鼻梁高处外侧部位有红血丝、青春痘。	胆囊有轻微炎症。
膀胱	人中两侧鼻根部位发红，有红血丝、青春痘、疮等。	有膀胱炎，会出现小便赤黄、尿频尿急等症；鼻炎。
脾	鼻头发红，或酒渣鼻，或者鼻头肿大；鼻头发黄或白。	有脾热，一般感觉头重、脸颊疼、心烦等；脾虚，会出现汗多、畏风、四肢懒动、倦怠、不嗜食等。
胃	鼻翼发红；有红血丝且比较严重。	胃火，易饥饿、口臭；胃炎。
小肠	鼻翼两旁有红血丝、青春痘、斑、痣或痦子。	小肠吸收功能不好，一般人会瘦弱。
大肠	颧骨下方偏外侧部位有红血丝、痤疮、斑、痣或痦子、半月状的斑。	大肠排泄功能失调，一般会有大便干燥、便秘或便溏，半月状的斑证明此人有便秘或痔疮。
生殖系统	女性嘴唇四周发青、发乌或白、肾反射区域同时异常。	女性性冷淡。

247

简说中医目诊

眼睛是人体的心灵之窗，《重订通俗伤寒论》云："凡病至危，必察两目，视其目色，以知病之存亡也，故观目为诊法之首要。"也就是说每个人的眼神、眼球颜色、眼睛的形态无不反映着脏腑功能的盛衰。中医也可通过目诊来辨别病位、病因、病情和推测疾病预后的一种诊断方法。

理论依据

在《灵枢·论疾诊尺》中记载："目赤色者，病在心，白在肺，青在肝，黄在脾，黑在肾。"意思是说目眦部发红表示有心火，淡白示为有血亏，白睛（巩膜）发红为有肺火，巩膜黄为湿热内盛；珠（瞳孔）肿为有肝火，眼胞皮（眼睑）红湿烂为有脾火；上下眼睑颜色鲜明表示体内有痰饮，颜色暗多表示有肾虚，整个眼睛红肿热痛表示有肝经内热；眼睛清澈示为有寒，眼睛浑浊的表示体内有热。

临床意义

中国人的正常眼睛应黑白分明，精采内含，神光充沛，有泪，滋润，不燥不涩，视物清晰为有神，为健康。病态眼神，白睛暗浊，黑睛色滞，失精无采或浮光暴露，眼干无泪，视物模糊，为无神眼，为不健康。

中医在目诊中，将眼睛分为"五轮"，每一个"轮"代表一个脏，眼睛与五脏的关系就是：内眦及外眦的血络属心，因为心主血，血之精为络，所以称为"血轮"，血轮包括两眦皮肤，眦部结膜，泪器；黑珠属肝，因为肝属风主筋，筋之精为黑睛，所以称为"风轮"，风轮包括角膜前房、巩膜等；白珠属肺，因为肺主气，气之精为白眼，所以称为"气轮"，气轮包括球结膜前巩膜；瞳仁属肾，因为肾主水，主骨生髓，骨之髓为瞳仁，所以称为"水轮"，水轮包括瞳孔及其后房眼内组织，如睫状体、晶状体、玻璃体、视网膜、脉络膜、视神经；眼胞属脾，因脾主肌肉，肌肉之精为约束（眼睑），所以称为"肉轮"，肉轮包括眼睑皮肤、肌肉、睑板、睑板腺（图见右页所示）。

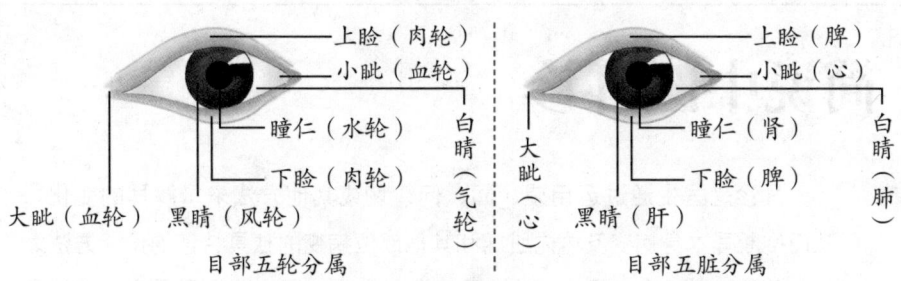

目部五轮分属   目部五脏分属

当脏腑、经络有病时，就可能在眼部相应位置出现症状；同样，当眼病发生时，也可能相应脏腑经络出现症状。古人说："脏有所病，必现于轮……轮之有证，内脏之不平所致。"因此，五轮的变化能够反映相应脏腑的病变，如下所示。

五　轮	所属脏腑	望　诊	所主疾病
肉轮 脾、胃		上眼皮下垂	脾胃虚弱、中气下陷
		长针眼	脾胃积热过盛
		眼睑红肿甚至糜烂	风热挟湿
		生椒疮	气血瘀滞
血轮 心、小肠		两眦红赤	心、小肠经有实热
		眦漏	心经热邪蕴蓄
		冷泪长流、视蒙眼花	心血不足
气轮 肺、大肠		白睛红赤	肺经风热
		白睛红赤伴有水肿、眼屎增多而干结	肺火炽盛
		白睛局部红，眼屎稀而不结	肺经虚热
		生金疮	肺经燥热
风轮 肝胆		怕光、流泪、刺痛或聚星障	肝经风热
		凝脂翳、花白陷	肝胆火炽盛
		疳积上目	脾虚肝热
		眼球胀痛不适	肝气郁结
		视物昏蒙	肝血不足
水轮	肾、膀胱	视物昏蒙、圆翳内障、高风雀目、青盲	肾亏损

此外，目诊时最好在自然光线充足的条件下进行，让病人采用端坐或平卧位，并使其自然睁开眼睛，医者可用清洁的手轻轻地翻开病人的上下眼睑，使眼球充分暴露，然后再进行观察。必要时，还可让病人的眼球作上下左右的活动，以便进一步观察。着重观察目络的色泽、部位、粗细、形状等方面的变化。

简说中医耳诊

　　耳诊是医生通过运用望、闻、问、切或其他方法来了解耳的变化，从而推断耳本身病变及体内脏腑和其他部位病变的独具特色的诊断方法之一。曾有人对长寿和短寿老人的耳朵的长、宽、厚进行测量研究，结果发现，长寿老人耳轮颜色淡红，荣润光泽，肉厚丰满，耳轮和耳垂长，而耳宽无明显改变；短寿者耳轮颜色多晦暗苍白，枯槁无泽，耳郭肉瘦干薄，耳轮和耳垂短。《灵枢·五阅五使篇》说："耳者肾之官也。"在《灵枢·口问》中记载："耳者宗脉之所聚。"所以说耳朵的形状、功能与肾之精气、经脉气血的盛衰和寿年长短有密切关系。

理论依据

　　《内经》中对耳与经脉的关系，人体疾病在耳郭上的反应，以及如何借助耳郭来诊断疾病等的论述颇多，并且也比较详细。如《灵枢·邪气脏腑病形》记载："十二经脉，三百六十五络，其血气皆上于面而走空窍，其精阳气，上走于目而为睛，其别气走于耳而为听。"

　　公元3世纪后，医者对借助耳进行诊断疾病，已有了具体论述。华佗的《中藏经》中记载："黑丁者，起于耳前，状如瘢痕，其色黑，长减不定，使人牙关急，腰、脊、脚、膝不仁，不然即痛……"

　　《内经》中对人体生理可反映于耳郭已经有了初步的认识，并记述了耳与脏腑间的密切联系，尤以肾与之联系最为密切。《灵枢·脉度》："肾气通于耳，肾和则耳能闻五音矣。"《灵枢·五阅五使》："耳者，肾之官也。"

临床意义

耳诊是以四诊为基础发展起来的，正常的耳朵应该是肉厚大而红润。临床主要通过观察耳部的色泽、形态及分泌物来诊断身体状况。耳朵颜色在正常情况下与面色一致，但在外部环境寒冷、饮酒等前提下，耳朵颜色与面色不同，临床上也不能以此作为依据。而耳朵的形态除了外伤、手术会导致改变，通常情况不会影响耳诊。耳朵分泌物中，往往会因为患者的生活习惯而影响医者的判断，所以在耵聍诊断时要先询问患者耳朵清洁情况。耳朵颜色、形态、分泌物所主疾病如下表。

耳朵整体颜色	色白	色青紫	色青黑而痛	浅黑	纯黑
所主疾患	主寒或虚	主惊风癫证或有热邪或风寒入腹掣痛	主肾水不足	肾虚	肾气将绝

耳轮颜色	枯焦而黑	色青而白	色红	微黄	色浅	黄色过盛并伴全身皮肤发黄
所主疾患	多见肾阴虚	主慢脾风	主热积痰惊	主病将愈	说明胃气尚存或湿邪中阻	麻疹先兆

备注：此表为耳朵色泽变化

耳郭形态	耳厚大	耳薄小	耳瘦削	耳肿
所主疾患	肾气足	肾气亏	正气虚	邪气实
耳郭颜色	色红	青色	紫色	黑色
所主疾患	内外皆热，病情较轻	主气滞血瘀兼风	主热甚或热邪内闭	主寒邪内伏，病情危重

备注：此表为耳朵形态变化

目前，耳垂皱褶已成为诊断心、脑血管病变的指征之一，用西医的形成机理解释，是因为动脉硬化，局部缺血而引起耳垂皮肤收缩。总的说来，目前的耳诊主要集中在基于耳郭与内脏组织相应的原理进行疾病的初步诊断及耳褶征与冠心病的密切关系两方面。但对其的研究还是停留在比较初级阶段，单纯用耳诊对身体进行诊断尚不够准确，所以，耳诊还有待于对其进行进一步的探索。

251

第一章 科学的面诊

简说中医舌诊

　　舌诊是中医最具特色的诊断方法，不仅是辨证施治的主要依据，也是中医疗法不可或缺的内容。中医认为，"舌为心之苗"，"舌为脾胃之外候"。 在临床上，医者可以通过舌诊辨别疾病之阴阳、判断病位之表里、鉴别疾病之寒热虚实、分辨体内有无痰湿或瘀阻、估计病情的深浅与轻重、了解病程中邪正盛衰的变化等。舌象与脏腑、气血以及体内的各种生理活动都有密切的关系。舌也是观察体内气血的盛衰和心、脾、胃等内脏变化的窗口，但在临床应用上，不能脱离中医辨证思维的特点。舌象变化主要反映整体病理变化，不能作为某一疾病的特异诊断指标。

252

理论依据

　　从舌与经络关系来看，手少阴之别系舌本，足少阴之脉挟舌本；足太阴之脉连舌本，散舌下；足厥阴之脉络于舌本；手少阳之筋，其支者系舌本；足太阳之筋，其支者结于舌本。故杨云峰在所著的《临症以验舌为准统论》中说："查诸脏腑图，脾、肺、肝、肾无不系根于心；核诸经络，考手足阴阳，无脉不通于舌；则知经络脏腑之病，不独伤寒发病有苔可验，即凡内外杂证，也无一不呈其形，著其色于舌。"因而，舌象能客观地反映人体气血的盛衰、病情的进退、疾病的寒热、病邪的深浅、外感热病、脾胃疾病和血分病变的舌象变化更为明显，尤其具有重要的意义。

　　在舌诊辨证时，《辨舌指南》引《利济外乘》说："无病之舌，形色各有不同，有常清洁者，有稍生苔层者，有鲜红者，有淡白色者，或为紧而尖，或为松而软，并有牙印者，……此因无病时各有禀体之不同，故舌质亦异也。"可见，由于个人体质禀赋、既往史、胃口不佳及季节气候等，都能在一定程度上影响舌象的变化。因此，在临床辨舌时，必须从整体观念出发，结合病人的症状、体征，四诊合参，才不至于发生诊断错误。

临床意义

舌诊在临床上，一般认为，舌质主要反映脏腑气血的病变；舌苔的变化主要与感邪的性质有关。所以说，察舌质可以了解脏腑的虚实与气血津液的盛衰；察舌苔可以辨别病邪的寒热及邪正的消长。

中医认为，舌苔为胃气上蒸所生，五脏皆察气于胃，故可借以诊断脏腑之寒热虚实。正常人仅有一层薄白苔，干湿适中，不滑不燥，是胃气正常的表现。察舌苔，包括察苔色与苔质两个内容。正常人的舌象，其舌体色泽淡红（不深不浅）润泽，形态柔和平正，转动灵活自如；在舌诊时还是要注意以下情况，避免误诊，增加诊断准确率。

首先，要注意伸舌姿势，舌伸口外，一定要自然放松，使舌体充分暴露，舌尖伸向前下方，同时不要过分用力外伸，以免时间过长影响舌色。望舌的顺序：舌质—舌苔—舌尖、中、根、边—舌下络脉。

其次，要注意光线的强弱，尽量选择自然光线。

再者，要注意饮食与染苔，这时可配合刮苔验苔，如就诊前不久，食用过烫的食物或刺激性食品等，可使舌色由淡红变鲜红，或由红转为绛色。诸如此类，皆属于一时性之外物沾染，与病理没有关系，均应注意，慎勿误认。

舌苔颜色所反映的身体状况如下表所示。

舌质	舌苔	病证
淡白	薄白湿润	寒证
红绛而干	色黄	热证
浮胖娇嫩	色淡	虚证
坚敛苍老	色深	实证
舌质如常	白不干	表证
舌润转干	苔薄转厚、苔白转黄	表证入里
干燥色红绛	少苔	阳盛阴虚
淡	苔滑腻	阴盛阳虚

可见舌诊与八纲辨证是密切联系的，而且舌质与舌苔两者应密切联系，结合诊察，全面分析，对诊断便具有十分重要的意义。除了观察舌象和舌苔还要注意舌神，当望舌时，舌质荣润红活，有生气，有光彩，谓之有神，虽病也是善候。此时，不论舌苔之黄白灰黑，刮之可见舌体红润有神者，诸病皆吉。如果舌质干枯死板，毫无生气，失去光泽，谓之无神，乃是恶候。此时，不论有苔无苔，视之舌体枯瘪，神气全无者诸病皆凶。

面色发红：虚热实热

面色发红是指面部颜色比常人红，面红多由热盛使面部经络扩张、气血充盈所致。

面色发红的表现及病因

面色赤红，比如两颧部呈现绯红色，是结核病的信号，下午症状更明显。

满面通红，多为阴盛之外感发热或脏腑实热。

面色潮红有生理性与病理性两种。生理性面部潮红与饮酒、日晒、剧烈运动或情绪活动、愤怒或害羞等有关；病理性面部潮红主要是阴虚火旺的虚热证。

面色通红且伴有口渴甚至抽搐，常见于高热惊厥。

面色苍白但两颧颊绯红如妆，则多是久病重病所致。

面色发红主病与机制

中医认为，面赤主热证，满面通红为实热证，午后脸颊潮红为虚热证，两颧颊绯红如妆是戴阳证。

（1）引起满面通红的原因有外感发热、体内有胃火，为实热证。外感发热主要是身体受到温热疫毒之气或六淫之邪侵袭，导致营卫失和，脏腑阴阳失调，常伴有恶寒、发热、口渴、面红等症状；由胃火引起的满面通红多是由邪热犯胃所致。

（2）阴虚内热引起的午后脸颊潮红，是阴虚不能制阳、虚火上炎所致，为虚热证，临床表现为午后两颧潮红、形体消瘦、口燥咽干、眩晕失眠、潮热盗汗等症状。

（3）戴阳证的特点为两颧绯红如妆，一般是因重病日久，其正气已衰，阳虚而阴盛，阴盛格阳，虚阳上浮所致，主要表现为怕冷、汗出、唇色淡、口渴喜饮等症状。

面色发红的诊断

● 面部表现

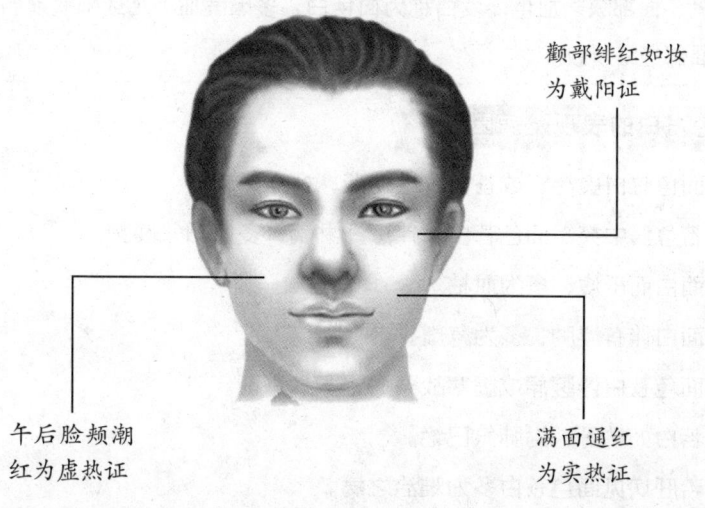

颧部绯红如妆
为戴阳证

午后脸颊潮
红为虚热证

满面通红
为实热证

● 中医诊断流程图

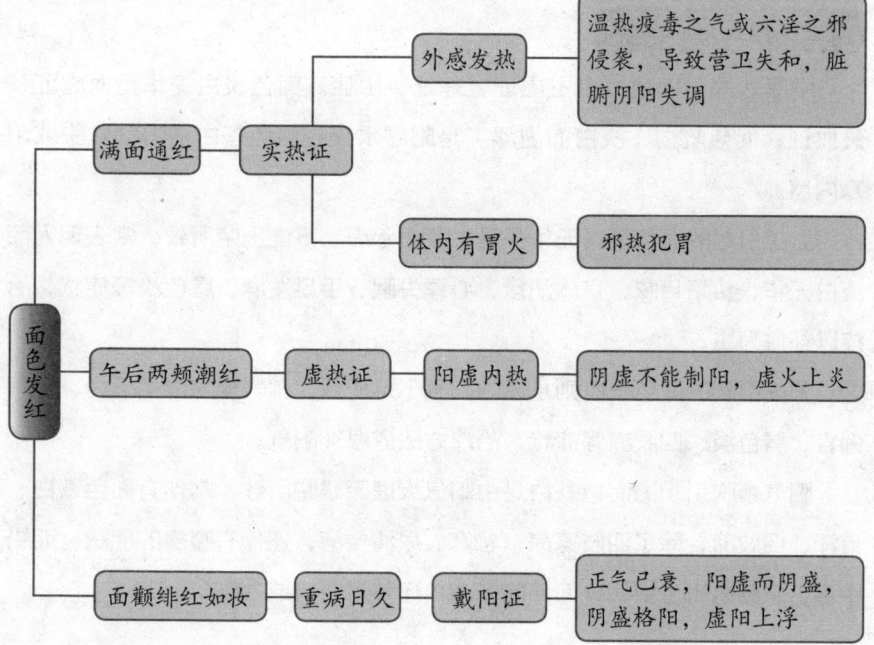

面色发红

满面通红 — 实热证 — 外感发热 — 温热疫毒之气或六淫之邪侵袭，导致营卫失和，脏腑阴阳失调

实热证 — 体内有胃火 — 邪热犯胃

午后两颊潮红 — 虚热证 — 阳虚内热 — 阴虚不能制阳，虚火上炎

面颧绯红如妆 — 重病日久 — 戴阳证 — 正气已衰，阳虚而阴盛，阴盛格阳，虚阳上浮

面色发白：虚证寒证

面部缺乏血色而发白称为面色白，多因气血不足或阳气虚弱无力上于面部经络所致。

面色发白的表现及病因

面色㿠白虚浮，或苍白，或晦滞，多为阳虚。

若急病中突然面色苍白，伴冷汗淋滴，多属阳气暴脱。

面白而干瘦，多为血枯。

面白伴有浮肿，多为气虚。

面色苍白伴腹痛或虚寒战栗时，多为寒证。

若白如枯骨，为肺气已绝。

若肝病见面色苍白多为难治之病。

面色发白又有面色淡白无华、面色㿠白、面色苍白等色泽上的差别。白而明润含蓄者是正常面色，白而枯槁显露者则是气血失养，脉象浮沉、疾徐，又叫无胃气。医者在判断时应把颜色和光泽结合起来考虑。

面色发白主病与机制

中医认为，面色发白主虚证、寒证、虫症。面色淡白无华是血虚证、失血证；面色㿠白（淡白而虚浮）是阳虚水泛；面色苍白是阳气暴脱或阴寒内盛。

血虚引起的面色淡白无华多是由荣血亏虚、不能上荣所致，常表现为面淡白无华、头晕目眩、身体消瘦、心悸失眠、手足发麻、唇色淡等症状，治疗以补血为主。

阳虚引起的面色㿠白则是体内阳气不足所致，常表现为倦怠乏力、少气懒言、唇色淡、四肢凉等症状，治疗方法应温补阳气。

阳气暴脱引起的面色苍白是由阳气大虚而暴脱所致，常伴有面色苍白、自汗、四肢凉，除了四肢寒凉、恶寒、尿清便溏，还伴有腹痛的症状。而铅中毒，患肠内寄生虫病，面部除了灰白还兼见白点或白斑。

面色发白的诊断

● 面部表现

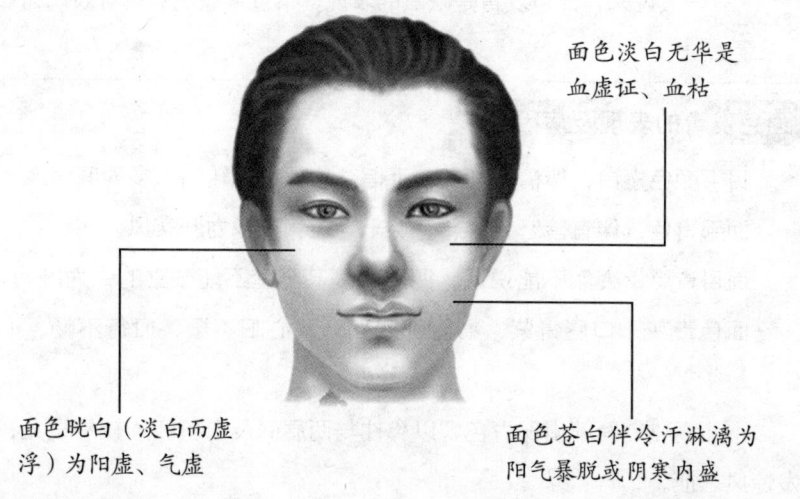

面色淡白无华是
血虚证、血枯

面色㿠白（淡白而虚
浮）为阳虚、气虚

面色苍白伴冷汗淋漓为
阳气暴脱或阴寒内盛

● 中医诊断流程图

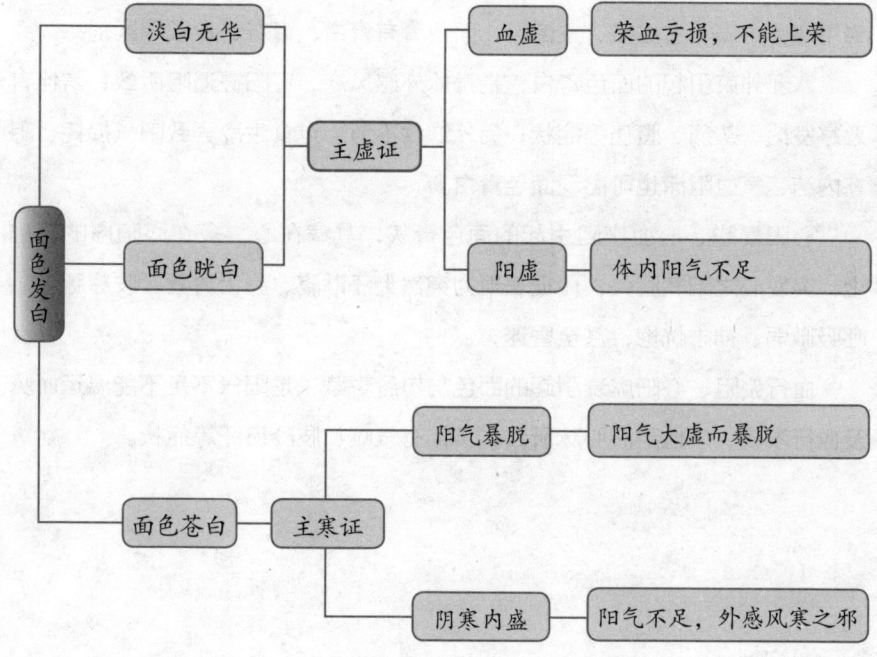

面色发白 ── 淡白无华 ── 主虚证 ── 血虚 ── 荣血亏损，不能上荣
              面色㿠白   阳虚 ── 体内阳气不足
              面色苍白 ── 主寒证 ── 阳气暴脱 ── 阳气大虚而暴脱
                                    阴寒内盛 ── 阳气不足，外感风寒之邪

面色发青：惊风、瘀血有寒痛

　　一般说来，面色发青是缺氧的表现，不过疼痛剧烈也可表现为面色发青。

面色发青的表现及病因

　　目下颜色青白，伴精神抑郁、手指麻痛、小腿转筋，多为肝虚风。

　　面部青色，伴有善怒、胁痛、咽干等症状，多为肝实风。

　　面目青黑，突然不能说话，四肢软弱甚至室不能站立的，为肝虚寒。

　　面色青灰，口唇青紫，心胸部刺痛，是心阳不振，血行不畅，心血瘀阻。

　　小儿高热，面部出现青色，以鼻柱与两眉间及口唇四周较易察见，为将发惊风之征。

　　妇女面青、少食易怒、月经不调，多为肝强脾弱。

面色发青主病与机制

　　中医认为面色发青多为寒凝气滞、脉络郁阻、气血运行不畅所致，面色青主寒、主痛、主血瘀、主惊风，面色青有青白、青灰、青紫等区别。

　　寒邪外束引起的面色青白，是身体外感风寒、胃阳被遏阻所致，常伴有恶寒发热、头痛、腹痛等症状；另外饮食不节，过食生冷导致阳气损耗、阴寒内结、气血阻滞也可出现面色青白。

　　心阳暴脱、心血瘀阻引起的面色青灰，其病在心，多在心阳虚的基础上，突发心之阳气脱失，体征表现为突然大汗淋漓、唇舌青紫、肢凉脉微、呼吸微弱、神志恍惚，甚至昏迷。

　　血行瘀阻、心阳虚衰引起的面色与口唇青紫，是阳气不足不能温运血脉及血行不畅、瘀血阻滞心脉所致，常伴有气喘、肢冷自汗等症状。

258

面色发青的诊断

● 面部表现

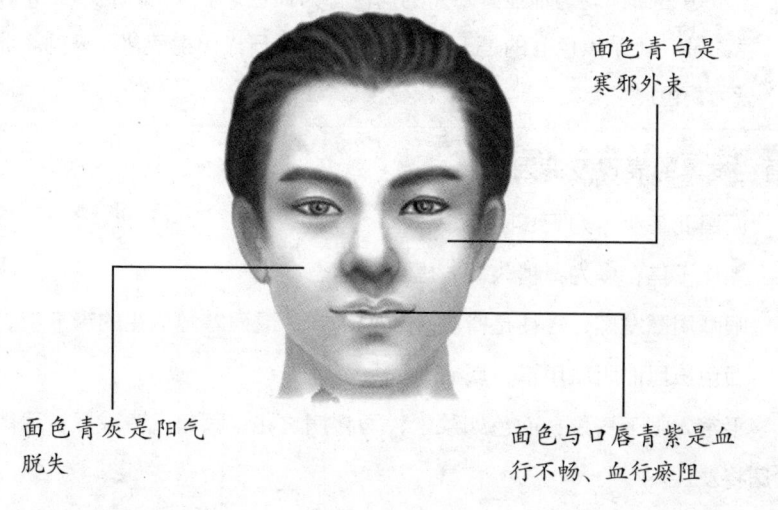

面色青白是
寒邪外束

面色青灰是阳气
脱失

面色与口唇青紫是血
行不畅、血行瘀阻

● 中医诊断流程图

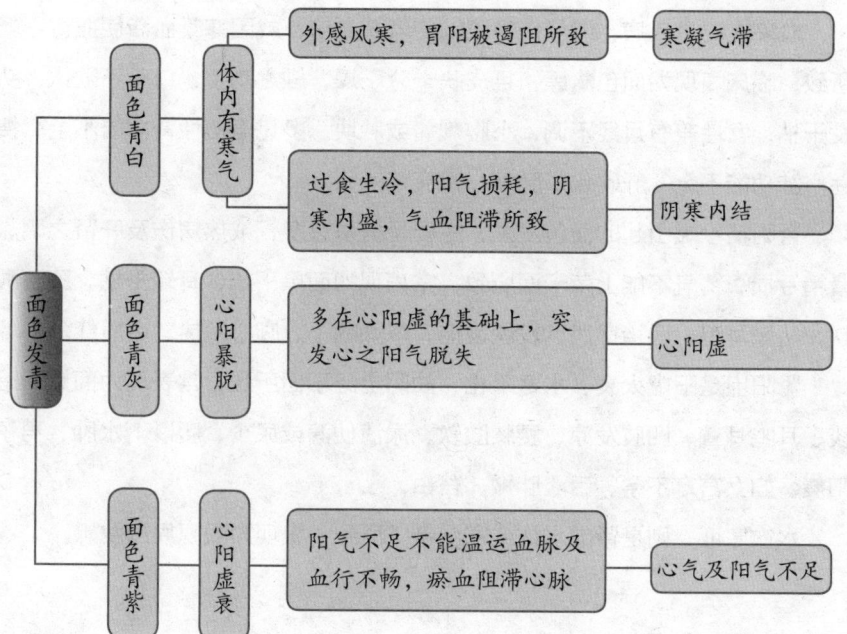

面色发青

面色青白 —— 体内有寒气

外感风寒，胃阳被遏阻所致 —— 寒凝气滞

过食生冷，阳气损耗，阴
寒内盛，气血阻滞所致 —— 阴寒内结

面色青灰 —— 心阳暴脱

多在心阳虚的基础上，突
发心之阳气脱失 —— 心阳虚

面色青紫 —— 心阳虚衰

阳气不足不能温运血脉及
血行不畅，瘀血阻滞心脉 —— 心气及阳气不足

第一章　科学的面诊

面色发黑：寒凝瘀阻

　　患者面部均匀地显露晦黑的病色称为面色黑。面部黑色有正常和不正常之分，正常黑色有的是天生的，有的是受日光照射变化而来的。此外，皆为病色。

面色发黑的表现及病因

　　面黑而暗淡，为阳衰阴盛。

　　黑而干焦，多为肾精久耗，虚火灼阴。

　　眼眶周圈发黑，往往是肾虚，或有水饮，或为寒湿下注的带下病。

　　面色黧黑而肌肤甲错，属瘀血。

　　平常人眼下青黑，面色如蒙尘，为将病之兆。眼角或青或黑，可能会有大病将发。

面色发黑主病与机制

　　中医认为，面色发黑多为阳气不足、寒水内盛、血失温养，或肾阴精亏虚所致，主肾虚证、水饮证、寒证、血瘀。

　　血瘀主要是久病，或外伤等原因使气滞血结，或因寒凝血滞使血行不畅所致，临床表现为面色黧黑，且皮肤十分干燥，触之刺手，口干不欲饮，头发干枯，女性兼有月经不调，小腹刺痛或肿块。多见于慢性肾功能不全、慢性心肺功能不全、肝硬化、肝癌、肾衰等疾病。

　　肾阴精亏虚引起的面色发黑，主要是房事过多，或热病伤及肝肾之阴、肾精亏损、精气不能上荣于面所致，常表现为面黑干焦、耳轮干枯、腰膝酸软、头晕耳鸣、遗精早泄、发脱齿摇、口燥咽干、脚心发热、舌质红。

　　肾阳虚是阳虚火衰、水寒不化、浊阴上泛于面所致，常表现为面黑而暗淡、耳鸣耳聋、四肢发凉、腰膝酸软、尿清便溏或尿少、腰以下水肿、男子阳痿、妇女宫寒不孕、舌淡胖嫩、苔白。

　　水饮寒证，则是肾虚水饮或寒湿带下所致，表现为眼眶周围发黑。

面色发黑的诊断

● 面部表现

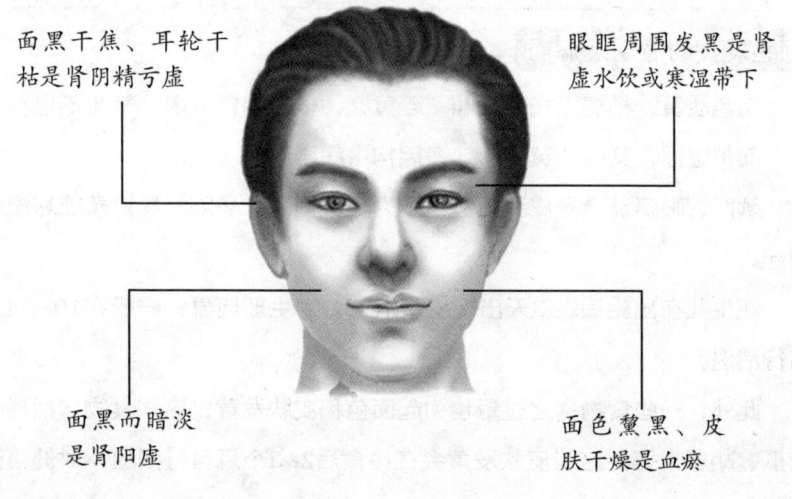

面黑干焦、耳轮干枯是肾阴精亏虚

眼眶周围发黑是肾虚水饮或寒湿带下

面黑而暗淡是肾阳虚

面色黧黑、皮肤干燥是血瘀

● 中医诊断流程图

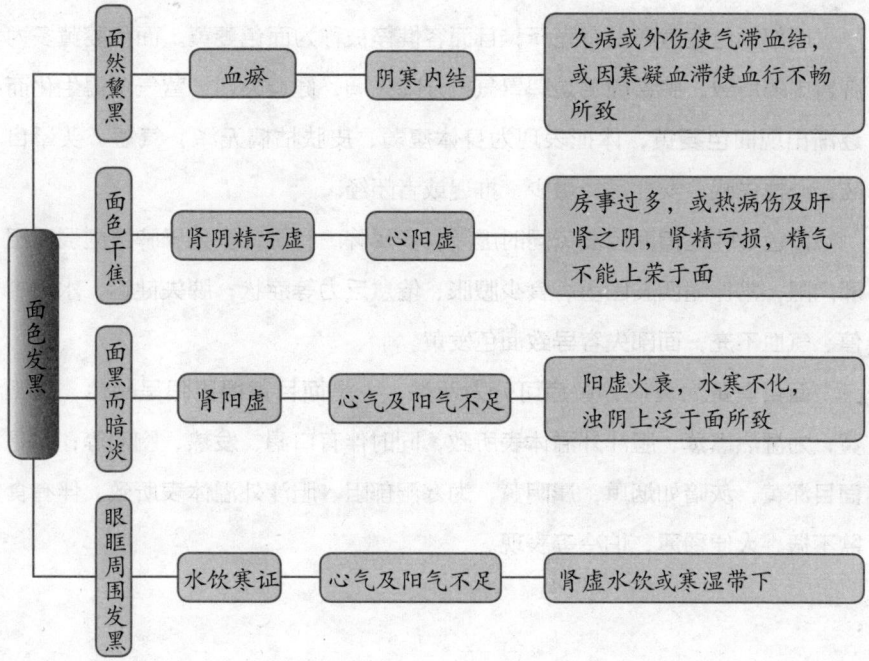

	面然黧黑	血瘀 → 阴寒内结	久病或外伤使气滞血结，或因寒凝血滞使血行不畅所致
面色发黑	面色干焦	肾阴精亏虚 → 心阳虚	房事过多，或热病伤及肝肾之阴，肾精亏损，精气不能上荣于面
	面黑而暗淡	肾阳虚 → 心气及阳气不足	阳虚火衰，水寒不化，浊阴上泛于面所致
	眼眶周围发黑	水饮寒证 → 心气及阳气不足	肾虚水饮或寒湿带下

第一章 科学的面诊

面色发黄：脾虚主湿

面色发黄一般有面色萎黄、面色黄胖、面目俱黄。

面色发黄的表现及病因

面色淡黄，枯槁无光，又叫"萎黄"，多为脾胃气虚、气血不足。

面黄虚浮，又叫"黄胖"，多因钩虫病所致。

颜面、眼睛及全身皮肤俱黄，多为"黄疸"，多因湿热熏蒸或寒湿淤阻引起。

新生儿在出生后2~3天出现皮肤发黄，为生理现象，一般在10~14天会自行消退。

此外，一些食物食之过量也引起面色和皮肤发黄，这些食物包括橘子、南瓜、胡萝卜等。这些皮肤发黄会在停食后2~3个月自行消退，对健康没有损害。

面色发黄主病与机制

中医认为，面色发黄主脾虚、湿证。

面部颜色发黄而没有光泽，且面容憔悴被称为面色萎黄。面色萎黄多为脾胃虚弱所致，脾胃虚弱是脾胃气机升降失调、健运失司，营气不得生化而逐渐出现面色萎黄，体征表现为身体瘦弱、皮肤枯槁无泽、气短、头晕目眩，心悸失眠，女性月经量少、推迟或者闭经。

面色黄胖是指面色发黄同时虚浮，多属脾虚有湿，多见于脾胃虚弱而湿邪内阻，常伴随四肢困重、食少腹胀、倦怠乏力等症状；脾失健运、水湿内停、气血不充，面部失容导致面色发黄。

面目俱黄为黄疸，黄疸可分为两类，一是面目黄得显眼呈橘色，属阳黄，为湿热熏蒸、胆汁外溢体表所致，同时伴有口渴、发热、胸闷等；二是面目深黄，灰暗如烟熏，属阴黄，为寒湿郁阻、胆汁外溢体表所致，伴有食欲不振、大便稀薄、怕冷等表现。

面色发黄的诊断

● 面部表现

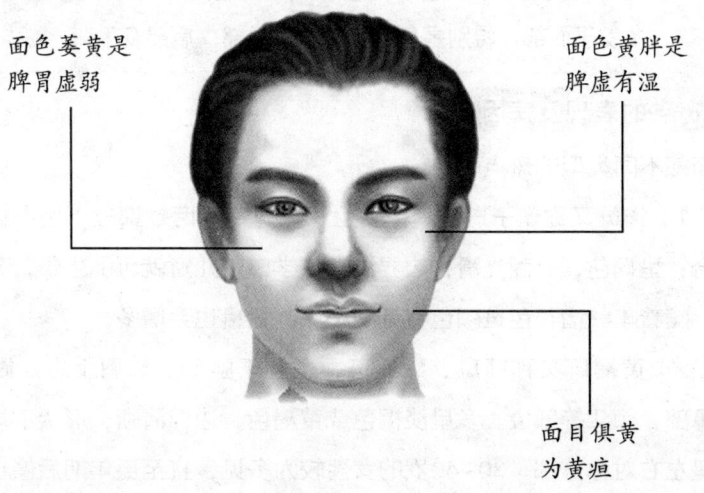

面色萎黄是
脾胃虚弱

面色黄胖是
脾虚有湿

面目俱黄
为黄疸

● 中医诊断流程图

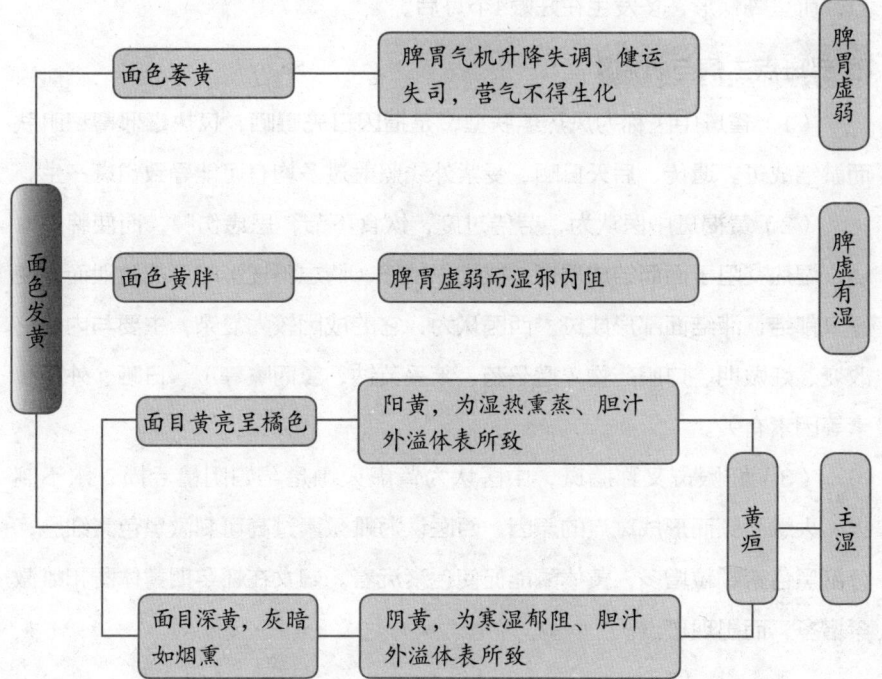

面部斑点：气滞血淤

雀斑为淡黄色、浅褐色、暗色斑点或黑色斑，呈圆形或椭圆形，大小不等，多发于面部，特别是鼻部、颊部、颈部、肩部及手背。

面部斑点的表现及病因

面部不同类型的斑点表现

（1）雀斑又称雀子斑，其主要生长在鼻背、两颊部位，呈点状分部，不融合，呈褐色，表面光滑，边界清晰。学龄前儿童就可能生长，高发于青春期，随着年龄增长色斑颜色将逐渐加深，数量也会增多。

（2）黄褐斑又称肝斑、蝴蝶斑，多发于脸颊、口唇上方、颧骨、眉弓、鼻部、额头等部位。多呈淡褐色或黄褐色，边界清晰，形状不规则，在面部呈左右对称分部。30~40岁的女性较为多见，直至更年期后停止生长，西医认为这与个人雌性激素分泌有关。

（3）妊娠斑，部分妊娠的孕妇鼻梁、双颊，或前额部出现的茶褐色斑点，可呈蝴蝶形，多发生在妊娠4个月后。

面部斑点主病与机制

（1）雀斑中医称为风热蕴肤型，是指因日光曝晒，风热毒邪蓄积肌肤而淤结成斑。遗传、后天日晒、受紫外线照射过多均有可能导致雀斑产生。

（2）黄褐斑中医认为，劳倦过度，饮食不节，思虑伤脾，而使脾虚血弱、湿热交阻于面而结成褐斑。或忧思郁怒，情志不遂影响肝的疏泄而致使肝气郁结，滞结面部形成斑。西医认为，它的成因较为复杂，主要与内分泌改变、妊娠期、口服药物（避孕药、苯妥英钠、氯丙嗪等）、日晒、外用激素等因素有关。

（3）妊娠斑又称胎斑，中医认为肾虚火燥是孕妇阴精亏损、水不制火、火燥面颜而形成斑点的原因。西医认为雌激素过高可刺激黑色素细胞，分泌黑色素颗粒增多，黄体酮能促使色素沉着。妇女在怀孕期黄体酮和雌激素增多，而出现斑点。

面部斑点的诊断

● 面部表现

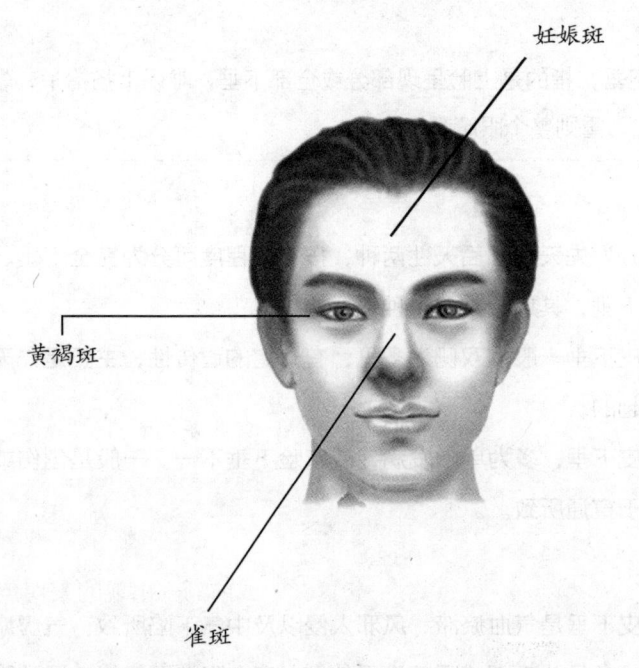

妊娠斑

黄褐斑

雀斑

● 中医诊断流程图

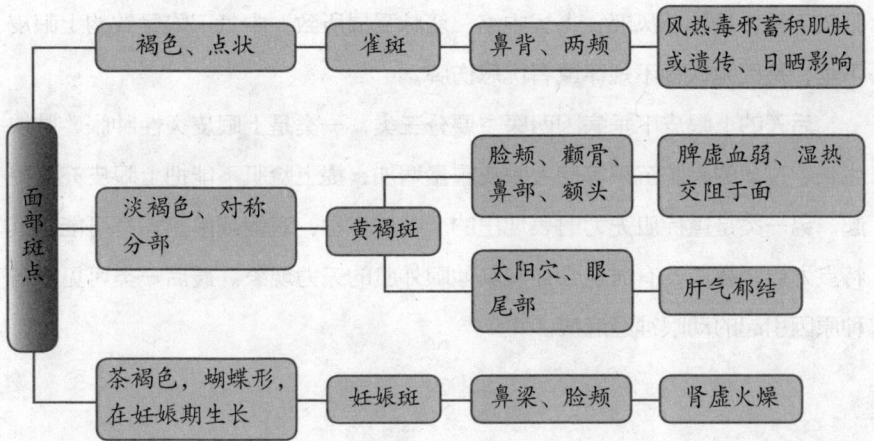

面部斑点

- 褐色、点状 → 雀斑 → 鼻背、两颊 → 风热毒邪蓄积肌肤或遗传、日晒影响
- 淡褐色、对称分部 → 黄褐斑
  - 脸颊、颧骨、鼻部、额头 → 脾虚血弱、湿热交阻于面
  - 太阳穴、眼尾部 → 肝气郁结
- 茶褐色，蝴蝶形，在妊娠期生长 → 妊娠斑 → 鼻梁、脸颊 → 肾虚火燥

上眼皮下垂：气血瘀滞/风邪入侵/中气下陷

　　上眼皮下垂，指的是上睑呈现部分或全部下垂，难以上扬抬举，轻则遮挡半个瞳仁，重则整个眼睛都被遮盖。

临床表现

　　上眼皮下垂分为先天性和后天性两种，按下垂程度可分为完全下垂、不完全下垂及假性下垂，其病因常是多种多样的。

　　先天性上眼皮下垂一般以双侧为多见，有一定的遗传性，主要是先天不足、脾肾双方引起的。

　　后天的上眼皮下垂，多为单眼发病，或双睑下垂不一。一般是创伤或脾气虚弱、脉络失于宣通所致。

病因

　　中医认为眼皮下垂是气血瘀滞、风邪入侵以及中气下陷所致。气虚瘀滞导致的眼皮下垂，多是头额部或眼部遭受外伤，瘀血阻滞了经络，导致胞睑阻纵而不收，或者是筋脉已断，气滞血瘀，胞睑无力抬起；风邪入侵导致上眼皮下垂，是外感风邪，入里中络，筋脉受损所致；中气下陷导致的上眼皮下垂，是因为饮食不规律或者忧思伤脾。

　　后天的上眼皮下垂病因西医主要分三类，一类是上眼皮炎性肿胀、肿块生长、过多的脂肪沉积等使上眼皮重量增加，提上睑肌不能把上眼皮充分提起。另一类是重症肌无力时表现出的上眼皮下垂，双侧或单侧均有可能，其特点为晨轻夜重，有时也会伴有其他眼外肌的无力现象。最后一类可见于各种原因引起的动眼神经麻痹。

上眼皮下垂的诊断

● 眼部表现

请回忆：自己的额头或眼部是否受过外伤

双睑下垂多为先天不足

单睑下垂多为气滞血瘀

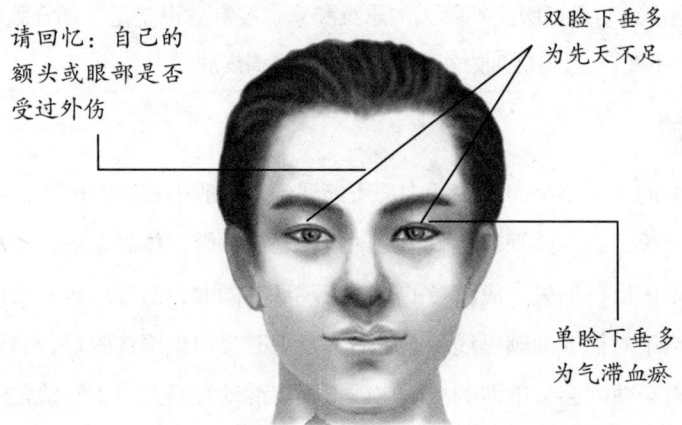

● 中医诊断流程图

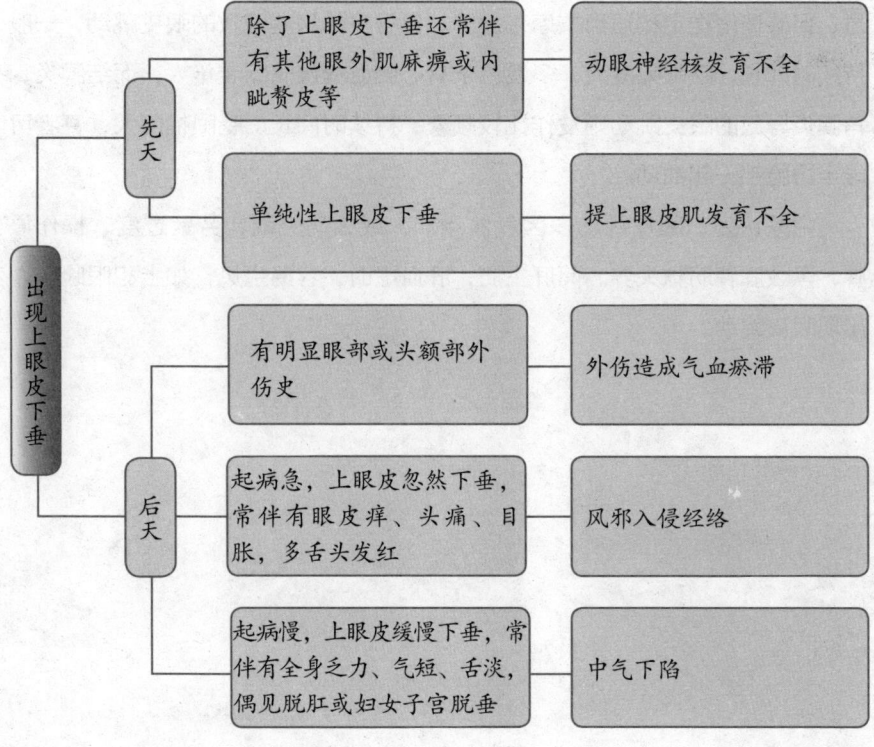

出现上眼皮下垂

先天
- 除了上眼皮下垂还常伴有其他眼外肌麻痹或内眦赘皮等 → 动眼神经核发育不全
- 单纯性上眼皮下垂 → 提上眼皮肌发育不全

后天
- 有明显眼部或头额部外伤史 → 外伤造成气血瘀滞
- 起病急，上眼皮忽然下垂，常伴有眼皮痒、头痛、目胀，多舌头发红 → 风邪入侵经络
- 起病慢，上眼皮缓慢下垂，常伴有全身乏力、气短、舌淡，偶见脱肛或妇女子宫脱垂 → 中气下陷

眼皮跳动：肝虚血少

眼皮跳动是指眼皮不受人的思维和意识控制。也就是一部分眼睑在短时间内不能自主地持续收缩，以至牵动了眼周皮肤。

临床表现

眼皮跳动几乎每个人在生活中都可能遇到，一般眼皮跳动时疏时频，不能自控。一般劳累、久视或睡眠不足时跳动更加频繁。休息之后，大部分人可以在短期内自行消失。应注意的是眼皮跳动的同时，面部肌肉是否出现凹陷、鼻唇沟不对称或面颊呈线状萎缩带；眨眼时，口周围皮肤是否有牵动感等。但也有少数人会从单纯的上眼皮或下眼皮跳动发展为上下眼睑抽动并且跳个不停，出现这种情况应立即就医。

病因

偶尔眼皮跳动，多半是休息不够、疲劳或是精神紧张所致，可以通过休息、保持情绪稳定和适当按摩来缓解。自身身体病变导致的眼皮跳动，一般持续时间长，眨眼幅度大，多发生于有心脑血管疾病的老年人，而结膜炎、角膜炎导致的眼皮跳动则发作比较频繁、持续时间长、眨眼幅度大，甚者可能半边脸都一起抽动。

中医认为，眼皮跳动多因气血亏损，或久病失调，劳累过度，操作心脾，导致肝脾筋脉失养。而肝主筋，肝血虚时，容易生风，如上犯眼睑，则出现眼皮跳动。

眼皮跳动的诊断

● 眼部表现

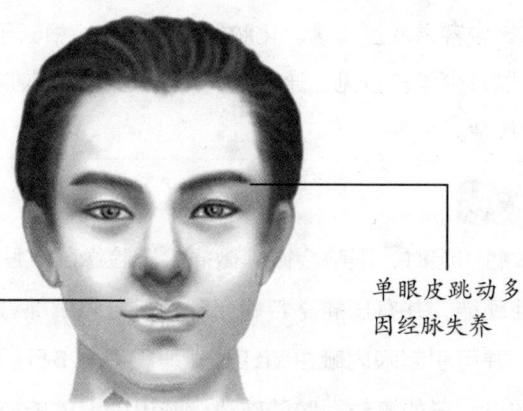

如果从单纯的上下眼皮跳动发展为口周同时抽动，应及时就医

单眼皮跳动多因经脉失养

● 中医诊断流程图

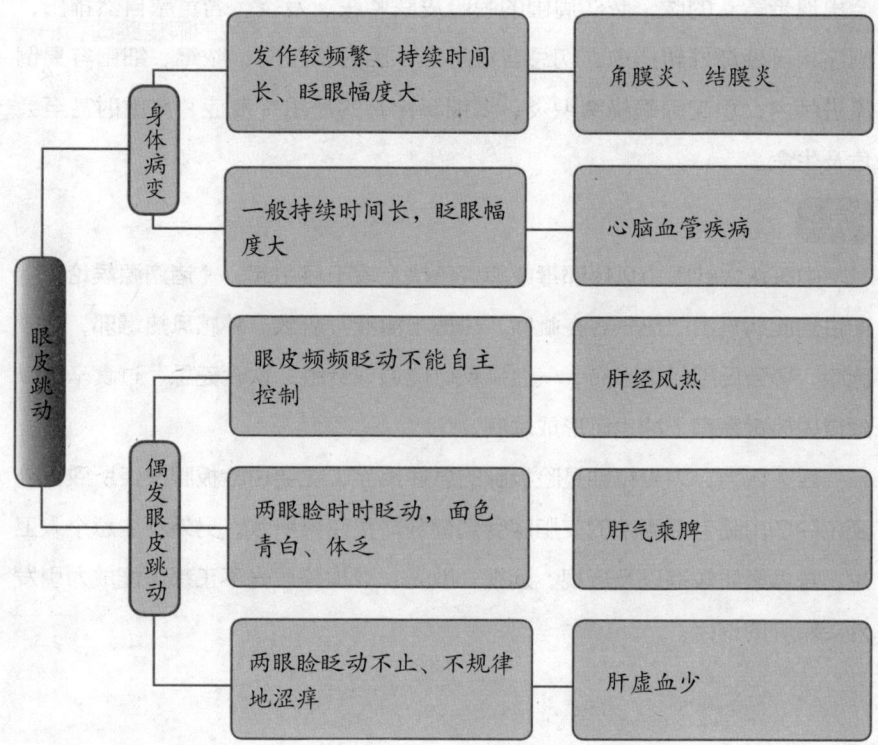

眼皮跳动

身体病变
- 发作较频繁、持续时间长、眨眼幅度大 → 角膜炎、结膜炎
- 一般持续时间长，眨眼幅度大 → 心脑血管疾病

偶发眼皮跳动
- 眼皮频频眨动不能自主控制 → 肝经风热
- 两眼睑时时眨动，面色青白、体乏 → 肝气乘脾
- 两眼睑眨动不止、不规律地涩痒 → 肝虚血少

269

第一章 科学的面诊

麦粒肿： 外感风邪/体内有热毒

麦粒肿，中医又叫针眼、偷针，是指眼睑生小疖肿，形似麦粒，临床比较容易发生溃疡、化脓的一种眼病。相当于现代医学的麦位肿。患者以青少年较多见，通常数天可以痊愈。麦粒肿分两种，外麦粒肿和内麦粒肿。

临床表现

本病初起时，眼睑会微痒微痛，近睑缘部皮肤微红、微肿，继而形成局限性硬结，并有压痛。若病变发生于近内眦部者，那么红肿疼痛就比较剧烈，并可引起眼内眦白睛红肿。严重者3~5日后，在睑缘毛根部出现黄白色脓点，形如麦粒。脓肿破溃，脓出肿消才能痊愈；轻者数日内能自行消散。

西医认为，无论是内麦粒肿还是外麦粒肿，眼睫毛底部周围的眼睑都会出现带黄头的脓，脓头周围的眼睑皮肤肿胀、发炎。若黄脓自然排出，则症状可逐渐好转痊愈，切忌自行挤压，因为挤压时，脓毒、细菌容易倒流进颅内，引起眼眶蜂窝织炎、海绵窦栓塞的严重并发症，严重时甚至会危及生命。

病因

中医认为针眼由风热邪毒或脾胃蕴热上攻于目引起。《诸病源候论》中即讲到此病是由"热气客在眦间，热搏于津液"所致。外感风热毒邪，客于胞睑，导致局部经络阻滞、气血瘀积可能造成针眼；饮食无忌、过食辛辣以致胃内热毒蓄积上冲也可形成本病。

西医认为，内麦粒肿是睑板腺的急性炎症，主要由睑板腺发炎所致。外麦粒肿多由睫毛毛囊部的皮脂腺受到葡萄球菌感染所致。另外不注意个人卫生，身体素质较差以及近视、远视、散光、老视等屈光不正都可能成为引发外麦粒肿的诱因。

针眼的诊断

● 眼部表现

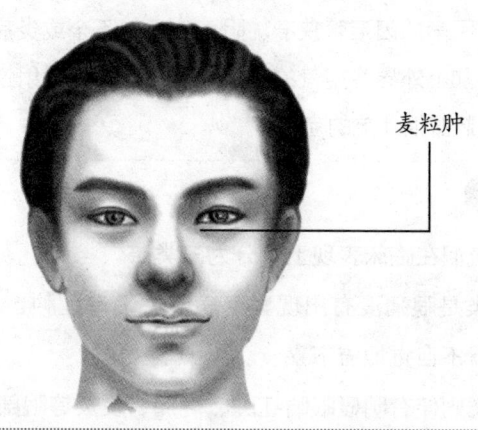

麦粒肿

● 中医诊断流程图

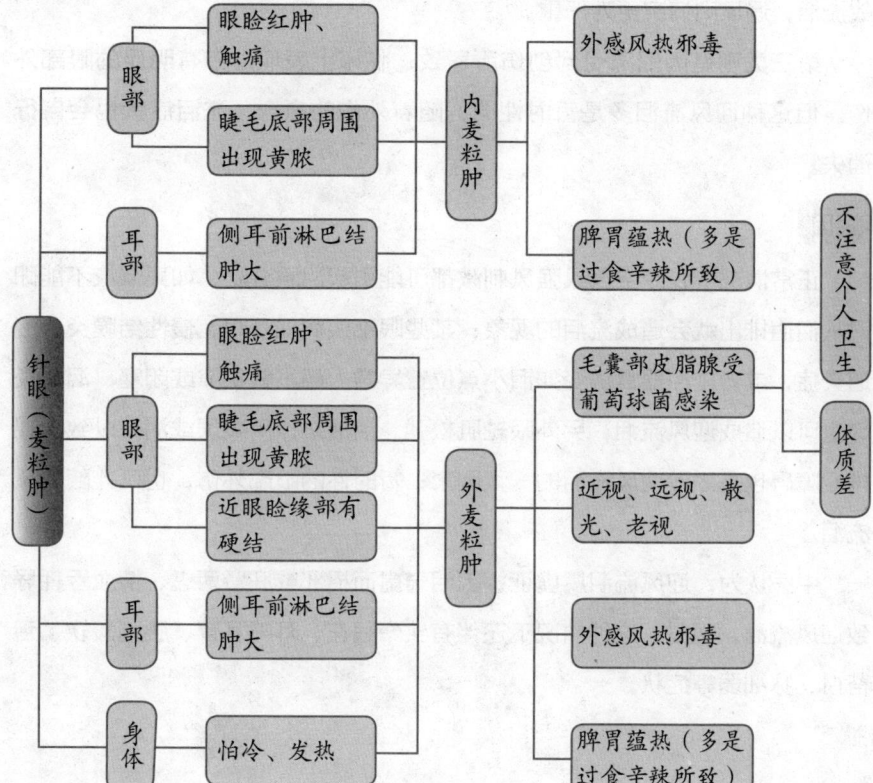

针眼（麦粒肿）

眼部 —— 眼睑红肿、触痛
—— 睫毛底部周围出现黄脓

耳部 —— 侧耳前淋巴结肿大

内麦粒肿 —— 外感风热邪毒
—— 脾胃蕴热（多是过食辛辣所致）

眼部 —— 眼睑红肿、触痛
—— 睫毛底部周围出现黄脓
—— 近眼睑缘部有硬结

耳部 —— 侧耳前淋巴结肿大

身体 —— 怕冷、发热

外麦粒肿 —— 毛囊部皮脂腺受葡萄球菌感染 —— 不注意个人卫生 / 体质差
—— 近视、远视、散光、老视
—— 外感风热邪毒
—— 脾胃蕴热（多是过食辛辣所致）

迎风流泪：肝肾两亏

迎风流泪属于中医流泪症中一种，是指无明显赤痛翳障而流泪，相当于现代医学的因泪管狭窄、阻塞、功能不全或炎症等，使泪液不能正常排出，再加上外界冷空气的刺激，泪道收缩，反射性地引起泪腺分泌增加，从而引起眼泪外流的症状。

临床表现

迎风流泪在临床表现上可分为三类。

第一类是眼睛没有出现异常病变，没有红肿、痒痛等症状，但遇到风吹，眼泪就不自觉地流下来。

第二类则伴有明显眼睛红肿、疼痛、发炎等眼部疾病。这种情况下的迎风流泪多是由某些眼病引起，而且通常不仅迎风流泪，即使在室内也可能无故流泪，遇风则情况更为严重。

第三类则是因眼部受到创伤所导致，临床上表现为带有明显的眼部外伤。但这种迎风流泪多是暂时性的，随着外伤的愈合，流泪症状也会自行消失。

病因

正常情况下，冷空气或强风刺激都可能引起泪腺分泌，如果泪液不能即时从泪道排出就会造成流泪的现象；某些眼部疾病如沙眼、慢性结膜炎、泪道炎症，或者排泪器官病变如泪小点位置异常、泪小管狭窄或闭塞、泪囊炎等也可以造成迎风流泪；另外眼轮肌松弛、泪液泵作用减弱或消失以致出现排泪障碍也是导致迎风流泪的一大因素；暂时性的眼部外伤，也可伴随迎风流泪。

中医认为，迎风流泪属虚证，因泪窍虚而招邪或肝肾两虚、精血亏耗导致迎风流泪。同时，这种情况下还伴有头晕眼花、耳鸣耳聋、腰腿酸软、舌苔白、脉细弱等症状。

迎风流泪的诊断

● 眼部表现

眼部受到创伤也
会导致迎风流泪

不伴有眼部不适的
迎风流泪多为虚证

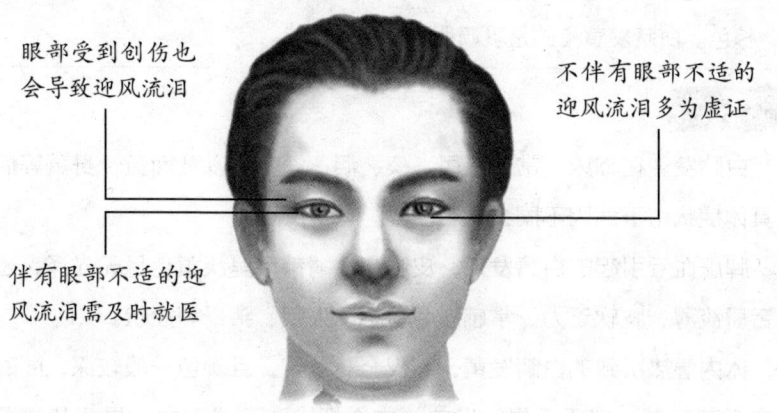

伴有眼部不适的迎
风流泪需及时就医

● 中医诊断流程图

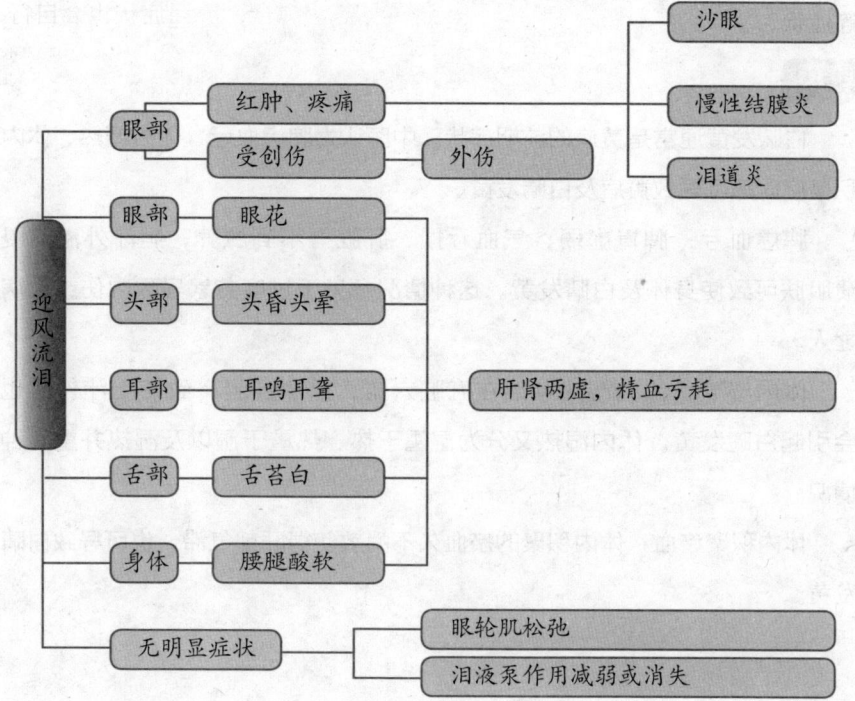

白睛发黄：脾虚血亏/体内湿热

健康人眼睑与两眦红润，白睛即巩膜呈瓷白色，黑睛即虹膜呈褐色或棕色。白睛发黄指的是巩膜明显变黄的症状。

临床表现

白睛发黄在临床上常伴有尿、痰、泪、汗变黄以及面黄、身黄等症状，其具体症状由于病因不同会稍有差异。

脾虚血亏引起的白睛发黄，皮肤和眼睛都会呈淡黄色且无光泽，还会出现舌质淡薄、肢软乏力、常感疲劳、心悸失眠、头晕等症状。

体内湿热所致的白睛发黄，不仅全身发黄，且颜色一般较深，同时还常伴有舌苔黄腻，口干舌燥，发热，内心烦忧，身倦无力、易疲劳，没有食欲、恶心呕吐，小便深黄或短赤，大便秘结等症状。

瘀血积郁造成的白睛发黄，也会伴有全身发黄，但其颜色偏晦暗、面色偏青紫黧黑，有的人还会伴有舌质隐青或舌淡有瘀斑、胁下胀痛、黑便等症状。

病因

白睛发黄通常是黄疸的前期症状。中医认为脾虚血亏、体内湿热、体内积聚瘀血都可导致黄疸及白睛发黄。

脾虚血亏：脾胃虚弱、气血亏损，肝脏得不到滋养，胆汁外溢而浸渍肌肤可致使身体及白睛发黄。这种情况多见于过度劳累导致内伤或久病之人。

体内湿热：体内湿热蕴结在五脏六腑，熏蒸肝胆，致使胆汁外泄也会引起白睛发黄。体内湿热又分为湿重于热、热重于湿以及湿热并重三种情况。

体内积聚瘀血：体内积聚的瘀血久不消散使得肝郁气滞，也可导致白睛发黄。

白睛发黄的诊断

● 眼部表现

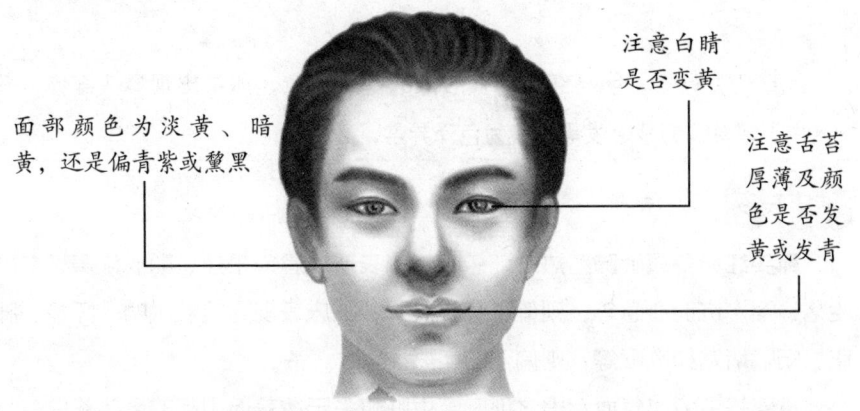

面部颜色为淡黄、暗黄，还是偏青紫或鬈黑

注意白睛是否变黄

注意舌苔厚薄及颜色是否发黄或发青

● 中医诊断流程图

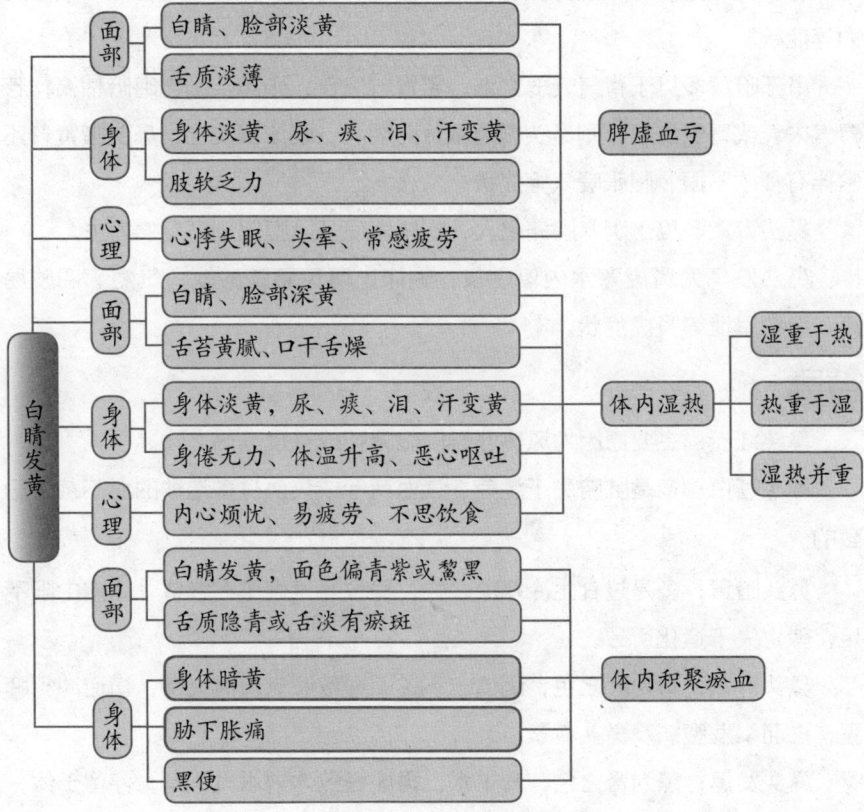

面部	白睛、脸部淡黄	
	舌质淡薄	
身体	身体淡黄，尿、痰、泪、汗变黄	脾虚血亏
	肢软乏力	
心理	心悸失眠、头晕、常感疲劳	

白睛发黄

面部	白睛、脸部深黄	
	舌苔黄腻、口干舌燥	湿重于热
身体	身体淡黄，尿、痰、泪、汗变黄	体内湿热 热重于湿
	身倦无力、体温升高、恶心呕吐	
心理	内心烦忧、易疲劳、不思饮食	湿热并重

面部	白睛发黄，面色偏青紫或鬈黑	
	舌质隐青或舌淡有瘀斑	
身体	身体暗黄	体内积聚瘀血
	胁下胀痛	
	黑便	

第一章 科学的面诊

色泽异常：脾肺蕴热/气血亏虚/胃气衰/肝气犯胃/肾虚水气不运

红黄隐隐，明亮红润为一般人的健康鼻色，如果出现鼻头红赤、苍白、暗黄、青紫、发黑则皆为色泽异常，当属病色。

临床表现

鼻头红赤多属脾肺蕴热之证。若临床表现为唇口干焦、咽喉疼痛、口内生疮、语声沉而心急等，则偏于脾实热；若临床表现为咳嗽气喘、汗多、肺胀、咽喉堵塞如欲呕等，则偏于肺实热。

鼻部苍白多属气血亏虚之证。若由脏腑失于濡养而引起的鼻头苍白，临床表现主要有头晕目眩、面色苍白、肢体麻木、心悸、失眠多梦、大便燥结等。若由失血过多导致的鼻头苍白，临床表现上还会伴有气短自汗、疲倦乏力等症状。

鼻部暗黄多见于胃气衰弱之证。若胃气已衰，则鼻头颜色晦暗枯槁；若胃气未衰或胃气恢复，则鼻头颜色微黄而明润。临床表现上，鼻头暗黄者还常伴有食欲不振、腹胀嗳气等症状。

鼻头青紫多见于阴寒腹痛之人，临床表现多以腹部剧烈疼痛为主。

鼻头发黑为肾虚寒水内停之象，临床上可见腰膝酸软、气短、四肢易冷、滑精早泄等肾虚症状。

病因

鼻头红赤：主要原因为风热邪毒侵犯脾肺或过食燥热之物。

鼻头苍白：多是脏腑失于濡养、气血两亏或失血过多造成的血不载气导致的。

鼻头暗黄：多是过食生冷寒凉之物，导致寒气聚集在脾胃，体内中阳不足，脾胃失于运化所致。

鼻头青紫：青为肝之色，因情志不遂而导致肝气疏泄失常，横逆冲犯脾胃，进而引发腹痛及鼻头青紫。

鼻头发黑：黑为肾之色，肾主水，肾虚导致体内水气不运，停留于体，水气肆虐，以至肾之色出现于鼻头。

鼻部色泽异常的诊断

● 鼻部表现

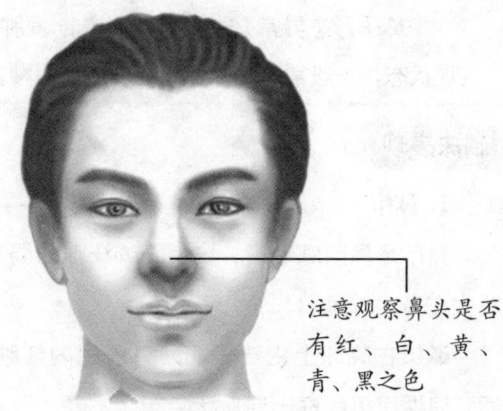

注意观察鼻头是否有红、白、黄、青、黑之色

● 中医诊断流程图

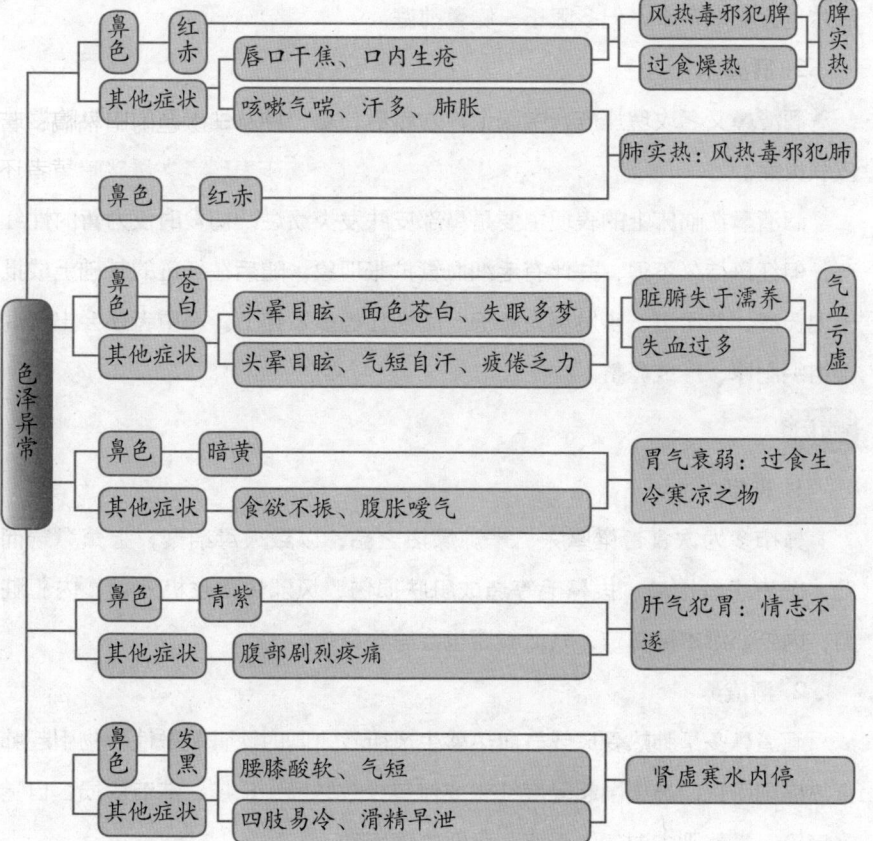

色泽异常

鼻色——红赤
其他症状——唇口干焦、口内生疮 → 风热毒邪犯脾 / 过食燥热 → 脾实热
其他症状——咳嗽气喘、汗多、肺胀

鼻色——红赤 → 肺实热：风热毒邪犯肺

鼻色——苍白
其他症状——头晕目眩、面色苍白、失眠多梦 → 脏腑失于濡养 / 失血过多 → 气血亏虚
其他症状——头晕目眩、气短自汗、疲倦乏力

鼻色——暗黄
其他症状——食欲不振、腹胀嗳气 → 胃气衰弱：过食生冷寒凉之物

鼻色——青紫
其他症状——腹部剧烈疼痛 → 肝气犯胃：情志不遂

鼻色——发黑
其他症状——腰膝酸软、气短 / 四肢易冷、滑精早泄 → 肾虚寒水内停

形态异常：肺胃热盛/肺失宣降

鼻子形态异常，主要指的是鼻部发肿、长疖起疹、发脓甚至溃烂的病理状态，一般常出现于鼻疖或酒渣鼻两种鼻部疾病中。

临床表现

1. 鼻疖

鼻疖是鼻前庭毛囊、皮脂腺或汗腺的局限性急性化脓性炎症，偶尔也会发生在鼻尖或鼻翼。

鼻疖在临床上主要表现为鼻前庭内红肿热痛，有时伴有低热和全身不适。早期可见前庭出现丘状隆起，发硬、发红，且伴有局部跳痛和触痛；随后丘状隆起顶部出现黄色脓点，继而溃破流出脓液。疖肿发病时多为单个，偶尔也会出现多个，但多限于一侧鼻前庭。

2. 酒渣鼻

酒渣鼻又名玫瑰痤疮，中医上称为赤鼻，是一种发生于面部中央的慢性皮肤炎症。

酒渣鼻在临床上的表现主要是鼻部皮肤发炎溃烂。初发时仅为暂时性红斑，但红斑持久不退，并伴有毛细血管扩张现象。随后在红斑的基础上成批出现丘疹，并可进一步发展为脓疱、脓性丘疱疹及结节。严重者还会出现局部组织肥厚，形成鼻赘。

病因

1. 鼻疖

鼻疖多为饮食膏粱厚味、辛辣燥热之品，以致火毒结聚，上蒸鼻窍而发。或者患者挖鼻、拔鼻毛等造成肌肤损伤，风邪热毒趁机外袭，内犯脏腑，内外邪毒壅聚鼻窍，气血凝滞也会导致鼻疖。

2. 酒渣鼻

酒渣鼻多是肺热受风或气血热盛生风所致。同时饮食刺激性食物引起肺胃热盛则可见口鼻周围起轻度红斑或伴有少数脓疱、丘疹、结节皮损，自觉瘙痒等。鼻赘则主要气血凝滞、毒邪内蕴所致。

鼻部形态异常的诊断

● **鼻部表现**

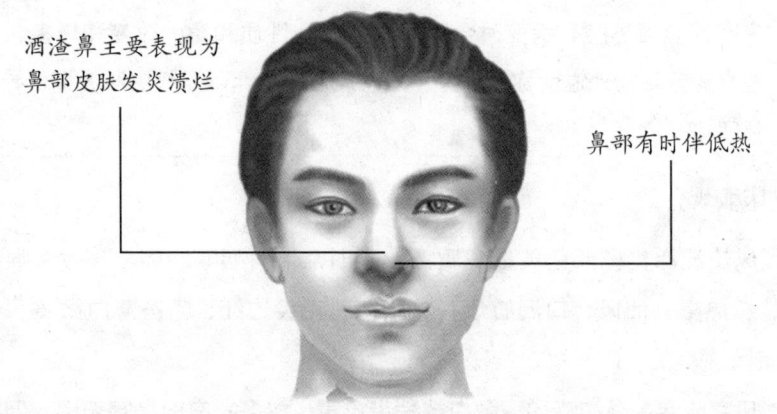

酒渣鼻主要表现为
鼻部皮肤发炎溃烂

鼻部有时伴低热

● **中医诊断流程图**

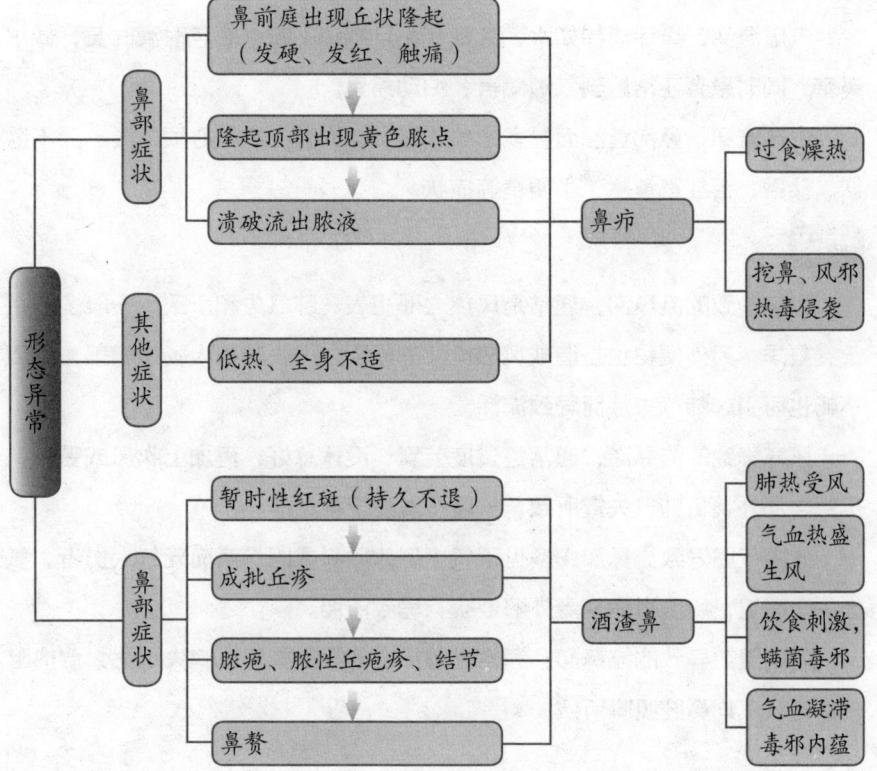

形态异常

鼻部症状 —— 鼻前庭出现丘状隆起（发硬、发红、触痛）→ 隆起顶部出现黄色脓点 → 溃破流出脓液 —— 鼻疔 —— 过食燥热 / 挖鼻、风邪热毒侵袭

其他症状 —— 低热、全身不适

鼻部症状 —— 暂时性红斑（持久不退）→ 成批丘疹 → 脓疱、脓性丘疱疹、结节 → 鼻赘 —— 酒渣鼻 —— 肺热受风 / 气血热盛生风 / 饮食刺激，螨菌毒邪 / 气血凝滞毒邪内蕴

流鼻涕：风热风寒/气虚/湿热

流鼻涕是鼻部疾病常见症状之一，可经前鼻孔流出，也可从后流入鼻咽部。当鼻腔有病变时会引起鼻分泌物性质和量的改变和增多，而这些鼻腔分泌物外溢就称为鼻涕。外感风热、风寒以及气虚湿热都可导致流鼻涕。

临床表现

风热流涕，鼻涕色黄量多质稠，同时常伴有咽喉肿痛、咳嗽、喉有黏痰、发热重、怕风、口渴心烦、头胀痛、舌尖边红、舌苔薄白微黄、便秘等症状。

风寒流涕，鼻涕清稀，微白或稍带点黄，量多；有时鼻塞无涕，但只要一喝热饮，鼻涕即开始出现。另外还常伴有后脑疼、发热轻、怕寒怕风、咳嗽吐白稀痰、口不渴或渴喜热饮、舌苔薄白等症状。

气虚流涕，鼻涕清稀如水，久则变黏且绵绵不断，颜色时清时黄，偶尔鼻塞，同时患者还常感到气短懒言、怕动易累。

湿热流涕，鼻涕黄浊而量多、气味腥臭，同时亦常见心烦口渴、渴不欲饮、头昏、舌红苔黄腻、小便黄等症状。

病因

风热导致的流鼻涕，通常是风热之邪犯表、肺气失和所致。一般多发生于春夏季。另外便秘也是造成风热流涕的原因之一，肺与大肠相表里，排便不畅也可引起肺气失从而导致流涕。

风寒导致的流鼻涕，通常是过度劳累、没休息好，再加上吹风或受凉，风寒之邪外袭，肺气失宣所致，一般多发生于秋冬季。

体内气虚导致流鼻涕，多见于气虚型体质者或因伤病而元气大伤者。气虚失于固卫，所以身体易受外邪侵袭，导致流涕。

体内湿热导致的流鼻涕，通常是湿热之邪损伤脾胃，脾失运化，湿热阻于鼻窍，蒸灼鼻腔肌膜所致。

流鼻涕的诊断和疗法

● 鼻部表现

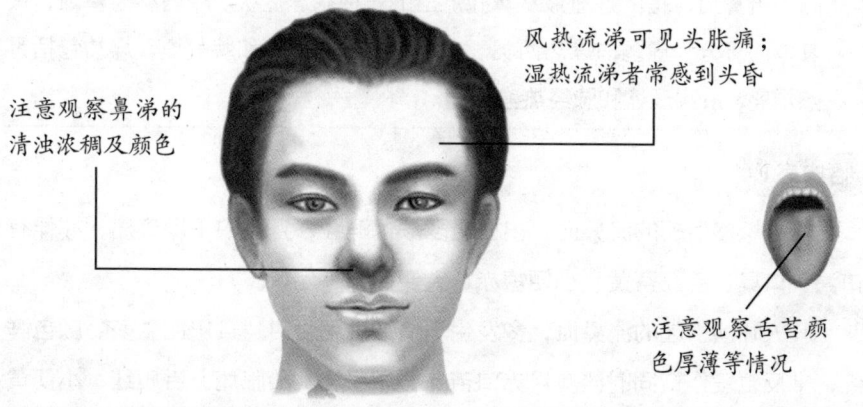

注意观察鼻涕的清浊浓稠及颜色

风热流涕可见头胀痛；湿热流涕者常感到头昏

注意观察舌苔颜色厚薄等情况

● 中医诊断流程图

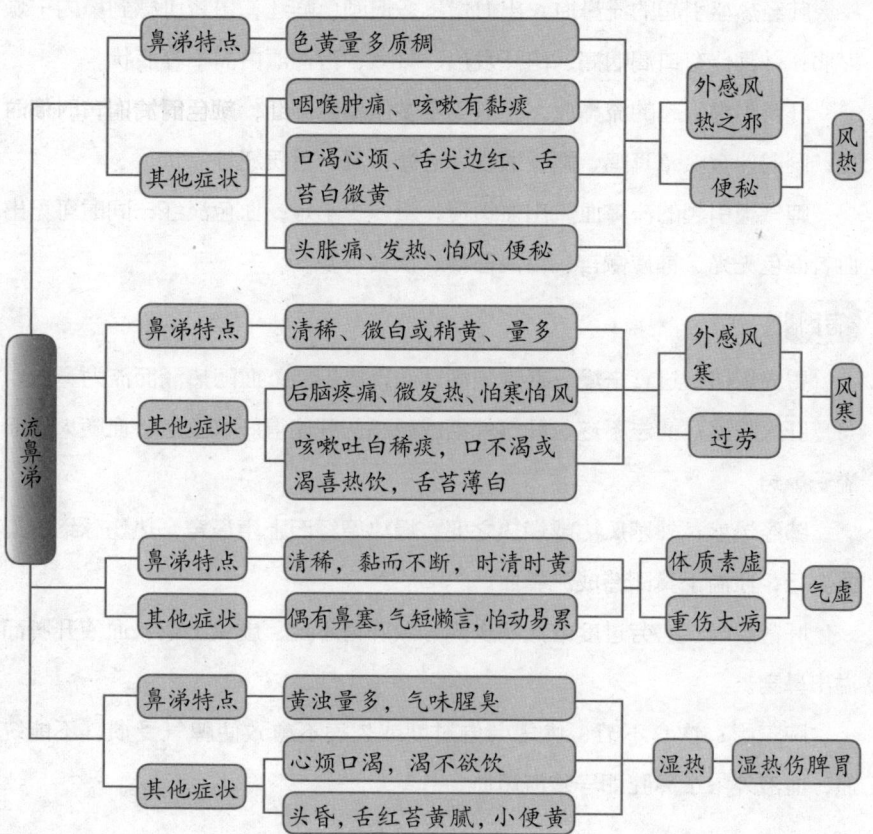

流鼻涕

- 鼻涕特点：色黄量多质稠
- 其他症状：
  - 咽喉肿痛、咳嗽有黏痰
  - 口渴心烦、舌尖边红、舌苔白微黄
  - 头胀痛、发热、怕风、便秘
  - → 外感风热之邪 / 便秘 → **风热**

- 鼻涕特点：清稀、微白或稍黄、量多
- 其他症状：
  - 后脑疼痛、微发热、怕寒怕风
  - 咳嗽吐白稀痰，口不渴或渴喜热饮，舌苔薄白
  - → 外感风寒 / 过劳 → **风寒**

- 鼻涕特点：清稀，黏而不断，时清时黄
- 其他症状：偶有鼻塞，气短懒言，怕动易累
  - → 体质素虚 / 重伤大病 → **气虚**

- 鼻涕特点：黄浊量多，气味腥臭
- 其他症状：
  - 心烦口渴，渴不欲饮
  - 头昏，舌红苔黄腻，小便黄
  - → **湿热** → 湿热伤脾胃

流鼻血：体虚/燥热

流鼻血，指的是血液从鼻孔流出的一种病理症状。中医称为鼻衄，按其成因可分为虚弱与燥热两类。虚弱包括肝肾阴虚和脾气虚，燥热包括胃热炽盛、肝火旺盛和肺经热盛。

临床表现

胃火炽盛引起的流鼻血，出血量多颜色鲜红，且鼻内干燥疼痛；亦伴有口渴、口臭、舌红苔黄、小便短赤、大便秘结等症状。

肝火旺盛引起的流鼻血，多发生于情绪激动之时，且出血量多、颜色鲜红，常反复发作；同时伴有目赤口苦、心烦易怒、头胀痛、舌质红、小便黄等症状。

肺经热盛引起的流鼻血，出血量不多但颜色鲜红，患者可感到鼻内干燥疼痛；并常伴有口渴咽痛、出汗发热、咳嗽、舌苔薄白而干等症状。

肝肾阴虚引起的流鼻血，出血量不多但颜色鲜红，常反复发作，时停时止；同时伴有头晕耳鸣、腰膝酸软、心悸口渴、舌质红等症状。

脾气虚引起的流鼻血，出血缓慢，量多少不定，血色淡红；同时可见出血者面色无光、神疲懒言、舌淡苔薄、饮食不多。

病因

胃火炽盛：过食辛燥、暴饮烈酒导致胃热炽盛，血随热涌而流为鼻血。

肝火旺盛：情志不遂、肝气郁结或暴怒伤肝使得肝火上逆，血随火行而溢于鼻窍。

肺经热盛：外感风热或燥热之邪，燥热循经而上壅鼻窍，热伤脉络，迫血妄行，血溢于鼻即造成流鼻血。

肝肾阴虚：房劳过度或久病伤阴导致肝肾不足，虚火上炎，血液升腾而溢出鼻窍。

脾气虚：饮食不节、忧思劳倦过度或久病不愈致使脾气受损，不能统血，血液外渗于鼻腔即导致流鼻血。

流鼻血的诊断和疗法

● 鼻部表现

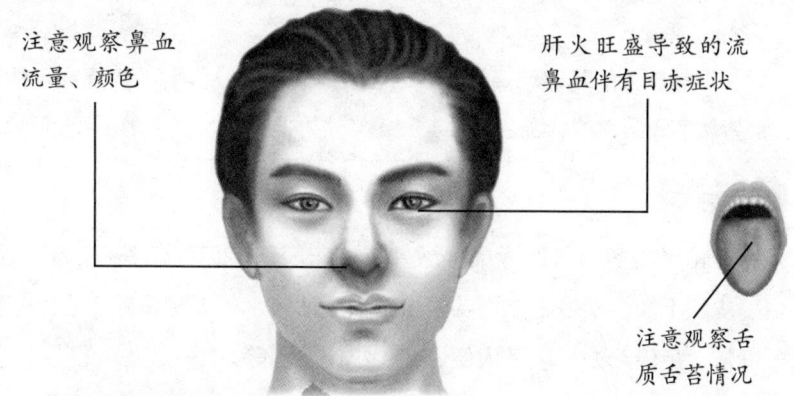

注意观察鼻血
流量、颜色

肝火旺盛导致的流
鼻血伴有目赤症状

注意观察舌
质舌苔情况

● 中医诊断流程图

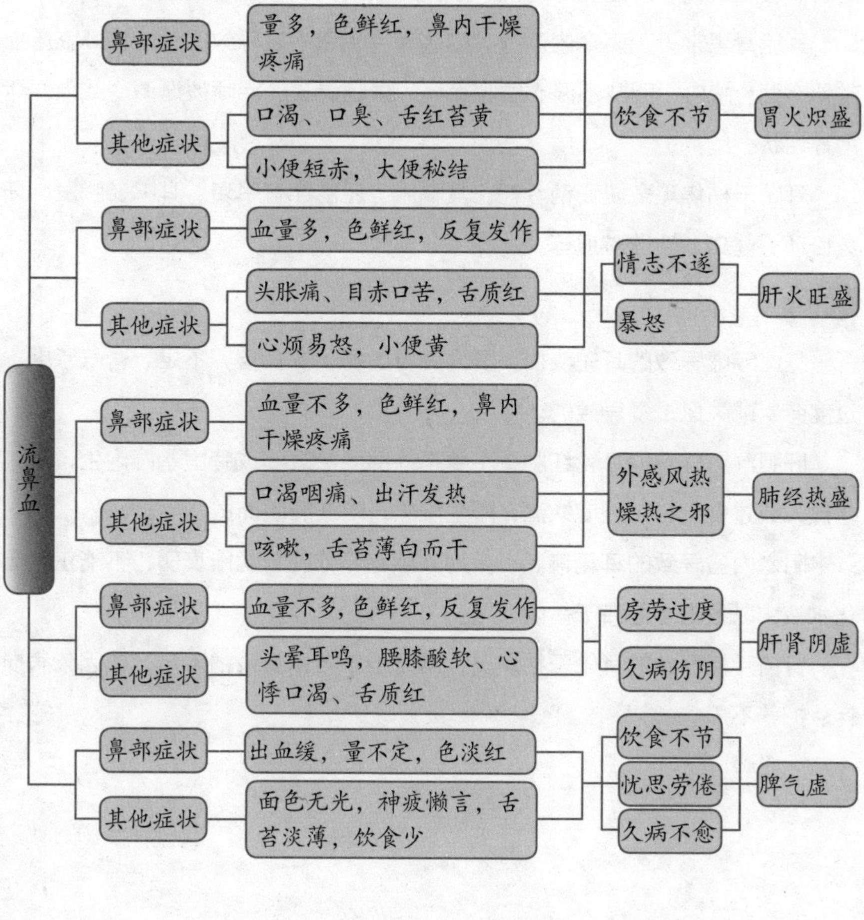

鼻部症状	量多，色鲜红，鼻内干燥疼痛		
其他症状	口渴、口臭、舌红苔黄	饮食不节	胃火炽盛
	小便短赤，大便秘结		

鼻部症状	血量多，色鲜红，反复发作		
其他症状	头胀痛、目赤口苦，舌质红	情志不遂	肝火旺盛
	心烦易怒，小便黄	暴怒	

鼻部症状	血量不多，色鲜红，鼻内干燥疼痛		
其他症状	口渴咽痛、出汗发热	外感风热燥热之邪	肺经热盛
	咳嗽，舌苔薄白而干		

鼻部症状	血量不多，色鲜红，反复发作	房劳过度	肝肾阴虚
其他症状	头晕耳鸣，腰膝酸软、心悸口渴、舌质红	久病伤阴	

鼻部症状	出血缓，量不定，色淡红	饮食不节	脾气虚
其他症状	面色无光，神疲懒言，舌苔淡薄，饮食少	忧思劳倦	
		久病不愈	

流鼻血

第一章　科学的面诊

色泽异常：气血亏虚/肝胆湿热/阴寒内盛/肾精亏耗

　　健康人的耳郭色泽红润，若出现耳轮淡白、红肿、青黑或干枯焦黑则皆属色泽异常的状况。

临床表现

　　耳轮淡白多为气血亏虚导致。其临床表现可见面色苍白、唇色指甲淡白、皮肤干燥、头发枯焦、头晕目眩、肢体麻木、失眠多梦、心悸怔忡、少气懒言、疲倦乏力，以及大便燥结、小便不利等。

　　耳轮红肿主要是肝胆湿热的征象。其临床表现主要有舌红苔黄腻、口苦泛恶、腹胀厌食、胁肋胀痛灼热、小便短赤或黄、大便不调等。

　　耳轮青黑常见于阴寒内盛或有剧痛者。阴寒内盛导致的耳轮青黑临床上常伴有面色㿠白、四肢不温、腰膝冷痛、尿频清长、涕唾痰涎清冷或大便泄泻等症状。

　　耳轮干枯焦黑多属肾精亏耗。其临床上还常伴有早衰、耳鸣、脱发、牙齿松动、健忘、性欲减退等。

病因

　　气血亏虚导致的耳轮淡白，多为脾胃虚弱、饮食营养不足、肾气亏虚、过度劳累或失血过多导致的。

　　肝胆湿热导致的耳轮红肿，主要是外感湿热之邪或脾虚水湿内生，日久化热，或过食肥甘、过度饮酒，酿生湿热，阻遏肝胆而成。

　　阴寒内盛导致的耳轮青黑，多为外感寒邪或脏腑功能衰弱，不能正常运化水液，以致内寒停滞于体内。

　　肾精亏耗导致的耳轮干枯焦黑，常见于年老体衰肾精不足，或因久病损耗、护养不周。

284

耳部色泽异常的诊断和疗法

● 耳部表现

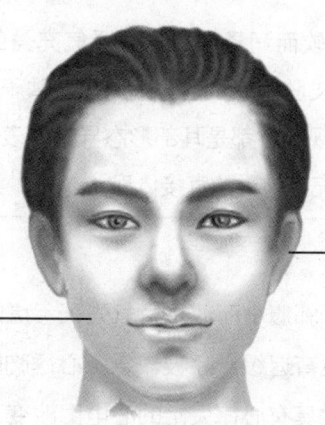

诊断时，不仅要看耳部色泽还要看面色或其他方面的症状

耳轮淡白、红肿、青黑、干枯焦黑皆是耳部色泽异常的表现

● 中医诊断流程图

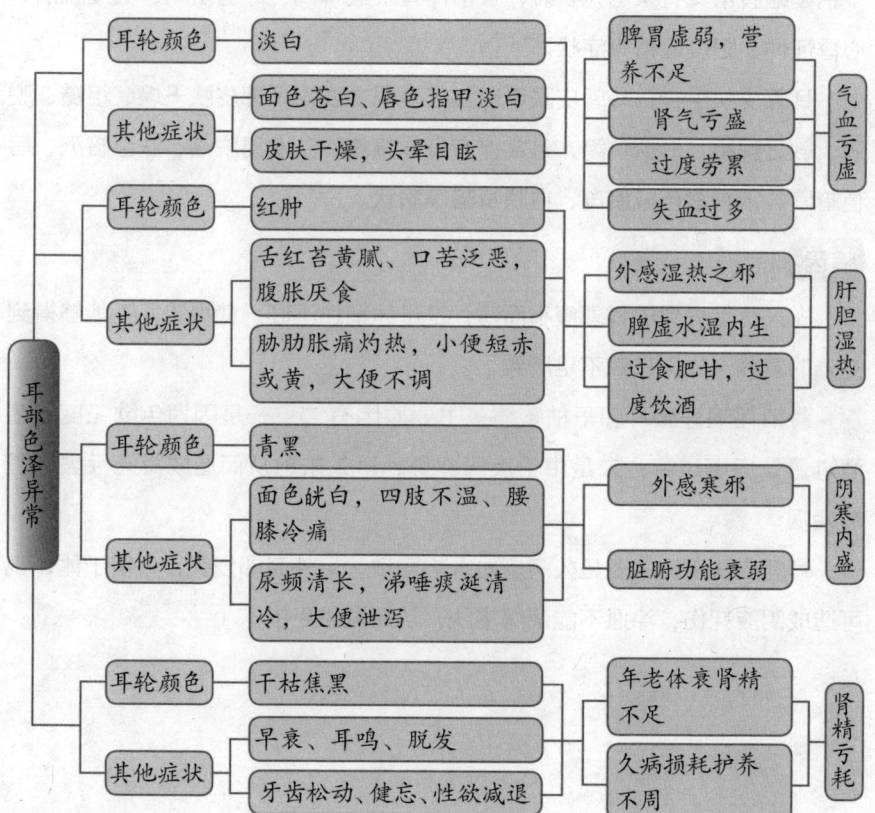

耳部色泽异常

耳轮颜色 — 淡白
其他症状 — 面色苍白、唇色指甲淡白
           皮肤干燥，头晕目眩

脾胃虚弱，营养不足
肾气亏盛
过度劳累
失血过多
→ 气血亏虚

耳轮颜色 — 红肿
其他症状 — 舌红苔黄腻、口苦泛恶，腹胀厌食
           胁肋胀痛灼热，小便短赤或黄，大便不调

外感湿热之邪
脾虚水湿内生
过食肥甘，过度饮酒
→ 肝胆湿热

耳轮颜色 — 青黑
其他症状 — 面色㿠白，四肢不温、腰膝冷痛
           尿频清长，涕唾痰涎清冷，大便泄泻

外感寒邪
脏腑功能衰弱
→ 阴寒内盛

耳轮颜色 — 干枯焦黑
其他症状 — 早衰、耳鸣、脱发
           牙齿松动、健忘、性欲减退

年老体衰肾精不足
久病损耗护养不周
→ 肾精亏耗

形态异常：先天肾虚/肾精耗竭/血瘀日久

耳郭厚大、柔软而润泽是正常人肾气充盈的表现，与此相比，耳郭瘦薄、枯萎或耳郭皮肤甲错（全身或局部皮肤干燥、粗糙、脱屑，触之棘手，形似鱼鳞的表现），都是耳部形态异常的表现。耳为肾窍，耳郭的不同形态是体内肾气充盈与否的直接体现。

临床表现

耳郭瘦小而薄：耳郭瘦小而薄是肾气先天亏虚的表现。耳郭瘦薄的人临床上常表现为出生后发育迟缓、呼吸气急、心悸胸闷、嘴唇发紫、活动后心悸气急加重等，且通常具有心律失常的心电图改变。

耳郭干枯萎缩：耳郭干枯萎缩多是肾精耗竭的表现，多见于成人。耳郭干枯萎缩者常具有未老先衰貌，且常伴有腰酸耳鸣、牙齿松动、头发脱落、心悸怔忡、阳痿遗精等症状。

耳郭皮肤甲错：耳郭皮肤甲错临床表现主要为耳郭皮肤干燥、粗糙、脱屑，触之棘手，形似鱼鳞，且常伴有身体羸瘦、头发易脱落、肤色暗沉、唇色暗紫、舌有紫色或瘀斑、白睛青暗等病状。

病因

先天肾亏导致的耳郭瘦小而薄，是母体精血不旺，使得胎儿不能够得到充分的营养，先天禀赋不足所致。

肾精耗竭导致耳郭干枯萎缩，主要原因有二：一是因为色欲无度、嗜酒过量、房事过劳；二是由于疾病缠身、日久未愈从而造成肾元亏虚，肾精耗竭。

耳郭皮肤甲错主要是久病瘀血入络导致。另外温邪侵袭，久留于体，也可造成阴液耗伤，津血不能荣润皮肤，从而发生甲错。

耳部形态异常的诊断和疗法

● **耳部表现**

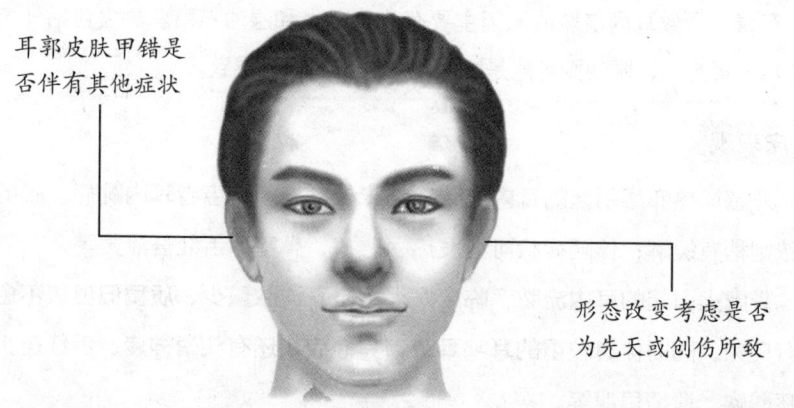

耳郭皮肤甲错是
否伴有其他症状

形态改变考虑是否
为先天或创伤所致

● **中医诊断流程图**

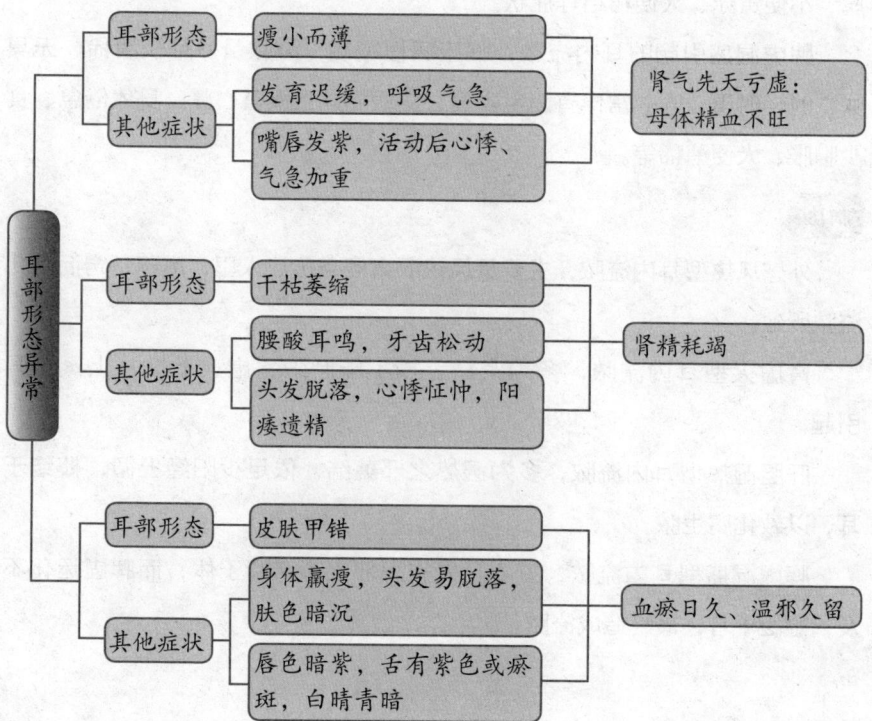

耳部形态异常

耳部形态 —— 瘦小而薄

其他症状 —— 发育迟缓，呼吸气急
嘴唇发紫，活动后心悸、气急加重

肾气先天亏虚：母体精血不旺

耳部形态 —— 干枯萎缩

其他症状 —— 腰酸耳鸣，牙齿松动
头发脱落，心悸怔忡，阳痿遗精

肾精耗竭

耳部形态 —— 皮肤甲错

其他症状 —— 身体羸瘦，头发易脱落，肤色暗沉
唇色暗紫，舌有紫色或瘀斑，白睛青暗

血瘀日久、温邪久留

第一章 科学的面诊

耳内流脓：热火上炎/湿浊滞留

耳内流脓是指耳朵里流出脓液的一种症状，脓液或稠或稀，颜色有黄有青。导致耳内流脓的原因主要有热火上炎和湿浊滞留。热火包括外感风热、肾虚火，湿浊则可能是肝胆湿热、脾虚湿盛导致。

临床表现

外感风热邪毒引起的耳内流脓，临床上发病急，患者耳内跳痛、胀闷，流脓则稍有缓解；伴随症状可见发热、恶寒、鼻塞、舌红苔薄黄等。

肾虚火引起的耳内流脓，临床病程缓慢，流脓量少、质稠但日久不愈，并有臭味，同时伴有较重的耳鸣耳聋。其他症状还有头晕神疲、舌红苔少、腰膝酸软、遗精早泄等。

肝胆湿热引起的耳内流脓，临床上发病急，患者耳内疼痛可导致夜不能寐，流脓后疼痛减轻；并常伴有头痛发热、听力减退、口苦咽干、舌红苔黄厚、小便黄赤、大便秘结等症状。

脾虚湿盛引起的耳内流脓，临床病程缓慢，流脓量多且较清稀、无臭味、时轻时重；同时常伴有面色萎黄、头昏痛、舌淡苔白腻、身体倦怠、食少腹胀、大便溏稀等。

病因

外感风热型耳内流脓，主要是风热邪毒侵袭传热入里，熏蒸耳窍而腐化流脓所致。

肾虚火型耳内流脓，多为肾精亏损不能制阳，虚火上炎，上蒸于耳引起。

肝胆湿热型耳内流脓，多为湿热之邪蕴结，依足少阳经上循，搏结于耳，以致化腐生脓。

脾虚湿盛型耳内流脓，主要是先有湿邪之毒滞留于体，而脾虚运化不及，湿泛于耳，最终造成流脓。

288

耳内流脓的诊断和疗法

● 耳部表现

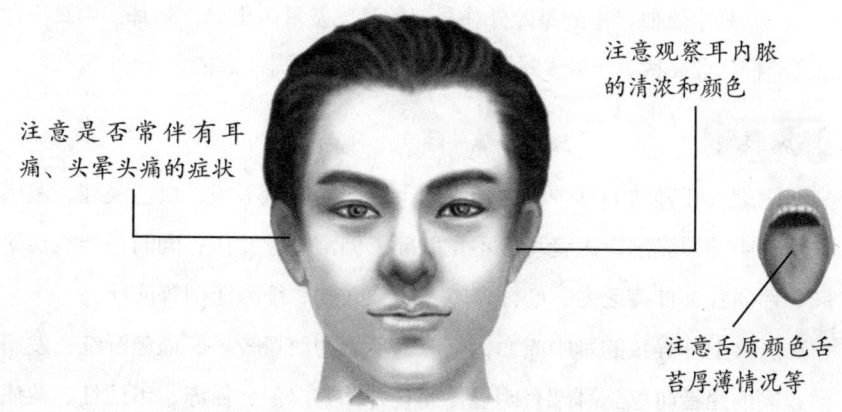

注意是否常伴有耳痛、头晕头痛的症状

注意观察耳内脓的清浓和颜色

注意舌质颜色舌苔厚薄情况等

● 中医诊断流程图

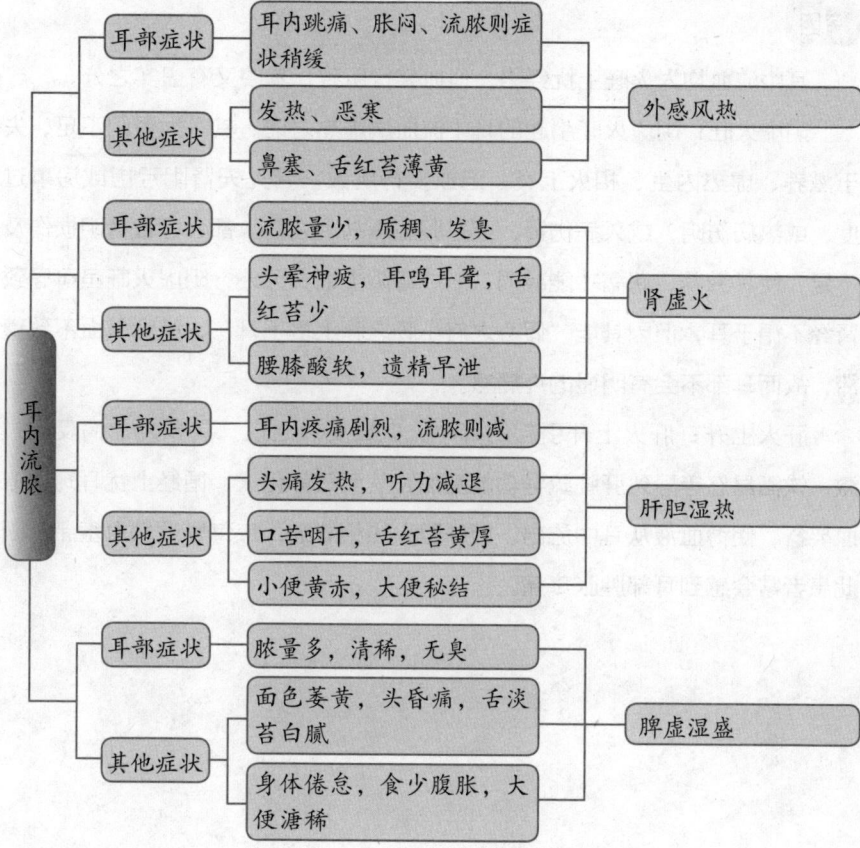

耳部症状	耳内跳痛、胀闷、流脓则症状稍缓	
其他症状	发热、恶寒	外感风热
	鼻塞、舌红苔薄黄	
耳部症状	流脓量少，质稠、发臭	
其他症状	头晕神疲，耳鸣耳聋，舌红苔少	肾虚火
	腰膝酸软，遗精早泄	
耳部症状	耳内疼痛剧烈，流脓则减	
其他症状	头痛发热，听力减退	肝胆湿热
	口苦咽干，舌红苔黄厚	
	小便黄赤，大便秘结	
耳部症状	脓量多，清稀，无臭	
其他症状	面色萎黄，头昏痛，舌淡苔白腻	脾虚湿盛
	身体倦怠，食少腹胀，大便溏稀	

耳内流脓

第一章　科学的面诊

耳中流血：阴虚火旺/肝火上升

耳中流血，指的是除外伤导致的耳郭及耳内出血，外耳、中耳出血的一种病理症状。一般多是阴虚火旺，或肝火上升引起的。

临床表现

阴虚火旺导致的耳中流血，临床上表现为血量不多、血色淡红，发病时血从耳中缓缓流出，患者耳部不觉肿痛，但常间歇发作；同时还伴有头晕目眩、舌质红、神疲乏力、心悸耳鸣、腰膝酸软、烦躁遗精等症状。

肝火上升导致的耳中流血，临床表现上为血量较多、血色鲜红、发病突然，同时患者可感到耳部有明显疼痛；并伴有口苦、目赤、舌质红、头痛、心烦易怒、睡眠不安、胸胁胀痛等症状。

病因

耳中流血均为火旺上扰经络，迫血妄行所致，其中又有虚实之分。

阴虚火旺：阴虚火旺引起的耳中流血属虚热之证。其多为肾阴不足、失于滋养、虚热内生、相火上炎、迫血妄行所致。若先天肾阴亏虚或房事过度，或热病伤阴，或久病伤肾，或过服温燥劫阴之物，都会导致肾阴损伤及不足，使其滋养、润濡功能减弱，形成肾阴虚证。另外，阴虚火旺虽可导致肾经不循于耳，但因其能"假心之府小肠之脉上贯于耳"，经脉气血不致壅滞，故而耳部不会有明显的疼痛感。

肝火上升：肝火上升引起的耳中流血属实热之证。其多为七情反应过激、饮酒易怒等导致肝脏疏导功能受损，从而气郁化火，循经上扰耳窍，迫血妄行，使得血液从耳中流出。而肝胆火热相搏结，每每导致气血壅滞，因此患者常会感到耳部肿胀疼痛。

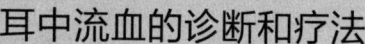

耳中流血的诊断和疗法

● 耳部表现

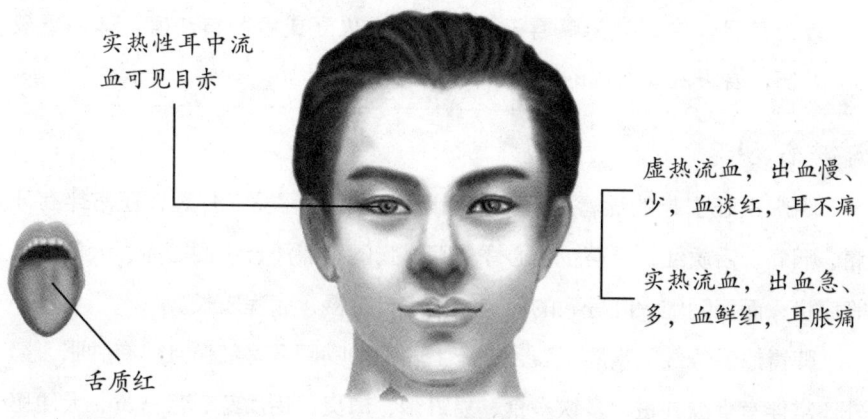

实热性耳中流血可见目赤

虚热流血，出血慢、少，血淡红，耳不痛

实热流血，出血急、多，血鲜红，耳胀痛

舌质红

● 中医诊断流程图

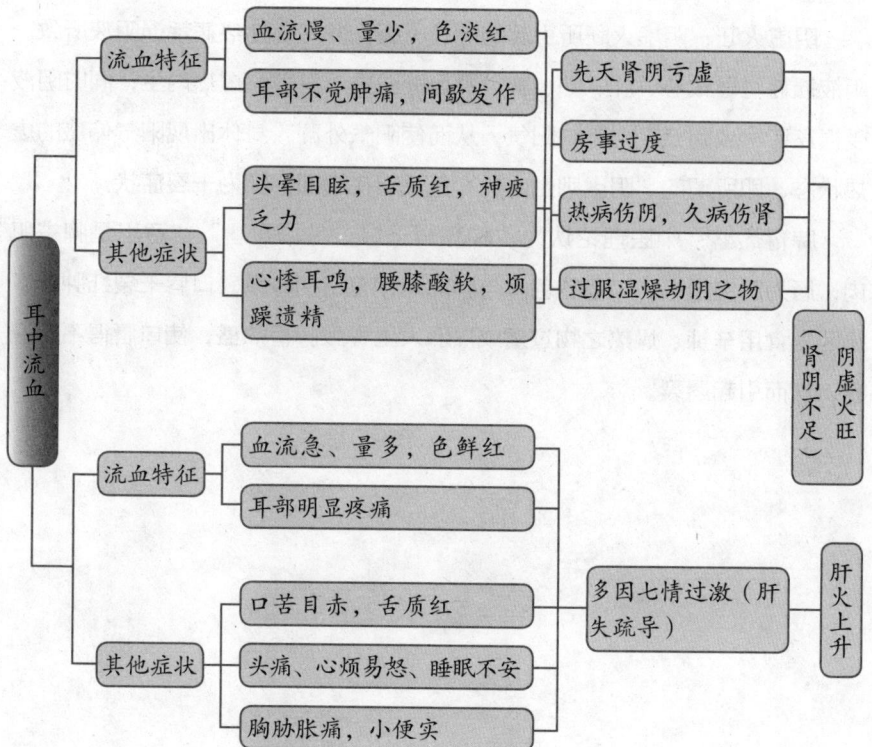

耳中流血

流血特征
- 血流慢、量少，色淡红
- 耳部不觉肿痛，间歇发作

其他症状
- 头晕目眩，舌质红，神疲乏力
- 心悸耳鸣，腰膝酸软，烦躁遗精

先天肾阴亏虚

房事过度

热病伤阴，久病伤肾

过服湿燥劫阴之物

阴虚火旺（肾阴不足）

流血特征
- 血流急、量多，色鲜红
- 耳部明显疼痛

其他症状
- 口苦目赤，舌质红
- 头痛、心烦易怒、睡眠不安
- 胸胁胀痛，小便实

多因七情过激（肝失疏导）

肝火上升

嘴唇干裂：阴虚火旺/脾胃热盛

嘴唇干裂，是指嘴唇出现干燥无光，裂隙或裂沟出血，一般冬季较为常见。中医认为嘴唇干裂多是阴虚火旺或者脾胃热盛，体内津液大伤，唇失滋润引起的。

临床表现

阴虚火旺引起的嘴唇干裂，其临床表现除嘴唇发红开裂，还常伴有牙痛、咽痛、舌质红、舌苔少、心悸失眠、胸闷、盗汗、小便短赤、大便秘结等症状；而且阴虚火旺导致的症状往往病势缓慢，病程较长。

脾胃热盛导致的嘴唇干裂，临床上表现为嘴唇多呈红色且伴有肿胀，另外还常伴有食欲亢进、多饮多食、易饥饿、口臭、舌质红、舌苔黄、大便秘结等症状。

病因

阴虚火旺：阴虚火旺所引起的嘴唇干裂，多为急性热病耗损阴液所致。阴液损耗可导致心、肝、肺、脾、肾等脏腑失于滋养，虚热内生；同时阴液受损还可导致阴气无力制约阳气，从而使阳气外漏，身体出现阳气偏盛的虚热状态，即所谓的"阴虚则生内热"，反映在唇部，即为干裂症状。

脾胃热盛：中医理论认为"脾开窍于口，其华在唇"，意思是脾主肌肉，唇为肌肉组织，口唇的色泽与脾的运化有密切联系。口唇干裂红肿，多是因为食用辛辣、燥热之物过量或热邪入里导致脾胃热盛，使口唇得不到滋养，从而引起唇裂。

嘴唇干裂的诊断和疗法

● 口唇表现

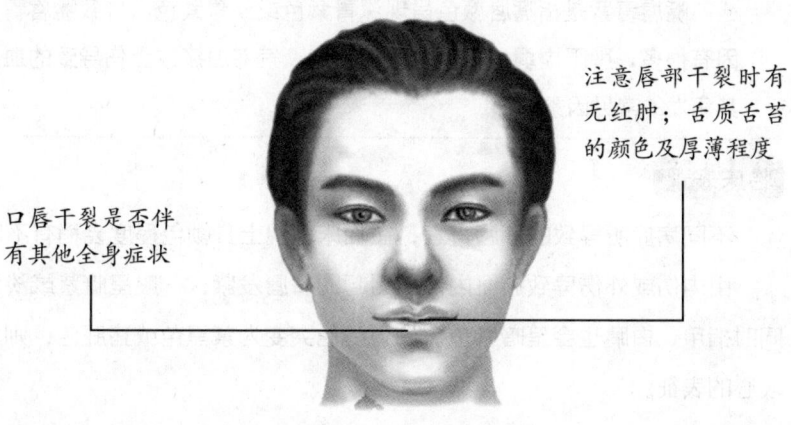

注意唇部干裂时有无红肿；舌质舌苔的颜色及厚薄程度

口唇干裂是否伴有其他全身症状

● 中医诊断流程图

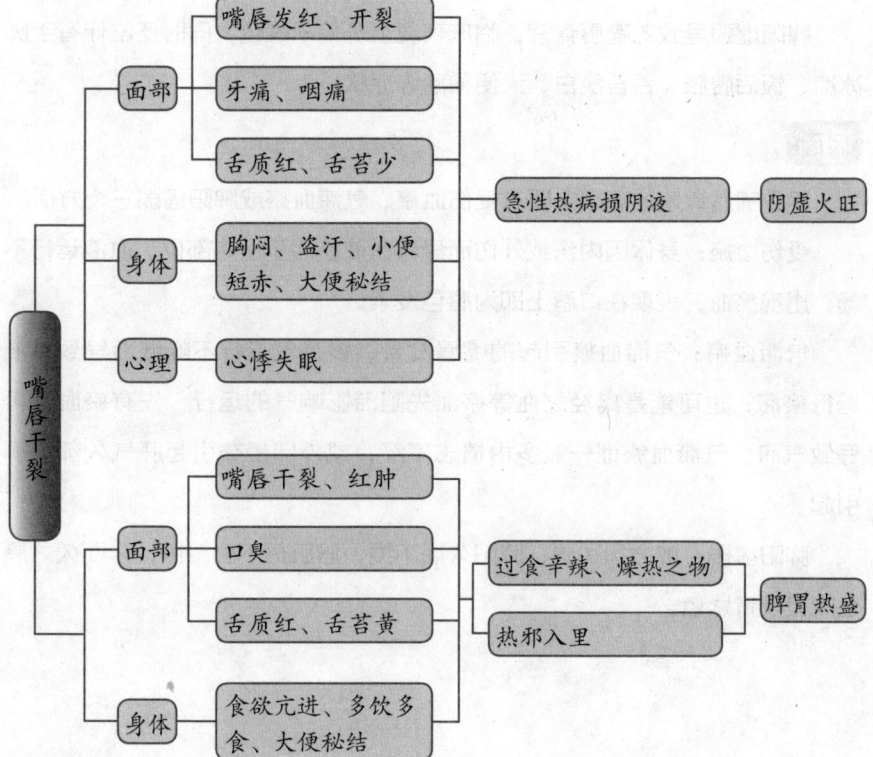

嘴唇干裂

面部
- 嘴唇发红、开裂
- 牙痛、咽痛
- 舌质红、舌苔少

身体
- 胸闷、盗汗、小便短赤、大便秘结

心理
- 心悸失眠

急性热病损阴液 → 阴虚火旺

面部
- 嘴唇干裂、红肿
- 口臭
- 舌质红、舌苔黄

身体
- 食欲亢进、多饮多食、大便秘结

过食辛辣、燥热之物
热邪入里

脾胃热盛

第一章 科学的面诊

嘴唇青紫：气滞血瘀/脾阳虚弱

嘴唇青紫是指嘴唇颜色呈现深青紫色或淡青紫色。导致嘴唇青紫的原因有很多，脾阳虚弱、阳气得不到补充，气滞血瘀或受伤导致的血瘀都是其病发的常见因素。

临床表现

不同病症所导致的嘴唇青紫，在临床表现上其颜色程度会稍有不同。

由内伤或外伤导致瘀血内停而引起的口唇发紫，一般呈暗紫或淡紫色，同时指甲、白睛也会呈暗紫色。如果唇色突变为紫黑色或猪肝色，则为瘀血攻心的表征。

气滞血瘀导致的嘴唇青紫，临床上以偏青者为多，同时患者面色也会呈现出青色或暗红色，并且伴有胸闷心悸、气短懒言、舌暗有瘀斑、舌苔薄等症状。

脾阳虚弱导致的嘴唇青紫，临床表现上多偏于紫色，同时还常伴有手脚冰凉、饭后腹胀、舌苔淡白、大便稀溏等症状。

病因

导致嘴唇青紫的病因主要有受伤血瘀、气滞血瘀或脾阳虚弱三个方面。

受伤血瘀：身体因内伤或外伤而导致血液瘀滞于一定部位，血液运行不畅，出现瘀血，表现在口唇上即为唇色发紫。

气滞血瘀：气滞血瘀引起的嘴唇发青，多是气运行不畅继而导致血液运行瘀滞；也可能是离经之血等瘀血先阻滞影响气的运行，先有瘀血，再导致气滞。气滞血瘀证一般多由情志不舒，或外邪侵袭引起肝气久郁不解引起。

脾阳虚弱：脾之华在唇，脾阳久虚不振，唇肌得不到温煦，久而久之唇色就呈现青紫色。

嘴唇青紫的诊断和疗法

● 口唇表现

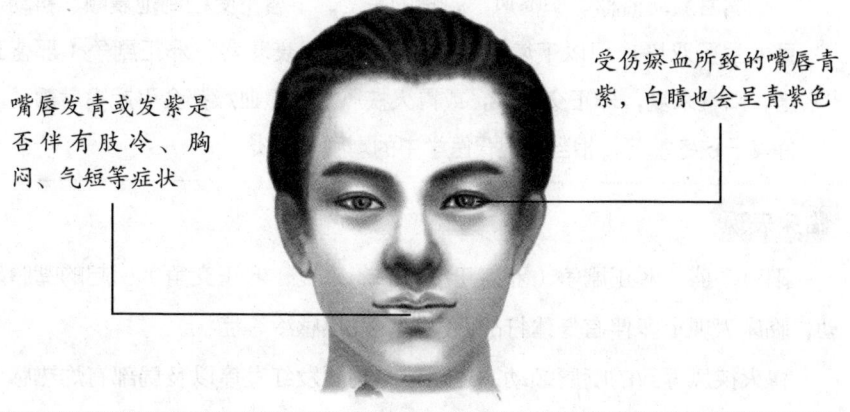

嘴唇发青或发紫是否伴有肢冷、胸闷、气短等症状

受伤瘀血所致的嘴唇青紫，白睛也会呈青紫色

● 中医诊断流程图

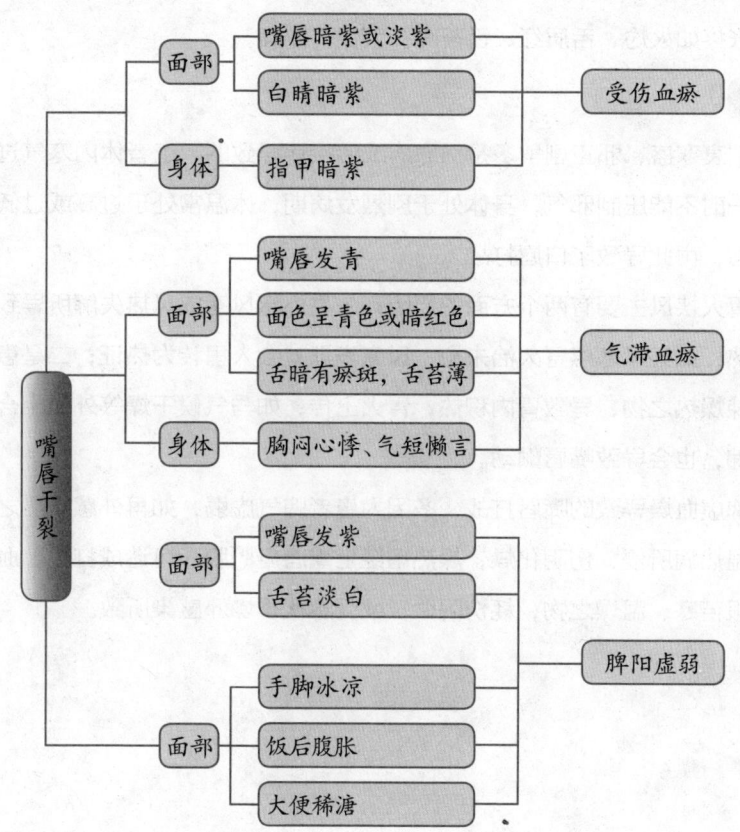

嘴唇干裂

面部
- 嘴唇暗紫或淡紫
- 白睛暗紫

身体
- 指甲暗紫

→ 受伤血瘀

面部
- 嘴唇发青
- 面色呈青色或暗红色
- 舌暗有瘀斑，舌苔薄

身体
- 胸闷心悸、气短懒言

→ 气滞血瘀

面部
- 嘴唇发紫
- 舌苔淡白

面部
- 手脚冰凉
- 饭后腹胀
- 大便稀溏

→ 脾阳虚弱

口唇颤动：胃火上攻/脾虚血燥

嘴唇颤动俗称"驴嘴风"，指的是上、下唇不受控制地震颤、抖动，可发生于双唇，但以下唇颤动常见。体内阳衰寒盛、邪正剧争（邪盛正虚，阳气来复，邪正交争），或胃火挟风、脾虚血燥都会引起嘴唇颤动。好发于秋冬季节，相当于现代医学中的剥脱性唇炎

临床表现

阳衰寒盛、邪正剧争（邪盛正虚，阳气来复，邪正交争）引起的嘴唇颤动，临床表现上多伴有身体打战、发抖、发热感冷等症状。

胃火挟风导致的嘴唇颤动，还常伴有嘴唇发红发痒以及局部有灼热感，另外舌苔黄燥、大便秘结也是其常见症状。

脾虚血燥引起的嘴唇颤动，其临床表现为口唇干裂、下唇发红发痒，甚至肿胀疼如火灼、舌质红、舌苔少、大便干燥等。

病因

阳衰寒盛、邪正剧争多是伤寒病或疟疾症导致的。患者体内寒气过盛或正气一时不能压制邪气，身体处于剧烈发病期，体温常处于过高或过低的摇摆状态，由此导致了口唇打战。

胃火挟风主要有两个方面的原因：一是外感风寒或风热失解所导致的入里化热，如果风寒感冒久治未愈，风寒表证就会入里转为热证；二是患者过食辛辣燥热之物，导致胃内积热，胃火上传，如与气候干燥等外风相合，风火相煽，也会导致嘴唇颤动。

脾虚血燥导致的嘴唇打战，多因为患者脾气虚弱，如再外感燥热之邪，或受温热病所侵，伤阴化燥，燥热循经上熏唇瓣肌膜即可造成打战。血燥则由误服苦寒、温燥之物，耗伤阴血，或受春秋季燥邪感染所致。

口唇颤动的诊断和疗法

● 口唇表现

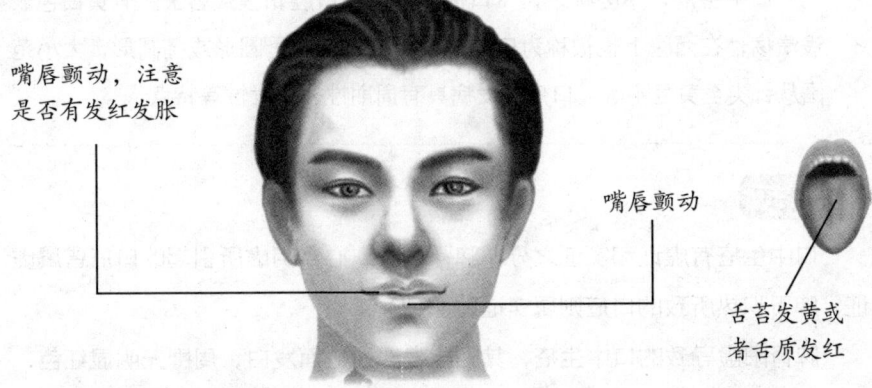

嘴唇颤动，注意
是否有发红发胀

嘴唇颤动

舌苔发黄或
者舌质发红

● 中医诊断流程图

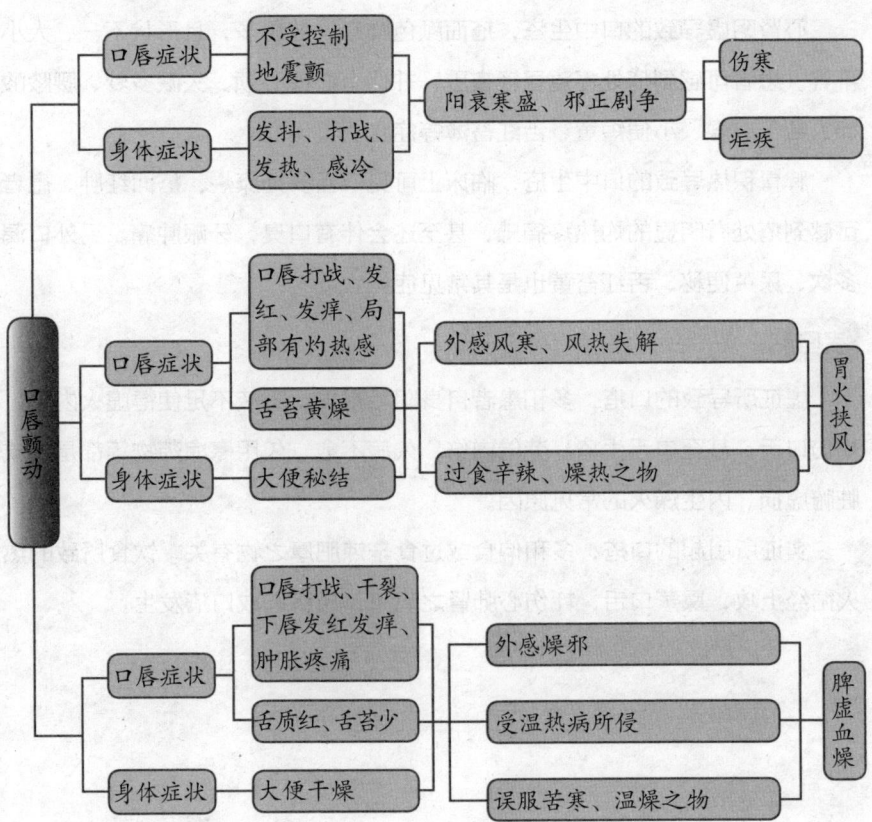

口唇症状	不受控制地震颤	阳衰寒盛、邪正剧争	伤寒
身体症状	发抖、打战、发热、感冷		疟疾

口唇颤动

口唇症状：口唇打战、发红、发痒、局部有灼热感 —— 外感风寒、风热失解
舌苔黄燥
身体症状：大便秘结 —— 过食辛辣、燥热之物

胃火挟风

口唇症状：口唇打战、干裂、下唇发红发痒、肿胀疼痛 —— 外感燥邪
舌质红、舌苔少 —— 受温热病所侵
身体症状：大便干燥 —— 误服苦寒、温燥之物

脾虚血燥

口中生疮：虚火旺盛/脾胃积热

　　口中生疮，中医称之为"口疮"，是指口腔黏膜或唇上生有黄白色表浅溃疡，在西医上也被称为口腔溃疡。口疮形态呈圆形或椭圆形，大小范围从针尖至黄豆不等。口疮的发病具有周期性、复发性等特点。

临床表现

　　口中生疮有虚证和实证之分。脾肾阳虚、心肾阴虚所引起的口疮皆属虚证，脾胃积热所致的口疮则属实证。

　　脾肾阳虚导致的口中生疮，其临床表现为疮面发白，周围无明显红色，口疮数量少但久治不愈，同时还会伴有四肢不温、口干喜热饮、腰背酸痛、尿频清长、大便溏稀、舌淡苔白腻等症状。

　　心肾阴虚导致的口中生疮，疮面颜色鲜红，数量多，且形状不一、大小不等。患者可感到疮处疼痛昼轻夜重，并伴有心悸心烦、失眠多梦、腰膝酸痛、咽干口燥、小便短黄、舌红苔薄等症状。

　　脾胃积热导致的口中生疮，临床上可见口舌多处糜烂，疮面红肿。患者可感到疮处有明显的灼热疼痛感，甚至还会伴有口臭，牙龈肿痛。另外口渴多饮、尿黄便秘、舌红苔黄也是其常见症状。

病因

　　虚证所导致的口疮，多和患者自身阴亏有关。阴液不足使得虚火内生，灼伤口舌，甚至口舌生疮。劳倦内伤、久病不愈、久用寒凉药物等都是造成脏腑虚损、内生燥火的常见原因。

　　实证所引起的口疮，多和偏食或过食辛辣肥厚之物有关。饮食所致的热火循经上攻，熏蒸口舌，耗伤心肺肾之阴津，最终造成口疮发生。

口中生疮的诊断和疗法

● 口唇表现

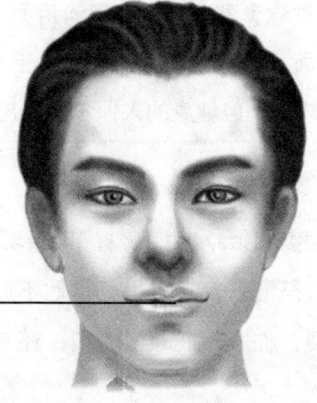

注意观察疮面是否红肿以及疮口数量、大小等

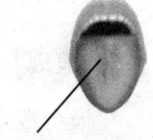

留心舌质发红或发黄，舌苔厚薄

● 中医诊断流程图

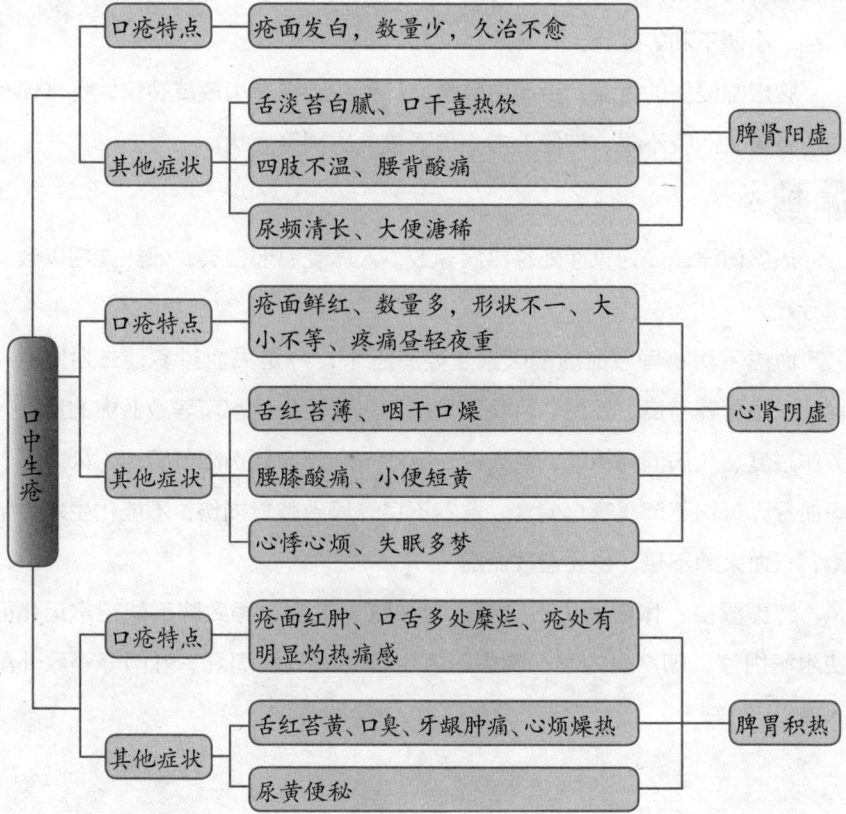

口中生疮

口疮特点 —— 疮面发白，数量少，久治不愈

其他症状 —— 舌淡苔白腻、口干喜热饮

四肢不温、腰背酸痛

尿频清长、大便溏稀

—— 脾肾阳虚

口疮特点 —— 疮面鲜红、数量多，形状不一、大小不等、疼痛昼轻夜重

其他症状 —— 舌红苔薄、咽干口燥

腰膝酸痛、小便短黄

心悸心烦、失眠多梦

—— 心肾阴虚

口疮特点 —— 疮面红肿、口舌多处糜烂、疮处有明显灼热痛感

其他症状 —— 舌红苔黄、口臭、牙龈肿痛、心烦燥热

尿黄便秘

—— 脾胃积热

第一章 科学的面诊

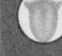

舌裂：热盛津伤/血虚不润/脾虚湿侵

舌裂在临床上也被称为裂纹舌，表现为舌面上有深浅不一、多少不等的裂沟，可见于全身面，亦可见于舌前半部或舌尖两侧边缘处，一般无自觉症状。舌裂一般主热证，但健康的人偶尔也会出现舌裂。

临床表现

极少数人即使身体健康也会发生舌裂，其表现为舌面生来就有浅淡裂纹、裂沟，且裂纹中有舌苔覆盖，身体也无其他不适感。

热盛伤津引起的舌裂，临床表现除了舌裂，还有舌头发红、无舌苔，口干少津，五心烦热等症状。

血虚不润导致的舌裂，舌头颜色一般呈淡白色。另外面色、唇色、指甲都会显得比较苍白，同时多伴有头晕目眩、肢体麻木、心悸失眠多梦、大便燥结、小便不利等症状。

脾虚湿侵型的舌裂，舌淡白胖嫩，且舌头边缘有齿痕或裂纹，且常伴有面色萎黄、四肢不温、神倦乏力、带下量多质稠等症状。

病因

热盛伤津：多为急性外感热病导致，人体受温邪侵袭，邪热亢盛以致阴津亏耗。

血虚不润：导致血虚的因素主要有三个，一是失血过多，二为慢性损耗，三是营养不良。外伤、月经过量或日久慢性失血都可导致血虚的形成。劳作过度、久病消耗精气，或大汗、呕吐下利等会耗伤阳气阴液，久之则气虚血亏。饥饱不调、嗜食偏食、营养不良等导致脾胃损伤，不能化生水谷精微，气血来源不足，也会造成血虚。

脾虚湿侵：体虚消化不良或过食油腻、甜食，导致脾不能正常运化而使水湿内停，即产生内湿；脾虚的人也容易因气候潮湿、淋雨等导致外湿入侵。

舌裂的诊断和疗法

● 舌部表现

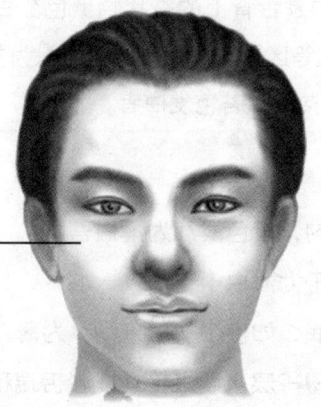

血虚不润导致的舌裂
面色也会显得苍白

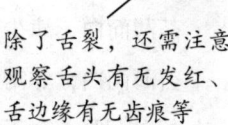

除了舌裂，还需注意
观察舌头有无发红、
舌边缘有无齿痕等

● 中医诊断流程图

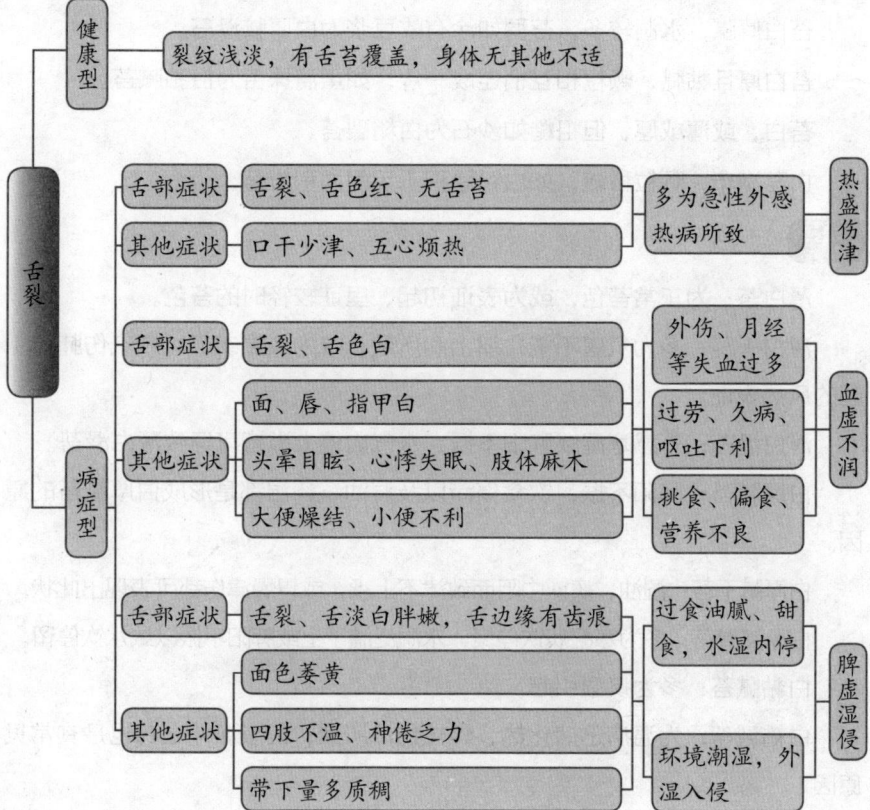

健康型	裂纹浅淡，有舌苔覆盖，身体无其他不适			
舌裂 · 病症型	舌部症状	舌裂、舌色红、无舌苔	多为急性外感热病所致	热盛伤津
	其他症状	口干少津、五心烦热		
	舌部症状	舌裂、舌色白	外伤、月经等失血过多	血虚不润
	其他症状	面、唇、指甲白	过劳、久病、呕吐下利	
		头晕目眩、心悸失眠、肢体麻木	挑食、偏食、营养不良	
		大便燥结、小便不利		
	舌部症状	舌裂、舌淡白胖嫩，舌边缘有齿痕	过食油腻、甜食，水湿内停	脾虚湿侵
	其他症状	面色萎黄		
		四肢不温、神倦乏力	环境潮湿，外湿入侵	
		带下量多质稠		

301

第一章　科学的面诊

舌苔发白：表证寒证

　　舌苔发白，指的是舌背上的苔状物颜色变白的情况，除了颜色，还有厚薄、干湿、滑腻等区别。白苔是临床上最为复杂的苔色，主表证和寒证，偶尔也可见里证热证而苔色发白者。

临床表现

　　苔薄而润，颗粒均匀，舌色淡红为薄白苔。

　　苔薄而白，津少而干为薄白干苔。

　　苔薄而白，非常湿润，如覆了一层米汤，为薄白滑苔。

　　苔白而厚，全舌如覆一层水调米粉；或者舌端和两边较薄，中根部较厚为白厚腻苔。

　　苔白厚腻，津少而干为白厚腻干苔。

　　苔白厚腻，水湿较多，苔稠如涂有浓豆浆为白厚腻滑苔。

　　苔白厚且黏腻，颗粒相互粘连成一片，如蛋清抹舌为白黏腻苔。

　　苔白，或薄或厚，但粗糙如沙石为白糙裂苔。

　　白苔满布，颗粒稀疏，如白粉厚积于舌面为积粉苔。

病因

　　薄白苔：为正常苔色，或为表证初起、里证较轻时的苔色。

　　薄白干苔：多为气虚不能化津上润所致；或为风温袭表、燥气伤肺而引起的风热表证。

　　薄白滑苔：外感寒湿或脾阳不振，水气内停上溢皆可导致薄白滑苔。

　　白厚腻苔：脾阳不振，饮食停滞以及湿浊、痰湿都是形成白厚腻苔的原因。

　　白厚腻干苔：湿浊、痰饮中阻而致津不上承，或胃燥津伤都可表现出此状。

　　白厚腻滑苔：多为寒湿痰饮停聚，水湿泛滥于上或脾阳不振以致水饮停留。

　　白黏腻苔：多为痰湿引起。

　　白糙裂苔：为温病迅速化热，燥热伤津所致；误服温补之药也是其常见原因。

　　积粉苔：外感秽浊湿邪之气与体内热毒相结合，多见于瘟疫或内痈。

舌苔发白的诊断和疗法

舌部表现

白苔主表证和寒证，偶尔也可见里证热证

观察时除苔色，还要注意舌苔的厚薄、干湿、滑腻以及全身症状情况

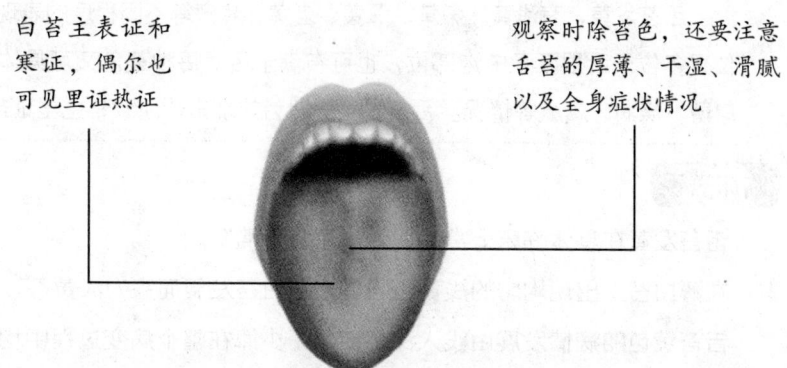

● 中医诊断流程图

```
舌苔发白
├─ 舌苔薄
│   ├─ 薄白苔 ─── 健康
│   │         └── 表证初起，里证较轻
│   ├─ 薄白干苔 ── 气虚
│   │          └─ 风热表证
│   └─ 薄白滑苔 ── 外感寒湿
│              └─ 脾阳不振
├─ 舌苔厚
│   ├─ 白厚腻台 ── 饮食停滞、湿浊、痰湿
│   │          └─ 脾阳不振
│   ├─ 白厚腻干苔 ─ 湿浊、痰饮中阻
│   │           └ 胃燥津伤
│   ├─ 白厚腻滑苔 ─ 寒湿痰饮
│   │           └ 脾阳不振
│   ├─ 白黏腻苔 ── 痰湿
│   └─ 积粉苔 ─── 外感湿邪与体内热毒相结合
└─ 舌苔粗糙或薄或厚
    └─ 白糙裂苔 ── 温病化热、燥热伤津
```

舌苔发黄：里证热证

　　舌苔发黄，有浅黄、嫩黄、深黄、老黄、焦黄等不同程度的表现，分布位置多位于舌根及正中沟部位，也可布满全舌。每种苔色又可具体表现为厚薄、燥润、腐腻等情况。舌苔发黄一般为热邪熏灼所致，主里证热证。

临床表现

　　舌苔发黄在具体临床上常表现为以下几种情况。

　　在薄白苔上出现均匀的浅黄色，多为薄白苔发展而来为淡黄苔。

　　舌苔黄色随病情发展由浅入深，但舌干少津在整个病变过程中均有体现为黄干苔。

　　舌苔颜色呈正黄或深黄色，略厚，舌苔光润湿滑，初期颗粒均匀，也有的润滑好似覆了一层生蛋黄为黄滑苔。

　　苔色正黄或深黄，颗粒不清，混浊胶黏为一片，根据病症发展情况，苔质厚薄会有所变化为黄浊苔。

　　舌苔颗粒密结黏腻如覆黄粉，颜色呈浅黄至焦黄、老黄不等，随病况加重而逐渐变深，甚至出现黄中带褐为黄黏腻苔。

病因

　　舌苔变黄一般主里证热证。热轻时黄色浅嫩、淡薄，热重时颜色转深，若出现焦黄色，则表明热结。由白苔转化而来的黄苔，多为热感病表邪入里化热的征象。外感风热的表证或风寒化热也会表现为舌苔发黄。

　　淡黄苔：多为病症由寒化热、由表入里导致，常见于风热表证或风寒在表化热。

　　黄干苔：为邪热伤津的表现。

　　黄滑苔：初期多是热邪入里的反映，若舌苔润滑程度继续发展，则称为水黄苔，多见于湿温病，或湿热病兼有水饮者。

　　黄浊苔：多因湿热秽浊内盛。

　　黄黏腻苔：黄黏腻苔是邪热与痰涎湿浊交结的结果。若黄浅质薄，则湿重于热；若黄深质厚，则热重于湿。

舌苔发黄的诊断和疗法

● 舌部表现

舌苔发黄，有浅黄、嫩黄、深黄、老黄、焦黄等不同程度的表现，分布位置多位于舌根及正中沟部位，也可布于全舌

注意观察黄色深浅，舌苔湿燥厚薄，舌质颗粒状况等

● 中医诊断流程图

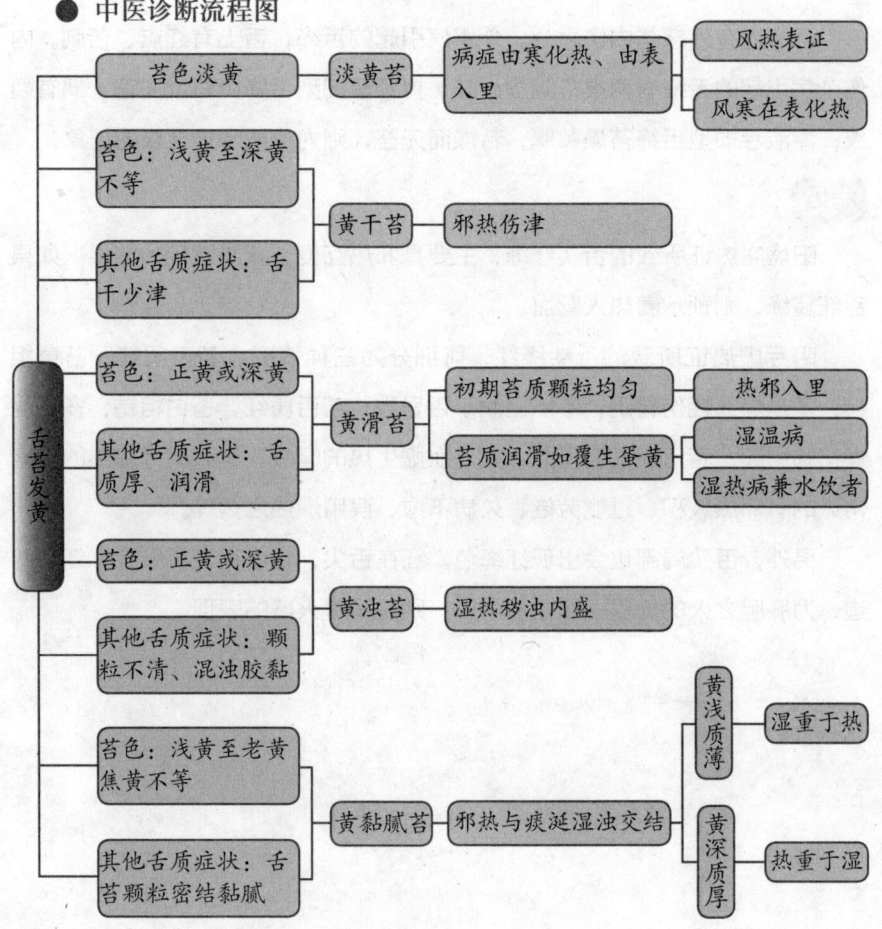

舌苔发黄
- 苔色淡黄 → 淡黄苔 → 病症由寒化热、由表入里
  - 风热表证
  - 风寒在表化热
- 苔色：浅黄至深黄不等 / 其他舌质症状：舌干少津 → 黄干苔 → 邪热伤津
- 苔色：正黄或深黄 / 其他舌质症状：舌质厚、润滑 → 黄滑苔
  - 初期苔质颗粒均匀 → 热邪入里
  - 苔质润滑如覆生蛋黄 → 湿温病 / 湿热病兼水饮者
- 苔色：正黄或深黄 / 其他舌质症状：颗粒不清、混浊胶黏 → 黄浊苔 → 湿热秽浊内盛
- 苔色：浅黄至老黄焦黄不等 / 其他舌质症状：舌苔颗粒密结黏腻 → 黄黏腻苔 → 邪热与痰涎湿浊交结
  - 黄浅质薄 → 湿重于热
  - 黄深质厚 → 热重于湿

舌头红绛：阴亏虚热/阳盛实热

　　舌头绛红是舌红和舌绛的合称。舌色较正常淡红更深，甚至呈鲜红者，称为舌红；较舌红颜色更深，略带暗色则称为舌绛。舌红主热证，并有虚实之分；舌红绛则是热极的反映。

临床表现

　　舌鲜红而起芒刺，或兼有黄厚舌苔，同时常伴有发热、口渴喜冷饮、心烦燥热等症状为阳盛实热证导致。

　　舌鲜红而少苔甚至无苔，部分患者可能还会出现舌裂症状，其他常见表现还有五心烦热、神倦、心悸盗汗等为阴亏虚热证导致。

　　舌绛还有外感与内伤之分。外感病引起的舌绛，舌上有红点、芒刺。内伤杂病引起的舌绛有两类：阴虚火旺、胃肾液竭型舌绛少苔或无苔、偶有裂纹；津液亏损型舌绛苔燥黄厚，若燥而无苔，则为津液亏损至极的征象。

病因

　　阳盛实热证所致的舌头红绛，主要是邪热互侵，蒸腾营阴的结果。如果舌红转绛，则预示着热入营血。

　　阴亏虚热证所致的舌头绛红，可细分为三种情况：若舌质红，苔黄粗糙，多是燥邪耗伤胃阴，不能上润于舌导致；若舌质红，苔白粗糙，多是温燥伤肺引起；若舌质红而干涩，则是血虚生热的缘故。导致阴亏虚热的因素常见的有邪热久积、过度劳倦、久病不愈、误用燥热之药等。

　　另外，舌头局部也会出现红绛色。红在舌尖，是心火上炎所致；红在两边，为肝胆之火的征象；红在舌中区，则是脾胃火盛的表现。

舌头红绛的诊断和疗法

● 舌部表现

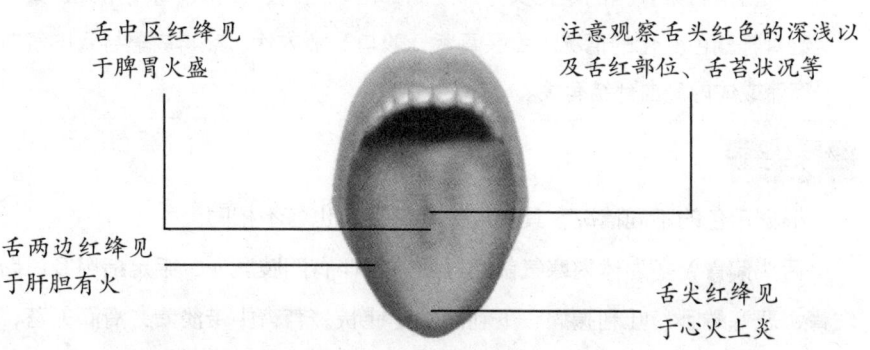

舌中区红绛见于脾胃火盛

注意观察舌头红色的深浅以及舌红部位、舌苔状况等

舌两边红绛见于肝胆有火

舌尖红绛见于心火上炎

● 中医诊断流程图

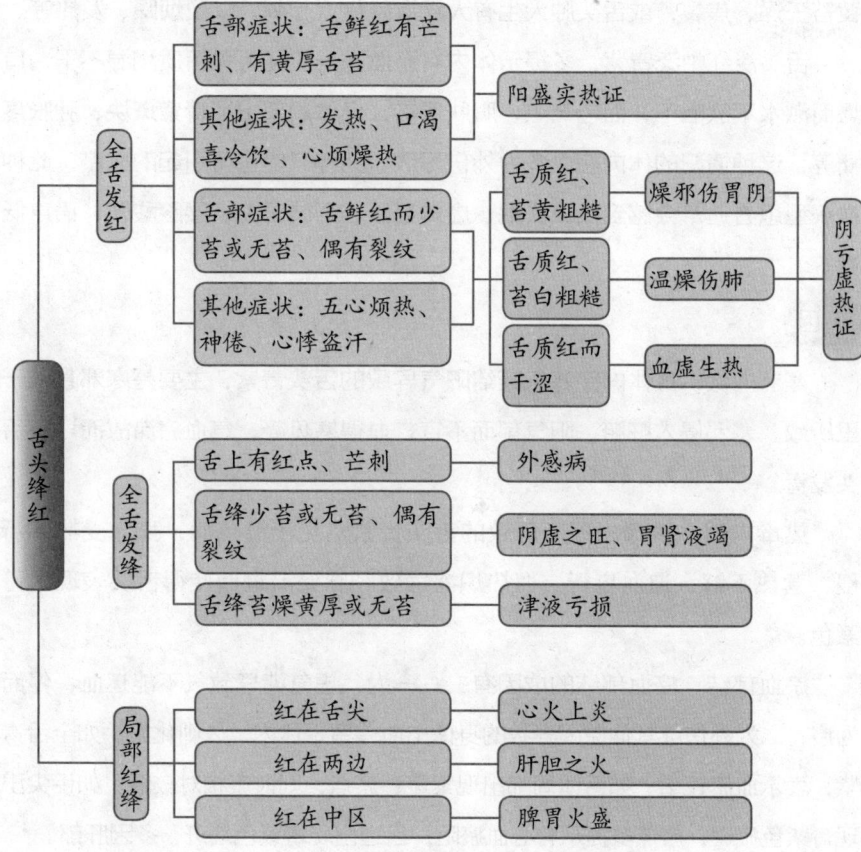

舌头绛红
- 全舌发红
  - 舌部症状：舌鲜红有芒刺、有黄厚舌苔
  - 其他症状：发热、口渴喜冷饮、心烦燥热 → 阳盛实热证
  - 舌部症状：舌鲜红而少苔或无苔、偶有裂纹
  - 其他症状：五心烦热、神倦、心悸盗汗
    - 舌质红、苔黄粗糙 → 燥邪伤胃阴
    - 舌质红、苔白粗糙 → 温燥伤肺
    - 舌质红而干涩 → 血虚生热
    → 阴亏虚热证
- 全舌发绛
  - 舌上有红点、芒刺 → 外感病
  - 舌绛少苔或无苔、偶有裂纹 → 阴虚之旺、胃肾液竭
  - 舌绛苔燥黄厚或无苔 → 津液亏损
- 局部红绛
  - 红在舌尖 → 心火上炎
  - 红在两边 → 肝胆之火
  - 红在中区 → 脾胃火盛

舌头青紫： 寒邪内伏/热毒内蕴/瘀血郁结

舌头青紫，指的是舌头全部或局部出现泛青、发紫、青中带紫、紫中泛青等颜色变化的情况。舌头青紫一般与寒邪内伏、热毒内蕴导致的气血瘀滞或体内瘀血郁结有关。

临床表现

根据舌色的不同情况，其相应的临床表现也各不相同。

舌头偏青，多为体内寒气郁结导致，常伴有四肢厥逆、手足指甲及口唇发青、恶寒蜷卧、吐利腹痛、下利清谷等症状。若青中带淡紫，滑润无苔，舌质瘦小或舌淡紫而带两路青筋，则为寒邪内伏肝肾的表现。

舌头偏紫，甚至出现绛紫，多是热毒内蕴的表征，其伴随症状常有舌上黄苔干燥、焦裂，或舌头肿大生有大红点或焦紫起刺，以及烦躁、发热等。

舌头淡红中泛青紫，多提示体内有瘀血，一般还可见舌质潮湿不干，口燥而漱水不欲咽下，面色黧黑，肌肤甲错，身体局部出现青紫斑块、肿胀疼痛等，这种情况的体内瘀血多为外伤导致。另外气虚也可引起的血瘀，此种血瘀型患者通常会感到头晕失眠、虚弱易累、四肢乏力、腰膝酸软、语声低微等。

病因

寒邪内伏：身体内部寒气凝结阳气导致的舌头青紫，主要是寒邪直入于里所致。寒邪侵入脏腑，阳气郁而不宣，血得寒见凝，气血瘀滞故而导致舌头发青。

热毒内蕴：热毒内蕴所导致的舌头青紫常见于温热病，身体受热邪所侵，营热不解，迫血妄行，血热炽盛导致经脉瘀滞进而使得舌头表现出青紫色。

瘀血郁结：瘀血郁结的成因有二：一为气虚气滞导致气不能运血，停而为瘀；二为外伤或其他原因导致的身体出血停留于体内，久则化瘀。如全舌青紫，表示血瘀较重。如舌体局部出现紫斑、瘀点，则血瘀相对较轻。如舌尖出现青紫色瘀斑，瘀点多提示有心血瘀阻；舌边出现青紫色瘀斑，多因肝郁。

舌头青紫的诊断和疗法

● 舌部表现

舌头青紫是舌头全部还是局部出现泛青、发紫、青中带紫、紫中泛青等颜色变化

注意观察舌头是偏青还是偏紫；同时留心舌苔颜色、燥润等情况

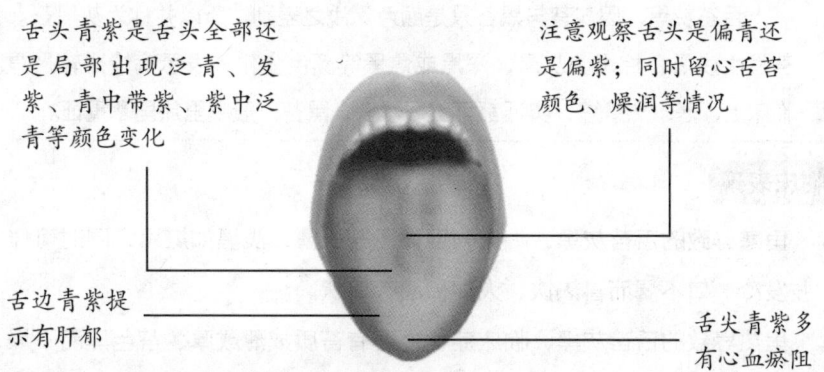

舌边青紫提示有肝郁

舌尖青紫多有心血瘀阻

● 中医诊断流程图

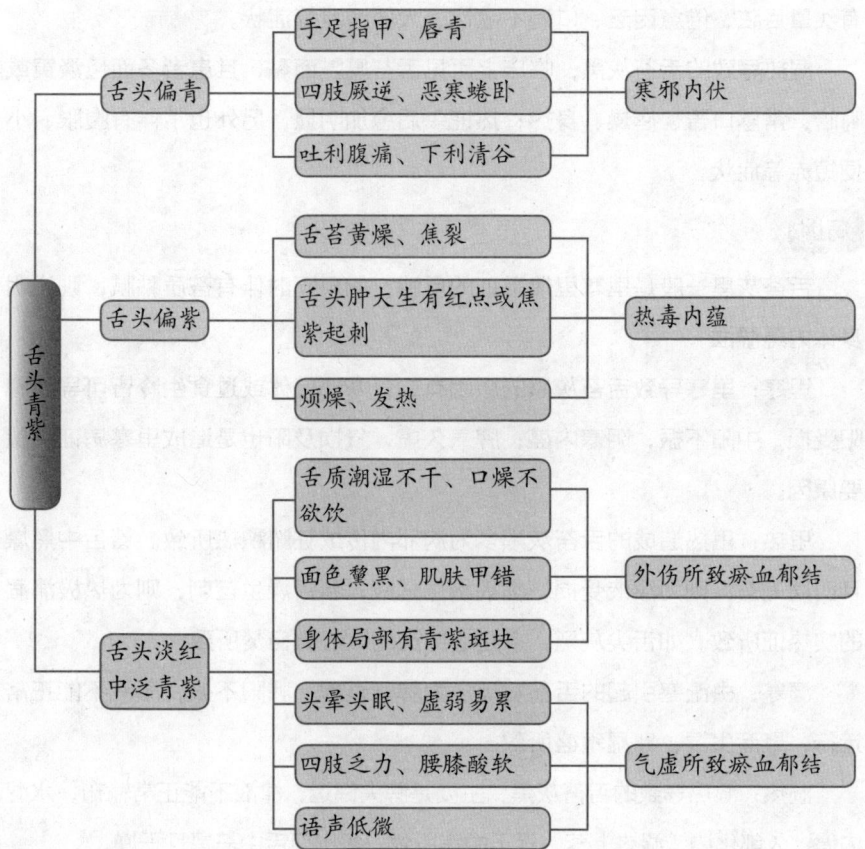

舌头青紫

舌头偏青
- 手足指甲、唇青
- 四肢厥逆、恶寒蜷卧
- 吐利腹痛、下利清谷
→ 寒邪内伏

舌头偏紫
- 舌苔黄燥、焦裂
- 舌头肿大生有红点或焦紫起刺
- 烦燥、发热
→ 热毒内蕴

舌头淡红中泛青紫
- 舌质潮湿不干、口燥不欲饮
- 面色黧黑、肌肤甲错
- 身体局部有青紫斑块
→ 外伤所致瘀血郁结
- 头晕头眠、虚弱易累
- 四肢乏力、腰膝酸软
- 语声低微
→ 气虚所致瘀血郁结

舌苔灰黑：里寒里热/湿寒湿热

舌苔灰黑，因灰苔与黑苔只是颜色深浅之差别，所以并称为灰黑苔。舌苔发生浅黑、棕黑、灰黑、深黑或焦黑等颜色变化多表示病情比较严重。临床上，寒、热、虚、实证都可出现黑苔，黑苔一般主里热里寒重证。

临床表现

里寒导致的舌苔灰黑，临床表现为舌苔极薄，浅黑如煤熏，同时可伴有四肢发冷、口不渴而喜热饮、大便稀溏等症状。

里热导致的舌苔灰黑，临床症状主要有苔质或薄或厚、苔色黑而干燥，身热汗多，口渴欲饮，心烦口苦，小便短赤刺痛等。

湿寒导致的舌苔灰黑，临床表现有舌苔黑而滑润或灰黑而腻，同时常伴有头晕目眩、倦怠困乏、口渴不欲饮、大便溏泄等症状。

湿热导致的舌苔灰黑，临床上可见舌苔厚腻而黏，且患者多面色淡黄或晦暗，常感口苦、唇燥、身热；热证午后愈加明显，另外也常伴有腹胀、小便短赤等症状。

病因

舌苔灰黑一般是里寒里热重证的反映，如果同时伴有苔质黏腻，则说明身体内蕴湿浊。

里寒：里寒导致舌苔灰黑的原因有二：寒邪侵体或过食生冷皆可导致脾阳受损，中阳不振，阴寒内盛；脾气久虚，气损及阳也是造成里寒病证的重要原因。

里热：里热造成的舌苔灰黑多为病邪内传或脏腑积热所致。若舌中黑燥且四周无苔，则为津液受损，虚火滋生之故；若舌燥生芒刺，则为热极津涸的实热证所致。如舌尖灰黑，多是心肺火灼，心火自焚所致。

湿寒：由湿寒引起的舌苔发黑多为脾气衰虚，脾阳不振，津液不能正常运行，聚而生湿，寒湿壅盛所致。

湿热：湿热导致的舌苔灰黑，主要是脾失健运，津液不能正常输布，水湿内停，久郁化热，湿热上蒸，伏于中焦所致。多出现舌中苔黑且干燥。

舌苔灰黑的诊断和疗法

● 舌部表现

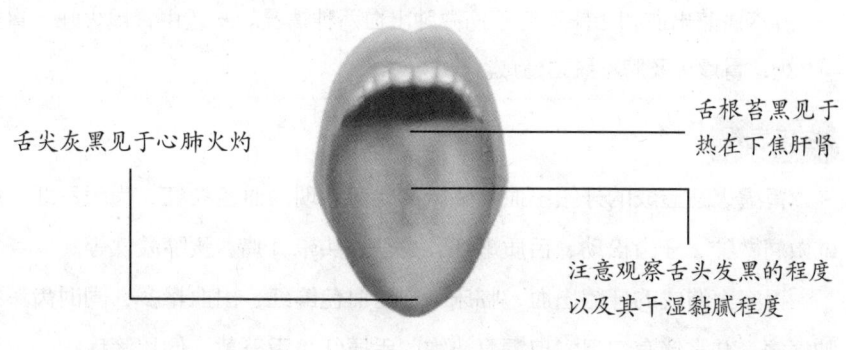

舌尖灰黑见于心肺火灼

舌根苔黑见于热在下焦肝肾

注意观察舌头发黑的程度以及其干湿黏腻程度

● 中医诊断流程图

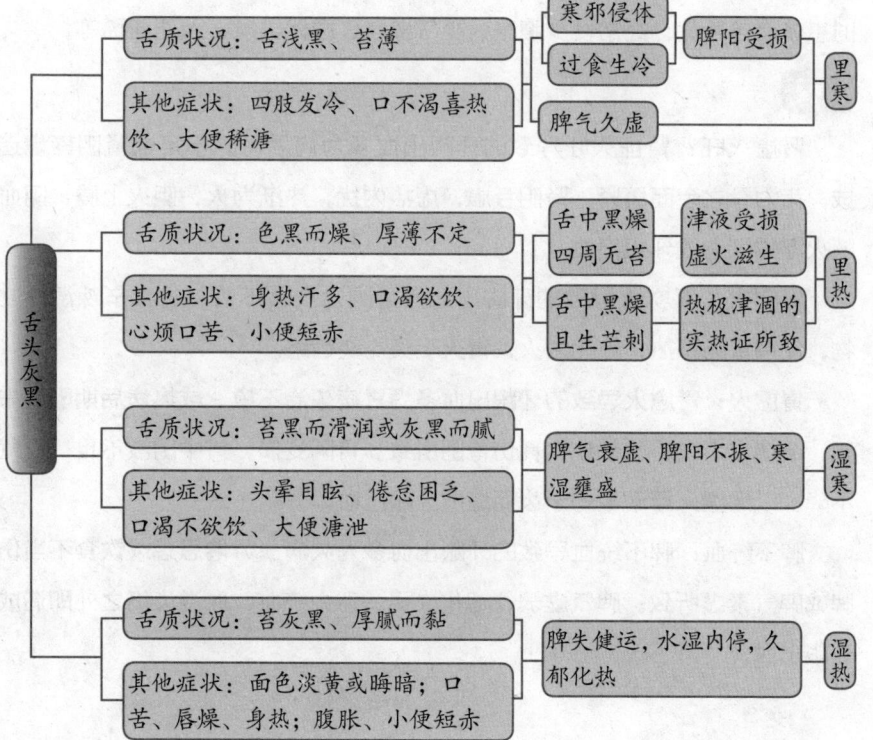

舌质状况：舌浅黑、苔薄	寒邪侵体	脾阳受损
其他症状：四肢发冷、口不渴喜热饮、大便稀溏	过食生冷 脾气久虚	里寒

舌质状况：色黑而燥、厚薄不定	舌中黑燥四周无苔	津液受损虚火滋生
其他症状：身热汗多、口渴欲饮、心烦口苦、小便短赤	舌中黑燥且生芒刺	热极津润的实热证所致	里热

舌质状况：苔黑而滑润或灰黑而腻	脾气衰虚、脾阳不振、寒湿壅盛
其他症状：头晕目眩、倦怠困乏、口渴不欲饮、大便溏泄	湿寒

舌质状况：苔灰黑、厚腻而黏	脾失健运，水湿内停，久郁化热
其他症状：面色淡黄或晦暗；口苦、唇燥、身热；腹胀、小便短赤	湿热

舌头灰黑

第一章 科学的面诊

牙龈出血：体内有火/脾不统血

牙龈出血是指牙缝或牙龈渗出血液，又称"齿衄"，可分为齿龈红肿疼痛兼出血和齿龈不红不痛微肿出血两种情况。一般由肾虚火旺、胃实火、胃虚火及脾不统血造成。

临床表现

肾虚火旺造成的牙龈出血，临床症状可表现为血色淡红、齿龈不红不痛或微痛微肿、牙齿松动、舌质嫩红、少苔、头晕耳鸣、腰膝酸软等。

胃实火造成的牙龈出血，临床表现有血色鲜红、出血量多，同时齿龈红肿疼痛，并常伴有口臭、口渴喜热饮、舌质红、舌苔黄、便秘等症状。

胃虚火造成的牙龈出血，临床表现包括血色淡红、齿龈红肿溃烂疼痛，并常伴有口干欲饮、舌质红、舌苔干薄、少津等症状。

脾不统血造成的牙龈出血，临床表现可见齿龈不红不肿，舌淡苔白，同时患者面色萎黄，经常食少腹胀、少气懒言、肢体倦怠、大便溏稀等。

病因

肾虚火旺：肾虚火旺导致的牙龈出血多为病后肾阴不足或肾阴素虚造成。齿为骨之余而属肾，肾阴亏虚，虚热内扰，热渐为火，阴火上腾，阴血随火浮越即造成牙龈出血。

胃实火：胃实火导致的牙龈出血多是因为饮食不节，过食辛辣温燥之物，使得胃肠积热，热化为火，胃火上炎灼伤齿络。

胃虚火：胃虚火导致的牙龈出血多为胃病久治不愈，或热病后期阴液未复，或情志不遂，气郁化火耗伤胃阴所致。胃阴受损，胃中阴液不足，胃气不降，以致虚火浮动上灼于齿而造成牙龈出血。

脾不统血：脾不统血导致的牙龈出血多为久病、劳倦思虑或饮食不当伤脾或脾气素虚所致。脾气虚弱，运化失司，无力统血，血溢齿络之外即造成牙龈出血。

牙龈出血的诊断和疗法

● 牙龈表现

不同症候导致的牙龈
出血会表现出不同的
舌质与舌苔颜色

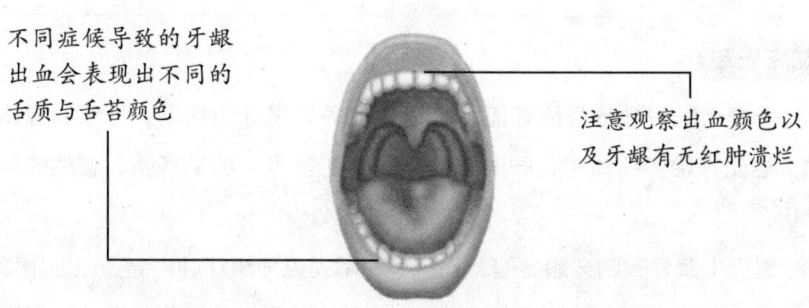

注意观察出血颜色以
及牙龈有无红肿溃烂

313

● 中医诊断流程图

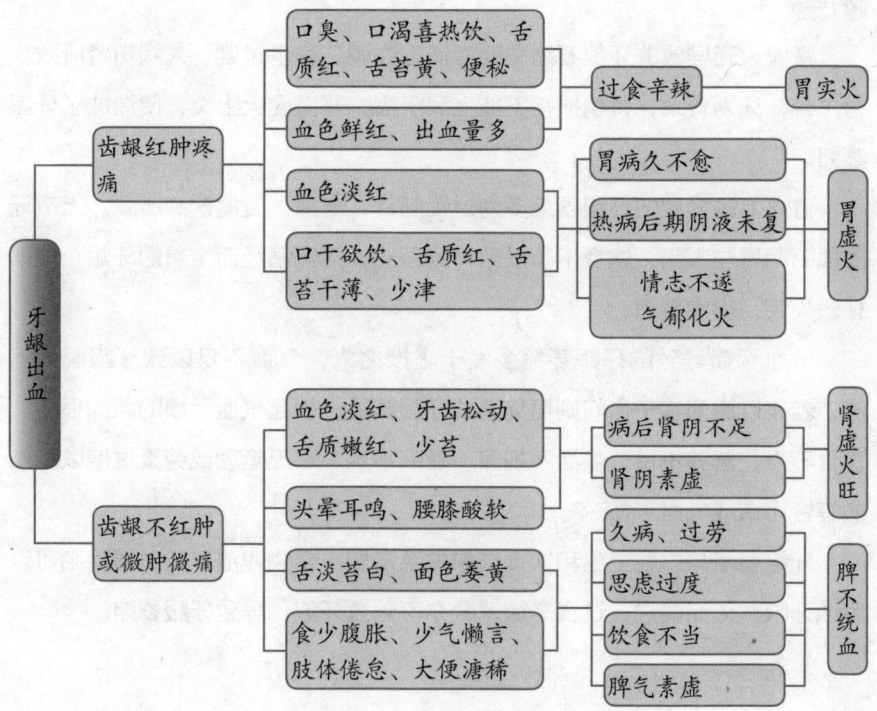

口臭、口渴喜热饮、舌
质红、舌苔黄、便秘 ── 过食辛辣 ── 胃实火

血色鲜红、出血量多

血色淡红 ── 胃病久不愈 ── 胃虚
热病后期阴液未复 ── 火
口干欲饮、舌质红、舌 ── 情志不遂
苔干薄、少津 ── 气郁化火

齿龈红肿疼痛

牙龈出血

血色淡红、牙齿松动、 ── 病后肾阴不足 ── 肾虚
舌质嫩红、少苔 ── 肾阴素虚 ── 火旺
头晕耳鸣、腰膝酸软

齿龈不红肿 ── 久病、过劳
或微肿微痛 ── 思虑过度 ── 脾
舌淡苔白、面色萎黄 ── 不
食少腹胀、少气懒言、 ── 饮食不当 ── 统
肢体倦怠、大便溏稀 ── 脾气素虚 ── 血

第一章 科学的面诊

牙龈萎缩：肾虚火旺/胃火上蒸/气血亏损

牙龈萎缩，指的是龈肉日渐萎缩，牙根逐步暴露的病理状态。一般为肾虚火旺、胃火上蒸或气血亏损导致。

临床表现

肾虚火旺导致的牙龈萎缩，临床表现多先见牙齿松动，牙龈边缘微红肿，继而开始萎缩溃烂；同时亦常伴有舌红苔少、头晕耳鸣、腰膝酸软等症状。

胃火上蒸导致的牙龈萎缩，临床表现常先见牙龈红肿疼痛、出血出脓的症状，之后牙龈才逐渐萎缩；另外还常伴有口臭、舌红苔黄厚、口渴喜冷饮、大便秘结等症状。

气血亏损导致的牙龈萎缩，临床表现有牙龈萎缩、龈肉淡白、牙齿松动、牙龈出血等，同时患者舌淡苔薄白，且常感到头昏眼花、失眠多梦。

病因

肾虚火旺导致的牙龈萎缩主要为情志失调、房事过度、久病伤肾所致。肾主骨，牙为骨余，肾精损耗不能上润于齿，兼以虚火上炎，便造成了牙龈萎缩。

胃火上蒸导致的牙龈萎缩多为过食肥甘、辛辣，过度饮酒所致。上下牙龈属阳明胃与大肠，饮食不节以致胃肠积热，热邪循经而上熏灼牙龈，使得牙龈失荣，龈肉萎缩。

气血亏损导致的牙龈萎缩多发于虚损之人。气血不足以致牙龈濡养不够，若兼以虚邪客于齿间则更易造成牙龈萎缩。引起气血亏损的原因很多，饮食不当、营养不良、生活不规律、睡眠不足、缺乏运动或劳累过度以及伤病等皆可造成气血亏损。

牙组萎缩与口腔卫生和饮食结构关系密切。食物残渣不及时清除则可以腐蚀牙眼，久而腐烂；过食辛辣厚味亦可刺激牙龈，导致牙龈萎缩。

牙龈萎缩的诊断和疗法

● **牙龈表现**

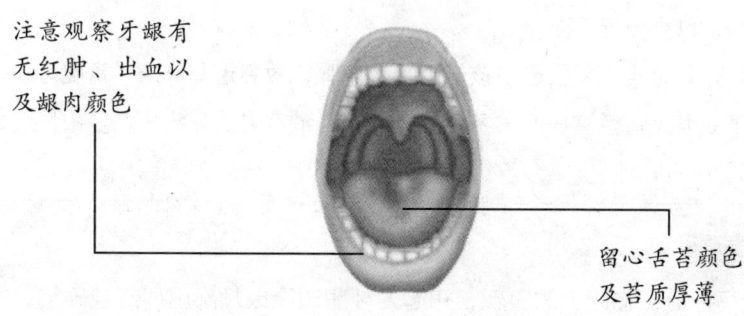

注意观察牙龈有
无红肿、出血以
及龈肉颜色

留心舌苔颜色
及苔质厚薄

● **中医诊断流程图**

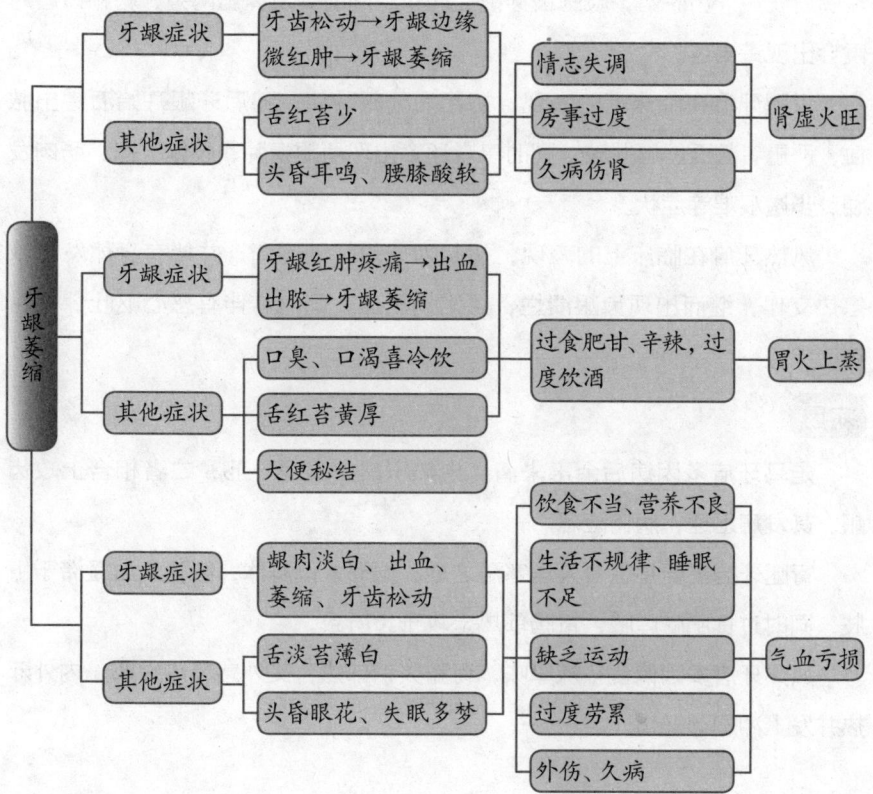

	牙龈症状	牙齿松动→牙龈边缘微红肿→牙龈萎缩		
牙龈萎缩			情志失调	
	其他症状	舌红苔少	房事过度	肾虚火旺
		头昏耳鸣、腰膝酸软	久病伤肾	

	牙龈症状	牙龈红肿疼痛→出血出脓→牙龈萎缩		
牙龈萎缩				
		口臭、口渴喜冷饮	过食肥甘、辛辣，过度饮酒	胃火上蒸
	其他症状	舌红苔黄厚		
		大便秘结		

	牙龈症状	龈肉淡白、出血、萎缩、牙齿松动	饮食不当、营养不良	
			生活不规律、睡眠不足	
	其他症状	舌淡苔薄白	缺乏运动	气血亏损
		头昏眼花、失眠多梦	过度劳累	
			外伤、久病	

第一章 科学的面诊

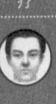

316

牙龈溃烂：胃热并外邪

牙龈溃烂指的是牙龈红肿，齿龈破溃、糜烂、疼痛甚至流腐臭脓血的病症，中医一般称牙疳。根据病因及病症特点，又可分为走马牙疳、青腿牙疳、风热牙疳三种。

走马牙疳多发生于小孩，因发病急骤，故名走马牙疳；青腿牙疳，因其下肢兼见青色肿块而得名；风热牙疳为最常见的牙疳病，多由风热之邪引起。

临床表现

走马牙疳在临床上的表现，初起为牙龈边缘或颊部出现红色硬结，并伴有肿胀疼痛，继而硬结变灰白，并开始腐烂，流出紫黑色腐水，硬结也随之变黑。腐烂的硬结气味恶臭，并伴有轻微的痛痒。如果溃烂加深，甚至会出现嘴唇腐烂牙齿脱落，脸腮被穿破等症状，同时鼻及鼻翼两旁、腮和口唇周围会出现青褐色。

青腿牙疳在临床上的表现，初起为牙龈肿痛，随后牙龈开始溃烂出脓血，严重者甚至腮唇并破；同时患者还会出现两腿青肿、肢体疼痛、筋肉发硬、步履艰难等症状。

风热牙疳在临床上的表现，初起为牙龈红肿疼痛，并伴有身体发热或寒热交作，继而出现齿龈溃烂，且常易出血，同时常伴有恶心呕吐、便秘等症状。

病因

走马牙疳多因病后余毒未清，内热积盛，又遇外邪，二者相合上攻齿龈。其发病迅速，病情险恶。

青腿牙疳主要是患者久居寒湿之地，湿邪入侵身体，经脉气血凝滞于下肢，同时过食肥腻腥膻，胃肠郁热上攻于齿所致。

风热牙疳多因偏食辛辣厚味，胃腑久积郁热，又外感风热之邪，内外邪热并发上冲侵袭牙齿。

牙龈溃烂的诊断和疗法

● 面部表现

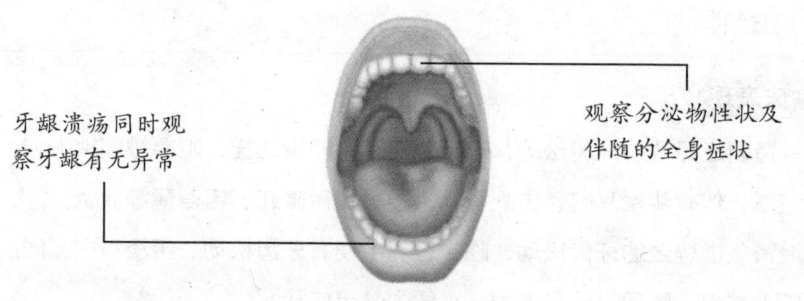

牙龈溃疡同时观察牙龈有无异常

观察分泌物性状及伴随的全身症状

● 中医诊断流程图

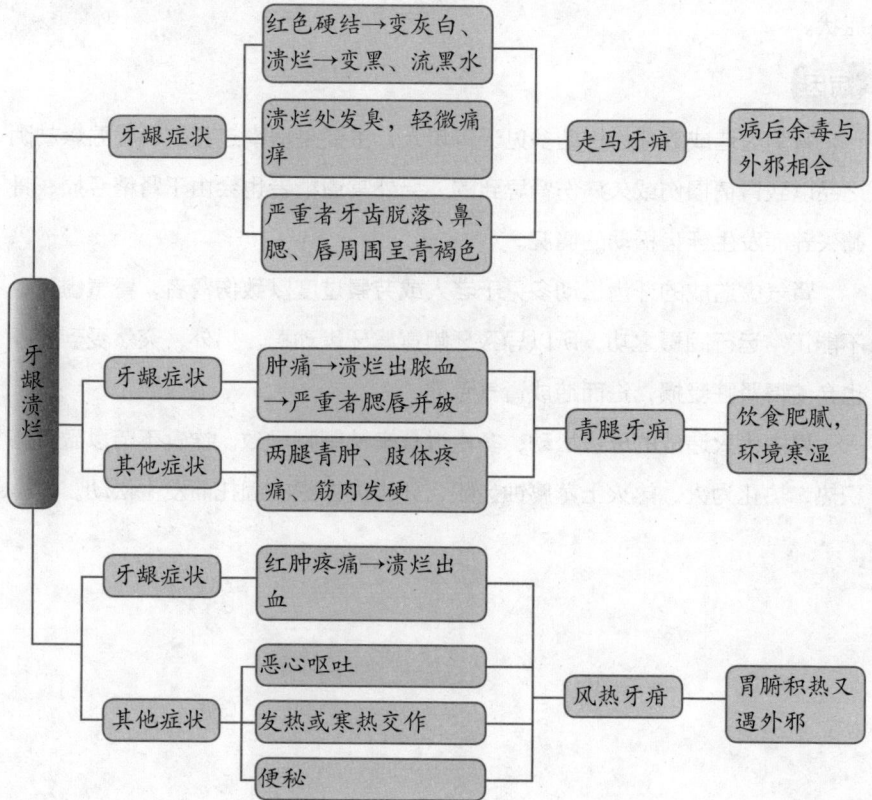

牙龈溃烂

牙龈症状
- 红色硬结→变灰白、溃烂→变黑、流黑水
- 溃烂处发臭，轻微痛痒
- 严重者牙齿脱落、鼻、腮、唇周围呈青褐色

走马牙疳 ← 病后余毒与外邪相合

牙龈症状
- 肿痛→溃烂出脓血→严重者腮唇并破

其他症状
- 两腿青肿、肢体疼痛、筋肉发硬

青腿牙疳 ← 饮食肥腻，环境寒湿

牙龈症状
- 红肿疼痛→溃烂出血

其他症状
- 恶心呕吐
- 发热或寒热交作
- 便秘

风热牙疳 ← 胃腑积热又遇外邪

牙齿松动：肾阴虚/肾气虚/胃中伏火

牙齿松动又称牙齿动摇或牙齿浮动，指的是牙齿在没受到外力撞击的情况下，出现的病理性松动。牙齿松动一般是肾阴虚、肾气虚或胃中伏火引起的。

临床表现

肾阴虚导致的牙齿松动，临床表现可见牙齿动摇，咀嚼微痛或无力，齿根宣露，伴有头晕耳鸣、失眠多梦、腰酸、舌微红、舌苔薄等症状。

肾气虚导致的牙齿松动，临床表现主要有牙齿松动、舌淡苔白，同时常有听力减退、腰酸、倦怠无力、小便失禁等症状。

胃中伏火导致的牙齿松动，临床表现包括牙龈红肿、龈肉萎缩、齿根外露，牙齿动摇，同时也常伴有舌红、苔黄白偏干、口臭、尿黄、便秘等症状。

病因

肾阴虚造成的牙齿松动多见于青年人，主要是房事过甚或误服温燥劫阴之品以致肾精损伤或久病伤肾导致的。另外常遗精者也会由于肾精亏损、骨髓失养而发生牙齿松动的情况。

肾气虚造成的牙齿松动多见于老人或劳累过度以致伤肾者，肾气虚衰，不能正常运行固摄之功，所以导致牙龈宣露牙齿动摇。另外，突然受到惊吓也会使得肾脏受损，进而造成肾气亏虚。

胃中伏火造成的牙齿松动，多由过食辛辣肥腻导致。饮食不节以致胃腑积热，热化为火，热火上蒸腐蚀齿龈，牙齿失去龈肉固托而发生松动。

牙齿松动的诊断和疗法

● 面部表现

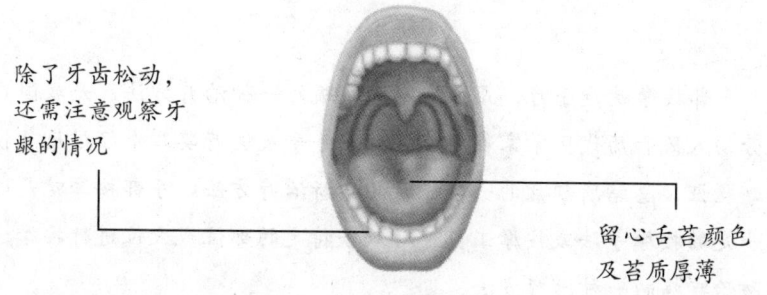

除了牙齿松动，还需注意观察牙龈的情况

留心舌苔颜色及苔质厚薄

● 中医诊断流程图

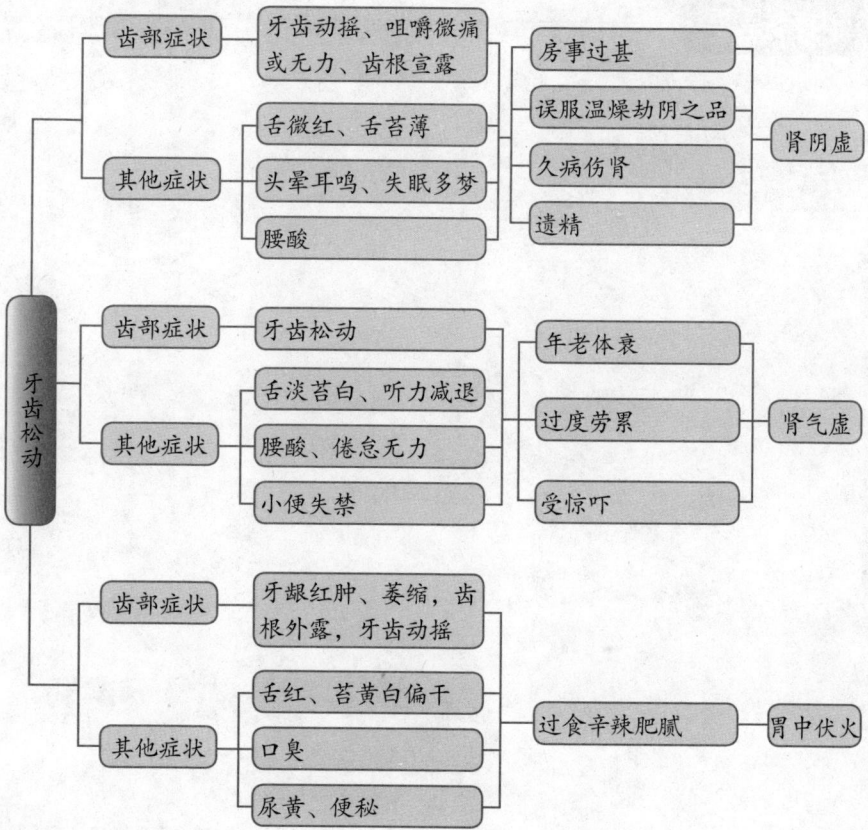

	齿部症状	牙齿动摇、咀嚼微痛或无力、齿根宣露		房事过甚	
				误服温燥劫阴之品	
	其他症状	舌微红、舌苔薄		久病伤肾	肾阴虚
		头晕耳鸣、失眠多梦		遗精	
		腰酸			

牙齿松动	齿部症状	牙齿松动		年老体衰	
		舌淡苔白、听力减退		过度劳累	肾气虚
	其他症状	腰酸、倦怠无力		受惊吓	
		小便失禁			

	齿部症状	牙龈红肿、萎缩，齿根外露，牙齿动摇			
		舌红、苔黄白偏干		过食辛辣肥腻	胃中伏火
	其他症状	口臭			
		尿黄、便秘			

第一章 科学的面诊

第二章

手 疗

　　手部按摩就是手疗，是古老而又新颖的一种治疗方法，是我国广大劳动人民和历代医学家在与疾病长期斗争及医疗实践中经过反复摸索、验证、总结所创立的一门独特的诊断治疗方法。手部按摩就是运用一定的按摩手法或按摩工具，对双手特定的部位或穴位进行按摩，以防治疾病的一种治疗方法。

内容提要

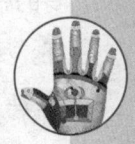

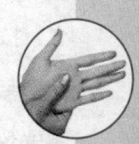

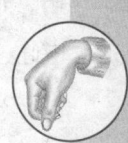

手疗的理论依据及功效

手疗时，人们通过对手上的特定部位，如手部的经穴、经外奇穴、全息反映区等，施以不同方式的刺激，具体方法包括针灸、按摩、薰洗、敷贴等多种方法，来达到疏通经络气血、调理脏腑阴阳、扶正祛邪、养生保健、防治疾病的一种传统医学疗法。通常将该法称之为"手疗"或"疗手"。

手疗的理论依据

常言说，"十指连心"，是说手与内脏存在着实质性联系。《素问·太阴阳明》篇中就记载："阴气……循臂至指端，阳气从手上行。"指出手部是经气汇聚之处。按照中医学理论讲，人体十二条经脉在手的指甲旁有10个穴位，加上手中指末节尖端中央的中冲（双）穴，合称十二井穴。不难理解，手是人体的一部分。手是反映疾病的信息窗口，它仿佛是自身的一面镜子，能反映出各经脉之气及其相关脏腑的病变，身体状况的好坏，尽在其中。

手疗的功效

1.调理脏腑

按照中医经络学说，手为手三阴经、手三阳经交会之所。在十二条正经中，与手相关的就有6条，与此相关的穴位有23个，全息穴（区）42个。按摩或按压这些穴位或全息穴（区），能够对相应的脏腑起到很好的调理作用。如位于手掌心横纹中的劳宫穴，经常按摩此处可以治疗脾胃不和引起的呕吐、口臭、呃逆、口舌生疮等。

2.远治作用

中医腧穴具有近治作用、远治作用和特殊作用，而手部有34个经外奇穴，同样属于腧穴范围。中医常说"上病下取"，或"下病上取"。如合谷穴，不仅能治疗手腕部的病症，而且还能治疗颈部和头面部病症，同时，还能治疗外感病的发热证。所以，手疗不仅能近治还具有远治作用。

全方位了解手疗知识

● **手部经穴**

　　手上的三条手三阴经和手三阳经分别是：太阴肺经、厥阴心包经、少阴心经、阳明大肠经、少阳三焦经、太阳小肠经。其相应穴位如下图。

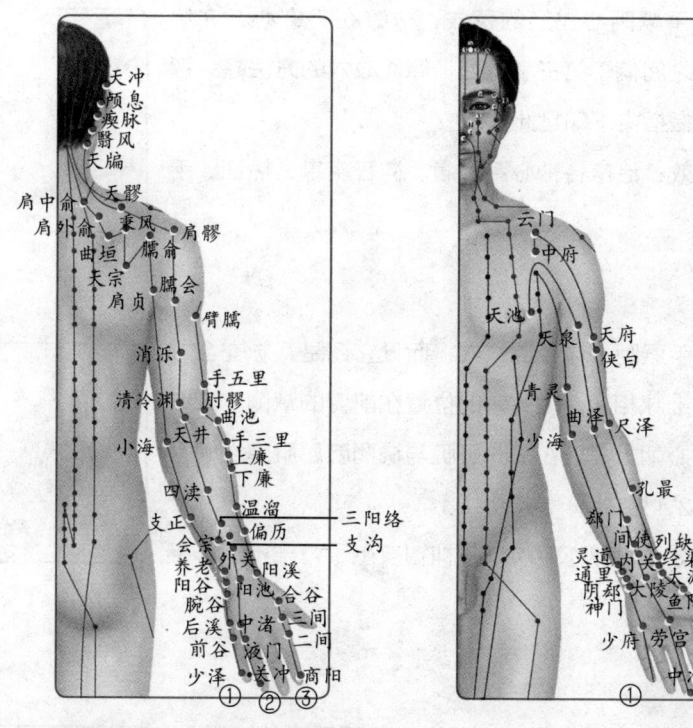

①手太阳小肠经②手少阳三焦经③手阳明大肠经（背面）

①手少阴心经②手阙阴心包经③手太阴肺经（正面）

手部特效穴位

　　在我们的双手上有很多的特效穴，下面我们为您介绍列举最常用的六大特效穴。

劳宫穴

　　位置：手厥阴心包经的荥穴，位置在手掌心，在第二、三掌骨之间偏于第三掌骨处。简便取穴的方法是：握住拳头，中指指尖下即是此穴。

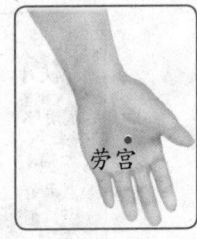

　　保健功效：治疗各种心系疾病、神智疾患、热证、手部的疾患等。

内关穴

　　位置：手厥阴心包经的络穴，而且它还是八脉交会穴之一，和阴维脉相通。内关穴的位置在前臂的掌侧（即取穴时应将手心朝上），在掌长肌腱与桡侧腕屈肌腱之间且距离腕横纹2寸处。

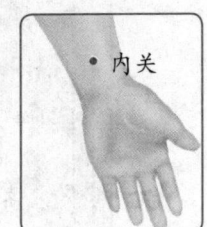

　　保健功效：治疗心系疾病、神智疾患、胃部不适、手腕挛急疼痛等。

鱼际穴

　　位置：此穴为手太阴肺经荥穴，位于手掌第一掌骨中点的桡侧缘，赤白肉际处。

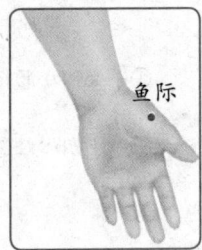

　　保健功效：疏风凉血退热，清肺利咽止咳。主治牙齿痛，疟疾初起发觉发寒，伤寒汗不出等证。也可用于治疗支气管哮喘和岔气。

商阳穴

位置： 该穴为手阳明大肠经的井穴，位于人体的手食指末节桡侧，距指甲角0.1寸。

保健功效： 主要治疗耳聋、齿痛、咽喉肿痛、颌肿、青盲、手指麻木、热病、昏迷等疾病。

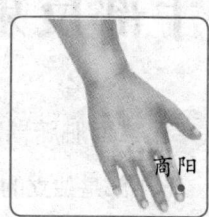

少商穴

位置： 手太阴肺经的井穴，位于拇指末节桡侧指甲角旁0.1寸。

保健功效： 治疗肺炎、扁桃体炎、中风、昏迷、精神分裂症，以及打嗝等。

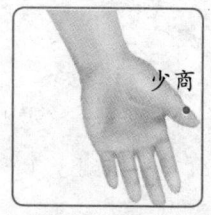

合谷穴

位置： 此穴为手阳明大肠经穴位，位于虎口和第一、二掌骨结合部之间，第二掌骨中点桡侧缘。

保健功效： 主治风痹、筋骨疼痛、诸般头痛、水肿、产难及小儿急惊风等证。也可治疗冷嗽、牙痛。

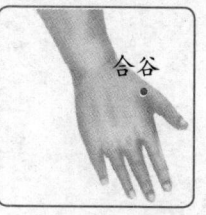

中冲穴

位置： 此穴为手厥阴心包经开穴，位于中指尖端。

保健功效： 开窍苏厥，清心退热。主治中风、中暑、耳鸣、呕吐、心痛、心烦、心闷而汗不出等证。

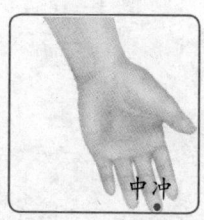

少府穴

位置： 此为手少阴心经荥穴，位于手掌面，第4、5掌骨之间，微握拳时，小指指尖与手掌相交处。

保健功效： 清心宁神，泻热通络。主治心悸、小便不利、遗尿、崩漏等。

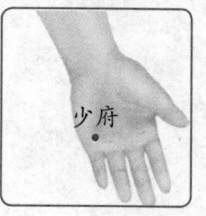

手部反射区示意图

手经掌面脏腑器官分布图

手部是独立的全息胚，人体的各脏腑器官、四肢孔窍在手部均有其对应的部位。

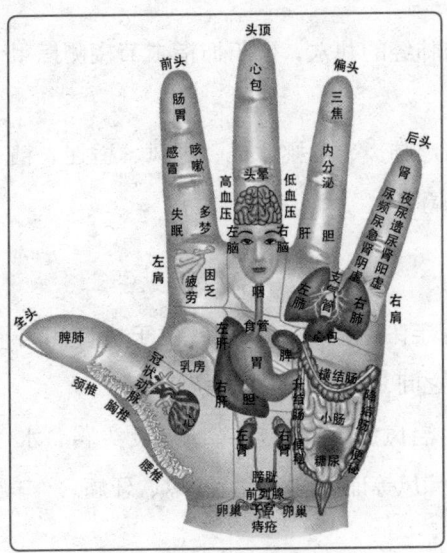

左手全息图

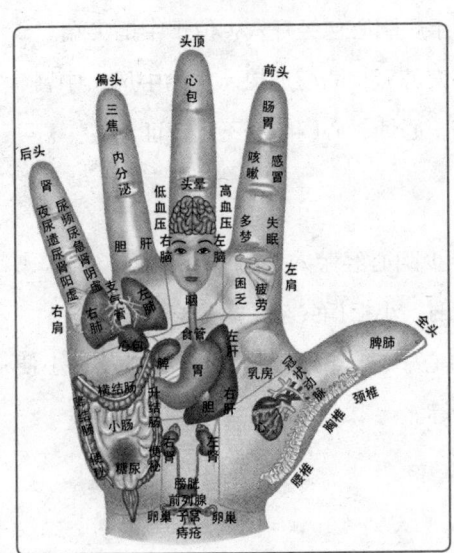

右手全息图

如果感到身体不舒服，可以参照手掌反射区的图片，找到相应的位置，加以按摩，就可以起到治疗的作用。

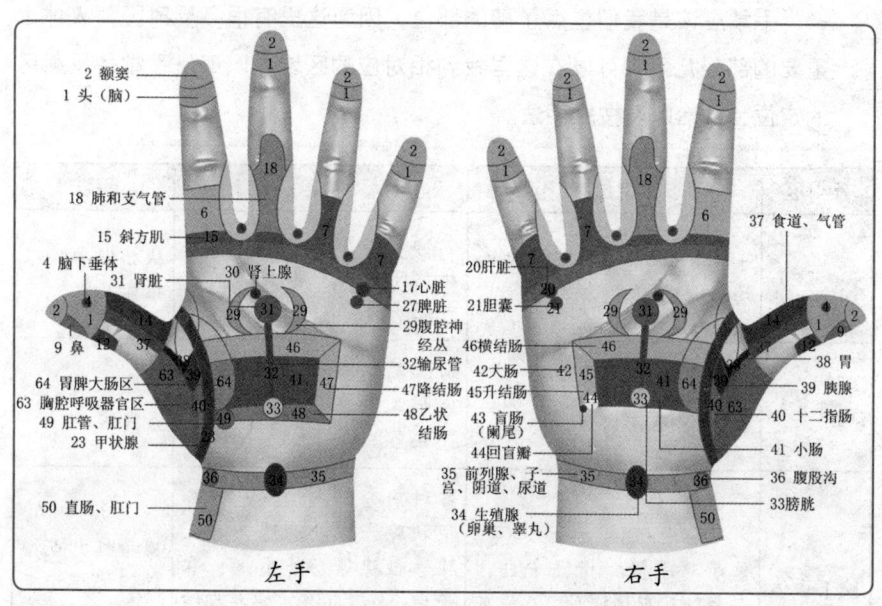

手掌反射区示意图

手部反射按摩，除了了解手掌的反射区，还应了解手背反射区以及其功能。

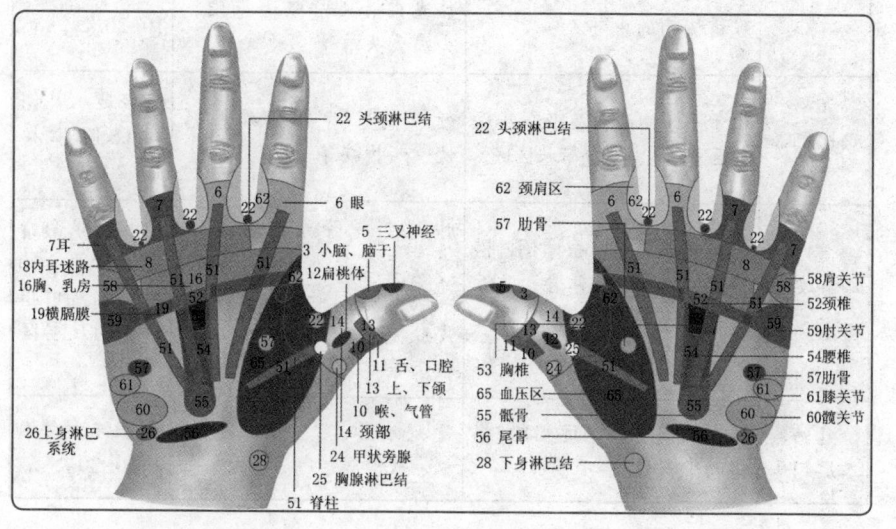

手背部反射区图

327

第二章 手疗

手掌反射区分布

　　手掌应该是我们重点了解的部位，因为这里有很多反射区，人体上重要的部分几乎都可以在这里找到相对应的区域。以下是手掌各反射区的定位、主治以及按摩手法。

反射区	定位	主治	手法
头（脑）	手掌侧，十指末节螺纹面均为大脑反射区	头痛、头晕、失眠、高血压、中风、脑血管病变、神经衰弱等	从指尖向指根推按20次
额窦	位于双手掌面，十指顶端约1厘米范围内	前头痛、头顶痛、头晕、失眠及眼、耳、鼻、鼻窦等疾患	拇指点按左右各10次
脑下垂体	位于双手拇指指腹中央，在大脑反射区深处	各种内分泌失调疾患，如甲状腺、甲状旁腺、肾上腺、性腺等功能失调；孩子生长发育不良、更年期综合征、骨质疏松、心脏病、高血压、低血压、贫血等	拇指指尖点按对侧拇指指腹中央10次
鼻	位于双手掌侧拇指末节指腹桡侧面的中部	鼻炎、鼻窦炎、鼻出血、鼻息肉、上呼吸道感染、头痛、头晕等	掐揉反射区10~20次
斜方肌	位于手掌侧面，在眼、耳反射区下方，呈一横带状区域	颈、肩、背部疼痛及落枕、颈椎病等	轻轻地从尺侧向桡侧推按10~20次
肺和支气管	肺反射区位于双手掌侧，横跨第2、3、4、5掌骨，靠近掌指关节区域。支气管反射区位于中指第3近节指骨	肺与支气管疾患（如肺炎、支气管炎、肺结核、哮喘、胸闷等）、鼻炎、皮肤病、心脏病、便秘、腹泻等	中指指根向指尖推按10~20次，掐按中指根部的反射区敏感点
直肠、肛门	双上肢前臂桡侧远端约3横指的带状区域	痔疮、肛裂、便血、便秘、脱肛等	向手腕方向推按10~30次

反射区	定位	主治	手法
甲状腺	位于双手掌侧第1掌骨近心端起至第1、2掌骨之间，转向拇指指尖方向至虎口边缘成带状区域，转弯处为反射区敏感点	甲状腺功能亢进、甲状腺功能减退、甲状腺炎、甲状腺肿大、甲状腺性心脏病，心悸、失眠、烦躁、肥胖，孩子发育不良等	从桡侧推向虎口10~20次，按揉反射区敏感点
脾脏	左手掌侧第4、5掌骨间（中段远端），膈反射区与横结肠反射区之间	炎症、发热、贫血、高血压，肌肉酸痛，舌、唇炎，食欲不振、消化不良、皮肤病等	点按10~20次
腹腔神经丛	位于双手掌第2、3掌骨及第3、4掌骨之间，肾反射区的两侧	胃肠功能紊乱、腹胀、腹泻、胸闷、呃逆、烦躁、失眠、头痛、更年期综合征、生殖系统疾患等	绕肾反射区两侧，从指端向手腕方向推按30次
肾上腺	双手掌侧第2、3掌骨体之间，距离第2、3掌骨头1.5~2.2厘米处	肾上腺功能亢进或低下、各种感染、炎症、过敏性疾病、哮喘、风湿病、心律不齐、昏厥、糖尿病、生殖系统疾病等	点按10~30次
肾脏	位于双手掌中央，相当于劳宫穴处	急慢性肾炎、肾结石、肾功能不全、尿路结石、高血压、贫血、慢性支气管炎、骨折、斑秃、眩晕、耳鸣、水肿、前列腺炎、前列腺增生等	点按10~30次
输尿管	位于双手掌中部，肾反射区与膀胱反射区之间的带状区域	输尿管结石、尿路感染、肾积水、高血压、动脉硬化等	向手腕方向推按10~30次
膀胱	位于掌下方，大小鱼际交界处的凹陷中	肾、输尿管、膀胱等泌尿系统疾患	向手腕方向点按10~30次
生殖腺（卵巢、睾丸）	双手掌根部腕横纹中点处，相当于手厥阴心包经之大陵穴的位置	性功能低下、不孕症、不育症、月经不调、前列腺增生、子宫肌瘤等	按揉10~30次

329

（续表）

反射区	定位	主治	手法
前列腺、子宫、阴道、尿道	位于双手掌侧腕横纹中点两侧的带状区域	前列腺炎、前列腺增生、尿路感染、尿道炎、阴道炎等生殖系统疾患	从中点向两侧分别轻推30次
腹股沟	位于双手掌侧腕横纹的桡侧端，桡骨头凹陷处，相当于手太阴肺经之太渊穴	生殖系统病变、性功能低下、前列腺增生、年老体弱等。	按揉10~30次
食道、气管	位于双手拇指近节指骨桡侧，赤白肉际	食管肿瘤、食道炎症、气管疾患等	从拇指向指根方向推按10~30次
胃	位于双手第1掌骨体远端	胃炎、胃溃疡、胃下垂等胃部疾患，消化不良、胰腺炎、糖尿病、胆囊疾患等	向手腕方向推按10~30次
胰腺	位于双手胃反射区与十二指肠反射区之间，第1掌骨体中部	胰腺炎、胰腺肿瘤、消化不良、糖尿病等	向手腕方向推按10~30次
十二指肠	位于双手掌侧，第1掌骨体近端，胰反射区下方	十二指肠炎、十二指肠溃疡、食欲不振、腹胀、消化不良等	向手腕方向推按10~30次
小肠	位于双手掌心结肠各反射区及直肠反射区包围的区域	小肠炎症、腹泻、肠功能紊乱、消化不良、心律失常、失眠等疾患	向手腕方向推按10~30次
大肠	位于双手掌面中下部	腹胀、腹泻、便秘、消化不良、阑尾炎、结肠炎、腹痛、结肠肿瘤、直肠炎、乙状结肠炎、痔疮、肛裂等	双侧手掌大肠反射区各推揉10~30次
盲肠（阑尾）	位于右手掌侧，第4、5掌骨底与腕骨结合部近尺侧	腹泻、腹胀、便秘、消化不良、阑尾炎及其术后腹痛等	掐揉10~30次
回盲瓣	位于右手掌侧，第4、5掌骨底与腕骨结合部近桡侧，盲肠、阑尾反射区稍上方	下腹胀气、腹痛等	掐揉10~30次
乙状结肠	位于左手掌侧，第5掌骨底与钩骨交接的腕掌关节处至第1、2掌骨结合部的带状区域	直肠炎、直肠癌、便秘、结肠炎、乙状结肠炎等	左手从尺侧向桡侧轻推10~30次

反射区	定位	主治	手法
升结肠	位于右手掌侧，第4、5掌骨之间，掌骨关节结合部之盲肠、回盲瓣反射区至第4、5掌骨体中部，约平虎口水平之间的带状区域	腹泻、腹痛、便秘、结肠炎、结肠肿瘤等	向手指方向推按10~30次
横结肠	位于右手掌侧，升结肠反射区至虎口之间的带状区域；左手掌侧与右手对应的区域，其尺侧降结肠反射区	腹泻、腹痛、便秘、结肠炎等	左手从桡侧向尺侧推按，右手从尺侧推按10~30次
降结肠	位于左手掌侧，平虎口水平，第4、5掌骨之间至腕骨之间的带状区域	腹泻、腹痛、便秘、结肠炎等	向手腕方向推按10~30次
肛管、肛门	位于左手掌侧，第2腕掌关节处，乙状结肠反射区的末端	肛门周围炎、痔疮、肛裂、便血、便秘、脱肛等	指尖点按手腕桡侧10~30次
心脏	左手尺侧，手掌及手背部第4、5掌骨之间，近掌骨头处	心脏疾病、高血压、失眠、盗汗、口舌生疮、肺部疾患等	向手指方向揉捏30~50次
肝脏	右手的掌侧及背侧，第4、5掌骨体中点之间	肝脏疾患（如肝区不适、肝炎、肝硬化等）、消化系统疾患（腹胀、腹痛、消化不良等）、血液系统疾病、高脂血症、肾脏疾患、眼病、眩晕、扭伤、指甲疾患等	捏揉10~20次
胆囊	右手的掌侧和背侧，第4、5掌骨之间，紧靠肝反射区的腕侧近第4掌骨处	胆囊炎、胆石症、胆道蛔虫症、厌食、消化不良、高脂血症、胃肠功能紊乱、肝脏疾患、失眠、惊恐不宁、皮肤病、痤疮等	捏揉10~20次
胸腔呼吸器官	位于手掌侧，拇指指间关节横纹至腕横纹之间的区域	胸闷、咳嗽、气喘等呼吸系统病症	向拇指指根，腕横纹向手腕方向各推10~30次
胃脾大肠	位于手掌面，第1、2掌骨之间的椭圆形区域	消化不良、食欲不振、腹胀、腹泻、贫血、皮肤病等	按揉30~50次

331

手背反射区分布

　　手背部的反射区也有很多，其实这有点像后面要讲到的足背部、足内侧、足外侧反射区的一个集合，当然并不完全一样。

反射区	定位	主治	手法
眼	位于双手手掌和手背第2、3指指根部。左眼反射区在右手上，右眼反射区在左手上	结膜炎、角膜炎、青光眼、白内障、近视眼等眼疾和眼底病变	从桡侧向尺侧推按手掌、手背30~50次
耳	双手手掌和手背第4、5指指根部。左耳反射区在右手上，右耳反射区在左手上	各种耳疾，如中耳炎、耳聋、耳鸣，眩晕、晕车船等	每侧各点按5~10次
内耳迷路	双手背侧，第3、4、5掌指关节之间，第3、4、5指根结合部	头晕、晕车船、美尼埃病、耳鸣、高血压、低血压、平衡障碍等	沿指缝向手指方向推按5~10次
喉、气管	双手拇指近节指骨背侧中央	气管炎、咽喉炎、咳嗽、气喘、上呼吸道感染、声音嘶哑等	向手腕方向推按10次
扁桃体	位于双手拇指近节背侧正中线肌腱的两侧，也就是喉、气管反射区的两侧	扁桃体炎、上呼吸道感染、发热等	向指尖方向推按，每侧各10~20次
舌、口腔	双手拇指背侧，指间关节横纹的中央处	口舌生疮、味觉异常、口腔溃疡、口干唇裂、口唇疱疹等	掐按10~20次
上、下颌	双手拇指背侧，拇指指间关节横纹与上下最近皱纹之间的带状区域。横纹远侧为上颌，横纹近侧为下颌	牙周炎、牙龈炎、牙周病、牙痛、口腔溃疡、颞下颌关节炎、打鼾等	从尺侧向桡侧推按10~20次

反射区	定位	主治	手法
颈部	双手拇指近节掌侧和背侧	颈部酸痛、颈部僵硬、颈部伤筋、落枕、颈椎病、高血压、消化道疾病等	向指根方向推按5~10次
胸、乳房	手背第2、3、4掌骨的远端	胸部疾患、各种肺病、食道病症、心脏病、乳房疾患、胸闷、乳汁不足、胸部软组织损伤、重症肌无力等	向腕背方向桡侧推按10~20次
横膈膜	双手背侧，横跨第2、3、4、5掌骨中点的带状区域	呃逆、腹痛、恶心、呕吐等	从手背桡侧向尺侧轻推10~30次
小脑、脑干	位于拇指指腹尺侧面，即拇指指末节指骨体近心端1/2尺侧缘。左侧小脑、脑干反射区在右手，右侧小脑、脑干反射区在左手	头痛、眩晕、失眠、记忆力减退、震颤麻痹等	从拇指指尖向指根推按30次
三叉神经	位于拇指指腹尺侧缘远端，即拇指指末节指腹远端1/2尺侧缘。左手三叉神经反射区在右手上；右手三叉神经的反射区在左手上	偏头痛、牙痛、眼眶痛、面神经麻痹、三叉神经痛等	从拇指指端尺侧向虎口方向推按20次
头颈淋巴结	双手各指间根部凹陷处，手掌和手背侧均有头颈淋巴结反射区	治疗眼、耳、鼻、舌、口腔、牙齿等疾患，淋巴结肿大、甲状腺肿大及免疫功能低下	点按5~10次
甲状旁腺	双手桡侧第1掌指关节背部凹陷处	甲状旁腺功能低下或亢进、佝偻病、低钙性肌肉痉挛、心脏病、各种过敏性疾病、腹胀、白内障、心悸、失眠、癫痫等	点按10~30次
上身淋巴结	双手背部尺侧，手背腕骨与尺骨之间的凹陷中	各种炎症、发热、囊肿、子宫肌瘤、免疫力低下等	点按10~30次

333

（续表）

反射区	定位	主治	手法
下身淋巴结	手背桡侧缘，手背腕骨与前臂桡骨之间的凹陷处	各种炎症，发热、水肿、囊肿、子宫肌瘤、蜂窝组织炎、免疫力低下等	点按10~30次
胸腺淋巴结	位于第1掌骨指关节尺侧	各种炎症，发热、囊肿、癌症、子宫肌瘤、乳腺炎、乳房或胸部肿块、胸痛、免疫力低下等	点按10~30次
脊柱	手背侧第1、2、3、4、5掌骨体均为脊柱反射区	颈椎病、落枕、背部不适、腰痛、腰肌劳损、腰椎间盘突出症等	从五指指根向腕背各推按10~30次
肩关节	位于第5掌骨指关节尺侧凹陷中。手背部为肩前反射区，赤白肉际处为肩中部反射区，手掌部为肩后部反射区	肩周炎、肩部损伤、肩峰下滑囊炎等肩部疾患	掐按10~30次
膝关节	位于第5掌骨，近端尺侧缘与腕骨所形成的凹陷处。手背部为膝前部，赤白肉际处为膝两侧部，手掌部为膝后部	膝关节病变和肘关节病变	点按10~30次
颈肩区	位于双手各指根部近节指骨的两侧及各掌指关节结合部。手背面为颈肩后区，手掌面为颈肩前区	颈椎病、肩周炎等各种颈肩部病痛	向指根方向推按，左右手各5~10次
颈椎	双手各指近节指骨背侧近桡侧及各掌骨背侧远端约占整个掌骨体的1/5	颈椎病、落枕、颈部酸痛或僵硬等	向手背近桡处轻推10~30次
胸椎	双手背侧，各掌骨远端约占整个掌骨体的1/2	颈、肩、背部软组织损伤，循环和呼吸系统疾病引起的胸痛、胸闷等，胸椎病变。	向腕背方向推按，左右手各10~20次

反射区	定位	主治	手法
腰椎	双手背侧，各掌骨近端约占整个掌骨体的1/2	腰酸背痛、急性腰扭伤、慢性腰肌劳损、腰椎骨质增生、腰椎间盘突出症等各种腰椎病变，坐骨神经痛等	向腕背方向推按，左右手各10~20次
骶骨	手背侧，各腕掌关节结合处	坐骨神经痛、腰骶劳损、便秘等	向腕背方向掐按，左右手各10~20次
尾骨	手背侧、腕背横纹区域	骶尾骨部损伤、疼痛等	指尖掐按10~30次
肋骨	双手背侧、内侧肋骨反射区位于第2掌骨体中部偏远端的桡侧；外侧肋骨反射区位于第4、5掌骨之间，近掌骨底的凹陷中	肋骨病变、肋软骨炎、肋膜炎、胸闷、胸痛、胸膜炎、胸胁疼痛等	点按10~20次
肘关节	手背侧，第5掌骨体中部尺侧处	网球肘、学生肘、矿工肘等肘部病痛，髌上滑囊炎、半月板损伤、副侧韧带损伤、增生性关节炎等膝部疾患	按揉10~30次
髋关节	双手背侧、尺骨和桡骨茎突骨面的周围	髋关节疼痛、坐骨神经痛、肩关节疼痛、腰背痛等	按揉10~30次
血压区	手背，第1掌骨、阳溪穴、第2掌骨所包围的区域及十指近节指骨近端1/2的桡侧	高血压、低血压、头痛、头昏、眩晕、呕吐、发热、胃痛、便秘等	按揉10~20次

335

手部按摩的优点

手疗就是手部按摩，是一种非药物疗法，也是一种自然疗法。它主要通过对人体功能的调节来达到防病治病的目的。手部按摩有其广泛的应用价值和光明的前景。虽然目前，手部按摩无论是在理论上，还是运用上仍很不完善，但它已鲜明地显示出其卓越特点。

治疗效果好

手部按摩能够迅速将郁积在体内的毒素排出体外，所以，见效快是手部按摩的一大特点。在患者手部的反射区或者穴位上，可以找到由于脏腑病变所产生的毒素沉积硬块。按摩相应部位能使其通过泌尿系统、消化系统或皮肤排出体外。毒素排出以后，人体内的血液循环功能就会迅速恢复正常。

安全无副作用

长期临床实践证明，安全有效是手部按摩的最大优点。这一疗法不用打针吃药，无创伤性，无任何毒副作用，有病治病，无病强身。

方便有效

手部按摩不需要任何药物和医疗器械，也不讲究诊治场所。凭医者的望诊、触诊就可直接从手部穴位或反射区得知各脏腑、组织、器官的生理病理变化，并及时做出诊断和治疗，且用双手或简单工具就可以施术治疗。

易于推广普及

手部按摩是一种无针、无药、无创伤、无副作用的物理疗法，是一种标本兼治的全身治疗方法，尤其对一些慢性病症和痛证的治疗，能显示出独特的疗效，同时又具有易学、易掌握、易操作的特点。

早期诊断防治

当人们感觉机体稍有不适或精神不振时，手部反射区或穴位就会反映出来。我们通过早期诊断，就能发现手与指甲的形态、皮肤颜色有变化，触摸到皮下的沙粒状、包块状或条索状硬结，按压时会有疼痛的感觉，这些初步反映了手部反射区或穴位相对应的脏腑、组织、器官的生理病理状况。

日常手部运动保健

手部运动刺激手部反射区、经脉穴位以及神经、血管、肌腱、韧带、皮肤等，可改善血液循环，调节人体各脏腑、器官的生理机能，增强人体自身的免疫力，调整人体的阴阳平衡，促进身体健康和疾病的康复。

这里，我们介绍一些常用的、简便有效的手部活动方法。

运动法	操作方法	作用
十指对压转腕	屈肘双手当胸，拇指在内，十指相对，以螺纹面相接触，做有节奏的推压，幅度由小到大，可做32次。然后十指相交，各指自然夹持，转动腕关节16~32次，每天早晚各1次即可	舒筋活络，宽胸理气，清新头脑
十指叉压、动腕	双手平行，手心向下，两手指尖朝上相互叉入指缝中，肘、腕稍用力。手指压手背，使手指的近节、中节、远节、掌指关节以及腕关节有节奏地背屈。每次做32次。然后两掌相对，保持叉指状态，活动腕关节16~32次，每天早晚各1次即可	益气活血，平衡阴阳，健脑益智
捻拔十指	以手拇指指甲缘轻轻掐按各指指尖，每指8次，左右交换。也可相互撞击各指指尖8次。然后以左手拇指、食指捻搓右手各指并稍用力拔伸手指，各1遍。左右交换，每天早晚各1次即可	醒脑安神，滑利关节，活血化瘀，宽胸理气，强心健身
弹伸十指	手握空拳，依拇指、食指、中指、无名指、小指的顺序，依次弹伸各指。弹伸拇指时，可以食指压之；弹伸其他各指时，均以拇指压之。左右手同时进行，力量由小到大，速度均匀和缓，自然呼吸。每次可做32次。然后双手紧握拳，用力快速弹出十指，十指尽量背伸，呈荷叶掌。如此，连续16~32次到4×8次。每天早晚各1次即可	益气活血、健脑益智、平衡阴阳
按揉合谷	两手拇指、食指张开呈十字文叉状，左右手相对，两手稍用力同时做一正一反、一反一正的有节奏的虎口相对撞擦，连续做8次或16次。然后以拇指按揉合谷，左右交换，各按揉16次。每天早晚各1次即可	通络止麻，宁神开窍，明目聪耳，健脑益智，清热镇痛，解表祛风
甩腕松指	双臂肘关节自然屈曲，腕、掌、指各关节放松，腕关节自然下垂，然后有节奏地甩动腕、掌、指关节32次。双手手掌相对用力擦热，再擦热手背。每天早晚各1次即可	活血化瘀，滑利关节，祛寒解表，健脑安神，消除疲劳

337

第二章 手疗

手疗的注意事项与宜忌

　　手疗虽然操作简单，具有养生保健、防治疾病的作用，但它并不适用于所有人群。比如女性妊娠初期采用手疗调理身体，很可能会因为操作时对穴位刺激过强，造成子宫收缩引发流产。所以，建议人们手疗时还要注意一下按摩宜忌。

1. 按摩力度

　　按摩、按揉穴位、反应点或反射区等，产生刺激信息，到达病变部位，治疗疾病。刺激信息的传递，关键在于在穴位、反应点或反射区等部位上。如力度不够，刺激太弱，就达不到应有的治疗效果；作用力过大，可能会产生肌肉疼痛等不适症状。所以，按摩穴位要定时定量、有规律、有节奏地进行，以无不良反应为佳。

2. 疼痛反应

　　按摩、按揉手部穴位出现的疼痛是一般人能忍耐的疼痛，并非剧痛。但也要注意，少数人对疼痛特别敏感或耐受力很差，因此，在按摩治疗时要时刻注意患者的表情变化。如果患者出现脸色苍白或忍受不了的表情，应立即停止按摩，休息一段时间，减轻按摩力度或者换其他穴位，再继续进行按摩治疗。

　　手部按摩产生的疼痛，不同于其他原因所产生的疼痛，它是一种非常敏感的反应痛，这种疼痛的范围一般比较小，在按摩时要仔细体会。这种疼痛是一种良性疼痛，即带有良性信息的疼痛，因为多数人疼痛过后会觉得身体格外舒服，精神状态也随之改善。这种带有良性信息的疼痛能很快打破疾病的"稳态"，激发人体的潜能，促进体内各种激素的产生和释放，增强人体免疫功能及抗病能力，从而能够治疗相应的疾病。

　　按摩手部穴位所产生的疼痛，应是出现在深部的疼痛，是病变在相应穴位和骨膜特定部位的反映。病变越大越严重，出现的疼痛也就越剧烈。病愈或病情减轻，疼痛也随之消失或减轻。

手疗宜忌表

宜	保持双手清洁温暖，指甲常修剪，按摩前要用热水洗手
	按摩前休息片刻
	治疗中如出现一些反应，应及时处理
	对症选穴后，采用指尖点按或按揉手法，力量柔和深透，没穴3~5分钟
	治疗腰部、颈部及各种关节、软组织扭伤时，应边施手法，边嘱患者活动病变部位，病痛严重时还必须直接按摩患部
	手穴部位比较小，按摩时，可以利用工具操作
	自我按摩者注意循序渐进，每日1~2次，每次20~30分钟，可在晨起或晚上临睡前进行，并严格遵守操作要求
	严重病症应以药物和其他疗法为主，手部按摩为辅
	手部按摩要有毅力和恒心
	慢性病在进行按摩治疗时，手法应轻柔适度
	按摩时，应根据患者的年龄、性别、体质选择不同的按摩手法和力度。儿童、女性、老人用力宜轻，青壮年用力略重；身体瘦弱者用力宜轻，身体强壮者用力略重
忌	暴饮、饱餐、洗澡1小时内及过度疲劳之余做手部按摩
	腰肾等反射区按摩力度过重可能会损伤肾脏
	外科疾病：急性腹膜炎、肠穿孔、急性阑尾炎、骨折、关节脱位等
	手部皮肤有破损及患皮肤病的病人
	各种急性传染病：伤寒、霍乱、流脑、乙脑、肝炎、结核、梅毒、淋病、艾滋病等
	急性中毒：食物中毒、煤气中毒、药物中毒、酒精中毒、毒蛇咬伤、狂犬咬伤等
	急性软组织损伤导致的局部组织肿胀，如关节扭伤、韧带拉伤，在急性期24小时内不宜按摩
	急性高热病症：败血症等
	各种严重出血性疾病：脑出血、胃出血、子宫出血、内脏出血等
	急性心肌梗死、严重肾衰竭、心衰竭等
	妇女月经期及妊娠期
	精神病患者发作期
	患者在大怒、大喜、大悲、大恐的情况下，不能立即按摩

手疗常用方法

　　手部按摩具有很大的优越性，那么，手部按摩到底是如何操作的呢？下面我们就介绍一下手部按摩的常用方法。

推法

　　手部按摩中常用的推法称为指推法。用拇指指端或指腹着力于手部一定部位上进行单方向直线推动，为直推法。推的过程中要紧贴体表，用力要稳，速度要缓慢均匀，多配合适量的按摩介质，速度为每分钟200次左右，可用于手部各线状穴位。如用双手拇指从某线状穴位的中点向两侧分推，称为分推法。如用两手拇指指端或螺纹面自某线状穴两端向中间推动合拢，为合推法，又称"合法""和法"。

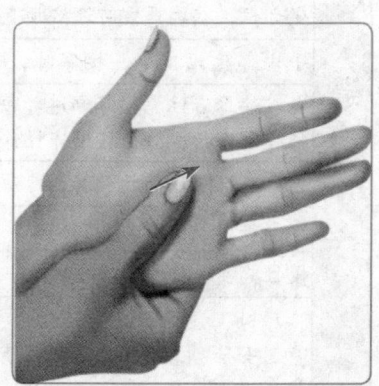

揉法

　　手部按摩中多用指揉法。指揉法是用拇指螺纹面吸定于手部一定穴位或部位，腕部放松，以肘部为支点，前臂做主动摆动，带动腕和掌指做轻柔缓和的摆动。压力要轻柔，动作要协调有节律，速度为每分钟120~160次。本法多与按法结合使用，适用于手部各穴。

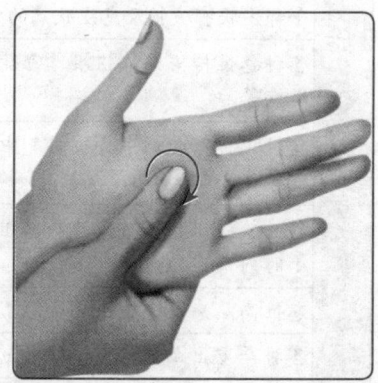

捏法

　　手部按摩常用三指捏。三指捏是用大拇指与食、中指夹住肢体的某两个穴位，相对用力挤压。本法常与拿法结合使用，称为拿捏法。

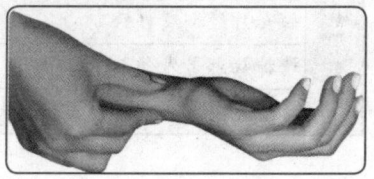

点法

　　在手部按摩中，点法指用拇指指端或屈指骨突部着力于手部穴位或病理反射区，逐渐用力下按；用力要由轻到重，使刺激充分到达肌肉组织的深层，病人有酸、麻、重、胀、走窜等感觉，持续数秒钟，渐渐放松，如此反复操作。操作时用力不要过猛，不要滑动，应持续有力。点

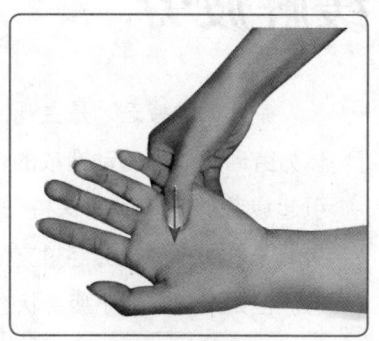

法接触面积小，刺激量大，适用于手部各穴。点法常与按法结合使用，称为点按法。对年老体弱或年龄较小的病人，力度大小要适宜。

掐法

　　在手部按摩中，掐法刺激最强。具体操作手法为：用拇指指甲重掐穴位，将力量灌注于拇指指端。掐前要取准穴位，为了避免刺破皮肤，可在重掐部位上覆盖一层薄布，掐后可轻柔局部以缓解疼痛。掐法多用于急症、重症。

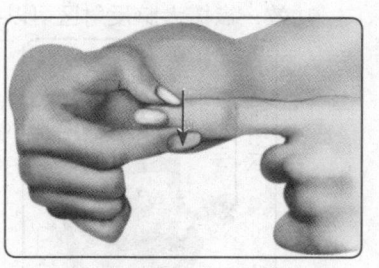

按法

　　按法是最早应用于按摩疗法的手法之一，也是手部按摩常用的手法之一。在手部按摩中，按法是指用拇指的指端或螺纹面着力于手部穴位或病理反射区上，逐渐用力下按，用力要由轻到重，使刺激充分到达肌肉组织的深层，使人有酸、麻、重、胀、走窜等感觉，持续数秒钟，渐渐

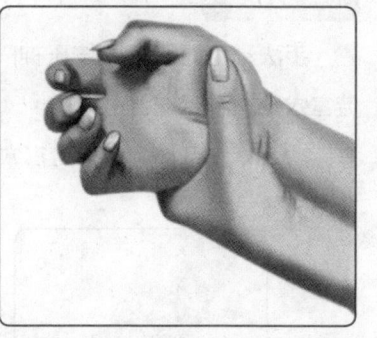

放松，如此反复操作。操作时用力不要过猛，不要滑动，应持续用力。需要加强刺激时，可用双手拇指重叠施术。按法经常和揉法结合使用，称为按揉法。对年老体弱或年龄较小的病人，施力大小要适宜。按法适用于手部各穴。

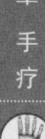

缓解疲劳

　　疲劳又称疲乏，是主观上一种疲乏无力的不适感觉，可能是强烈的体力劳动和脑力劳动造成的，也可能是精神疲劳，甚至某些疾病也可能引起疲劳；若长时间保持一种姿势，也会使肌肉酸痛、僵硬、疲劳无力。一般的身体疲劳经过充分的修养，精神和体力都能恢复到良好的状态。但如果长期处于疲劳状态，就要学会自我调理，摆脱疲劳状态。

按摩方法一

　　手法：用拇指指腹点按大脑反射区，力度略重，尽量在能忍受的范围内，反复点按3~5分钟。

　　功效：点按大脑反射区可以补气益血、抗疲劳，增强记忆力。

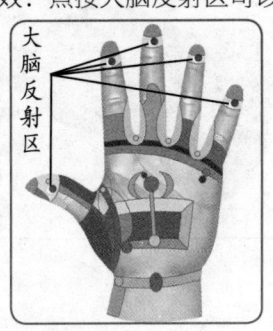

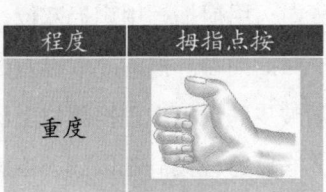

程度	拇指点按
重度	

按摩方法

按摩方法二

　　手法：用拇指指腹按压神门穴和劳宫穴各3分钟，力度适中。注意按摩劳宫穴要左右手交替进行。

　　功效：按摩神门穴和劳宫穴可镇定安神，尤其是劳宫穴，对于缓解疲劳非常有效。

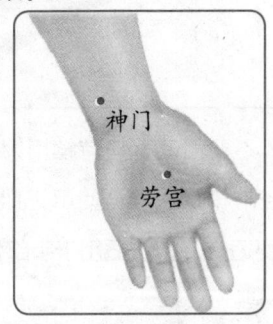

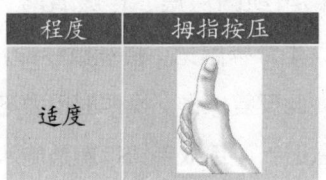

程度	拇指按压
适度	

按摩方法

调和脾胃

中医认为，脾胃是后天之本，是气血生化之源。脾胃不和证的临床表现为食欲减退与食后腹胀，并见脘腹、胀痛甚或腹泻、嗳气、恶心、呕吐等症。

脾胃不和与身体素质、不良生活习惯有很大关系，改善体质和养成良好的生活习惯需要长期的调节和努力。除了用手疗养脾和胃，还要从饮食习惯入手，注意一日三餐定时定量、细嚼慢咽、拒绝刺激性食物；其次作息时间有规律，切忌熬夜。

按摩方法一

手法：拇指指腹按揉胃脾大肠区，力度略重，按摩3~5分钟，每日3次。

功效：每天坚持按摩，脾胃虚弱的情况就会得到改善。

343

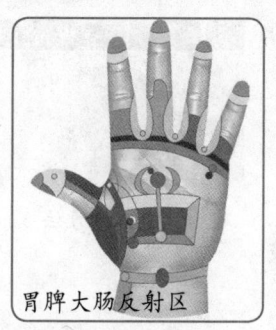

胃脾大肠反射区

程度	拇指按揉
重度	

按摩方法

按摩方法二

手法：拇指点按三间穴15次，力度由轻到重。

功效：坚持进行按摩，可以改善肠胃不适、消化不良的症状。

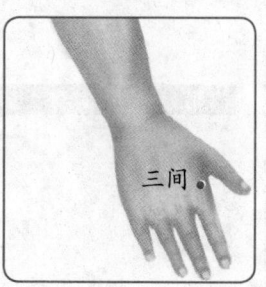

三间

程度	拇指点按
由轻到重	

按摩方法

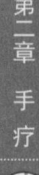

第二章 手疗

养心安神

　　现代社会中人们生活压力大、节奏快，修养身心就显得尤为重要，不仅要养身还应注重养心。如阴虚而引起的心神不安表现为容易心悸、健忘失眠、精神恍惚、口舌生疮、大便燥结、舌红少苔、脉细数等、多因心血亏虚，常与体质虚弱、情志损伤、劳倦、汗出受邪等有关。无论何种原因造成心神不安，均可以通过手疗疏通经络气血达到养心安神的作用。此外，人们应养成良好的生活习惯，保持心情开朗，避免过度兴奋和忧伤。

按摩方法一

　　手法：用拇指按揉少商穴、少冲穴、对侧劳宫穴各1~3分钟。

　　功效：按摩这三个穴位，可以有效缓解紧张的情绪、安神宁心。

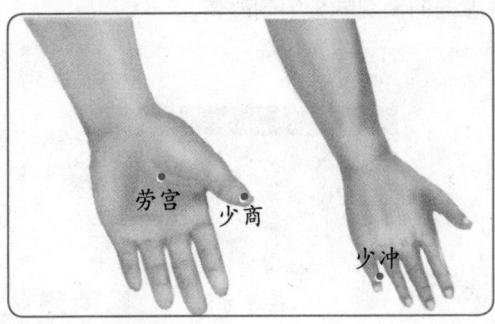

程度	拇指按揉
适度	

按摩方法

按摩方法二

　　手法：以拇指指尖掐揉手经掌面脏腑器官分布图中的"失眠、多梦"反射区，左右各1~2分钟。

　　功效：按摩这些反应点可以促进血液循环，对心神不安有很好的预防作用，同时能达到养心安神的功效。

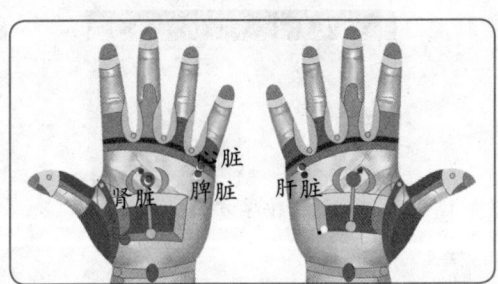

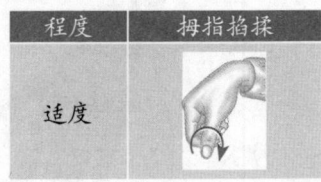

程度	拇指掐揉
适度	

按摩方法

缓解压力

　　现代生活、工作、学习的竞争日益激烈，无论成人还是儿童，都承受着各方面的压力。这些压力若长时间得不到释放，就容易影响人们的健康，导致人体免疫系统功能失调，进而引发高血压、心脏病、抑郁症等疾病。

　　手疗可通过按摩特定穴位或反射区达到舒缓精神紧张、缓解压力的作用。

按摩方法一

　　手法：以拇指指腹按揉神门穴、大陵穴、内关穴、合谷穴、劳宫穴各2~3分钟。

　　功效：缓解压力、增强抵抗力。

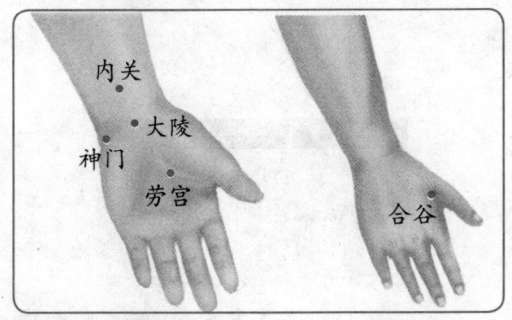

程度	拇指按揉
适度	

按摩方法

按摩方法二

　　手法：以拇指指腹按揉头、肾脏、心脏、肝脏、脾脏、胃、小肠、腹腔神经丛等反射区各20~30次。

　　功效：有效缓解压力，增强体力。

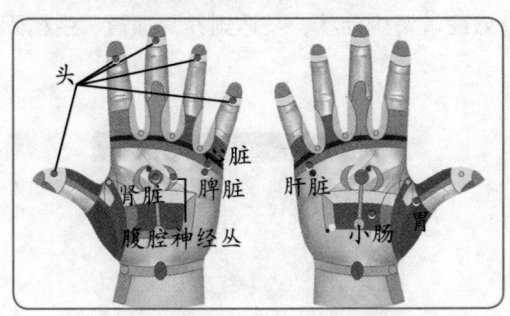

程度	拇指按揉
适度	

按摩方法

第二章　手疗

强肾生精

　　肾为五脏之本，肾气亏损、精气不足就会导致腰膝酸软、腰痛阳痿、遗精、盗汗及老人肾虚、耳聋耳鸣、女性月经不调、不孕等。人体健壮与否，与肾功能的强弱密切相关。

　　传统中医理论认为肾为"先天之本"。其生理功能是藏精、主水、主纳气、主骨、生髓，肾跟人的骨骼血液、皮肤乃至牙齿、耳朵都有着莫大的关系。在手疗方法中主要通过反射区按摩达到强肾、生精、固精的作用。

按摩方法一

　　手法：用拇指指腹按压生殖腺反射区，左右手各2~3分钟，力度略重，每日20次。

　　功效：可强肾生精。

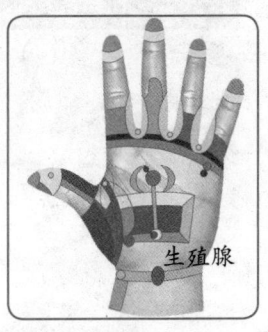

生殖腺

程度	拇指按压
稍重	

按摩方法

按摩方法二

　　手法：用拇指指腹按压肾脏反射区2分钟，力度稍重，以有酸胀感为宜。

　　功效：按压此反应点可以有效缓解肾虚症状，及达到养肾强肾、生精固精的保健功效。

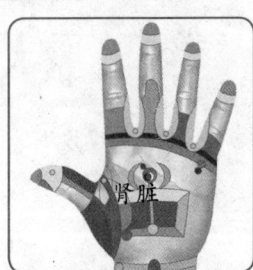

肾脏

程度	拇指按压
稍重	

按摩方法

减肥瘦身

肥胖病对人体的危害非常大，不仅会给行动带来不便，还会引起糖尿病、冠心病等疾病，其发病原因多与气虚痰湿偏盛有关。脾气虚则运化转输无力，水谷精微失于输布，化为膏脂和水湿，留滞体内而导致肥胖；肾气亏虚，肾阳衰微，则血液鼓动无力，水液失于蒸腾汽化，致血行迟缓，水湿内停，而成肥胖。

要想减肥而不反弹，需要在治疗时积极主动，持之以恒，不仅需要通过手疗改善脾、胃、肾等脏腑功能，还需控制饮食、增加体育运动。

按摩方法一

手法：用拇指指腹掐按胃脾大肠、三焦反射区，时间可稍长，力度要重，以感觉胀痛为佳。为避免造成反效果，一定要以强力刺激该反射区。

功效：有改善胃肠道功能，防治肥胖的作用。

347

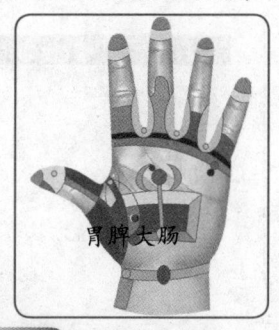

胃脾大肠

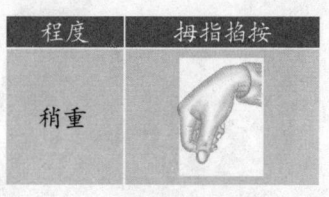

程度	拇指掐按
稍重	

按摩方法

按摩方法二

手法：以拇指指端按揉合谷、外关、鱼际穴1分钟，再以相同手法按摩对侧穴位。

功效：按摩这些穴位有调理肠胃的作用。

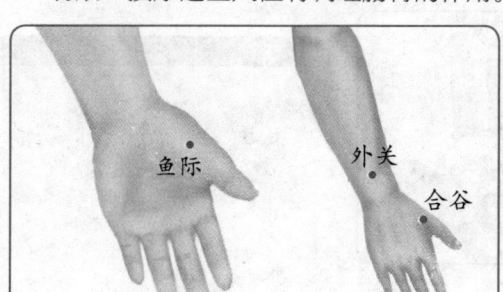

鱼际　外关　合谷

程度	拇指按揉
适度	

按摩方法

排毒养颜

　　女性天生爱美，皮肤光滑、有弹性、白皙水嫩是女性最大的梦想。体内有毒素排不出来就会在皮肤上表现出来，如面色晦暗、长痘。多喝水、多运动、多排汗，是排出体内毒素的好方法。

　　上班族长期保持伏案工作的姿势、饮食不均衡、作息时间混乱等都会造成新陈代谢紊乱，导致体内毒素分泌过多，引起内分泌失调，除了会影响容颜的美观，还表现为口臭、便秘、头痛等。手疗可通过增加体内毒素代谢达到排毒养颜的效果。

按摩方法一

　　手法：以拇指指端点按合谷穴、劳营穴、曲池穴各15次。

　　功效：具有清热祛湿作用，能改善肺经风热、冲任不调引起的血热瘀滞，从而改善面色晦暗，长痘等症。

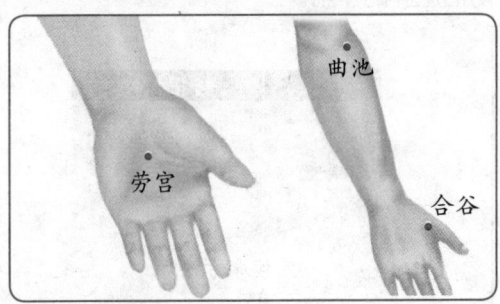

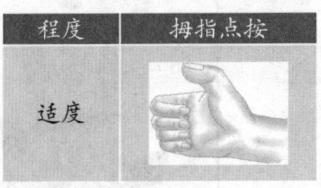

程度	拇指点按
适度	

按摩方法

按摩方法二

　　手法：以拇指指端点按胃、脾、大肠反射区，每手每穴3分钟，每日数次。

　　功效：排毒养颜，主要适用于肠胃湿热，蕴久成毒，热毒上攻，溢于肌表，发而为病。常按这些反射区能使皮肤白皙、有弹性。

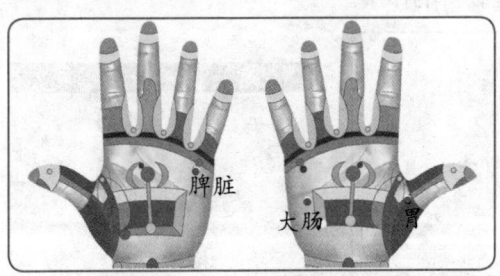

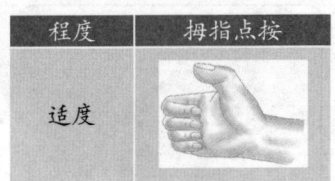

程度	拇指点按
适度	

按摩方法

丰胸美乳

　　拥有丰满、坚挺的胸部，能够凸显优美的曲线是所有爱美女性追求的目标，尤其女性在生育之后，让胸部高耸挺立成为她们的必修课。

　　女性身体上老化得最快的部位之一就是胸部。无论是成长期的体重变化，还是生产时带来的胸部收缩，都是加速胸部老化的重要因素。此外，胸部还是受地心引力影响最为明显的部分。松弛、下垂的胸部会让女人尽失性感魅力，因此过了20岁后，女性就应该在胸部保养上下工夫。一周内至少要对胸部做一次全面的护理，比如简单的手部按摩。

按摩方法一

　　手法：以拇指指腹按揉少泽穴1分钟。

　　功效：改善乳房松弛、下垂，同时也可以有效改善产后乳汁过少、乳腺炎。

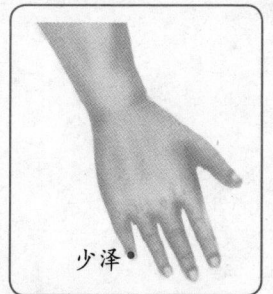

少泽

程度	拇指按揉
适度	

按摩方法

按摩方法二

　　手法：以拇指指腹按揉肝、脾反射区5～10分钟。

　　功效：可以加强肝脏的疏泄功能和脾脏的统血功能，起到调节内分泌的作用，从而达到丰胸美乳功效。

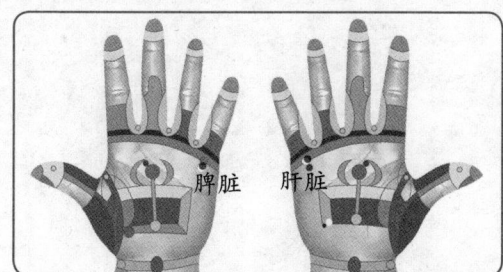

脾脏　　肝脏

程度	拇指按揉
适度	

按摩方法

第二章　手疗

第二章

神奇的足疗

做自己的足疗师，在每天的工作和生活之余，在脚部的穴位和反射区按压一下，用专业的手法来给自己做个舒适的按摩。这样既省下了去专业足疗场所的费用，还可以让自己体内积累一天的劳累都得到释放，长期坚持还能保持身体的健康。

内容提要

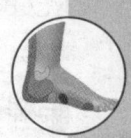

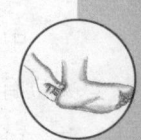

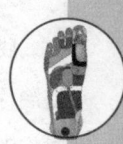

足疗的作用机理及功效

足疗，是通过对足部的一定部位施以特定的按摩手法或使用药物外敷或利用药液足浴等，对足部穴区进行刺激，从而调整脏腑虚实，疏通经络气血，以防治某些疾病，达到养生保健的目的。

足疗的理论依据

足部又誉为人的"第二心脏"，在《素问·厥论》中记载："阳气起于足五指之表，阴气起于五指之里。"中医认为，足三阴经起于足，足三阳经止于足，足三阴经和足三阳经又与手三阴、手三阳经相互联系，奇经八脉中阴、阳维脉，阴、阳跷脉起于足部，这样足部就与全身脏腑器官通过经脉联系起来，这样就为足部治疗提供了理论依据，并发现了足部的许多腧穴和足部趺阳脉诊病法。通过足部穴位疗法进行疾病治疗，收到了很好的疗效。

足疗经穴疗法起源于中国，但它的发展确立于日本的"足心道"疗法和欧美国家的"反射疗法"或"区域疗法"。无论哪种方法，对人体都是益处多多，在保健养生，防病治病中，足疗都起到了不小的作用。

足疗的功效

1. 促进血液循环

中医经络学说认为：经络可运行气血，而足部有足三阴经和足三阳经，穴位有将近70个，而每个穴位又对应着不同的脏腑，所以利用足部经穴疗法，可以疏通经脉，促进气血运行。

2. 调节各脏腑器官的功能

脚上的反射区，是身体各部分在脚上的投影，不仅是疾病的反应点，也是治疗的作用点。对足部反射区施加的刺激，通过神经反射活动，调整其所对应的脏腑器官的功能，使处于紊乱失衡状态的脏器功能转为正常，对于没有病变的脏器可以让它们的衰老进程得以延缓。

3. 调整免疫功能

按摩脚上的脾、淋巴等反射区，可以调整我们的免疫功能，使免疫力增强，从而使身体不容易生病，远离感冒、鼻炎、过敏等问题。

足部是人体的"第二心脏"

● 足部经穴

足部主要六条经络，包括：足太阳膀胱经、足少阳胆经、足阳明胃经、足少阴肾经、足厥阴肝经、足太阴脾经。其相关主要穴位如下图。

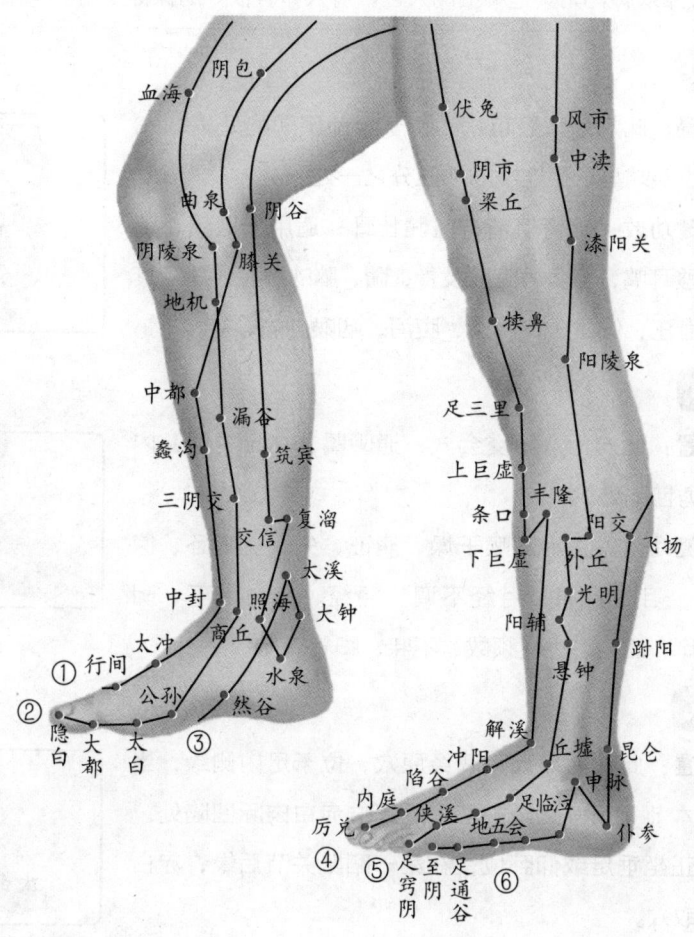

①足厥阴肝经穴

②足太阴脾经穴

③足少阴肾经穴

④足阳明胃经穴

⑤足少阳胆经穴

⑥足太阳膀胱经穴

足部经络图

足疗特效穴位

人体的经络中有十条都经过脚，双足是人体穴位最多的部位，所以经常按摩双脚，尤其是脚上的穴位，对人体有很好的保健作用。

涌泉穴

位置： 此穴为肾经首穴，位于足前部凹陷处第2、3趾趾缝纹头端与足跟连线的前三分之一处。

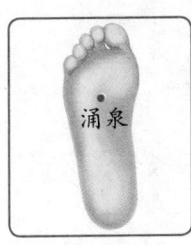

保健功效： 补肾填精、益髓壮骨；适用于遗精、阳痿、腰酸耳鸣，全身各脏腑及骨、髓、脑的病症，神经衰弱、高血压、低血压、便秘、腹泻、咽喉肿痛等症。

照海穴

位置： 此穴为八脉交会穴，通阴蹻，在足内侧，内踝尖下方凹陷处。

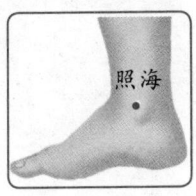

保健功效： 主治咽喉干燥、痫证、失眠、嗜卧、惊恐不宁、目赤肿痛、月经不调、痛经、赤白带下、阴挺、阴痒、疝气、小便频数、不寐、脚气。

太白穴

位置： 此穴为足太阴脾经原穴，位于足内侧缘，当足大趾本节（第一跖趾关节）后下方赤白肉际凹陷处。

取法： 正坐垂足或仰卧位，在第一跖趾关节后缘，赤白肉际处取穴。

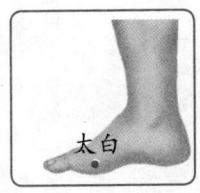

保健功效： 适用于消化系统疾病及运动系统疾病。

足窍阴穴

位置： 此穴为足少阳胆经穴，位于足第四趾末节外侧，距趾甲角0.1寸。

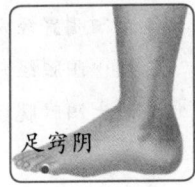

保健功效： 主要用于治疗偏头痛、耳聋、耳鸣、目痛、多梦、热病。现多用于治疗高血压、肋间神经痛等。

解溪穴

位置：此穴为人体足阳明胃经上的重要穴道之一，位于小腿与足背交界处的横纹中央凹陷处，或在足背与小腿交界处的横纹中央凹陷处，在足拇长伸肌腱与趾长伸肌腱之间。

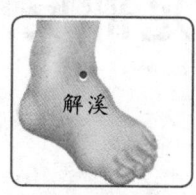

保健功效：舒筋活络，清胃化痰，镇惊安神。常用于治疗胃下垂、神经性头痛、胃肠炎、踝关节及其周围软组织疾患等。

太溪穴

位置：此穴为足太阴肾经原穴，位于足内侧，内踝后方，内踝尖与脚跟骨筋腱之间的凹陷处，双侧对称。取穴时，可采用正位，平放足底或仰卧的姿势。

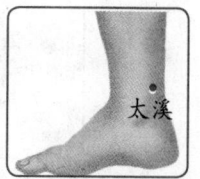

保健功效：滋阴补肾，壮阳强腰。适用于泌尿生殖系统疾病、呼吸系统疾病、面部五官科疾病和运动系统疾病。

太冲穴

位置：此穴为足厥阴肝经腧穴，原穴，人体太冲穴位于足背侧，在第1跖骨间隙的后方凹陷处。取坐位，大脚趾与第2趾的交会处最高点，有一个凹陷处，就是太冲穴。

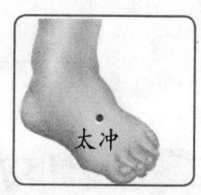

保健功效：适用于头面部疾病和妇科疾病；可泻肝火。

大敦穴

位置：大敦穴，是肝经上的第一个穴位，位于足大趾末节外侧，距趾甲角0.1寸。取法：正坐伸足或仰卧位，在位于足大趾内侧（第二趾一侧）甲根边缘的2毫米处取穴。

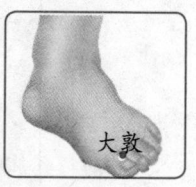

保健功效：适用于生殖系统疾病、神经系统疾病、消化系统疾病、心血管疾病和糖尿病。

足部反射区示意图

　　人的双脚就像是面身体的镜子，会告诉我们身体里的秘密，身体里的每一点变化，都会在双脚上如实地反映出来。

双足底反射区示意图

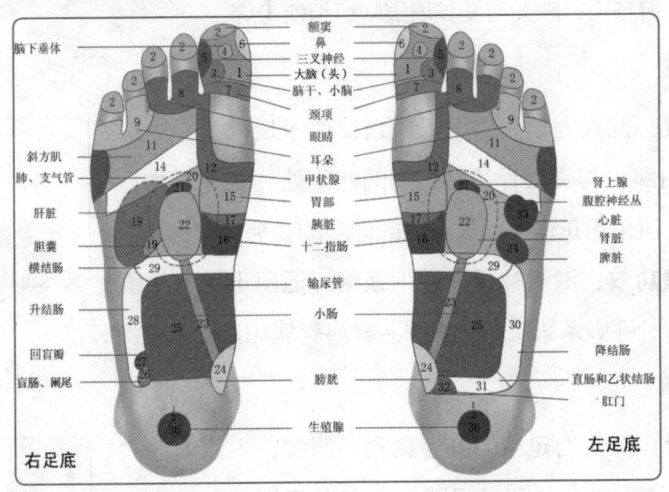

足底反射区示意图

双足背反射区示意图

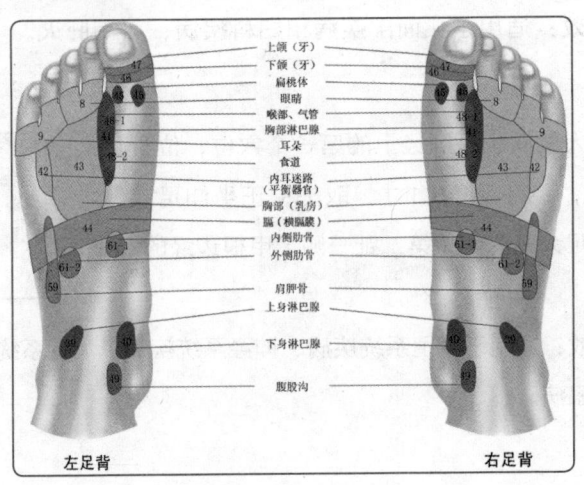

足背反射区示意图

足内侧反射区示意图

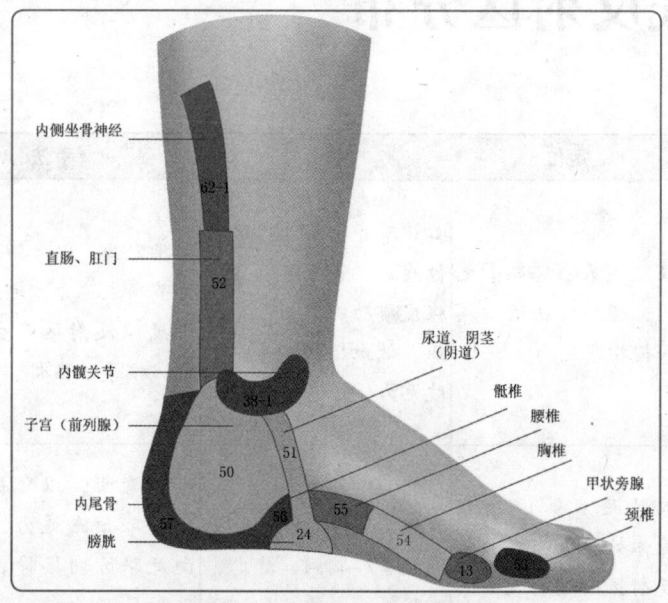

内侧坐骨神经
62-1
直肠、肛门
52
内髁关节
38-1
子宫（前列腺）
50
51
内尾骨
56
55
膀胱
57
24
54
13
34

尿道、阴茎（阴道）
骶椎
腰椎
胸椎
甲状旁腺
颈椎

足内侧反射区示意图

357

足外侧反射区示意图

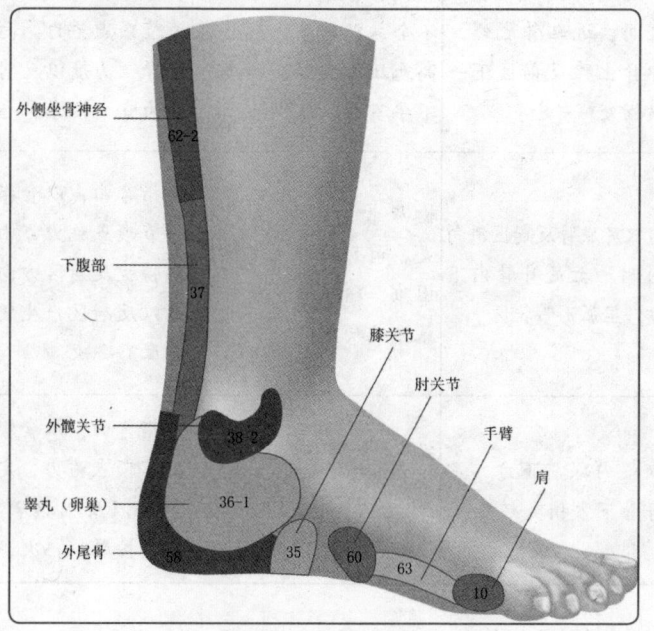

外侧坐骨神经
62-2
下腹部
37
外髁关节
38-2
睾丸（卵巢）
36-1
外尾骨
58
35
60
63
10

膝关节
肘关节
手臂
肩

足外侧反射区示意图

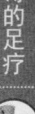

第三章 神奇的足疗

足底反射区分布

反射区	定位	主治	手法
肾上腺	双足底第2、3跖骨之间，距跖骨头近心端一拇指宽处	心律不齐、晕厥、过敏性疾病、关节炎、肾上腺皮质功能不全、高血压、低血压、阳痿、下肢无力、哮喘等	食指弯曲，以食指近端指间关节顶点施力，定点按压，力度以反射区产生酸痛为宜。按摩3～5次
腹腔神经丛	双足足底第1～4跖骨体处，分布在肾脏反射区附近的椭圆形区域	腹泻、腹胀、呃逆、胃肠痉挛、胸闷、焦虑、失眠等	食指弯曲，以食指近端指间关节顶点施力，由足趾向足跟方向按摩，力度以反射区产生酸痛为宜。按摩3～5次
肾脏	双足底第2、3跖骨体之间，近跖骨底处，即肾上腺反射区下一横指处	肾炎、肾结石、肾功能不全、泌尿系统感染、高血压、头痛、阳痿、不孕不育、水肿等	食指弯曲，以食指近端指间关节顶点施力，向足跟方向按摩，力度以反射区产生酸痛为宜。按摩3～5次
输尿管	自双足底肾反射区斜向内侧，至足舟骨内下方，呈弧形带状区	输尿管结石、前列腺炎、前列腺增生、排尿困难、输尿管狭窄等泌尿系统疾病	食指弯曲，以食指近端指间关节顶点施力，由肾反射区向膀胱反射区方向按摩，力度以反射区产生酸痛为宜。按摩3～5次
膀胱	双足内踝前下方，足舟骨下方稍突起处	泌尿系统结石、膀胱炎、前列腺增生、前列腺炎、尿潴留、醉酒等	食指弯曲，以食指近端指间关节顶点施力，定点按压，力度以反射区产生酸痛为宜。按摩3～5次

反射区	定位	主治	手法
额窦	双足10个足趾趾端。右侧额窦反射区在左足，左侧额窦反射区在右足	头痛、头晕、失眠、发热、中风、脑外伤综合征、脑震荡等脑部疾病，以及鼻、眼、耳、口腔等五官的疾病	食指弯曲，以食指近端指间关节顶点施力。大趾：自外侧向内侧横向按摩；其他脚趾：从趾端向趾根方向按摩。按摩力度以反射区产生酸痛为宜。按摩3～5次
脑下垂体	双足大趾腹中央部位	各种内分泌疾病（甲状腺、甲状旁腺、肾上腺、生殖腺、胰腺等功能失调），更年期综合征、儿童生长迟缓、发育不良、遗尿、肥胖症、儿童智力低下等	食指弯曲，以食指近端指间关节顶点施力，定点深入按压，力度以反射区产生酸痛为宜。按摩3～5次
脑干、小脑	双足大趾趾腹根部靠近第2趾的一侧。右半部小脑及脑干的反射区在左足，左半部小脑及脑干的反射区在右足	小脑疾病、脑震荡、高血压、头痛、失眠、眩晕、共济失调、儿童多动症、脑干损伤等	以拇指指腹施力，由足趾端向趾根方向按摩，力度以反射区产生酸痛为宜。按摩3～5次
三叉神经	双足大趾趾腹中部近第2趾的一侧。右侧三叉神经反射区在左足，左侧三叉神经反射区在右足	三叉神经痛、面神经麻痹，腮腺炎、牙龈炎、牙痛、偏头痛、失眠、眼、耳、鼻疾病	以拇指指腹施力，由足趾端向趾根方向按摩，力度以反射区产生酸痛为宜。按摩3～5次
大脑（头）	双足大趾的整个趾腹，左半大脑反射区在右足，右半大脑反射区在左足	卒中后遗症、高血压、低血压、眩晕、头痛、神经衰弱、失眠、脑外伤后遗症、脑瘫、听觉与视觉受损等	食指弯曲，以食指近端指间关节顶点施力，由趾端向趾根方向按摩，力度以反射区产生酸痛为宜。按摩3～5次
颈项	双足大趾趾腹根部横纹处。右侧颈项反射区在左足，左侧颈项反射区在右足	颈项僵硬、颈椎病、落枕、颈部软组织损伤及高血压、头痛、头晕等	以拇指指腹施力，沿趾根部，由外向内旋转，力度以反射区产生酸痛为宜。按摩3～5次

第三章 神奇的足疗

（续表）

反射区	定位	主治	手法
鼻	双足大趾趾腹内侧缘中段延伸至足背拇趾趾甲根部，第1趾间关节前。左鼻反射区在右足，右鼻反射区在左足	鼻塞、流涕、各种鼻炎、鼻窦炎、上呼吸道感染等	以拇指指腹施力，力度以反射区产生酸痛为宜。按摩3～5次
眼	双足足底第2、3趾额窦反射区下方至中节趾骨的底面及两个侧面。在趾根两侧与足底面的斜角处以及第2、3趾背侧趾间各有敏感点。右眼反射区在左足，左眼反射区在右足	近视、远视、青光眼、白内障、角膜炎、结膜炎、眼底出血等眼部疾病	以拇指指腹由足趾端向趾根方向及趾的内、外侧推按，力度以反射区产生酸痛为宜。按摩3～5次
耳	双足足底第4、5趾额窦反射区下方至中节趾骨底面及内外侧面。各趾根部两侧与第4、5趾根间背侧有敏感点。右耳反射区在左足，左耳反射区在右足	中耳炎、耳鸣、耳聋、美尼埃病、眩晕、平衡失调等	以拇指指腹由足趾端向趾根方向及趾的内、外侧推按，力度以反射区产生酸痛为宜。按摩3～5次
斜方肌	双足足底的眼、耳反射区下约一拇指宽的甲状腺反射区与肩反射区之间的横条带状区域	颈项部及肩背部酸痛、落枕、上肢无力、麻痹等	食指弯曲，以食指近端指间关节顶点施力，由反射区外侧向内侧按摩，力度以反射区产生酸痛为宜。按摩3～5次
肺、支气管	双足斜方肌反射区下方一拇指宽处。支气管敏感带位于自肺反射区的中部向第3趾延伸	肺气肿、气管炎、哮喘、胸闷等呼吸系统疾病	以食指近端指间关节顶点施力，沿肺反射区由足内侧向足外侧方向按摩；对支气管反射区用拇指指端施力，力度以反射区产生酸痛为宜。按摩3～5次

反射区	定位	主治	手法
心	左足底第4、5跖骨体间，在肺反射区后方（近足跟方向）	心律不齐、心前区疼痛、冠心病、动脉硬化、高血脂、高血压、低血压、心肌炎等循环系统疾病	食指弯曲，以食指近端指间关节顶点施力，定点按压，力度以反射区产生酸痛为宜。按摩3～5次
脾	位于左足底第4、5跖骨体间，心脏反射区下一拇指宽处	食欲不振、消化不良、儿童厌食、贫血、各种炎症、发热、牛皮癣和神经性皮炎等皮肤病、月经不调等。对放化疗患者，还能增强食欲，减轻副作用	食指弯曲，以食指近端指间关节顶点施力，定点按压，力度以反射区产生酸痛为宜。按摩3～5次
胃	双足足底第1跖趾关节后方约一横指宽处	急、慢性胃炎，胃、十二指肠溃疡，胃痉挛，胃下垂，急性胃肠炎，恶心、呕吐、厌食，反酸烧心，消化不良、食欲不振等	食指弯曲，以食指近端指间关节顶点施力，由足趾向足跟方向按摩，力度以反射区产生酸痛为宜。按摩3～5次
十二指肠	双足足底内侧缘第1跖趾关节前方，胰反射区后方	胃及十二指肠溃疡、腹胀、消化不良、食欲不振、糖尿病	食指弯曲，以食指近端指间关节顶点施力，由足趾向足跟方向按摩，力度以反射区产生酸痛为宜。按摩3～5次
胰	双足足底第1跖骨体靠近跖趾关节处，胃反射区与十二指肠反射区之间	糖尿病、胰腺炎、消化不良等	食指弯曲，以食指近端指间关节顶点施力，由足趾向足跟方向按摩，力度以反射区产生酸痛为宜。按摩3～5次
肝	右足足底第4、5跖骨体间	肝炎、肝硬化、肝大、脂肪肝、胆石症、胁痛、口苦、食欲不振、消化不良、视力下降等	食指弯曲，以食指近端指间关节顶点施力，向足趾方向按摩，力度以反射区产生酸痛为宜。按摩3～5次

第三章　神奇的足疗

（续表）

反射区	定位	主治	手法
胆囊	右足足底第4、5跖骨体间靠近第4跖骨处，肝脏反射区的内下方	消化不良、胆结石、胆囊炎、肝炎、胃肠功能紊乱	食指弯曲，以食指近端指间关节顶点施力，定点揉按，力度以反射区产生酸痛为宜。按摩3~5次
小肠	双足足底中部凹入区域，被升结肠、横结肠、降结肠、乙状结肠及直肠等反射区包围	胃肠胀气、腹痛腹泻、便秘、急慢性结肠炎、消化不良、溃疡性结肠炎等	食指、中指弯曲，以食指和中指的近端指间关节顶点施力，由足趾向足跟方向按摩，力度以反射区产生酸痛为宜。按摩3~5次
盲肠、阑尾	右足足底跟骨前缘，第4、5趾间的垂直线上	腹胀、消化不良、慢性阑尾炎、盲肠及阑尾手术后的疼痛等	食指弯曲，以食指近端指间关节顶点施力，定点揉按，力度以反射区产生酸痛为宜。按摩3~5次
回盲瓣	右足足底跟骨前缘靠近外侧，盲肠及阑尾反射区的远心端	腹胀、腹痛、消化不良、各种手术后促进恢复肠蠕动等	食指弯曲，以食指近端指间关节顶点施力，定点向深部揉按，力度以反射区产生酸痛为宜。按摩3~5次
升结肠	从右足足底跟骨前缘沿骰骨外侧至第5跖骨底，即小肠反射区外侧与足外侧平行的带状区	腹胀、腹痛、腹泻、便秘等消化系统疾病	食指弯曲，以食指近端指间关节顶点施力，由足跟向足趾方向按摩，力度以反射区产生酸痛为宜。按摩3~5次
横结肠	双足足底中部，横越足底呈横带状	腹胀、腹痛、腹泻、便秘等消化系统疾病	食指弯曲，以食指近端指间关节顶点施力，左足由内侧向外侧按摩，右足由外侧向内侧按摩，力度以反射区产生酸痛为宜。按摩3~5次
降结肠	左足足底第5跖骨沿骰骨外缘至跟骨前缘，与足外侧平行的竖条状区	腹胀、腹痛、腹泻、便秘等消化系统疾病	食指弯曲，以食指近端指间关节顶点施力，由足趾向足跟方向按摩，力度以反射区产生酸痛为宜。按摩3~5次

反射区	定位	主治	手法
直肠、乙状结肠	位于左足足底跟骨前缘，呈一横带状	腹泻、便秘、便血、痔疮、直肠脱垂、乙状结肠及直肠炎症、息肉等消化系统疾病	食指弯曲，以食指近端指间关节顶点施力，由足外侧向足内侧方向按摩，力度以反射区产生酸痛为宜。按摩3～5次
肛门	左足足底跟骨前缘，直肠及乙状结肠反射区的末端	便秘、痔疮、肛瘘、肛裂、直肠脱垂等；还能促进痔疮术后的恢复	食指弯曲，以食指近端指间关节顶点施力，定点按压，力度以反射区产生酸痛为宜。按摩3～5次
生殖腺	双足底足跟中央处	阳痿、早泄、睾丸炎、月经不调、痛经、卵巢囊肿、子宫肌瘤、不孕不育、更年期综合征等	食指弯曲，以食指近端指间关节顶点施力，力度以反射区产生酸痛为宜。按摩3～5次

363

第三章 神奇的足疗

足背反射区分布

　　足背部的反射区和足底部的有所不同，足底部的反射区以身体内部的器官为主，比如说心、肺、肾，在足背部则主要分布了胸（乳房）、肩胛骨、肋骨等身体相对比较靠外的组织器官，当然这也不是绝对的，比如说膈也在身体里边，但是它的反射区也在足背部。

反射区	定位	主治	手法
胸部淋巴腺	自双足足背第1、2跖骨之间延伸至第1、2趾蹼处	各种炎症、发热、再生障碍性贫血、免疫功能低下、胸部肿瘤、乳房肿瘤、子宫肌瘤等	以拇指固定，以食指内侧缘施力，自关节处向趾间按摩，力度以反射区产生酸痛为宜。按摩3～5次
内耳迷路	双足足背第4、5趾蹼至第4、5跖趾关节间	头晕、眼花、美尼埃病、晕车、晕船、平衡障碍、耳鸣、耳聋、高血压、低血压等	以拇指固定，以食指内侧缘施力，沿骨缝向足趾端方向按摩，力度以反射区产生酸痛为宜。按摩3～5次
胸（乳房）	双足足背第2、3、4趾蹼至第2、3、4跖骨底的近似圆形区域	乳腺炎、乳腺小叶增生、乳腺癌、乳腺术后康复、产后少乳、胸部软组织损伤、胸闷气急、胸膜炎等	双手拇指指腹施力，自足趾向足背方向推按，力度以反射区产生酸痛为宜。按摩3～5次
膈	双足足背第1～5跖骨底与楔骨、骰骨之间，横跨足背的带状区域	多种消化系统疾病、循环系统疾病、呼吸系统疾病，以及腹胀、呕吐、膈肌痉挛、哮喘等	双手食指弯曲呈镰刀状，以两食指内侧缘同时施力，自足背中央向两侧刮按，力度以反射区产生酸痛为宜。按摩3～5次
扁桃体	双足足背大趾近节趾骨处，长伸肌的左右两侧	扁桃体炎、口腔疾病、上呼吸道感染、咽炎等	双手拇指指腹同时施力推压，力度以反射区产生酸痛为宜。按摩3～5次

反射区	定位	主治	手法
下颌	双足背大趾骨间关节横纹后方的带状区域	牙龈炎、牙痛、口腔溃疡、腮腺病变、味觉障碍、打鼾、颞下颌关节紊乱综合征等	以拇指指腹施力，由足内侧向足外侧按摩，力度以反射区产生酸痛为宜。按摩3~5次
上颌	双足背趾趾关节横纹前方的带状区域	牙痛、牙龈炎、味觉障碍、口腔溃疡、打鼾等	以拇指指腹施力，由足内侧向足外侧按摩，力度以反射区产生酸痛为宜。按摩3~5次
喉部、气管	双足背第1、2跖骨头与跗骨底之间	咽喉部及气管的各种炎症，各种原因引起的咳嗽、气喘、声音嘶哑、声带损伤、中风引起的失语	以拇指固定，从食指内侧缘施力，自关节处向趾间按摩，力度以反射区产生酸痛为宜。按摩3~5次
肩胛骨	双足足背第4、5跖骨间延伸到骰骨处稍向两侧分开的带状区域	肩背酸痛、肩周炎、肩关节活动受限、肩背软组织损伤、颈肩综合征、颈椎病等	双手拇指指腹沿着足趾向足背方向推按至骰骨处向左右分开，力度以反射区产生酸痛为宜。按摩3~5次
肋骨	内侧肋骨反射区位于足背内侧楔骨、中间楔骨与足舟骨之间；外侧肋骨反射区位于骰骨、足舟骨与距骨之间	肋软骨炎、肋骨骨折、胸闷、岔气、胸膜炎、肩周炎等	用双手拇指指腹施力，采取定点按压，力度以反射区产生酸痛为宜。按摩3~5次
食管	双足底第1跖趾关节处，带状区域的足跟端	食管炎、食管静脉曲张等	用拇指指腹从下向上推按1~3分钟

足内侧反射区分布

　　足内侧的反射区主要以身体正中线的组织器官为主，比如说颈椎、胸椎、腰椎，以及子宫、前列腺。每个反射区都有不同的位置，以及主治功能，按摩方法也有所不同。

反射区	定位	主治	手法
子宫（前列腺）	双足跟骨内侧，内踝后下方的近似三角形区域。前列腺敏感点在三角形直角顶点附近；子宫颈的敏感点在三角形斜边的上段，即尿道及阴道反射区的尽头	男性：前列腺肥大、急慢性前列腺炎、尿频、排尿困难、尿道疼痛、阳痿、早泄等。女性：痛经、闭经、月经失调、子宫肌瘤、子宫下垂、宫颈炎、子宫内膜炎、不孕、更年期综合征等	以拇指固定，食指弯曲呈镰刀状，以食指内侧缘施力按摩，或以拇指指腹施力按摩，力度以反射区产生酸痛为宜。按摩3~5次
尿道、阴茎、阴道	双足内侧，自膀胱反射区斜向后上方延伸，经距骨止于内踝后下方	阴道炎、排尿困难、尿路感染、生殖系统疾病等	以拇指指腹施力，自膀胱反射区斜向上按摩，力度以反射区产生酸痛为宜。按摩3~5次
颈椎	双足大趾根部内侧横纹尽头处的凹陷区域，内侧拇趾关节处	颈项酸痛、僵硬、落枕及颈椎病引起的头痛头晕、恶心呕吐、手麻等	食指、中指弯曲成钳状夹住足趾，食指的侧缘固定在反射区位置上，以手拇指在食指上定点加压，力度以反射区产生酸痛为宜。按摩3~5次
胸椎	双足足弓内侧缘，第1跖骨头下方到内侧楔骨前	胸椎疾病、肩背酸痛、颈肩综合征、心脏病、胃病、肺部疾病等	以拇指指腹施力，沿着足弓内侧缘由足趾向足跟方向按摩，力度以反射区产生酸痛为宜。按摩3~5次

反射区	定位	主治	手法
腰椎	双足足弓内侧缘，内侧楔骨至足舟骨处，上接胸椎反射区，下连骶骨反射区	急性腰扭伤、腰背酸痛、腰椎间盘突出、腰椎骨质增生、坐骨神经痛、腰腿痛、腰肌劳损等	以拇指指腹施力，沿着足弓内侧缘由足趾向足跟方向按摩，力度以反射区产生酸痛为宜。按摩3～5次
骶椎	双足足弓内侧缘，起于足舟骨后方经距骨下方到跟骨前缘	骶骨骨质增生、骶骨损伤、骶尾骨软组织损伤、坐骨神经痛、颈椎病、失眠等	以拇指指腹施力，沿着足弓内侧缘由足趾向足跟方向按摩，力度以反射区产生酸痛为宜。按摩3～5次
内尾骨	双足内侧，沿跟骨结节后内侧呈"L"形区域	坐骨神经痛、骶尾骨软组织损伤、骶尾骨损伤后遗症、痔疮、生殖系统疾病等	拇指固定在足跟部，食指弯曲呈镰刀状，以食指侧缘施力，沿足跟自上而下刮压至足跟内侧缘，力度以反射区产生酸痛为宜。按摩3～5次
内侧坐骨神经	沿胫骨内后缘上行至胫骨内侧下方凹陷处，呈纵向的带状分布	坐骨神经痛、脚抽筋、小腿痛、糖尿病等	以拇指从下向上推压3分钟，力度逐渐加大
甲状腺	双足足底第1趾与第2趾蹼处沿第1跖骨头向内呈"L"形带状区	甲状腺功能低下或亢进、甲状腺肿大、甲状腺结节、肥胖症、神经衰弱、心悸等	以拇指固定，食指稍弯曲，以食指内侧缘施力，由下向上按摩，力度以反射区产生酸痛为宜。按摩3～5次
内髋关节	双足内踝下缘的关节缝里，呈一弧形的区域	髋关节痛、坐骨神经痛、腰肌劳损、肩关节痛、风湿性关节炎	用拇指指腹沿弧形区域推按1～2分钟

367

第三章 神奇的足疗

足外侧反射区分布

　　足外侧的反射区主要以人体下半身的组织器官为主，比如说膝、外髋、外尾骨。

反射区	定位	主治	手法
肩	双足外侧第5跖趾关节后方凹陷处	肩周炎、手臂无力、肩背痛、颈椎病、上肢瘫痪，以及髋、膝、肘、踝、腕等关节的疾病	食指呈弯曲状，以食指近端指间关节顶点施力按压，力度以反射区产生酸痛为宜。按摩3~5次
肘	双足外侧第5跖骨粗隆前后凹陷处	肘关节炎、网球肘、肘关节外伤、肘关节酸痛，以及髋、膝、肩、踝、腕等关节的疾病	食指、中指弯曲，以食指、中指近侧指骨间关节顶点施力按压，力度以反射区产生酸痛为宜。按摩3~5次
膝	双足外侧跟骨前缘，骰骨、距骨下方形成的半圆形凹陷处	膝关节炎、膝关节骨质增生、膝关节软组织损伤、风湿性关节炎、类风湿性关节炎、骨性关节炎以及髋、肘、肩、踝、腕等关节的疾病	食指弯曲，以食指近端指间关节顶点施力，环绕反射区的半月形周边按摩，力度以反射区产生酸痛为宜。按摩3~5次
睾丸（卵巢）	双足外踝后方跟骨腱前方的三角形区域（与前列腺或子宫反射区位置相对），睾丸、卵巢的敏感点在三角形直角顶点附近	阳痿、早泄、睾丸炎、月经不调、痛经、闭经、卵巢囊肿、子宫肌瘤、白带异常、不孕不育、更年期综合征等	以拇指固定，食指弯曲呈镰刀状，以食指内侧缘施力按摩，力度以反射区产生酸痛为宜。按摩3~5次
外髋	双足外踝下缘，呈弧形区域	髋关节痛、股骨颈骨折引起的疼痛、坐骨神经痛、腰背痛、股骨头坏死、下肢瘫痪，以及膝、肘、肩、踝、腕关节的疾病	以拇指指腹施力，沿着外踝下缘，向后推按，力度以反射区产生酸痛为宜。按摩3~5次

反射区	定位	主治	手法
腹股沟	双足外侧踝关节前，距骨和舟骨之间构成凹陷的部位	各种炎症、发热、癌症、免疫力低下等	以拇指固定，食指弯曲呈镰刀状，以食指内侧缘施力按摩，力度以反射区产生酸痛为宜。按摩3~5次
外尾骨	双足跟骨外侧，沿跟骨结节后外侧呈"L"形区域	坐骨神经痛、骶尾骨软组织损伤、骶尾骨损伤后遗症、痔疮、生殖系统疾病	拇指固定在足掌跟部，食指弯曲呈镰刀状，以食指侧缘施力，沿足跟自上而下刮压至足跟部外侧缘，力度以反射区产生酸痛为宜。按摩3~5次
外侧坐骨神经	双外足踝关节起，沿腓骨前端向上延伸至膝盖窝的部位	坐骨神经痛、腰腿疼痛、脚抽筋等	以拇指指腹由下向上推按1~3分钟
下腹部	自外踝骨后方向上延伸的带状区域，向上不超过外踝上3寸	月经不调、经期腹痛、腰肌劳损、性功能低下等	以拇指指腹延着足外踝后上方推按1~2分钟
手臂	双足外侧第5跖骨的外侧面和上面	上肢酸痛麻痹、肩周炎、颈椎病等	以食指中节刮压3分钟

足部按摩的优点

　　足反射疗法作为一种安全、简便、易学、有效、经济又无损伤的医学自然疗法，既可保健强体，又可防治疾病，其有许多独特的优点。

安全有效

　　足疗其实就是一种自然疗法，长期临床实践证明，足反射法没有任何毒副作用，也不会给身体带来创伤。足疗之所以在近些年发展如此迅速，其原因就在于此。

作用迅速

　　临床实践总结，足疗起效迅速主要表现在治疗常见病中，包括治疗急性扁桃腺炎、牙痛、头痛、急性肠炎、痢疾、前列腺炎、遗尿、痔疮、呃逆、神经性胃痛、急性乳腺炎、急性中耳炎、产后恶露不净、美尼埃病、落枕、肩周炎、肋间神经痛、脚底痛等。

适用性广泛

　　足反射法可以预防和治疗上百种疾病，其中既包括急性病，也包括慢性病，甚至许多目前医学上还没有研究清楚、无法诊断的病，一样可以治疗。

经济实用

　　只要一双手对足部进行按摩就可以防病治病，无须昂贵的检查或医疗器械进行治疗，辅以我们日常生活的一些器具，如钢笔、筷子、钥匙等都可以施术治疗。

早期诊断，简便易学

　　做足疗不需要专业的医学背景，也不讲究诊治场所，按摩者通过对患者足部进行望、触摸、按压等诊断方法就可直接从足部反射区得知各脏腑、组织、器官的病理变化，及时做出诊断，足反射疗法简便、直观、易行，而且易学。

易于推广

　　做足疗操作简单，疗效确切，很容易为大众所接受。足反射疗法不受空间、时间、人力、物力、财力的限制，而且易学、易掌握、易操作，因此也易于推广。这也是近些年来，足疗越来越火的原因之一。

日常足腿部运动保健

除了相对较专业的足疗方法，我们平时也可以进行一些简单足、腿部运动保健，同样能达到预防保健作用。

运动法		操作方法	作用
简单的腿部运动	「干洗」腿	用双手紧抱一侧大腿根，稍用力从大腿根向下按摩直至足踝，再从足踝往回按摩至大腿根。用同样的方法再按摩另一条腿，重复10～20遍	使关节灵活，腿部肌力增强，也可预防小腿静脉曲张、下肢水肿及肌肉萎缩等
	甩腿	手扶树或扶墙先向前甩动小腿，使脚尖向前向上跷起，然后向后甩动小腿，将脚尖用力向后，脚面绷直，腿亦伸直。两条腿轮换甩动，每次甩80～100下为宜	可预防半身不遂、下肢萎缩、小腿抽筋等
	揉腿肚	以两手掌紧扶小腿，旋转揉动，每次揉动20～30次，两腿交换揉动6次	能疏通血脉，加强腿的力量，防止腿脚酸痛和乏力
	扭膝	两足平行靠拢，屈膝微向下蹲，双手放在膝盖上，顺时针扭动10次，然后再逆时针扭动10次	能疏通血脉，治疗下肢乏力、膝关节疼痛等症
	蹬腿	晚上入睡前，可平躺在床上，双手紧抱后脑勺，由缓到急地进行蹬腿运动每次达3分钟即可，然后再换另一条腿，反复8次	使腿部血液循环通畅，有助于睡眠
轻松的足部运动	摩擦脚底	取坐位，将膝关节弯曲然后用手掌用力地摩擦脚底，摩擦20～30次	可以很好地促进血液循环，而且对于睡眠和整个内脏系统都有调节作用
	赤脚行走	在家中脱掉鞋袜赤脚行走，相当于按摩足底	能使血行通畅，体内环境高度和谐，肌肉富有弹性，步态健康优美
	敲足跟	以足跟为中心，力度要适宜稍有疼痛感为佳，有节奏地进行敲击，双脚分别敲击100次左右	对于长期坐办公室的人来说，容易引起驼背，使得脊椎骨肌肉变得脆弱，而脊椎骨肌肉是通过膀胱经与足跟相连的
	活动脚趾	方法是将5趾尽可能地张开，再尽力收回，反复10次	经常活动脚趾可以健胃

371

足疗的注意事项与宜忌

为了取得真正的祛病保健的按摩功效，要特别注意按摩时方方面面的事项。同时在进行足部按摩时要仔细观察患者，以排除禁忌证。

足疗注意事项

（1）饭前30分钟，饭后1小时内不可做足部按摩，以防出现恶心、呕吐、消化不良等现象。

（2）按摩时应注意手法，力度要合适，并不是越大越好。对于老人、小儿或体质虚弱者，只适合使用拇指指腹进行轻力度操作，对于具有严重疾病患者应慎作足疗，必须时除了力度宜轻，操作时间也不能超过10分钟。

（3）按摩足部时，双脚对称的穴位和反射区都要按摩。

（4）足部按摩时，应尽量避开骨骼突起的位置，以防造成骨膜损伤。

（5）有些疑难病症坚持治疗，才会达到预期效果。

（6）对于长时间服用激素类药物者，不宜进行按摩。

（7）患有疾病者进行足部按摩的同时不应停药，这样药物和足部按摩的效果就会相辅相成，彼此增加疗效，加速患者痊愈。

（8）操作完成后要注意双足保温（尤其在冬天），夏天勿直接对着按摩的双足开风扇吹。在按摩后双足不可立即接触凉水。

（9）按摩后30分钟，喝温开水1杯约500毫升左右，这样可以排泄掉体内的废物和垃圾，严重肾脏病患者，喝水不得超过150毫升。

（10）足部按摩后如出现被疲感、踝关节肿胀、尿色改变，反射区痛感明显等反应，应适当休息。

足疗的宜忌

宜	按摩后30分钟，喝温开水1杯约500毫升
	疑难病症应坚持治疗
	应尽量避开骨骼突起的位置，以防造成骨膜损伤
	按摩足部时，双脚对称的穴位和反射区都要按摩
	按摩力度要合适
忌	有各种严重出血性疾病的患者，如吐血、呕血、咯血、便血、脑出血、胃出血、肠出血、子宫出血，及其他内脏出血
	一些外科疾病的患者，如严重外伤、烧伤、骨折、关节脱位、胃肠穿孔、急性阑尾炎
	意识不清或昏迷的病人，各种严重精神病患者
	急性心肌梗死及冠心病病情不稳定者
	严重器官功能衰竭的病人，如肾衰竭、心力衰竭和肝坏死
	空腹、暴饮暴食和极度疲劳者以及处于月经周期和妊娠期的女性

足疗的常用方法

足部按摩的大多数方法，实际上都是以中医的推拿术为基础。

足部按摩，基本方法主要为以下几种。

擦法：用单指或手掌大小鱼际及掌根部附着于足部，紧贴皮肤反复、快速地在一条直线上运动。要注意的是腕关节尽量自然伸直，小臂与手近似水平，摩擦的手指端可微微向下按，要以肩关节为支点，上臂主动带动手指和手掌做往返直线移动，也可以根据不同的部位，分别用腕部、指掌关节及指间关节为轴施行，操作使皮肤出现温热感为最佳。擦法的应用是比较广泛的。

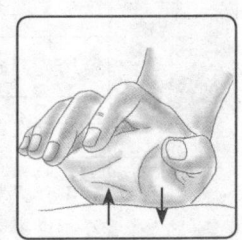

按法：拇指指端，着力点在偏离指甲尖端中央的位置，用力要由轻而重，稳而持续，使刺激充分渗透到身体深部，切忌用迅猛的爆发力，以免产生不好的作用。但需注意，长时间用这种方法按摩，拇指会经常处于紧张状态，容易患腱鞘炎，所以也可以选择其他的手指去按，或者与其他手法交替使用。

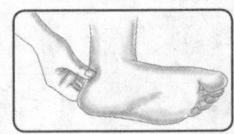

揉法：用食指或中指螺纹面部分吸附于穴位上，腕部放松，以肘部为支点，做轻柔缓和的回旋揉动，带动局部的皮下组织，也可以用手掌的掌根部位进行揉按。但是一定要注意，操作时应避免触打或跳动，也就是说揉的过程要有连续性，不要出现手掌脱离皮肤的现象。揉法适用于按摩区域较大的部位。

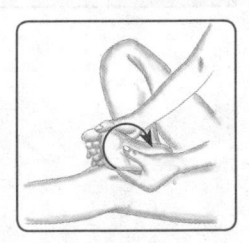

推法：用单指、多指或掌根、大小鱼际侧等，着力于足部的一定部位做单方向的直线移动。操作时要紧贴皮肤表面，用力需稳健，速度缓慢均匀，一般是沿骨骼走向施行，并且在同一层次上推动。整个动作要贯穿一个"松"字，即将肩、肘、腕、掌各个部位都放松，将自己的感觉集中并保持在手指上，最后使整个推的作用能渗透进皮肤深层。

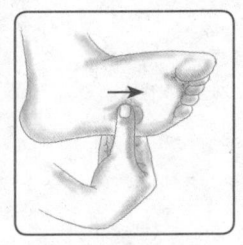

掐法：用拇指顶端及桡侧甲缘施力，也有以拇指
与其余各指的手指端甲缘，相对挟持在穴位或者反射
区施力，有时变形为双手拇指顶端对应挟持穴位。掐
法是一种强刺激手法，所以应当注意不要掐破皮肤，
而且掐后常以揉法揉之，以缓和刺激。如果痛感非常强，那就稍做停顿，并
减轻一下力量。掐法多适用于足部肌肉少的穴位。

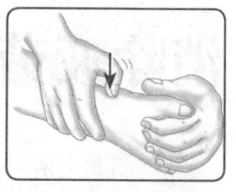

点法：食指弯曲，拇指轻靠于食指末节。食指指
骨同手掌、前臂、上臂保持一条直线，按压时，压1次
提起1次，用力要均匀，有渗透力。适用于位于足底
部、足内侧面和足背的穴位。

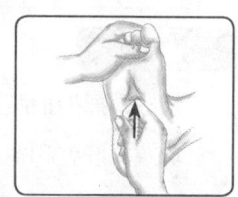

捏法：拇、食两指或拇、食、中三指捏压在两个
对应的穴位上压揉，或者拇指在一个穴位上点压，而
食指在另一面起固定作用，该法用力可轻可重。捏法
是比较随意的一种按摩手法，所以在操作的时候应该尽量体会自身的感觉，
随时调整力度，这样就会使反射的效果增强。

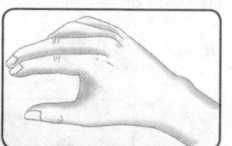

摇法：一手紧捏小腿中部，另一手摇动脚趾前
部，使脚趾及踝关节做被动均匀的环转活动。动作应
缓和，用力要稳健，摇动范围在正常生理活动范围之
内，由小到大，频率由快而慢，然后再由大至小，频率则转快，切忌单向加
力，以防损伤关节。

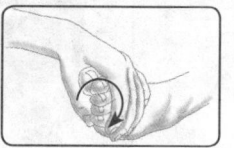

消除疲劳

　　日常生活中我们对过度疲劳要加强防范，养成良好的生活方式，注意劳逸结合，并且养成乐观积极的生活态度。足部按摩对于消除疲劳有非常好的疗效。

按摩方法一

　　手法：拇指指腹按压肝脏、肾脏、甲状腺和大脑反射区各3分钟。

　　功效：肝脏和肾脏皆为力量和热情的来源，刺激这两个反射区对身重困倦、精神萎靡不振有很好的改善；而刺激甲状腺和大脑发射区能消除疲劳，促进新陈代谢。

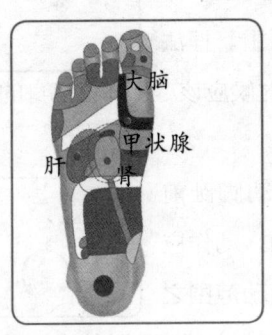

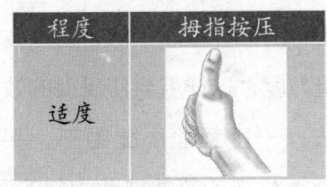

程度	拇指按压
适度	

按摩方法

按摩方法二

　　手法：以大拇指点按左右脚涌泉穴各5次，力度略重，以被按摩者能承受的力度为宜，也可以用按摩棒或者核桃等刺激按摩。

　　功效：补肾强精，有利于缓解疲劳。

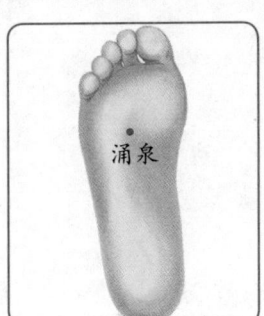

程度	拇指点按
重度	

按摩方法

缓解压力

中医认为，如果心脏、肝脏等脏腑失调或气血运行不畅引起烦躁气郁、心神不宁，就会表现出压力过大。足疗通过对穴位或反射区的刺激能够达到调整脏腑虚实、缓解压力的作用。

按摩方法一

手法：用食指刮压双足的胸部淋巴腺反射区、上身淋巴腺反射区、甲状腺反射区、肾脏反射区、脑下垂体反射区各3分钟。

功效：刮压这些反射区有助于改善大脑、神经及内分泌的功能，从而缓解自身压力。

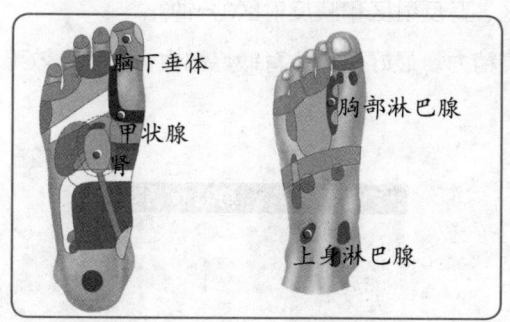

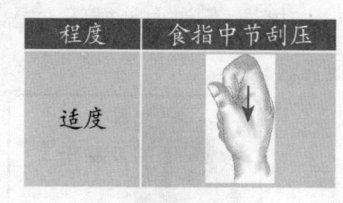

程度	食指中节刮压
适度	

按摩方法

按摩方法二

手法：用拇指按揉涌泉穴至该穴位周围皮肤有热感即可。按揉的力度要略感疼痛为宜，不可过重。

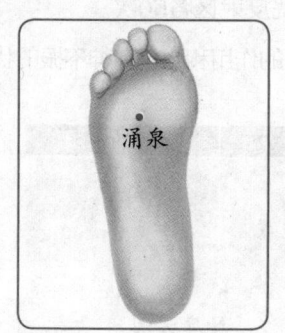

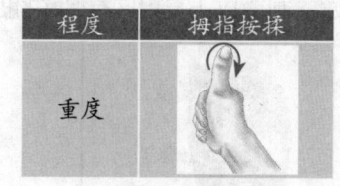

程度	拇指按揉
重度	

按摩方法

功效：通调水道，促进毒素代谢，缓解压力。

377

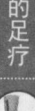

提神醒脑

　　生活中人们常会出现头晕目眩、精神不振、失眠健忘、记忆力减退、注意力不集中等症状，影响了工作和学习的效率。

　　医学证明，人体容易感觉疲劳和困倦是由于睡眠不足和脑供血不足。薄荷、咖啡和茶这三种食物都有助于提神醒脑，而日常还可以通过体育锻炼、劳逸结合、饮食规律等将身心调理到更好的状态，改善大脑皮质功能，从而使人感到心情舒畅，精神振奋。

按摩方法一

　　手法：以拇指指腹搓揉大脑反射区、小肠反射区、小脑及脑干反射区3分钟；以拇指推压甲状腺反射区、肾反射区和胰反射区3分钟。

　　功效：促进血液循环，提高精力。最好配合体育锻炼和饮食调养，效果更显著。

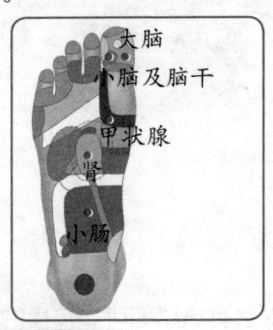

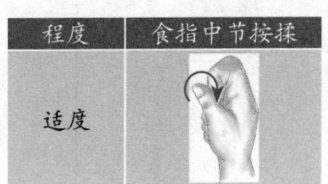

程度	拇指推压
适度	

按摩方法

按摩方法二

　　手法：食指中节按揉肾脏、肾上腺、膀胱反射区各50次。

　　功效：刺激以上反射区有很好的提神醒脑的作用和改善精神不振的状态。

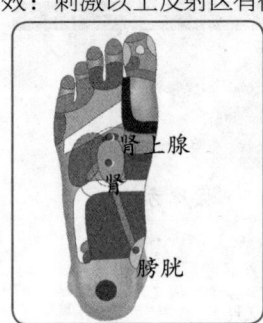

程度	食指中节按揉
适度	

按摩方法

安神催眠

　　各种原因引起的长期性入睡困难、睡眠深度过浅或频度过短、早醒及睡眠时间不足或质量差等，将严重危害人体的身心健康。

　　临床将长期失眠分为原发性失眠和继发性失眠两种。原发性失眠是毫无缘由的长期或终生存在的睡眠易中断、短睡，而日间又出现疲劳、紧张和困倦的现象。继发性失眠，是由其他原因如高血压、神经衰弱、高血脂更年期综合征引起的失眠。

按摩方法一

　　手法： 拇指和食指用力搓揉大脑、小脑、脾、肾脏反射区；力度略重推按肝脏反射区；握拳轻叩生殖器反射区。

　　功效： 促进血液循环，调节体内激素分泌的平衡，按摩还能帮助身心放松，有利于睡眠。长期失眠的患者进行放松训练，能加快入睡速度，减轻焦虑。

379

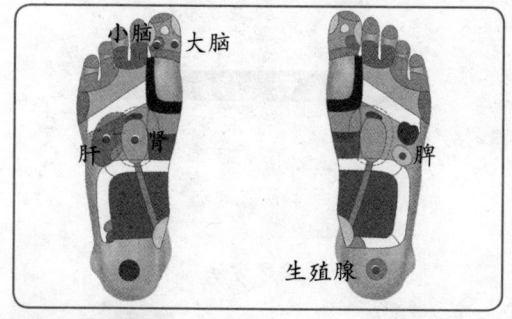

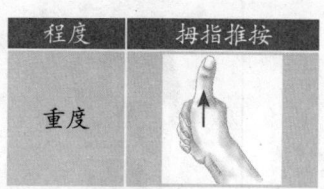

程度	拇指推按
重度	

按摩方法

按摩方法二

　　手法： 以拇指指端点按行间穴2分钟。

　　功效： 刺激此穴可以稳定情绪，宁静心神。

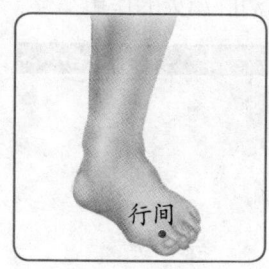

行间

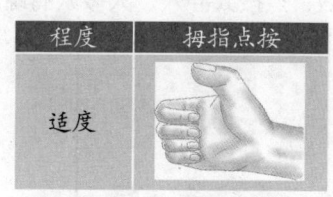

程度	拇指点按
适度	

按摩方法

第三章　神奇的足疗

疏肝解郁

抑郁最常见的表现为情绪低落，抑郁症的发生呈逐年上升的趋势，严重危害人的身心健康。引发抑郁的原因有很多，通常是心理因素引发的，也与性格、遗传、身体疾病有关。抑郁症的临床表现除了情绪低落，还常常伴有头痛、胸肋胀痛、失眠、食欲不振、性欲减退、极度悲观、注意力不集中等症状，严重者甚至有自杀的倾向。

中医认为，抑郁属"郁证"范畴，主要是郁怒、思虑、悲哀、忧愁等情志原因导致肝气郁结、肝失调达，最终造成脾失运化、心神失常、五脏气机不和、气血失调。抑郁的病位主要在心、肝、脾这三个脏腑。

按摩方法一

手法：以拇指指端点揉肝脏、胆囊反射区各1分钟。每天3次。

功效：点揉肝脏、胆囊反射区可以增强肝脏功能。

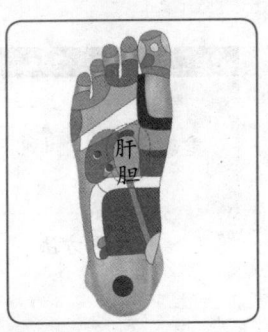

程度	拇指点揉
适度	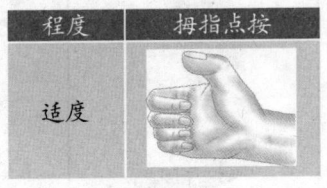

按摩方法

按摩方法二

手法：以拇指指端点按太冲穴、大敦穴各30秒。

功效：点按太冲穴、大敦穴有疏肝理气、清肝泻火的作用。

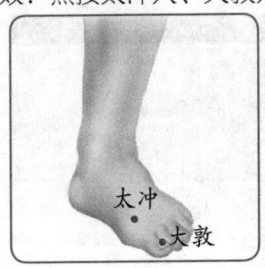

程度	拇指点按
适度	

按摩方法

减肥瘦身

肥胖人士可以在健康节食的同时，做适度运动，同时实行按摩疗法，可以收到良好的瘦身效果。

按摩方法一

手法：以食指中节按揉脾、胃、肾、下腹部、甲状腺、脑垂体反射区30~50次。

功效：增强脾胃及肾功能，促进水液和脂肪代谢。

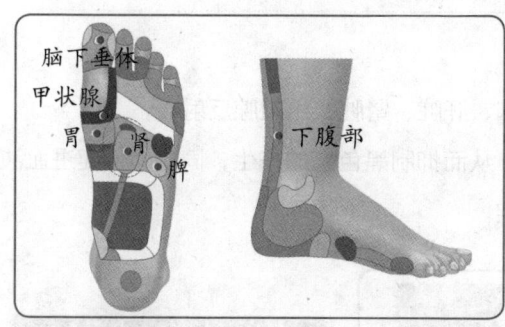

程度	食指中节按揉
适度	

按摩方法

按摩方法二

手法：用39℃水泡脚20分钟，然后用拇指按揉解溪、内庭、公孙、太白、太冲、太溪和涌泉2分钟，力度适中。再用推法对公孙、太白进行按摩2分钟。

功效：调理脏腑功能，促进水液和脂肪代谢，达到减肥瘦身的效果。

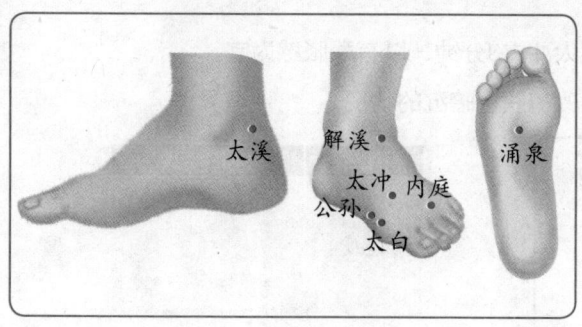

程度	拇指推按
适度	

按摩方法

第三章 神奇的足疗

美白养颜

　　皮肤白不白，主要取决于黑色素细胞合成黑色素的能力。黑色素生成越多，皮肤就越黝黑；反之，皮肤就越白皙。另外，也有人因为肝胆瘀阻而导致肤色暗沉，面部没有光泽，偏黄。要想美白，我们在注意日常防晒的同时，更要注意从根源上进行解决。

　　对此，足部按摩就是一种不错的选择。它通过对足部毛细血管的刺激，加快人体内液体的流动，从而大量排出体内各种色素，包括黑色素，并改善和加快细胞的代谢和营养，从而起到美白嫩肤的作用。

按摩方法一

　　手法：以食指中节点按大脑、肝脏、肾脏、生殖腺反射区。

　　功效：可调节人体内分泌，从而抑制黑色素的产生，同时通过促进血液及淋巴液循环有效减少色素沉淀。

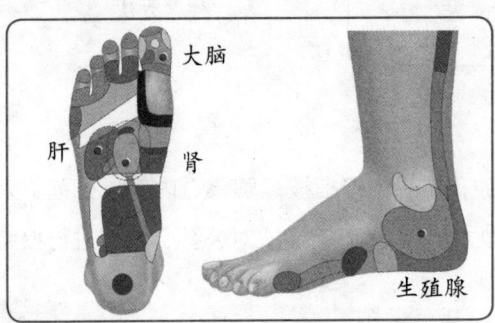

按摩方法二

　　手法：以拇指指腹按揉太冲穴3分钟，以有酸胀感为宜。

　　功效：调节肝脏功能，改善肤色暗沉的状况。

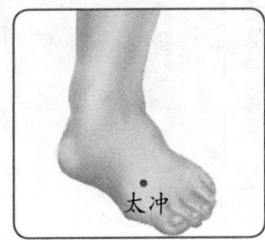

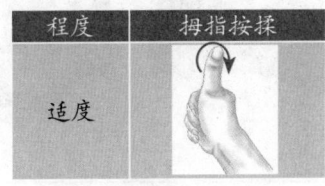

治疗斑秃脱发

斑秃，俗称鬼剃头，是一种突然发生的头发局部性斑状脱落的脱发性毛发病。

斑秃临床上表现为起病突然，斑秃部位的皮肤正常、无自觉症状，常常在无意间发生，头发迅速脱落成片，多呈圆形或椭圆形脱落，小如指甲般，大如硬币般，数目不等。本病属中医学中的"油风""落发"范畴，是情志不舒、肝气郁结、气血失调、毛发失养所致，或血虚不足不能濡养皮肤所致，另外肝肾不足也能导致斑秃脱发。

按摩方法一

手法：以拇指指腹按揉太溪穴1~3分钟，以有压痛感为宜。

功效：刺激此穴能滋阴补阳、增强肾功能，能有效缓解由肾精不足引发的脱发。

383

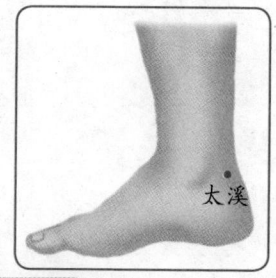

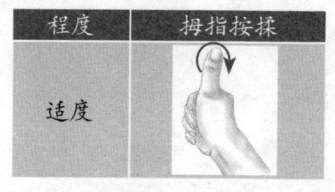

程度	拇指按揉
适度	

按摩方法

按摩方法二

手法：以拇指指端点按涌泉穴1~3分钟，以局部有酸胀感为宜。

功效：促进头皮血液循环，以营养头皮毛囊。

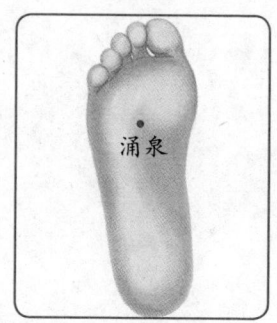

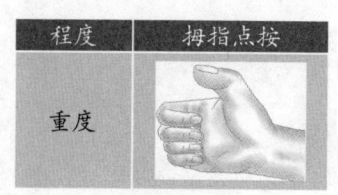

程度	拇指点按
重度	

按摩方法

第三章 神奇的足疗

第四章
常见病的面诊与手、足疗法

　　以面部诊察为依托，结合常见病病理特征，有针对性地进行手部按摩和足部按摩，对控制和调节人体的生命活动起着极其重要的保健治疗作用。

内容提要

◆ **呼吸系统疾病**
　　主要包括咳嗽、胸闷、支气管哮喘等疾病

◆ **消化系统疾病**
　　主要包括便秘、腹胀、消化不良等疾病

◆ **运动系统疾病**
　　主要包括颈椎病、肩周炎、腰肌劳损等疾病

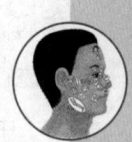

◆ **生殖系统疾病**
　　主要包括阳痿、闭经、月经不调等疾病

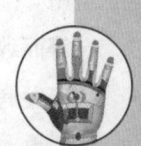

◆ **五官九窍疾病**
　　主要包括牙痛、耳鸣、慢性鼻炎等疾病

◆ **其他常见疾病**
　　主要包括高血压、糖尿病、痔疮等常见疾病

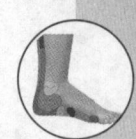

流行性感冒

流行性感冒简称流感，特点是传染性强、发病率高，在日常生活中是最常见的一种疾病。流感病程呈自限性，如无并发症的患者通常5～10天可痊愈。季节性流感以冬春季较为常见。

病症表现

流感的主要表现有鼻塞、流涕、打喷嚏、头痛、咽痛、眼结膜轻度出血、眼球压痛、口腔黏膜可有疱疹，可伴有全身不适、乏力、畏寒发热（可高达40℃）、四肢酸痛等全身症状。症状较轻的流感与普通感冒相似，一般2~3天就可恢复，由于两者症状相似，因此只有通过病原体相关检查才能确切鉴别。

病因

西医认为，流行性感冒是由流感病毒引起的一种急性呼吸道感染性疾病。本病的传染源为流感病人及隐性感染者，经飞沫传播，所以易爆发流行。

中医则指出，流行性感冒主要是感受风邪、外感疫病之邪所致。寒热异常、温凉失节是流行性感冒的主要病因；或风热犯卫、风寒束表、热毒袭肺等而致一系列肺卫症状；也可因饮食劳倦伤及脾胃，致脾肺气虚，易感风邪而发病。

面部诊断

舌苔薄为风寒所致

发热时面色潮红

舌苔黄为风热所致

口腔黏膜可有疱疹

眼结膜轻度出血

眼皮有时水肿

鼻塞、流涕

流行性感冒的手、足疗法

● 手部按摩法

（1）以拇指指腹推按肾、膀胱、输尿管、肺反射区各50次，以能感觉身体微热为佳。

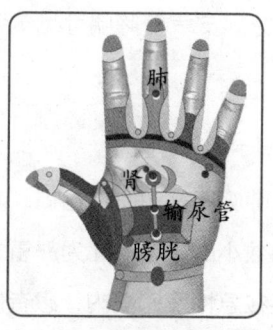

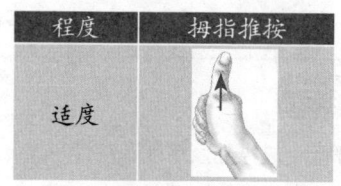

程度	拇指推按
适度	

按摩方法

（2）以拇指指端掐按鱼际、合谷、太渊、商阳穴各20~30次，力度略重，以局部有微痛感为宜。

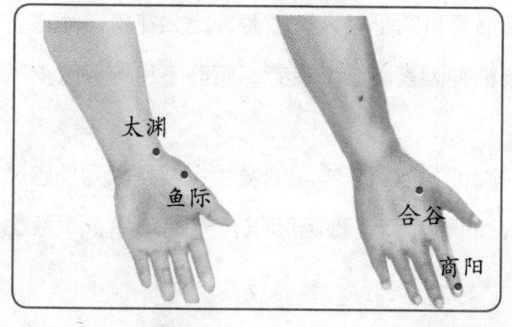

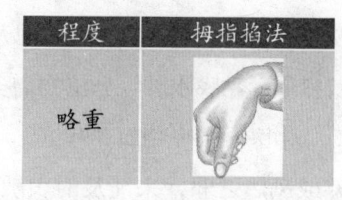

程度	拇指掐法
略重	

按摩方法

● 足部按摩法

以食指中节刮压肾、肾上腺、膀胱、输尿管、腹腔神经丛反射区各3~5次。

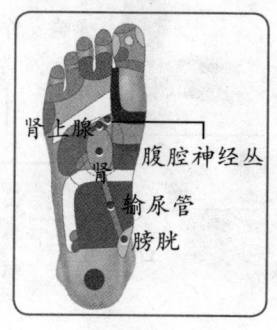

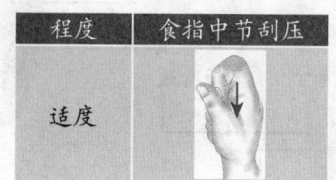

程度	食指中节刮压
适度	

按摩方法

支气管哮喘

　　支气管哮喘简称哮喘，是一种由过敏源或其他非过敏因素引起的支气管过敏反应性疾病，是一种常见病、多发病。该病是世界公认的医学难题，哮喘发作与环境和精神因素密不可分。支气管哮喘可见于各个年龄段，一年四季均可发病，在秋冬季加重。

病症表现

　　哮喘的主要症状为阵发性气急、胸闷、呼吸困难、张口抬肩、咳嗽、咳痰、哮鸣等，常反复发作，持续数分钟或者数小时，夜间尤为严重。长期发作的慢性哮喘多合并有肺气肿，所以即使不在急性发作期内，患者仍然会有气急、胸闷、哮鸣样呼吸等症状。

病因

　　西医指出，哮喘发作的原因最常见的是吸入过敏源，比如花粉、油漆、灰尘、染料、鱼虾、霉菌，以及精神因素、过度疲劳、营养不良等导致支气管痉挛、黏膜水肿、分泌物增多。

　　中医学中哮喘属"哮证""喘证"范畴，哮喘的发生主要是因为外感风寒或风热之邪，未能及时表散，邪蕴于肺，壅阻肺气，气不布津，聚液生痰，痰阻气道、肺气上逆。

面部诊断

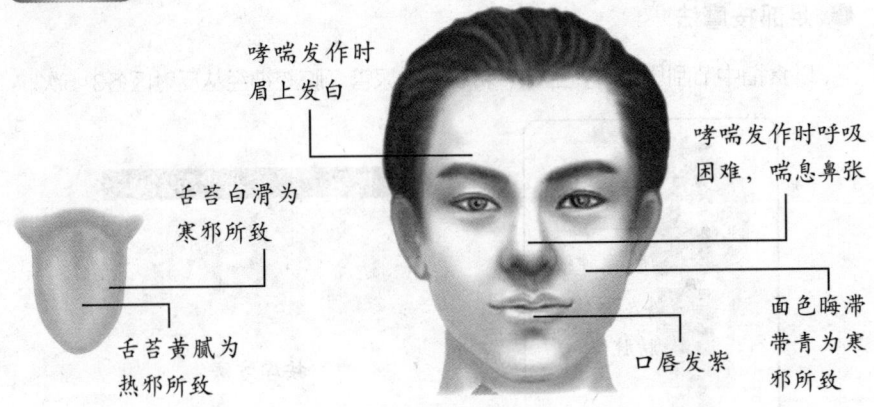

哮喘发作时眉上发白

哮喘发作时呼吸困难，喘息鼻张

舌苔白滑为寒邪所致

舌苔黄腻为热邪所致

口唇发紫

面色晦滞带青为寒邪所致

支气管哮喘的手、足疗法

● 手部按摩法

用拇指指端点按列缺穴、鱼际穴、外关穴、太渊穴各1分钟。

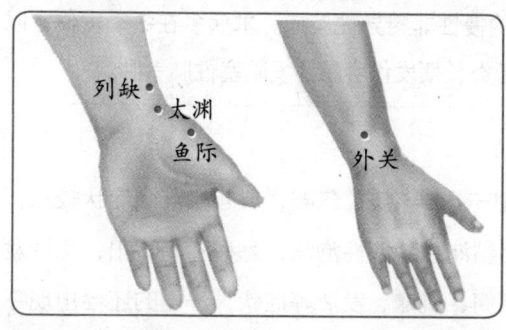

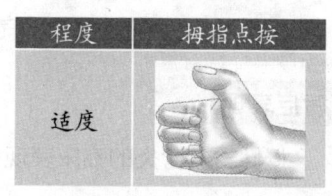

程度	拇指点按
适度	

按摩方法

● 足部按摩法

（1）手握空拳点按足临泣、昆仑、隐白、涌泉、然谷穴各3~5分钟，每天3~5次，10天为一个疗程。

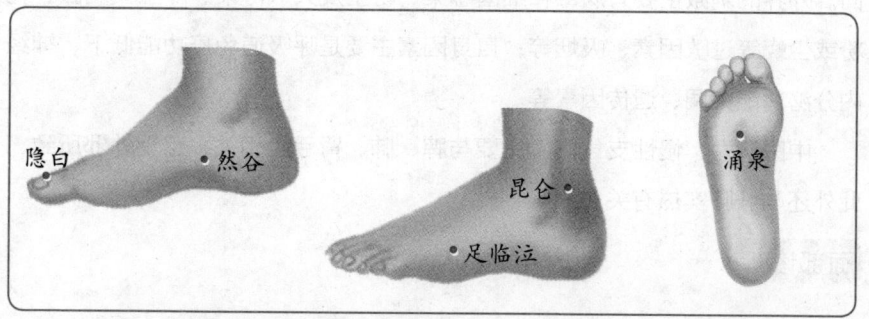

（2）用拇指指腹按揉肾、输尿管、膀胱、肾上腺、甲状腺、甲状旁腺、心、肺及支气管、鼻反射区各3分钟。

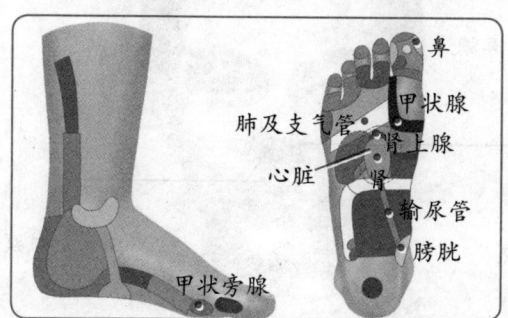

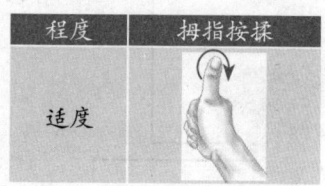

程度	拇指按揉
适度	

按摩方法

慢性支气管炎

慢性支气管炎是细菌和病毒感染或环境刺激引起的气管、支气管黏膜及其周围神经组织充血肿胀的慢性非特异性炎症。本病多在冬季发作，以老年人较为多见。慢性支气管炎长期发作容易并发阻塞性肺气肿。

病症表现

慢性支气管炎的临床表现有咳嗽、咳痰、气喘，晨起和夜间症状较重，持续时间较长，痰液一般为白色黏液或浆液性泡沫，黏稠不易咳出，急性发作的患者常伴有鼻塞、头痛、咽痛、畏寒、发热等症状，严重的还会出现呼吸衰竭的症状。

病因

西医指出，慢性支气管炎的致病原因有外界的刺激和自身因素两个方面。外界的刺激主要有病毒和细菌感染、粉尘及大气污染、冷空气刺激、花粉或尘螨等过敏因素、吸烟等；自身因素主要是呼吸道免疫功能低下、神经内分泌功能失调、遗传因素等。

中医认为，慢性支气管炎主要与脾、肺、肾亏虚相关，感受外邪所致，此外还与肝肺实热有关。

面部诊断

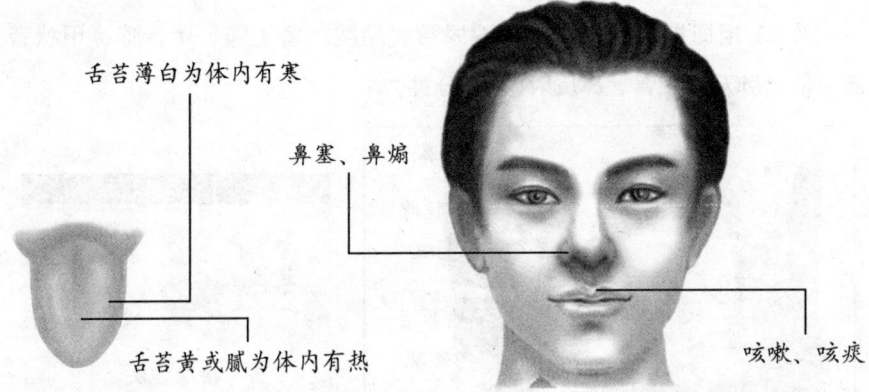

舌苔薄白为体内有寒

鼻塞、鼻煽

舌苔黄或腻为体内有热

咳嗽、咳痰

慢性支气管炎的手、足疗法

● 手部按摩法

以拇指指腹按揉劳宫穴、鱼际穴各2分钟。

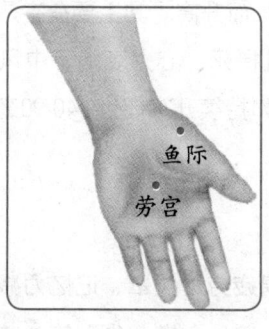

程度	拇指按揉
适度	

按摩方法

● 足部按摩法

（1）以拇指指腹推按肺及支气管、肾、脾反射区3~4分钟。

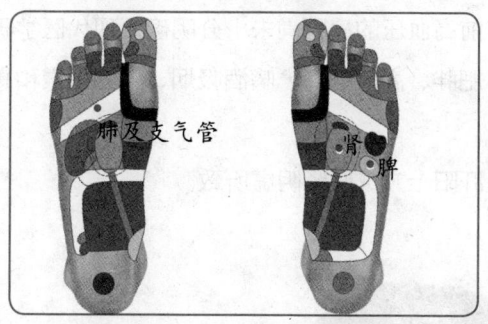

程度	拇指推按
适度	

按摩方法

（2）以食指中节刮压胸部淋巴腺反射区30次。

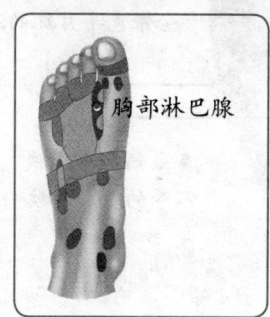

程度	食指中节刮压
适度	

按摩方法

第四章 常见病的面诊与手、足疗法

高血压

高血压是常见的心血管疾病，以体循环动脉血压持续性增高为主要表现的临床综合征，发病率随着年龄的增长而升高。其主要危害是常引起心、脑、肾等重要器官的病变，比如心肌梗死、心力衰竭、中风、肾衰竭。临床上一般认为，在安静休息时血压如持续升高超过140/90毫米汞柱（18.7/12 千帕）就是高血压。

病症表现

高血压病的主要临床表现是在起病初期易疲劳、头晕、记忆力减退，随着血压持续升高，还会头痛、头胀、耳鸣、眼花，心慌、失眠等，劳累或情绪波动大的时候症状更为明显。

病因

高血压发病率较高，但到目前高血压的病因尚未十分明确。现代医学研究认为其与年龄、职业、环境、肥胖、高盐饮食、嗜酒吸烟、精神因素和高血压家族史都有一定关系。

中医认为，血压升高主要是肝阳上亢或肝肾阴虚所致。

面部诊断

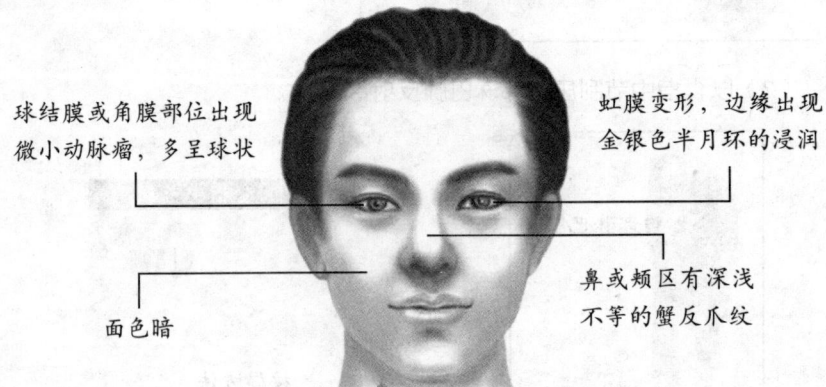

球结膜或角膜部位出现微小动脉瘤，多呈球状

虹膜变形，边缘出现金银色半月环的浸润

面色暗

鼻或颊区有深浅不等的蟹反爪纹

高血压的手、足疗法

● **手部按摩法**

　　用拇指指端点按内关、合谷、神门、后溪、阳溪穴各2~3分钟，力度略重以局部能忍受的疼痛度为佳。

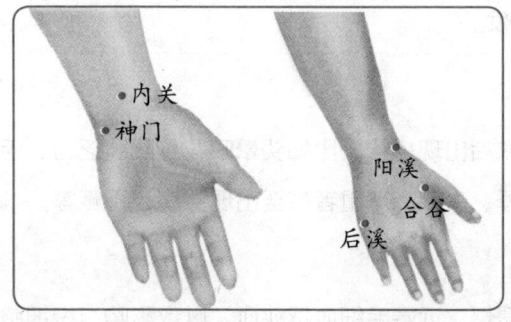

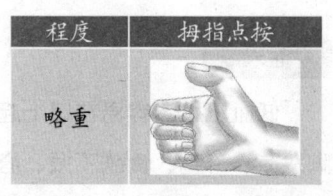

程度	拇指点按
略重	

按摩方法

● **足部按摩法**

　　（1）用拇指指腹按揉头、小脑、肝、胆、心、内耳迷路、肾上腺、输尿管、肾、膀胱反射区各3~5分钟，以局部有可耐受的疼痛感为佳。

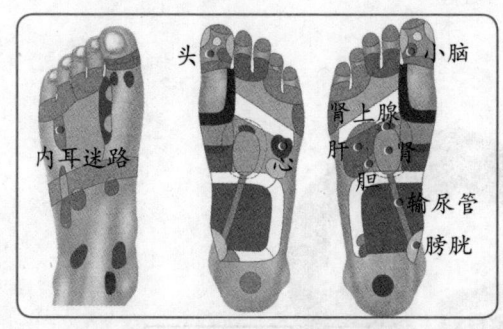

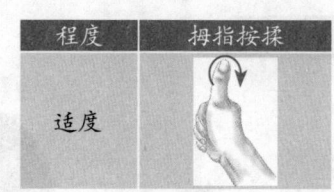

程度	拇指按揉
适度	

按摩方法

　　（2）拇指点按双侧足部解溪、太冲、行间、昆仑、申脉、侠溪、照海穴每穴2分钟。

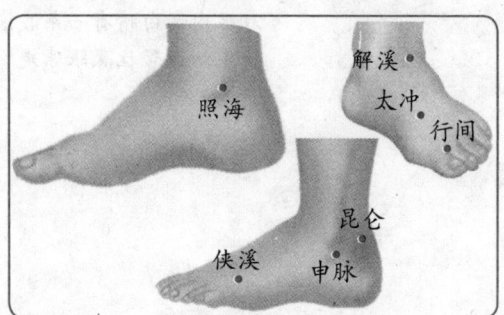

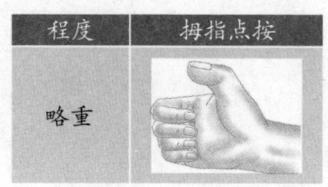

程度	拇指点按
略重	

按摩方法

低血压

低血压是指体循环动脉压力低于正常的状态。临床上成人血压低于90/60毫米汞柱即为低血压。该病多发于女性、老人及身体瘦弱者。低血压主要由个人体质性因素引发。

病症表现

低血压患者容易在早上起床后出现症状，比如头晕眼花、四肢乏力、手脚发凉、耳鸣、食欲不振、心悸、失眠，严重者甚至出现头痛、昏厥等。

病因

血压下降，导致血液循环缓慢，远端毛细血管缺血，以致影响组织细胞氧气和营养的供应，二氧化碳及代谢废物的排泄减慢，最后导致大脑和心脏的血液供应受到影响。总的来说引起低血压的原因是循环功能不良。

低血压在中医学中属"眩晕""心悸"等范畴，多为气血不足、脾胃虚弱、肾阳虚所致。

面部诊断

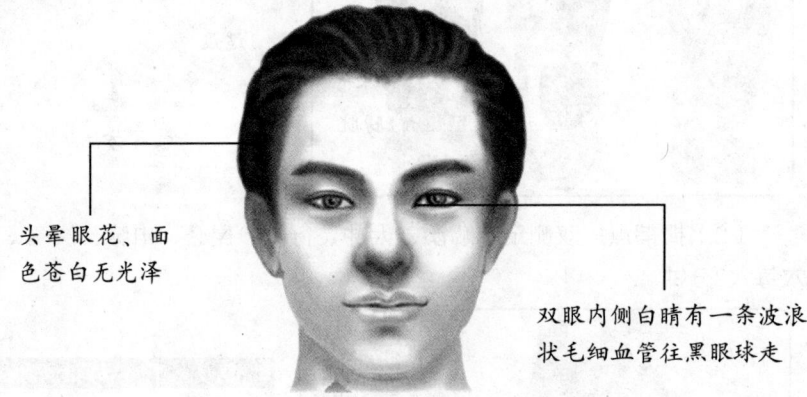

头晕眼花、面色苍白无光泽

双眼内侧白睛有一条波浪状毛细血管往黑眼球走

低血压的手、足疗法

● 手部按摩法

（1）用拇指指腹按揉心、头、肺、肾反射区5~10分钟。

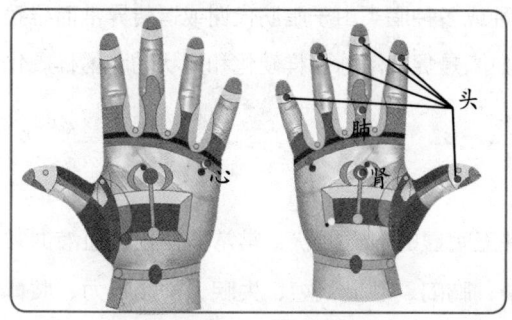

程度	拇指按揉
适度	

按摩方法

（2）用拇指指端点按内关、神门、中冲穴各1~2分钟。

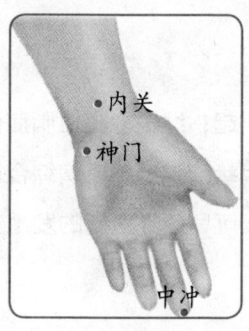

程度	拇指按揉
适度	

按摩方法

● 足部按摩法

用拇指指腹匀速地轻轻按揉肾、输尿管、膀胱、头、心、肺、甲状腺、肾上腺、生殖腺、脑垂体、内耳迷路反射区各3~5分钟。

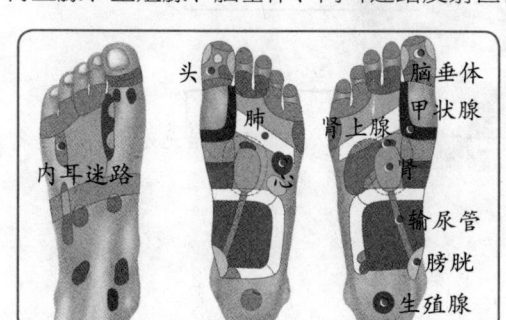

程度	拇指按揉
轻度	

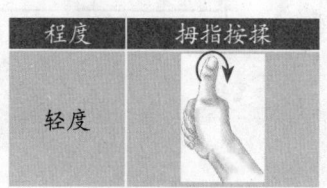

按摩方法

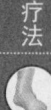

高血脂

血脂为血液中所含脂类物质的总称，主要包括甘油三酯、磷脂、胆固醇和游离脂肪酸。血液中一种或多种脂类由于脂肪代谢或运转异常而导致含量增高统称为高血脂。高血脂是促使动脉粥样硬化和冠状动脉粥样硬化性心脏病的主要因素之一。

病症表现

有的患者虽然血脂高，但并无明显的自觉症状，常常是在化验血液时才发现。而有的患者则会出现头晕、胸闷、心慌气短、失眠、神疲乏力、肢体麻木等症状，部分患者眼皮处会出现黄色的小脂肪瘤，一般高血脂患者常常体重超重。

病因

原发性高血脂症可为遗传、饮食等因素引起；继发性高血脂症则继发于其他原发性疾病，比如糖尿病、肝胆疾病、甲状腺疾病、肾病综合征。

中医认为饮食不节、情志不舒、体质因素可导致高血脂的发生。

面部诊断

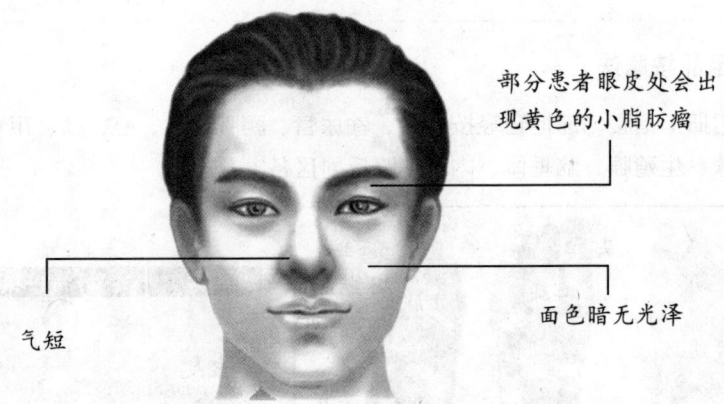

部分患者眼皮处会出现黄色的小脂肪瘤

气短

面色暗无光泽

高血脂的手、足疗法

● **手部按摩法**

以拇指指端点按合谷、少府、鱼际、太渊、阳池、列缺穴各1分钟。

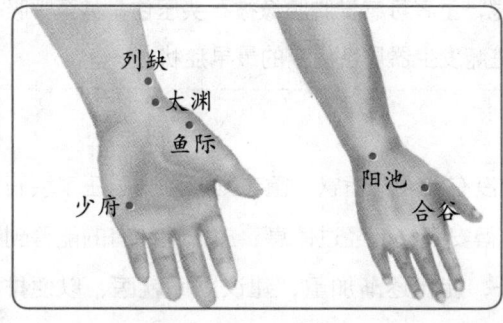

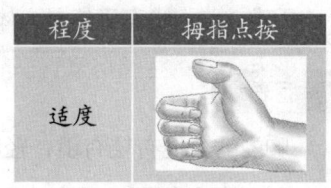

程度	拇指点按
适度	按摩方法

● **足部按摩法**

（1）以拇指指腹按揉肾、脾、肝、胆反射区各30次。

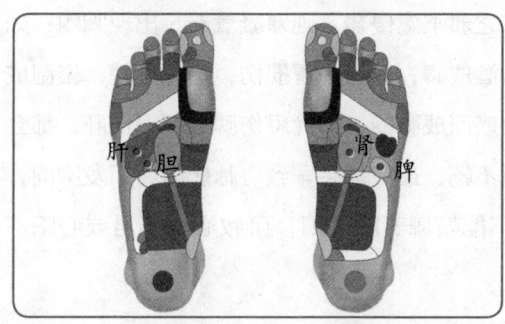

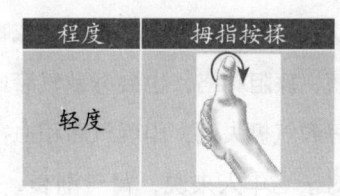

程度	拇指按揉
轻度	按摩方法

（2）以拇指指端点揉丰隆、解溪、内庭、公孙、太白、太冲、太溪穴各50次。

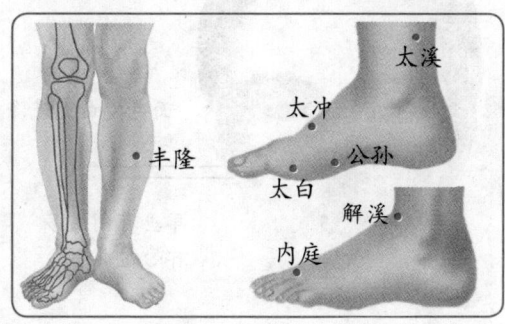

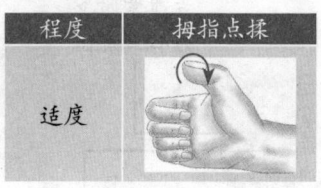

程度	拇指点揉
适度	按摩方法

胸闷

胸闷是一种主观感觉身体器官功能紊乱的症状，即呼吸费力或气不够用。轻者没有太大的主观感觉，重者可感觉胸膛像被石头压住，甚至呼吸困难。胸闷也有可能是人体脏腑发生器质性病变的最早症状之一。

病症表现

胸闷的表现有轻有重，轻者没有太大不适感，重者则感觉胸膛压了块石头，甚至胸痛彻背、呼吸困难不得安卧，但经过休息、放松情绪有的能得到缓解。如果胸闷随着病程的延长，症状逐渐加重，建议立即就医，以便排除身体器质性病变的可能。

病因

引起胸闷的原因很多，多与寒邪内侵、饮食不当、情志失调、年老体虚等因素有关。当胸阳不足，阴寒之邪乘虚侵袭，则寒凝气滞，出现胸闷；如饮食不节，过食肥甘生冷，或嗜酒成癖，导致脾胃损伤，运化失健，聚湿成痰，痰阻脉络，也会导致气滞血瘀而成胸闷；如忧思伤脾或郁怒伤肝，都会导致气机失调，出现气滞和血行不畅，最终都会导致心脉痹阻，而发胸闷；对于老年人来说，肾气渐衰，不能鼓舞五脏之阳，可致心气不足或心阳不振，心脉阻滞，也会发生胸闷。

面部诊断

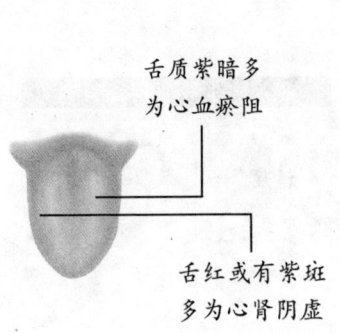

舌质紫暗多
为心血瘀阻

舌红或有紫斑
多为心肾阴虚

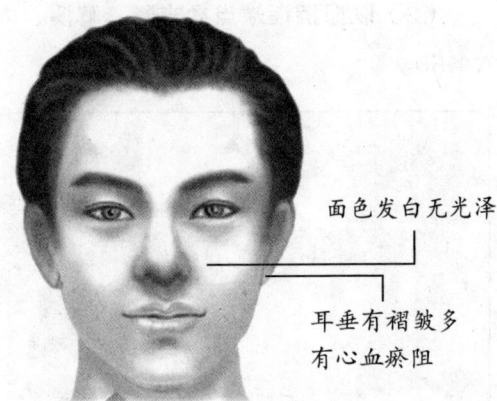

面色发白无光泽

耳垂有褶皱多
有心血瘀阻

胸闷的手、足疗法

● **手部按摩法**

（1）以拇指掐中冲穴、神门穴、内关穴各10~20次，以局部有刺痛感为宜。

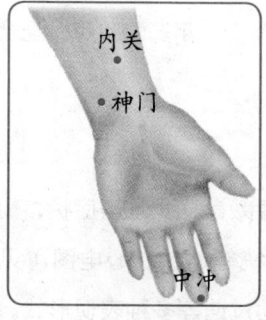

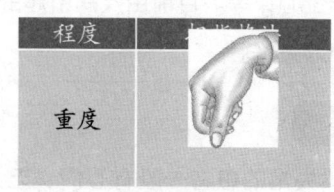

按摩方法

（2）以拇指指端点按心、肺和支气管、脾、胃、肾反射区，各2~3分钟。

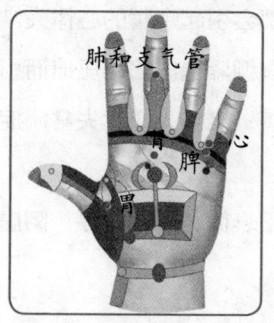

程度	拇指点按
适度	

按摩方法

● **足部按摩法**

以食指中节轻轻刮压胃、肝、脾、肾上腺、肾反射区各20次，以局部感觉发热为宜。

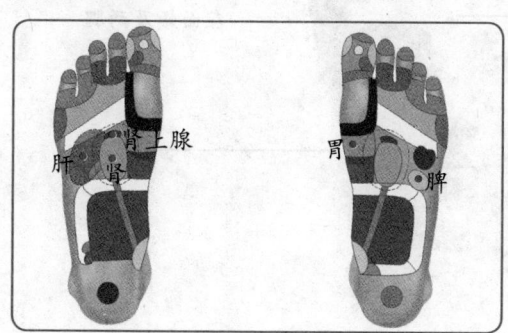

程度	食指中节刮压
轻度	

按摩方法

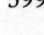

心律失常

　　心律失常是一种常见病，主要是指心脏自律性异常或传导障碍引起的心动过速或过缓以及心律不齐。心律失常包括心动过缓、过速、心律不齐及异位心律等。目前由疾病引起的心律失常多采用药物治疗，配合按摩治疗疗效更好。

病症表现

　　心律失常的患者一般有心慌、乏力、气短懒言、头晕等症状，重者甚至有呼吸困难、胸闷、心前区疼痛以及神经系统等症状。心电图可见房性早搏、交界性早搏、室性早搏、心动过缓、心动过速等多种表现形式。

病因

　　精神紧张，大量吸烟、喝酒、喝咖啡等都会引起短暂的心律失常，通常很快就能恢复；过度劳累和压力导致背部肌肉绷紧造成筋结压迫而引起的心律失常，通过放松心情、注意休息能得到改善；老年人心律失常病症表现严重者则可能是心肌梗死、狭心病的前兆。

　　中医认为，心律失常多因心血不足、心阳衰微、水饮内停、阴虚火旺、瘀血阻滞而发病。

面部诊断

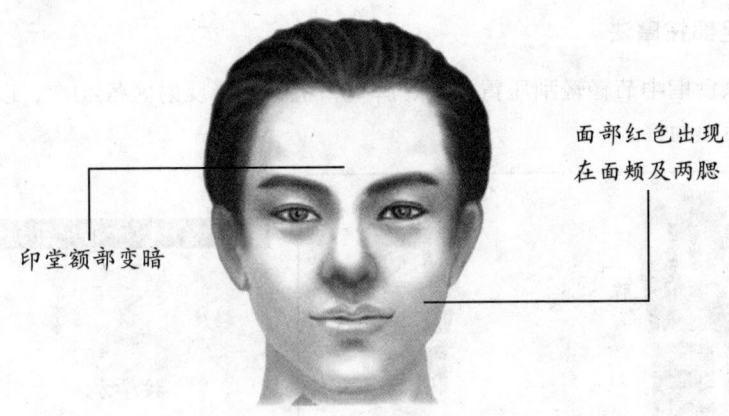

面部红色出现在面颊及两腮

印堂额部变暗

心律失常的手、足疗法

● 手部按摩法

以拇指点按内关穴、神门穴、大陵穴、劳宫穴各3~5分钟，以局部有微痛感为宜。

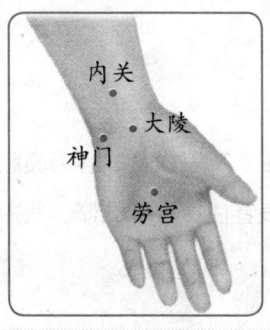

程度	拇指点按
适度	

按摩方法

● 足部按摩法

（1）以拇指按揉足部心、肾、膀胱、输尿管、肺、甲状腺、胃、膈、胸腺淋巴腺、胸椎反射区各100次，以局部有酸胀感为宜。

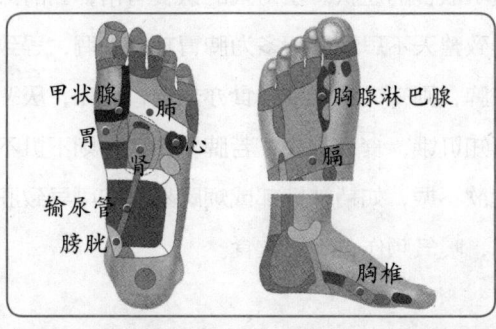

程度	拇指按揉
适度	

按摩方法

注：上述方法每日可按摩1~2次，症状有所缓解后，可改为每日按摩1次。

（2）用拇指指端点按涌泉穴3~5分钟。

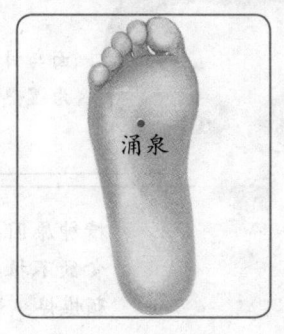

程度	拇指点按
适度	

按摩方法

食欲不振

食欲就是进食的生理需求，食欲不振是指进食的欲望降低或者消失。食欲不振是常见病，长期食欲不振容易导致精神疲惫、体重减轻、营养不良、记忆力下降、免疫力降低等。

病症表现

生理性食欲不振者多面色黄白，体形消瘦、不思饮食、容易腹胀、或嗳气频作、倦怠懒言；精神原因引起的食欲不振者往往容颜憔悴、气短、神疲力乏、郁闷不舒等。

病因

食欲不振属中医学中的"不欲食""纳差""恶食"等范畴，食欲不振即纳谷不香、不思饮食或食后难化。《灵枢·海论篇》曰："水谷之海不足，则饥不受谷食。"指的就是不欲食的症状。正常人的饮食有常，到时即饥，食能知味。若因多种病因导致整天不思饮食，多为脾胃功能失调，导致消化吸收不良。若病在胃而不在脾，则知饥不能食，食亦易饱，无味，厌恶油腻；若病在脾而不在胃，则不知饥饿，食后难化；若脾胃俱病，则不饥不思饮食。此外，情致也可导致食欲不振，如精神抑郁或烦躁易怒均可导致肝郁气滞出现两胁苦满，胸胁胀闷，嗳气频作，不思饮食。

面部诊断

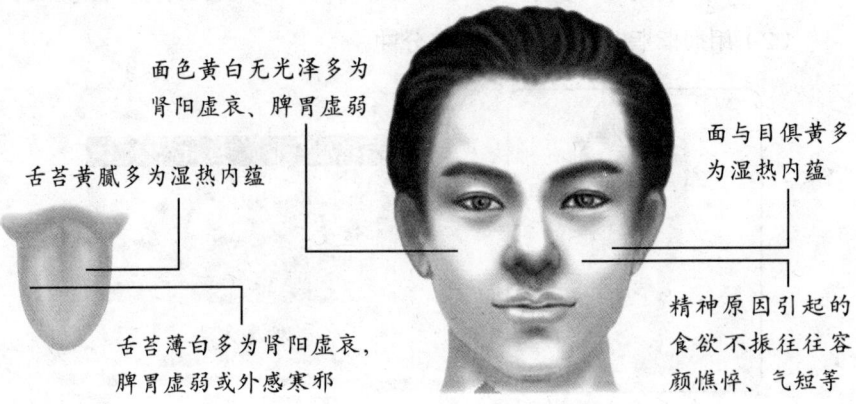

面色黄白无光泽多为肾阳虚衰、脾胃虚弱

舌苔黄腻多为湿热内蕴

面与目俱黄多为湿热内蕴

舌苔薄白多为肾阳虚衰，脾胃虚弱或外感寒邪

精神原因引起的食欲不振往往容颜憔悴、气短等

食欲不振的手、足疗法

● **手部按摩法**

用拇指指腹按揉胃、脾、肝、胆、肾、腹腔神经丛、输尿管、膀胱、肺和支气管反射区各30~50次，以局部有酸胀感为宜。

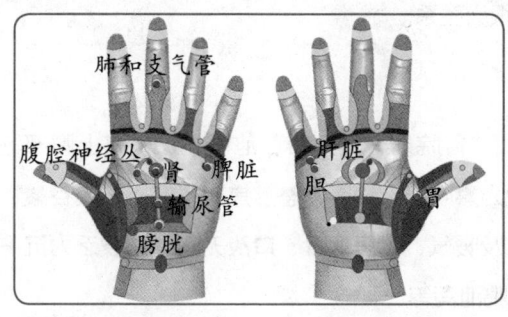

程度	拇指按揉
适度	

按摩方法

● **足部按摩法**

（1）用拇指指端点按冲阳、商丘、内庭、隐白、太冲穴，各1~2分钟，力度适中，每日1~2次。

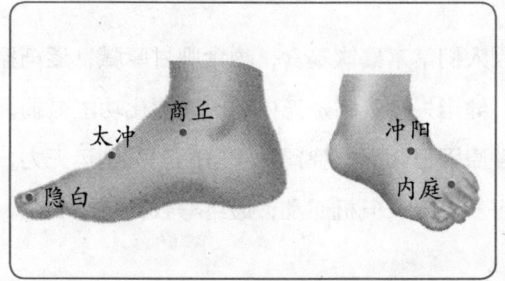

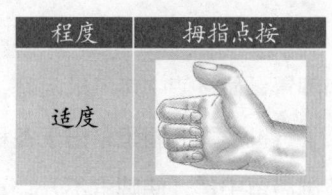

程度	拇指点按
适度	

按摩方法

（2）以食指中节按压胆、肝、胃、小肠、十二指肠、脾、甲状腺反射区各5~8分钟，以局部有酸胀感为宜。

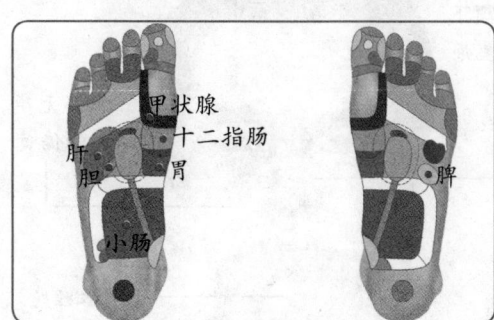

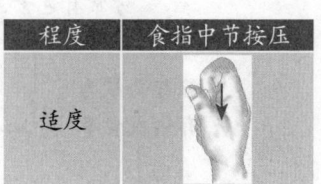

程度	食指中节按压
适度	

按摩方法

消化不良

消化不良是指一组表现为上腹部疼痛或烧灼感、餐后上腹饱胀、早饱的症状群，同时还伴有食欲不振、嗳气、恶心或呕吐等。其发病与胃、肠或胰、胆、肝功能失调等有很大关系。

病症表现

消化不良属于中医"痞满""胃脘痛""积滞"范畴。除了有上腹部饱胀、胀痛或灼痛症状，还会表现为喜叹息、烦躁易怒、焦虑不寐、嗳腐吞酸、纳呆恶心或呕吐不消化食物，以及嗳气、不思饮食、口淡无味、四肢乏力沉重和胃部灼热嘈杂吞酸、口苦、肠鸣泄泻等。

病因

肝气犯胃：由于生活中各种压力超出个人精神承受能力，会导致情志抑郁，肝气郁结。而肝气郁结最终导致脾胃功能失调，受纳和运化水谷功能障碍，也就是消化不良。

饮食停滞型：出于各种原因人们常常暴饮暴食，嗜食肥甘厚腻，逐渐损伤脾胃，最终使中焦气机阻塞，健运失司，腐熟无权，出现消化功能减弱。

气机升降失调型：出于各种原因日久损伤脾胃致脾胃虚弱，纳运无力，痰湿滞留中焦，使脾气不升，胃气不降，气机逆乱，最终导致肠胃的腐熟、运化功能减弱。

面部诊断

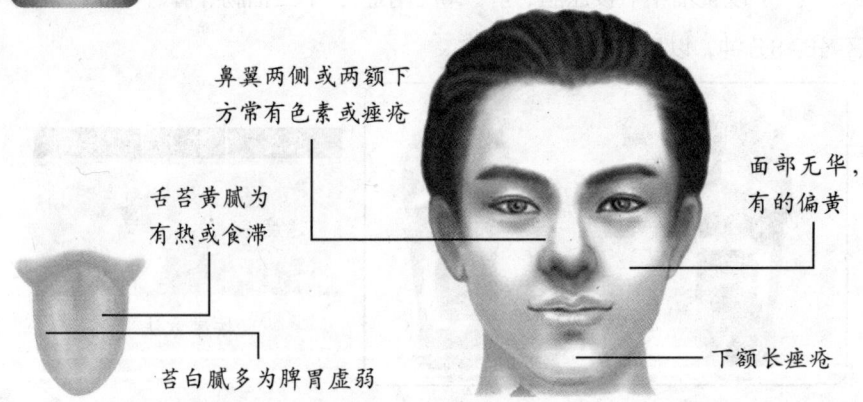

鼻翼两侧或两颊下方常有色素或痤疮

舌苔黄腻为有热或食滞

面部无华，有的偏黄

苔白腻多为脾胃虚弱

下颌长痤疮

消化不良的手、足疗法

● **手部按摩法**

（1）用拇指指端掐按三间穴、少商穴、合谷穴点各1~2分钟。

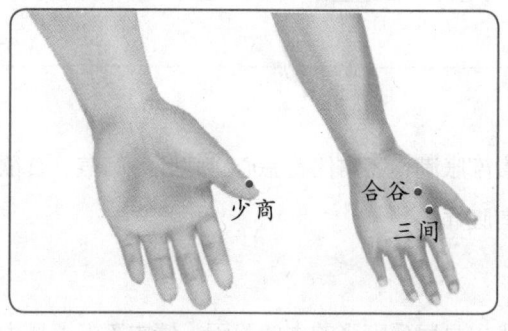

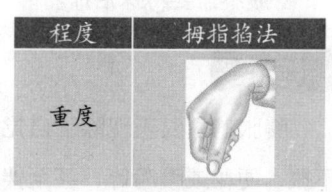

按摩方法

（2）用拇指指腹按揉肾、肾上腺、胃、大肠、十二指肠、心反射区各100~200次，再按摩对侧相同手部反射区。

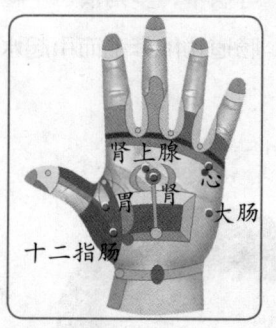

程度	拇指按揉
适度	

按摩方法

● **足部按摩法**

以拇指指端掐按双侧足部商丘穴、太白穴、公孙穴1~2分钟。

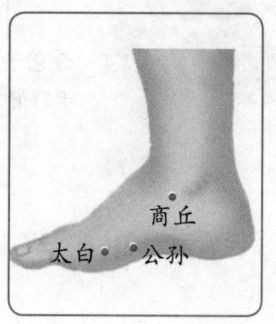

程度	拇指掐法
重度	

按摩方法

腹胀

　　腹胀即腹部胀大或胀满不适，是最常见的一种消化系统症状，腹胀是一种主观感受，多是由于胃肠道内存在过量的气体引起的一种常见症状，一般不需要特殊治疗。

病症表现

　　腹胀的主要表现除了自觉腹部胀满，还常伴有恶心、呕吐、嗳气、食欲不振、便秘或腹泻等，甚至伴有腹痛。

病因

　　胃肠道内气体聚集又无法排出是导致腹胀的主要原因。情志不畅、压力过大也是引起脏腑功能失调，从而导致肠道功能紊乱的原因之一。

　　本病在中医学中散见于"腹痛""鼓胀"等病中，多为情志不畅、脾肾阳虚、寒湿困脾、气机郁滞或饮食不节导致，肠道功能紊乱而引起水谷运化不畅而腹胀。

面部诊断

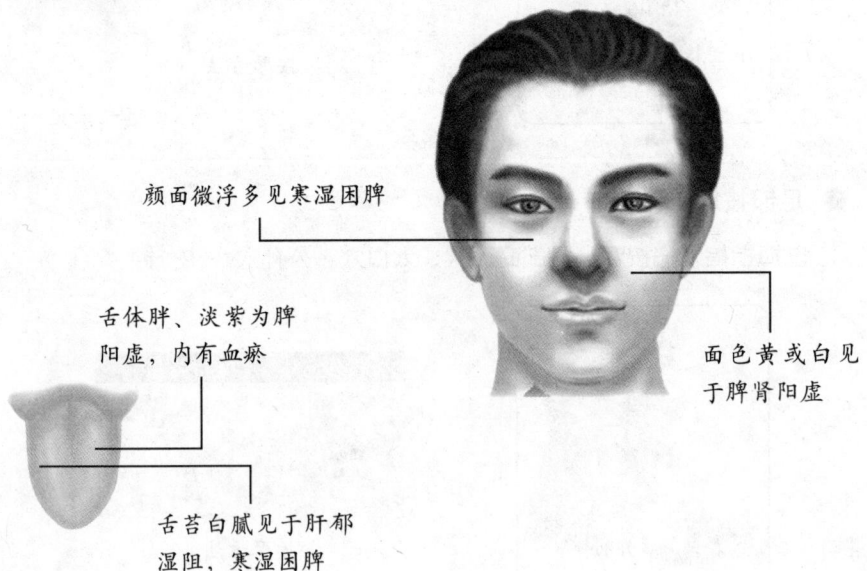

颜面微浮多见寒湿困脾

舌体胖、淡紫为脾
阳虚，内有血瘀

面色黄或白见
于脾肾阳虚

舌苔白腻见于肝郁
湿阻，寒湿困脾

腹胀的手、足疗法

● **手部按摩法**

用拇指指端点按二间、三间、合谷、少府穴，以局部有酸胀感为宜，每穴点按50次。

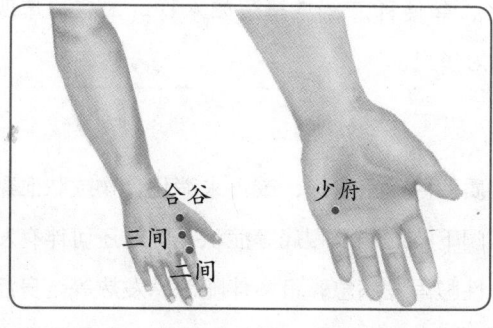

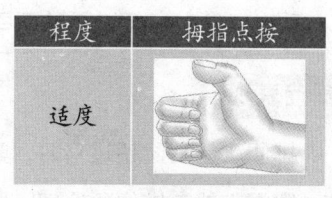

程度	拇指点按
适度	

按摩方法

● **足部按摩法**

（1）用拇指按揉三阴交、涌泉穴，以局部有酸胀感为宜，每穴按摩3分钟。

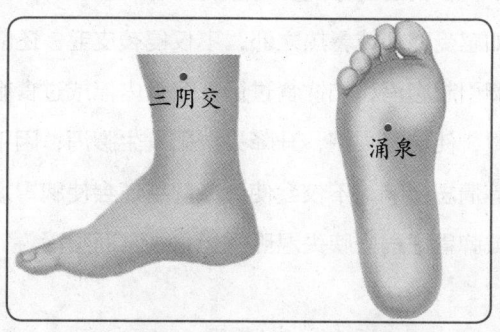

程度	拇指按揉
适度	

按摩方法

（2）以食指中节点按胃、脾、胆、肝反射区各1~3分钟。

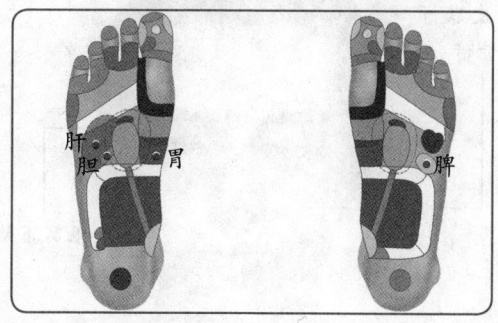

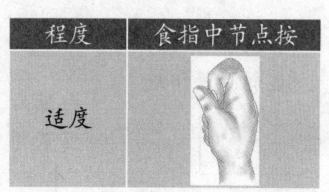

程度	食指中节点按
适度	

按摩方法

腹泻

　　腹泻是肠道疾病的一种常见症状，腹泻不是一种独立的疾病，而是很多疾病的一个共同表现。正常情况下，人每天排一次"香蕉"便，腹泻是指排便次数增多，粪便稀薄，甚至泻如水样。本病一年四季均可发生，但以夏秋两季为多见。

病症表现

　　排便次数明显超过平时，粪质稀薄或呈水样，或含未消化食物或脓血黏液。腹泻常伴有排便急迫感、肛门下坠灼痛及腹痛等症状。同时还可伴有发热、无力及全身不适等症状。急性腹泻发病急，且多伴随恶寒发热等全身症状；慢性腹泻发病缓慢，且反复发作，一般可持续两个月以上或间歇期在2~4周内。

病因

　　腹泻的病变多在脾胃与大小肠，其治病原因多与感受外邪、饮食所伤、七情不和以及脏腑虚弱有关。如感受寒邪或暑热之邪，不仅侵袭皮毛，还能直接影响脾胃，使脾胃功能失调引起腹泻；如饮食过量，宿食内停或过食肥甘、生冷、不洁之品，损伤脾胃，使传导失职，升降失调即发生腹泻；因平时脾胃素虚，如再加忧思恼怒等情志影响，不仅会使肝气郁结还会使脾胃运化失常，造成腹泻；肾阳虚衰或脾胃虚弱则脾失温煦，运化失常而腹泻。

面部诊断

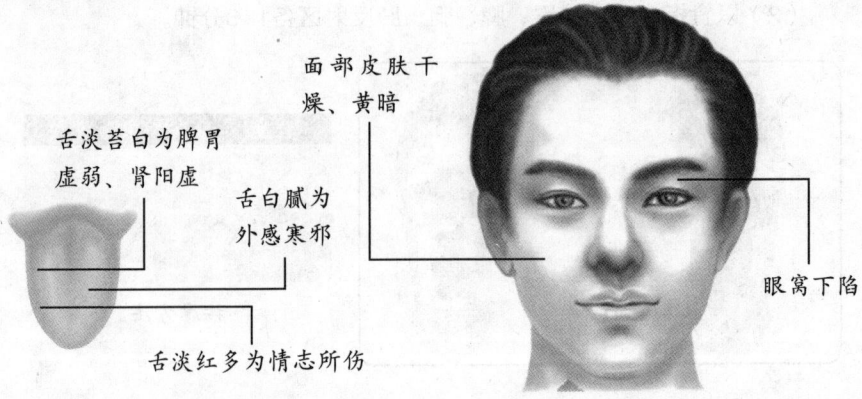

面部皮肤干燥、黄暗

舌淡苔白为脾胃虚弱、肾阳虚

舌白腻为外感寒邪

眼窝下陷

舌淡红多为情志所伤

408

腹泻的手、足疗法

● **手部按摩法**

（1）用拇指点按中冲穴、合谷、支沟、外劳宫穴各1~2分钟。

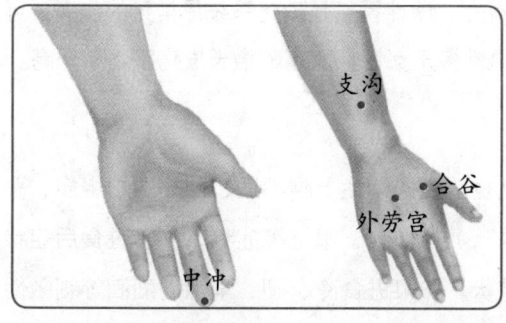

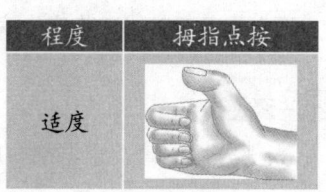

程度	拇指点按
适度	

按摩方法

（2）用拇指推按肾、肾上腺、甲状腺、脾、胃、大肠、十二指肠、心反射区各1~2分钟。

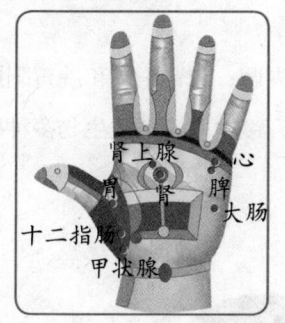

程度	拇指推按
适度	

按摩方法

● **足部按摩法**

用食指中节按揉肾、脾、胃、膀胱、升结肠、横结肠、降结肠反射区各50次。

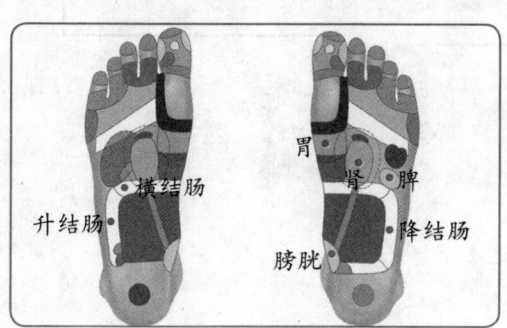

程度	食指中节按揉
适度	

按摩方法

慢性胃炎

慢性胃炎是不同原因引起的胃黏膜慢性炎症。临床上常见的有非萎缩性（浅表性）胃炎和萎缩性胃炎。慢性胃炎是消化系统最常见的疾病，可发生于各年龄段，临床发病男性多于女性，随年龄增长发病率逐渐升高。

病症表现

大部分慢性胃炎患者都有反复性或持续性上腹不适、钝痛、灼烧痛、恶心、呕吐、嗳气（俗称"打饱嗝"）、饱胀、早饱等症状。一般进食后症状比较严重，常伴有消化不良的症状。如果进食冷、硬、辛辣、烈酒等刺激性食物，往往会加重慢性胃炎，导致急性发作。长期发展还会导致体力减退、倦怠乏力、贫血等症状。

病因

如情志不调导致肝郁，则肝的疏泄功能失调；或肾阳虚和脾胃阳虚也会导致胃脘部疼痛、嗳气、泛酸等症状。总之，慢性胃炎的发生与多种原因有关，而以脾胃的气机失调为主。

面部诊断

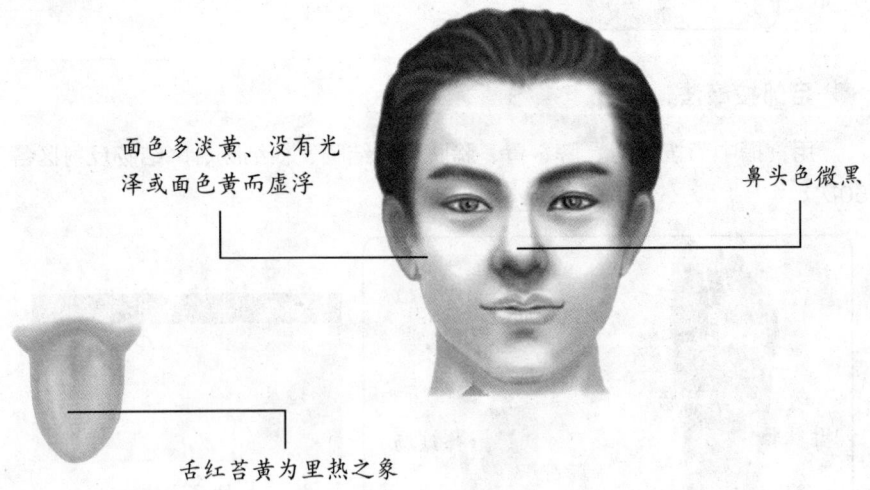

面色多淡黄、没有光泽或面色黄而虚浮

鼻头色微黑

舌红苔黄为里热之象

慢性胃炎的手、足疗法

● 手部按摩法

用拇指指端点按两侧内关、合谷、中魁穴，每穴各按压2～5分钟，以小指节局部有酸胀感为宜。

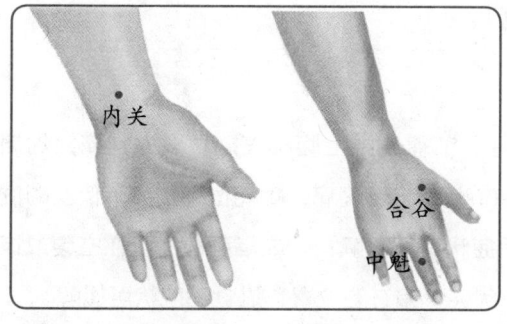

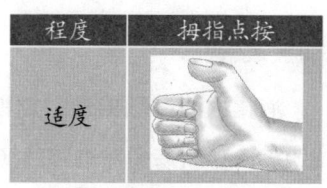

程度	拇指点按
适度	

按摩方法

● 足部按摩法

（1）用食指中节点按腹腔神经丛、胃、十二指肠、小肠、盲肠、升结肠、降结肠、横结肠、直肠和乙状结肠等反射区各50次。

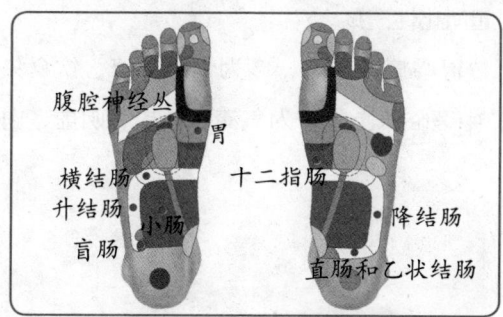

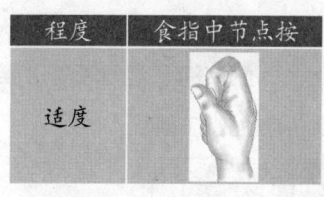

程度	食指中节点按
适度	

按摩方法

（2）用拇指指端点按两侧公孙、大都、太白、行间、至阴穴，至疼痛缓解为止。

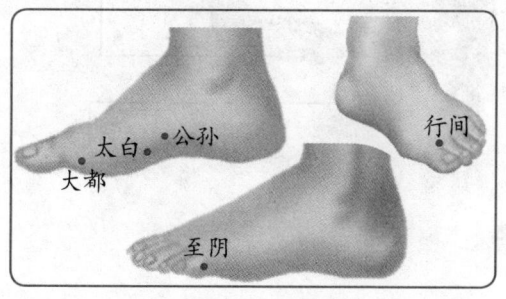

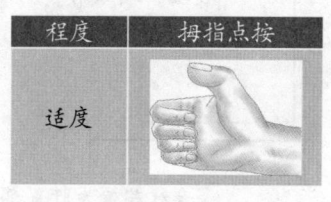

程度	拇指点按
适度	

按摩方法

第四章 常见病的面诊与手、足疗法

胃、十二指肠溃疡

胃、十二指肠溃疡又称消化性溃疡。消化性溃疡是一种容易反复发作的慢性病。消化性溃疡的形成有各种因素，其中胃酸及胃蛋白酶对黏膜的消化作用是溃疡形成的基本因素。

病症表现

消化性溃疡呈慢性、周期性、节律性中上腹部疼痛。多为钝痛、灼痛或剧痛。胃溃疡多在进食后30~60分钟出现疼痛，疼痛位于剑突下偏左的位置，持续1~2个小时待胃排空后症状得到缓解；十二指肠溃疡多在空腹或饭后2~4小时出现疼痛，疼痛位于剑突下偏右的位置，进食后症状可缓解。

病因

胃酸分泌过多、幽门螺杆菌感染和胃黏膜保护作用减弱是引起消化性溃疡的主要因素。另外胃排空延缓和胆汁反流、胃肠肽的作用、遗传因素、药物因素、环境和精神因素也可引起消化性溃疡。

中医学中本病属"胃脘痛""胃心痛"范畴，多为情志不舒、饮食失调、气血瘀滞、经脉受阻所致。中医临床上常分为气滞、郁热、阴虚、虚寒、瘀血等证型。

面部诊断

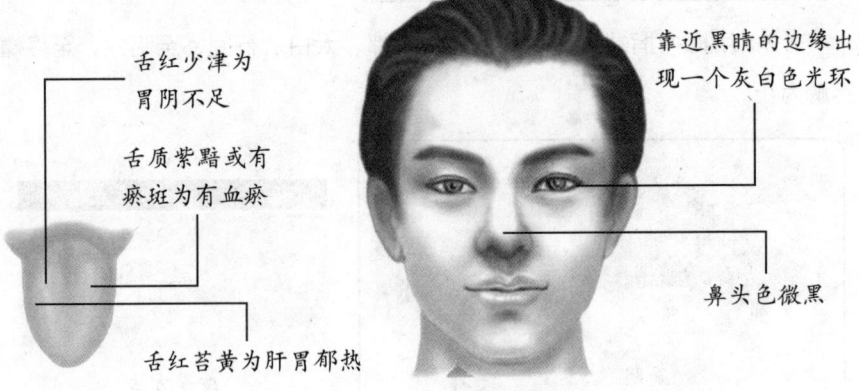

舌红少津为胃阴不足

舌质紫黯或有瘀斑为有血瘀

靠近黑睛的边缘出现一个灰白色光环

鼻头色微黑

舌红苔黄为肝胃郁热

胃、十二指肠溃疡的手、足疗法

● **手部按摩法**

用拇指指端点按内关、合谷穴1~2分钟，以局部有疼痛感为佳。

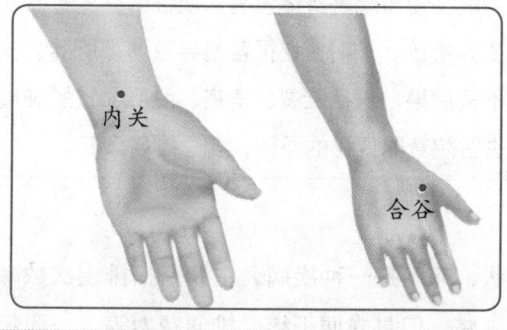

程度	拇指点按
适度	

按摩方法

● **足部按摩法**

（1）用拇指指腹按揉肾、输尿管、膀胱、胃、十二指肠反射区各3~5分钟。

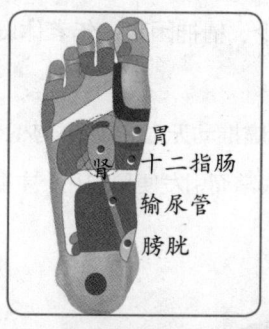

胃
肾　十二指肠
　　输尿管
　　膀胱

程度	拇指按揉
适度	

按摩方法

（2）用拇指指腹按揉上、下身淋巴腺反射区各30分钟。

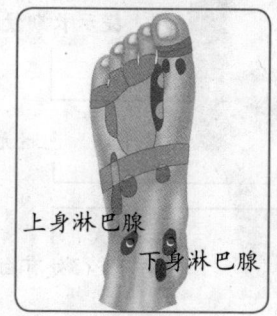

上身淋巴腺
　　下身淋巴腺

程度	拇指按揉
适度	

按摩方法

第四章　常见病的面诊与手、足疗法

便秘

　　便秘是指每周排便少于3次，或排便常感困难。便秘从病因上可分为功能性便秘和器质性便秘，功能性便秘就是身体没有实质性的病变；器质性便秘则是疾病或解剖结构变异所致。长期便秘很容易导致体型肥胖、皮肤色素沉淀，还会带来许多不良后果，包括肛裂、痔疮、脱肛、直肠肿瘤等继发症。便秘患者应及早去医院查明便秘的原因，切忌滥用泻药。

病症表现

　　便秘是临床常见的复杂症状，而不是一种疾病，主要是指排便次数减少、粪便量减少或者排便次数未减，但是粪便干结、排便费力等。一般每3~5天或更长时间排便一次（或每周<3次）即为便秘，常伴有腹痛、腹胀、食欲差、恶心、倦怠乏力、口苦、失眠等症状。

病因

　　引发功能性便秘的因素有很多，如进食少、精神因素、年老体弱或排便动力缺乏。

　　中医认为，体内津液不足，失于滋润或气虚推动无力、肠胃燥热、情志不疏、身体衰弱、气血不足是导致大肠传导功能失常而引发便秘的几个主要原因。

面部诊断

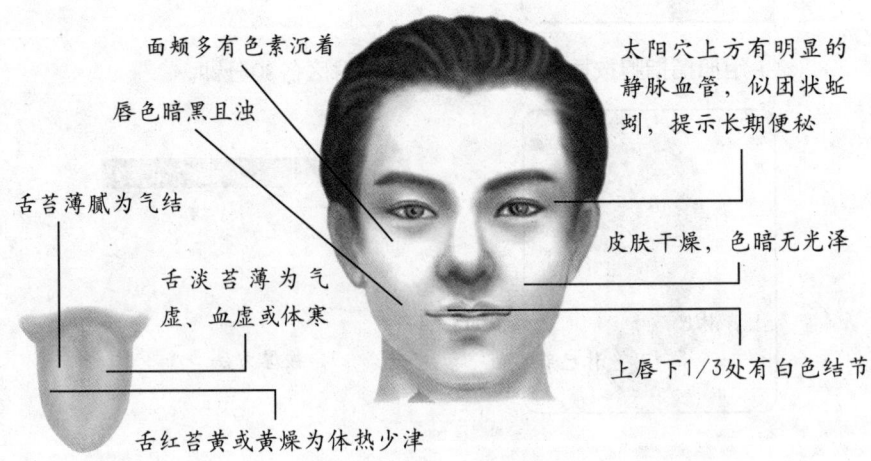

面颊多有色素沉着

唇色暗黑且浊

舌苔薄腻为气结

舌淡苔薄为气虚、血虚或体寒

太阳穴上方有明显的静脉血管，似团状蚯蚓，提示长期便秘

皮肤干燥，色暗无光泽

上唇下1/3处有白色结节

舌红苔黄或黄燥为体热少津

便秘的手、足疗法

● 手部按摩法

（1）用拇指按揉手掌肝、脾、十二指肠、小肠、大肠反射区各1~3分钟，至局部有酸胀感为宜。

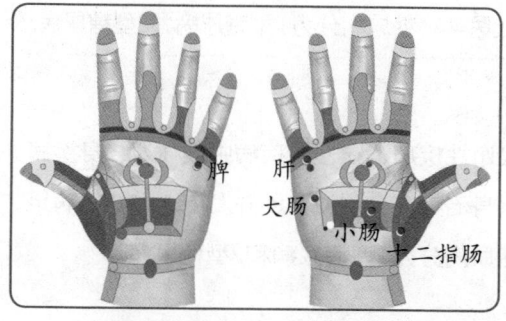

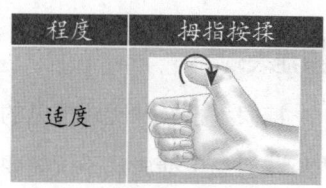

按摩方法

（2）用拇指指端点按内关、合谷、商阳、曲池、支沟穴各1~3分钟，至局部有酸胀感为宜。

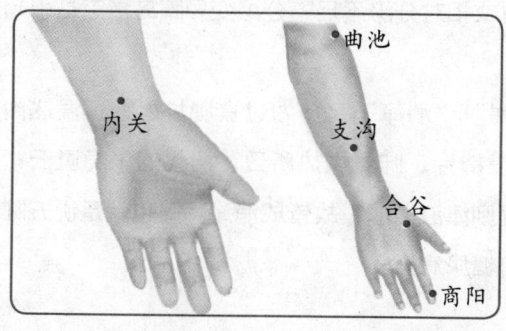

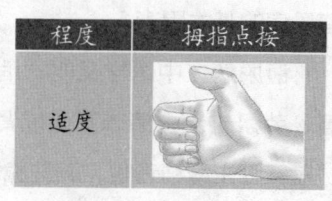

按摩方法

● 足部按摩法

（1）以拇指指腹缓慢按压升结肠、横结肠反射区3~5分钟。

（2）以拇指指腹按压降结肠、直肠、肛门反射区3~5分钟。

（3）以拇指指腹逐渐加力按压腹腔神经丛反射区3~5分钟。

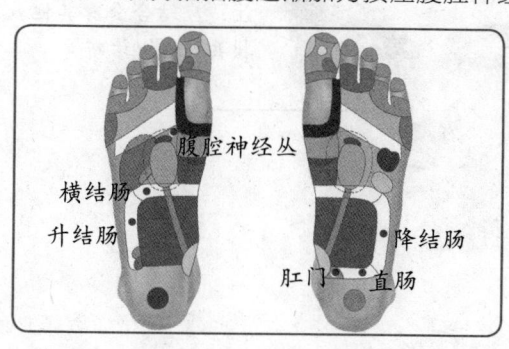

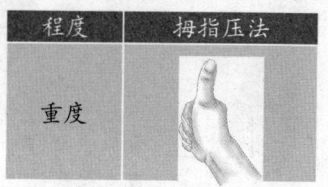

按摩方法

415

糖尿病

糖尿病是一种比较常见的代谢性疾病，在慢性疾病中被称为终身疾病。人们一旦患上糖尿病不仅需要终身治疗还会引发各种并发症，比如糖尿病足、阳痿、心脏病。现代医学将糖尿病分为1型糖尿病和2型糖尿病。

病症表现

糖尿病是一种比较常见的代谢性疾病，在慢性疾病中被称为终身疾病。人们一旦患上糖尿病不仅需要终身治疗还会引发各种并发症，如糖尿病足、阳痿、心脏病等。现代医学将糖尿病分为1型糖尿病和2型糖尿病。

病因

遗传因素和环境因素以及两者间复杂的相互作用是引起糖尿病的主要原因。另外胰岛病变致胰岛素绝对或相对分泌不足、分泌变异胰岛素等是引起糖尿病的基本因素。

糖尿病在中医学又叫"消渴""消瘅"，多为过食肥甘之物、温热内蕴、劳累过度、情志不疏或肾虚精亏、肺胃燥热所致。清代的张隐魇云："盖五脏主藏精者也，五脏脆弱则津液微薄，故皆成消瘅。"也就是说五脏六腑功能减弱都有可能让人患有糖尿病。

面部诊断

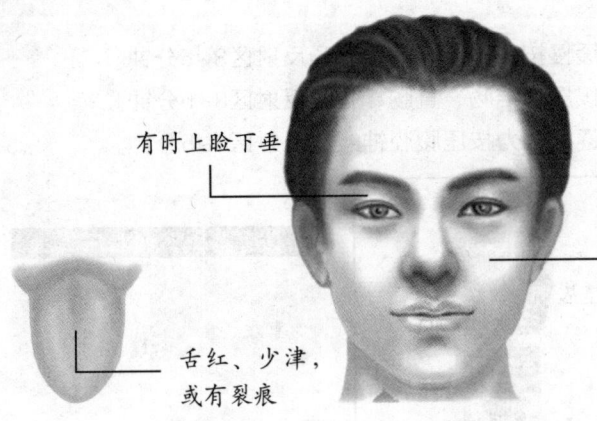

有时上睑下垂

面部皮肤肿胀发亮，按下后凹陷不起

注：应结合全身其他症状共同做出诊断

舌红、少津，或有裂痕

糖尿病的手、足疗法

● 手部按摩法

（1）以拇指指端掐按少府、太渊、神门、阳池、合谷穴各50次。

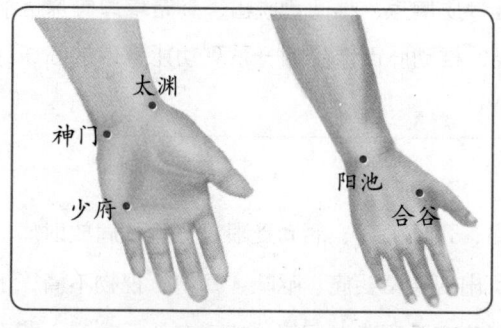

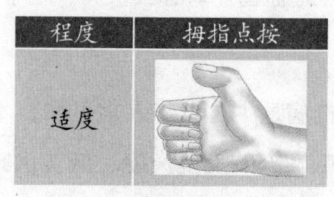

程度	拇指掐按
适度	

按摩方法

（2）以拇指指端点按养老穴50次。

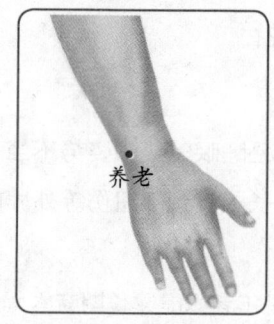

程度	拇指点按
适度	

按摩方法

● 足部按摩法

以拇指指腹推按胰腺、脑垂体、胃、肾、肾上腺、肺、膀胱、腹腔神经丛反射区各2分钟。

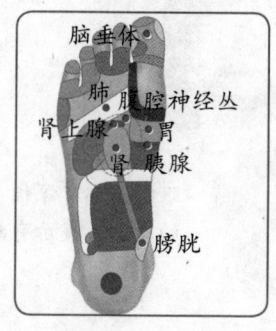

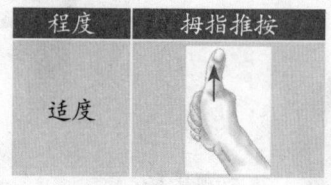

程度	拇指推按
适度	

按摩方法

第四章 常见病的面诊与手、足疗法

颈椎病

颈椎病又称颈椎综合征，主要是颈椎间盘退行性变、颈椎肥厚增生以及颈部损伤等引起的颈椎骨质增生、椎间盘脱出、韧带增厚等原因刺激或压迫颈脊髓、颈部神经、椎动脉而产生的一系列功能障碍的临床综合征。

病症表现

颈椎病常表现为后颈部胀痛、颈项强直、活动受限，一侧颈肩放射痛，常伴肢冷麻木，不能持物，也可出现头晕头痛、呕吐、耳鸣、视物不清，上肢麻木、肌肉萎缩，甚至有颈肌痉挛及明确的压痛，疼痛向头后、肩、背部扩散。严重者双下肢痉挛、行走困难，甚至四肢麻痹，大小便障碍，如果颈椎变形压迫血管还可导致昏厥、脑卒中甚至死亡。

病因

颈椎病是中、老年人常见病，本病大多是睡眠时头颈姿势不当、感受风寒、咽喉部的反复炎症、低头伏案时间过长、头颈部扭伤等外界因素，或者颈椎结构先天发育不良所致。

颈椎病在中医中属"痹证"范畴，大多是年老体虚或长期劳累导致的肾气不足、气血失调、脾失健运，同时外感风寒、经络受阻所致。

面部诊断

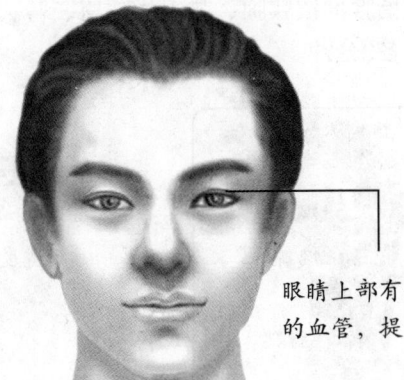

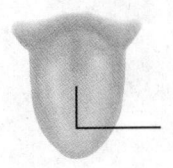

舌质淡红，
边有瘀点

眼睛上部有深棕色弯曲
的血管，提示有颈椎痛

颈椎病的手、足疗法

● **手部按摩法**

用拇指指腹按揉颈项、肩关节反射区，3~5分钟即可。

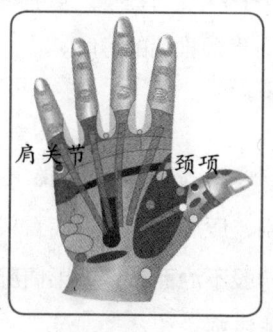

程度	拇指按揉
适度	

按摩方法

● **足部按摩法**

以拇指指腹按揉解溪穴、足临泣穴、地五会穴、侠溪穴、八风穴、足通谷穴、至阴穴、京骨穴、束骨穴、涌泉穴各30次。

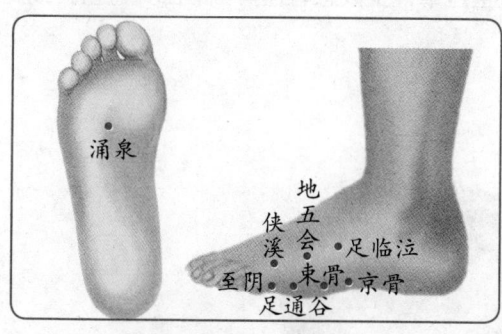

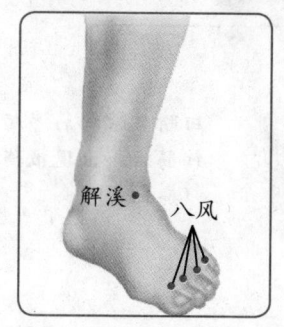

程度	拇指按揉
适度	

按摩方法

落枕

　　落枕是一种常见病，是急性单纯性颈项强痛、颈部歪斜、不能转侧。本病好发于青壮年，以冬春季多见。轻者4～5天便可痊愈，重者疼痛严重可延至数周不愈。如果落枕频繁发作，则有患颈椎病的可能。

病症表现

　　落枕多在睡前无任何症状，在晨起时感到一侧颈项强直酸痛、不能转侧或俯仰，颈部活动受限，活动时患侧疼痛加剧，压痛明显，表面看来没有红肿，局部热敷后疼痛减轻。症状较轻的患者一般不治而愈，如果情况严重，疼痛还会向头部和上肢放射，且延续几周才能痊愈。

病因

　　落枕在中医学中属"失枕""项筋急"范畴，其多因睡眠姿势不良，头颈长时间处于过度偏转的状态，颈项强痛或因枕头高低不合适，使头颈处于过伸或过屈的状态，以致肌肉发生痉挛；少数患者还可因颈部突然扭转或肩扛重物致使落枕。

面部诊断

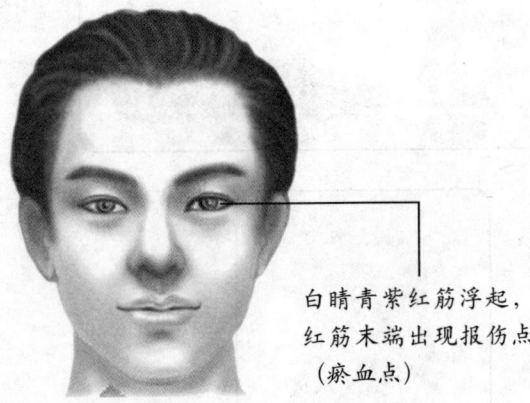

白睛青紫红筋浮起，红筋末端出现报伤点（瘀血点）

落枕的手、足疗法

● **手部按摩法**

以拇指指腹按压合谷、中渚、后溪、落枕穴5分钟，同时对颈部进行热敷。

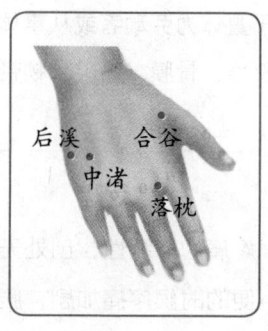

程度	拇指按压
适度	

按摩方法

● **足部按摩法**

（1）以拇指点按颈椎、胸椎反射区各2~3分钟，以局部感到疼痛为佳。

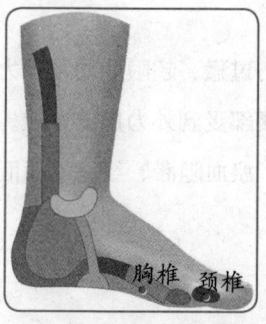

程度	拇指点按
重度	

按摩方法

（2）以食指中节点按颈项、斜方肌、肩、肾、腹腔神经丛、输尿管、膀胱反射区各2~3分钟。

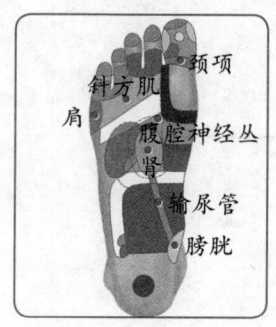

程度	食指中节点按
适度	

按摩方法

急性腰扭伤

　　急性腰扭伤与慢性腰肌劳损不同，急性腰扭伤发生在人体运动时用力不当或腰部突然受到闪挫、撞击导致腰部肌肉、韧带、筋膜等软组织受损，是一种常见的外伤疾患。本病常见于重体力劳动者或从事体育运动的人群。急性腰扭伤可使腰骶部肌肉的附着点、骨膜、筋膜和韧带等组织撕裂。

病症表现

　　急性腰扭伤后，腰部立即出现剧烈疼痛，疼痛为持续性，创处无青紫，无红肿，腰部活动受限，咳嗽、打喷嚏、大小便的时候疼痛加剧，腰痛迁延反复，经久不愈。严重者腰部不能转侧、不能挺直，休息后症状有所减轻，但不能消除。检查可见患者腰部僵硬，腰前凸消失，有脊柱侧弯及骶棘肌痉挛。在损伤部位可找到明显压痛点。

病因

　　急性腰扭伤大多是运动时姿势不正、用力过猛、超限活动及外力碰撞等引起软组织受损所致，也有可能是跌伤而让腰部受到外力撞击导致。

　　中医认为，急性腰扭伤是因为筋脉损伤、瘀血阻滞、经络不通而发病。

面部诊断

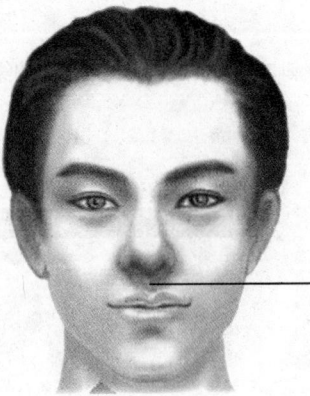

鼻唇沟出现报伤点（瘀血点）、红色斑点伤势轻，黑色瘀点伤势重

急性腰扭伤的手、足疗法

● **手部按摩法**

（1）用拇指指腹推按腰椎反射区10~15分钟。

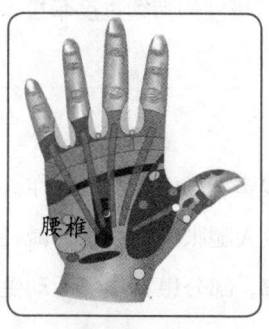

程度	拇指推按
适度	

按摩方法

（2）用拇指指腹按揉后溪、养老、中渚、内关穴各3~5分钟。

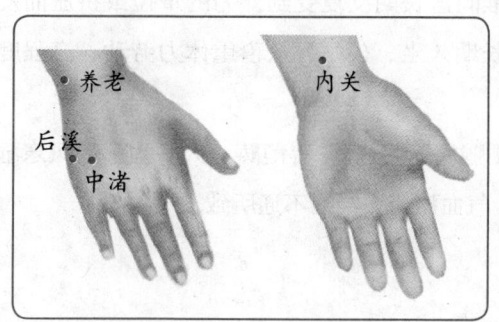

程度	拇指按揉
适度	

按摩方法

● **足部按摩法**

用拇指指腹推按腰椎、骶椎反射区各3~5分钟，力度略重为佳。

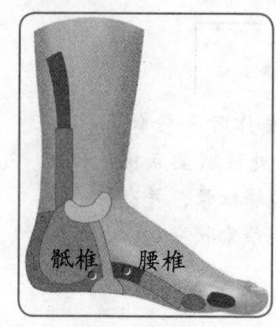

程度	拇指推按
重度	

按摩方法

腰肌劳损

　　腰肌劳损是一种静力性损伤，主要由于腰部疲劳过度如长时间的弯腰劳动致使腰肌、筋膜、韧带等软组织受到机械性的持续过度牵拉，而产生局部组织慢性损伤。

病症表现

　　腰肌劳损的主要表现为腰部多有隐痛、酸痛、胀痛，反复发作。劳累后加重，弯腰时疼痛加剧，严重的可引发臀部及大腿胀痛，休息时减轻。患者腰部外形及活动多无异常，也无明显腰肌痉挛。部分患者腰部活动受限。

病因

　　腰部肌肉、韧带、筋膜、椎间盘长期反复受到外力的牵拉或挤压而发生组织结构的累积性损伤，如长期久坐、久站、从事重体力劳动、高强度运动。

　　腰肌劳损在中医学中属"腰腿痛""腰痛"等范畴，大多为感受风寒湿邪或腰部过度劳累而损伤筋脉、气血瘀滞、经络不通所致。

面部诊断

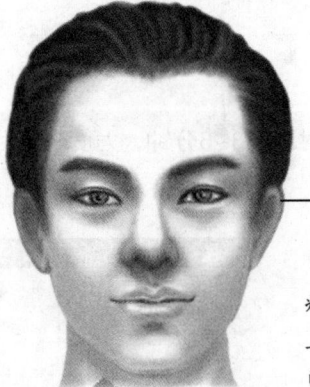

疼痛发作时耳轮体后部上2/4处区域呈点状、白色、边缘红晕，并有结节或珠状条索状突起

腰肌劳损的手、足疗法

● **手部按摩法**

用拇指指腹推按腰椎反射区10~15分钟。

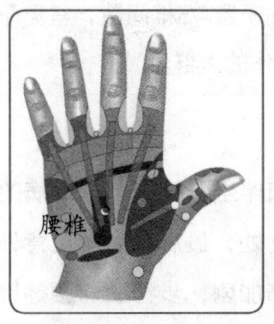

程度	拇指推按
适度	

按摩方法

● **足部按摩法**

（1）以拇指按揉太冲、昆仑、解溪、太溪、大钟、涌泉穴各1~3分钟。

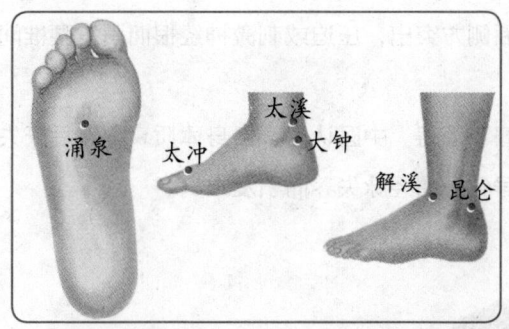

程度	拇指按揉
适度	

按摩方法

（2）用拇指按揉足部腰椎、骶椎反射区各3~5分钟。

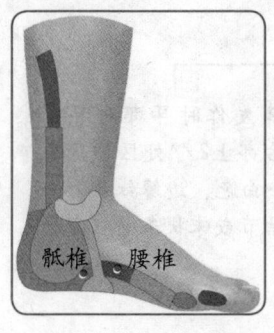

程度	拇指按揉
适度	

按摩方法

腰椎间盘突出症

腰椎间盘突出症又称腰椎间盘纤维环破裂髓核突出症，"腰突症"是腰椎间盘突出症的简称。本病临床上好发于腰4/5椎间隙，常见于20～40岁的青壮年中，劳动强度大、长期伏案工作的人群。

病症表现

大多数患者有腰部外伤或扭伤史。腰痛伴坐骨神经痛是本病的主要症状，疼痛从臀部开始沿大腿内侧向下至腘窝处，最后发散至足背外侧。活动时疼痛加剧，咳嗽、打喷嚏、排便时疼痛加剧，步行、弯腰等也能使疼痛加剧。屈髋、屈膝卧床休息疼痛得以减轻。大腿及小腿外侧皮肤感觉麻木、发凉。

病因

腰椎间盘的髓核有不同程度的退行性改变，在搬运重物时过度用力或跌伤致纤维环破裂，髓核裂口向后侧方突出，压迫或刺激神经根而引发腰椎间盘突出症。

本病在中医学中属"腰腿痛"范畴。中医认为，自身体质衰弱、后天失养、劳损使得肾精亏虚，从而导致骨髓经脉失养而引发本病。

面部诊断

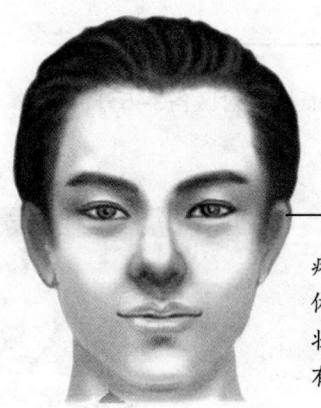

疼痛发作时耳部对耳轮体后部上2/4处区域呈点状，白色、边缘红晕，并有结节或珠状条索状突起

腰椎间盘突出症的手、足疗法

● 手部按摩法

（1）以拇指指端点按后溪穴3~5分钟，以局部有酸胀感为宜。

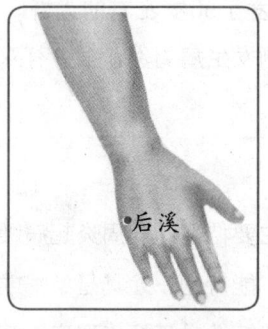

程度	拇指点按
适度	

（2）以拇指指腹按揉腰椎反射区3~5分钟，以局部有热胀感为宜。

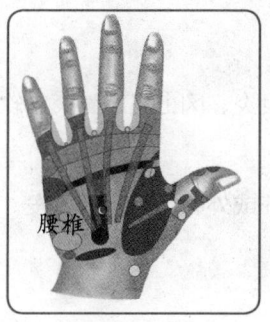

程度	拇指按揉
适度	

按摩方法

● 足部按摩法

以拇指指腹按揉太冲穴1~3分钟，以局部有酸麻感为宜。

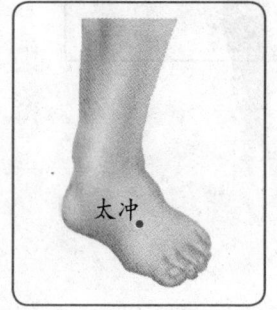

程度	拇指按揉
适度	

按摩方法

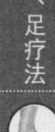

肩周炎

肩周炎全称为肩关节周围炎，本病是肩关节囊和肩关节周围软组织的一种退行性、炎症性疾病。因本病好发于50岁左右的人群，故又称"五十肩"，多发于女性，且大多是一侧发生肩周炎，很少有双侧同时发作的。

病症表现

肩周炎以肩部疼痛和肩关节功能受限为主要特征。肩周炎起病缓慢，患者发病初期肩部感觉酸疼，呈阵发性疼痛，不能持物，尤其是冬季或夜间疼痛加剧；随着病情的持续发展，肩部疼痛呈持续性，甚至出现肩关节活动障碍，肩关节外展、上举均受限，梳头、穿衣均感困难。

病因

428

肩周炎常在肱二头肌肌腱炎、肩峰下滑囊炎、冈上肌肌腱炎等软组织劳损性、炎性病变、受凉等基础上发病。

中医认为，本病多为气血不足、筋失所养或外感风寒湿邪引发。本病在中医学中属"漏肩风""冻结肩"等范畴。

面部诊断

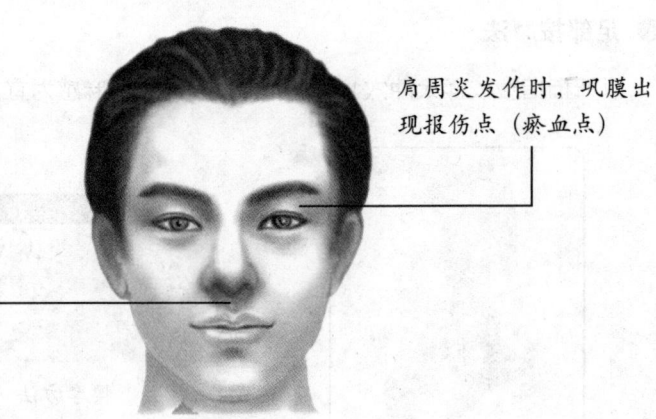

肩周炎发作时，巩膜出现报伤点（瘀血点）

上唇系带上出现形态学改变

肩周炎的手、足疗法

● 手部按摩法

（1）以拇指指腹按压后溪穴、阳谷穴、液门穴、中渚穴各1~2分钟。

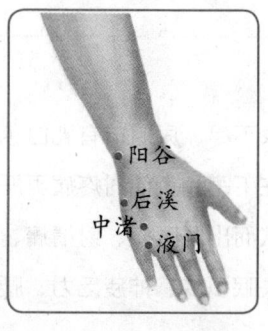

程度	拇指按压
适度	

按摩方法

（2）以拇指指端掐按太渊穴、神门穴各1分钟。

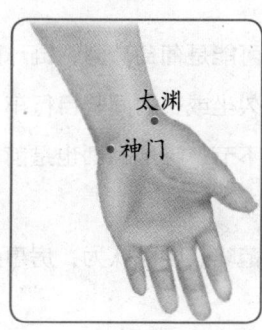

程度	拇指掐法
重度	

按摩方法

● 足部按摩法

用食指中节推压肩部、肘关节、斜方肌反射区50次。

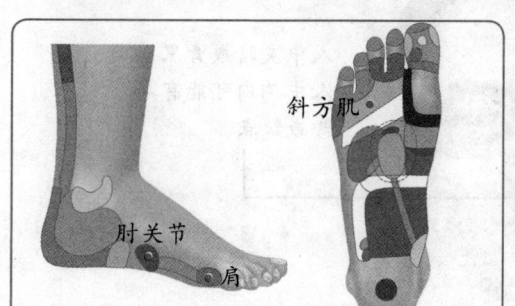

程度	食指中节推压
适度	

按摩方法

前列腺炎

前列腺炎是指前列腺特异性和非特异性感染所致的急慢性炎症，是男性生殖器疾病中常见的疾病之一。

病症表现

前列腺炎可伴有尿频、尿急、尿痛、余尿不尽、尿道口有乳白色分泌物等症状，同时伴随会阴、肛门部有下坠感，在下蹲和大便时疼痛更严重。急性炎症未彻底治疗还会转为慢性前列腺炎，从而出现腰痛、射精痛、血精、阳痿、早泄等症状，还可能出现情绪低落、失眠多梦、神疲乏力、腰膝怕冷等症状。

病因

前列腺炎主要是革兰阴性杆菌引起的，也可能是葡萄球菌、链球菌、淋球菌、支原体、衣原体等致病菌引起的；男性久坐或长时间骑自行车造成会阴部充血而导致前列腺炎；生活不规律、饮食不节、吸烟酗酒也是前列腺炎的发病诱因。

前列腺炎在中医属于"尿浊""膏淋"等范畴。中医认为，房事过多过频、相火妄动、湿火下注等可引起前列腺炎。

面部诊断

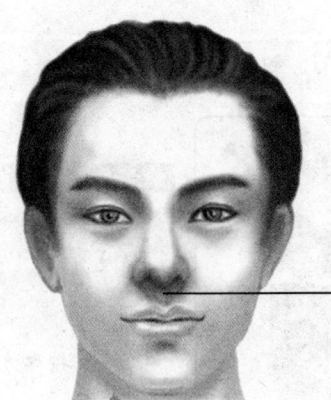

人中灰暗或青黑；人中沟内可能有疱疹或红点

前列腺炎的手、足疗法

● **手部按摩法**

（1）以拇指指腹推按肾、膀胱、生殖腺、肺、脾等反射区各30次，力度以局部有热胀感为宜，以每分钟30~60次的速度匀速推按。

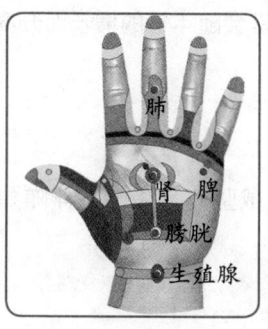

程度	拇指推按
轻度	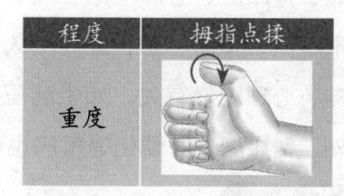

按摩方法

（2）以拇指指端点揉合谷穴、神门穴、劳宫穴、内关穴各2分钟，以局部有酸胀感为宜。

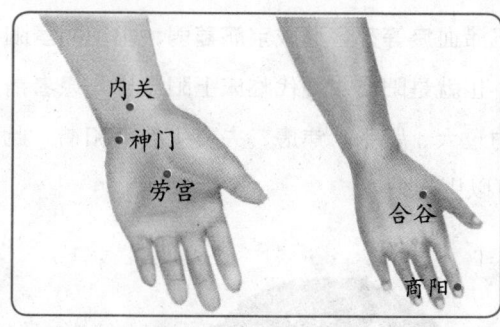

程度	拇指点揉
重度	

按摩方法

● **足部按摩法**

（1）用拇指按揉双足生殖腺、前列腺反射区各5分钟。

（2）用拇指按揉肾、肾上腺、膀胱反射区各5分钟。

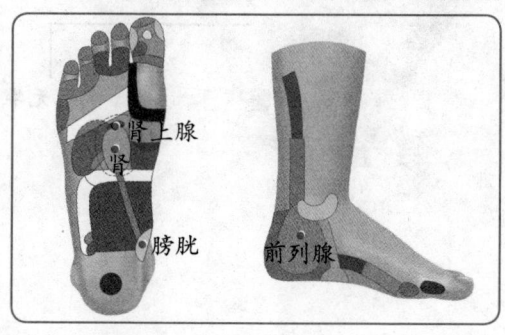

程度	拇指按揉
适度	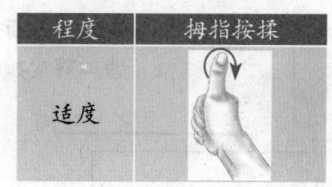

按摩方法

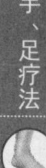

第四章　常见病的面诊与手、足疗法

阳痿

阳痿又称阴茎勃起功能障碍（国际上简称ED），本病主要是指男性在有性欲的情况下，性交时不能勃起或在勃起时不能维持足够的时间和硬度，无法完成正常的性生活。阳痿的发病率会随年龄的增长而升高，男性在50岁以后会出现阳痿。

病症表现

阳痿除了阴茎不能完全勃起、勃起不坚或坚而不久，还伴随焦虑、心悸、不思饮食、睡眠不好等症状。

病因

阳痿在中医又被称为"阳事不举"或"临房举而不坚之证"，历代医家认为本证多涉及肝、肾、脾三脏。各种因素导致男性肝气郁结、肾气虚、肾阳虚、心脾气血亏虚、气滞血瘀等都会造成宗筋萎弱，出现阴茎阳事不振，举而不坚，坚而不久，也就是阳痿。现代临床上阳痿也与患者精神、心理因素有关，如生活压力过大、紧张、焦虑，夫妻生活不和谐。此外，糖尿病、肝硬化等疾病也可以引起阳痿。

面部诊断

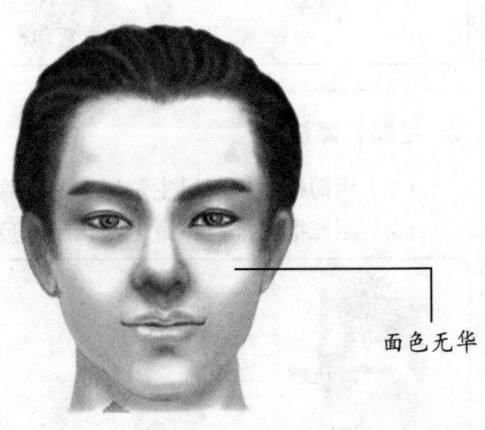

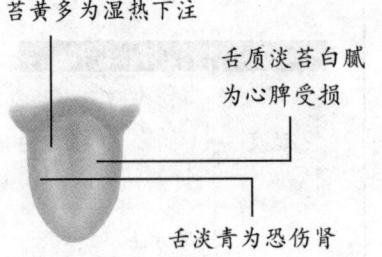

苔黄多为湿热下注

舌质淡苔白腻
为心脾受损

舌淡青为恐伤肾

面色无华

阳痿的手、足疗法

● **手部按摩法**

用拇指指端点按劳宫穴、神门穴3~5分钟，以局部有微痛感为宜。

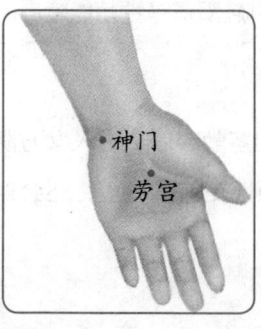

程度	拇指点按
适度	

按摩方法

● **足部按摩法**

（1）以拇指指腹推按生殖腺、阴茎、腹股沟、肾反射区3~5分钟。

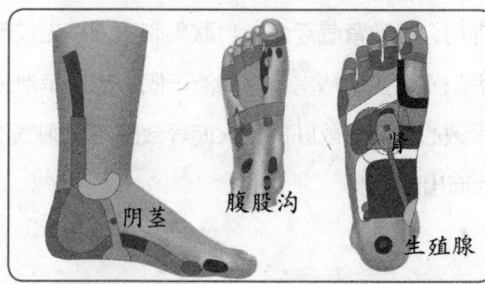

程度	拇指推按
适度	

按摩方法

（2）以拇指指端点按脑垂体、肾上腺、前列腺反射区3~5分钟。

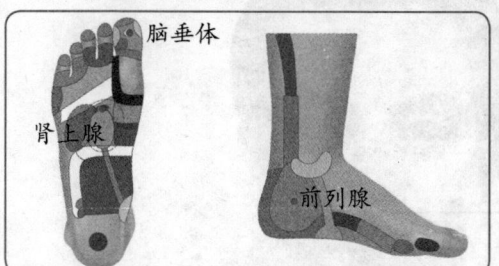

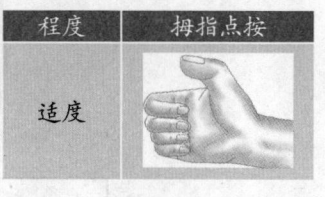

程度	拇指点按
适度	

按摩方法

第四章 常见病的面诊与手、足疗法

早泄

早泄是射精障碍的一种类型，是男性性功能障碍的常见病症之一。早泄不仅会导致性生活质量低，甚至还可能引起阳痿等性功能障碍。

病症表现

早泄的主要症状为性交时间极短，男子阴茎勃起后，进入女方阴道仅有1分钟左右，抽动次数少于10次即射精，甚至性交前就射精，还会伴有性欲减退、阴茎勃起无力等症状。

病因

早泄的发生与心、肝、脾、肾的功能失调有密切的关系。肾气亏虚、心脾两虚、肝经湿热、阴虚火旺均可导致精关不固，出现早泄。先天禀赋不足，后天体弱多病或久劳伤气，累及于肾；或房劳不节，纵欲过度，或屡犯手淫，耗伤肾精；或早婚早育，房劳过度等均会导致肾气亏虚，封藏失职，固摄无权而致早泄；而纵欲等会导致体内阴虚阳亢，扰动精室，使精液不固，出现早泄；当人们思虑过度或情志不遂也会导致心脾两虚或肝郁化火而导致脾不足则气不摄或湿热蕴结肝经，扰动精关，因而出现早泄。

面部诊断

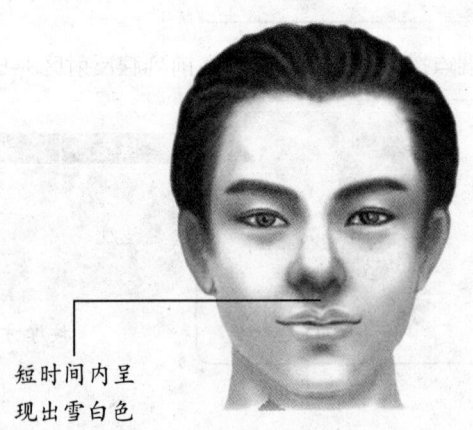

短时间内呈
现出雪白色

早泄的手、足疗法

● **手部按摩法**

（1）用拇指指端点按神门穴、内关穴各1分钟，再按摩对侧相同穴位。

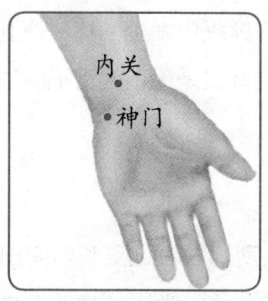

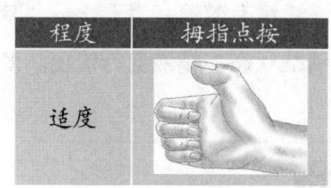

程度	拇指点按
适度	

按摩方法

（2）以拇指指腹按揉输尿管、膀胱、生殖腺反射区各1~2分钟，再按摩对侧相同反射区。

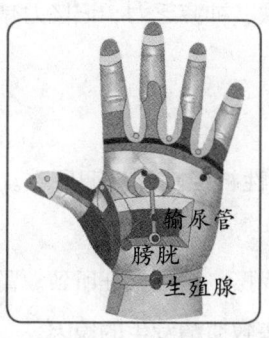

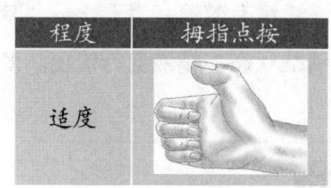

程度	拇指按揉
适度	

按摩方法

● **足部按摩法**

（1）用拇指按揉足部肾、输尿管、膀胱、脑垂体、甲状腺、肾上腺、生殖腺、前列腺反射区各3~5分钟。

（2）用食指中节点按上身淋巴腺、下身淋巴腺、腹股沟、胸部淋巴腺反射区各10次。

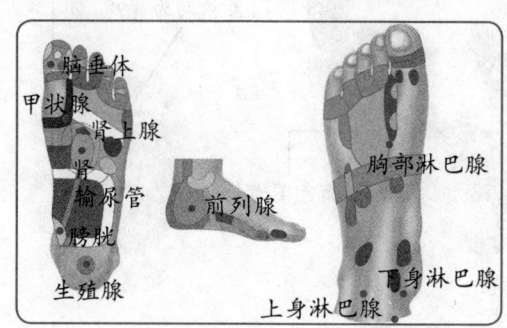

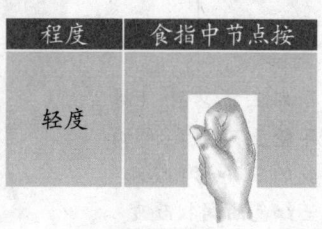

程度	食指中节点按
轻度	

按摩方法

435

第四章 常见病的面诊与手、足疗法

遗精

　　遗精是指在没有性生活的情况下或者仅有意念冲动时精液自行溢出的现象。遗精有梦遗和滑遗之分，梦遗就是在睡眠中发生的精液外泄；滑遗是在清醒状态下精液自行流出。梦遗、滑遗其实是遗精轻重不同的两种证候。

病症表现

　　一般成年男子在没有性生活的情况下会在两周左右或更长时间出现一次遗精，遗精量多而精液黏稠，遗精时阴茎勃起功能正常，无其他全身不适症状，这属于生理现象，不需要特别治疗。如果遗精次数过于频繁，每周数次或一夜数次，还常常伴有精神不振、腰腿酸软、神疲乏力、记忆力减退、失眠等全身症状时就属于病态表现。

病因

　　西医里，遗精大多为男性生殖腺器官及性神经功能失调所致。手淫频繁、过度疲劳和心理因素也会引起遗精。

　　中医认为遗精的发生，大多为肾虚不能固摄、君相火旺所致。肾虚精关不固、房劳过度、阴液不足、饮食不节也是导致遗精发生的原因。

面部诊断

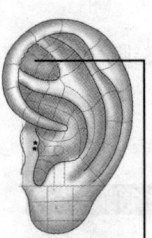

耳部三角窝区（对耳轮上下脚之间构成的三角形凹陷）呈红色油润状改变

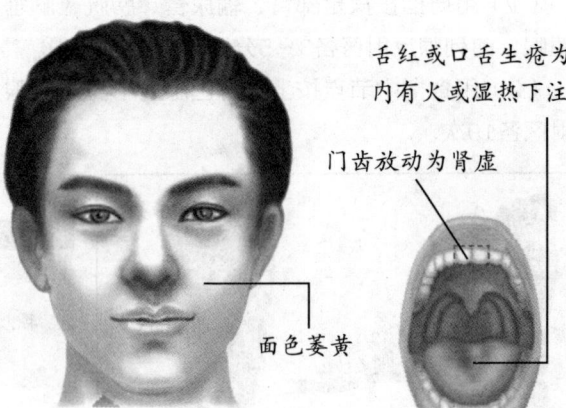

舌红或口舌生疮为体内有火或湿热下注

门齿放动为肾虚

面色萎黄

遗精的手、足疗法

● 手部按摩法

（1）用拇指指腹按揉生殖腺、肾、心、肝、脾反射区各6分钟。

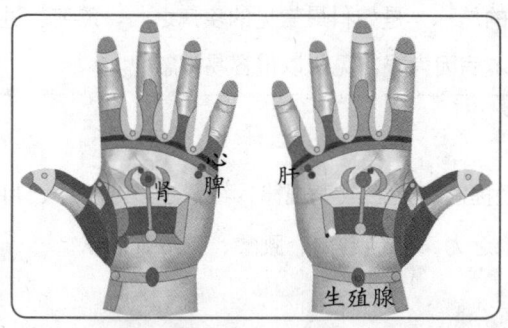

程度	拇指按揉
适度	

按摩方法

（2）以拇指指端点按神门穴2分钟。

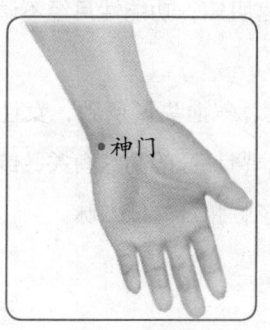

程度	拇指点按
适度	

按摩方法

● 足部按摩法

以拇指指腹按揉肾、输尿管、膀胱、小肠、脑干、大脑、前列腺、腹股沟反射区各3~5分钟。

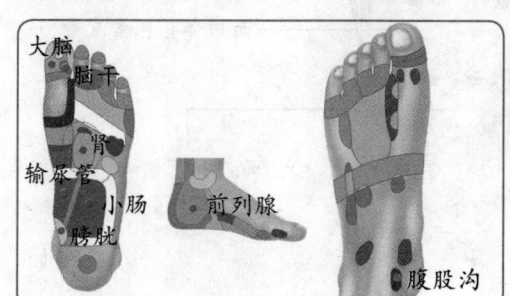

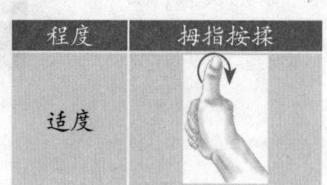

程度	拇指按揉
适度	

按摩方法

第四章　常见病的面诊与手、足疗法

月经不调

月经不调泛指各种原因引起的月经周期紊乱，经量、色质发生异常，并在经期伴随其他不适症状的总称，是妇科最常见的疾病之一。熬夜、过度劳累都可引发月经不调，本病因为很常见所以很容易被忽视。

病症表现

月经不调的临床表现为月经提前、延后或无规律，经量过多或过少、月经色质改变等，同时可伴随头晕乏力、面色苍白、腰酸、怕冷等症状。

病因

西医中，器质性病变引起的月经不调，是很多疾病导致的，比如女性生殖系统局部的炎症、肿瘤、生殖道感染、子宫肌瘤；功能性月经不调则是自身身体机能失调所引起的。

中医认为，该病大多是由先天肾气不足、气血失调所致，女性以血为本，气血虚弱则月经不调；月经失调还与脾、肾、肝的精气有关，或者情志不畅、愤怒郁结、思虑过度、久病体虚损伤了脏腑及冲任二脉。

面部诊断

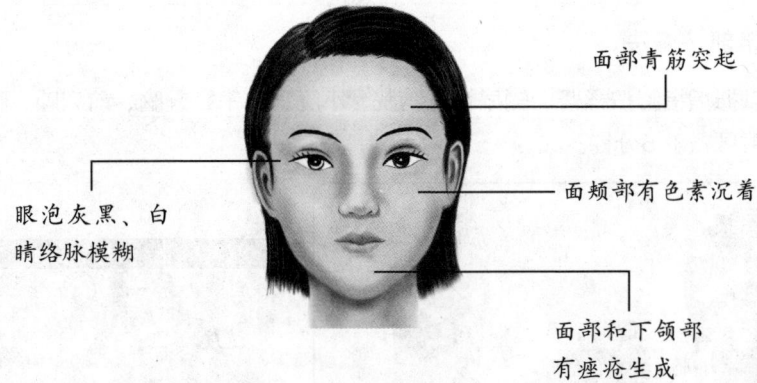

面部青筋突起

面颊部有色素沉着

眼泡灰黑、白睛络脉模糊

面部和下颌部有痤疮生成

月经不调的手、足疗法

● **手部按摩法**

（1）用拇指按揉生殖腺、肝、脾、肾上腺、肾、小脑及脑干、大脑、脑下垂体、甲状腺反射区各1~2分钟，再按摩对侧相同反射区。

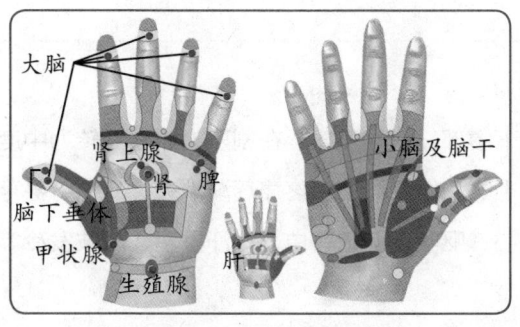

程度	拇指按揉
适度	

按摩方法

（2）以拇指指腹按揉内关、合谷穴1~2分钟。

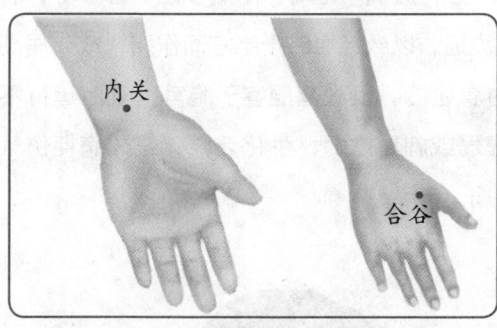

程度	拇指按揉
适度	

按摩方法

● **足部按摩法**

以拇指指端点按照海、太冲、太溪、然谷、隐白穴各50次，力度较重，以局部有胀痛感为宜。

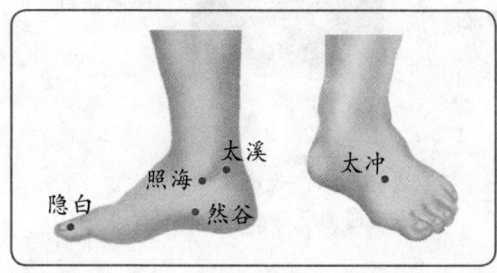

程度	拇指点按
较重	

按摩方法

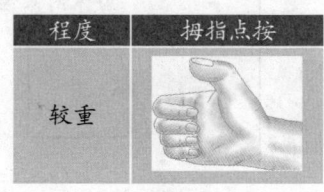

痛经

痛经是女性月经期的常见症状，又称经行腹痛，是指女性在经期前后或行经期间发生的周期性下腹疼痛或痛引腰骶，以致影响正常的工作、学习和生活。

病症表现

经期前后或行经期间出现下腹部痉挛性疼痛，在剧烈腹痛之后转为中度阵发性疼痛，一般持续12~24小时。经期结束后疼痛逐渐消失。严重者甚至伴随腰部酸痛、头晕头痛、恶心、呕吐、面色苍白、冷汗淋漓、四肢发冷等症状。

病因

痛经在中医学中属"痛经""经行腹痛"范畴。本病多因情志不舒，肝气郁结，气机不畅，血不能随气流通，以致经血滞于胞宫而作痛；或久居潮湿之地，或经期冒雨涉水，或过食生冷，以致寒湿客于胞宫，气血运行不畅，"不通则痛"；又因素体虚弱或脾胃虚弱，生化乏源，或久病耗伤气血，以致精血不足胞脉失养而作痛。

面部诊断

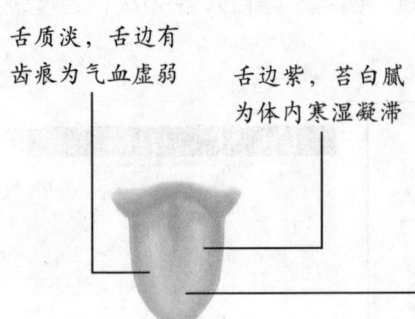
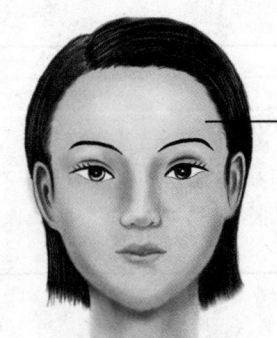

舌质淡，舌边有齿痕为气血虚弱

舌边紫，苔白腻为体内寒湿凝滞

持续疼痛时，面色苍白

舌边有瘀点，舌质正常或紫暗为气滞血瘀

痛经的手、足疗法

● 手部按摩法

以拇指指端点按少府、关冲、合谷、阳池、内关穴各50次，以局部有酸胀感为宜。

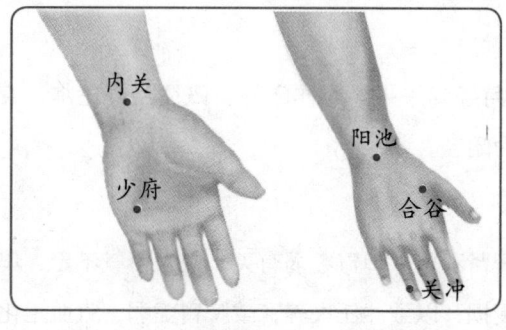

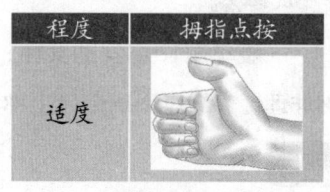

程度	拇指点按
适度	

按摩方法

● 足部按摩法

（1）用手掌先将足底搓热，再用拇指指端点按涌泉穴1分钟，然后用拇指指腹点按内庭、足窍阴、太溪、血海穴各2分钟。

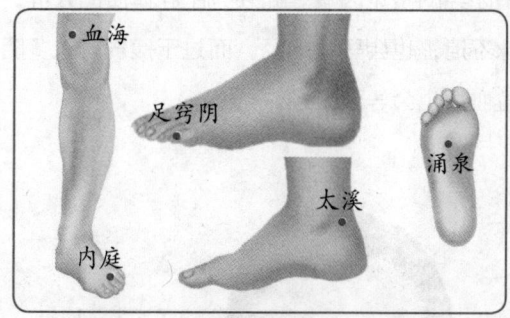

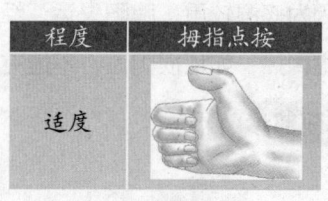

程度	拇指点按
适度	

按摩方法

（2）双手拇指按揉肾脏、脑垂体、生殖腺、腹股沟、下腹部反射区各3~5分钟，重点按揉生殖腺、下腹部反射区。

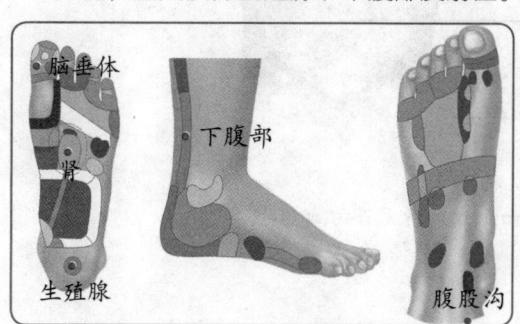

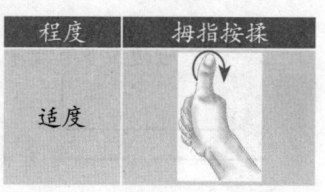

程度	拇指按揉
适度	

按摩方法

441

第四章 常见病的面诊与手、足疗法

闭经

闭经只是一种妇科病的症状，但如果是原发疾病导致的闭经则不容忽视，比如生殖系发育不全、肿瘤、畸形。

病症表现

一般年逾18周岁的女性，月经尚未来潮叫作闭经；既往月经正常，突然非理性停经三个周期以上称为闭经。

病因

中医认为，闭经大多数与肝肾不足、脾胃虚弱有关。先天肾气不足，年幼多病，婚后产育过多，肝肾受损，以致冲任失养，或脾胃虚弱、气血生化之源不足，以致血海空虚，都可发生闭经；精神上过度紧张和刺激导致脏腑功能紊乱，而引起闭经；肝气郁结，气机不利，致使经血运行疾滞，就会出现闭经；在行经期冒雨涉水，感受风寒，或过食生冷及寒凉药物，血为寒凝，气机不畅，瘀阻冲任，也是闭经的常见因素。此外，肥胖体质的人群，因为痰湿较重，脾阳失运，经脉不通，也会导致闭经。而过于瘦弱的人多阴虚内热，如耗损阴血，不能充盈血海也会导致闭经。

面部诊断

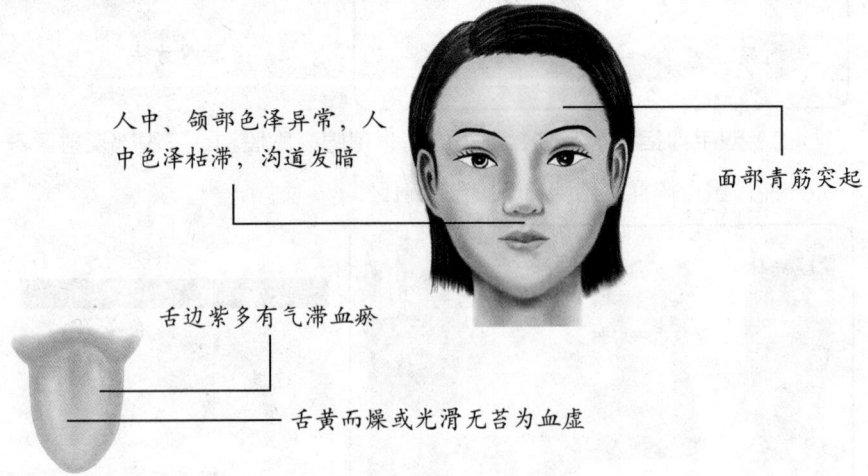

人中、颌部色泽异常，人中色泽枯滞，沟道发暗

面部青筋突起

舌边紫多有气滞血瘀

舌黄而燥或光滑无苔为血虚

闭经的手、足疗法

● **手部按摩法**

以拇指指端点按神门、合谷、支沟穴各100次。

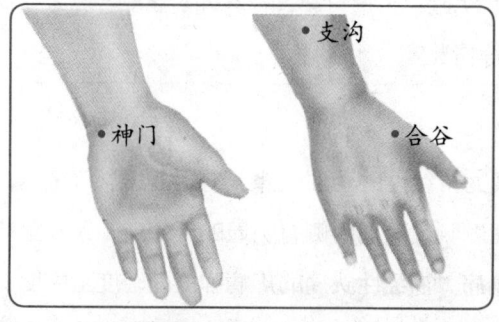

程度	拇指点按
适度	

按摩方法

● **足部按摩法**

（1）以拇指指腹按压大脑、肾上腺、生殖腺反射区各5分钟。

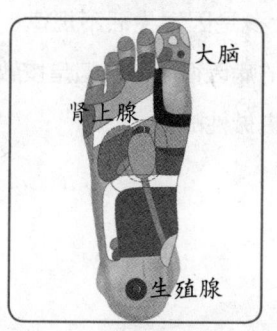

程度	拇指压法
适度	

按摩方法

（2）以食指中节推压腹腔神经丛、甲状旁腺、胃、脾、肾上腺反射区各10次，以局部有酸胀感为宜。

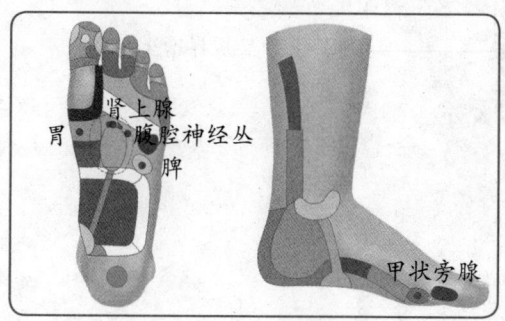

程度	食指中节推压
轻度	

按摩方法

神经性头痛

　　神经性头痛主要是指紧张性头痛、功能性头痛及血管神经性头痛，大多由精神紧张、激动、生气、失眠、焦虑引起，神经性头痛患者大多有神经紧张、情绪不稳、易生气等情况。

病症表现

　　神经性头痛的主要症状表现为持续性的头部闷痛、有压迫感、沉重感，大多为双侧头痛，部分患者在两颞侧及颈枕两侧有明显的压痛点，大多呈搏动性持续性钝痛、电击样痛或刺痛。神经性头痛的疼痛强度为轻度至中度，极少因头痛而影响日常生活，患者大多伴有头晕耳鸣、烦躁易怒、失眠多梦等症状。

病因

　　神经性头痛源于头部肌肉紧张收缩，大多是因为生活不规律、吸烟酗酒、睡眠不足、过度疲劳。引起神经性头痛的病因很复杂，但是按致痛因素大致可分为物理的、化学的、生物化学的或机械性的。

面部诊断

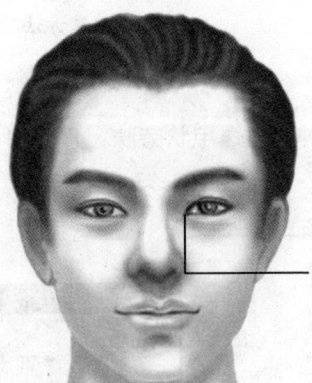

内眦上方呈爪样增生

神经性头痛的手、足疗法

● 手部按摩法

（1）以拇指指端点按合谷穴、神门穴、大陵穴、内关穴各2~3分钟。

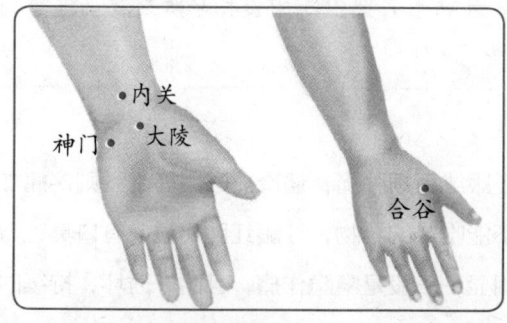

程度	拇指点按
适度	

按摩方法

（2）用拇指指端点按额窦反射区和大脑反射区各2分钟。

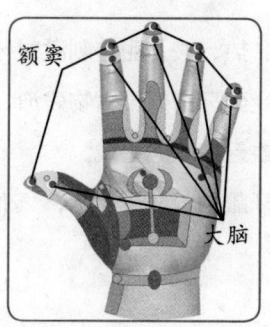

程度	拇指点按
适度	

按摩方法

● 足部按摩法

以食指中节推压大脑、颈项、颈椎、眼、耳、鼻、上下颌、肝、胃、小肠、额窦、腹腔神经丛反射区各3~5分钟，以局部有热痛感为宜。

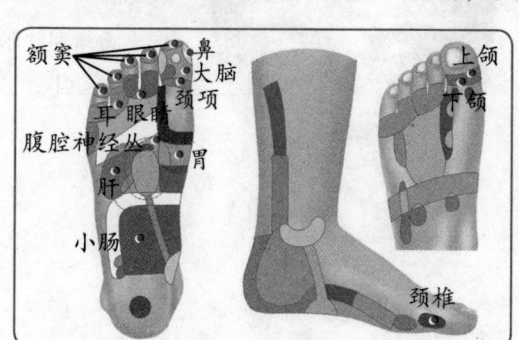

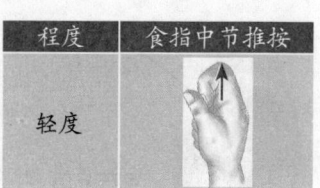

程度	食指中节推按
轻度	

按摩方法

牙痛

牙痛是口腔科疾病最常见的症状之一，其表现为牙龈红肿、遇冷热刺激痛、面颊部肿胀等。牙痛患者要少吃甜食和辛辣之物，注意口腔清洁。

病症表现

牙痛的主要症状是牙齿或牙龈或面颊肿痛，遇冷热酸甜等刺激则疼痛加重。实火牙痛起病急且剧烈，不能吃热的食物，牙龈红肿明显兼有口臭、口渴、便秘等症；虚火牙痛不太明显，一般是隐隐作痛，且时好时坏，持续时间较长，牙龈红肿不太明显。

病因

可见于龋齿、牙髓炎、牙龈炎等，遇冷、热、酸、甜等刺激时牙痛发作或加重。牙痛大多是不注意口腔卫生，牙齿受到牙齿周围食物残渣、细菌等长期刺激，加上不正确的刷牙习惯及维生素缺乏等原因造成。

中医认为牙痛是由风热侵袭伤及牙体、牙龈肉，邪聚不散，气血滞留，瘀阻脉络而为病，有虚实之分。

面部诊断

446

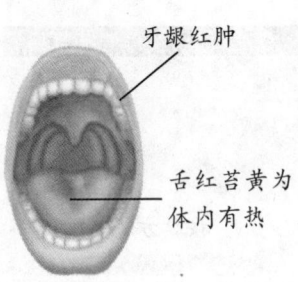

牙龈红肿

舌红苔黄为
体内有热

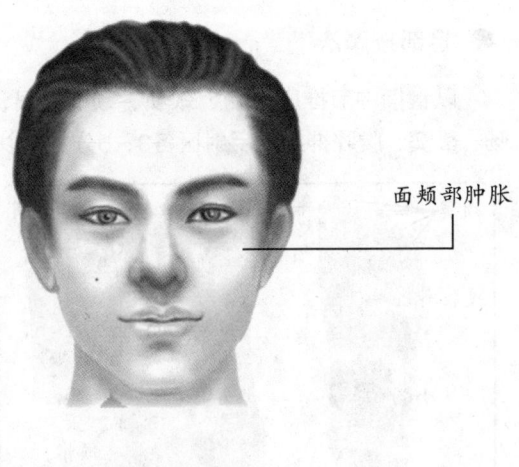

面颊部肿胀

牙痛的手、足疗法

● 手部按摩法

（1）用拇指指端点按商阳、二间、三间、合谷穴，直至牙痛缓解。每天坚持按摩3~4次，牙痛症状便可缓解。

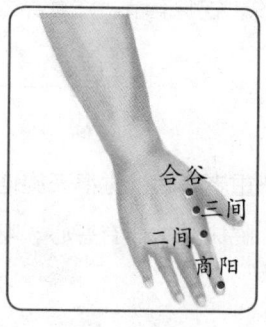

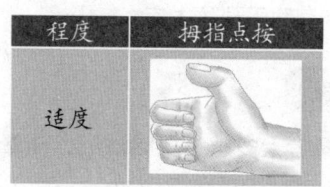

按摩方法

（2）以拇指按揉舌及口腔、胃脾大肠、输尿管、膀胱、肺、上下颌反射区各1分钟。

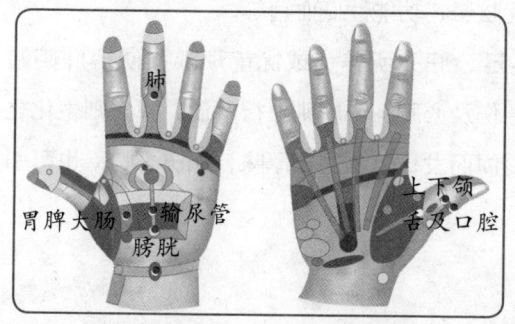

按摩方法

● 足部按摩法

用拇指推按颈项、上颌、下颌、胃、肝、小肠、上身淋巴反射区各2分钟。

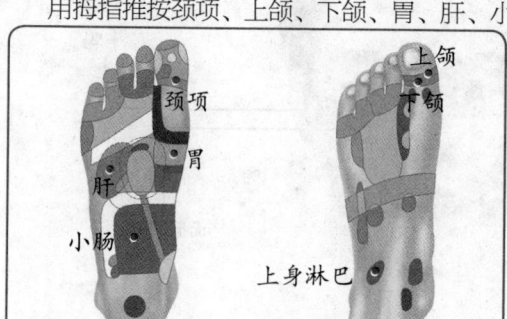

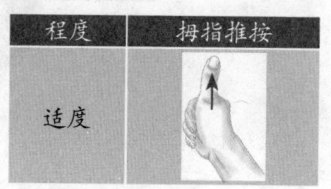

按摩方法

第四章 常见病的面诊与手、足疗法

头晕

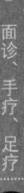

头晕是一种常见的脑部功能性障碍，也是临床常见的症状之一，常与眼花同时并见，是一种自身或外界物体的运动性幻觉，是自身平衡感觉障碍或者空间定向障碍。保持心情开朗愉悦，饮食有节，注意养生保护阴精，有助于预防本病。

病症表现

头晕者大多感觉头脑昏沉，头晕眼花，严重者睁眼就觉得天旋地转，站立不稳，闭眼则觉得自身在转动，如坐舟车。临床上常伴有恶心、呕吐、耳鸣、出汗、面色苍白、眼球震颤等症状。

病因

引起头晕的病因有很多，如晕动症、美尼埃病、贫血、高血压、脑血管硬化、颈椎病、神经症、耳源性眩晕、功能性低血糖等。

中医认为头晕可由肾阴不足、肝失所养，或忧郁烦躁，使得肝阴暗耗，肝阳上扰清窍；忧思烦劳，伤及心脾，心虚则血行不通，脾虚则生化之源不足，气血两亏，不能上充髓海而发；过食肥甘厚味，损伤了脾胃也可引起眩晕。

面部诊断

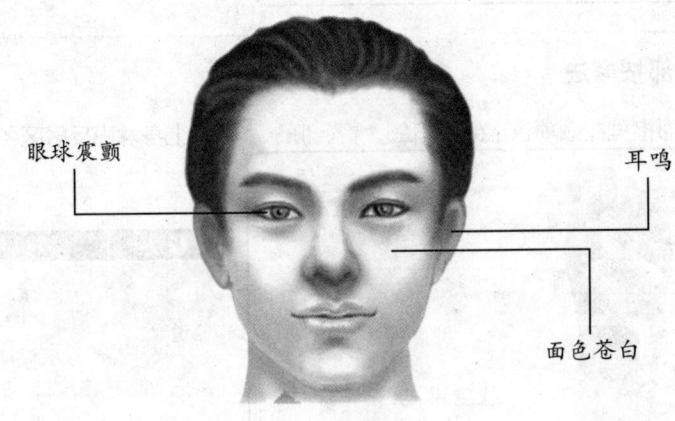

眼球震颤

耳鸣

面色苍白

头晕的手、足疗法

● **手部按摩法**

（1）用拇指掐揉内关、中渚、关冲、阳谷、合谷穴各1~3分钟。

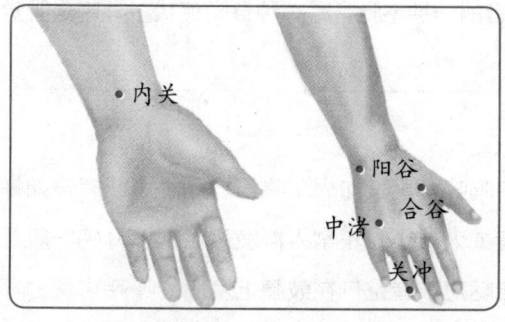

程度	拇指掐揉
适度	

按摩方法

（2）以拇指指腹按揉大脑、脾、胃、肾、肝反射区各3~5分钟，以局部有热胀感为宜。

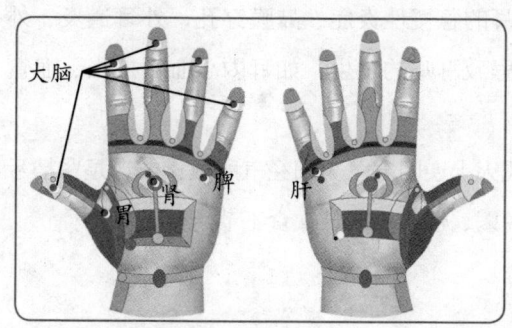

程度	拇指按揉
适度	

按摩方法

● **足部按摩法**

以食指中节推按大脑、小脑、脑垂体、内耳迷路、额窦、甲状腺反射区各50次。

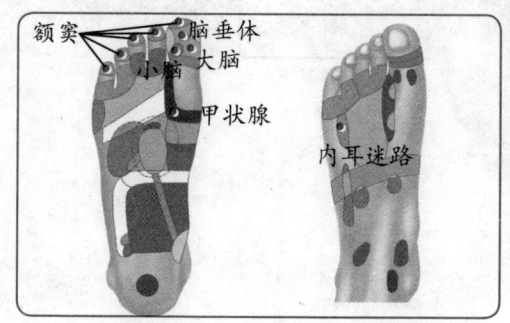

程度	食指中节推按
轻度	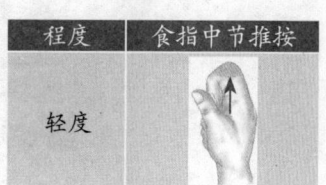

按摩方法

耳鸣

耳鸣是耳部疾病的一种常见症状，是指在没有任何外界刺激条件下人体耳内或脑内产生的异常声音的一种感觉，是一种自觉症状。耳鸣是听觉功能的紊乱现象。

病症表现

耳鸣的主要临床表现有耳内鸣响，声音如火车鸣笛、潮水声或者声如蝉鸣，有持续性也有间歇性，声音或大或小。正常人群发生生理性耳鸣一般是血液循环的嗡嗡声，吞咽时的咔哒声或者空气在鼓膜上发出的呼呼声。

病因

耳鸣是一种症状而不是独立的疾病，造成耳鸣的原因有很多。耳鸣可发生于多种耳部疾病，比如中耳的急慢性炎症、鼓膜穿孔、外耳道炎、外耳异物。某些血管性疾病也可导致耳鸣的发生，如耳内小血管扩张、血管畸形。

中医认为，耳鸣多为肝胆风火上逆阻塞了少阳经气所致；或者是肾精亏虚，精气不能上达于耳；脾气虚弱、情志不舒、饮食不节所致。

面部诊断

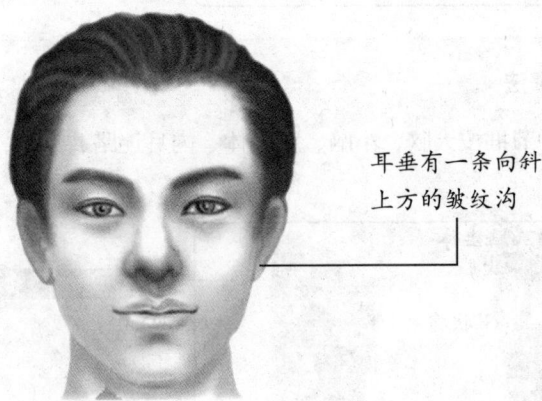

耳垂有一条向斜上方的皱纹沟

耳鸣的手、足疗法

● **手部按摩法**

用拇指指腹按揉头、肝、肾反射区3~5分钟。

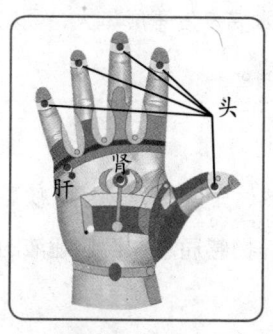

程度	拇指按揉
适度	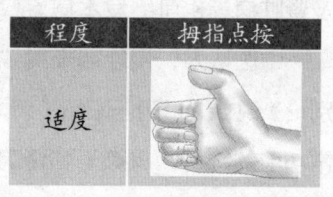

按摩方法

● **足部按摩法**

（1）以拇指指端点按至阴、足临泣、足窍阴、太溪穴各3~5分钟，每日3次为佳。

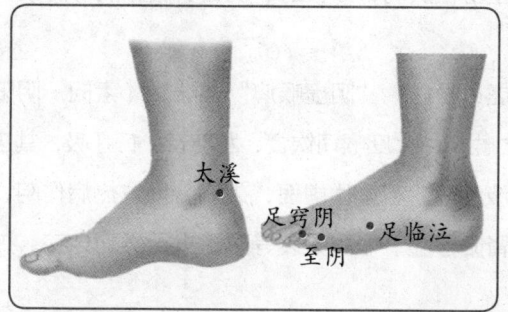

程度	拇指点按
适度	

按摩方法

（2）以食指中节点按耳、内耳迷路、头、上身淋巴、甲状腺、肝、肾、脾反射区各2分钟。

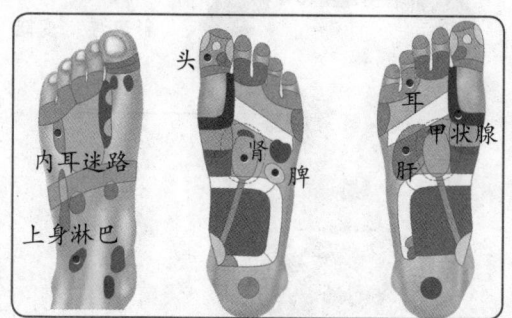

程度	食指中节点按
轻度	

按摩方法

慢性咽炎

慢性咽炎是慢性感染所引起的咽部黏膜、黏膜下及淋巴组织的弥漫性炎症，大多继发于上呼吸道感染性病变，本病多发于成年人，易感人群为吸烟、酗酒者及经常接触有害粉尘或气体者。

病症表现

慢性咽炎的患者咽部常有不适感，如灼热、干燥、异物感、痰黏感，总是以咳嗽清除分泌物，并不影响进食。咽部异物感通常在吞咽唾液时最为明显，晨起刷牙时还会恶心、干呕。

病因

慢性咽炎大多是继发于上呼吸道感染性病变，主要病因有屡发急性咽炎、长期受粉尘或有害气体的刺激、烟酒过度或其他不良生活习惯、过敏体质或身体抵抗力减低等。某些全身性疾病，如贫血、便秘、糖尿病、肝硬化及肾脏病等也可继发本病。

中医认为，慢性咽炎属"虚火喉痹""阴虚喉痹"范畴，《素问·阴阳别论》说："一阴一阳结，谓之喉痹。"咽喉司饮食、发声音、行呼吸，其正常功能的维持，有赖于肺肾阴液濡养。若素体虚弱，久病劳损或热病伤阴，阴液亏耗不能濡润咽喉，甚或肾阳亏虚、命门火衰导致虚火上炎而为病。

面部诊断

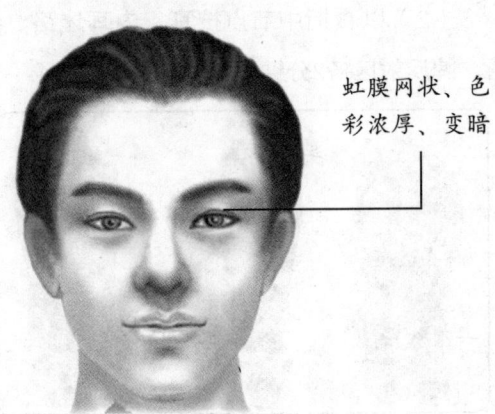

虹膜网状、色彩浓厚、变暗

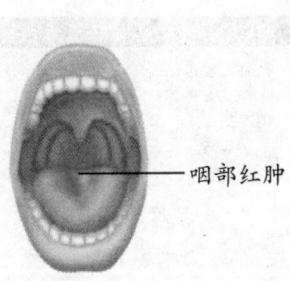

咽部红肿

452

慢性咽炎的手、足疗法

● 手部按摩法

（1）以拇指指端点按肾、肾上腺、脾、肺和支气管、胸腔呼吸器官反射区各2~3分钟。

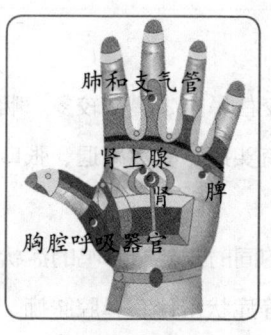

肺和支气管
肾上腺
肾　脾
胸腔呼吸器官

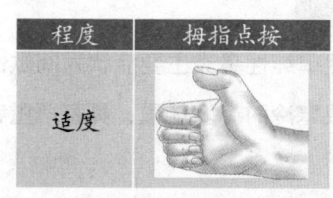

程度	拇指点按
适度	

按摩方法

（2）以拇指指腹掐揉少商穴、太渊穴、鱼际穴、商阳穴、合谷穴、外关穴各1分钟。

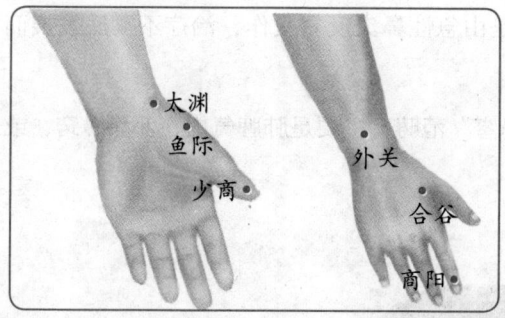

太渊
鱼际
少商
外关
合谷
商阳

程度	拇指掐揉
适度	

按摩方法

● 足部按摩法

以食指中节推压肺及支气管反射区50次。

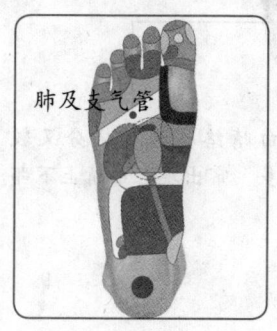

肺及支气管

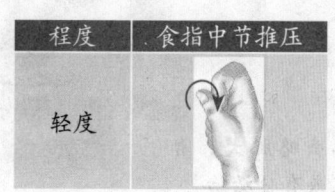

程度	食指中节推压
轻度	

按摩方法

第四章　常见病的面诊与手、足疗法

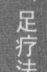

慢性鼻炎

慢性鼻炎是一种常见的鼻腔黏膜及黏膜下层的慢性炎症。临床上分为慢性单纯性鼻炎、慢性肥厚性鼻炎、慢性萎缩性鼻炎。

病症表现

慢性单纯性鼻炎主要症状为间歇性两侧交替鼻塞、鼻涕较多、咽干，夜间静坐或寒冷时鼻塞加重，鼻塞严重者常伴有头痛、嗅觉减退、张口呼吸等症状。

慢性肥厚性鼻炎较慢性单纯性鼻炎严重的同时还伴有耳鸣的症状。

慢性萎缩性鼻炎除了鼻塞、咽干、头痛等症状常伴有鼻腔脓痂、咳嗽、听力减退等症状。

病因

西医认为，慢性鼻炎一般是由急性鼻炎反复发作，治疗不彻底发展而来。

中医指出，慢性鼻炎属"鼻窒"范畴，主要是肺脾气虚、邪滞鼻窍，或邪毒久留、气滞血瘀所致。

面部诊断

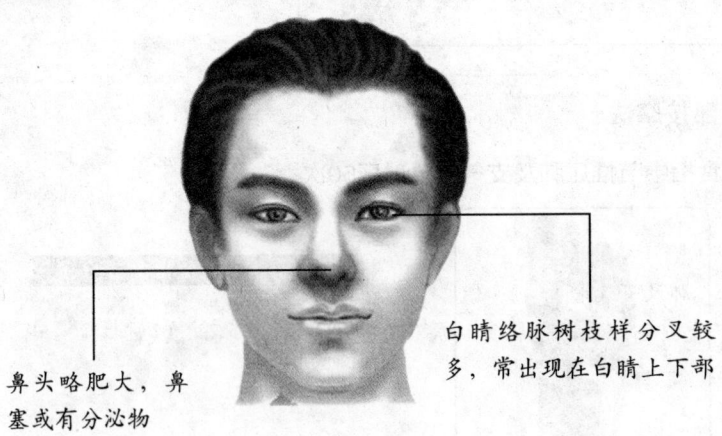

鼻头略肥大，鼻塞或有分泌物

白睛络脉树枝样分叉较多，常出现在白睛上下部

慢性鼻炎的手、足疗法

● 手部按摩法

用拇指指端点按合谷、中冲、少商穴各3~5分钟。

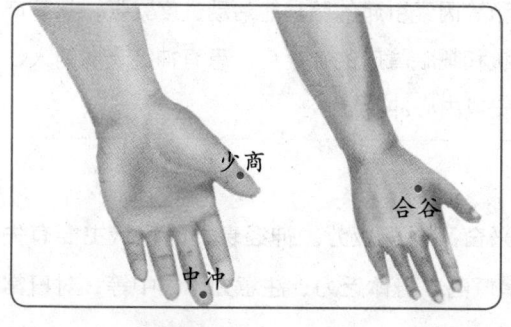

程度	拇指点按
适度	

按摩方法

● 足部按摩法

（1）以拇指指端点按鼻、甲状旁腺、上身淋巴、额窦反射区各3~5分钟。

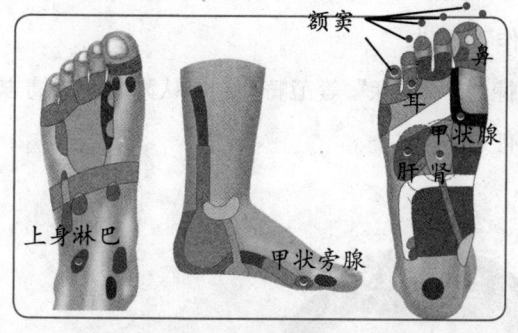

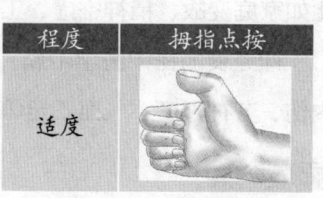

程度	拇指点按
适度	

按摩方法

（2）以拇指指腹按揉太白、内庭、京骨穴各50次，以局部有胀痛感为宜。

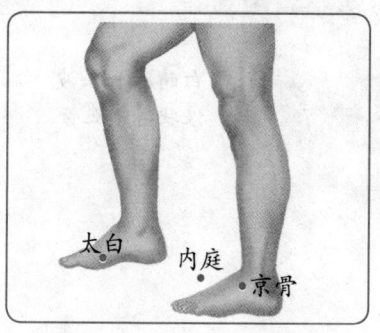

程度	拇指按揉
适度	

按摩方法

神经衰弱

神经衰弱是心理疾病的一种，一般无身体器质性病变，是一种由长期超负荷的身体疲劳、情绪不稳等因素引起的脑功能活动过度紧张，从而产生精力减弱，并伴有躯体症状和睡眠障碍的神经症。患有神经衰弱的人，往往存在着持续性的紧张不安或内心冲突。

病症表现

最突出的临床表现是易于兴奋又易于疲劳。神经衰弱的症状主要有失眠、心烦易怒、食欲下降、情绪低落、身体乏力、注意力不集中等，对日常的生活和学习、工作非常不利。

病因

神经衰弱大多由超负荷的体力或脑力劳动引起大脑皮层兴奋和抑制功能紊乱而引起。长期的心理矛盾和冲突自身不能调节，也容易导致神经衰弱，比如家庭变故、精神空虚、工作不顺利。

神经衰弱在中医学中属"惊悸""不寐"等范畴。中医认为此病与情志内伤、劳神过度、气血不足等有关。

面部诊断

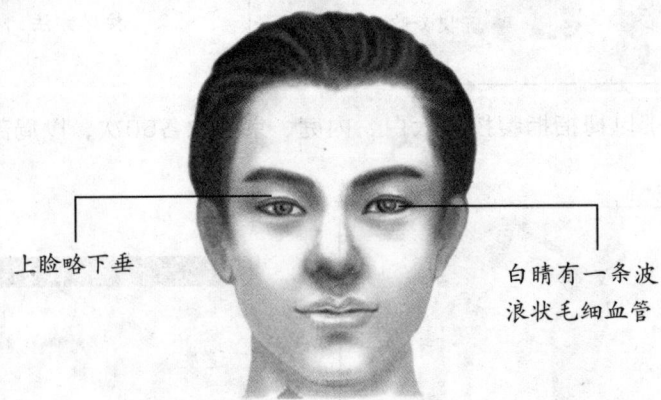

上睑略下垂

白睛有一条波浪状毛细血管

神经衰弱的手、足疗法

● 手部按摩法

以拇指指腹按揉肾、腹腔神经丛、心、脾、胃、肝、大肠、小肠反射区各20~30次，以局部有酸胀感为宜。

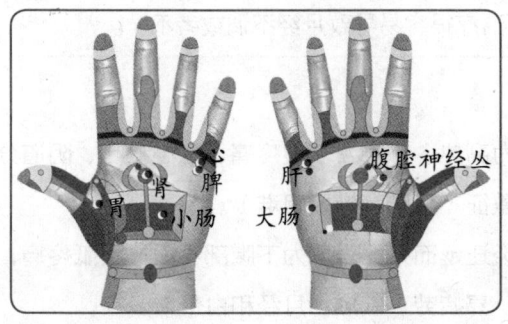

程度	拇指按揉
适度	

按摩方法

● 足部按摩法

（1）以食指中节推压甲状腺、额窦、腹腔神经丛、胃反射区各10次，以局部有酸胀感为宜。

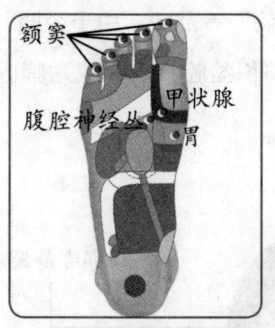

程度	食指中节推压
轻度	

按摩方法

（2）用拇指指腹按揉肾，上、下身淋巴腺反射区各10次，局部发热即可。

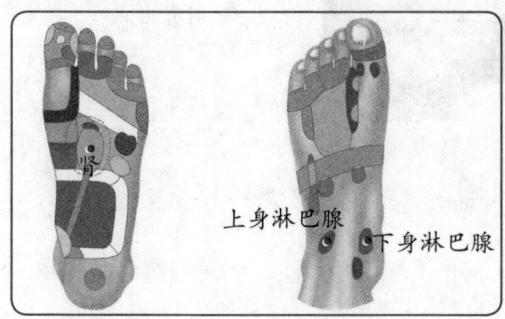

程度	拇指按揉
适度	

按摩方法

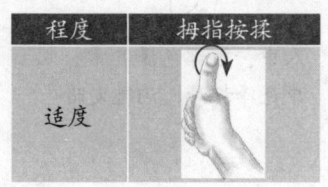

盆腔炎

　　盆腔炎是指包括子宫、输卵管、卵巢、盆腔结缔组织等内生殖器官的炎症，有急慢性之分，尤以慢性较为多见，是临床上常见的、多发的妇科疾病之一。炎症长期得不到治疗很容易导致月经不调或者不孕。

病症表现

　　急性盆腔炎临床主要表现为高热、恶寒、下腹疼痛、恶心呕吐、阴道分泌物增多、月经失调及膀胱刺激征（尿频、排尿困难）。

　　慢性盆腔炎常由急性盆腔炎迁延而来，表现为下腹部不适、腰骶疼痛，劳累、性生活、经期前后加重，易疲劳、低热、月经和白带增多等。

病因

　　导致急性盆腔炎的主要原因有产后或流产手术后感染、宫腔内手术引起的术后感染、经期不注意卫生、邻近器官的炎症蔓延。

　　本病在中医学中属"妇人腹痛""带下病"等范畴，由于经期、产后、产道损伤，体质虚弱、劳累过度而致邪气蓄积盆腔发病；或为脾虚运化失常、水湿内停、郁久化热所致。

面部诊断

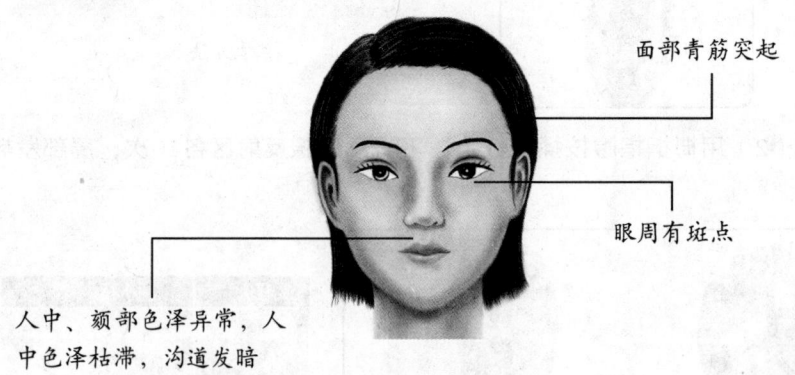

面部青筋突起

眼周有斑点

人中、额部色泽异常，人中色泽枯滞，沟道发暗

盆腔炎的手、足疗法

● 手部按摩法

以拇指指腹按揉生殖腺、肾、肾上腺反射区各1~2分钟。

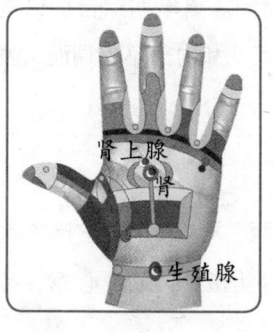

程度	拇指按揉
适度	

按摩方法

● 足部按摩法

（1）以食指中节推压生殖腺、子宫、肾、下腹部、垂体、输尿管、甲状腺、肝、脾反射区各30次。

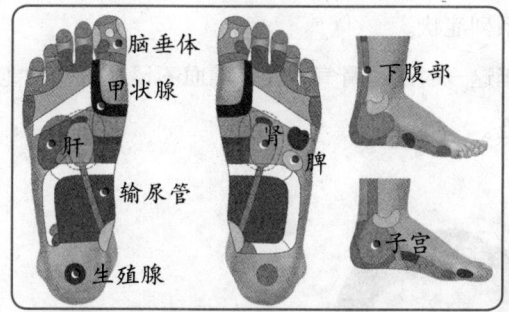

程度	食指中节推压
轻度	

按摩方法

（2）以拇指指腹按揉足临泣、中封、太溪、然谷、太冲、行间穴各2分钟。

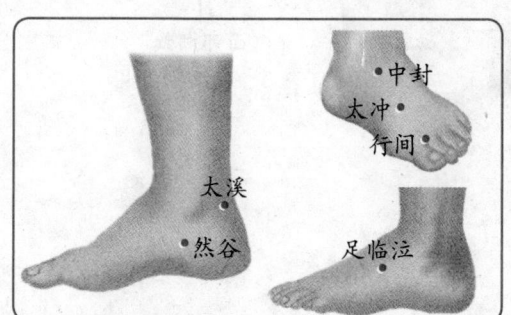

程度	拇指按揉
适度	

按摩方法

更年期综合征

更年期综合征是雌激素水平下降而引起的一系列症状。女性更年期通常发生在45～50岁开始停经的这段时间。更年期综合征只是围绝经期妇女诸多问题中的一种，是指自主神经紊乱和内分泌失调而引发的一组症候群。

病症表现

更年期综合征主要临床表现为绝经，即月经永久停止，它标志着卵巢功能减退，生育能力消失，同时伴随烦躁易怒、头晕、失眠、心悸、多汗、血压升高、阵发性面部潮红等一系列症状。

病因

女性在围绝经期，由于卵巢功能减退，垂体功能亢进，分泌过多的促性腺激素使内分泌环境发生较大的变化，部分妇女对此变化不能适应，会出现以自主神经功能失调为主的一系列症状。

中医认为，人在中年到老年这一时期，肾气渐衰，精血不足，脏腑功能失调，所以出现了更年期综合征。

面部诊断

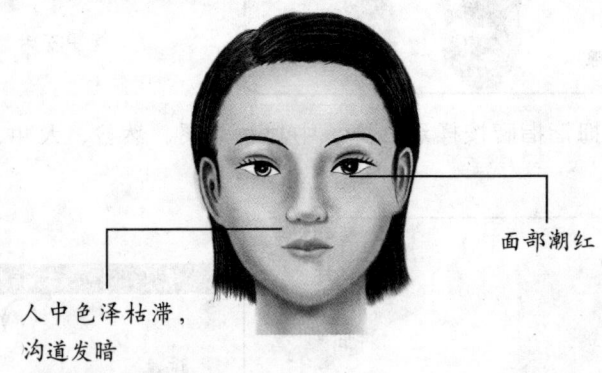

面部潮红

人中色泽枯滞，沟道发暗

更年期综合征的手、足疗法

● 手部按摩法

（1）以拇指指端点按肾上腺、肾、腹腔神经丛、卵巢、子宫、心、肝、脾等反射区各50~100次，以局部有热胀感为宜。

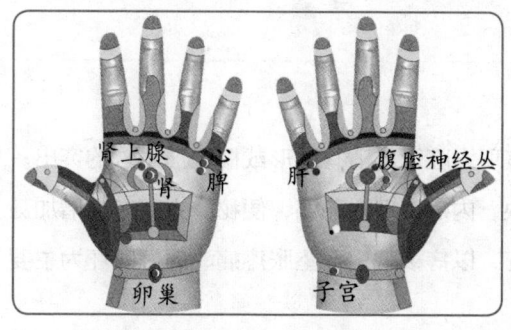

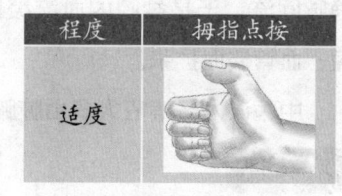

程度	拇指点按
适度	

按摩方法

（2）以拇指指端点按神门穴、内关穴、劳宫穴、外关穴、合谷穴各1~2分钟。

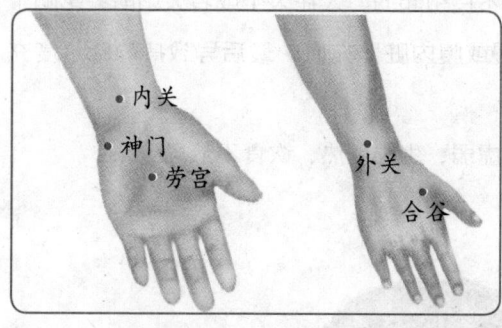

程度	拇指点按
适度	

按摩方法

● 足部按摩法

以食指中节推压头、颈项、脑垂体、子宫、生殖腺、甲状腺、腹腔神经丛、肾上腺、肾反射区各5次，以局部有热感为宜。

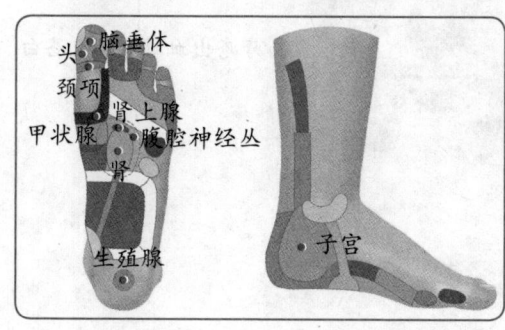

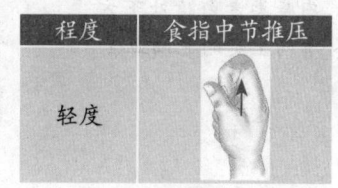

程度	食指中节推压
轻度	

按摩方法

痔疮

痔疮有内痔、外痔、混合痔之分，是直肠末端黏膜下和肛管皮下的静脉丛发生扩张、曲张所形成的静脉团。一般外痔患者占绝大多数。发现有痔疮时应该及早根治。

病症表现

外痔的痔核位于肛门外，表现为肛管皮下有圆形或椭圆形柔软的突出。肛门黏膜下静脉发生瘀血、肿块。内痔表现为无痛，便秘，大便次数增加甚至便血。混合痔则兼具二者特征，以痔核脱出、坠胀疼痛、时好时坏为主要症状。

病因

痔疮其实就是局部血液循环不良引起的。人在久坐或者久站时，影响了静脉回流，于是盆腔内血流缓慢或腹内脏器充血，最后导致痔静脉过度充盈，血管瘀血扩张。

中医认为，痔疮大多由脏腑虚弱、生湿积热、饮食不节导致。

面部诊断

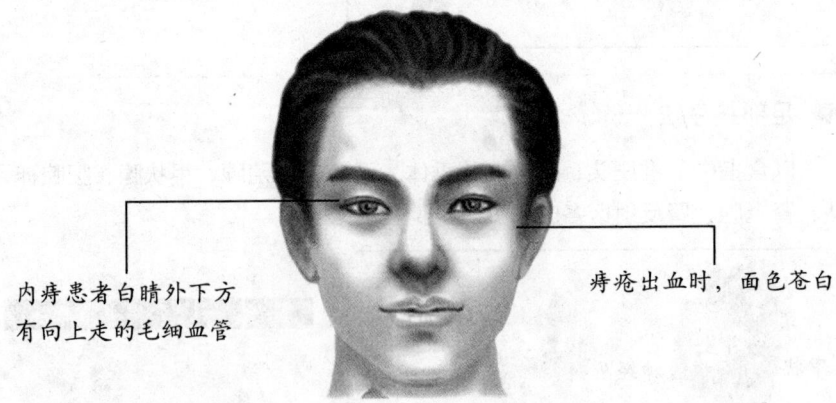

内痔患者白睛外下方
有向上走的毛细血管

痔疮出血时，面色苍白

痔疮的手、足疗法

● **手部按摩法**

以拇指点按鱼际、三间、商阳、合谷和少冲穴，以局部有酸胀感为宜。

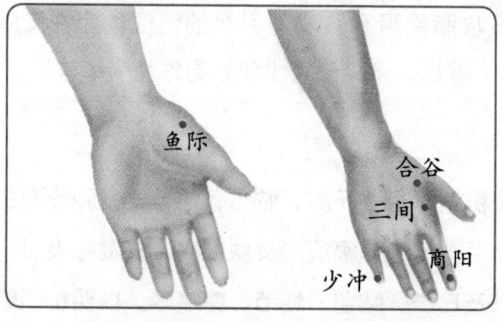

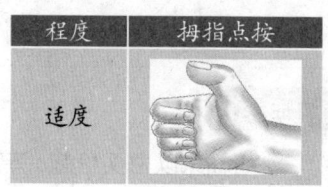

程度	拇指点按
适度	

按摩方法

● **足部按摩法**

（1）以拇指点按金门穴和足通谷穴各3~5分钟，至局部有酸胀感为宜。

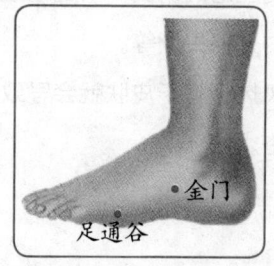

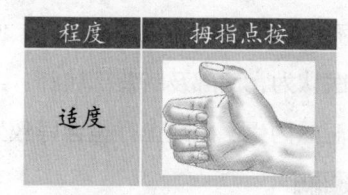

程度	拇指点按
适度	

按摩方法

注：肛门左侧有痔核时，按压同侧金门穴会有压痛感，治疗时以病侧为重点，另一侧为辅助治疗。

（2）双手拇指按揉双侧足部肛门、直肠、骶骨、小肠、横结肠反射区各3~5分钟，手法稍重。

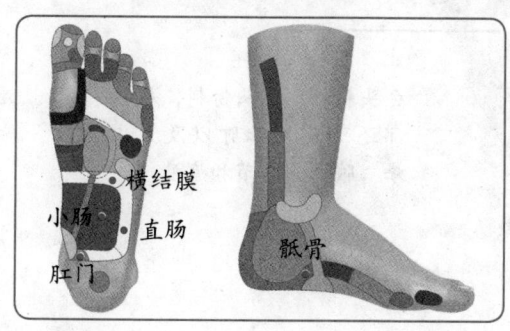

程度	拇指按揉
稍重	

按摩方法

痤疮

痤疮是皮肤科最常见的疾病之一，俗称"青春痘"，又叫"粉刺""暗疮"等，是毛囊及皮脂腺阻塞、发炎引起的慢性炎症性皮肤病。痤疮好发于颜面、胸背、臀部，多见于青少年，男性发病率较高。

病症表现

痤疮临床以白头粉刺、黑头粉刺、炎性丘疹、脓包、结节、囊肿等为主要表现，严重者伴随面色潮红、毛孔粗大、瘢痕等皮肤损害。并发感染时，局部出现红肿、疼痛、触痛，以及丘疹、脓包、结节、瘢痕等。白头粉刺破溃后溢出白色豆渣样物质。

病因

464

日常饮食不节、作息时间不规律都是引发痤疮的诱因。引起痤疮的主要原因还有皮脂腺分泌旺盛堵塞毛孔、便秘、内分泌失调等。

中医认为，面部及胸背部属肺，当肺经风热受阻于皮肤就会导致痤疮的产生。湿热内生、阳热上升也会导致生长痤疮。

面部诊断

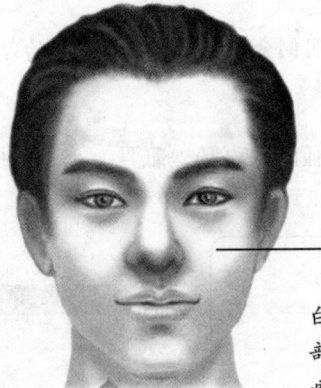

白头粉刺、黑头粉刺，局部还可出现红肿以及丘疹、脓包、结节和瘢痕

痤疮的手、足疗法

● 手部按摩法

用拇指指端点按曲池、合谷、神门、太渊、后溪、鱼际、中冲穴，两手交换各按揉1~2分钟，以局部有酸胀感为宜。

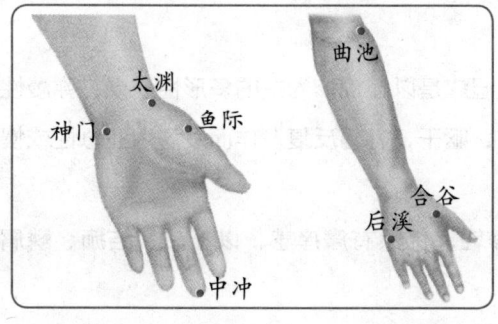

程度	拇指点按
适度	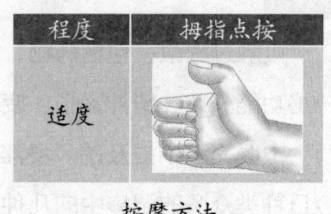

按摩方法

● 足部按摩法

（1）以拇指指端点按足窍阴、涌泉、丰隆穴各5分钟，每日1~2次。

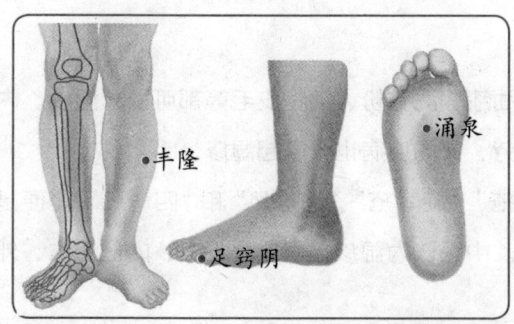

程度	拇指点按
适度	

按摩方法

（2）以食指中节按压肾上腺、肾、输尿管、膀胱、胃、小肠、肝、胆、脾、甲状腺、脑垂体、生殖腺、上下身淋巴腺反射区各30次。

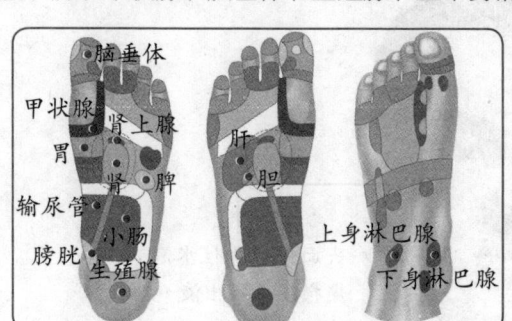

程度	食指中节按压
适度	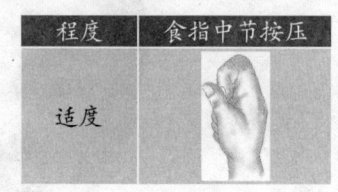

按摩方法

湿疹

湿疹是一种常见的由多种内外因素引起的表皮及真皮浅层的炎症性皮肤病。一般分急性、亚急性、慢性三种，起病不分男女或年龄大小。

病症表现

急性湿疹起病急，病程短，湿疹是以丘疱疹为主的多形性皮损，弥漫性分布，常对称发生于头面、四肢、躯干，容易反复发作而发展为亚急性或慢性湿疹。

亚急性湿疹皮损较急性湿疹轻，仍然有瘙痒感，以丘疹、结痂、鳞屑为主。

慢性湿疹皮损常为局限性，边缘较清楚、炎症不显著、患部皮肤肥厚粗糙。患者一般在就寝或精神紧张的时候才出现剧烈瘙痒，平时没有明显的自觉症状。

病因

接触过敏源，包括药物、油漆、洗衣粉、动物皮毛等都可引起湿疹。内分泌功能失调、精神紧张、疲劳、胃肠疾病也可引起湿疹。

中医文献中提及的"浸淫疮""旋耳疮""绣球风"和"四弯风"等便是今日种类众多的湿疹中的几种。中医认为湿疹是由饮食不节、内伤情志、外邪侵淫而引发。

面部诊断

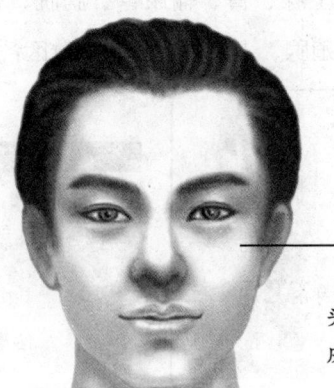

头面部对称性水泡，
皮损多有渗出液

湿疹的手、足疗法

● **手部按摩法**

以拇指指端点按阳池穴1~2分钟。

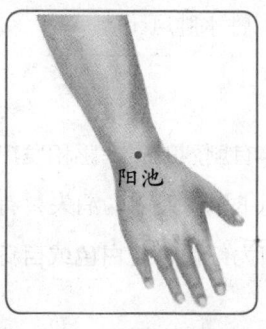

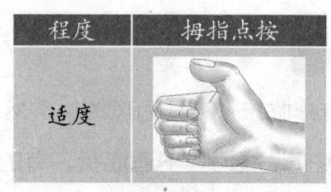

程度	拇指点按
适度	

按摩方法

● **足部按摩法**

（1）以拇指指腹按揉足部甲状旁腺、肺、上身淋巴腺、胸部淋巴腺、腹股沟、肾上腺、脾反射区各3~5分钟。

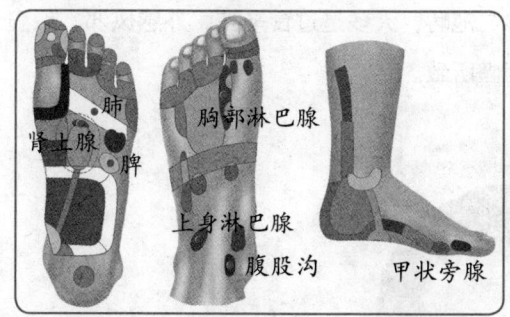

肺
肾上腺
脾
胸部淋巴腺
上身淋巴腺
腹股沟
甲状旁腺

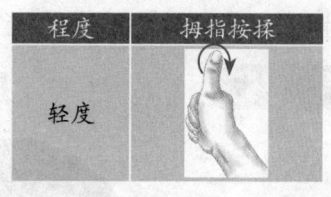

程度	拇指按揉
轻度	

按摩方法

（2）用拇指按揉双侧足部大都穴各5分钟，每天2~3次。常按摩此穴具有清热化湿作用。

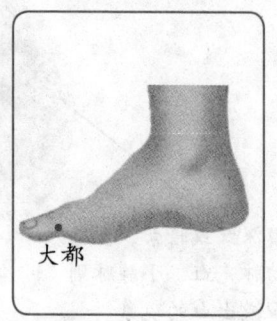

大都

程度	拇指按揉
适度	

按摩方法

荨麻疹

　　荨麻疹俗称风疹块，是一种常见的皮肤血管反应性过敏性皮肤病，是多种病因引起的突然出现并伴有剧痒的暂时性水肿风团。

病症表现

　　荨麻疹临床上表现为风疹块突然出现并伴有剧烈的瘙痒感和发热、恶心呕吐、腹痛、腹泻等不适症状，有的会在数小时或2天之内消失，有的可能持续数月。皮疹大小不一、形状各异，颜色可为红色、花白色或自身皮肤颜色，消退后不留痕迹。

病因

　　引起荨麻疹的原因有很多，食物、吸入物、药物过敏，另外精神因素、内分泌失调、蚊虫叮咬、胃肠疾病也可导致皮肤过敏。

　　中医认为，荨麻疹属"瘾诊"范畴，大多是过食辛辣、外感风邪、积湿生热、外感风寒或风邪、气血两虚所致。

面部诊断

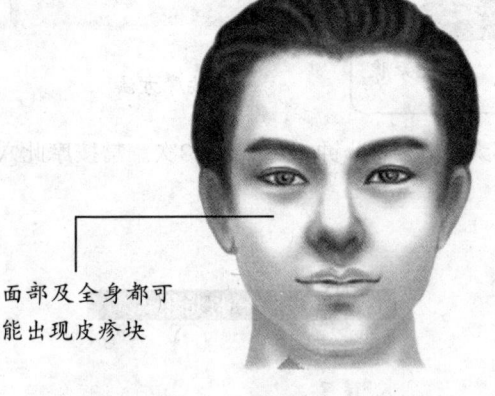

面部及全身都可能出现皮疹块

腭黏膜深红或暗紫，上面的小动脉充血，小静脉则有瘀血或出血的现象

荨麻疹的手、足疗法

● 手部按摩法

以拇指指腹按揉后溪、阳池、合谷穴各20次。

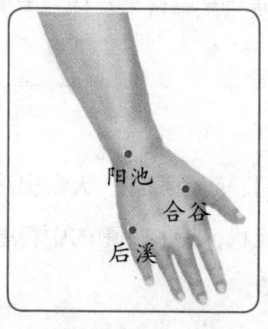

程度	拇指按揉
适度	

按摩方法

● 足部按摩法

（1）以拇指指端点按涌泉、内庭穴1~3分钟。

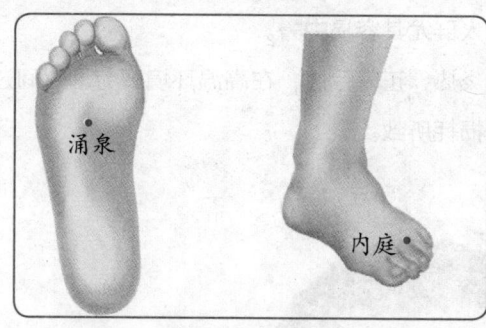

程度	拇指点按
适度	

按摩方法

（2）以拇指指腹按揉肺、甲状旁腺、肾、横结肠、肝、胆、肾上腺、胸部淋巴腺反射区1~3分钟。

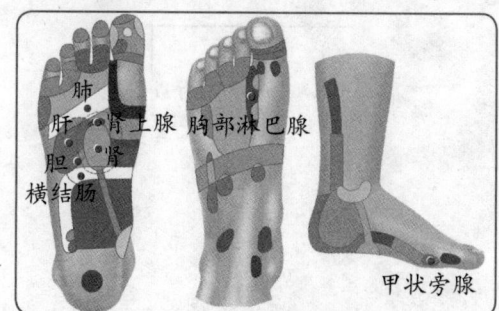

程度	拇指按揉
适度	

按摩方法

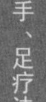

中暑

中暑是在高温和热辐射的长时间作用下，由于机体体温调节障碍，水、电解质代谢紊乱引起的神经系统功能损害的症状的总称，中暑常发生在暑热天气。

病症表现

中暑的患者在高温环境中出现头晕、口渴、面色潮红、大量出汗或者皮肤湿冷、面色苍白、血压下降、心率加快等症状，有些严重的中暑患者会出现晕厥、肌肉痉挛等症状，甚至会有生命危险。

病因

在暑热天气、湿度大以及无风的环境下特别容易中暑，但是中暑不仅与气温、湿度以及风速有关，还与劳动强度、暴晒时间、体质强弱等情况有关。年老体弱、对热耐受力差的人群尤其容易中暑。

中医认为，中暑是夏日天气炎热，正气亏虚，在高温环境下劳动时间过长，暑热郁蒸而散热不足，正气损耗所致。

面部诊断

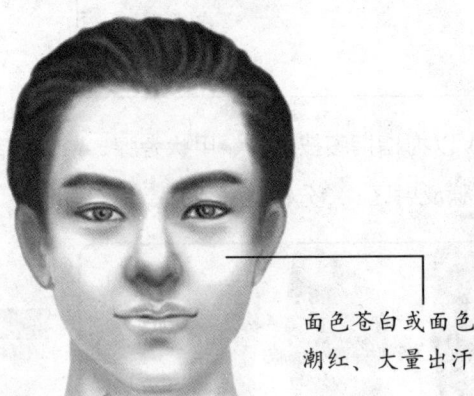

面色苍白或面色潮红、大量出汗

中暑的手、足疗法

● 手部按摩法

以拇指指端点按合谷穴、阳谷穴、关冲穴、少商穴、内关穴各2~3分钟。

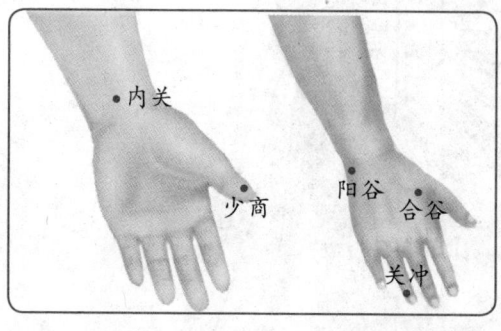

程度	拇指点按
适度	

按摩方法

● 足部按摩法

（1）以食指中节推压肾、头、小脑、胸部淋巴结、肾上腺反射区1~3分钟，推压心反射区2~3分钟，推压胃、内耳迷路反射区3~5分钟。

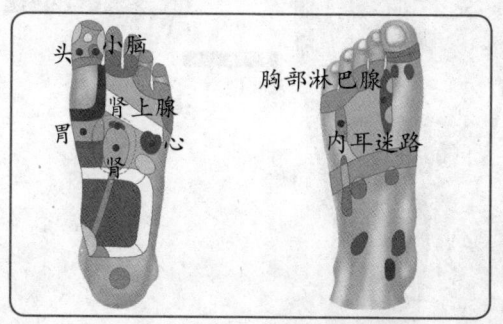

程度	食指中节推压
适度	

按摩方法

（2）以拇指指腹按揉解溪、内庭、涌泉、足通谷穴各5分钟。

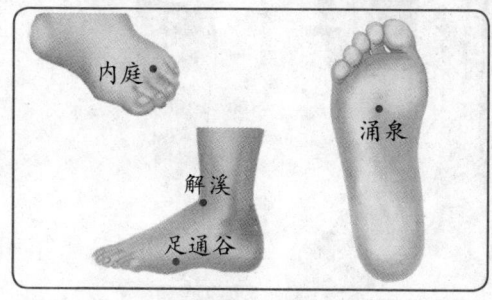

程度	拇指按揉
适度	

按摩方法

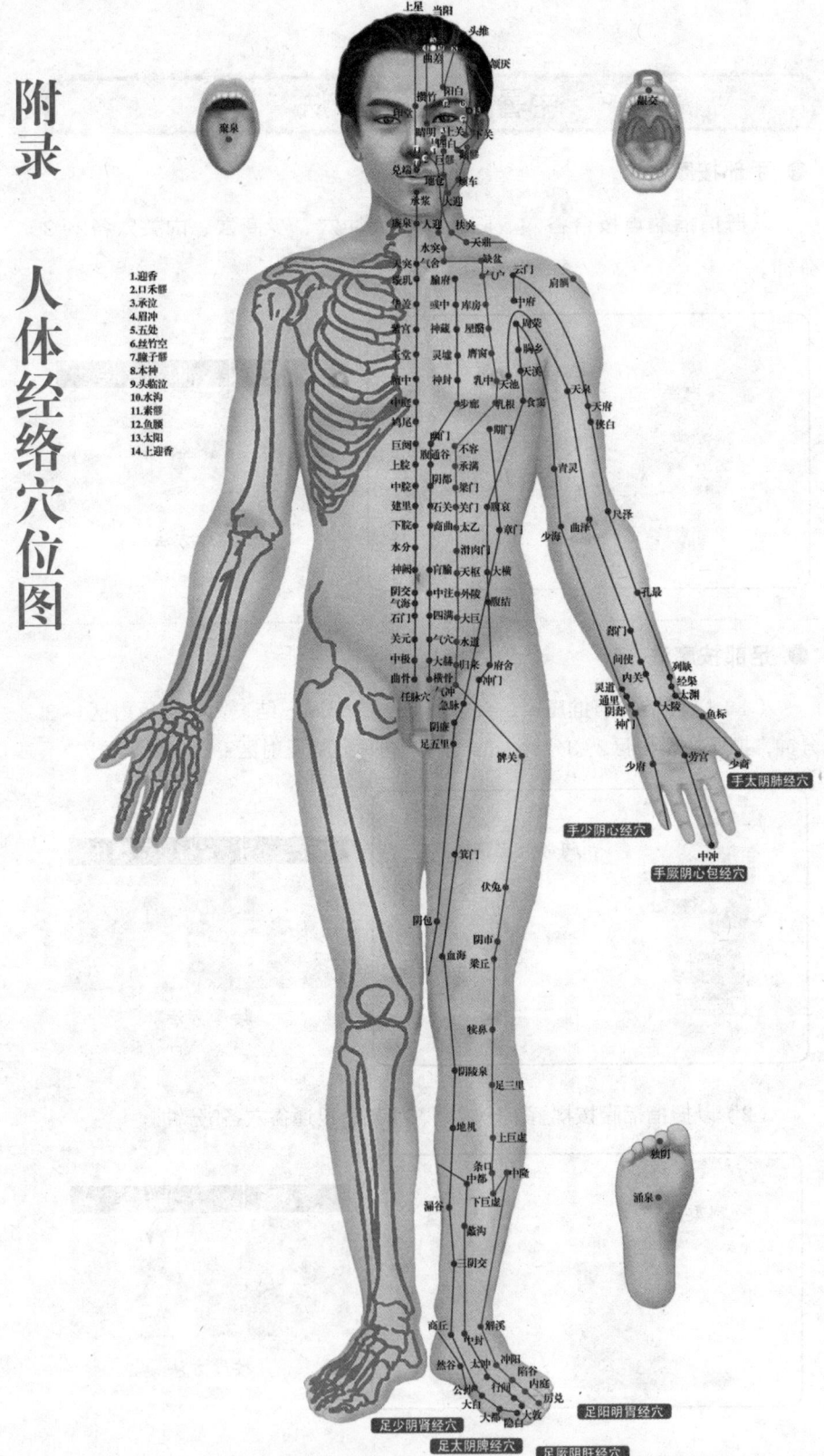

附录 人体经络穴位图

1.迎香
2.口禾髎
3.承泣
4.眉冲
5.五处
6.丝竹空
7.睑子髎
8.本神
9.头临泣
10.水沟
11.素髎
12.鱼腰
13.太阳
14.上迎香

手太阴肺经穴
手少阴心经穴
手厥阴心包经穴
足少阴肾经穴
足太阴脾经穴
足厥阴肝经穴
足阳明胃经穴

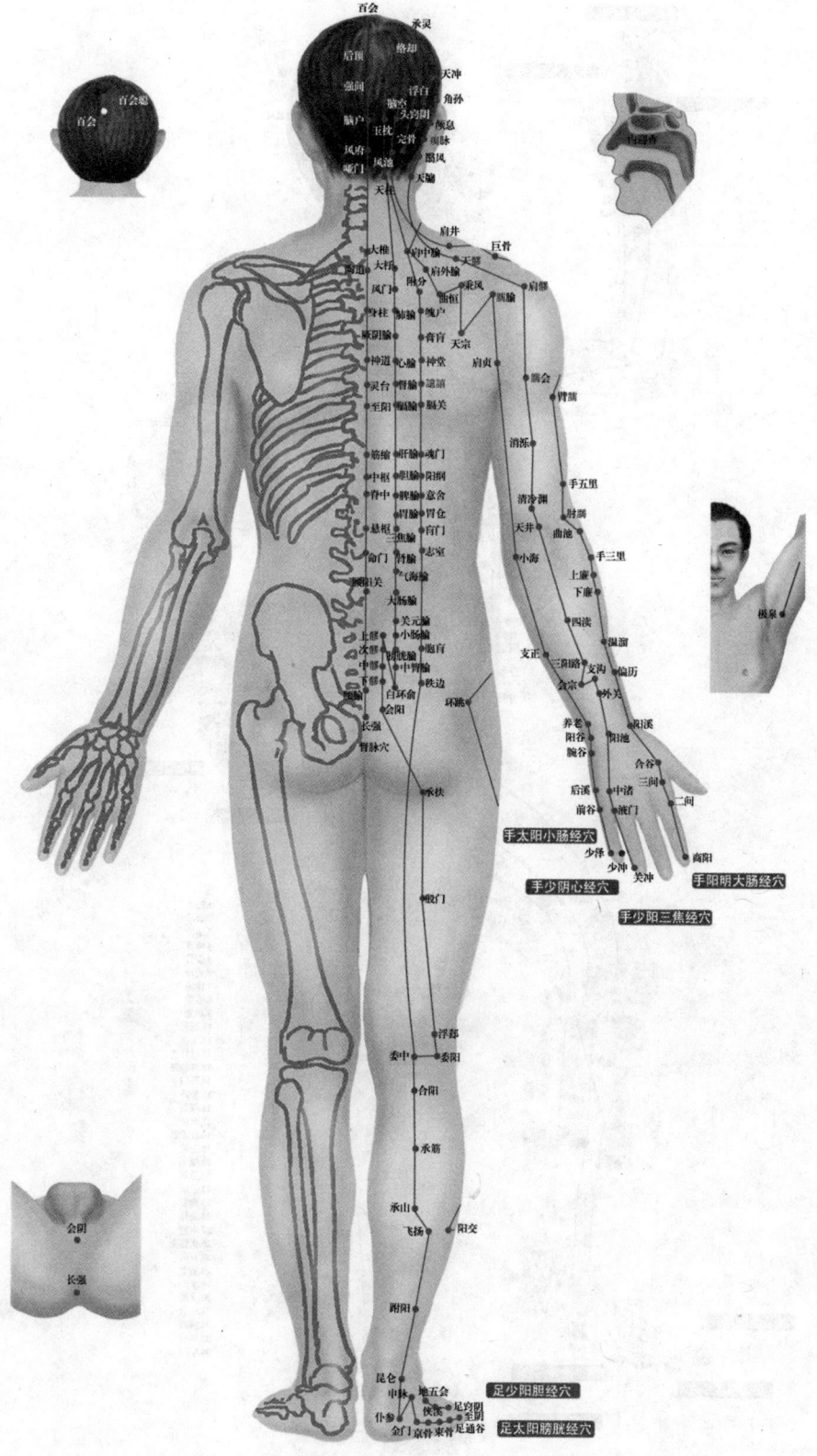

百会　承灵
后顶　络却
强间　天冲
脑空　角孙
脑户　头窍阴
玉枕　瘈脉
完骨　颅息
风府　风池　翳风
哑门　天柱　天牖
肩井　天髎
大椎　中渚　巨骨
陶道　大杼　肩外俞　天宗　肩髃
风门　阳分　曲垣　肩髎
脊柱　附分　秉风　臑俞
厥阴俞　魄户　膏肓　臑会
神道　心俞　神堂　肩贞
灵台　督俞　譩譆　臑会
至阳　膈俞　膈关　臂臑
筋缩　肝俞　魂门　消泺
中枢　胆俞　阳纲　清泠渊
脊中　脾俞　意舍　手五里
胃俞　胃仓　肘髎
悬枢　三焦俞　肓门　天井　曲池
命门　肾俞　志室　小海　手三里
腰阳关　气海俞　上廉
大肠俞　下廉
上髎　关元俞　四渎
次髎　小肠俞　胞肓　温溜
中髎　膀胱俞　支正　三阳络　偏历
下髎　中膂俞　养老　外关
胞肓　白环俞　会阳　阳谷　阳溪
长强　秩边　环跳　腕骨　合谷
肾脉穴　后溪　中渚　三间
前谷　液门　二间
承扶　手太阳小肠经穴　商阳
少泽
少冲　关冲　手阳明大肠经穴
手少阴心经穴
手少阳三焦经穴
殷门
浮郄
委中　委阳
合阳
承筋
承山　阳交
飞扬
跗阳
昆仑　地五会　足少阳胆经穴
申脉
仆参　侠溪　足窍阴
金门京骨束骨　足通谷　足太阳膀胱经穴

百会穴
百会

内迎香

极泉

会阴
长强

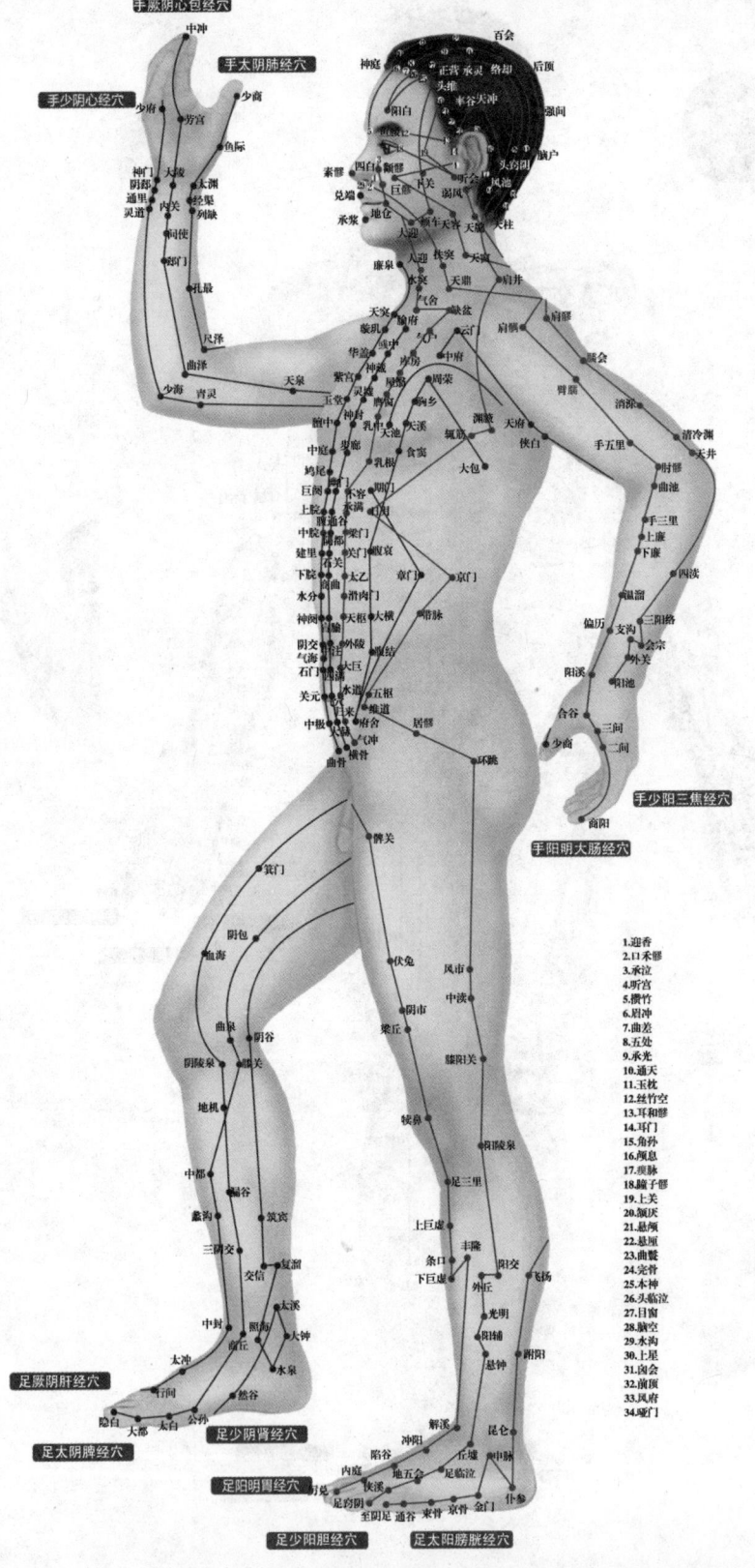

手厥阴心包经穴   手太阴肺经穴

手少阴心经穴

百会

1.迎香
2.口禾髎
3.承泣
4.听宫
5.攒竹
6.眉冲
7.曲差
8.五处
9.承光
10.通天
11.玉枕
12.丝竹空
13.耳和髎
14.耳门
15.角孙
16.颅息
17.瘈脉
18.颅子髎
19.上关
20.颔厌
21.悬颅
22.悬厘
23.曲鬓
24.完骨
25.本神
26.头临泣
27.目窗
28.脑空
29.水沟
30.上星
31.囟会
32.前顶
33.风府
34.哑门

手少阳三焦经穴

手阳明大肠经穴

足厥阴肝经穴

足太阴脾经穴

足少阴肾经穴

足阳明胃经穴

足少阳胆经穴   足太阳膀胱经穴

学习保健知识，享受健康生活

★ 建议配合二维码使用本书 ★

本书特配线上阅读资源

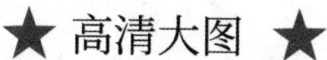
★ 高清大图 ★

本书配套高清图片，帮您更准确地掌握保健知识。

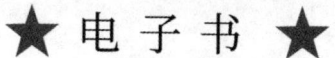
★ 电子书 ★

下载电子书，让您随时随地阅读，学习保健知识

获取资源步骤

第一步：扫描本页二维码

第二步：关注出版社公众号

第三步：选择您需要的资源

微信扫描二维码　　　　　　　　　　领取本书配套资源

家庭保健使用手册③

贴敷、推拿、松筋

健身养生手到擒来，让你的健康尽在"掌"握

孙桂芬 编著

天津出版传媒集团

天津科学技术出版社

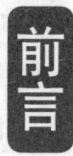

以自然疗法保体之健康

自古以来，健康长寿一直是人们共同的美好愿望。然而，对于如何维护健康，大家却有着各自不同的认识。

中医保健的核心思想是"治未病"，就是通过一些保健方法来维持住自己的健康，不给疾病以可乘之机，即使遇到一些无法避免的情况，身体偏离了正常的轨道，也可以通过这些方法来进行合理调整，使身体回归到健康状态。可以说，中医保健理念在于"求己为主，求医为辅"，也就是强调健康掌握在自己手中。

此外，中医有"是药三分毒"之说，要求治病即止，不可伤正。《黄帝内经·素问》中也说："大毒治病，十去其六；常毒治病，十去其七；小毒治病，十去其八；无毒治病，十去其九。谷肉果菜，食养尽之；无使过之，伤其正也。"由此可见，服用药物治疗疾病是用药的偏性来纠正身体的偏性，疗效固然有，但若不谨慎则副作用不容忽视。而中医自然疗法不仅可以针对现代人的体质特点进行治疗，以达到畅达气血、清洁血液环境、激发生命活力、提高自身免疫力、延缓衰老等目的，对身体还没有副作用。所以，自然疗法成了治病养生的宠儿。

为了帮助广大读者更好地了解自然疗法，并运用自然疗法居家养生保健，我们在本书中重点介绍了贴敷、推拿、松筋疗法。它们是中医自然疗法中的重要组成部分，是人类医学领域的瑰宝。由于具有操作简单、易学易懂、适应证广、治疗费用低廉而且疗效显著的优点，它们的影响和应用范围越来越广，在当代医药学领域扮演着极其重要的角色。

本书中讲到的贴敷方法将传统的针灸疗法和药物疗法有机地结合在了一起，既有药物本身的作用，又有药物对穴位的刺激作用，能取得一般情况下单纯用针灸或药物所不能达到的效果。推拿是本书讲到的另外一种方法，它起源于劳动，经过人们漫长的积累，总结得来。这种疗法是以中医理论为指导，运用手法或借助推拿工具作用于穴位或其他特定部位来治疗疾病的。本书讲到的最后一种疗法是松筋疗法，主要是着力于深层筋膜，疏通长期阻碍气血运行的硬块和筋结。

本书介绍的贴敷、推拿、松筋疗法简便易行、安全灵活，各位读者朋友可以根据自己的需要，自己或在家人的帮助下科学操作，相信一定可以达到未病先防、已病防变、病愈防复、养生保健的目的。

最后，我们衷心地希望，本书能够为您送去健康，让您在本书的帮助下享受闲适的居家生活。

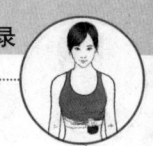

家庭保健使用手册③

贴敷、推拿、松筋

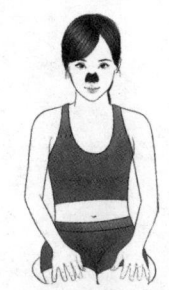

穴位贴敷治疗是以中医的基础理论作为指导，其理论依据是"调节经脉、平衡阴阳"。

第一章　贴敷疗法
——中药外治除诸疾

第二章　推拿疗法
——打好身体基础

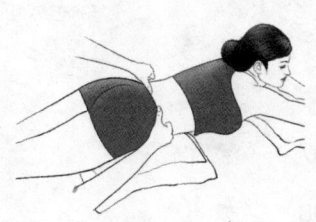

推拿又叫做按摩、踩跷、按跷，它是中医学的重要组成部分。

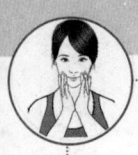

第三章 松筋疗法
——打通僵硬的筋脉

松筋疗法可以用来舒活经筋，促使筋结松开，使经络疏通顺畅，也使脏腑与经络联系顺畅，达到脏腑内病外治保健功效。

第四章 经穴与反射区
——贴敷、推拿、
松筋术的操作基础

经络是经脉和络脉的总称，人体上有一些纵观全身的路线，古人称之为经脉。

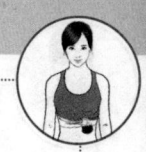

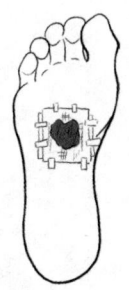

患者在家可以适当通过贴敷、推拿、松筋的办法来进行调治，对预防和治疗常见病症大有裨益。

第五章　常见病症调治法

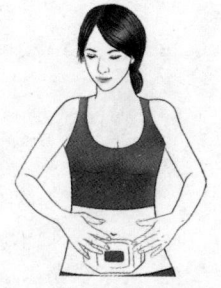

慢性内科疾病除了常规的药物和手术治疗外，还可以将贴敷、推拿、松筋用以辅助治疗，尽早改善病症，调理好身体。

第六章　慢性内科疾病调治法

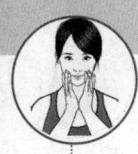

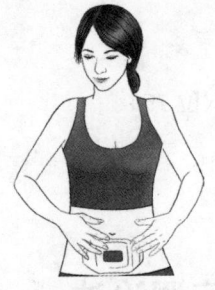

慢性内科疾病除了常规的药物和手术治疗外，还可以将贴敷、推拿、松筋用以辅助治疗，尽早改善病症，调理好身体。

第七章　骨伤科疾病调治法

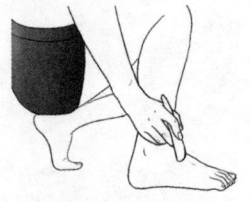

骨伤科疾病临床常发生于骨、关节、肌肉、韧带等部位，此类疾病可表现为局部也可表现为全身。

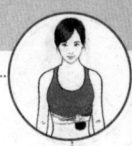

第八章　五官科疾病调治法

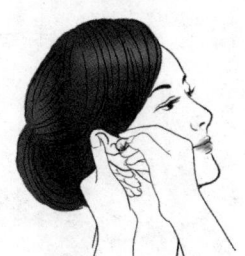

　　五官科疾病在日常生活中很常见，所以应该及早预防和治疗，以免病情严重而影响正常生活。

第九章　妇科疾病调治法

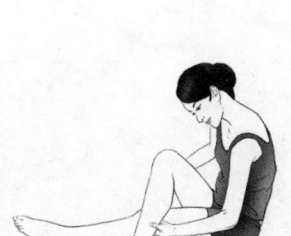

　　女性生殖系统的疾病即为妇科疾病，包括痛经、月经不调、带下病、更年期综合征等。

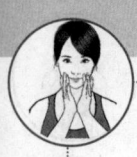

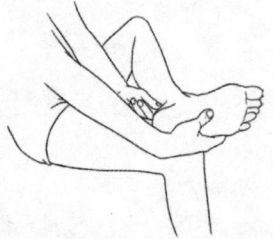

男性疾病早期一般无明显症状，且缺乏自我保健知识，很容易延误病情，引发此类慢性疾病。所以在生活中一定要注意科学防治此类疾病，养成良好的生活和卫生习惯。

第十章　男性疾病调治法

第十一章　儿科疾病调治法

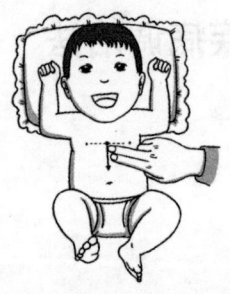

小儿疾病的治疗除内服药物外，父母可以运用贴敷、推拿、松筋法来辅助治疗，以缓解小儿的不适，加速身体康复。

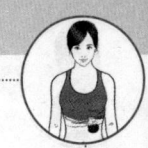

第十二章　皮肤科疾病调治法

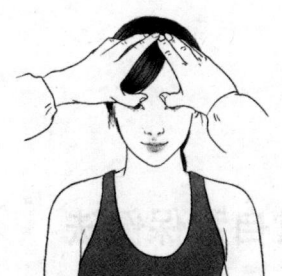

常见皮肤病在积极运用外敷和内服药物治疗的同时，也可增加贴敷、推拿、松筋进行辅助治疗。

第十三章　女人修身养颜法

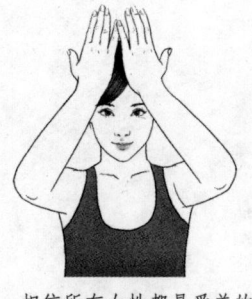

相信所有女性都是爱美的，都希望自己能拥有一个傲人的身材和迷人的脸蛋。本章要给大家介绍的是既简便又实用的美容瘦身的方法，就是贴敷、推拿、松筋法。

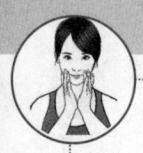

第十四章　日常自我保健法

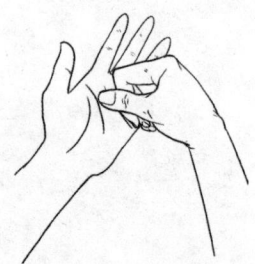

处于亚健康状态的人，虽然没有明确的疾病，但却出现精神活力和适应能力的下降，日常生活中我们可以通过贴敷、推拿、松筋法调理身体，及时纠正这种状态。

第一章
贴敷疗法——中药外治除诸疾

贴敷疗法是中医临床常用的外治方法之一，其历史可以追溯到原始社会，那时候的人们就会用树叶或者草茎涂敷伤口以减轻疼痛并止血。后来，人们又陆续发现药物外敷的其他功能，于是有了较为完善的中医贴敷疗法。

内容提要

◆ 贴敷疗法的保健原理

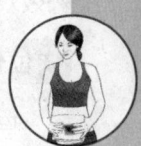

◆ 贴敷疗法的选穴配穴原则

◆ 贴敷疗法的选药原则

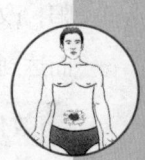

◆ 贴敷的注意事项

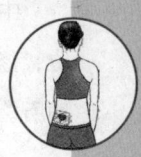

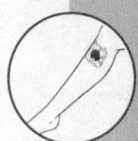

贴敷疗法的保健原理

贴敷疗法是中医临床常用方法之一，应用中草药制剂，施于皮肤、孔窍、俞穴及病变局部等部位的治病方法，属于中药外治法。贴敷疗法是中医治疗学的重要组成部分。

现代，贴敷疗法在国外也被越来越多的人接受，因为贴敷疗法有着内治法不可比拟的优点，如不用经过消化道的吸收，没有胃肠道的反应，无副作用，药物直接作用于病灶或通过经络气血的传导，最终达到治病的目的。

穴位贴敷治疗是以中医的基础理论作为指导，理论依据是"调节经脉、平衡阴阳"。因为十二经脉，内属于脏腑，外络于肢节。同时，又能行气血、营阴阳、濡筋骨、利关节、温腠理，因此，调经脉之虚实，可以治百病。

贴敷治病除了有扶正祛邪、平衡阴阳、升降复常等基本的治疗作用外，主要依赖药物刺激穴位产生的局部刺激作用和经络的调节作用，具有穴效和药效双重效应。

穴位作用

运用贴敷疗法刺激体表穴位，通过经络的传导和调整，可平衡脏腑阴阳，改善经络气血的运行，温和地调整五脏六腑的生理功能和病理状态，从而达到以经通脏、以肤固表、以表托毒、扶正祛邪的目的。

药效作用

中医认为，贴敷取穴是通过药物贴敷穴位，使药味之气通过体表穴位，渗透于皮下，对局部产生疗效。另外通过组织筋脉，摄于体内，直达病所。

贴敷疗法的选穴配穴原则

一般来说，贴敷取穴，病在外者或病之局限者则贴敷局部（或患处）即可，但病在内者或病变广泛者则应贴敷相关穴位。

局部取穴

选择离病变器官最近、最直接的相应穴位。如肾衰选取肾俞、关元。

远端取穴

根据上下相引的原则，上病取下，下病取上，如鼻衄、口疮取涌泉，脱肛取百会等。

只有做到选穴精当，才能取得好的治疗效果。

取阿是穴

阿是穴是指病变在体表的反应点，也称病理反应穴。

选择传统有效经穴

传统有效经穴是前人在临床实践中发现并验证有效的穴位。如肺俞、风门、膈俞等穴治疗咳嗽、哮喘；神阙、足三里治肠炎、痢疾、腹胀、腹痛等。

随证取穴

针对某些症状取穴就是随证取穴，如肺炎取肺俞穴。

贴敷疗法的选药原则

穴位贴敷疗法是中医治疗疾病的一种外治方法，在实际应用中，除了要注意选穴配穴的方法，还要遵循选用药物的原则。

选择气味俱厚的药物

选择气味俱厚和芳香浓烈的强效药物为主药，一是易透入皮肤起到由外达内之效；二是气味俱厚之品经皮透入，对穴位局部起到针灸样刺激作用；三是所含芳香性物质，能促进药物的透皮吸收，即起到皮肤渗透促进剂的作用。有人做过研究，用离体皮实验表明，芳香性药物敷于局部，可使皮质类固醇透皮能力提高8~10倍。《理瀹骈文》中的膏药处方，用姜、葱、韭、蒜、槐枝、柳枝、桑枝、桃枝、凤仙、菖蒲、木鳖、山甲、蓖麻、皂角等气味俱厚之品的处方占97%以上。

选取适当的药物配伍

选择辅药应根据患者病变部位、病程长短、病因、体质强弱来辨证选取适当的药物配方。贴敷疗法的中药处方与内科方剂配伍相同，遵循君、臣、佐、使的配伍原则。无论是汤剂、丸剂、散剂，还是丹剂、膏剂，都可以熬膏或者研为末用以贴敷治疗。

辨证加药的穴位配药特点

外治穴位贴敷疗法是以单验方外治形式而问世的，但后来辨证施治治疗原则逐渐渗透于这一治法中，给这一治法赋以辨证施治的选药思想，使其疗效更加显著。在临床应用时，须辨证论治，可灵活加入掺药，一般要求加药与膏药相应，膏统治而加药专治，重症还可加入劫药如巴豆等，所加掺药原则上以选用治疗这一病症的主要药或选效验方和单方为主，以提高疗效。如治热秘除用膏贴敷外，常在膏上掺以芒硝、大黄等，再贴于脐腹部。

贴敷的注意事项

中医学治病须遵内治之理，重视辨证论治。贴敷治病，也要按照中医基本原则，辨证选方用药，这样才能取得良好的治疗效果。此外，在贴敷治疗的过程中，有一些较为常见的问题需要贴敷者学会处理。

1. 有些药物如麝香等孕妇禁用，以免导致流产。

2. 小儿的皮肤嫩薄，不宜用刺激性太强的药物，贴敷时间也不宜太长。

3. 贴敷前要对贴敷的部位及穴位进行常规消毒。这是因为皮肤受药物刺激会产生发红、水疱和破损，容易发生感染。一般可选用浓度为75％的乙醇棉球进行局部消毒。

4. 合理选择稀释剂调和贴敷药，这样有助于发挥药物的药效。例如，用水调贴敷药，必须视药物的性能而定，比如热性贴易见效，凉性贴次之；用醋调贴敷药可起到解毒、化瘀、敛疮的作用；用酒调贴敷药，可达到行气、通络、消肿、止痛的效果。

5. 穴位贴敷后要外加固定，以防止药物脱落或移位。通常选用纱布覆盖，医用胶布固定。如果贴敷的位置在头面部，应该用绷带固定，这样可以防止药物掉入眼中，避免发生意外。

6. 同一部位不能连续贴敷太长时间，要适当交替使用，免得药物刺激太久，造成皮肤溃疡，影响继续治疗。此外，用药的厚度也要注意，不能太厚，也不能太薄。

7. 头面部、关节、心脏及大血管附近，不适合用刺激性太强的药物进行发泡，以免发泡遗留瘢痕，影响容貌或活动功能。孕妇的腹部、腰骶部以及某些敏感穴位，如合谷、三阴交等处不宜采用贴敷发泡治疗。

8. 要随时注意观察病情变化，中病即止。如有不适，要立刻去除药物，并适当选择其他药方继续贴敷，以治愈为度。

9. 贴敷治病可单用，也可以与其他疗法并用，但必须适当选择，以免影响治疗效果。

10. 一般来说，皮肤过敏者以及皮肤有破损者，不宜用贴敷疗法。

第二章

推拿疗法——打好身体基础

推拿是中医六大法中的按摩术。经过长期实践后，古人总结出一些原始的推拿方法，认识到推拿的作用，从而使推拿成为自觉的医疗活动，后来逐步发展形成中医的推拿学科。

内容提要

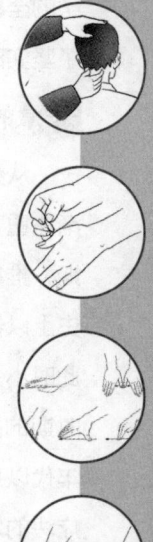

推拿的起源与发展

推拿又叫作按摩，是中医学的重要组成部分。推拿运用推、拿、按、摩、揉、捏、点、拍等形式多样的手法，以期达到疏通经络、推行气血、扶伤止痛、祛邪扶正、调和阴阳的疗效。

推拿的起源

推拿是中医六大法中的按摩术。中医推拿按摩的历史悠久，在远古时期，我国就有推拿医疗的活动。当时，人们在劳动中遇到损伤而发生疼痛时，本能地用手去按摩痛处，就会感到疼痛减轻或消失。经过长期实践后，古人总结出一些原始的推拿方法，认识到推拿的作用，使推拿成为自觉的医疗活动，以后逐步发展形成中医的推拿学科。

于先秦、两汉时期成书的《黄帝内经》和《黄帝岐伯按摩》两部巨著反映了推拿治疗体系在当时已经形成。秦汉时期是推拿发展的重要阶段，虽然《黄帝岐伯按摩》在当时未能幸免于战火，使得我们无法一览西汉以前推拿学的全貌，但是《黄帝内经》中记载了大量推拿资料，为推拿学的发展奠定了坚实的基础。

推拿的发展

从魏晋时期封建君主重视推拿疗法开始，推拿疗法不断推广和发展，逐渐注重预防、保健，并且出现了在按摩过程中加入药物的方法。到了宋元时期，推拿疗法的运用更加广泛，膏药按摩有了新的进展，还开启了中国医学史上以器械牵引治疗骨科疾病的新篇章。明清时期是推拿发展的鼎盛时期，此时小儿推拿形成了独特的治疗体系，成人推拿也得到了很大的发展，这一时期的推拿疗法有了较为全面的发展和总结。到了现代，尤其是20世纪80年代以后，国内成立了不少推拿学术研究会以及专业性推拿科研机构，推拿疗法的发展出现了空前繁荣的景象。

推拿的保健原理

推拿就是通过特定的手法，作用于人体体表的穴位、经络、病理部位等，以调节机体的生理和病理状况，从而达到治病的目的。推拿的保健原理主要有疏通经络、调整脏腑、行气活血、理筋整复等。

疏通经络

经络遍布全身，是人体气、血、津液运行的主要通道。经络内属脏腑，外络于肢节、孔窍、皮毛、筋肉、骨骼，通达表里，贯穿上下。运用推拿手法可疏通经络，从而调节机体病理状态，使百脉畅通、五脏安和，最终达到治疗目的。

调整脏腑

脏腑是化生气血、通调经络、主持人体生命活动的主要器官。推拿是通过手法刺激相应的体表穴位、痛点，利用经络的连属与传导作用，对内脏功能进行调节，达到治疗疾病的目的，如按揉脾俞穴、胃俞穴可调理脾胃，缓解胃肠痉挛，止腹痛。

行气活血

气血是构成人体和维持人体生命活动的基本物质，是脏腑、经络、组织器官进行生理活动的基础。推拿有促进气血运行的作用，这主要是通过手法在体表经穴、部位进行直接刺激，使局部的毛细血管扩张、肌肉血管的痉挛缓解或消除，从而使经脉通畅、血液循环加快、消除瘀血。

理筋整复

关节会因患者直接或间接的长期劳损而产生一系列病理变化，包括局部扭挫伤、纤维破裂、肌腱撕脱、关节脱位等病症。推拿治疗后，可以促进局部气血运行，消肿散结，改善新陈代谢。

温经散寒止痛

据《素问·举痛论》载："寒气客于肠胃之间，膜原之下，血不得散，小络急引，故痛。按之则血气散，故按之痛止。"由此可知，推拿可治疗寒邪入侵以致经络不通、气血被阻而产生的病症，说明推拿具有温经散寒止痛的作用。

推拿的治疗原则

推拿疗法的治疗原则是在中医基础理论的整体观和辨证论治原则的指导下，针对临床病症制定的具有普遍指导意义的治疗原则。

治未病

中医主张"不治已病治未病，不治已乱治未乱"，而推拿疗法恰恰是中医预防、保健、强身的主要方法之一。事实上，临床上大多时候也会选用五官保健、五脏保健和肢体保健、自我保健推拿等来预防疾病。

治病求本

治病求本的意思是治病首先要了解引起疾病的根本原因，这样才能针对最根本的病因病机进行相应的治疗。任何疾病的发生都会通过一些症状表现出来，但这些大多只属于表征，不都能反映疾病的本质。所以，必须进行全面分析，透过现象看本质，找到真正的病因，再确定治疗办法。

当然，在某些特殊情况下，比如患者标病紧急，不及时治疗会有生命危险，这时就要根据"急则治标，缓则治本"原则，先治其标，后治其本。

调整阴阳

《景岳全书》中记载："医道虽繁，可一言以蔽之，曰阴阳而已。"人生病从根本上说是阴阳的相对平衡遭到破坏，所以调整阴阳便成了推拿治疗的一大基本原则。

扶正祛邪

中医学认为，人之所以生病，就是体内的正气与邪气在互相斗争，正气败下阵来，邪气占据了优势。所以，治疗疾病就一定要重视扶助正气，祛除邪气，由此扶正祛邪成了推拿的另一条基本原则。

局部与整体

推拿治疗要善于掌握局部与整体治疗的关系，只有从辨证论治和整体观念出发，针对病变的具体情况，选择从局部、整体或者局部与整体兼治等方式，才能避免出现头痛治头、脚痛治脚的片面治疗，从而提高整体治疗效果。

推拿的补与泻

中医认为，推拿不仅仅是常规意义上的按摩。日常生活中，许多人在做按摩的时候，都是简单地在某个穴位上推一推，或者按一按。其实，打通经络和穴位不是那么简单容易的。

中医治病时讲究对症施治，推拿也不例外，所以操作的时候，一定要根据自身的体质来选择相应的推拿手法。另外，推拿还涉及手法的轻重、方向、快慢以及选择治疗的部位等问题。

生活中，很多人经常做按摩，但是总感觉没什么具体的效果，对身体不适也没有明显的缓解作用。这是怎么回事呢？其实，这是因为选用的操作方法不正确。中医推拿治疗有清、温、补、泻、通、汗、和、散等方法，具体如下。

清法："热者寒之"，使用范围广泛，临床常用于清热、凉血、解毒、除湿。

泻法：又称泻下法，即通便、下积、泻实、逐水等诸法。下法，又有寒下、温下、润下、逐水之别。临床当审轻重缓急、虚实先后，方能用药准确。

补法："虚者补之"，用补法应分清阴、阳、气、血之偏虚。

散法：即用消导或消散之法以逐积聚之邪，临床常用于化食、磨积、豁痰、利水等方面。用散法，应分清病之部位和虚实。

和法：包括和解表里、调和肝脾、调和胆胃、调和脾胃等法。

温法："寒者温之"，即通过扶助人体阳气以祛寒、回阳，消除里寒证。

汗法：即开泄腠理，使邪随汗解。汗法还可通畅气机、调和营卫，临床上常用于解表、透疹、祛湿、消肿。

通法：有疏通开导的意思。中医学认为通法有调和营卫、通经活络、祛邪导津的作用。

总而言之，根据疾病的性质来选择推拿的部位，根据患者的病情和体质来采用适合的推拿手法、刺激力度以及时间等是推拿疗法养生祛病的关键所在。

推拿的分类

　　中医认为，推拿疗法用来治病养生，既简单又实用。推拿手法是推拿疗法的主体内容之一，只有规范地掌握手法要领，操作娴熟，才能极尽手法的运用之妙，所谓"一旦临证，机触于外，巧生于内，手随心转，法从手出"。从古至今流传下来的推拿手法有很多种，如今从实际操作的角度来说，推拿主要分为以下几种手法。

摈法

　　摈法就是医者单手或双手握空拳，以手背的小指外侧部分或小指、无名指、中指的掌指关节突起部分着力，附着于患者受术部位上，通过腕关节伸屈和前臂屈伸的复合运动，持续不断地作用于被按摩的部位，速度稍快。

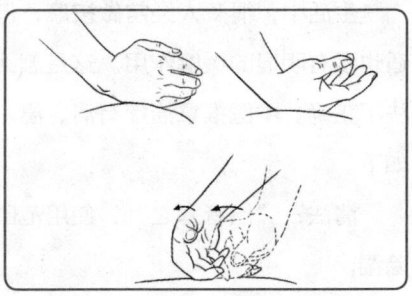

摩法

　　摩法是指医者用手掌的掌面或四指的指腹附着在一定的穴位上，以腕关节连同前臂收展回旋，做环形移动摩擦的一种操作方法。摩法分为指摩法和掌摩法两种。

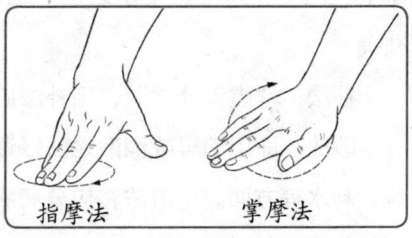

指摩法　　　　掌摩法

推法

　　推法是指医者以指腹、手掌或肘部附着于某穴位上，并施加一定的压力，或由内向外推出，或由下向上、由上向下、由左向右、由右向左推出的一种操作方法。推法可分为指推、掌平推、旋推和分推等手法。推的时候，施力要稳、要柔和。

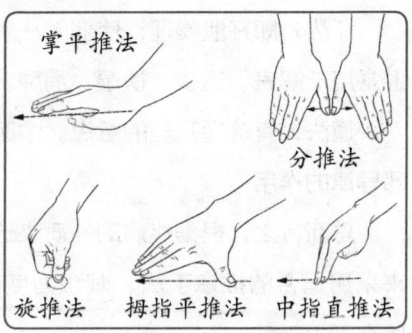

掌平推法

分推法

旋推法　　拇指平推法　　中指直推法

揉法

揉法是指医者以单手或双手的掌根、手指、掌面、大鱼际固定按压在受术部位，做顺时针或逆时针方向揉动的一种操作方法。揉法有指揉法、大鱼际揉法和掌根揉法等。

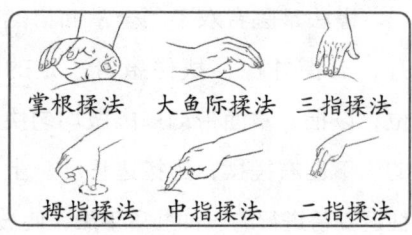

掌根揉法　大鱼际揉法　三指揉法

拇指揉法　中指揉法　二指揉法

按法

按法就是医者或以拇指螺纹面，四指螺纹面，或以手掌等部位为着力面，附在某穴位上，垂直用力的一种按摩法。按法可细分为指按法、掌按法等。

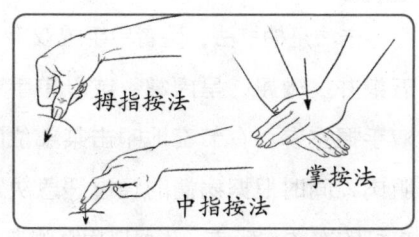

拇指按法

掌按法

中指按法

捻法

捻法是医者以拇指和食指的螺纹面捏住被按摩部位的肢体、皮肉、肌筋，做对称性捻动的一种推拿手法，如捻线状，力量使用要均匀，动作要缓和。

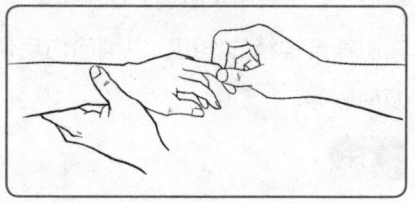

分法

分法就是医者以单手或双手大拇指的螺纹面紧贴于患者的按摩部位，做上下或左右分开动作的一种推拿手法，并根据病情进行轻重缓急的刺激。

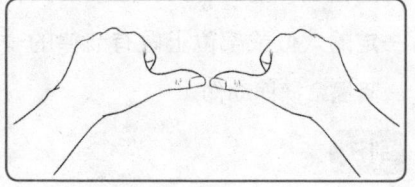

摇法

摇法就是医者用双手托住或握住所摇关节的两端做环旋转动的一种推拿手法，以加强关节处的活动能力。在初摇动时，医者的手法宜轻、宜缓，摇动的幅度须在生理范围内进行，并由小到大、由轻到重、由慢到快。

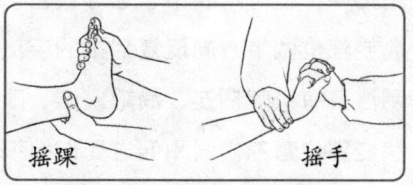

摇踝　　　　　摇手

搓法

搓法是医者双手的全掌面自然伸开，五指并拢，扶住患者一定的部位，以指、掌面带动皮肉做均匀快速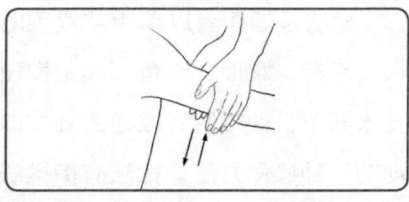的上下左右搓揉，边搓边移动，上下往返交替进行的一种推拿手法，使被操作部位的气血调和，筋络舒松。

击法

击法是拍打法，医者单手或双手，五指并拢微屈，呈虚掌，或以单手或双手握空拳，有节奏地叩击某部位的肌肉，同时根据病情的轻重缓急决定击打的次数与轻重。也可以用掌侧击、掌心击。主要用于肌肉肥厚部位，有兴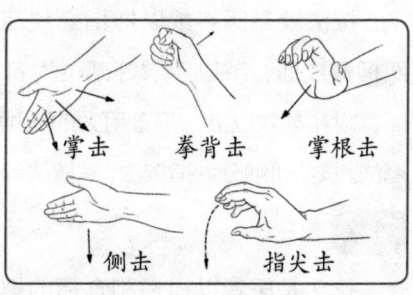奋肌纤维神经的作用，以消除伤后带来的瘀血凝滞，增强血循环，消除疲劳及酸胀等。

拿法

拿法是医者用单手或双手的拇指与食、中两指，或拇指与其他四指相对呈钳状，指面着力，逐渐用力，在一定的穴位或部位上做有节律的一松一紧提拿揉捏动作。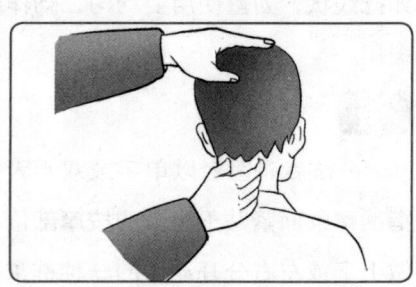

刮法

刮法是医者用指端、关节骨突或用指甲（也可用硬币、匙等代替）在病变部位做单方向反复刮拭的手法。刮法具有松解粘连、消散瘀结、改善病变部位营养代谢和促进受伤组织的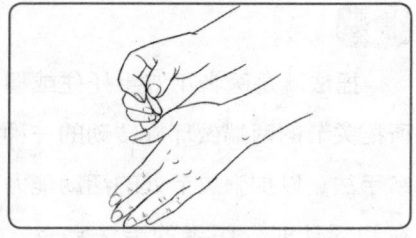修复等作用，常用于治疗髌骨和肌腱末端病。

推拿的选穴配穴原则

穴位是人体气血流注之所，在人体生理功能失调时，穴位又是邪气聚集之地。按摩穴位能祛除邪气，使人体经脉通畅、气血顺畅、阴阳平衡、脏腑平和。

临近部取穴

指的是在病痛部位的周围取穴或是与病症相对应的某些穴位取穴，比如，眼睛的疾病可以按摩眼睛周围的睛明穴、球后穴、攒竹穴；有关鼻部的病症可以按摩鼻子周围的迎香穴、巨髎穴；面部神经麻痹可以按摩面部颊车穴、地仓穴等。

远部取穴

这个原则是由脏腑、阴阳、经络学说的理论和腧穴的主治功能而得来的，意思是按摩离病痛部位较远的穴位也可以治疗病痛部位疾病。人体有一些穴位，不仅可以治它周围的病，还能治疗此穴所在经脉上的远部部位疾病。比如，手掌上的合谷穴不但能治疗手部病症，而且能治疗头、颈、面等部位的疾病；手太阴肺经上的尺泽穴、鱼际穴、太渊穴和足太阴脾经上的太白穴可以治疗咳嗽；足阳明胃经上的足三里穴和足太阴脾经上的公孙穴可以治疗胃脘疼痛。

随证取穴

意思是对证取穴，也就是要根据身体症状或病因病机而取穴。比如，发热、失眠、多梦等病症有时难以选穴，此时就要辨证分析，将病症归属于某个脏腑和经脉，然后再根据一定的原则选穴治疗。举个例子，如果患者是由于心肾不交才失眠的，就可以按摩神门穴、太溪穴来治疗。

总之，只有做到正确地选穴配穴，大家在选用推拿疗法调治身体时才能真正达到效果。

推拿的常用介质

在推拿过程中，介质不仅可以起到润滑作用，还兼具药物功效。常用的润滑介质有滑石粉、爽身粉、润肤油等。这些介质按不同的剂型可分为水剂、膏剂。现在，在临床使用时一般有单方和复方供医者选择。

常用单方

滑石粉、痱子粉：性甘、淡、寒，有清热利窍、渗湿润燥的作用，常用于小儿推拿的摩擦类手法和夏季用于出汗部位，可以保护医、患者的皮肤，有利于手法的施行。

葱姜汁：将葱白和生姜捣碎取汁使用，也可将葱白和生姜切片，浸泡于75％酒精中使用，能起到加强其温热散寒效果的作用，常用于冬春季节及小儿虚寒证。

藿香汁：将新鲜的藿香茎叶捣碎取汁使用，有解暑化湿、理气和中的作用。

麻油：即食用香油，在使用擦法时局部涂抹少许麻油，可以加强手法的透热作用以提高疗效，常用于刮痧疗法。

蛋清：有清凉去热、化积消食作用，常用于小儿外感发热、消化不良等症。

白酒：适用于成人推拿（酒精过敏者禁用）。有活血祛风、散寒止痛、通经活络的作用，对发热患者还有降温作用，一般用于急性扭挫伤，并常用于治疗风寒湿痹和慢性劳损。

木香水：取少许木香，用开水浸泡，待凉后去渣使用。有行气、活血、止痛的作用。常用于急性扭挫伤及肝气郁结导致的两胁疼痛等症，用于擦法、揉法等。

薄荷酊：用5％薄荷脑5克，浸入100毫升75％酒精配制而成。具有温经散寒、清凉解表、清利头目和润滑的作用，常用于治疗小儿虚寒性腹泻以及软组织损伤，用于擦法、按揉法可以加强透热效果。

凉水：即可直饮洁净清水。有清凉肌肤和退热作用，一般用于外感热证。

常用复方

按摩乳：市售常用外用药物，由多种药物组成，主要作用为舒筋通络、活血化瘀、消肿止痛。

红花油：为骨伤科常用，主要成分有桃仁、红花等，常用于治疗寒痹、痛痹等。

冬青油：由冬青油、薄荷脑、凡士林和少许麝香配置而成，具有温经散寒和润滑的作用，常用于治疗小儿虚寒性腹泻及软组织损伤。

传导油：由玉树油、甘油、松节油、酒精、蒸馏水等量配制而成。用时摇匀，有消肿止痛、驱风散寒的作用，适用于软组织慢性劳损和痹症。

另外，医者在给患者选择推拿介质时还应注意根据患者所患病症以及其年龄进行选择，比如小儿肌肤较嫩，在给小儿选择介质时要选择刺激性小的，以免伤害小儿的肌肤。

491

推拿的适应证、禁忌证

　　中医认为，推拿疗法并非万能，可以治疗一定的病症，但也有一些病症或一些人群是不适用此疗法的。下面，就来具体介绍推拿疗法的适应证和禁忌证（人群）。

适应证	禁忌证（人群）
内科疾病，比如感冒、胃脘痛、胃下垂、胆绞痛、呃逆、便秘、腹泻、肺气肿、哮喘、高血压、冠心病、眩晕等	外科疾病，如急性腹膜炎、肠穿孔、急性阑尾炎、骨折、关节脱位等。烧伤、烫伤，皮肤有局部化脓、感染等
伤科疾病，比如颈椎病、落枕、颈肩综合征、肩周炎、急性腰扭伤、慢性腰肌劳损、第3腰椎横突综合征	急性中毒，如食物中毒、煤气中毒、药物中毒、酒精中毒、毒蛇咬伤、狂犬咬伤等
五官科疾病，比如近视、视神经萎缩、慢性鼻炎、慢性咽炎、急性扁桃体炎、耳鸣、耳聋等	各种急性传染病，如伤寒、霍乱、流脑、乙脑、肝炎、结核、梅毒、淋病、艾滋病等
妇产科疾病，比如急性乳腺炎、月经不调、痛经、闭经、带下病、产后缺乳、妇女绝经期综合征、慢性盆腔炎、子宫脱垂等	有严重心脏病、脑病、肺病、肾病者。各种严重出血性疾病，如脑出血、胃出血、子宫出血、内脏出血等。妇女月经期及妊娠期。酒后神志不清者，精神病患者
儿科疾病，比如脑性瘫痪、咳嗽、发热、顿咳、泄泻、呕吐、疳积、佝偻病、夜啼、遗尿、脱肛、肌性斜颈、小儿麻痹后遗症等	急性软组织损伤导致的局部组织肿胀，如关节扭伤、韧带拉伤等在急性期24小时内不宜按摩。诊断不明确的疾病

推拿的注意事项

虽然，相对针灸等其他中医疗法来说，推拿疗法比较安全可靠，但是，做推拿时还是必须注意一些问题，以免导致不良反应及意外出现。推拿的注意事项有以下几点。

1. 推拿前术者要审证求因，明确诊断，全面了解患者的病情，排除推拿禁忌证。

2. 推拿前患者应穿着舒适的衣服，需要时可裸露部分皮肤，以利于推拿。

3. 推拿前术者一定要修剪指甲，不戴戒指、手链、手表等硬物，以免划破患者皮肤，并注意推拿前后个人卫生的清洁。

4. 推拿时术者要随时调整姿势，使自己处在一个合适、松弛的体位上，从而有利于发力和持久操作。同时也要尽量让患者处于一个舒适、放松的体位上，这样有利于推拿治疗的顺利进行。

5. 推拿时术者要保持身心安静、注意力集中，从而在轻松的状态下进行推拿，也可以放一些轻松的音乐。

6. 推拿时术者用力不要太大，并注意观察患者的全身反应，一旦患者出现头晕、心慌、胸闷、四肢冷汗、脉细数等现象，术者应立即停止推拿，采取休息、饮水等缓解措施。

7. 急性软组织损伤局部疼痛肿胀较甚、瘀血甚者，宜选择远端穴位进行操作，病情缓解后再进行局部操作。

8. 患者过于饥饿、饱胀、疲劳、精神紧张时，不宜立即进行推拿。

9. 推拿时要保持一定的室温和清洁肃静的环境，既不可过冷，也不可过热，以防患者感冒和影响推拿的效果。

10. 推拿后，患者如果感觉疲倦可以休息片刻，再做其他活动。

第三章

松筋疗法——打通僵硬的筋脉

　　如果自身调理不当，就可能出现筋缩、筋结（粘连）、积存（关筋积液）等经络阻塞的情况。这时可以运用松筋疗法来舒活经筋，促使筋结松开，使经络疏通顺畅，也使脏腑与经络联系顺畅，达到脏腑内病外治的保健功效。

内容提要

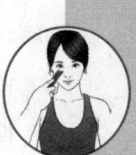

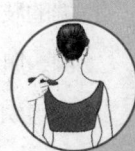

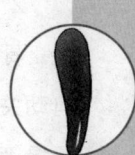

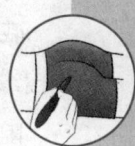

松筋的基础理论

人们如果出现筋结（粘连）、积存（关筋积液）等经络阻塞的情况，可以运用松筋疗法来舒活经筋，促使筋结松开，使经络疏通顺畅，也使脏腑与经络联系顺畅，达到脏腑内病外治保健功效。

什么是筋结

由于长期姿势不良、肌肉缺乏锻炼、乳酸堆积、工作劳损或撞击瘀伤、风寒湿侵入等，使局部气血循环不好，肌组织受到牵拉力，导致应力点在肌的起止点处变成硬块组织或呈现条索状态，中医学称之为"筋结"。通常，在该部位的附属组织首当其冲，是劳损最早发生的部位，筋结点反复损伤，尤其有"横络"形成时，称之为"筋结病灶点"。

经筋理论

十二经筋是十二经脉之气濡养筋肉骨节的体系，是十二经脉的外周连属部分。经筋具有约束骨骼、屈伸关节、维持人体正常运动功能的作用，经筋为病，多为转筋、筋痛、痹证等。

1. 经筋与骨骼肌

骨骼肌都附着于骨骼上，越过一个或多个关节，当肌肉收缩时，牵引远端的肢体沿关节的某个运动轴活动而产生运动。骨骼肌肌腱均附着于关节周围，肌腹由肌纤维组成，维持肌肉的外形，可见筋就是骨骼肌，骨骼肌的附属组织还有筋膜、滑液囊、腱滑液鞘、滑车，这也都属于经筋范畴。

2. 经筋与韧带

骨与骨之间借纤维结缔组织、软骨或骨组织相连接，形成不动、微动和可动关节的辅助结构，如骨间的纤维结缔组织、关节滑膜皱襞、韧带、关节盂缘等均属于经筋范畴。

我们采用松筋疗法，不仅对有形的"筋结"能够通过达到一定力度而使使用渗透到病灶，还可以通过对经络及腧穴的松筋作用，打开阻碍气血运行、阻碍运动功能的无形的"筋结"，使肌肉迅速恢复柔软弹性，使脏腑功能维持健康，自然满足"筋柔骨正"的保养诉求。因此，松筋疗法是现代人喜爱的经络保健手法之一。

松筋的补与泻

中医经络学理论有"顺补逆泻"法则，即顺经络操作为补，逆经络操作为泻。

具体操作：操作泻法时，力道强度需加重，速度可快；操作补法时，则手法要轻柔且宜慢。但要注意的是，进行补与泻须视个人体质而论，一般实证、热证者可用泻法，虚、寒证者可用补法；还可运用十二经脉时辰与脏腑关系理论来对脏腑施用补泻手法。该脏腑有火、有热邪、实证时，在当时辰气血流注正旺时，进行泻法；脏腑功能虚弱者，则于"下一时辰"气血正弱时，进行补法。举例说明如下。

肺气虚亏

症状：咳嗽气短、痰清稀、倦怠懒言、面色白、舌质淡而苔白等。

做法：于卯时（5—7点）顺肺经走向，进行补法操作。

热邪袭大肠

症状：大便臭秽，肛门热痛或下痢赤白或寒邪外侵产生腹胀肠鸣，大便泄泻、舌苔白腻或大肠积滞而致大便秘结，腹痛拒按、舌苔多黄燥等。

做法：于卯时（5—7点）逆大肠经划拨，以泻其邪热。

脾虚

症状：久泻不止、大便失禁、舌苔淡薄。

做法：于辰时（7—9点）顺大肠经路径，进行补法；亦可在神阙、命门配合温灸。

胃虚

症状：食少、腹部闷、呃逆、唇舌淡红。

做法：于巳时（9—11点）顺胃经脉走向划拨，并配合以足三里、中脘温灸。

胃邪热蕴积

症状：身热、口渴饮冷、喜冷恶热、舌苔燥。

做法：于辰时（7—9点）逆胃经脉走向划拨，以泻其热。

松筋手法在不同部位的运用

要想通过松筋手法来防病治病，还应了解不同部位的操作方法也有所不同。

局部松筋

首先，用松筋棒的钝角，作用于经络循行路线上或病损部位；其次，每个部位操作5～7次，局部泛红、有微热及酸胀感即可。操作时手法要均匀、柔和，力度由轻到重，面部及皮肤浅薄处手法要轻，避免皮肤受伤。不过，肌肉比较丰厚的地方可以适当用力，但仍然以局部产生酸、胀、热感为度。

相关穴位松筋

用松筋棒的钝角，垂直作用于所选腧穴处皮肤，进行各种松筋法的操作，力度应该由轻到重，部位也应由浅到深，手法要柔和、渗透，频率不可以太快，每分钟60～100次，局部有微微的酸胀感即可，每个穴位操作1～2分钟即可。

反射区松筋

1. 耳部反射区

在耳部反射区松筋时，应该以一只手抵住耳郭的背面，将相应的耳穴突显出来，另一只手持松筋棒由轻到重地进行点压，直到耳穴局部有明显的酸、热、胀的感觉，每个穴位点1～2分钟。此外，还可以配合全耳部的揉搓按摩，至耳部温热即可。

2. 足部反射区

在足部反射区松筋时，可用松筋棒的尖端或钝端在各反射区上进行点拨或刮拭的松筋操作，一只手握足部，另一只手握松筋棒由轻到重地点拨或刮拭，直到反射区局部有明显的酸、胀、热感，每个穴位操作1～2分钟。此外，还可以配合全足部的揉搓按摩，至足部温热即可。

牛角松筋常用的松筋法

牛角分赤牛角和黑水牛角，二者皆能松筋活血，其中黑水牛角还可以研磨入药。

筋结现象与松筋

如果生活中遭遇姿势不良、运动不足、肌肉缺乏锻炼、乳酸堆积、工作劳损或撞击瘀伤、风寒湿侵入等情况，多会使人体局部气血循环不良，进而导致筋肉成硬块组织或呈条索状，即所谓"筋结现象"。所谓松筋，就是通过一些外力作用打开筋结，使气血运行恢复正常。牛角松筋术，是遵循传统经络学精髓，结合肌肉组织结构原理，创新开发的全方位保健手技。

牛角松筋术

牛角松筋术在继承中国人古代"放筋路"的基础上，发扬其消除酸痛、健康保健的理念，循着全身经络与筋脉走向，可针对浅层筋膜、深层筋膜、诸要穴，更可通过牛角工具敏锐的触感，采用点、线、面整体操作手法，轻而易举地发掘各阿是穴（气阻点）、肌肉粘连等，并结合具活化修护功效的乳霜，作为活性剂，直接切入将筋结、气阻疏通，使经脉气血运行顺畅，同时帮助软组织恢复正常功能，使脏腑功能维持健康。筋脉疏通后，再配以芳香精油做顺气按摩，帮助火气、乳酸代谢，以防火气逆冲，筋结处再度粘连。

牛角松筋术治疗作用

因为牛角松筋术的每一手法都是作用在筋膜与穴位处，故能轻易、准确地帮患者找出其筋脉不通之处，其着力所在筋膜与穴位处亦是患者最在意的每一酸痛处。使肌肉快速恢复弹性，气血运行顺畅，肌肉与骨骼功能维持正常，充分帮助软组织恢复正常功能，使脏腑功能得到恢复，帮助身体气血筋脉运行顺畅，机体功能正常运作。

牛角松筋术功效

牛角松筋术对人体的保健功效主要体现在排毒、泻火两方面。

排毒

人们在使用牛角松筋术时，会发现表皮呈现毛孔扩大、变红膨胀现象，这并非身体受到外力损伤，而是身体在自然排毒。

泻火

人们在使用牛角松筋术时，常会在经络气阻严重部位、局部硬皮处、肌肉组织瘢痕状处，用牛角进行舒筋活血处理。这就会使相应部位的毛孔扩大，出现怒张释放"火气"的现象，亦每一条经筋立即呈现变红且膨胀、粗大，有如鞭打过后的痕迹。此现象乃体内湿邪、热邪因筋脉打开，"火气"立即窜出的现象，持续20~30分钟。待"火气"释放完后，毛孔怒张、肌肉膨胀将逐渐消退，肌肤组织恢复正常状态，皮肤也不会留下点状的瘀痧。若此种湿、热邪气滞留体内，会造成细胞间离子电位不平衡，影响细胞通透性，形成肌肉组织变性，阻碍经络气血运行与内脏功能失常。临床上热证、实证、肝火旺、脾虚体质的人，容易有此现象。

用牛角松筋法使身体排毒、泻火之后，能直接有效地松开筋结，从而消除酸痛，让体内的"火气""毒素"顺利自体表排出，使内脏功能平衡、和谐。

牛角松筋术工具

　　工欲善其事，必先利其器，要发挥牛角松筋术的保健功效，首先要针对不同的身体部位选用不同的牛角棒来松筋。

　　1. 双爪牛角棒：适合身体较大面积的部位，如大腿、臀外侧及手足部位使用。

　　2. 中牛角棒：躯干部位适用。

　　3. 小牛角棒：脸部适用。

　　4. 眼睛部位专用牛角棒。

　　5. 头部松筋专用牛角棒。

　　6. 开耳穴专用牛角棒。

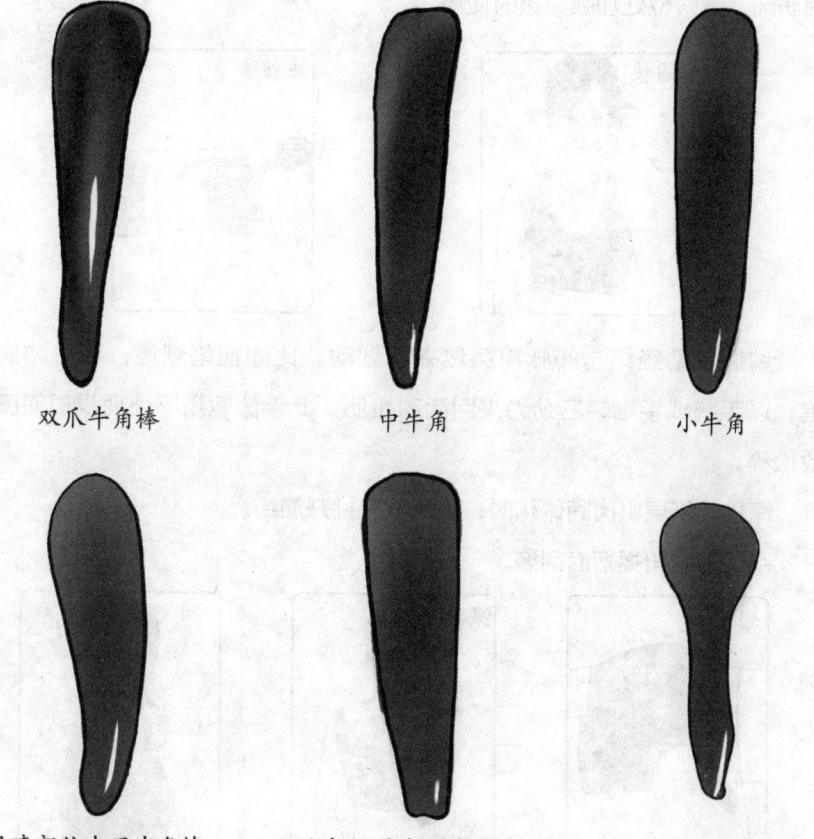

双爪牛角棒　　　　　　中牛角　　　　　　　小牛角

眼睛部位专用牛角棒　　头部松筋专用牛角棒　　开耳穴专用牛角棒

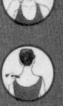

牛角松筋术手法

　　牛角松筋术是跟经络与筋脉走向垂直，采用点、线、面整体操作手法深层疏开筋结硬块，从而达到活血化瘀、放松舒缓表层肌肉和深层筋脉等目的的一种保健方法。牛角松筋术必须循经络与筋脉路径，操作时有圆拨、点拨、划拨、深挑、刮等不同方法。

　　圆拨：牛角循经脉画螺旋状。比如握笔圆拨，手法如同握笔，以拇指、食指、中指轻巧劲力在筋膜上呈螺旋状拨动筋膜。此手法多在穴位处与脸部松筋按摩时使用，或舒缓松筋时使用。

　　点拨：在穴位处做拨揉手法，比如直立点揉，手掌心轻稳握住牛角，呈略直立角度，用上身重力带动牛角点揉筋膜。此手法多在处理深层筋膜与顽固筋结，或穴位处加强深拨时使用。

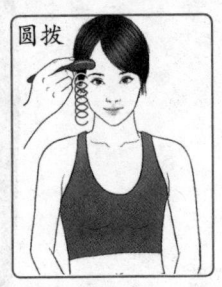

圆拨

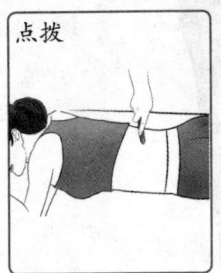

点拨

　　划拨：循经络与筋脉深层做来回划动。比如握笔划拨，手法如同提笔，以手腕或手指轻巧劲力来回活动拨筋。此手法适用于处理浅层筋膜的放松等。

　　深挑：深层肌肉固体化时，必须压深挑开筋结。

　　刮：用牛角握柄面刮痧。

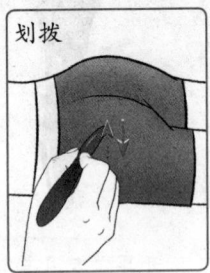

划拨

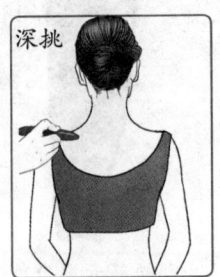

深挑

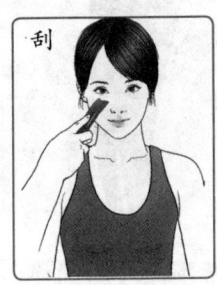

刮

牛角松筋术的注意事项

在操作牛角松筋术的过程中如果不注意手法、时间、力度、适应证等，就会使牛角松筋术的保健功效大打折扣。

禁忌人群

1. 严重心脑血管疾病、肝肾功能不全、全身浮肿者、体质虚弱者。

2. 皮肤异常者，如体表有疖肿、破损、疮、斑疹和凸硬囊肿、脂肪瘤、纤维瘤等人群。

3. 急性扭伤或创伤的疼痛或骨折部位禁止松筋。

4. 有出血倾向的各种急症者，如再生障碍性贫血和血小板减少患者、先天类风湿性关节病变患者等。

平日做松筋保健时，对以下部位松筋时应保持谨慎的态度

1. 手臂心经在午时（11—13点），心气宜静不宜动，应尽量避免在此时段对心经进行松筋。

2. 颈部、头部，或身上手脚静脉血管爆起浮现处，松筋时切勿在静脉血管上刻意松动。

3. 胸部神封、神藏穴位区，因近心脏，故松筋时如发觉有粗厚筋结硬块组织，须逐步渐进松开筋结。

4. 颈部胸锁乳突肌内侧（颈前三角肌区）内有颈动脉经过，故手法须小心谨慎，不可太深入。建议在此部位以手法技巧性抚拨与舒缓按摩。

5. 腹股沟韧带处，此部位韧带肿硬者不可用过度强硬手法松筋，因为其内部神经极易发炎，引起强烈疼痛。

6. 膝窝中央、委中穴处，此部位肿硬隆起症状常见，因为其内部为滑液组织而非筋膜结构，故不可深层太强刺激，以防发炎及变形肿大。

此外，还要注意松筋前不宜吃得过饱，松筋后需大量补充水分，以利排毒（喝水宜温热，忌冰冷）；每次使用完牛角棒后，要注意牛角的清洁工作，将牛角浸泡于粗盐水中半小时左右，以消磁净化。而且，最好每人配备专用牛角棒；如共同使用，使用前须用酒精棉擦拭消毒。

第四章

经穴与反射区
——贴敷、推拿、松筋术的操作基础

经络学说是中医基础理论的重要组成部分，将中医学中的生理、病理、诊断和治疗等多个方面与阴阳五行、藏象学说、营卫气血、病因病机等综合在一起，构成了中医学的基础理论。贴敷、推拿、松筋术都建立在这一基础理论之上。

内容提要

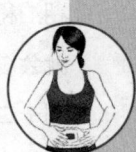

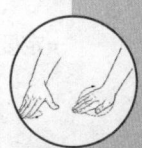

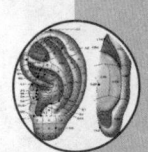

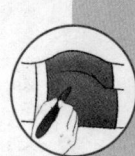

认识经络

　　经络学说是我国几千年来对疾病治疗的经验总结，是古代医者在临床经验长期积累的基础上，经过不断总结和提高而逐渐形成的。

　　经络是经脉和络脉的总称，人体中有一些纵贯全身的路线，古人称之为经脉。这些大干线上有一些分支，在分支上又有更小的分支，古人称这些分支为络脉。"脉"是这种结构的总括概念。经络"内连五脏六腑，外连筋骨皮毛"，纵横交错，使人体形成一个有机的整体，而身体的气血精微都运行于经络中。

　　经脉系统包括十二经脉，也就是十二正经，还有奇经八脉，以及附属于十二经脉的十二经别、十二经筋、十二皮部，其中最主要的是十二经脉和奇经八脉中的任脉和督脉。络脉系统包括十五络脉，以及难以计数的浮络、孙络等。人体的气血就是在这些"道路"上有机地往复循行。

　　十二经脉里的气血好像江河里的水，不停地流动，而奇经八脉就好像是湖泊和水库，有调节十二经脉气血的作用。当十二经脉的气血量多时，气血就会渗灌到奇经八脉。如果十二经脉的气血不足，奇经八脉中的气血又会流到十二经脉。

　　一旦经络出现问题，气血运行不畅，人体也就生病了。所以，我们平时一定要保持身体经络的通畅。

什么是十二经脉

　　人体的十二经脉可以说是经络的主干线，所以又叫"十二正经"。
"十二经脉者，内属于府藏，外络于支节"，因此十二经脉的分布特点
是内部，隶属于脏腑；外部，分布于躯体。

人体的十二经脉

　　手三阴经：手太阴肺经、手少阴心经、手厥阴心包经。

　　手三阳经：手太阳小肠经、手少阳三焦经、手阳明大肠经。

　　足三阴经：足太阴脾经、足少阴肾经、足厥阴肝经。

　　足三阳经：足太阳膀胱经、足少阳胆经、足阳明胃经。

　　其中，手上的三条阴经从胸部沿手臂内侧走到手指，三条阳经从手指处
沿手臂外侧一直到达头部。足上的三条阴经从双足向上走，沿腿内侧进入腹
部；三条阳经从头部向下，沿腿后侧、外侧、前侧达到足趾。

十二经脉的命名

　　十二经脉隶属于十二脏腑，其命名根据手足、阴阳、脏腑三个方面而
定。其中阴阳在中医理论中必须进行区分，只要记住：脏属阴，腑属阳；在
外侧的属阳，而内侧的属阴；走行在身体前侧的是阴，走行后面的是阳。
十二条经脉一分为二，结果就是：手上的六条经脉，分别称为手三阴经、手
三阳经；腿上的六条经脉，分别叫足三阴经、足三阳经。

　　此外，分布于四肢内侧前缘的称为太阴经，分布于四肢内侧中间的称厥
阴经，分布于四肢内侧后缘的称少阴经；分布于四肢外侧前缘的称阳明经，
分布于四肢外侧中间的称少阳经，分布于外侧后缘的称太阳经。

507

什么是十二经别

十二经别，是从十二经脉分出，深入躯体内部，循行胸、腹及头部的重要支脉。

十二经别的定义

十二经别是十二经脉在胸腹及头部的内部走行的支脉。十二经别的循行都是从十二经脉的四肢部分开始，多在肘、膝以上的部位别出（称为"离"），走入体腔脏腑深部（称为"入"），然后到达浅部体表（称为"出"）而上头面，阴经的经别合入阳经的经别而分别注入六条阳经（称为"合"）。所以，十二经别的循行特点，可以用"离、合、出、入"四个字来概括。

每一对相为表里的经别组成一"合"，十二经别共组成"六合"。十二经别的功能主要是加强和协调经脉与经脉之间、经脉与脏腑之间，以及人体各器官组织之间的联系。十二经别通过表里相合的"六合"作用，使得十二经脉中的阴经与头部发生了联系，从而扩大了手足三阴经的主治范围。比如，手太阴肺经上的列缺可以治疗头部的疾病，就是由于肺经的经别合于手阳明大肠经而循行于头面部。

十二经别的"六合"

足太阳与足少阴经别（一合），足少阳与足厥阴经别（二合），足阳明与足太阳经别（三合），手太阳与手少阴经别（四合），手少阳与手厥阴经别（五合），手阳明与手太阴经别（六合）。

十二经别循行特点与作用

循行特点	作用
离、合、出、入，起于肘、膝之上，终于头面	沟通了经脉之间与脏腑之间的联系，使气血运行得以濡养脏腑
	扩大了阴经腧穴的主治范围，使其能够治疗头、面部的疾病

什么是奇经八脉

奇经八脉是督脉、任脉、冲脉、带脉、阴跷脉、阳跷脉、阴维脉、阳维脉等八脉的总称。与十二正经不同，它们既不直属脏腑，又无表里配合关系，因为其"别道奇行"，故称"奇经"。奇经八脉中的督、任、冲脉皆起于胞中，同出会阴，称为"一源三岐"。

督脉

循行部位：起于胞中，下出会阴，后行于腰背正中，经颈部，进入脑内，属脑；由颈沿头部正中线，经头顶、额部、鼻部、上唇，到上唇系带处；并有支脉络肾、贯心。

任脉

循行部位：起于胞中，下出会阴，经阴鼻，沿腹部正中线上行，通过胸部、颈部，到达下唇内，环绕口唇，上至龈交，分行至两目下。

冲脉

循行部位：起于胞中，并在此分为三支，一支沿腹腔后壁，上行于脊柱内；一支沿腹腔前壁挟脐上行，散布于胸中，再上行，经喉，环绕口唇；一支下出会阴，分别沿股内侧下行至大趾间。

带脉

循行部位：起于季胁，斜向下行至带脉穴，绕身一周。

阴跷脉、阳跷脉

循行部位：跷脉左右成对。阴跷脉起于足跟内侧，随足少阴等经上行，至目内眦与阳跷脉会合；阳跷脉起于足跟外侧，伴足太阳等经上行，至目内眦与阴跷脉会合，沿足太阳经上额于颈后会合足少阳经。

阴维脉、阳维脉

循行部位：阴维起于小腿内侧沿大腿内侧上行至腹部，与足太阴经相合，经胸部，与任脉会于颈部。阳维脉起于足跗外侧，沿腿膝外侧上行，至颈后与督脉会合。

第四章 经穴与反射区——贴敷、推拿、松筋术的操作基础

什么是十五络脉

　　十二经脉和任、督二脉各自别出一络，加上脾之大络，共计15条，称为十五络脉，分别以十五络所发出的腧穴命名。

手太阴之别络

　　从列缺穴处分出，起于腕关节上方，在腕后0.5寸处走向手阳明经；其支脉与手太阴经相并，直入掌中，散布于鱼际部。

手阳明之别络

　　从偏历穴处分出，在腕后3寸处走向手太阴经；其支脉向上沿着手臂，经过肩髃，上行至下颌角，遍布于牙齿，其支脉进入耳中，与宗脉会合。

足阳明之别络

　　从丰隆穴处分出，在外踝上8寸处，走向足太阴经；其支脉沿着胫骨外缘，向上联络头颈，与各经的脉气相合，向下联络咽喉部。

足太阴之别络

　　从公孙穴处分出，在第1趾跖关节后1寸处，走向足阳明经；其支脉进入腹腔，联络肠胃。

手少阴之别络

　　从通里穴处分出，在腕后1寸处走向手太阳经；其支脉在腕后1.5寸处别而上行，沿着本经进入心中，向上系舌本，连属目系。

手太阳之别络

　　从支正穴处分出，在腕后5寸处向内注入手少阴经；其支脉上行经肘部，络于肩髃部。

足太阳之别络

　　从飞阳穴处分出，在外踝上7寸处，走向足少阴经。

足少阴之别络

　　从大钟穴处分出，在内踝后绕过足跟，走向足太阳经；其支脉与本经相

510

并上行，走到心包下，外行通贯腰脊。

手厥阴之别络

从内关穴处分出，在腕后2寸处浅出于两筋之间，沿着本经上行，维系心包，络心系。

手少阳之别络

从外关穴处分出，在腕后2寸处，绕行于手臂外侧，进入胸中，与手厥阴经会合。

足少阳之别络

从光明穴处分出，在内踝上5寸处，走向足厥阴经，向下联络足背。

足厥阴之别络

从蠡沟穴处分出，在内踝上5寸处，走向足少阳经；其支脉经过胫骨，上行到睾丸部，结聚在阴茎处。

任脉之别络

从鸠尾（尾翳）穴处分出，自胸骨部下行，散布于腹部。

督脉之别络

从长强穴处分出，挟脊柱两旁上行到颈部，散布在头上；下行的络脉从肩胛部开始，从左右分别走足太阳经，进入脊柱两旁的肌肉。

脾之大络

从大包穴处分出，浅出于渊腋穴下3寸处，散布于胸胁部。

此外，还有浮络、孙络。浮络和孙络是络脉中浮行于浅表部位的分支，遍布全身，作用主要是输布气血、濡养全身。

什么是十二经筋

经筋的分布，同十二经脉在体表的循行部位基本上是一致的，但其循行走向不尽相同。经筋的分布一般在浅部，从四肢末端走向头身，多结聚于关节和骨骼附近，有的进入胸腹腔，但不属络脏腑。

十二经筋的定义

十二经筋是十二经脉联系的筋肉系统，是经脉之气结聚于筋肉关节的外周连属部分。经筋分布于外周，不入脏腑，有"起"、有"结"，数筋结于一处为"聚"，散布成片称"散"。十二经筋各起于四肢末端，结聚于关节和骨骼，分布部位与十二经脉的外行部分相类。

阳经之筋分布在肢体的外侧，阴经之筋分布在肢体内侧。其中，手三阴之筋结于胸膈，手三阳之筋结于头脚，足三阳筋结于目周围，足三阴之筋结聚于阴器。经筋具有约束骨骼、屈伸关节、维持人体正常运动的功能。

十二经筋循行特点与作用

循行特点	作用
结、聚、散、络，起于四肢末端，行于体表，不入内脏，终于头身	可约束和联络筋肉、关节
	可保持身体平衡和正常的运动功能
	加强了各阴经之间、各阳经之间的联络

认识穴位

穴位，学名叫作腧穴，代表人体脏腑经络气血输注出入的特殊部位。"腧"是传输的意思，"穴"表示这个部位有空隙。因为穴位位于经脉之上，经脉又与脏腑相连，所以穴位、经脉和脏腑之间就形成了立体的联系，并且，穴位是其中最直接的因素。

人体的361个穴位

人体有名的穴位共有361个，其中单穴52个、双穴309个。这361个穴位位于十二经和任、督二脉之上，有固定的名称及位置，也就是我们常说的"经穴"或"十四经穴"。在这361处经穴中，有108个要害穴，要害穴中有72个穴采用一般按摩手法如点、按、揉等，不至于伤害人体；其余36个穴是致命穴，就是我们俗称的"死穴"，这36个致命穴平常不会有任何不良影响。还有一些穴位也有自己的名字，有固定的位置，却不属于十四经脉，属于另外一个系统——"经外奇穴"，简称"奇穴"。常用的奇穴有40个左右。除此之外，还有一类既没有固定名字，也没有固定位置的穴位，叫作"阿是穴"，就是病痛局部的压痛点或者敏感点。

穴位的作用

按照中医基础理论，人体穴位主要有四大作用，首先，它是经络之气输注于体表的部位；其次，它是疾病反映于体表的部位，当人体生理功能失调时，穴位局部可能会出现一些变化，比如颜色变红或者变暗，或者局部摸起来有硬结或者条索状的东西等；再次，我们可以借助这些变化来推断到底是哪个部位出了问题，从而协助诊断；最后，当人体出现疾病的时候，这些穴位还是针灸、推拿、气功等疗法的刺激部位，当然我们也可以用这些穴位来预防疾病的发生。

穴位的治疗作用和用药不太一样，每一个穴位对身体都有双向良性调节作用。这就是说，在按摩或者针灸穴位的时候，我们的身体会根据自身或虚或实的情况，来采取或补或泻的调节方法。比如内关穴调节心率，不管心率是快还是慢，我们都可以取这个穴位。

怎样用"尺子"量定穴位

取穴的方法有很多，其实并不难，在此我们介绍几种简单易行的取穴方法。

体表定穴位

首先我们要了解自己身上的一些标志，包括固定的和活动的。固定的标志就是身上各部位由骨节和肌肉形成的突起、凹陷、五官轮廓、发际、指甲、乳头、肚脐等。活动的标志是指由于活动而在关节、肌肉、皮肤出现的凹陷、空隙、皱纹等。比如在取听宫这个穴位时就需要张口，这样耳屏前就会出现凹陷，这就是听宫的位置。

常用人体骨度分寸

以身体突起的骨节为标志，不同骨节之间的距离都是固定的，不管男女老少、高矮胖瘦，对于同一个人来说，都可以用这个为标准来量自己的尺寸。这也就是中医常说的"骨度分寸"。骨度分寸法可以将骨节的尺寸折合成比例，作为定穴的标准。

手指同身寸

还有一个方法就是用自己的手做尺子来量自身的尺寸，这叫"手指同身寸"。

中指同身寸：将中指弯曲，指尖触及拇指，以中指节侧面两横纹尽处为1寸。

拇指同身寸：是以拇指指关节的横度作为1寸。

横指同身寸：将食指、中指、无名指并拢，以中指中节横纹处为准，三指的宽度为2寸；将食指、中指、无名指和小指并拢，以中指中节横纹处为准，四指的宽度为3寸。

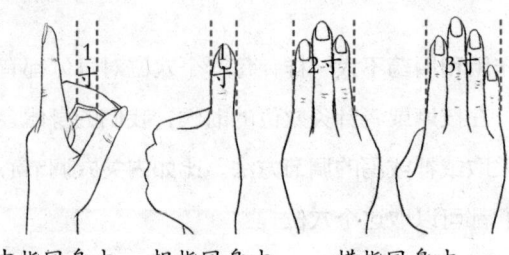

中指同身寸　　拇指同身寸　　横指同身寸

人体的三大反射区

中医经络学说除穴位之外，还包括经别、奇经、经筋、皮部以及标本、根结之类。因此，经络在人体中的分布，不仅仅是"线"或"点"，还应从"面"的角度来理解。因此，反射区理论实际上是经络学说的延伸。

人体的反射区就是一个投影仪，五脏六腑以及其他组织器官的状况都会被反映出来。当身体出现问题时，相对应的反射区就以痛感反映，这就像显现在外表的影像。直接点按痛处，一直到痛感消失，也就是说修复了不正常的影像，体内的脏腑恢复到从前的样子，机能也就健康平衡了，疾病当然已经被彻底铲除。

足部反射区

两千多年前的《黄帝内经》里就记载有许多脚上的穴位，我们的祖先早已认识到这些敏感反应点与全身脏腑的关系，并提出刺激这些点可以起到治病的作用。人的脚就好像是一面镜子，全身的各个组织器官都在上面有投影、有反映，就是用脚这个局部来反映全身这个整体。脚上的反射区包含人体各部位器官的反应点。

手部反射区

人体有很多局部都是自身的一个缩影，手也是其中之一。由于手部神经血管分布得很丰富，并且可以找到相应脏腑的反射区，因此我们说手是人体的缩影是绝对名副其实的。通过对手进行按摩理疗，可以保持经络通畅，调节机体的阴阳平衡，促进血液循环，从而达到保健治病的目的。

耳朵上的反射区

中医认为，耳郭是人体的缩影，"耳者，宗脉之所聚也"，人体的十二经脉都和耳朵相通，人体哪一个脏腑或组织器官发生病变都可以通过经络反映在耳朵的相应位置上。

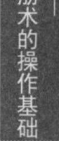

第五章

常见病症调治法

在日常生活中常见的病症有便秘、腹泻、感冒、呃逆等。患者在家可以适当通过贴敷、推拿、松筋的办法来进行调治，对预防和治疗此类疾病大有裨益。

内容提要

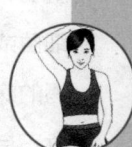

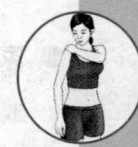

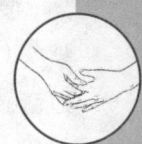

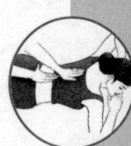

腹泻

　　腹泻是肠道疾病的一种常见症状。腹泻不是一种独立的疾病，而是很多疾病的一个共同表现，临床上一般分为急性腹泻和慢性腹泻。正常情况下，一般人每日排便一次，个别人每日排便2~3次，粪便性状正常。

症状表现

　　腹泻是很多疾病的共同表现，临床表现为排便次数明显超过平时，粪质稀薄或呈水样，或含未消化食物，或有脓血黏液。腹泻常伴有排便急迫感、肛门下坠灼痛及腹痛等症状，可能同时伴有呕吐、发热等症状。此外，腹泻还可能导致脱水、营养不良等，具体表现为皮肤干燥、舌干燥、皮肤皱褶等。

病因

　　本病的发生，多为感受寒湿暑热之邪，饮食所伤，情志不舒，久病脾胃虚弱，中阳不振或损及肾阳所致。现代医学认为，急性腹泻最常见的病因是细菌或病毒感染，寄生虫感染、食物中毒、药物也可引起急性腹泻。慢性腹泻的病因较复杂，包括肠道感染性疾病、肠道非感染性炎症、肿瘤、小肠吸收不良等。

● **家庭调治贴敷法**

　　取穴部位： 神阙穴

　　操作方法：

　　（1）取乌梅、川椒、黄柏各等份，生姜适量。前三者研制成末，加生姜共捣制成糊膏状。

　　（2）将上述糊膏状药物摊在纱布上，敷于神阙穴，用胶布固定。

　　（3）用药半小时左右，脐腹部有温暖舒适感即可。一般来说，外敷一次症状即可缓解。

　　说明： 本方适用于虚寒泄泻和寒湿泄泻。

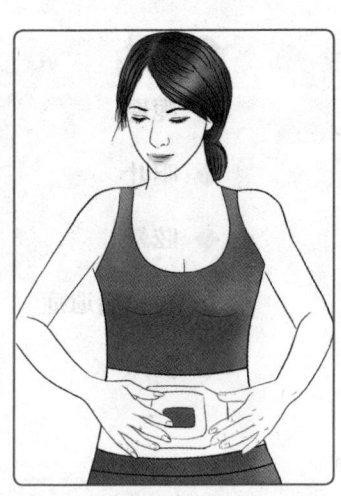

贴敷神阙穴

● **家庭实用推拿法**

取穴部位：中脘穴、下脘穴、天枢穴、气海穴、关元穴、上巨虚穴

操作方法：

（1）患者取仰面平躺姿势，家人可用食指、中指的指腹按揉其中脘、下脘、天枢、气海、关元各半分钟。

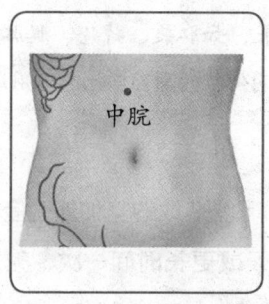

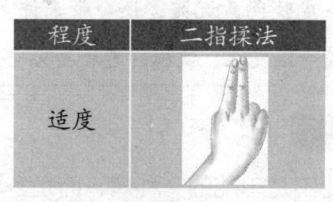

操作方法

程度	二指揉法
适度	

（2）按照逆时针方向按摩其腹部5分钟。

（3）从患者的胃脘部推到小腹部，双手同时操作，连续3～5次。再帮患者按揉中脘、天枢、气海、关元穴各1次。

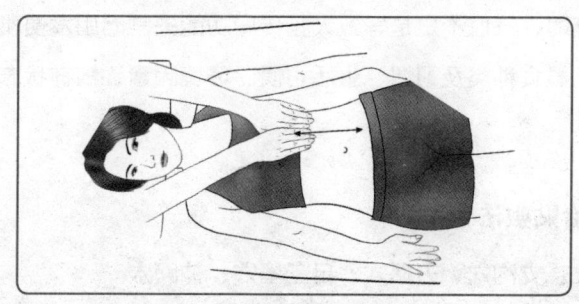

从胃脘部推到小腹部

（4）用拇指指腹按摩患者的上巨虚穴，直到有酸胀感为宜。每个穴位按摩2分钟左右，然后用虚掌拍打患者两侧的下肢，从上到下连续拍打3次左右。每天可操作1～2次。

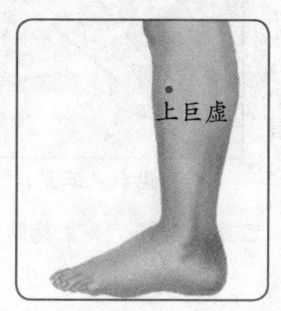

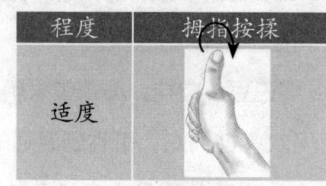

操作方法

程度	拇指按揉
适度	

便秘

便秘是指患者每周排便少于3次，或排便常感困难。便秘从病因上可分为功能性便秘和器质性便秘。功能性便秘就是身体没有实质性的病变，器质性便秘则是由疾病或解剖结构变异所致。长期便秘很容易导致体形肥胖、皮肤色素沉淀，还会带来许多不良后果，如肛裂、痔疮、脱肛、直肠肿瘤等继发症。便秘的患者应及早去医院查明便秘的原因，切忌滥用泻药。

症状表现

便秘不是单纯的一种病，而是多种疾病都可能造成的一种外显症状。便秘的常见症状是排便次数明显减少，每2～3天或更长时间一次，无规律，粪质干硬，还常常伴有排便困难感。

病因

中医认为，体内津液不足，失于滋润或气虚推动无力、肠胃燥热、情志不舒、身体衰弱、气血不足是导致大肠传导功能失常而引发便秘的几个主要原因。此外，摄食种类及习惯、生活习惯、环境因素、精神状态等也都可能导致便秘。

● **家庭调治贴敷法**

取穴部位：支沟穴、天枢穴、足三里穴、神阙穴

操作方法：

（1）取甘遂3克，研为细末。

（2）取巴豆1克、肉桂1克、吴茱萸3克，均研为细末。

（3）将甘遂末用生姜汁调敷于支沟穴、天枢穴，可起到通泻的效果。

（4）将巴豆、肉桂、吴茱萸末用生姜汁调敷于足三里穴、神阙穴，可收到温通的效果。

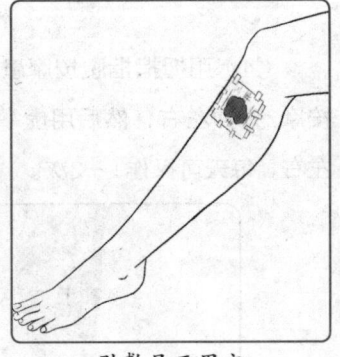
贴敷足三里穴

说明：甘遂贴敷适用于实证引起的便秘，巴豆、肉桂、吴茱萸贴敷适用于虚证引起的便秘。

520

● **家庭实用推拿法一**

取穴部位： 大横穴

操作方法：

（1）用食指或中指按压大横穴，以有胀痛感为宜，顺时针和逆时针各按摩30下。

（2）然后，用手掌在大横穴周围顺时针按揉1分钟左右。每天2～4次即可。

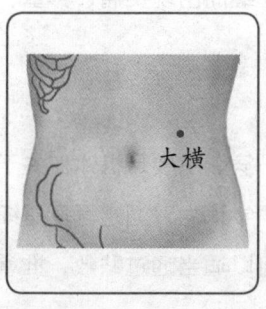

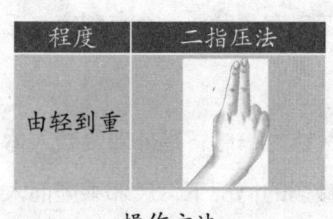

程度	二指压法
由轻到重	

操作方法

● **家庭实用推拿法二**

取穴部位： 二间穴、神阙穴

操作方法：

（1）沿着二间穴向食指尖的方向推按100次，每天都推。

（2）在神阙穴的上边盖一层薄布，用手指一上一下地点按，然后轻微地揉动，绕着神阙穴，按照逆时针的方向慢慢揉动。

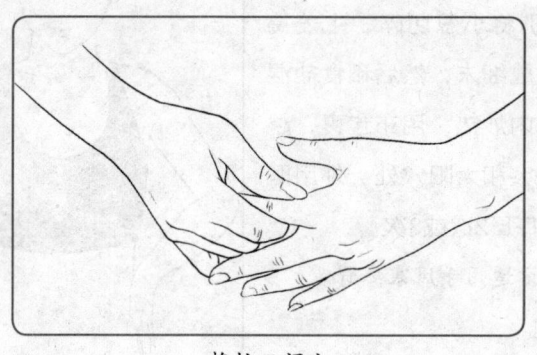

推按二间穴

感冒

普通感冒又称伤风或上感，是最常见的疾病之一，一年四季均可发生，以秋冬两季多见。体质弱、营养不良、情绪不佳等都可以成为普通感冒的诱因。

症状表现

感冒的症状主要有初期咽干、喉咙肿痛，继而出现头痛、鼻塞、鼻涕、喷嚏、恶风寒、发热、全身酸痛、乏力等。

病因

中医认为，感冒是外邪侵袭人体引起的，病因主要是机体在失于调和、抵抗力减弱的情况下，风邪乘虚而入。现代医学认为普通感冒多是细菌或普通病毒引起的急性上呼吸道疾病，患者在家可以适当通过贴敷、推拿、松筋的办法来进行调治。

● 家庭调治贴敷法

取穴部位：天突穴、太阳穴

操作方法：

（1）小葱、生姜、淡豆豉、食盐各适量。

（2）分别将小葱切碎、生姜捣烂、淡豆豉碾成细末，然后和食盐混合均匀，在锅内炒热，用布包裹，趁热熨或贴于天突和太阳穴处。外用医用胶布粘贴。每日2次或3次。

说明：本方适用于风寒感冒。

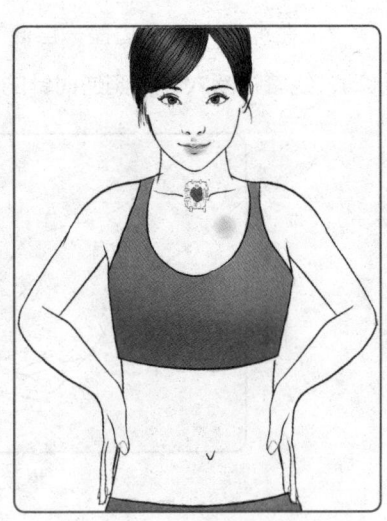

贴敷天突穴

● **家庭实用推拿法**

取穴部位：印堂穴、太阳穴、迎香穴、肺俞穴、上星穴、风池穴、曲池穴、合谷穴

操作方法：

（1）先用拇指按揉法按揉印堂、太阳、迎香、肺俞，每穴按揉约2分钟。

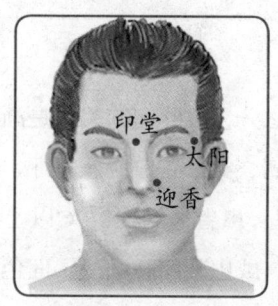

程度	拇指按揉
适度	

操作方法

（2）然后，从印堂穴揉到太阳穴，从印堂穴交替再揉到上星穴，反复揉3分钟左右；再分抹前额到鬓发处约3分钟。

（3）用拿法拿风池、曲池、合谷各约2分钟。

（4）最后，用擦法在肩背部治疗约3分钟。

● **家庭实用松筋法**

取穴部位：大杼穴、大椎穴、风门穴、风池穴、合谷穴、列缺穴

操作方法：

（1）患者取仰卧位，全身放松，从上向下自行拍打前胸和腹部进行松筋开穴，拍打以使皮肤变得潮红为佳。

（2）换为端坐的姿势，患者左手放在右肩上，抓取10次，然后以相同方法换右手进行。

（3）然后采取俯卧的姿势，施术者在患者的后背脊柱中央的位置，从上至下推拍，进行10次左右。

（4）最后以端坐的姿势，分别在大杼、大椎、风门、风池进行松筋开穴。

（5）用力拍打合谷穴和列缺穴，力量可以稍微大一些，每穴1分钟。

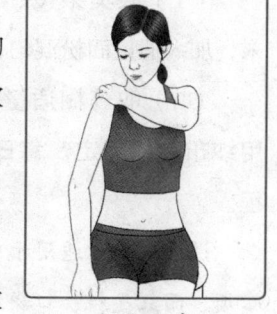

抓取右肩

中暑

中暑，又叫热射病，是指在高温和热辐射的长时间作用下，机体体温调节出现障碍，水、电解质代谢紊乱及神经系统功能损害症状的总称。中暑常发生在暑热天气。

症状表现

中暑有先兆中暑、轻症中暑和重症中暑之分，彼此间的关系是渐进的。症状分别为患者体温正常或略有升高，有头痛、头晕、口渴、多汗、四肢无力发酸、注意力不集中、动作不协调等表现；患者体温在38℃以上，有头晕、口渴、面色潮红、大量出汗、皮肤灼热，或出现四肢湿冷、面色苍白、血压下降、脉搏增快等表现；患者神志模糊、血压下降、昏迷抽搐，甚至产生脑水肿、肺水肿、心力衰竭等。

病因

中暑主要是因夏季在高温或烈日下劳作，或处于气候炎热湿闷的环境，暑热或暑湿秽浊之邪侵入脏腑，热闭心神，或热盛津伤，引动肝风，或暑闭气机。中医认为，适当采用贴敷、推拿、松筋的办法治疗，可以起到清热除燥、通络祛风的作用。

● 家庭调治贴敷法

取穴部位：涌泉穴

操作方法：

（1）取吴茱萸、广地龙各适量，共研细末，加入适量面粉混匀，用米醋调为糊状备用。

（2）取药糊适量，敷于双足心涌泉穴，用纱布包扎固定。每日换药1次，7天为1个疗程。

说明：本方适用于中暑引起头痛头晕、恶热心烦、面红气粗、口燥渴饮等。

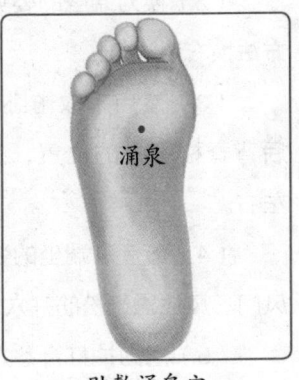
贴敷涌泉穴

● **家庭实用推拿法**

取穴部位： 人中穴、曲泽穴

操作方法：

（1）用拇指指甲对中暑头晕患者先采用掐法后用揉法，按揉人中穴。

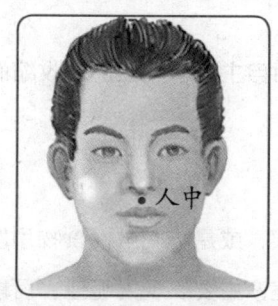

程度	拇指按揉
适度	

操作方法

（2）然后，用拇指指端，顺时针和逆时针各按揉左右曲泽穴，力度要适中，每日2~3次。

● **家庭实用松筋法**

取穴部位： 大椎穴、百会穴、关元穴、头维穴、太阳穴等

操作方法：

（1）患者取俯卧位，术者先用重力拍打患者脊柱的正中线，从上向下，进行5次。

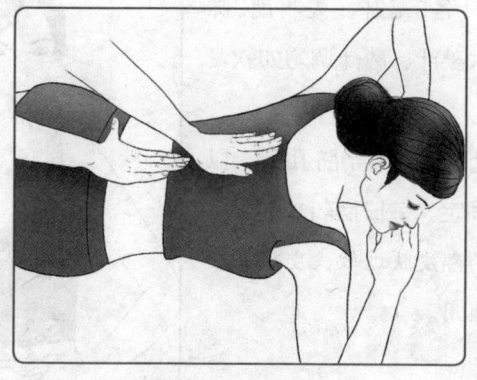

重力拍打脊柱正中线

（2）患者换端坐位，术者用手或者器具拍打大椎、百会、关元、头维、太阳等穴位进行松筋开穴，每穴1分钟。

呃逆

呃逆是指气逆上冲，呃声频频而短促，令人不能自制的一种病症。

症状表现

呃逆又叫作打嗝，具体症状是由膈肌不由自主地、间歇性地收缩而导致连续发出特有的呃呃声。

病因

打嗝多是暴饮暴食之后突然喝冷饮、热饮，或是吃刺激性食物引发，大多症状轻微，可自愈，属于正常现象。膈肌痉挛主要表现为呃逆，可能会出现持续一天以上的打嗝。中医学认为，打嗝是气机上逆所致，包括胃寒呃逆、胃火呃逆、脾肾阳虚呃逆、胃阴不足呃逆等。因此，可以采用贴敷、推拿、松筋疗法来达到和胃降逆、调气理膈的效果。

● 家庭调治贴敷法

取穴部位：神阙穴

操作方法：

（1）取丁香、沉香、吴茱萸各15克，生姜汁、葱汁各5毫升。先将前3味药共研细末，加入姜汁、葱汁调匀如软膏状，装瓶备用。

（2）取药膏适量，敷于脐孔上，以纱布覆盖，胶布固定。每日换药1次。

说明：如有局部皮肤过敏、皮疹等应停用，过敏体质慎用。

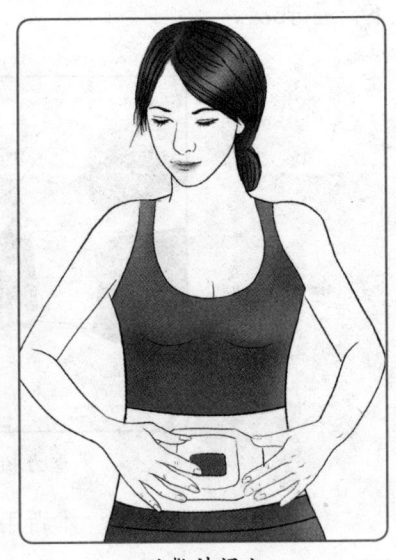

贴敷神阙穴

● **家庭实用推拿法**

取穴部位：天突穴、翳风穴

操作方法：

（1）患者打嗝时，术者将右手拇指放于患者天突穴处，然后由轻渐重、由重到轻地揉按该穴0.5～1分钟。

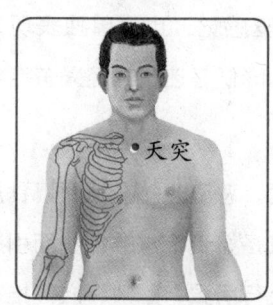

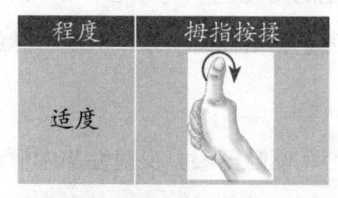

操作方法

（2）术者站在患者后面，双手食指按压患者两侧翳风穴，同时患者屏住呼吸30秒左右，然后深呼吸。

527

● **家庭实用松筋法**

取穴部位：手部横隔膜反射区、内关穴

操作方法：

（1）先对手部横隔膜反射区进行松筋开穴，用力要稳，速度宜缓慢而均匀。

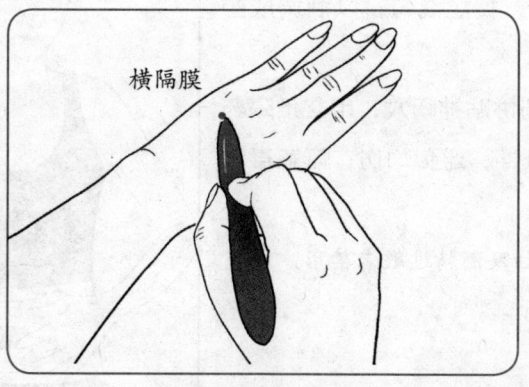

手部横隔膜反射区

（2）对内关穴做重点的开穴操作，如果依旧打嗝不止，可用牙签加强对内关穴的刺激。

呕吐

呕吐是一种症状，可见于胃炎、胃溃疡、胃痉挛、胆囊炎等疾病。

症状表现

呕吐的常见症状为恶心，常为呕吐的前驱感觉，也可单独表现为腹部特殊不适感，常伴有头晕、流涎、脉缓、血压降低等迷走神经兴奋症状。

病因

恶心和呕吐一般分反射性与中枢性两大类。恶心想吐在暴饮暴食后或是吃变质食物后最为常见，这是胃部无法消化或是接受吃进的食物而引起急性胃炎。中医认为，呕吐多为胃失和降、气逆上行所致，贴敷、穴位推拿和松筋疗法都可以起到疏通经络、促进气血运行和调整脏腑功能的作用。

528

● 家庭调治贴敷法

取穴部位：神阙穴

操作方法：

（1）取雄黄、五倍子各30克，枯矾15克，葱头5个，肉桂3克，麝香0.3克。上药研末，捣烂混匀，以酒调成药饼备用。

（2）取药饼贴神阙穴，用艾条隔药悬灸20～40分钟，避免灼伤，可解毒散湿，止呕止泻。

说明：孕妇及酒精过敏者禁用，皮肤易过敏者慎用。

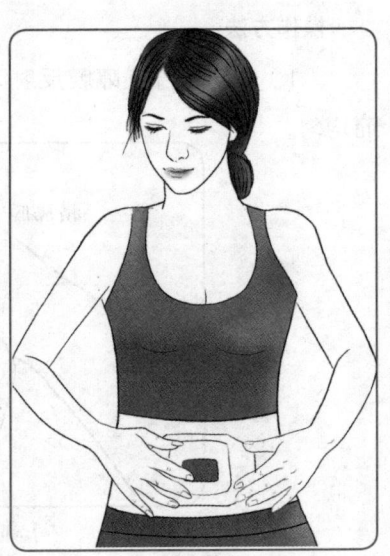

贴敷神阙穴

● **家庭实用推拿法**

取穴部位：冲阳穴、太白穴、中脘穴

操作方法：

（1）患者先平躺并放松肌肉，术者用双手拇指按揉患者足部冲阳穴、太白穴各5分钟左右。

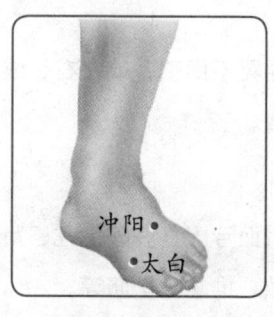

程度	双手拇指按揉
适度	

操作方法

（2）术者指压患者中脘穴四周2厘米区域，揉按3分钟左右，这会使患者胃部感到舒服，每天1~2次即可。

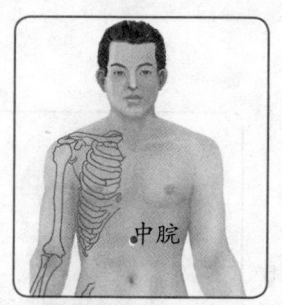

程度	拇指按揉
适度	

操作方法

● **家庭实用松筋法**

取穴部位：幽门穴

操作方法：

（1）患者先取仰卧位，全身肌肉放松。

（2）术者在患者肓俞上6寸、巨阙（任脉）旁开0.5寸处取幽门穴进行松筋开穴，以患者感到局部酸胀为度。

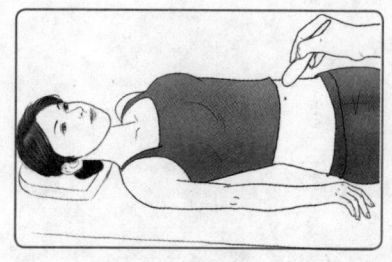

取幽门穴松筋开穴

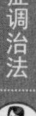

眩晕

眩晕是指不仅头晕而且眼花，是一种自身或外界物体的运动性幻觉，是自身平衡感觉障碍或者空间感觉定向障碍。

症状表现

眩晕的主要症状有外物或本身的旋转、摇晃不稳感，或左右、或前后晃动，常伴有明显的恶心、呕吐等自主神经症状。

病因

中医认为眩晕是气血不足、病后体虚、气血亏虚、肝阳上亢、肾精不足等引起的。治疗眩晕的家庭调治法主要有贴敷、推拿、松筋等。

● 家庭调治贴敷法

取穴部位： 涌泉穴

操作方法：

（1）取吴茱萸20克、肉桂2克。上药共研细末，用米醋调匀，捏成饼状。

（2）睡前取药饼贴敷于双足心涌泉穴，纱布、胶布固定，次日早晨取下，连用3～5次。

说明：本方适用于肝阳上亢引起的眩晕，如贴敷过程中出现局部皮肤过敏、皮疹需停用。

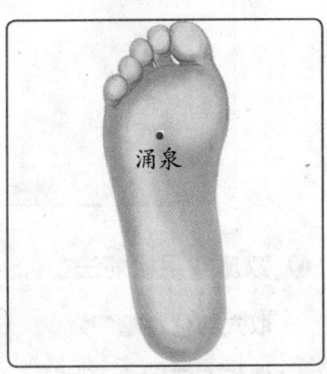

涌泉

贴敷涌泉穴

● **家庭实用推拿法**

取穴部位：内关穴、完骨穴

操作方法：

（1）先用拇指的指尖掐按内关穴，若是症状不见好转可适当地加大力度。1分钟后，用拇指的指腹在此穴位上顺时针、逆时针各按摩30下，然后换另一只手，做法同上。每天2～3次。

（2）食指和中指并拢，按压完骨穴，力度以产生轻微疼痛为宜，每下持续3秒钟，每次10下，休息一下进行第2次。每天早、中、晚各2次即可。

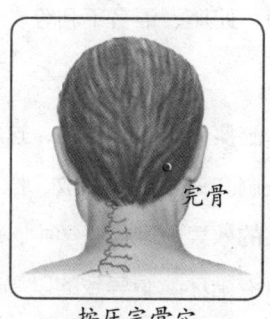

按压完骨穴

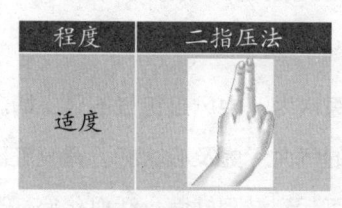

操作方法

● **家庭实用松筋法**

取穴部位：太阳穴、翳风穴、印堂穴、百会穴、足三里穴等

操作方法：

（1）采取端坐的姿势，放松身体，用手指对太阳、翳风、印堂等穴位进行松筋开穴，每个穴位1分钟，以有酸胀的感觉为佳。

（2）采用端坐的姿势，双手在前额进行推按和拍打，拍打力量要轻柔，不要用重力拍打。

（3）采用俯卧的姿势，术者在患者背部沿着脊柱向下推按，反复5次以上，最好使皮肤变红。

（4）采取端坐的姿势，用手拍打叩击百会、足三里、涌泉、三阴交、合谷、大敦、侠溪等穴位。

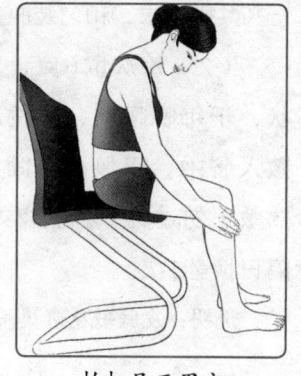

拍打足三里穴

中风后遗症

中医学将急性脑血管疾病统称为中风。中风一般分为先兆期、卒中期、恢复期和后遗症期。中风家庭自我保健的内容主要针对的是恢复期和后遗症期。

症状表现

本病在恢复期和后遗症期的常见症状有口眼歪斜、四肢抽搐、项背强直、手足软弱无力、筋脉弛缓不收、肌肉萎缩、偏瘫、语言不利等。

病因

中医认为，中风是正气不足、情志不定、湿痰生热等导致的，这主要在于患者的气血亏虚及心、肝、肾三脏的功能失调。适当通过贴敷、推拿、松筋疗法可起到滋阴健脾、活血化瘀、改善气血的效果。现代医学中，中风主要见于脑出血及脑梗死等脑血管病，是脑部血液循环障碍导致的以局部神经功能缺失为特征的一组疾病。

● 家庭调治贴敷法

取穴部位：神阙穴

操作方法：

（1）取黄芪、羌活、威灵仙各90克，乳香、没药各40克，肉桂10克。上药共研细末，和匀装瓶备用。

（2）每次取6克，用醋或黄酒调成糊状，于每晚睡前，先洗净脐窝，再将药糊敷入脐中，用风湿膏固定，亦可用热水袋热敷（勿过烫）。次夜如法换药，1周后改隔日换药1次。

说明：皮肤敏感者慎用。

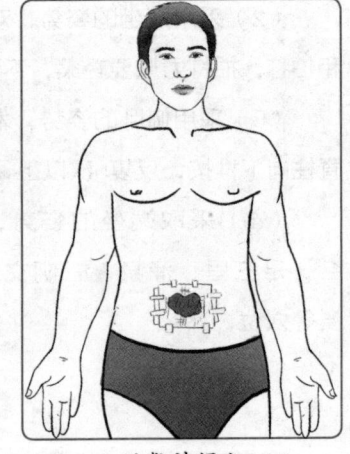

贴敷神阙穴

● **家庭实用推拿法**

取穴部位：大椎、风池、肩井、膈俞、肾俞、命门、大肠俞、居髎、环跳、委中、承山、肩髃、肩贞、肩内陵、曲池、手三里、阳池、合谷、髀关、伏兔、梁丘、阴陵泉、足三里、太溪、太冲诸穴

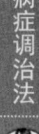

居髎

操作方法：

（1）患者取俯卧位，以㨰法于大椎及患侧背腰部5～8分钟，在㨰腰骶部同时配合腰后伸被动运动，接着㨰臂部及下肢后侧至跟腱3分钟，在㨰臂部同时配合髋外展被动运动。此后，按揉大椎、膈俞、肾俞、命门、大肠俞、环跳、委中、承山诸穴，以酸胀为度。㨰腰骶部以热为度。

（2）患者取侧卧位，医者施㨰法于居髎、风市、阳陵泉部3分钟，按揉肩内陵穴，以酸为度，按曲池、委中、合谷穴，以酸胀为度。

注意：要想把中风降到最低限度，一定要做到控制高血压，饮食清淡，戒烟戒酒，劳逸结合。

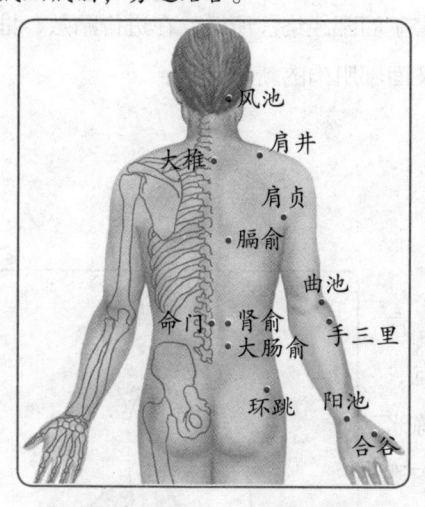

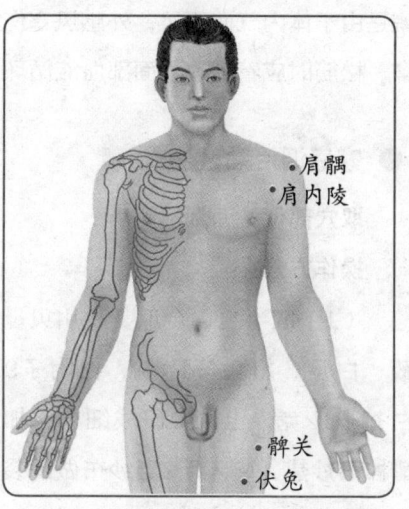

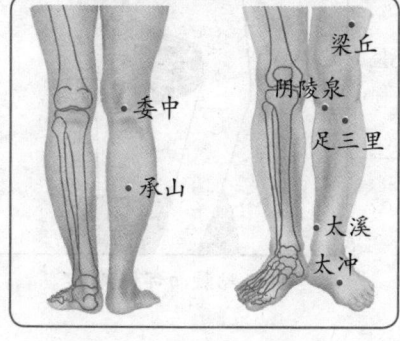

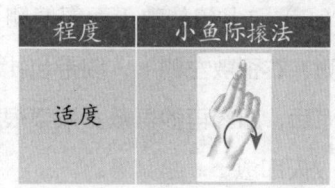

程度	小鱼际㨰法
适度	

操作方法

面瘫

面瘫是以面部表情肌群运动功能障碍为主要特征的一种常见病，是一种常见的颅神经疾病。面瘫分为中枢性面瘫和周围性面瘫，起病不受年龄限制。

症状表现

面瘫的症状主要有早起后一侧面部松弛，口角下垂，向一侧歪斜，眼睑闭合不全，额纹消失，鼻唇沟也变浅，可能会流泪、流涎等，不能够做皱眉、闭目、鼓腮等动作，下额角或者耳后会疼痛。大部分患者在起病1~2个月内会有较明显的好转。

病因

面部神经麻痹多是面部神经的急性非化脓性炎症导致的。中医认为，面瘫是由于体内气血不足，外感风寒伤害了面部经络。所以，在进行贴敷、推拿、松筋时应着重改善面部血液循环及面部肌肉的新陈代谢。

● 家庭调治贴敷法

取穴部位：面部健侧

操作方法：

（1）取半夏、全瓜蒌、川贝母、白蔹、白及、川乌各10克，白附子9克，白芥子12克。上药共研成细末，加陈米醋拌湿炒热，装入用2层纱布做的袋内即可。

（2）取上药袋敷于面部健侧（左歪敷右侧、右歪敷左侧），绷带包扎固定。待药凉后，原药再炒再敷。效果很好，一般3~7天即愈。

说明：本方不适用于脑血管意外和其他脑部疾患引起的面瘫。皮肤敏感者慎用。

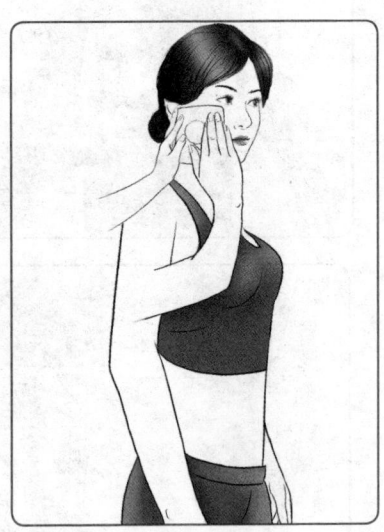

贴敷面部健侧

● **家庭实用推拿法**

　　取穴部位：合谷穴、翳风穴

　　操作方法：

　　（1）患者端坐，用左手拇指指端按压右手拇指上的合谷穴40下，再用拇指指肚顺时针、逆时针各揉按合谷穴30下，力度以微痛为宜。然后休息一下，用同样的方法按摩另一只手。

　　（2）用双手中指指腹同时按揉翳风穴，稍微用力但速度要舒缓，逆时针和顺时针各20下，每天早起和晚睡时各1次。

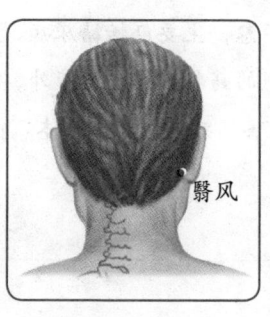

翳风

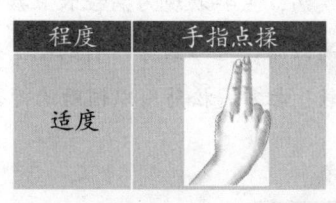

程度	手指点揉
适度	

操作方法

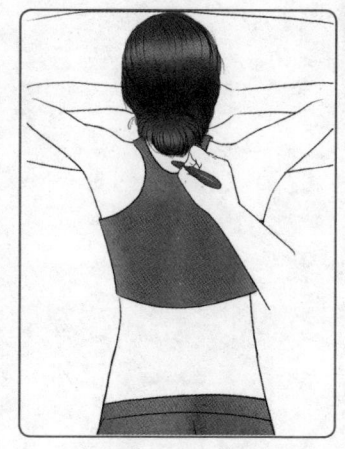

535

● **家庭实用松筋法**

　　取穴部位：风池穴、四白穴、地仓穴、合谷穴等

　　操作方法：

　　（1）患者采取端坐的姿势，全身放松，术者用手指对患者风池穴、四白穴、地仓穴、合谷穴进行松筋开穴，每个穴位30次。

　　（2）患者换俯卧的姿势，术者对患者大椎穴进行重点开穴。

　　（3）患者换回端坐的姿势，术者对患者外关穴、百会穴进行松筋开穴。再用掌根的位置侧击足三里、翳风、颊车穴，每个穴位1分钟。

松筋开穴大椎穴

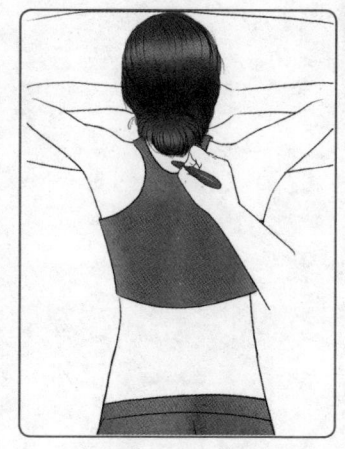

第六章

慢性内科疾病调治法

慢性内科疾病是指不构成传染、因长期积累而对身体造成损害的一类疾病，主要表现为病程长且病情迁延不愈，主要包括糖尿病、高血压、高血脂、冠心病等内科病症。除了常规的药物和手术治疗外，还可将贴敷、推拿、松筋用以辅助治疗，尽早改善病症，调理好身体。

内容提要

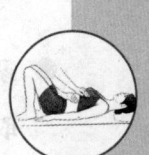

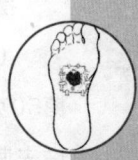

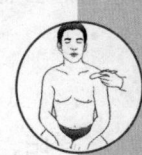

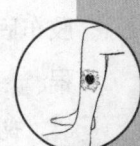

脂肪肝

脂肪肝是由疾病或药物等因素导致肝细胞内脂质堆积而引发的一种疾病。

症状表现

脂肪肝的症状因为患病程度不同而不一，轻度脂肪肝的症状表现是有的患者仅有疲乏感，而多数脂肪肝患者较胖，故难以发现轻微的自觉症状；中重度脂肪肝的症状表现是有类似慢性肝炎的表现，可有食欲不振、疲倦乏力、恶心、呕吐、体重减轻、肝区或右上腹隐痛等。

病因

中医认为脂肪肝主要是肝失疏泄、脾失健运、湿热内蕴、痰浊内结所致。现代医学认为，肥胖、过量饮酒、高脂血症是脂肪肝的三大主要病因，另外，营养不良、药物（甲氨蝶呤、四环素等）也会引起脂肪肝。

538

● 家庭调治贴敷法

取穴部位：神阙穴、至阳穴、期门穴、阳陵泉穴

操作方法：

（1）取砂仁30克，鲜鲫鱼1条，白糖50克。先将砂仁研细为末，鲜鲫鱼捣烂去刺，再加白糖，混合共捣和匀如膏状。

（2）取膏1/4份，分别贴于神阙、至阳、期门、阳陵泉穴上，用纱布覆盖，胶布固定。每日换药1次，7次为1个疗程。

说明：本方具有清热利水、醒脾和胃的作用，主要适用于湿热阳黄型脂肪肝。

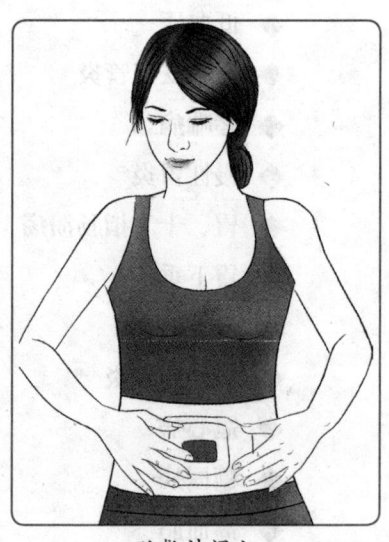

贴敷神阙穴

● **家庭实用推拿法一**

取穴部位：巨阙穴、气海穴、关元穴、大横穴等

操作方法：

（1）患者取仰卧的姿势，全身放松，手握空掌，在巨阙穴和气海穴位处进行推按，每个穴位2分钟。

（2）姿势不变，依旧全身放松，手握空掌，在关元穴和大横穴位处进行推按，每个穴位2分钟。

（3）仍然保持仰卧的姿势，在全身放松的基础上双腿屈曲，并用虚掌拍打上脘、中脘以及下脘穴。每个穴位处各2分钟即可。

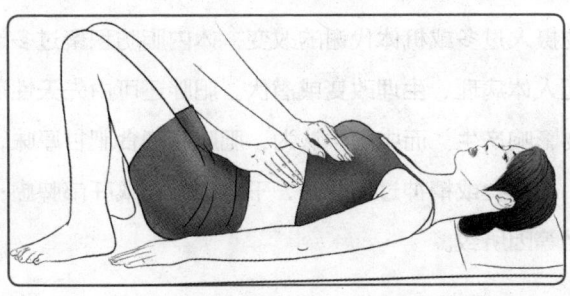

虚掌拍打上脘、中脘、下脘穴

● **家庭实用推拿法二**

取穴部位：足三里穴、阳陵泉穴、郄门穴、三阴交穴

操作方法：

（1）患者取端坐位，用手指拍打自己两侧的足三里穴、阳陵泉穴，每个穴位3分钟。

（2）保持端坐姿势不变，再用手指叩击两侧的郄门穴、三阴交穴，每个穴位2分钟。

（3）在端坐的基础上用手指按压百会穴2分钟。

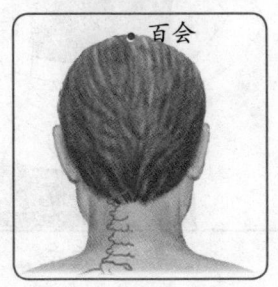

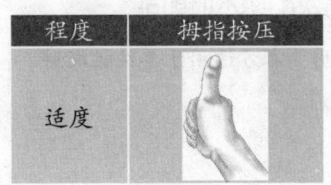

操作方法

肥胖症

肥胖是指一定程度的明显超重与脂肪层过厚，是体内脂肪，尤其是甘油三酯积聚过多而导致的一种状态。

症状表现

肥胖的主要症状是明显超重，直接表现为脸、脖子、腹部等诸多身体部位肥大。

病因

由于食物摄入过多或机体代谢的改变，体内脂肪积聚过多造成体重过度增长，并引起人体病理、生理改变或潜伏。肥胖还可由先天性遗传，或是后天疾病或药物影响产生。而中医学认为，肥胖是嗜食肥甘厚味，胃肠积热；或饮食不节，喜夜食或精神过度紧张，干扰较大；或肝郁脾虚；或气（阳）虚或用药不当等因所致。

● **家庭调治贴敷法**

取穴部位： 中脘穴、关元穴、气海穴、天枢穴、水道穴、大横穴

操作方法：

（1）取南星6克、大黄6克、三棱6克、莪术6克、冰片1克，共研成粉末，加甘油调成膏状，制成大小1.5平方厘米、厚度0.3厘米的药膏。

（2）用时敷于中脘、关元、气海、天枢、水道、大横上。用胶布固定。每日1次，每次6～8小时即可。

说明： 本方适用于单纯性肥胖。

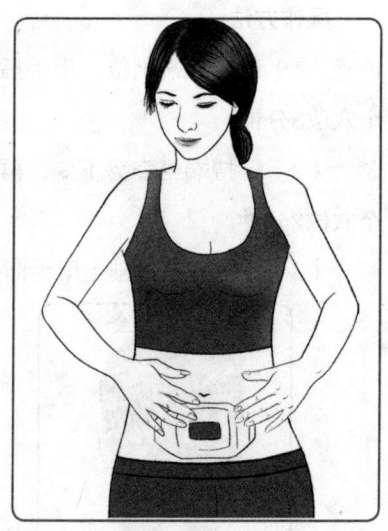

贴敷关元穴

● **家庭实用推拿法**

　　取穴部位： 中脘穴、中极穴、肓俞穴、大赫穴、天枢穴、归来穴等

　　操作方法：

　　（1）自上到下，以双拇指指腹推压，结合叩、振、揉、点等综合手法对中脘穴至中极穴、肓俞穴至大赫穴、天枢穴至归来穴进行直线操作，5～10分钟。

　　（2）对脊中穴至腰俞穴、脾俞穴至白环俞穴、胃仓穴至秩边穴用先推后叩，交叉进行，并结合振、揉等手法进行直线操作，约10分钟。

　　（3）对上肢曲泽至内关穴用推压、揉按等手法进行操作，再在下肢双侧足三里、丰隆、三阴交穴，先强压，再揉压，然后点振，反复进行，约10分钟。指力由轻到重，用力均匀，灵活施术。每日1次即可。

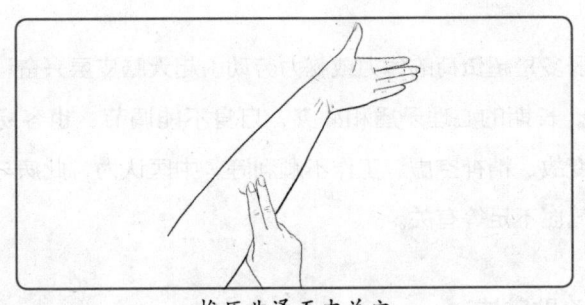

推压曲泽至内关穴

● **家庭实用松筋法**

　　取穴部位： 中府穴、云门穴、俞府穴、鸠尾穴

　　操作方法：

　　（1）双手拇指、食指扣按筋脉，在双手、双足6条经脉处来回拨动。

　　（2）对中府、云门、俞府穴进行拨筋，乳房部位拨筋须往乳头集中，往两腋下排出。

　　（3）每一胸肋间隙滑动拨筋。

　　（4）双手自鸠尾穴呈八字行斜下至章门，重复数次。

　　（5）腹部中间腹直肌，两侧腹外斜肌来回搓揉拨筋，腹股沟韧带拨动筋膜。

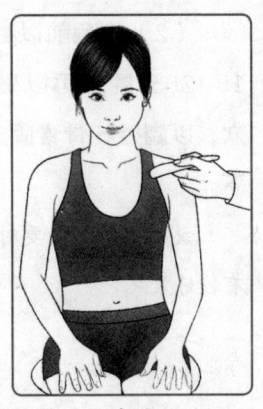

松筋开穴中府、云门穴

神经衰弱

神经衰弱是心理疾病的一种，一般无身体器质性病变，是一种以长期超负荷的身体疲劳、情绪不稳等因素引起的脑功能活动过度紧张，从而产生精力减弱，并伴有躯体症状和睡眠障碍的神经症。

症状表现

最突出的临床表现是易于兴奋，又易于疲劳。神经衰弱的症状主要有失眠、心烦易怒、食欲下降、情绪低落、身体乏力、注意力不集中等，对日常的生活和学习、工作非常不利。患有神经衰弱的人，往往存在持续性的紧张不安或内心冲突、超负荷的体力或脑力劳动。

病因

神经衰弱多是超负荷的体力或脑力劳动引起大脑皮层兴奋和抑制功能紊乱而引起的。长期的心理矛盾和冲突，自身不能调节，也容易导致神经衰弱，如家庭变故、精神空虚、工作不顺利等。中医认为，此病与情志内伤、劳神过度、气血不足等有关。

● **家庭调治贴敷法**

取穴部位：涌泉穴

操作方法：

（1）取磁石9克。

（2）临睡前以40℃~45℃的热水烫脚15~20分钟，再以磁石贴敷足部双侧涌泉穴，以麝香壮骨膏固定，至第二天晨起时取下。

说明：此方主要对于神经衰弱引起的失眠有较好效果。

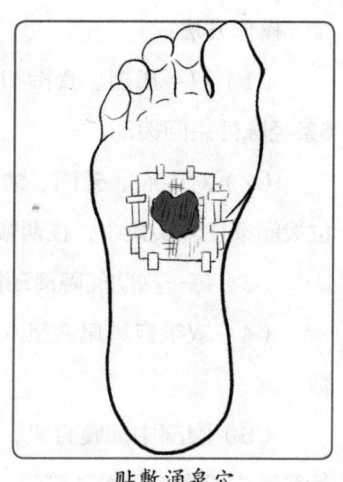

贴敷涌泉穴

● **家庭实用推拿法一**

取穴部位：膏肓穴、百会穴、四神聪穴、安眠穴、内关、太阳穴、神门穴

操作方法：

（1）患者取坐位，术者以双手拇指点按患者两侧膏肓穴各50次。

（2）再从患者一侧肋部向上方轻拍至对侧肩部。

（3）以食指点按百会穴、四神聪穴、安眠穴、内关，再点按太阳穴，最后点按耳根1分钟，点按神门穴20秒。

● **家庭实用推拿法二**

取穴部位：甲状腺、额窦、腹腔神经丛、胃、肾、上下身淋巴腺反射区

操作方法：

（1）以食指中节推压足部甲状腺、额窦、腹腔神经丛、胃反射区各10次，以局部有酸胀感为宜。

543

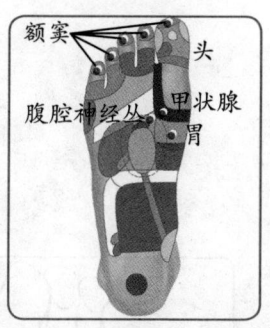

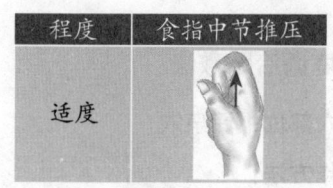

操作方法

（2）用拇指指腹按揉肾、上下身淋巴腺反射区各10次，按至局部发热即可。

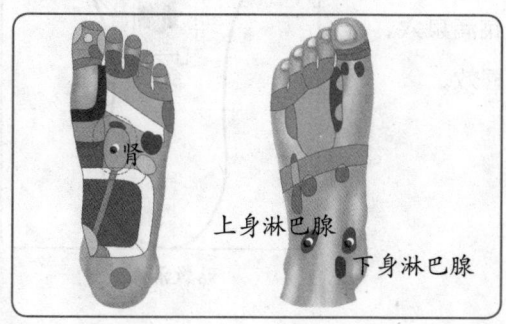

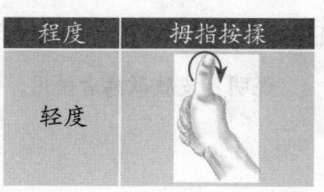

操作方法

高血压

高血压是常见的心血管疾病，是以体循环动脉血压持续性增高为主要表现的临床综合征，发病率会随着年龄的增长而升高。

症状表现

高血压患者的主要症状有头痛、头晕、头胀、耳鸣、面红、失眠等症状，病情较重者可发生头重脚轻、视力减退、心悸、气短、健忘，甚至导致中风等严重疾病。

病因

高血压发病的原因很多，主要分为原发性高血压、继发性高血压。前者原因不明，可能与肥胖、烟酒、盐摄入过多、缺乏活动有关；后者为肾脏疾病、药物及主动脉狭窄、妊娠、铅中毒等引起。中医认为，本病属中医学"眩晕""头痛"范畴，是阴精不足、阴不制阳、肝阳上亢、蒙蔽清窍导致的。

● 家庭调治贴敷法

取穴部位：涌泉穴

操作方法：

（1）取鲜姜150克，蓖麻仁50克，吴茱萸、附子各20克，冰片10克。

（2）将蓖麻仁、吴茱萸、附子先捣碎，研成细末。鲜姜捣烂为泥，再加冰片末，共调成糊状。每晚睡前敷贴两足底涌泉穴，次日清晨取掉，连用5～10次可获显效。

说明：皮肤敏感者慎用。

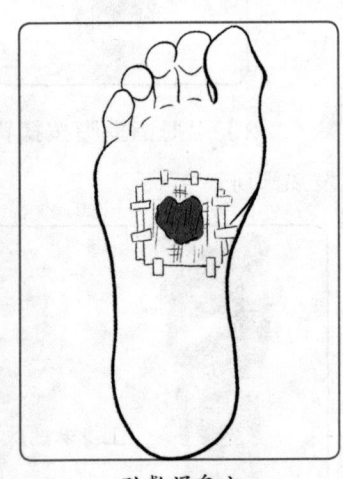

贴敷涌泉穴

● **家庭实用推拿法一**

取穴部位： 内关穴、合谷穴等

操作方法：

（1）用拇指指端点按内关穴、合谷穴、神门穴各2~3分钟，力度略重，以局部能忍受的疼痛度为佳。

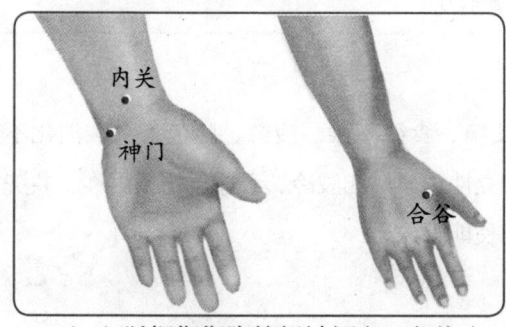

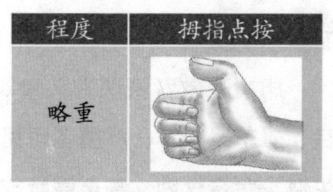

操作方法

（2）以拇指指腹按揉神阙穴、气海穴、关元穴各30次，力度略重。

（3）以拇指指腹按揉足三里穴、三阴交穴各50次。

● **家庭实用推拿法二**

取穴部位： 印堂穴、太阳穴、头维穴、率谷穴、风池穴等

操作方法：

（1）首先让患者取坐位，术者先从患者印堂穴到太阳穴，太阳穴到率谷穴，率谷穴到风池穴进行推压数次后，再揉压、点上述有关穴位；揉压、点中脘、神阙、气海，每穴1~2分钟。

（2）横擦腰部肾俞、命门一线，以透热为度，揉、点涌泉，1~2分钟。每日1次。

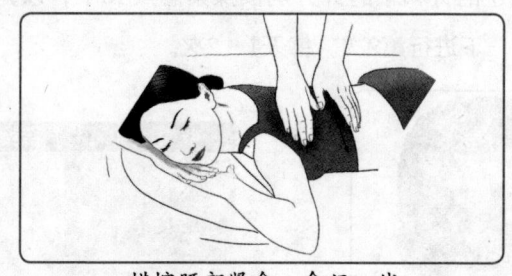

横擦腰部肾俞、命门一线

说明：继发性高血压患者要积极治疗原发病。高血压病人宜低盐、低脂饮食，多食蔬菜、粗粮，戒除烟酒等不良生活习惯。

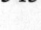

第六章 慢性内科疾病调治法

低血压

低血压是指体循环动脉压力低于正常的状态，临床上成人血压低于90/60毫米汞柱就称为低血压。该病多发于女性、老人及身体瘦弱者。低血压主要是由个人体质性因素引发。

症状表现

病情轻微者表现为头晕、头痛、食欲不振、疲劳、脸色苍白、消化不良、晕车晕船等；严重者可见直立性眩晕、四肢冷、心悸、呼吸困难、共济失调、发音含糊，甚至昏厥或需长期卧床。

病因

低血压有三种类型，不同类型的病因也不尽相同。体质性低血压，一般认为与遗传和体质有关；体位性低血压，可为疾病、药物、久病卧床、体质虚弱引起；继发性低血压，为某些疾病、药物或检查引起，如脊髓空洞症、风湿性心脏病、慢性营养不良症、降压药、抗抑郁药、血液透析等。中医认为，本病属"眩晕""虚劳""厥证"范畴，轻者属"眩晕"，重者属"厥证"，多为素体虚弱、气阴不足所致。

● 家庭实用推拿法一

取穴部位： 素髎穴、百会穴

操作方法：

用中指指腹逆时针和顺时针分别按揉素髎穴40下，以鼻子有酸胀感想流泪为宜，休息一下进行第2次。每天1～2次。

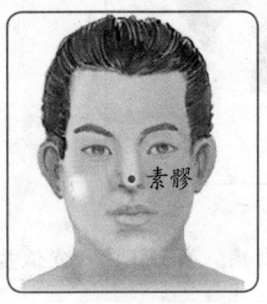

素髎

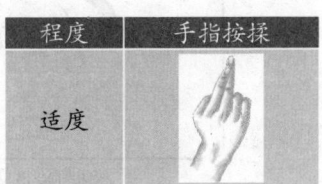

程度	手指按揉
适度	

操作方法

● **家庭实用推拿法二**

取穴部位： 内关穴、百会穴、足三里穴、气海穴、膈俞穴、脾俞穴、肾俞穴

操作方法：

（1）患者先将拇指指尖置于内关穴上，食指指尖置于外关穴上，两指用较重力相对切按，每隔30秒放松1次，反复切按3～5分钟。

（2）用拇指指腹揉按百会穴3～5分钟，用力适度，持续按揉；用中指指端，点按足三里，用力较重，每隔30秒放松1次，反复按3～5分钟；用拇指指腹揉按气海，用力中等，持续揉按2～3分钟。

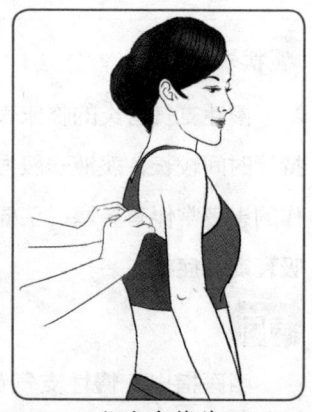

五指合成梅花状

（3）将五指指端合成梅花指状，用中等力量，叩击膈俞、脾俞、肾俞，各持续2～3分钟。上法施术时，均至有胀重或酸胀感为宜。每日1次。

547

● **家庭实用推拿法三**

取穴部位： 手部心脏反射区、内关穴、神门穴、合谷穴

操作方法：

（1）用拇指指腹按揉手部心脏反射区5~10分钟。

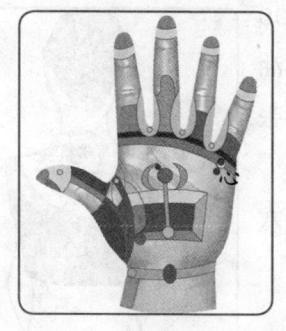

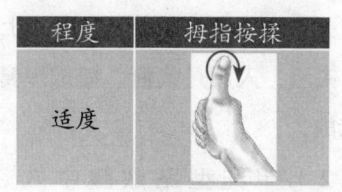

程度	拇指按揉
适度	

操作方法

（2）用拇指指端点按内关穴、神门穴、合谷穴各1~2分钟。

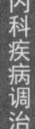

慢性支气管炎

慢性支气管炎是由细菌和病毒感染或环境刺激引起的气管、支气管黏膜及其周围神经组织充血肿胀的慢性非特异性炎症。

症状表现

慢性支气管炎的临床表现有咳嗽、咳痰、气喘，晨起和夜间症状较重，持续时间较长，痰液一般为白色黏液或浆液性泡沫，黏稠不易咳出，急性发作的患者常伴有鼻塞、头痛、咽痛、畏寒、发热等症状，严重者还会出现呼吸衰竭的症状。

病因

西医指出，慢性支气管炎的致病原因有外界的刺激和自身因素两个方面。外界的刺激主要有病毒和细菌感染、粉尘及大气污染、冷空气刺激、花粉或尘螨等过敏因素、吸烟等；自身因素主要是呼吸道免疫功能低下、神经内分泌功能失调、遗传因素等。中医认为，慢性支气管炎主要与脾、肺、肾亏虚相关，为感受外邪所致。此外，还与肝肺实热有关。

● **家庭调治贴敷法**

取穴部位：膻中穴、肺俞穴、定喘穴

操作方法：

（1）取川乌、草乌、麻黄、桂枝各200克，白芥子100克，干姜200克。上药用麻油煎熬、去渣，入黄丹收膏。摊成黑膏药，每张15克即成。

（2）单纯型贴敷膻中穴、肺俞穴（双）；喘息型贴敷膻中穴、定喘穴（双）。每天1次，每次贴3小时，10天为1个疗程。

说明：本方具有祛风散寒、止咳平喘功效，适用于老年慢性气管炎及喘息性支气管炎，皮肤敏感者慎用。

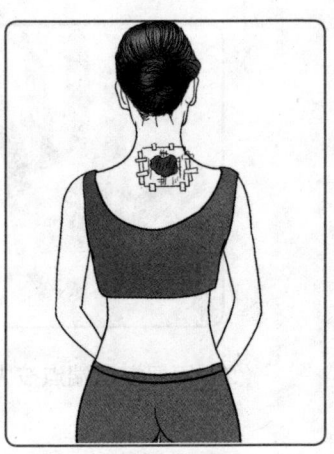

贴敷定喘穴

● **家庭实用推拿法一**

取穴部位：迎香穴、合谷穴

操作方法：

（1）患者用双手中指指腹上下搓揉鼻根以及鼻翼两侧各30次。然后用中指指端按顺时针的方向按揉迎香穴30次，每日1次。

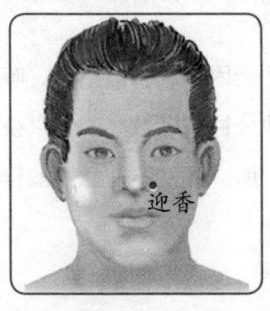

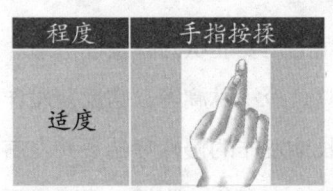

程度	手指按揉
适度	

操作方法

（2）拇指和食指两指分开，以另外一手拇指指关节横纹放在虎口上，用一侧手指指端按压合谷穴1分钟，然后用指腹顺时针方向按摩合谷穴30次，再改用另外一只手进行按摩。

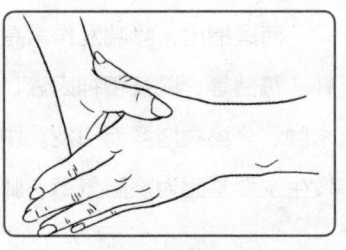

按摩合谷穴

● **家庭实用推拿法二**

取穴部位：桥弓、膻中、风池、肩井、曲池、合谷、肺俞、中府、云门、百会、大椎、脾俞

操作方法：

（1）从头顶部到枕部用五指拿法，自枕部到项部转为三指拿法，重复3~5遍。

（2）推桥弓穴，先推一侧桥弓穴，自上而下20~30次，再推另一侧桥弓穴。

（3）自额至下颌用分法向左右两侧操作2~3遍。

（4）沿锁骨下缘开始到十二肋，往返2~3遍。

（5）横擦肩、背、腰部：从肩背部开始到腰骶部，往返2~3遍。

（6）斜擦两肋：两手掌分别于两肋间隙，沿肋骨向前下方操作，约1分钟。

（7）在膻中、风池、肩井、曲池、合谷、肺俞、中府、云门、百会、大椎、脾俞各点按30次。

第六章　慢性内科疾病调治法

哮喘病

哮喘是一种由过敏原或其他非过敏因素引起的支气管过敏反应性疾病，是一种常见病、多发病。

症状表现

哮喘的主要症状为阵发性气急、胸闷、呼吸困难、张口抬肩、咳嗽、咳痰、哮鸣、冷汗淋漓等，常反复发作，持续数分钟或者数小时，以夜间尤为严重。长期发作的慢性哮喘多并发有肺气肿，所以即使不在急性发作期内，患者仍然会有气急、胸闷、哮鸣样呼吸等。

病因

西医指出，哮喘发作常是吸入过敏原，如花粉、油漆、灰尘、染料、鱼虾、霉菌等，以及精神因素、过度疲劳、营养不良等导致支气管痉挛、黏膜水肿、分泌物增多而引发。中医学中哮喘属"哮证""喘证"范畴，哮喘的发生主要是因为痰阻气道、肺气上逆。

● 家庭调治贴敷法

取穴部位： 肺俞穴、心俞穴、膈俞穴

操作方法：

（1）取炙白芥子、延胡索各21克，细辛、甘遂各12克。上药共研细末，备用。

（2）用时将药粉用生姜汁调制成饼，在夏秋伏天贴于双侧肺俞、心俞、膈俞穴上，外以纱布盖上，胶布固定，贴4～6小时取下。每10天贴敷1次，每年贴3次，可以疏散风寒、降逆祛痰、止咳平喘。

说明：本方适用于寒性哮喘，皮肤敏感者慎用。

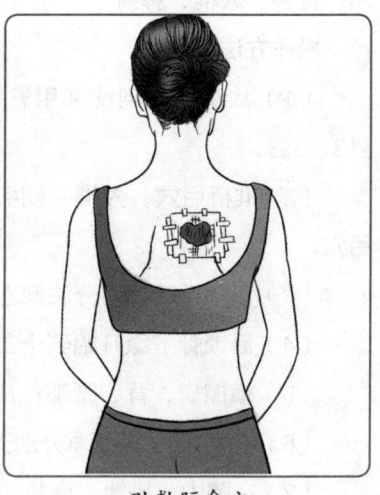

贴敷膈俞穴

● 家庭实用推拿法

取穴部位： 中府穴、天府穴、尺泽穴、膻中穴、定喘穴、肺俞穴等

操作方法：

（1）急性发作时，以拇指或食指用力按压中府、天府、尺泽等穴，至症状缓解为止，一般3~5分钟。休息片刻，再轻轻揉压痛点3分钟。

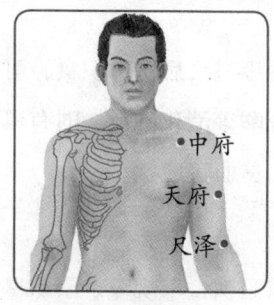

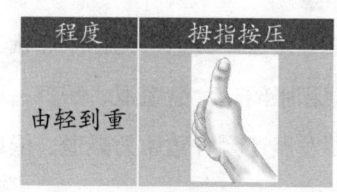

操作方法

（2）先用拇指按压膻中穴2～3分钟，然后揉按该穴1~2分钟。

（3）再用拇指指腹用力按压定喘穴、肺俞穴、尺泽穴，每穴半分钟，后放松10秒，一按一松，反复数十次，至局部有胀痛感为止。

（4）用拇指指腹按揉关元穴1~2分钟，至局部出现轻微胀感即可。

以上方法每日或隔日治疗1次。

● 家庭实用松筋法

取穴部位： 定喘穴、肺俞穴、神堂穴、膏肓穴、大椎穴、大杼穴等

操作方法：

（1）让患者取俯卧位，术者在患者的背部进行抓拍以消除"筋结"，反复进行10次，由上向下，当皮肤变红为佳。

（2）在定喘、肺俞、神堂、膏肓、大椎、大杼、风门、列缺等穴进行松筋开穴，以出现酸胀的感觉为最佳，每个穴位1分钟。

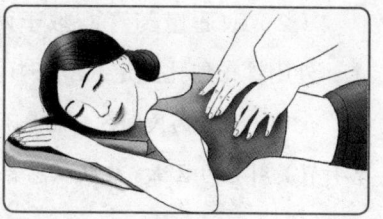

抓拍背部

（3）让患者取端坐位，术者在患者合谷、鱼际、肾俞、丰隆以及足三里等穴位进行松筋开穴，每个穴位1分钟。

（4）让患者全身放松，术者帮其拍打胸前和后背，力度要适中。

551

慢性胃炎

慢性胃炎是由各种不同原因引起的胃黏膜慢性炎症。临床上常见的有非萎缩性（浅表性）胃炎和萎缩性胃炎。

症状表现

大部分慢性胃炎患者无临床症状，部分患者进食后胃部积食，可有上腹隐痛钝痛和胀闷、食欲减退、嗳气、恶心、泛酸等消化不良、时有黑便等症状。长期发展还会导致体力减退、倦怠乏力、贫血等症状。

病因

幽门螺杆菌是慢性胃炎的重要病因；其次是饮食不规律、暴饮暴食；吸烟酗酒；自身免疫性疾病损伤胃黏膜；中枢神经功能失调、胆汁反流也可引起本病。慢性胃炎在中医学中属"胃脘痛""痞满"等范畴，多因情志不调、饮食不节、损伤脾胃、胃失和降所致。

● 家庭调治贴敷法

取穴部位： 涌泉穴

操作方法：

（1）取明矾（研末）、陈醋、面粉各适量。上药调成糊状，备用。

（2）取适量药膏，敷于两足底涌泉穴上，外用纱布包扎固定，2小时可除去药物。

说明：此方为民间方，能导下止呕，适用于各种胃炎引起的呕吐。皮肤敏感者慎用。

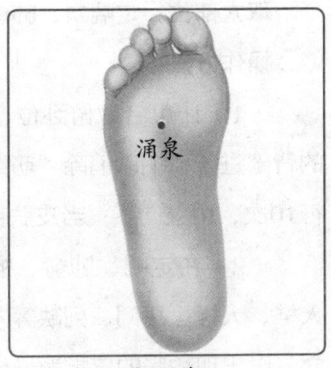

贴敷涌泉穴

● **家庭实用推拿法一**

取穴部位：巨阙穴、中脘穴、天枢穴、曲骨穴

操作方法：

（1）取仰卧位，以拇指指端按压巨阙穴、中脘穴、天枢穴、曲骨穴。指压的力量，以略感疼痛为宜。

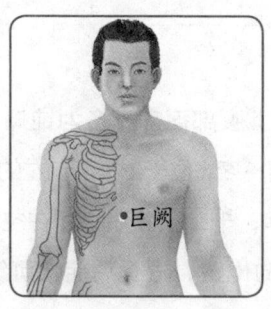

程度	拇指按压
适度	

操作方法

（2）在患者的神阙穴周围，以画圆圈的手势加以摩擦，调整腹部的血液循环。

● **家庭实用推拿法二**

取穴部位：膈俞穴、肝俞穴、胆俞穴、脾俞穴、胃俞穴

操作方法：

（1）让患者取俯卧位，按摩者双手拇指由上而下，分别指压患者的膈俞穴、肝俞穴、胆俞穴、脾俞穴、胃俞穴。

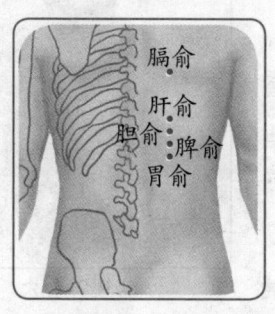

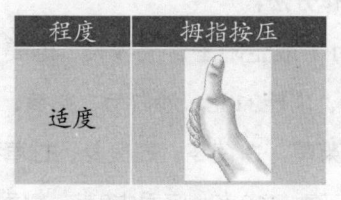

程度	拇指按压
适度	

操作方法

（2）由患者的膈俞穴沿着脊柱两侧往下滑行推拿、按摩。每日1~2次即可。

第六章 慢性内科疾病调治法

胃、十二指肠溃疡

　　胃、十二指肠溃疡又称为消化性溃疡。消化性溃疡是一种容易反复发作的慢性病，其形成有各种原因，其中胃酸及胃蛋白酶对黏膜的消化作用是导致溃疡形成的基本因素。

症状表现

　　消化性溃疡呈慢性、周期性、节律性中上腹部疼痛，多为钝痛、灼痛或剧痛。胃溃疡多在进食后30~60分钟出现疼痛，疼痛位于剑突下偏左的位置，并持续1~2个小时，待胃排空后症状得到缓解；十二指肠溃疡多在空腹或饭后2~4小时出现疼痛，疼痛位于剑突下偏右的位置，进食后症状可缓解。

病因

　　胃酸分泌过多、幽门螺杆菌感染和胃黏膜保护作用减弱是引起消化性溃疡的主要因素。另外，胃排空延缓和胆汁反流、胃肠肽的作用、遗传因素、药物因素、环境和精神因素也可引起消化性溃疡。中医学中本病属"胃脘痛""胃心痛"范畴，多为情志不舒、饮食失调、气血瘀滞、经脉受阻所致。

● 家庭调治贴敷法

　　取穴部位：中脘穴、脾俞穴

　　操作方法：

　　（1）取生附子、巴戟天、炮姜、炒茴香各30克，肉桂21克，炒白芍、党参、白术、当归、吴茱萸、白茯苓、高良姜、甘草各15克，木香、丁香各12克，沉香末9克，麝香末1克。

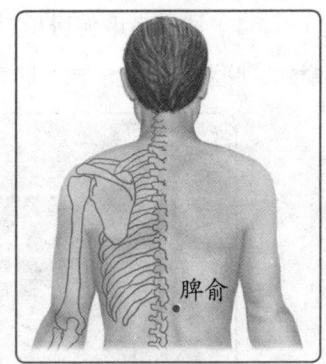

贴敷脾俞穴

　　（2）先将前15味药共研为末，再将香油1000毫升加热至沸后，放入前15味药末炸焦，过滤去渣，再熬成膏状，至滴水成珠不散为度；再加入麝香末和沉香末，搅拌均匀，摊成膏药备用。

　　（3）用时将膏药温化，趁热贴敷于中脘、脾俞（双）穴上，3天换药1次。

　　说明：此方能温补脾肾、理气止痛，适用于治疗胃及十二指肠溃疡，但价格较贵。

● **家庭实用推拿法一**

　　取穴部位：中脘穴、天枢穴、气海穴、关元穴、劳宫穴、神阙穴

　　操作方法：

　　（1）取坐位，用食指或中指的指腹分别在中脘、天枢、气海、关元各穴上按摩1分钟。

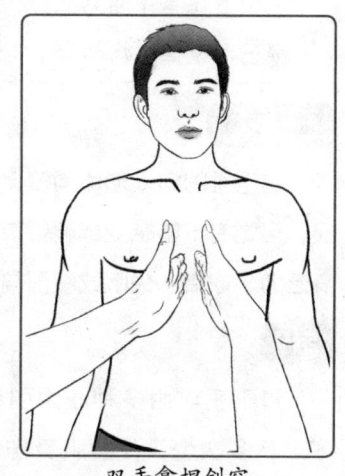

　　（2）取仰卧位，屈膝使腹部松弛，从剑突到中极为任脉循行线。双手以拿捏法相对夹紧此处的皮肤，向上提拿，由上到下，重复操作10余次。

　　（3）取坐位或仰卧位，把酒精擦在劳宫穴处，然后将手心置于神阙穴上，稍用力，缓缓揉动，以腹内有热感为宜。持续动作大约2分钟。

双手拿捏剑突

　　说明：以上方法主要用于治疗胃溃疡。

555

● **家庭实用推拿法二**

　　取穴部位：胃肠点、肾、输尿管、胃、十二指肠、膀胱反射区

　　操作方法：

　　（1）用拇指指端点按胃肠点1~2分钟，以局部有疼痛感为佳。

　　（2）用拇指指腹按揉肾、输尿管、膀胱反射区3~5分钟。

　　（3）以拇指指腹推揉胃、十二指肠反射区各3~5分钟。

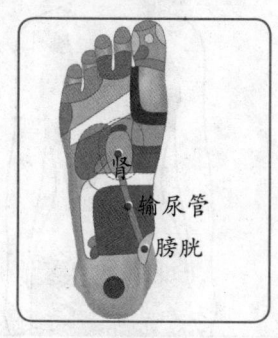

肾
输尿管
膀胱

程度	拇指按揉
适度	

操作方法

胃下垂

胃下垂是指站立时，胃小弯弧线最低点下降至髂嵴连线以下，本病是一种慢性疾病。

症状表现

胃下垂的病人形体消瘦，食欲减退，腹部胀闷、疼痛，饭后饱胀感更明显，自觉有下坠感受或腰带束紧感，伴有恶心、嗳气、头晕、面色萎黄、全身乏力、心慌、失眠或腹泻与便秘交替出现等。

病因

胃下垂可由多种原因引起，如体形瘦长、腹肌不结实者，腹压突然下降，多次生育使腹肌受伤等。此外，中医认为，胃下垂属中医学"胃下""胃缓""腹胀"范畴，大多是中气下陷、胃肠停饮、肝胃不和导致的。适当运用贴敷、推拿、松筋疗法，可以很好地治疗此病症。

● 家庭调治贴敷法

取穴部位： 胃脘部

操作方法：

（1）取葛根30克，山药、黄芪、党参、五味子各15克，肉桂、木香、草果各10克，升麻5克。上药共研细末，装入双层布袋，用线缝闭备用。

（2）取药袋日夜兜在胃脘部，每剂可用1个月。一般连用2~3个月，收效颇佳。

说明：使用本方时建议配合食疗及运动疗法。

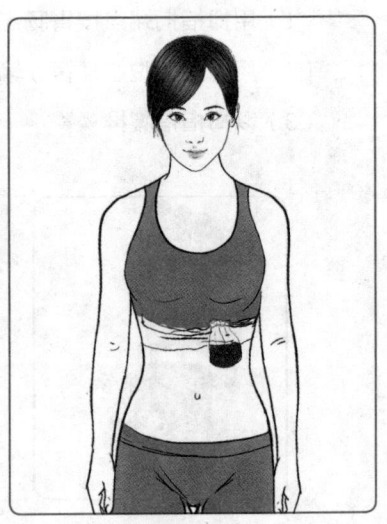

贴敷胃脘部

556

● **家庭实用推拿法**

取穴部位：百会穴、中脘穴、气海穴、足三里穴、胃俞穴、脾俞穴、肾俞穴等

操作方法：

（1）以百会为中心，用拇指指端叩击头部3～5分钟。接着，按揉中脘、气海、关元、胃俞、脾俞、肾俞各50～100次。

（2）掌振腹部1～2分钟，再用一手五指端按掐胃体下缘，边振动，边向上托起，重复3～5遍。

（3）一手按住肩胛骨的肩峰端，另一手掌心向外，自肩胛骨的下端斜向上方用力掐入肩胛骨与肋骨之间，左右各5次，再以掌摩腹部3～5分钟。

（4）以拇指指腹按揉足三里穴30～50次，并用手掌擦热背部两侧的膀胱经。每日1次，症状改善后，可改为隔日1次。

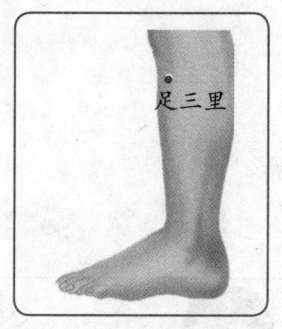

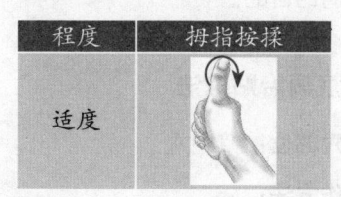

程度	拇指按揉
适度	

按摩方法

● **家庭实用松筋法**

取穴部位：梁门穴

操作方法：

（1）让患者取仰卧位，术者在其上腹部，脐中上4寸（中脘）旁开2寸处，取梁门穴进行松筋开穴。

（2）对本穴按压的时候，用力要沉稳，以使力道渗透。每天3次左右，每次3～4分钟即可。

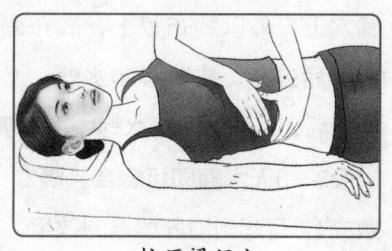

按压梁门穴

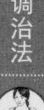

第六章 慢性内科疾病调治法

慢性肝炎

慢性肝炎多是由急性乙型或丙型肝炎久治不愈，且病程超过半年者转变而来。

症状表现

慢性肝炎的主要症状有恶心呕吐、纳呆、腹胀、舌苔厚腻而黄、胁痛、胸闷、肝大且触痛、尿黄、口苦、气血运行不畅、疲乏无力等。

病因

慢性肝炎多是急性肝炎迁延而来。中医认为，慢性肝炎主要为湿热邪毒入侵与正气受损所致，也就是说，湿邪是慢性肝炎的最主要病因。因此，采用贴敷、推拿、松筋疗法，可以达到除湿清热、理气活血的作用，从而达到缓解病情的目的。

● **家庭调治贴敷法**

取穴部位： 臂臑穴

操作方法：

（1）取益肝散（青黛4份，甜瓜秧或蒂2份，冰片1份，共研细末而成），大蒜3~5瓣。将大蒜捣烂如泥状，加入益肝散（药店有售）拌匀备用。

（2）用时取上药膏，贴敷于上臂臂臑穴上，外以纱布盖上，胶布固定。24小时后去药，皮肤必起水疱，水疱经常规

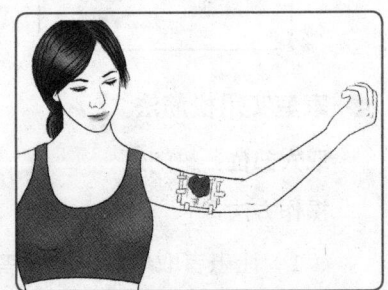

贴敷臂臑穴

消毒后，以注射器将水疱中液体吸出，再涂上甲紫药水，用纱布包扎保护，一般3~5天水疱即可愈合。隔2~3周敷药1次，左右两侧穴位交替使用。连敷3次，可起到清肝解毒的效果。

说明： 一般连敷3次，肝功能明显改善。如果未敷够3次而肝功能恢复正常者，可以停止敷药。如无效者，应及时就医规范药物治疗。

● 家庭实用推拿法

取穴部位： 膻中穴、中脘穴、天枢穴等

操作方法：

（1）以食指和中指先取膻中穴、中脘穴、天枢穴按照顺时针的方向按摩20分钟。每日1次。

（2）再用拇指指腹揉按脚部的肝、胆囊等反射区，每个部位按摩4分钟左右。按摩的力度应适中，不宜过大或过小。每日2～3次。

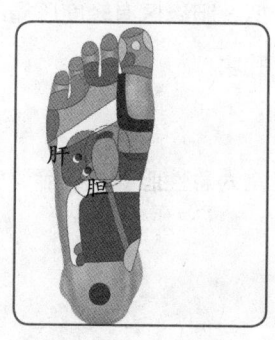

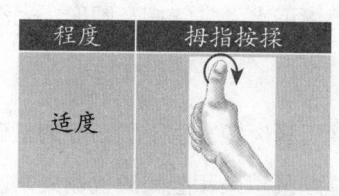

程度	拇指按揉
适度	

按摩方法

（3）用双手按压肝俞穴、胆俞穴、章门穴、中脘穴，手法宜轻、柔、慢，每个穴位按摩2分钟，指压时由上而下，一面吐气一面强压6秒钟，每次压5下，每日3～5次。

说明： 慢性肝炎患者在生活保健方面主要注意忌酒、忌饮食失调、忌消化道及呼吸道感染、忌滥用药物、忌过劳和情绪不良、忌妊娠。

● 家庭实用松筋法

取穴部位： 肝俞穴

操作方法：

（1）患者取俯卧位，术者在患者第9胸椎棘突下，筋缩（督脉）旁开1.5寸处取肝俞穴松筋开穴。

（2）作用于本穴的时候，用力要适中，速度要缓慢，每天2次，每次3～5分钟即可。

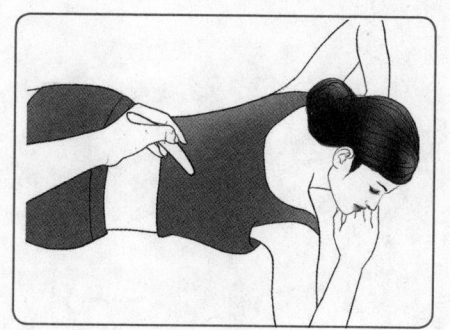

松筋开穴肝俞穴

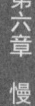

慢性胆囊炎

胆囊慢性炎症性病变大多为慢性结石性胆囊炎。本病是比较常见的胆道疾病，多发于女性及肥胖者。

症状表现

慢性胆囊炎的主要症状有胆源性消化不良、厌油腻食物、上腹部闷胀、嗳气、胃部灼热等，与溃疡病或慢性阑尾炎近似，胆囊区有轻度压痛或叩击痛；若胆囊积水，常能扪及圆形、光滑的囊性肿块。

病因

慢性胆囊炎多发生于胆石症的基础上，且常为急性胆囊炎的后遗症。病因主要是细菌感染和胆固醇代谢失常。

● **家庭调治贴敷法**

取穴部位：胆囊区

操作方法：

（1）取黄柏20克，生桃仁、延胡索各15克，冰片6克。上药共研细末，用凡士林60克调为膏状。

（2）取药膏适量，外敷胆囊区（右上腹压痛点），直径3～5厘米，外用纱布覆盖，胶布固定。每24小时更换1次，7天为1个疗程，可清热解毒，治疗慢性胆囊炎急性发作。

说明：皮肤敏感者慎用。

● **家庭实用推拿法**

取穴部位：胆囊穴、胆俞穴、肝俞穴、膈俞穴等

操作方法：

（1）用点法或按法按摩第7至第9胸椎背部压痛点及两侧胆囊穴，重刺激2~3分钟。

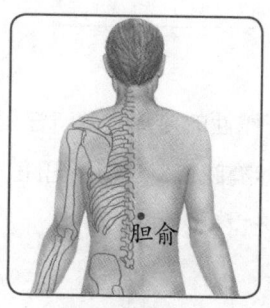

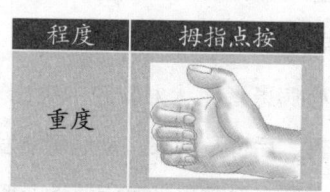

操作方法

（2）左背部压痛点平面的脊柱棘突做旋转复位。

（3）沿背部两侧膀胱经用推法治疗，约6分钟，再按胆俞、肝俞、膈俞各1分钟，最后用擦法治疗背部膀胱经，以透热为度。

（4）在两侧胁肋部用擦法治疗，以微微透热为度，然后施按、揉法于两侧章门、期门各1分钟，以酸胀为度。

● **家庭实用松筋法**

取穴部位：大包穴、期门穴、日月穴、丘墟穴

操作方法：

（1）取患者大包穴、期门穴、日月穴松筋开穴。

（2）术者在患者足外踝的前下方，当趾长伸肌腱的外侧凹陷处取丘墟穴松筋开穴，力度适中，以患者感到酸胀为度。

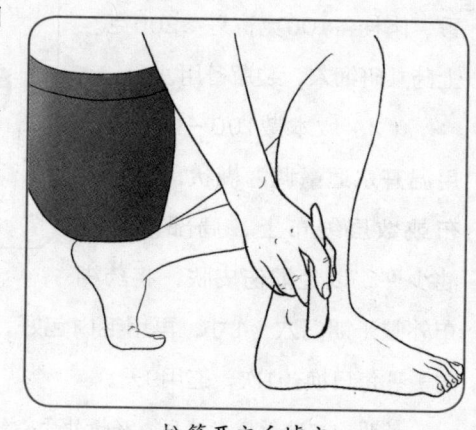

松筋开穴丘墟穴

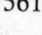

冠心病

冠心病是一种由冠状动脉（动脉粥样硬化或动力性血管痉挛）狭窄或阻塞引起的冠状动脉供血不足、心肌缺血或梗死坏死，属于缺血性心脏病的一种。

症状表现

冠心病患者症状为胸腔中央出现一种压榨性的疼痛，并可迁延至颈、颌、手臂、后背及胃部。其他可能发作的症状有眩晕、气促、出汗、寒战、恶心及昏厥。严重患者可因急性心肌梗死而死亡。

病因

冠心病是冠状动脉狭窄或阻塞而导致的心肌缺血缺氧或坏死的一种心脏病。中医认为，本病属于中医学"胸痹""真心痛""心悸"范畴。多是年老体衰、脏腑功能虚损、阴阳气血失调，加之七情六淫的影响，导致气滞血瘀、胸阳不振、痰浊内生，使心脉痹阻而致病。

● 家庭调治贴敷法

取穴部位： 期门穴上1寸

操作方法：

（1）取葶苈子、白芥子、乳香、肉桂各100克，丹参200克。上药共研细末，装瓶备用。

（2）取本散100～200克，用温开水适量调为糊状，涂在棉布或数层纱布上，局部先涂麻油少许，以免损伤皮肤，将药糊

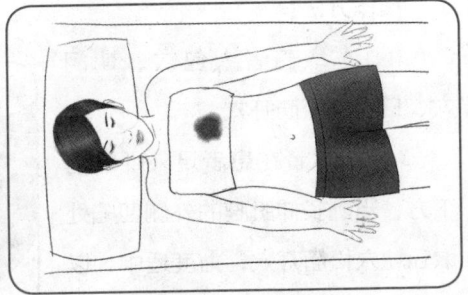

贴敷期门穴上1寸处

布外敷于期门穴上1寸，再用毛巾包好，固定。待症状减轻后除去（约2小时）。每日换药1次，连用9天。

说明：皮肤敏感者慎用，病情处于心绞痛发作期或出现心梗应及时就医。

562

● **家庭实用推拿法**

取穴部位： 至阳穴、心俞穴、膈俞穴等

操作方法：

（1）先在至阳、心俞、膈俞等穴处及其附近寻找痛点，适当进行按压，逐渐用力，直至缓解。

（2）用拇指按揉内关100次，用中指点按神门50次，用拇指按揉足三里、太冲各50～100次；按揉并搓擦涌泉，以有热感为宜。每日1次。

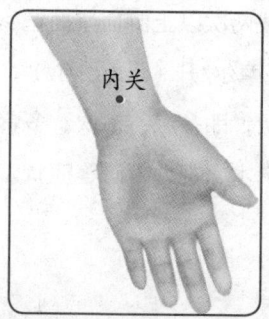

程度	拇指按揉
适度	

操作方法

说明：本法仅作为疾病发作而没有治疗条件时应急或平时预防，一旦发病应积极送医治疗。

563

● **家庭实用松筋法**

取穴部位： 上脘穴、大椎穴、大杼穴、膏肓穴、神堂穴

操作方法：

（1）患者采取仰卧的姿势，全身放松，术者用手拍打患者上脘穴位附近进行松筋开穴，持续3分钟。

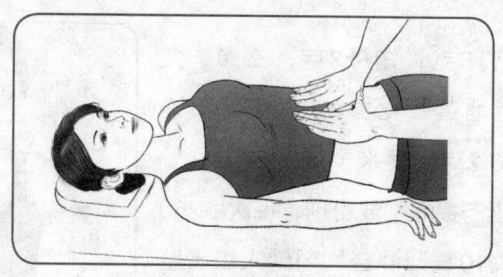

拍打上脘穴

（2）让患者采用俯卧的姿势，术者依次拍打患者大椎、大杼、膏肓、神堂等穴位，每个穴位1分钟，以患者有酸胀感为度。

糖尿病

糖尿病是一种常见的内分泌代谢性疾病，是多种原因引起的胰岛素分泌或作用障碍所致，临床以血糖升高为主要标志。血糖过高容易引起全身多种物质的代谢障碍，如糖、蛋白质、脂肪、电解质等。

症状表现

临床上以血糖高为主要表现，任意两次或两次以上测血浆血糖≥11.1毫摩尔/升（mmol/L）或空腹血浆血糖≥7.0毫摩尔/升（mmol/L），可诊为糖尿病。糖尿病患者通常有"三多一少"症状，即多尿、多饮、多食、体重减轻，还可伴有精神不振、皮肤瘙痒、四肢麻木、视力障碍等症状。也有不少患者"三多一少"症状不典型。

病因

遗传因素和环境因素以及两者间复杂的相互作用是引起糖尿病的重要诱因。胰岛病变导致胰岛素绝对或相对分泌不足、分泌变异胰岛素等是发生糖尿病的原因。

糖尿病在中医学中属"消渴"范畴，多为过食肥甘之物、温热内蕴、劳累过度、情志不舒，或肾虚精亏、肺胃燥热所致。

● **家庭调治贴敷法**

取穴部位：神阙穴

操作方法：

（1）生石膏5克，知母2克，玄参、炙甘草各1克，生地黄、党参各0.6克，黄连0.3克，天花粉0.2克，粳米少许。

（2）将以上药提炼制成粉剂，每次取250毫升与二甲双胍40毫升混合均匀纳入患者脐孔，盖以棉球，外用胶布封贴。每3日换药1次。

说明：本方适用于病程短的轻症糖尿病患者。

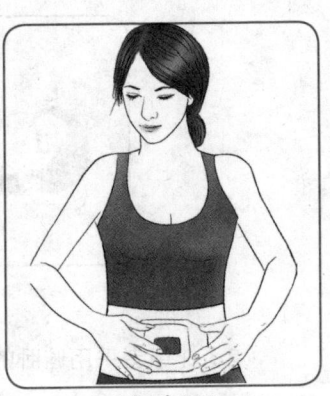
贴敷神阙穴

● 家庭实用推拿法一

取穴部位：脾俞穴、胆俞穴、肝俞穴、肾俞穴、三阴交穴、涌泉穴、八髎穴

操作方法：

（1）以拇指指腹按揉肝俞、胆俞、肾俞，手法柔和，每个穴位按摩1分钟。

（2）以拇指指腹按揉脾俞、三阴交，用力适中，两个穴位各按揉3分钟。

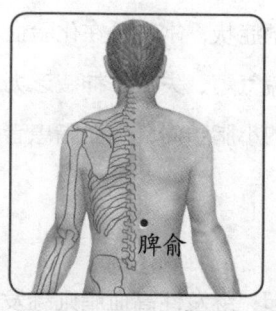

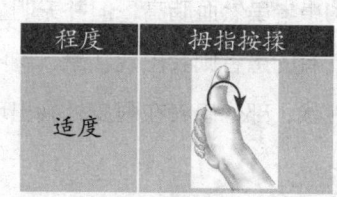

程度	拇指按揉
适度	

操作方法

（3）用轻柔而快速的按法在背部两侧足太阳膀胱经治疗，重点在脾俞穴，时间约5分钟。

（4）直擦督脉（大椎至十七椎）及足底涌泉穴，横擦腰部肾俞和骶部八髎。

● 家庭实用推拿法二

取穴部位：中极穴、大横穴、关元穴、中脘穴等
操作方法：

（1）患者取仰卧位，术者以掌根推擦患者胸骨下至中极穴的位置，力度适中，推擦2分钟即可。

（2）依然采取仰卧位，从患者一侧侧腰部横擦至另一侧侧腰部，再以五指指腹擦回原侧腰部。

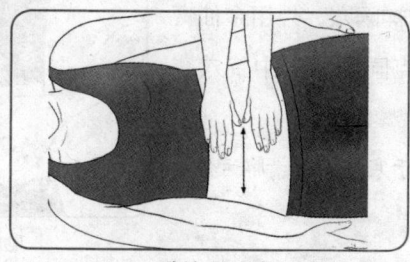

横擦侧腰部

（3）术者同时按压患者双侧大横、关元、中脘5分钟。

高血脂

血脂为血液中所含脂类物质的总称，主要包括甘油三酯、磷脂、胆固醇和游离脂肪酸。血液中一种或多种脂类由于脂肪代谢或运转异常而导致含量增高统称为高血脂症。高血脂是促使动脉粥样硬化和冠状动脉粥样硬化性心脏病的主要因素之一。

症状表现

有的患者虽然血脂高，但并无明显的自觉症状，常常是在化验血液时才发现。而有的患者则会出现头晕、胸闷、心慌气短、失眠、神疲乏力、肢体麻木等症状，部分患者在眼皮处会出现黄色的小脂肪瘤，高血脂患者往往体重超标。

病因

原发性高血脂症是遗传、饮食等因素引起；继发性高血脂则继发于其他原发性疾病，如糖尿病、肝胆疾病、甲状腺疾病、肾病综合征等。中医认为饮食不节、情志不舒、体质因素可导致高血脂的发生。

● 家庭调治贴敷法

取穴部位：神阙穴、中脘穴

操作方法：

（1）取厚朴、吴茱萸、半夏、干姜各15克，金仙膏2贴。

（2）将方中前4味药混合共碾成细末备用，用时取药末30克，以温开水调成糊状，敷于患者的神阙穴，外用金仙膏封贴；同时再取30克同法贴于中脘穴。每3日换药1次。

说明：本方适用于寒湿困脾、脾运化减弱而引起的高血脂。

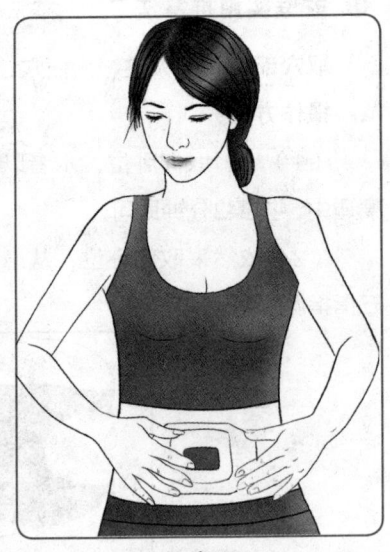

贴敷神阙穴

● **家庭实用推拿法一**

取穴部位：膻中穴、中脘穴、气海穴、合谷穴

操作方法：

（1）用食指、中指和无名指的指腹按摩膻中穴50次。

（2）用拇指指端按揉中脘穴20次。

（3）手指的中间三指并拢，轻按气海穴2分钟左右。

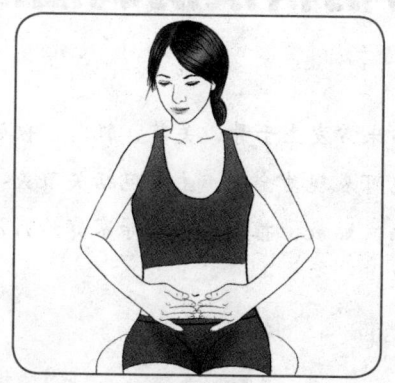

轻按气海穴

（4）拇指指腹点按合谷穴30次，此处力道可稍重。

● **家庭实用推拿法二**

取穴部位：中脘穴、气海穴、印堂穴、神庭穴、合谷穴、液门穴、关冲穴等

操作方法：

（1）取站位，以拇指指腹按压中脘、气海穴各2分钟。

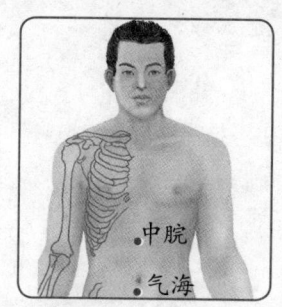

程度	拇指按压
适度	

操作方法

（2）以拇指指腹推按印堂穴至神庭穴，两侧交替各进行30次。

（3）以拇指指端点按合谷、液门、关冲、中渚、阳池、内关各2~3分钟，以有微痛感为宜。

第七章

骨伤科疾病调治法

　　骨伤科疾病临床常发生于骨、关节、肌肉、韧带等部位，此类疾病可表现为局部也可表现为全身，主要包括关节炎、颈椎病、急性腰扭伤、骨质增生病，贴敷、推拿、松筋等家庭治疗法对辅助治疗此类疾病有很好的效果。

内容提要

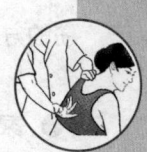

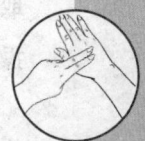

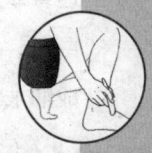

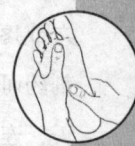

颈椎病

颈椎病又称颈椎综合征，主要是颈椎间盘退行性变、颈椎肥厚增生以及颈部损伤等引起的颈椎骨质增生、椎间盘脱出、韧带增厚等原因刺激或压迫颈脊髓、颈部神经、椎动脉而产生的一系列功能障碍的临床综合征。

症状表现

颈椎病表现为单侧后颈部胀痛、颈项强直，也可出现头晕头痛、上肢麻木、肌肉萎缩，甚至有颈肌痉挛及明确的压痛，疼痛向头后、肩、背部扩散。严重者双下肢痉挛、行走困难，甚至四肢麻痹、大小便障碍。如果颈椎变形压迫血管还可导致昏厥、脑卒中，甚至死亡。

病因

颈椎病是不良姿势、体位、咽喉部的反复炎症、劳累、头颈部扭伤等外界因素或者颈椎结构先天发育不良引起的。中医认为，通过贴敷、推拿、松筋的方法可以治疗颈椎病。

● 家庭调治贴敷法

取穴部位：大椎穴或疼痛处

操作方法：

（1）取当归、生茜草、威灵仙、艾叶、透骨草各15克，川芎、赤芍、红花、雄黄、白矾、川乌、草乌、羌活各10克。上药共研成细末，加白醋适量拌匀，装入布袋备用。

（2）取药袋放入蒸笼蒸热后，敷于大椎穴或疼痛处。每次1小时，每日热敷2次。每剂药可用5天，10天为1个疗程。疗程间休息5天，连续2~3个疗程即可好转。

说明：本方具有活血化瘀、祛风散寒功效。皮肤过敏、起皮疹者应慎用。

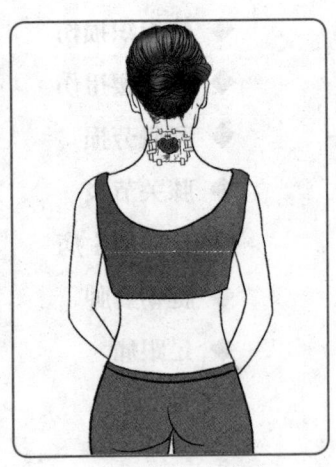

贴敷颈部或疼痛处

● **家庭实用推拿法**

取穴部位：风池穴、大椎穴、天鼎穴、缺盆穴、肩井穴、肩中俞穴等

操作方法：

（1）施术者立于患者背后，用㨰法、揉法放松颈肩部、上背部及上肢的肌肉，5~10分钟。

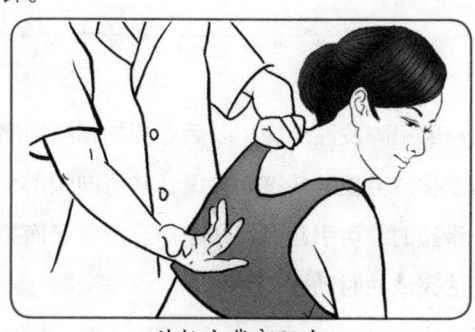

放松上背部肌肉

（2）用拿法拿揉颈部，并配合推桥弓穴（桥弓穴是指从耳后翳风穴到缺盆穴的一线，其部位相当于颈动脉窦部），推肩臂部。

（3）术者将拇指置于患者患侧相应的颈椎旁随颈部活动，在阿是穴上施按揉法，再提拿患者两肩并搓患肩至前臂反复几次，两手握空拳，叩击颈部及双肩，力度以使患者耐受为度，速度由慢渐快。

● **家庭实用松筋法**

取穴部位：肩部、背部等

操作方法：

（1）患者双手在身后相握，并尽量向后拉伸，同时要挺胸收腹，头向后仰，保持这个姿势5~10秒，休息几秒，再重复以上姿势。

（2）患者一手从肩部往下，一手从背部往上，两手要抓在一起（勾住手指头也行），保持这个拉手筋的姿势5~10秒，休息几秒，再重复以上姿势。

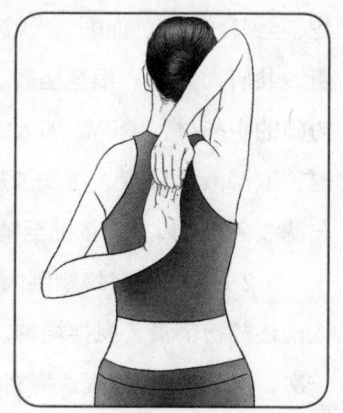

拉手筋

肩周炎

肩周炎全称为肩关节周围炎，本病是肩关节囊和肩关节周围软组织的一种退行性、炎症性疾病。因本病好发于50岁左右的人群，故又称"五十肩"。

症状表现

肩周炎起初时肩部呈阵发性疼痛，以后逐渐加剧或钝痛，或刀割样痛，且有持续性，气候变化或劳累常使疼痛加重，并可向颈项及上肢扩散。当肩部偶然受到碰撞或牵拉时，可引起撕裂样剧痛。严重者肩关节向各方向活动均可受限，甚至无法完成屈肘动作。

病因

肩周炎的病因主要有软组织退行病变，对各种外力的承受能力减弱；长期过度活动，姿势不良；上肢外伤后肩部固定过久，肩周组织继发萎缩、粘连以及肩部急性挫伤、牵拉伤后治疗不当等。

● 家庭调治贴敷法

取穴部位： 阿是穴（痛处）

操作方法：

（1）取全当归、六轴子、马钱子、威灵仙、白芥子、羌活、川牛膝、黄连、白蔹、祁蛇、全蝎、藤黄、血竭、大戟、樟脑、麝香各适量，共研为细末。根茎坚硬、含纤维性类不易粉碎的中药材，铡碎。加入90％乙醇浸泡48小时，取滤液另放置。将残渣加水煎煮，提取液与滤液合并，以文火浓缩至稠膏待用。

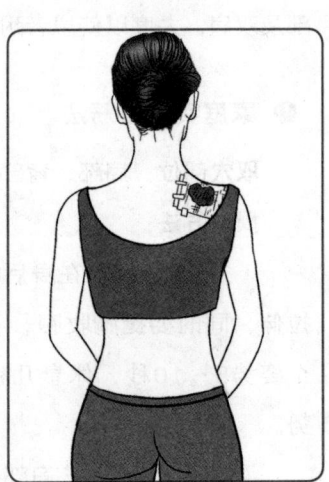

贴敷肩部痛处

（2）取蜂蜜、蜂蜡倒入锅内以文火加热，再入前述药粉稠膏，搅拌均匀。涂于纱布上，外敷于痛处，48～72小时更换一次，20天为1个疗程，疼痛消失、功能恢复即停止贴敷治疗。

说明：本方适用于风寒、风湿引起的肩周炎。

● **家庭实用推拿法**

取穴部位：合谷穴、列缺穴、曲池穴、肩髃穴、肩井穴、臑俞穴、云门穴、大椎穴

操作方法：

（1）用手拍打患肩30次，然后用手掌擦揉患肩，至局部发热为止。

（2）捏拿患侧肩部及上臂部，往返20遍，点揉合谷、列缺、曲池、肩髃、肩井、臑俞、云门、大椎穴。每日1～2次即可。

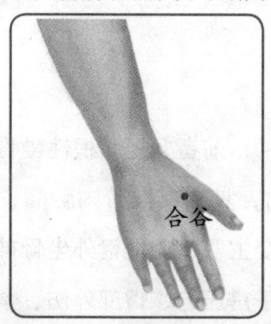

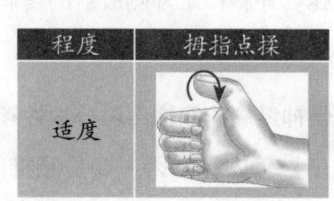

程度	拇指点揉
适度	

操作方法

说明：需要注意的是，并非所有肩周部疼痛均是肩周炎。有些心绞痛、心肌梗死可产生左肩疼痛，肝胆疾病可引起右肩痛，某些肺癌、颈椎病也可引起肩臂痛。在诊断肩周炎时，应排除以上情况及肩部恶性病变，以免耽误病情。

● **家庭实用松筋法**

取穴部位：双臂、双腿等

操作方法：

（1）选定一个门框，患者举起双手，尽量伸展开双臂，按住门框上方的两个角。

（2）患者一脚在前，站弓步，另一脚在后，腿尽量伸直，起到立位拉筋的效果。

（3）身体要与门框保持平行，抬头，平视前方。

（4）保持这个姿势3分钟，换一条腿站弓步，也站立3分钟。可多次重复这个过程，但不宜使身体过于劳累。

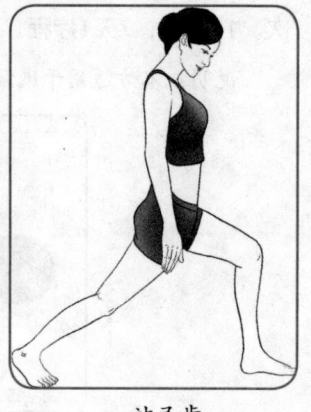

站弓步

坐骨神经痛

坐骨神经痛是指由各种因素刺激和压迫导致坐骨神经通路及其分布区域疼痛的一组综合征。

症状表现

坐骨神经痛的疼痛呈放射性，是沿坐骨神经通路即腰、臀部向大腿后侧、小腿后外侧和足外侧放射的疼痛。

病因

坐骨神经痛按病损部位分根性和干性两种，前者多见。根性坐骨神经痛病变位于椎管内，病因主要是腰椎间盘突出，其次有椎管内肿瘤、腰椎结核、腰骶神经根炎等。干性坐骨神经痛的病变主要是在椎管外坐骨神经行程上，病因有骶髂关节炎、盆腔内肿瘤、妊娠子宫压迫、臀部外伤、梨状肌综合征、臀肌注射不当以及糖尿病等。

● 家庭调治贴敷法

取穴部位：阿是穴（患处）

操作方法：

（1）取乌头20克，木瓜25克，干辣椒30克，干姜60克。将上药加水2000毫升，煮30~40分钟后倒入杯中，趁热熏患处。

（2）待水温时，患者取俯卧位，以纱布蘸药汁热敷患处，反复2~3次。1日2次，7天1疗程。

说明：本方适用于风湿性坐骨神经痛。

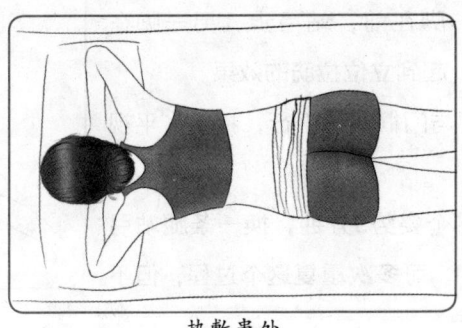

热敷患处

● **家庭实用推拿法**

取穴部位： 腰部、臀部、肾俞穴等

操作方法：

（1）患者斜卧在床上，疼痛的一侧向上，先用手掌按摩腰、臀，力度以重度为宜，此时会出现疼痛感，尽量强忍。

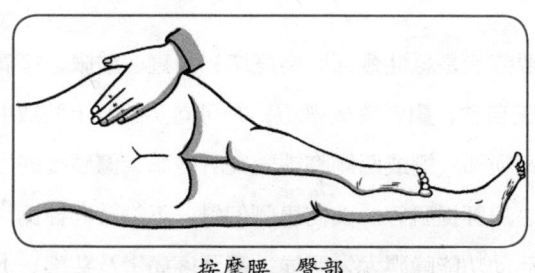

按摩腰、臀部

（2）按揉肾俞穴40下，休息3分钟，按同样方法按摩另一侧。

（3）最后拍揉大小腿的后侧和外侧，出现局部温热为宜。每天1次即可。

575

● **家庭实用松筋法**

取穴部位： 环跳穴、承扶穴、阿是穴（患处）等

操作方法：

（1）患者采取站立或者端坐的姿势，取环跳穴、承扶穴、阿是穴松筋开穴，以局部感到酸胀为度。

（2）恢复体位如前，用患侧拇指的指腹对臀部梨状肌处弹拨6~10次，以局部感到酸痛为度。

（3）恢复体位如前，取环跳穴作为重点的开穴操作，以局部感到酸胀、发热、舒适为度。

（4）用患侧手掌的掌根在患处按揉2~3分钟，以局部感到发热、舒适为度。

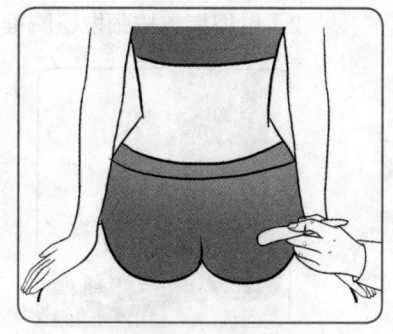

松筋开穴环跳穴

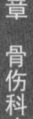

落枕

落枕是一种常见病，是急性单纯性颈部强痛、颈部歪斜、不能转侧。本病好发于青壮年，以冬春季多见。

症状表现

落枕的主要症状是急性颈部肌肉痉挛、强直、酸胀、疼痛，以致转动失灵。轻者4~5天自愈，重者疼痛严重，并可向头部及上肢放射，可延至数周不愈。一般以颈项部一侧或两侧胸锁乳突肌痉挛、僵硬疼痛为主要症状。重者波及斜方肌、肩胛提肌等。头向患侧偏斜，下颌转向健侧。颈部活动明显受限，向患侧活动功能障碍尤为明显，甚至疼痛牵及头部、上背部等。

病因

落枕多由于体质虚弱、劳累过度、睡眠时枕头高低不适等，使一侧肌群在较长时间内处于过度伸展状态，而发生痉挛。也有部分人因睡眠时肩部暴露，颈肩部当风，感受风寒，气血凝聚，经络痹阻而发生拘急疼痛。少数患者是颈部突然扭转或肩扛重物，致使部分肌肉扭伤或发生痉挛。

● **家庭实用推拿法一**

取穴部位：合谷穴、颈椎反射区、胸椎反射区

操作方法：

（1）以拇指指腹按压合谷穴1分钟。同时转动颈部，以自己所能承受的最大疼痛为宜。

（2）以拇指点按颈椎、胸椎反射区2~3分钟，以局部感到疼痛为佳。

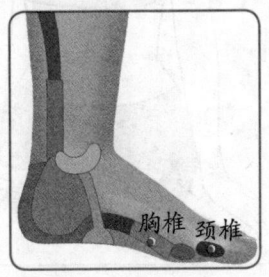

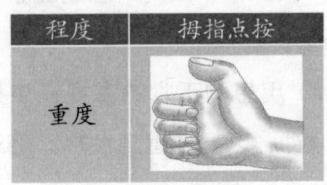

操作方法

● **家庭实用推拿法二**

取穴部位：颈部、大小鱼际等

操作方法：

（1）患者采取端坐的姿势，术者站在患者的身后，用拇指缓慢地轻按颈部，并询问患者，找出最痛点，用手掌的大小鱼际从痛侧的颈部上方开始，一直到肩背部为止，依次进行拍打。

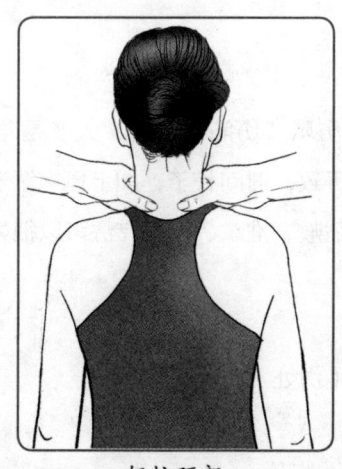

轻按颈部

（2）对最痛点再用力按摩，直到患者能够感到明显酸胀，如此反复进行2～3遍，再以手指推按之前拍打过的部位，重复2～3遍，可以迅速使痉挛的颈肌松弛而取得缓解落枕的效果。

● **家庭实用松筋法**

取穴部位：风府穴、天柱穴、风池穴、完骨穴、大椎穴、膈俞穴、肺俞穴等

操作方法：

（1）患者取坐位，术者对其风府穴、天柱穴、风池穴、完骨穴松筋开穴。

（2）对患者的大椎穴、膈俞穴、肺俞穴等做重点的开穴操作。

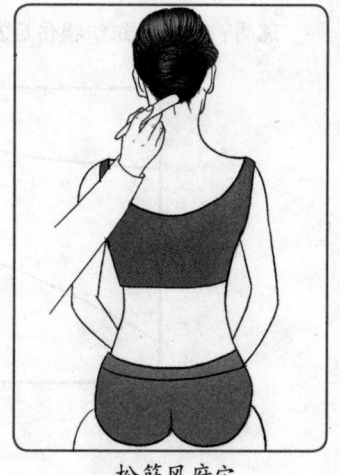

松筋风府穴

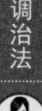

软组织损伤

软组织损伤是一种急性损伤或慢性劳损等原因造成的外伤常见病。

病症表现

软组织损伤的症状是局部软组织疼痛、肿胀、畸形，并可能伴有关节功能活动障碍。

病因

中医认为软组织损伤属"伤筋"范畴，大多是急性外伤，如碰撞、挤压、跌打、牵拉或扭曲所致，时间长了，加上风寒湿邪侵袭、慢性劳损等，病情会有所加重。运用贴敷、推拿、松筋疗法可以很好地达到治疗效果。

● 家庭调治贴敷法

取穴部位：阿是穴（伤处）

操作方法：

（1）取生栀子仁90克，白芷30克，生天南星、生半夏、生川乌、生草乌、细辛、土鳖虫、乳香、没药、红花、当归尾各9克。上药烘干后研为细末，用饴糖、酒或醋（开水亦可）调匀后置瓷钵中备用。

（2）将其摊在敷料或塑料薄膜上，外敷患处，并以胶布固定。每日换药1次，3次为1个疗程。

说明：建议软组织损伤后24小时再行贴敷。

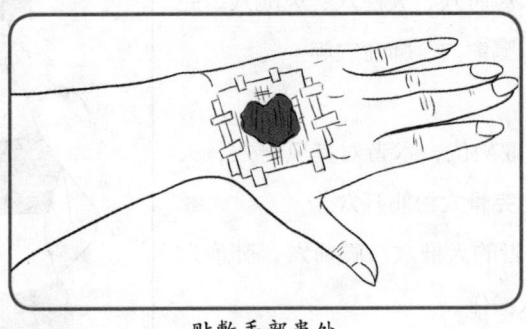

贴敷手部患处

● **家庭实用推拿法**

取穴部位：患部对侧相对位置、阿是穴（伤处）

操作方法：

（1）用强力摩擦指压法。为了增强摩擦力，手必须剧烈使劲，在患部相对的位置（如左手损伤则指压右手，足部也一样）。将手掌慢慢置于相对位置，慢慢地搓0.5~1厘米圆形。如此一边吐气一边进行30秒，休息30秒后，重复3次。

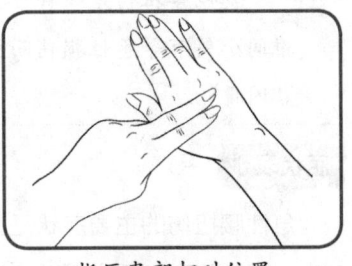

指压患部相对位置

（2）再在阿是穴（患部）进行揉压和振颤法，疼痛可缓解。

说明：在治疗前应明确诊断，排除骨折、关节损伤等器质性病变。表皮有创伤处，不宜局部治疗。

● **家庭实用松筋法**

取穴部位：骶尾关节、踝部、腋下等

操作方法：

（1）患者取俯卧位，骨盆部垫以高枕。术者两拇指在骶尾关节两侧自上而下施以点按法、揉捻法、捋顺法，从而获得拨筋开穴的效果。

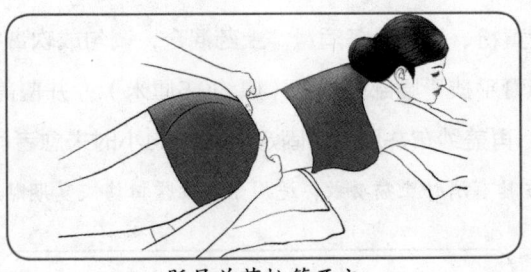

骶尾关节松筋开穴

（2）让患者仰卧，双下肢屈膝、屈髋。术者一手扶其膝，一手以大鱼际放在其骶尾关节处，让助手拿住双踝，帮助患者将双下肢伸直，同时术者在下之手向上做托按法。

急性腰扭伤

急性腰扭伤是一种常见的外伤疾患，是指腰部肌肉、筋膜、韧带、椎间小关节等急性损伤而引起的腰部疼痛及活动受限的一种病症，俗称"闪腰"。

症状表现

急性腰扭伤的主要症状是腰部不适或腰部持续剧痛，不能行走和翻身，咳嗽、呼吸等腹部用力活动会疼痛加重。从事体力劳动者较易发生本病。

病因

急性腰扭伤为一种常见病，与慢性腰肌劳损不同的是，急性腰扭伤发生在人体运动时用力不当或腰部突然受到闪挫、撞击，导致腰部肌肉、韧带、筋膜等软组织受损时。中医认为本病属"伤筋"范畴，外力伤及腰部经筋脊节，气滞血瘀，经气不畅，不通则导致腰痛。

● **家庭调治贴敷法**

取穴部位：阿是穴（扭伤处）

操作方法：

（1）取大黄粉、生姜汁各适量。上药混合，调匀成软膏状备用。

（2）取药膏平摊于腰部扭伤处（厚约0.5厘米），并覆盖油纸或塑料薄膜以保持湿润，再盖纱布并用胶布固定，12～24小时未愈者可再敷。

说明：本方具有消肿止痛功效，适用于急性腰扭伤恢复期贴敷。

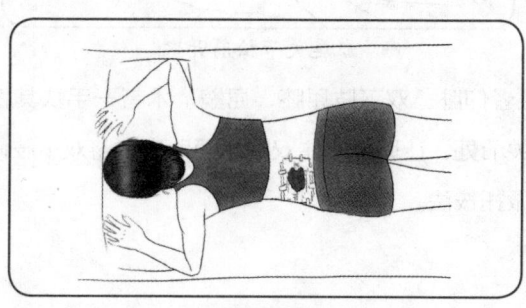

贴敷扭伤处

● **家庭实用推拿法**

取穴部位：阳关穴、肾俞穴、上髎穴、环跳穴、委中穴等

操作方法：

（1）患者取俯卧位，腹部可垫以软枕，两手放在体侧或下垂，使腰部肌肉尽可能地放松。先在痛点周围做掌根揉法和拇指推法，逐渐移至疼痛处。再用㨰法在伤侧顺骶棘肌纤维方向操作，以解除肌肉痉挛，放松肌肉。应循序渐进，由轻到重逐渐加力。

（2）用拇指揉法自腰部伤处周围逐渐移向中心进行操作，手法由浅入深。然后用拇指深揉痛点，并按压片刻，再用弹拨法沿肌肉、韧带操作，舒理筋肉。在受伤一侧沿骶棘肌纤维方向，进行直擦，以透热为度。

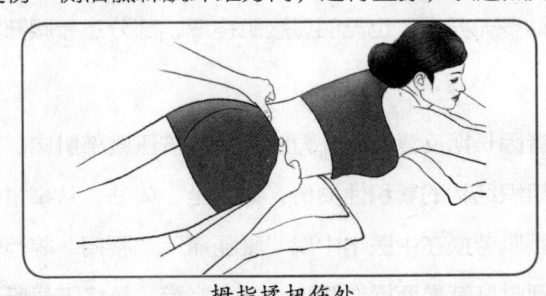

拇指揉扭伤处

（3）疏通经络，按揉腰阳关穴、肾俞穴、上髎穴、环跳穴、委中穴，以酸胀为度。再在痛点上、下方，用弹拨法治疗，弹拨时手法宜柔和深沉。

● **家庭实用松筋法**

取穴部位：手三里穴、曲池穴

操作方法：

（1）在前臂背面桡侧，当阳溪与曲池连线上，肘横纹下2寸取手三里穴，划拨松筋，适当点揉。

（2）如果上肢活动不利，可以配合曲池穴一起使用。

说明：操作过程中，拇指要注意保持一定姿势，以免在点的过程中出现手指过伸或过曲，造成损伤。

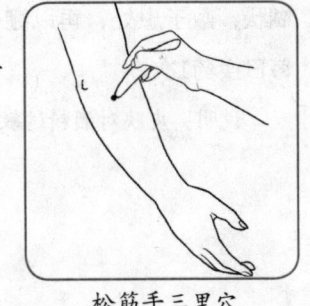

松筋手三里穴

腰肌劳损

腰肌劳损是指腰部肌肉、韧带、筋膜等腰部肌群的累积性损伤。患者多有腰部过劳或不同程度的外伤史。腰肌劳损与腰椎间盘突出症的区别是腰肌劳损是局部软组织的损伤，而腰椎间盘突出症是纤维环破裂后压迫神经所致，多为放射性疼痛。

症状表现

腰肌劳损的主要表现为腰部多有隐痛、酸痛、胀痛，反复发作。劳累后加重，弯腰时疼痛加剧，严重者可引发臀部及大腿胀痛，休息时减轻。患者腰部外形及活动多无异常，也无明显腰肌痉挛，部分患者腰部活动受限。

病因

本病是患者因长期反复受到外力的牵拉或挤压腰部肌肉、韧带、筋膜、椎间盘而发生组织结构的累积性损伤，如久坐、久站、从事重体力劳动、高强度运动等。腰肌劳损在中医学中属"腰腿痛""腰痛"等范畴，多为感受风寒湿邪或腰部过度劳累而损伤筋脉、气血瘀滞、经络不通所致。

● 家庭调治贴敷法

取穴部位： 腰痛点

操作方法：

（1）红花、赤芍、白芷、栀子、桃仁、乳香、没药各15克，大黄30克。

（2）将上药研细为末，用酒调成糊状，敷于患处，再以绷带包扎固定。每日换药1次。

说明：皮肤对酒精过敏者慎用。

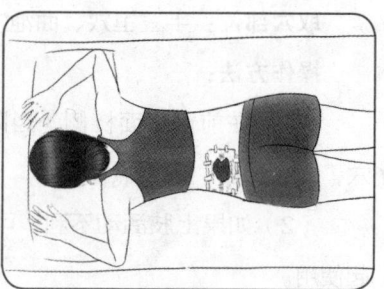

贴敷患处

● **家庭实用推拿法一**

　　取穴部位：足部腰痛点、腰椎反射区，太冲穴、昆仑穴、涌泉穴

　　操作方法：

　　（1）以拇指指腹按揉食指下方的腰痛点1~3分钟。

　　（2）用拇指指腹推按腰椎反射区10~15分钟。

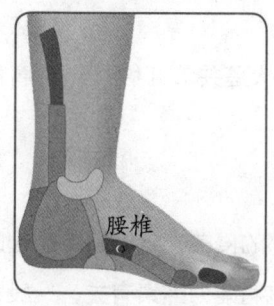

程度	拇指推按
适度	

操作方法

　　（3）以拇指按揉太冲穴、昆仑穴、涌泉穴各1~3分钟。

● **家庭实用推拿法二**

　　取穴部位：肾俞穴、命门穴

　　操作方法：

　　（1）患者取俯卧位，术者双手握空拳叩击患者腰部两侧肾俞穴，力度慢慢加大，两侧各叩击30次。

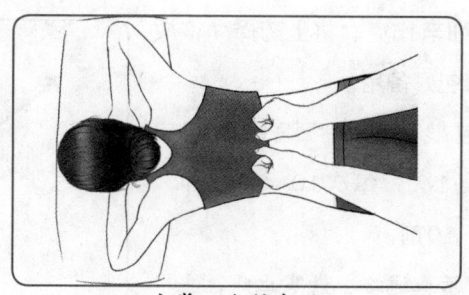

空拳叩击肾俞穴

　　（2）术者双手手掌擦热后紧贴于患者腰部命门穴上，横擦至腰部发热为宜。

　　（3）术者以双手掌根按揉患者腰部两侧3~5分钟，力度略重。

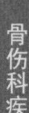

第七章　骨伤科疾病调治法

膝关节炎

关节炎泛指发生在人体关节及其周围组织的炎性疾病，本病能够治愈，也是能够预防的。

症状表现

关节炎的症状根据其类型而异，主要症状是关节红肿、热、痛和功能障碍。

病因

膝关节炎属中医痹证，是人体受风寒湿邪的侵袭、气血阻塞引起的，其发生也与气候变化、生活环境、个人体质及抗病能力因素有关，一般在气血不足、腠理不密、卫阳不固的情况下，风寒湿邪乘虚侵袭而发病。

584

● 家庭调治贴敷法

取穴部位：外膝眼

操作方法：

（1）桃仁、红花、当归、松香、生姜各18克，生大黄、生天南星、生半夏各36克，生川乌、生草乌、羌活、独活、牛膝、木瓜各27克，白芥子、冰片各9克，细辛15克。将上药择净，放入锅内炒热，用布包好备用。

（2）取药包趁热熨外膝眼及周围皮肤，每日早、晚各1次，每次10~30分钟，2天1剂，连用7~10剂。

说明：此方可活血通络、散寒止痛，主治膝部骨性关节炎。

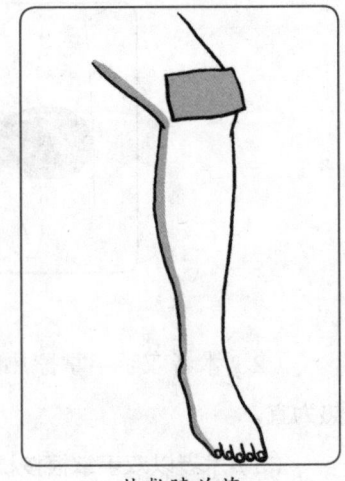

热敷膝关节

● **家庭实用推拿法**

取穴部位： 大陵穴、阳池穴、太溪穴、申脉穴、尺泽穴、曲泽穴

操作方法：

（1）患者取仰卧位，术者先以拇指用力按压患者大陵穴、阳池穴各5分钟。

（2）用拇指指端按压太溪穴、申脉穴各3分钟左右。

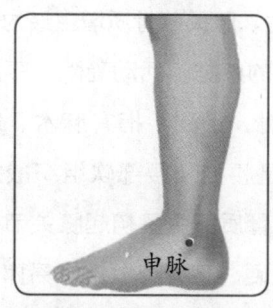

程度	拇指按压
适度	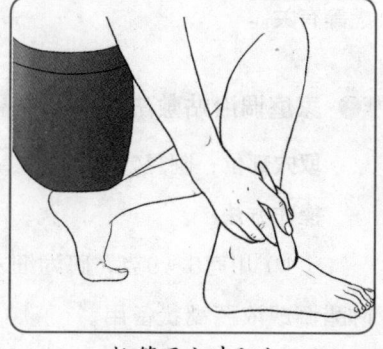

操作方法

（3）如果患者前臂感到不适，可用拇指指端稍微用力按压尺泽穴、曲泽穴各3分钟左右。每日1~2次。

585

● **家庭实用松筋法**

取穴部位： 冲阳穴

操作方法：

（1）在足背最高处，距陷骨穴3寸，当足背动脉搏动处取冲阳穴，拨筋开穴。

（2）用手指按压，按的时候要稍稍用力，以穴位感觉酸胀为准。

说明：此松筋法可治疗风湿性关节炎。

松筋开穴冲阳穴

骨质增生病

骨质增生是中老年人的常见病、多发病，又称增生性、肥大性、退行性关节病。

骨质增生以颈椎骨质增生、腰椎骨质增生、膝关节骨质增生最为常见，症状：颈椎骨质增生是颈项部有疼痛、僵硬的感觉，活动受限、颈部活动有弹响声，疼痛常由颈项向肩部和上肢放射，手和手指有麻木、触电感觉，可因颈部活动而加重；腰椎骨质增生是腰椎及腰部软组织酸痛、胀痛、僵硬与疲乏感，甚至弯腰受限；膝关节骨质增生是初起膝关节疼痛不严重，随着病程的发展会出现膝关节疼痛僵硬、膝关节发软、易摔倒、蹲起时疼痛、僵硬的症状，严重时可出现关节酸痛胀痛、畸形、功能受限，部分关节积液，局部有明显肿胀、压缩现象等。

586

病因

现代医学中，骨质增生分为原发性和继发性两类，原发性骨质增生与年龄和长期劳累有关，而继发性骨质增生则多与关节损伤、发育畸形有关。中医认为，此病与外伤、劳损、瘀血阻络、感受风寒湿邪、痰湿内阻、肝肾亏虚等有关。

● **家庭调治贴敷法**

取穴部位：阿是穴（患处）

操作方法：

（1）川芎6～9克，研为细末，以老陈醋调成浓稠糊状备用。

（2）上药用少许凡士林调匀，涂敷患处，并盖上1层塑料薄膜再贴上纱布，用胶布将纱布四周封固。每2天换药1次，10次为1个疗程。

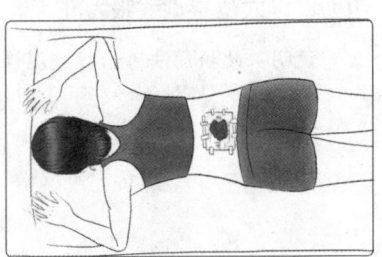
贴敷患处

说明：本方能化瘀、通络、散结，适用于各处骨质增生。

● **家庭实用推拿法**

取穴部位： 肾俞穴、志室穴、腰阳关穴、大肠俞穴、腰眼穴、环跳穴、绝骨穴

操作方法：

（1）患者取俯卧位，用手掌揉拿腰部、臀部和下肢后外侧20次左右。

（2）点按肾俞穴、志室穴、腰阳关穴、大肠俞穴、腰眼穴、环跳穴、绝骨穴3分钟。

（3）在腰部采用点揉按摩手法，按压3分钟即可。

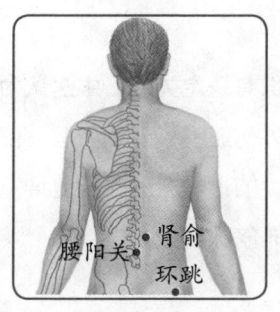

腰阳关 肾俞
环跳

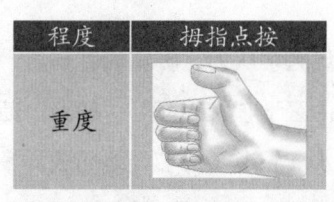

程度	拇指点按
重度	

操作方法

587

说明：以上方法用于治疗腰椎骨质增生。

● **家庭实用松筋法**

取穴部位： 竖脊肌、膀胱经腧穴等

操作方法：

（1）患者采取俯卧位，尽量将双腿伸直。术者以推、揉、按、拍等手法在脊柱两侧的竖脊肌直至骶骨或臀及大腿后侧进行按摩，并按揉腰腿部的膀胱经腧穴，主要以给患侧解结松筋为主，达到理顺腰、臀、腿部的经络肌肉，解除局部的痉挛，缓解疼痛的目的。

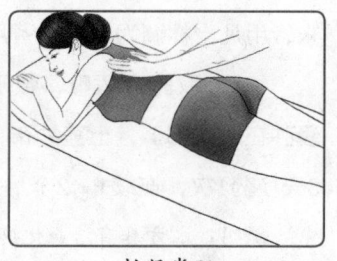

拍竖脊肌

（2）用拇指及中指分别挤压、弹拨第3腰椎横突尖端两侧，以拨筋开穴、消肿止痛，应当注意的是手法应由浅入深、由轻到重。

说明：以上方法用于治疗腰椎骨质增生。

腱鞘囊肿

腱鞘囊肿是指发生在关节囊或腱鞘周围的囊肿，以手腕背部尤为多见。

症状表现

腱鞘囊肿多发生于关节的肌腱滑动处，表现为局部隆起，肿块呈圆形或椭圆形，大小不一，高出皮面。初起质软，触之有轻微波动感。日久纤维化后则可变硬，多无症状，少数按之有酸胀、疼痛或自觉无力感。

病因

现代医学认为，腱鞘囊肿与急、慢性外伤有一定关系。中医认为，腱鞘囊肿属中医学"腕结筋""筋聚"范畴，是外伤筋膜、邪气所居、郁滞运化不畅、水液积聚于骨节经络而成。多为患部关节过度活动、反复持重、经久站立等，劳伤经筋，以致气津运行不畅、凝滞筋脉而成。

● 家庭调治贴敷法

取穴部位： 阿是穴（患处）

操作方法：

（1）取马钱子、乳香、没药、生甘草各90克，生麻黄120克。上药共研细末，用凡士林调为糊膏状备用。

（2）取药膏适量，敷于患处（假设囊肿在足踝部），上盖纱布，胶布固定。3天换药1次，连续1~2个月。

说明：本方具有活血化瘀、消肿止痛的作用，适用于腱鞘囊肿的保守治疗。如手术请慎用。

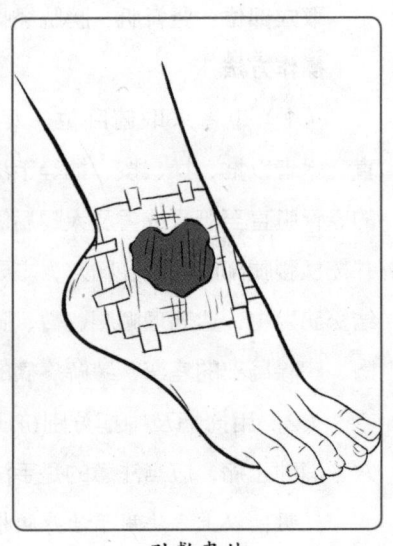

贴敷患处

● **家庭实用推拿法一**

取穴部位： 阿是穴（患处）

操作方法：

（1）患者取仰卧位，术者以拇指（小囊肿用一拇指，大囊肿用双拇指）指腹代针按压在囊肿上，其余四指握住患者足踝部（假设囊肿在足踝部），由小到大均匀加力揉挤，呈螺旋形疏导。

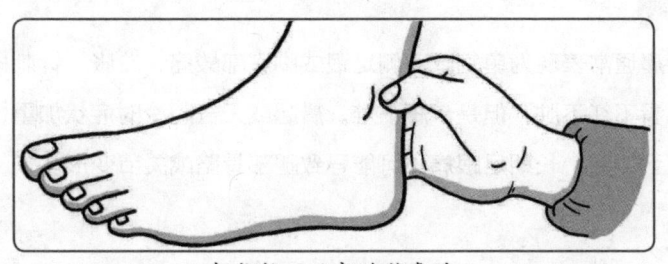

拇指按压足部腱鞘囊肿

（2）操作一段时间后，当感到指下囊肿变软时，便加力挤压囊肿，至指下有囊肿破溃感受时再减力，并以囊肿中心为圆心，向四周做画圆状揉按疏导患部60～70次，使囊液均匀分布于组织之间，以利囊肿迅速消散和囊液被完全吸收。

● **家庭实用推拿法二**

取穴部位： 阿是穴（患处）

操作方法：

（1）假设囊肿在腕背部，让患者将手腕尽量向下弯曲，使囊肿更为高突和固定。术者用拇指压住囊肿，并加大拇指的力度将其挤破。此时囊肿内黏液冲破囊壁而出，散入皮下。

（2）再用按摩手法散肿活血，局部用绷带加压包扎1～2天。

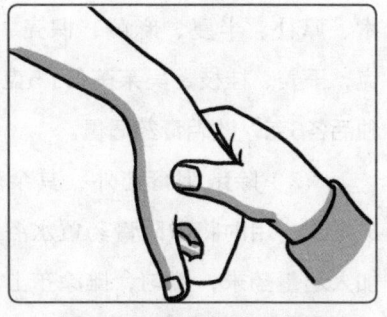

拇指按压手背部腱鞘囊肿

说明： 本法适用于囊肿较大而坚硬者，部分患者仍有可能复发。

足跟痛

足跟痛又称脚跟痛，是急慢性损伤引起的跟骨下滑囊炎、跟骨腱炎或跟骨骨刺而导致的足跟底部局限性疼痛。多数足跟痛患者无明显外伤史，多见于40~60岁的中老年人。

症状表现

足跟痛通常表现为单侧或双侧足跟或脚底部酸痛、发胀、针刺样痛，虽然表面上看不红不肿，但是步履艰难。晨起或天气阴冷时症状加重，剧烈活动之后也会加重。长期足跟痛还可能导致腿部骨骼或关节变形。

病因

足跟痛可为走路时脚部用力不当或过猛所致；职业关系长期站立或强力负重、韧带长期处于紧张状态而导致筋骨损伤引发足跟痛。

足跟痛在中医学中属"骨痹"范畴，多与老年肾亏劳损、外伤或感受寒湿有关。体质弱、经络不畅再加上寒湿入侵易导致足跟痛的发生。

● 家庭调治贴敷法

取穴部位：痛点及命门穴

操作方法：

（1）取当归、川芎、白芷、陈皮、苍术、厚朴、半夏、麻黄、枳壳、桔梗各3克，干姜、桂枝、吴茱萸各1.5克，羌活、独活各6克，散阴膏药适量。

（2）除散阴膏药外，其余药物共碾成细末，用时将散阴膏药置水浴上熔化，加入适量药末，搅匀，摊涂布上，每贴重20~30克，每3日更换1次。

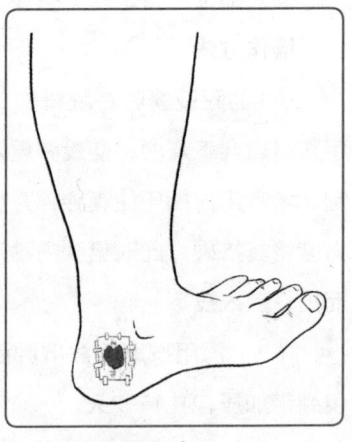

贴敷患处

说明：本方适用于足跟痛时，痛有定处，得热痛减，遇寒痛增，局部皮肤不红，触之不热的疼痛类型。

● **家庭实用推拿法一**

取穴部位：承山穴、太溪穴、昆仑穴、涌泉穴

操作方法：

（1）将拇指指腹按在承山穴上，适当用力按揉1分钟。

（2）患肢平放在健肢膝上，用健侧手拇指指端和中指指端分别按在太溪穴和昆仑穴上，两指对合用力按压1分钟。

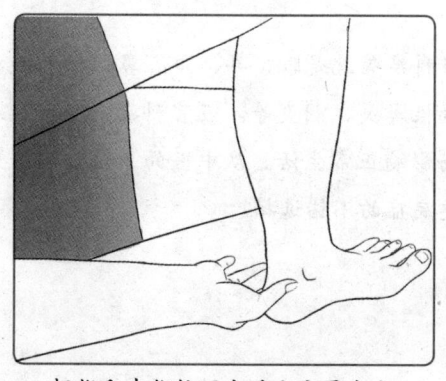

拇指和中指按压太溪穴和昆仑穴

（3）用手指按揉涌泉穴2分钟，力道适中即可。

● **家庭实用推拿法二**

取穴部位：三阴交穴、阴陵泉穴、太溪穴、照海穴、然谷穴、昆仑穴、仆参穴

操作方法：

（1）患者取仰卧位，术者以拇指点按患者三阴交、阴陵泉、太溪、照海、然谷、昆仑、仆参穴等。

（2）以拇指指腹按揉患部痛点。

（3）最后沿跖筋膜走行方向进行推擦，使足底发热为止。

说明：以上疗法适用于跖筋膜炎引起的足跟痛。

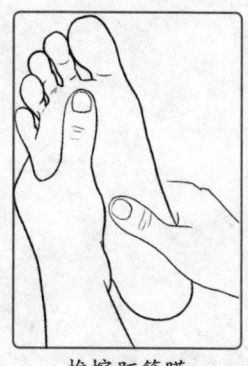

推擦跖筋膜

591

第八章

五官科疾病调治法

　　所谓的五官科疾病就是眼、耳、口、鼻、喉的疾病，如青光眼、耳鸣、牙痛、慢性鼻炎、咽炎等。五官科疾病应该及早预防和治疗，以免病情严重而影响正常生活。从中医的角度出发，贴敷、推拿疗法是辅助治疗此类病症的不错选择。

内容提要

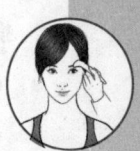

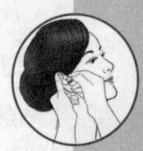

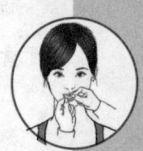

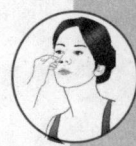

假性近视

由于眼的屈光力增强而使眼睛处于疲劳状态，称为假性近视。假性近视如果能够得到及时治疗和纠正是可以消除的，届时视力即可恢复。

症状表现

假性近视除视远物模糊外，并无其他症状，在近距离工作时，无须调节或稍微调节，即可看清细小目标。

病因

假性近视多是由于用眼不当，如伏在桌子上写字、躺着看书、长时间近距离工作、光线过强或过弱等，使得睫状肌持续收缩、痉挛，无法得到休息，于是晶状体也随之变厚，引起看远处的事物模糊。

● 家庭调治贴敷法

取穴部位：太阳穴或双目

操作方法：

（1）生地黄120克，天冬、菊花各60克，枳壳90克。

（2）将以上药品研成细末，以白蜜调和成软膏状。

（3）将适量药膏贴敷双侧太阳穴或眼睛上，并以纱布盖上，胶布固定。晚上贴敷，次晨取下，每日1次。

说明：本方可凉血解毒、理气明目，适用于青少年的假性近视。皮肤敏感者慎用。

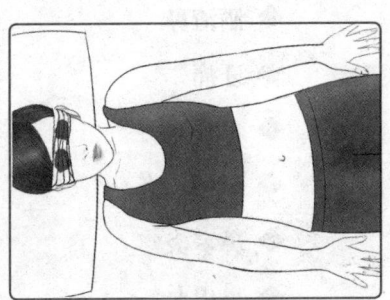

贴敷眼部及太阳穴区域

● **家庭实用推拿法**

取穴部位：睛明穴、攒竹穴、承泣穴、四白穴、瞳子髎穴、肝穴、劳宫穴、腕骨穴

操作方法：

（1）放松身体，取静坐或静立位，轻轻活动一下头颈部，患者食指轻轻地按摩双眼皮，并按揉睛明穴、攒竹穴、承泣穴、四白穴、瞳子髎穴。

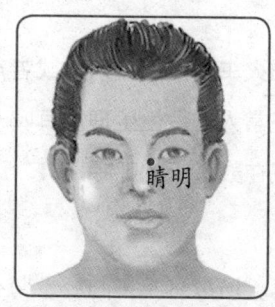

程度	拇指按揉
适度	

操作方法

（2）找到掌面无名指第1、2节指骨间关节处的肝穴，掌面手心附近、心包区内的劳宫穴，以及手背侧小指走向下行的腕骨穴，轻缓地揉压这3个穴位，每日早、中、晚3次，每次连续揉压108下，最后一下按压10秒左右。

● **家庭实用松筋法**

取穴部位：攒竹穴、阳白穴、承泣穴、丝竹空穴等

操作方法：

（1）沿眉棱骨上方用牛角圆拨或划拨松筋，眉头攒竹穴、眉中上方阳白穴、眉尾承泣和丝竹空穴，加强点揉开穴。

（2）沿眉棱骨下缘以牛角略往上划拨，瞳孔上方鱼腰穴加强开穴拨筋。

（3）沿上眼轮肌划拨，小心勿碰触眼球。

（4）沿下眼轮肌划拨或圆拨，眼头睛明穴、眼球下方承泣穴、四白穴、眼尾鱼尾穴、瞳子髎穴，加强松筋开穴。

（5）手法操作完毕，再以大拇指指腹将上述手法重复按摩数次，最后顺气引流至耳下，带至颈肩排毒。整个松筋开穴的过程掌握在10分钟左右。

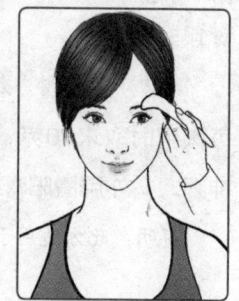

沿眉棱骨下缘划拨

耳鸣

耳鸣是耳部疾病的一种常见症状，是指在没有任何外界刺激的条件下，人体耳内或脑内产生异常声音，是一种自觉症状。耳鸣是听觉功能的紊乱现象。

症状表现

耳鸣的主要临床表现有耳内鸣响，声音如火车鸣笛、潮水声或者声如蝉鸣，有持续性也有间歇性，声音或大或小。正常人群发生生理性耳鸣一般是血液循环的嗡嗡声，吞咽时的咔嗒声或者空气在鼓膜上的呼呼声。

病因

中医认为，耳为胆经所辖，肾又开窍于耳，所以耳鸣多与肝、肾有关。如情志不舒，气郁化火或暴怒伤肝，逆气上冲，则会上扰清窍，引起耳鸣。素体不足，病后精气不充，房劳过度或年老体衰等使肾精亏损，髓海空虚，也可导致耳鸣。西医认为，耳鸣是一种症状而不是独立的疾病，造成耳鸣的原因有很多。耳鸣可发生于多种耳部疾病，如中耳的急慢性炎症、鼓膜穿孔、外耳道炎、外耳异物等。某些血管性疾病也可导致耳鸣的发生，如耳内小血管扩张、血管畸形等。

● 家庭调治贴敷法

取穴部位：神阙穴

操作方法：

（1）取连翘、龙胆、栀子各15克，清阳膏1贴。

（2）将连翘、龙胆和栀子共碾成细末，每次用时取末10克，以水调和成膏状，涂于神阙穴，外用清阳膏封固。每2日换药1次。

说明：此方适用于因肝胆湿热引起的耳鸣。

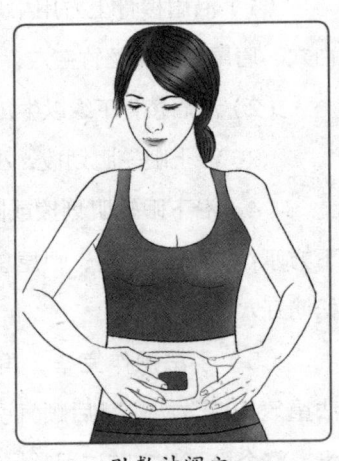

贴敷神阙穴

● **家庭实用推拿法一**

取穴部位：听宫穴、听会穴、翳风穴、风池穴、耳门穴等

操作方法：

（1）用中指指端点揉耳门、听宫、听会、翳风各100次，以局部有明显酸胀感为宜。

（2）按揉肝俞、肾俞各100次，又以拇指螺纹面着力拿捏太冲穴、太溪穴各30~50次，重按、多按太冲穴。

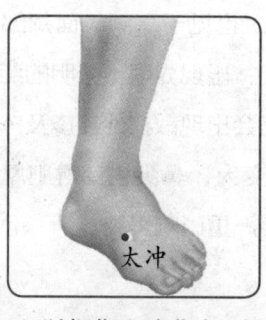

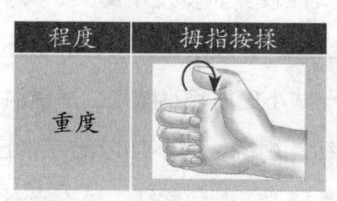

操作方法

（3）以拇指和食指相对用力拿捏风池20次，由前向后用五指拿头顶，顺势从上向下拿捏项肌3~5遍，用双手大鱼际从前额正中线抹向两侧，在太阳穴处重按3~5次，再推向耳后，并顺势向下推至颈部，操作3遍。

（4）擦涌泉100~200次。每日1次。

说明：此方法适用于胆肾阴虚引起的耳鸣。

● **家庭实用推拿法二**

取穴部位：颈中穴

操作方法：

（1）让患者取正坐位，施术者在其颈部取颈中穴。按揉此穴位时，力度要轻柔，并且速度不可以太快。

（2）每天按揉3~5分钟，每日2~3次即可。

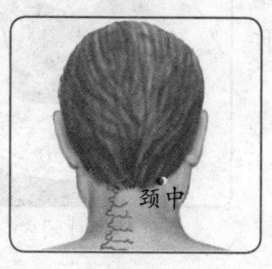

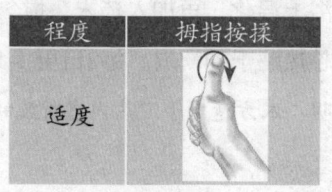

操作方法

597

第八章　五官科疾病调治法

酒渣鼻

酒渣鼻又被称为玫瑰痤疮，俗称红鼻子或红鼻头，是一种发生于面部中央的慢性皮肤病。

症状表现

酒渣鼻的症状是鼻部发红，上起丘疹、脓疱，状若酒糟。本病常见于中年人，女性较多。多发于鼻尖、鼻翼处，有时也见于下颌、面颊部，病程长，难自愈。一般来说，患者的患处皮肤潮红，出现界限不分明的红斑，红斑上有一些小疙瘩和小脓疱。严重时，红斑上会出现散在性丘疹及疱疹，鼻尖上有红丝缠绕，如不加以治疗，丘疹逐渐变大，鼻尖也变得肥厚呈球形（出现鼻赘），颜色紫红，虽不痛不痒，但会严重影响美观。

病因

酒渣鼻发病的主要原因是螨虫感染。另外，精神紧张焦虑、内分泌失调、胃肠功能紊乱以及嗜酒等因素也可能导致本病。中医认为，酒渣鼻与痤疮类似，是过食酒酪肥甘及辛辣刺激性食物而致湿热内蕴，上蒸鼻面，外为风寒所束，凝滞于皮肤，久则气血瘀阻，经脉滞涩，郁于肌肤而成。中医认为，通过贴敷、推拿、松筋方法可以产生一定的治疗效果。

● **家庭调治贴敷法**

取穴部位：神阙穴

操作方法：

（1）取厚朴、黄连、栀子、枳壳、大黄各5克。金仙膏药1贴。

（2）将5味中药共碾成细粉末，将金仙膏药置水浴上温化，再加入药末，搅匀，分摊于布上，趁热贴于神阙穴。每3日更换1次。

说明：本方适用于湿热内盛所致的酒渣鼻。

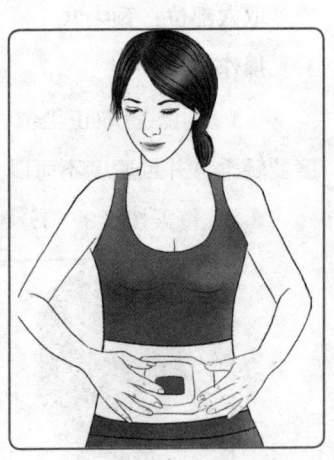

贴敷神阙穴

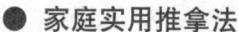

● **家庭实用推拿法**

取穴部位：上星穴、印堂穴、鼻通穴、口禾髎穴、迎香穴

操作方法：

（1）先用温水和硫磺皂净面，再用热毛巾敷面5分钟。

（2）用拇指按揉上星穴和印堂穴，各自先点按30秒钟，再顺时针揉30～50次，逆时针揉30～50次，用力由轻而重，速度由慢渐快，至有酸胀感为度。

（3）用双拇指自印堂穴起，顺鼻梁推抹至鼻尖，再从鼻尖往回推抹至印堂穴，用力轻柔，速度由慢渐快，往返为1次，共推揉20～40次，以局部有温热感为佳。

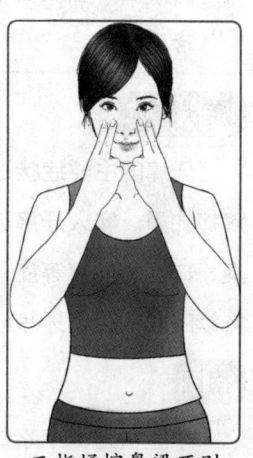

二指揉擦鼻梁两则

（4）用双手拇指揉双侧鼻通穴（鼻唇沟上端尽处）、口禾髎穴（人中穴旁0.5寸，当鼻孔外缘直下，与人中穴相平处取穴）、迎香穴，用力以能耐受为度，以有酸胀感觉为宜，顺时针、逆时针各按揉50次。

（5）用双手食指和中指顺鼻梁两侧揉擦，用力轻柔，速度缓慢，上下揉擦1~2分钟。

● **家庭实用松筋法**

取穴部位：素髎穴

操作方法：

让患者取正坐仰靠或仰卧位，身体放松，沿眉鼻骨划拨松筋，至鼻背下端之鼻尖处取素髎穴，加强点揉开穴。

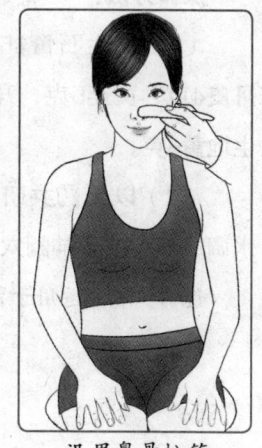

沿眉鼻骨松筋

牙痛

牙痛是口腔科疾病最常见的症状之一，表现为牙龈红肿、遇冷热刺激痛、面颊部肿胀等。牙痛患者要少吃甜食和辛辣之物，注意口腔清洁。

症状表现

牙痛的主要症状是牙齿或牙龈及面颊肿痛，遇冷、热、酸、甜等刺激则疼痛加重。实火牙痛起病急且剧烈，不能吃热的食物，牙龈红肿明显兼有口臭、口渴、便秘等症；虚火牙痛不太明显，一般是隐隐作痛，且时好时坏，持续时间较长，牙龈红肿不太明显。

病因

中医认为，平素口腔不洁或过食膏粱厚味、胃腑积热、胃火上冲，或风火邪毒侵犯、伤及牙齿，或肾阴亏损、虚火上炎、灼烁牙龈都可导致牙痛，如风火牙痛、胃火牙痛、虚火牙痛等。通过贴敷、推拿疗法可以起到缓解牙痛的作用。

● 家庭调治贴敷法

取穴部位：神阙穴

操作方法：

（1）取生石膏15克，细辛3克，牡丹皮4克，黄连5克，升麻、大黄各3克，生地黄6克。

（2）以上药共研末，每次6克，用水调成糊，敷于神阙穴，每日换药1次。

说明：本方适用于胃火牙痛。

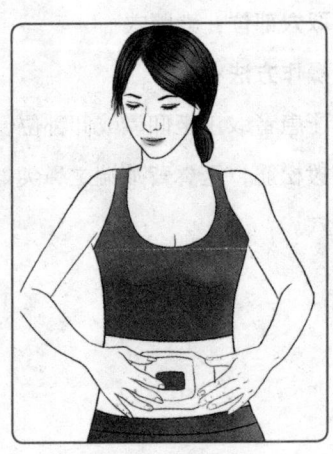

贴敷神阙穴

● 家庭实用推拿法一

取穴部位： 合谷穴、风池穴、风府穴、大椎穴

操作方法：

（1）患者取坐位，自己用一手拇指指端持续用力按压另一手合谷穴2分钟，以有酸胀感为度。

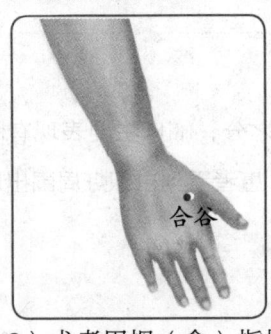

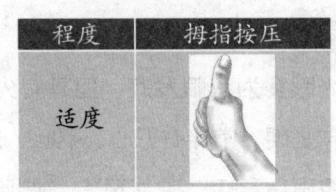

操作方法

（2）术者用拇（食）指指腹同时按揉其两侧风池、风府穴各1分钟，按揉大椎穴2分钟。

（3）患者再取仰卧位，术者用掌摩法摩腹部3分钟，接着用指擦法从大椎擦至尾骶部，反复进行10次即可。

● 家庭实用推拿法二

取穴部位： 合谷穴、列缺穴、肾俞穴、小鱼际、涌泉穴等

操作方法：

（1）让患者取坐位，术者用拇指指腹稍用力按揉合谷、列缺穴2分钟，以局部有轻度酸胀感为度；再用拇（食）指轻微揉捏两侧耳垂部1分钟。

（2）让患者取仰卧位，术者用双手自上而下从腹股沟捏下肢侧肌肉至内踝，反复进行5遍；再用指掐法掐两足背太溪、行间、太冲穴各1分钟。

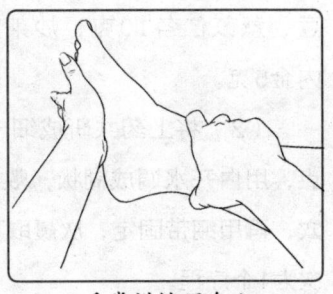

手掌横擦涌泉穴

（3）在患者取俯卧位的基础上，术者用拇指指腹按揉背部两侧肾俞穴各1分钟；再用手掌擦两足底涌泉穴各2分钟。

青光眼

青光眼是各种原因引起的房水循环障碍使眼内压间断或持续升高的一种眼科疾病。临床上可以将青光眼分为原发性、继发性和先天性三大类。

症状表现

青光眼多为双眼发病，但是有先后轻重之分，临床主要表现有眼压升高，眼球坚硬，常伴有恶心、呕吐、出汗等；患者看到白炽灯周围出现彩色晕轮或像雨后彩虹；视力下降，视野缺损等。

病因

中医认为，青光眼起于肝肺痨热，痰湿功伤，也就是眼内之液体调节机能失常，为水毒而引起的眼球疾患，另外，还可为情志不舒、肝郁化火导致。

● 家庭调治贴敷法

取穴部位：印堂穴及神阙穴

操作方法：

（1）炒神曲、炒麦芽、焦山楂、白扁豆、薏苡仁各10克，炒莱菔子6克，炒鸡内金5克。

（2）将上药共研成细末，加淀粉1～3克，用白开水调成糊状，敷于印堂穴及神阙穴，再用绷带固定，次晨取下，每日1次，5次为1个疗程。

说明：本方适用于痰湿功伤引起的青光眼，建议在青光眼恢复期使用。

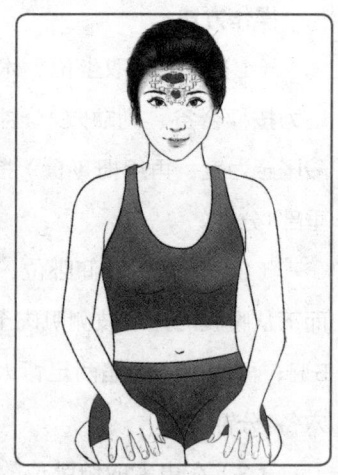

贴敷前额及印堂穴

● **家庭实用推拿法**

取穴部位：太阳穴、阳白穴、角孙穴、百会穴、翳明穴等

操作方法：

（1）患者取坐位，用食指指腹先在眼周做"8"字形按摩治疗，然后从内眦向下推至颊车部，反复3~5遍。

（2）按揉眼周围诸穴及太阳穴、阳白穴、角孙穴各1分钟。然后按压百会穴、翳明穴，拿捏风池穴，并按压颈椎突及两侧部，以寻找压痛敏感点，并在此按揉2~3分钟。

（3）按拿颈部肌群，施术者自上而下反复操作6~8遍。用擦法推擦两肩及大椎一线，以透热皮肤微红为度。

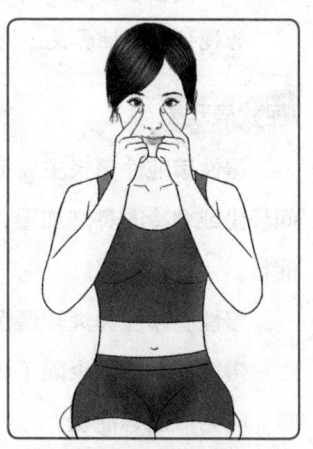

从内眦向下推至颊车部

（4）接着嘱患者仰卧，按揉血海、阴陵泉穴，点按三阴交穴、拿合谷穴各1分钟后，以两手大鱼际，分别按压双眼球数下，用力轻揉，以免损伤眼球。施术者操作完，患者应闭目休息几分钟。

以上方法每日操作1次即可。

● **家庭实用松筋法**

取穴部位：巨髎穴

操作方法：

（1）患者取坐位，目正视，瞳孔直下，在其鼻翼下缘平齐处取巨髎穴。

（2）按摩时，将双手食指指腹放于左右两边的巨髎穴，划拨松筋，加强点揉开穴，对称地进行按揉3~5分钟即可。

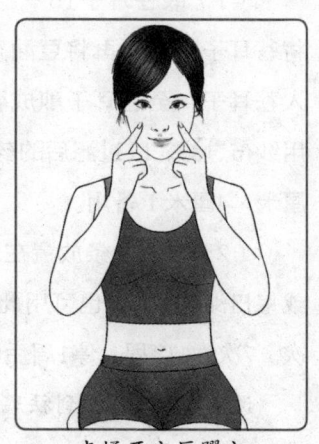

点揉开穴巨髎穴

慢性鼻炎

慢性鼻炎是一种常见的鼻腔黏膜及黏膜下层的慢性炎症。临床上分为慢性单纯性鼻炎、慢性肥厚性鼻炎、慢性萎缩性鼻炎。

症状表现

慢性单纯性鼻炎主要症状为间歇性两侧交替鼻塞、鼻涕较多、咽干，夜间静坐或寒冷时鼻塞加重，鼻塞严重者常伴有头痛、嗅觉减退、张口呼吸等症状。

慢性肥厚性鼻炎较慢性单纯性鼻炎严重的同时，还伴有耳鸣的症状。

慢性萎缩性鼻炎除了鼻塞、咽干、头痛等症状常，还伴有鼻腔脓痂、咳嗽、听力减退等症状。

病因

西医中，慢性鼻炎一般是由急性鼻炎反复发作，治疗不彻底发展而来。中医指出，慢性鼻炎属"鼻窒"范畴，主要是肺脾气虚、邪滞鼻窍或因邪毒久留、气滞血瘀所致。

● **家庭调治贴敷法**

取穴部位：鼻部

操作方法：

（1）取苍耳子15～20粒，豆油50克。将苍耳子炒后，再将豆油煮沸，至无沫时放入苍耳子，至苍耳子煎成墨色焦状为止，再用纱布过滤。以过滤后的药油浸泡纱布条（1厘米×4厘米）备用。

（2）取油纱条放置在双下鼻甲上，隔日或每日涂药1次。也可用此药油滴鼻，每日1次。7次为1疗程，停1周后可再续第2疗程。

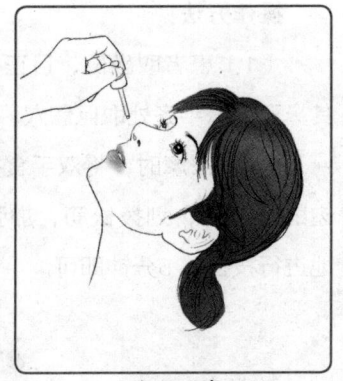

药油滴鼻

说明：本方可起到祛风、消炎、通窍的功效。

● **家庭实用推拿法**

取穴部位： 迎香穴、印堂穴、合谷穴、风门穴、囟会穴、尺泽穴、肺俞穴、风池穴等

操作方法：

（1）先用中指指端点揉迎香穴100次，双手拇指桡侧缘交替推印堂至囟会100遍，以拇指按揉尺泽、风门、肺俞穴各50次，用力拿捏风池穴10次。

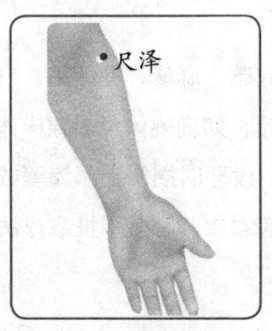

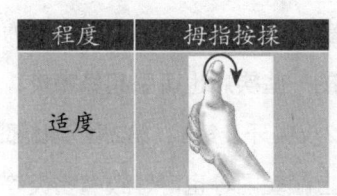

程度	拇指按揉
适度	

操作方法

（2）再用双手食指螺纹面从睛明穴开始向下推揉鼻翼，推揉次数不计，以局部有温热感为度。每日1次。

● **家庭实用松筋法**

取穴部位： 颧髎穴

操作方法：

（1）让患者取正坐或仰卧位，施术者在其面部，当目外眦直下，颧骨下缘凹陷处取颧髎穴。划拨松筋，加强点揉开穴。

（2）按摩此穴时，用两手手指指腹按压此穴，但要有一定的方向，或者由上而下，或者由下而上。推压至有疼痛感即可。

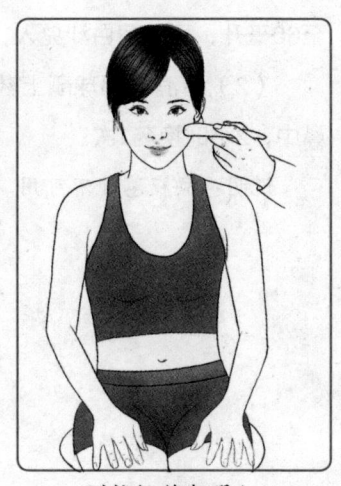

划拨松筋颧髎穴

鼻窦炎

鼻窦炎就是鼻窦黏膜的炎症。临床上以上颌窦炎最为多见。

症状表现

鼻窦炎的症状有鼻塞、流脓涕、暂时性嗅觉障碍、畏寒、发热、痰多、异物感或咽喉疼痛、食欲不振、便秘、周身不适等。

病因

鼻窦炎的病因主要有患者抵抗力降低，流感、麻疹、猩红热、白喉；鼻腔本身的一些疾病也可引起鼻窦炎；邻近病灶，如扁桃体炎或腺样体肥大、上颌第2双尖牙及第1、第2磨牙根部的感染，拔牙时损伤上颌窦壁或龋齿残根坠入上颌窦内等也可导致鼻窦炎等。在中医看来，贴敷、推拿疗法是治疗此病症的不错选择。

● 家庭调治贴敷法

取穴部位： 患侧鼻

操作方法：

（1）取苍耳子、辛夷花各6克，葱白15克。先将前两味药加水180毫升，煎至60毫升，再将葱白汁兑入，备用。

（2）用消毒棉球蘸上药汁塞入患侧鼻中，2小时换药1次。

说明：隔夜葱汁不可用。

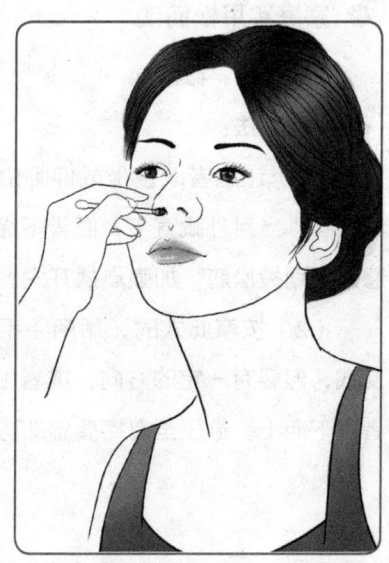

消毒棉球蘸药汁塞入患侧鼻中

● **家庭实用推拿法一**

取穴部位：上星穴、印堂穴、迎香穴、承泣穴、太阳穴、曲池穴、合谷穴、列缺穴

操作方法：

（1）先用拇指指端点按或按揉上星、印堂、迎香、承泣，各1~2分钟。

（2）用拇指、食指对称用力以推揉法从鼻根沿鼻的两侧向下至迎香推5~10遍，患者会立觉鼻窍通畅。

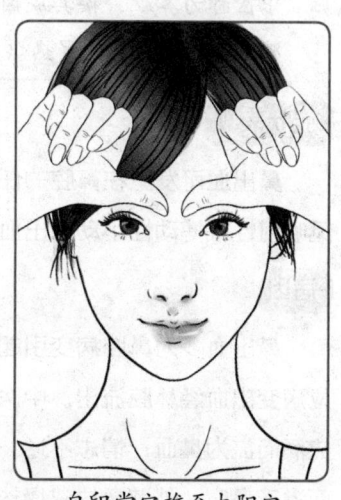

（3）两拇指自印堂穴推至双侧太阳穴10~20遍。

（4）按揉曲池、合谷、列缺，各1~2分钟。每天操作1次。

607

自印堂穴推至太阳穴

● **家庭实用推拿法二**

取穴部位：印堂穴、上星穴、太阳穴、风池穴

操作方法：

（1）用手掌肉最厚的部位，从患者眉毛中间的印堂穴往上推，一直推到发际上1寸的上星穴，如此反复数十次。

（2）双手大拇指从印堂穴顺着眉毛往两边推，一直推到太阳穴，反复数十次。

（3）大拇指按揉太阳穴数十次，再从耳朵前面一直往上推，推到顶端再从耳朵后面往下推，重复数十次。

（4）再按摩风池穴数十次。

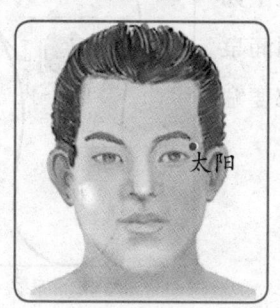

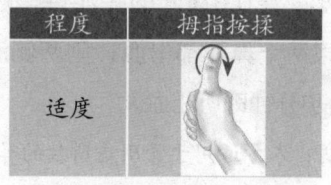

程度	拇指按揉
适度	

操作方法

鼻出血

鼻出血即常说的流鼻血，指的是血液从鼻孔流出的一种病理症状。中医称为鼻衄，按其成因可分为虚弱与燥热两类。虚弱包括肝肾阴虚和脾气虚；燥热包括胃热炽盛、肝火旺盛和肺经热盛。

症状表现

鼻出血可发生在鼻腔的任何部位，但以鼻中隔前下区最为多见，有时可见喷射性或搏动性小动脉出血。鼻腔后部出血常迅速流入咽部，从口吐出。

病因

鼻出血多为鼻腔病变引起，也可为全身疾病引起，还可以是鼻腔邻近部位病变出血经鼻腔流出。中医认为过食辛燥、暴饮烈酒导致胃热炽盛，血随热涌而流为鼻血；情志不遂，肝气郁结或暴怒伤肝使得肝火上逆，血随火行而溢于鼻窍；外感风热或燥热之邪，燥热循经而上壅鼻窍，热伤脉络，迫血妄行，血溢于鼻即造成鼻出血；房劳过度或久病伤阴导致肝肾不足，虚火上炎，血液升腾而溢出鼻窍；饮食不节、忧思劳倦过度或久病不愈致使脾气受损，不能统血，血液外渗于鼻腔即形成鼻出血。

● 家庭调治贴敷法

取穴部位： 涌泉穴

操作方法：

（1）大蒜去皮与生地黄一起捣烂如泥，韭菜根洗净，切细捣汁半小杯加适量凉开水备用。

（2）把捣烂的药物，摊在纱布上，做1个如铜钱大小、厚0.3厘米的蒜泥饼，贴敷同侧涌泉穴，如果两个鼻孔都出血，则两侧涌泉穴都要贴敷。一般5分钟即可止血。

说明：本方适用于肾阴虚所致的鼻出血。

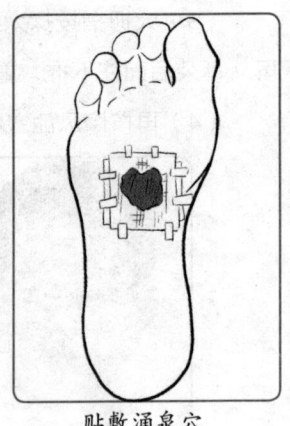

贴敷涌泉穴

● **家庭实用推拿法一**

取穴部位： 百会穴、阳陵泉穴等

操作方法：

（1）让患者取坐位，仰头后靠，施术者用右手大拇指从患者前发际按压至百会穴，稍加用力，反复操作，用时2～3分钟，即可止血。

（2）术者用一手将患者头额固定，另一手大拇指指腹向上按压患者耳根部位——位于下颌骨与枕骨相交的凹陷中，来回旋转按揉，左右两面交替进行，直至有明显的酸胀感，每次持续3分钟左右。

（3）再按揉阳陵泉穴1分钟。

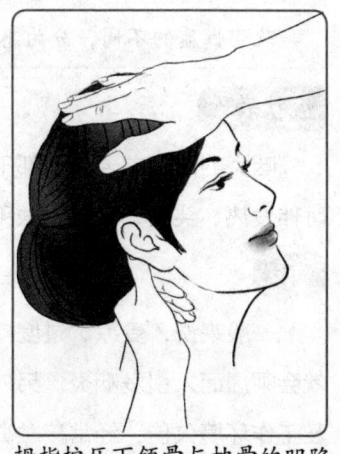

拇指按压下颌骨与枕骨的凹陷

609

● **家庭实用推拿法二**

取穴部位： 迎香穴、三阴交穴、曲泉穴、人中穴、神庭穴、印堂穴、上星穴、百会穴

操作方法：

（1）取正坐位，仰头后靠，用食指指腹按压鼻翼两侧的迎香穴各2分钟，以局部有酸胀感为宜。

（2）以拇指指腹按压三阴交、曲泉穴各2分钟。

（3）以拇指指端点按患者的人中、神庭、印堂、上星、百会穴各1分钟，以局部有酸胀感为宜。

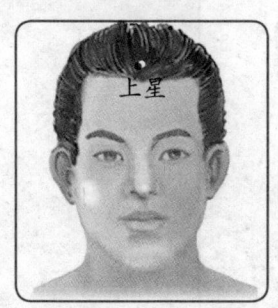

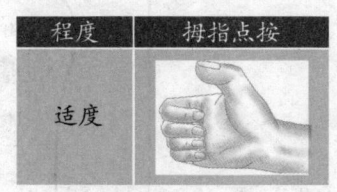

程度	拇指点按
适度	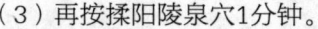

操作方法

第八章 五官科疾病调治法第八章 五官科疾病调治法

咽炎

咽炎是咽部黏膜、黏膜下组织的炎症，一般根据病程的长短和病理改变性质的不同，分为急性和慢性咽炎两种。

症状表现

咽炎的症状主要有咽部干燥不适、疼痛灼热、吞咽困难、有异物感，还可伴发热、头痛、食欲不振和四肢酸痛等。

病因

一般来说，受凉、过度疲劳、烟酒过度会使人抵抗力下降，病原微生物就会乘虚而入引发咽炎。另外，营养不良，患慢性心、肾、关节疾病，生活及工作环境欠佳，经常接触高温、粉尘、有害刺激气体也可引发此病。

610

● 家庭调治贴敷法

取穴部位： 涌泉穴

操作方法：

（1）取吴茱萸30克，生附子6克。上药共研成细末，用面粉少量混匀，以米醋调为糊状，做成2个药饼，另加麝香0.3克备用。

（2）取药饼，微蒸热，贴于双足心涌泉穴上，用纱布包扎固定。每日换药1次。

说明：本方能引火下行，适用于喉痹（慢性咽炎、咽喉炎）。

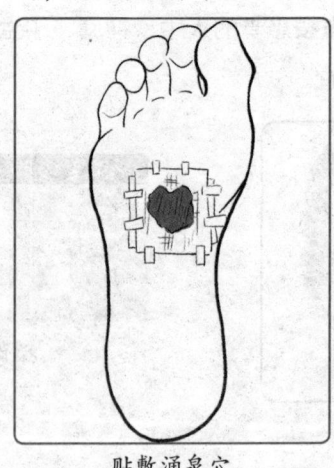

贴敷涌泉穴

● **家庭实用推拿法一**

取穴部位：鱼际穴、少商穴、合谷穴、孔最穴、曲池穴、天突穴

操作方法：

（1）用拇指指尖掐按鱼际穴、少商穴，用力中等，反复掐按1~2分钟；然后用适度捏按合谷1~2分钟。

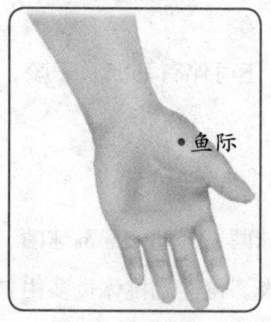

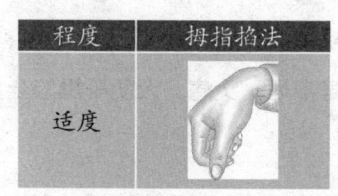

操作方法

（2）用拇指指腹用重力捏按孔最穴、曲池穴，反复捏按2~3分钟。

（3）用食指指腹轻按天突穴，反复按1~2分钟。每日操作1次。

说明：以上方法主治急性咽炎。

611

● **家庭实用推拿法二**

取穴部位：天突穴、鱼际穴、照海穴、三阴交穴

操作方法：

（1）先用中指指腹轻轻按揉天突穴1~2分钟，以局部有轻微胀热感为宜。

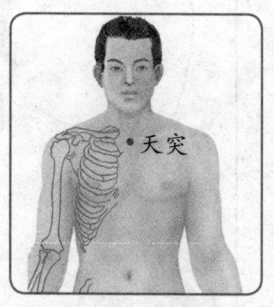

操作方法

（2）用拇指指尖用中等力量掐按鱼际穴、照海穴，各反复1~2分钟。

（3）用拇指指腹用重力捏按三阴交穴，反复捏按1~2分钟。每日操作1次。

说明：以上方法主治慢性咽炎。

扁桃体炎

扁桃体炎在临床上分为急性扁桃体炎和慢性扁桃体炎。急性扁桃体炎是扁桃体的急性非特异性炎症，是常见的咽喉疾病。

症状表现

扁桃体炎的症状有咽干、灼热、咽痛，还可伴有耳痛、干咳，可伴发热、周身不适、头痛、大便干燥等全身症状。

病因

扁桃体炎的主要致病原为乙型溶血性链球菌，其他如葡萄球菌、肺炎双球菌、细菌及病毒混合感染也可引起扁桃体炎。慢性扁桃体炎多由其他疾病迁延而来，如急性扁桃体炎、猩红热、流行性感冒等。

612

● 家庭调治贴敷法

取穴部位：廉泉穴

操作方法：

（1）取冰片5克，全蝎10克，菜油2毫升。先将前两味药研细末，再调入菜油拌匀，做成如5分钱币大小的药饼备用。

（2）用胶布将药饼贴于廉泉穴，24小时换1次。

说明：贴敷以上穴位有清疏风热、通络散结、消肿解毒的功效，适用于急性扁桃体炎。

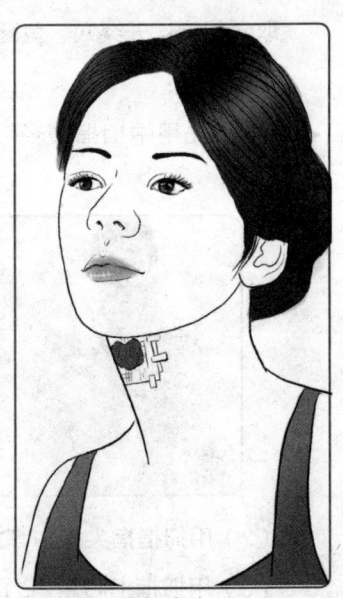

贴敷廉泉穴

● **家庭实用推拿法一**

取穴部位： 少商穴、合谷穴、鱼际穴、孔最穴、曲池穴、天突穴

操作方法：

（1）用拇指指尖掐按少商，反复掐按1~2分钟；然后用较重力捏按合谷1~2分钟。

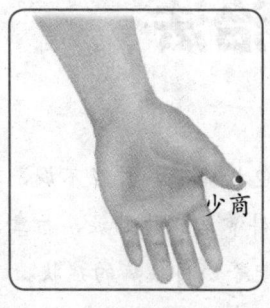

程度	拇指掐按
略重	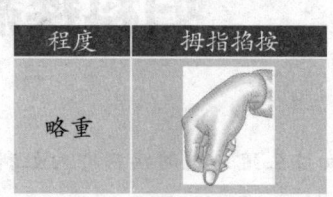

操作方法

（2）用拇指指尖用重力掐按鱼际，反复掐按1~2分钟。

（3）用拇指指腹用重力捏按孔最、曲池，反复捏按2~3分钟。

（4）用食指指腹轻按天突，反复按1~2分钟。

说明：此法主治急性扁桃体炎。

● **家庭实用推拿法二**

取穴部位： 天突穴、鱼际穴、照海穴、三阴交穴

操作方法：

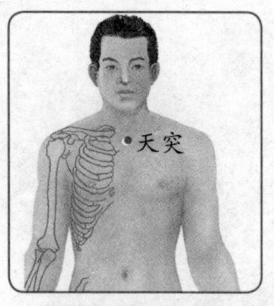

程度	拇指按揉
适度	

操作方法

（1）用拇指指腹轻轻揉按天突穴1~2分钟，以局部有轻微胀热感为止。

（2）用拇指指尖以中等力量掐按手部鱼际穴、足部照海穴，每隔10秒放松1次，反复操作1~2分钟。

（3）用拇指指腹点按三阴交穴，反复点按1~2分钟。每日1次。

说明：此法主治慢性扁桃体炎。

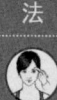

第九章

妇科疾病调治法

　　女性生殖系统的疾病即为妇科疾病，包括痛经、月经不调、带下病、更年期综合征等。本章列举了多种妇科常见病的贴敷、推拿、松筋法，这些方法可以有效缓解经期及更年期等妇科疾病的症状。

内容提要

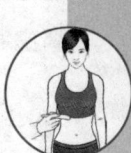

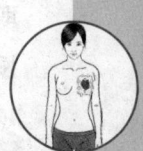

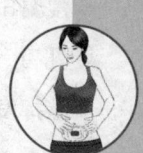

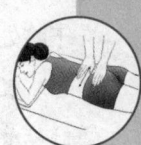

痛经

痛经是女性月经期的常见症状，是指女性在经期前后或行经期间发生的周期性下腹疼痛或痛引腰骶，以致影响了正常的工作、学习和生活。

症状表现

痛经的主要症状是女性每逢月经来潮即发生难以忍受的下腹部阵发性疼痛，有时会放射至腰部，常伴有恶心、呕吐、尿频、便秘或腹泻，严重者腹痛剧烈、面色苍白、手足冰冷，甚至昏厥，痛经经常持续数小时或1~2天。

病因

现代医学认为痛经是由于月经期前列腺素的分泌刺激了阴道和子宫收缩，一般是功能性的。痛经属于中医学"痛经""经行腹痛"范畴。中医认为是经期忧思恼怒、感受寒邪以致气滞血瘀、寒湿凝滞，不通则痛；或因脾肾虚寒、气血虚弱，胞脉失养，不荣则痛。

● 家庭调治贴敷法

取穴部位： 神阙穴

操作方法：

（1）山楂100克，葛根浸膏10克，甘草浸膏5克，白芍150克。上药烘干研粉，再加乳香、没药浸液70毫升，烘干，另加入鸡血藤挥发油4毫升，冰片少许拌匀即成。

（2）取0.2克，用醋或黄酒调成糊状，敷于脐处。

说明：在月经来潮前2天贴敷，或初感痛时贴敷，可起到行气活血止痛的作用。

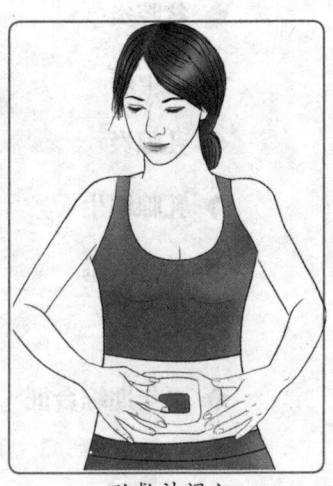

贴敷神阙穴

● **家庭实用推拿法**

　　取穴部位： 气海穴、关元穴、肾俞穴、八髎穴等

　　操作方法：

　　（1）先让患者取仰卧位，施术者用摩法顺时针在小腹部治疗，约6分钟，后以一指禅推法或揉法在气海、关元治疗，每穴约2分钟。

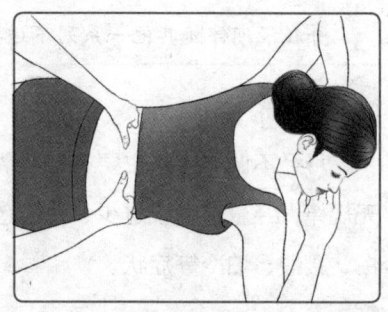

　　（2）让患者取俯卧位，用拇指按揉肾俞穴、八髎穴，以有酸胀感为度，在腰骶部用擦法治疗，以透热为度。

　　拇指按揉肾俞穴

　　（3）地机穴用揉点或点按法，约2分钟，每天1次即可。

● **家庭实用松筋法**

　　取穴部位： 神阙穴、曲骨穴、任脉、肾经、胃经、脾经等

　　操作方法：

　　（1）让患者取仰卧位，施术者先从脐部的水平面开始，在下腹部，从神阙穴至曲骨穴分别沿任脉（腹部的正中线）、肾经（腹正中线旁开0.5寸）、胃经（腹正中线旁开2寸）、脾经（腹正中线旁开4寸）在腹部的循行路线，以松筋棒的钝角做圆拨法。其中是以任脉循行路线为重点，任脉操作5～10遍，其他经脉操作3～5遍，呈螺旋形前进。

　　（2）施术者在患者耻骨联合上缘处，以松筋棒的锐角做划拨法，在两侧腹股沟处之前往返操作，直至疼痛有所缓解为止。因为腹部的肌肉、脂肪相对比较厚，所以，施术者向下按压时不仅要保持一定的力度，还要保持前进的顺畅。如果松筋棒操作按压时疼痛更加剧烈则要停止操作，改用其他部位的操作。

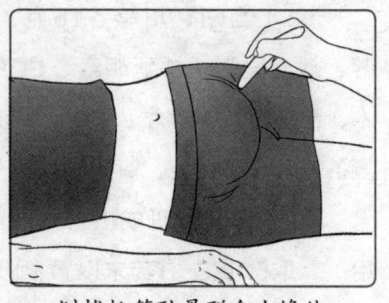

　　划拨松筋耻骨联合上缘处

第九章　妇科疾病调治法

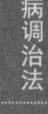

月经不调

月经不调泛指各种原因引起的月经周期紊乱，经量、色质发生异常，并在经期伴随其他一系列不适症状的总称，是妇科最常见的疾病之一。

症状表现

月经不调的症状主要有月经周期或出血量的异常，如月经提前、延后或无规律、经量过多或过少、月经色质改变等。同时可伴随头晕乏力、面色苍白、腰酸、怕冷等症状。

病因

现代医学认为器质性病变引起的月经不调，可由很多疾病导致，如生殖系统局部的炎症、肿瘤、生殖道感染、子宫肌瘤等；功能性月经不调则是自身身体机能失调所引起。中医认为，月经不调多是先天肾气不足、气血失调所致，女性以血为本，气血虚弱则月经不调；月经失调还与脾、肾、肝的经气有关，或者情志不畅、愤怒郁结、思虑过度、久病体虚损伤了脏腑及冲任二脉引起本病。

● 家庭调治贴敷法

取穴部位：关元穴

操作方法：

（1）当归、川芎各15克，白芍、肉苁蓉、炒五灵脂、炒延胡索、白芷、苍术、白术、台乌药、小茴香、香附、青皮、陈皮、半夏各9克，柴胡6克，黄连、炒吴茱萸各3克。

（2）诸药共研成粗末备用（可分3次使用），取50克左右药末以黄酒炒热，白布袋子包裹，先热熨神阙穴及关元穴周围，熨后将药末敷于关元穴上，外以胶布固定。每日熨药1次，至月经正常停用。

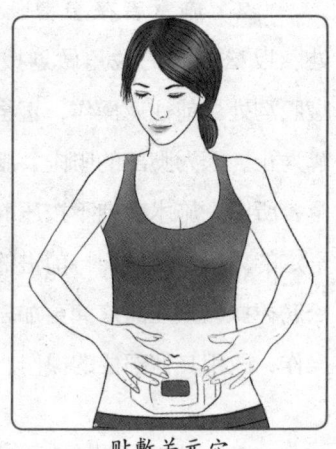

贴敷关元穴

说明：本方适用于气滞血瘀型月经不调。

● **家庭实用推拿法**

取穴部位： 气海穴、三阴交穴、八髎穴等

操作方法：

（1）以大鱼际揉按气海穴3~5分钟，摩腹，顺时针、逆时针各5分钟。

（2）以拇指指腹按压三阴交穴50~100次，然后用掌根按揉八髎穴2分钟，并擦热腰骶部。

（3）从太冲、太溪、地机、肝俞、肾俞、关元、血海、足三里等穴中选择2~3个，各按揉30~50次。每天按揉1次。

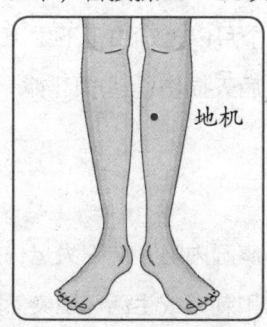

程度	拇指按揉
适度	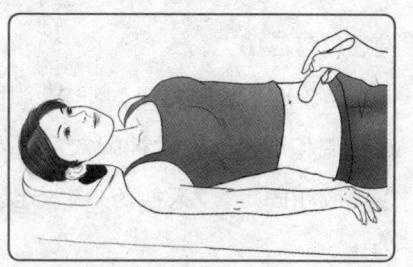

操作方法

说明：本病一般应在经前7天开始治疗，至经停为1个疗程，每月治疗1个疗程。

● **家庭实用松筋法**

取穴部位： 申庭穴、本神穴、曲差穴、眉冲穴、气海穴、关元穴、中极穴等

操作方法：

（1）首先患者取仰卧位，施术者取患者申庭、本神、曲差、眉冲穴，做重点的开穴操作。

（2）施术者再取患者气海、关元、中极、子宫、曲骨、归来穴，做重点的开穴操作；最后施术者取患者肾俞穴、志室穴、八髎穴、命门穴、十七椎穴，做重点的开穴操作。

松筋开穴气海穴

说明：因女性在月经期间不能对腹部穴位进行松筋按摩，故此种方法应避开女性行经期。

闭经

闭经只是一种妇科病的症状，如果是由原发疾病导致的闭经则不容忽视，如生殖器发育不全、肿瘤、畸形等。

症状表现

闭经是指妇女应有月经，但超过一定时限仍未来潮者（青春前期、妊娠期、哺乳期以及绝经期后无月经者除外）。闭经的症状有以下几种：年过18岁仍未行经；曾有过正常月经，但闭止在3个月以上；由于下生殖道某一部分（如处女膜、阴道、宫颈）的先天缺陷或后天损伤，造成闭锁，使经血不能外流。

病因

中医称本病为"经闭"，本病的发生多为痰湿内阻，脾阳失运，痰湿壅滞，经络受阻，胞脉不通或因精神上过度紧张和刺激或生活环境突然变化，使肝气郁结，气机不利，血瘀不行；或肝肾不足，气血亏虚，精血不足，冲任失养，因而导致闭经。

● 家庭调治贴敷法

取穴部位：神阙穴

操作方法：

（1）取党参、白术、当归、熟地黄、白芍、川芎各10克。

（2）将诸药共研为细末，用时以黄酒适量调和成膏状贴敷神阙穴上，外以纱布覆盖，胶布固定。2天换药1次，连续敷至病愈为止。

说明：本方适用于气血虚弱型闭经。

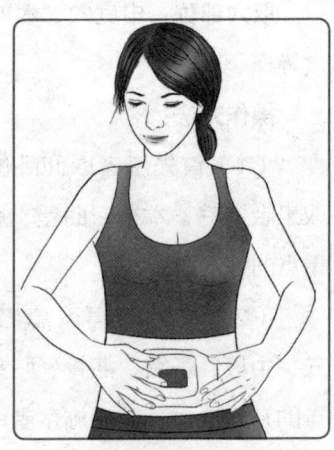

贴敷神阙穴

● **家庭实用推拿法**

取穴部位：膻中穴、中脘穴、气海穴、足三里穴、丰隆穴、合谷穴等

操作方法：

（1）先以掌根部揉患者膻中穴2分钟，并按压1分钟，以食、中、无名三指指腹揉中脘、气海各1分钟。

（2）屈食指点按足三里、丰隆、合谷、三阴交、次髎各1分钟，以局部有酸胀感为度。

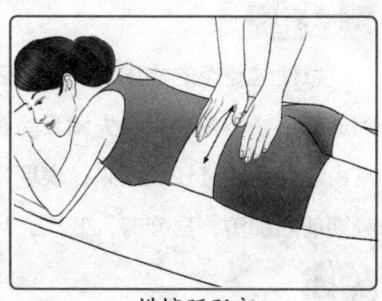

（3）以手掌面横擦腰骶部，以透热为度。

（4）自脐水平向下推至双大腿内侧部20～30遍。每日1次。

横擦腰骶部

● **家庭实用松筋法**

取穴部位：头部、腰骶部等

操作方法：

（1）让患者取正坐位，施术者以松筋棒的钝角，从患者神庭穴至本神穴，做圆拨法的操作。一侧做完再做另一侧，力度要均匀和缓。头皮部的皮肤较薄，而且毛发的毛囊较多，易引起明显的疼痛感觉，应多与患者交流，以控制好操作的力度。

（2）让患者取俯卧位，施术者在骶部的八髎穴区域内，用松筋棒的钝面先在8个骶后孔处做轻柔的刮法，使温热的感觉沿骶后孔向盆腔里传导，小腹部也会出现温热的感觉。然后在骶骨处，距后正中线0.5~1寸处，纵向做圆拨法操作，至皮肤微微发红即可，反复操作3~5遍。

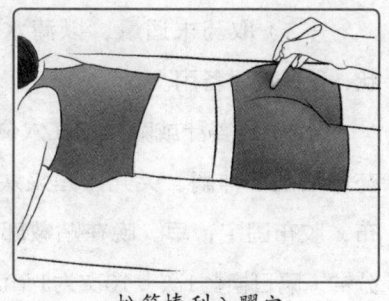

松筋棒刮八髎穴

盆腔炎

盆腔炎是指子宫、输卵管、卵巢、盆腔结缔组织等生殖系统的炎症，有急慢性之分，尤以慢性较为多见。

症状表现

急性盆腔炎的临床症状主要表现为高热、恶寒、下腹疼痛、恶心呕吐、阴道分泌物增多、月经失调及膀胱刺激征（尿频、排尿困难）。慢性盆腔炎常由急性盆腔炎迁延而来，表现为下腹部不适、腰骶疼痛，劳累，性生活、经期前后加重，易疲劳，低热，月经和白带增多等。

病因

产后或流产后感染、宫腔内手术操作后感染、经期卫生不良、邻近器官的炎症直接蔓延等都是女性患盆腔炎的可能原因。本病在中医学中属"妇人腹痛""带下病"等范畴，经期、产后产道损伤，体质虚弱、劳累过度，而致邪气蓄积盆腔发病；或为脾虚运化失常、水湿内停、郁久化热所致。

● 家庭调治贴敷法

取穴部位：神阙穴、关元穴、归来穴

操作方法：

（1）取乳香、没药各60克，蟾酥10克。上药共研细末，装瓶备用。

（2）取药末适量，以清水少许调为糊状，做成药饼备用。

（3）用姜汁或蒜汁滴在穴位上，然后把药饼贴敷于神阙、关元、归来穴上，上盖纱布，胶布固定，早、晚在贴敷部位上热敷30分钟。隔日换药1次，10次为1个疗程。

说明：贴敷以上穴位可活血化瘀、解毒散结，治疗慢性盆腔炎。

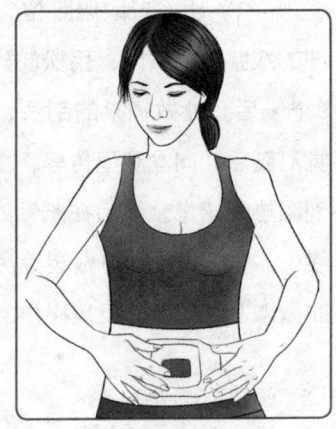

贴敷神阙穴

● **家庭实用推拿法**

取穴部位：气海穴、地机穴、太冲穴、膈俞穴、肝俞穴、脾俞穴等

操作方法：

（1）让患者取仰卧位，施术者用掌按法持续按压患者气海穴3分钟。

（2）用掌揉法反复揉动小腹2分钟，用掌擦两侧胁肋部2分钟，以有热感为度。

（3）施术者用拇指按揉患者两下肢地机、太冲穴各2分钟。

（4）让患者取俯卧位，施术者用拇指按揉患者两侧膈俞、肝俞、脾俞、三焦俞、八髎穴各1分钟。

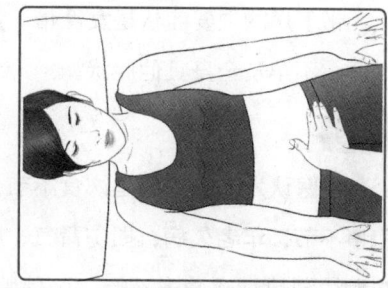

掌揉法揉小腹

● **家庭实用松筋法**

取穴部位：肾经、胃经、脾经等

操作方法：

（1）患者取正坐位，施术者从患者胸骨柄下端的剑突处开始，沿前正中线向下至脐部。然后分别沿肾经（腹正中线旁开0.5寸）、胃经（腹正中线旁开2寸）、脾经（腹正中线旁开4寸）在上腹部的循行路线，以松筋棒的钝角做圆拨法，在操作路线上呈螺旋形前进，用力宜小，以轻柔和缓为主。

（2）患者取仰卧位，施术者从患者脐部的水平面开始，在下腹部分别沿任脉（腹部的正中线）、肾经、胃经、脾经在腹部的循行路线，以松筋棒的钝角做圆拨法，其中以任脉循行路线为重点，任脉操作5~10遍，其他经脉操作3~5遍，在操作路线上呈螺旋形前进。

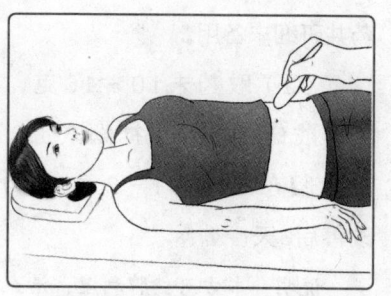

沿任脉、肾经、胃经松筋开穴

（3）沿耻骨联合上沿，以松筋棒的锐角做划拨法，寻找敏感点，进行重点的点按操作。

说明：因为盆腔炎的形成与外邪侵袭、中气不足等有密切的关系，所以，松筋操作时要以腹部、腰骶部为主。

带下病

当阴道、宫颈或内生殖器发生病变时，阴道分泌物即白带的量明显增多，并且色、质和气味异常，因此称为带下病。

症状表现

带下病的主要症状是女性带下量多或色、质、气味异常，甚至兼见月经不调、不孕及全身其他症状。

病因

中医认为，带下病是饮食不节，劳倦过度；或忧思气结，损伤脾气；或房事不节，年老久病，损伤肾气，脾肾不能运化水湿，带脉失约以及恣食厚味酿生湿热；或情志不畅，肝郁脾虚，湿热下注；或感受湿毒、寒湿等引起的。

624

● **家庭调治贴敷法**

取穴部位：神阙穴

操作方法：

（1）取醋炙鸡冠花、酒炒红花、荷叶灰、白术、茯苓、陈壁土、车前子各等份。上药共研细末备用。

（2）取药末10～15克，用酒或米汤调匀成膏状，敷于神阙穴上，外以纱布盖上，胶布固定。1～2天换药1次，至病情改善后3天。

说明：本方可健脾利湿、活血止带，适用于肝郁脾虚、湿热下注引起的带下病。

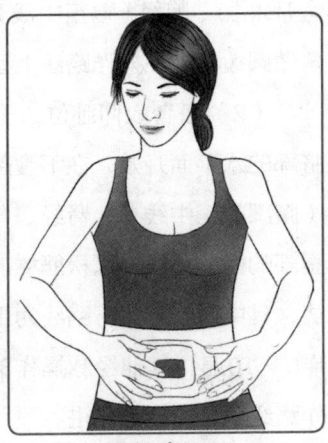

贴敷神阙穴

● **家庭实用推拿法**

取穴部位：带脉穴、气海穴、关元穴、足三里穴、三阴交穴等

操作方法：

（1）点揉带脉、气海、关元穴各3～5分钟，并逆时针摩腹10分钟，再掌振下腹部2～3分钟。

（2）点按双侧足三里、三阴交、阴陵泉穴，各30～50次。

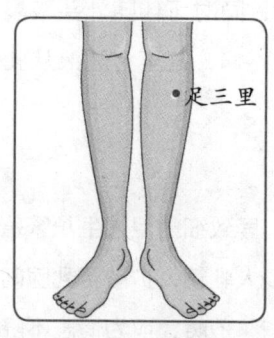

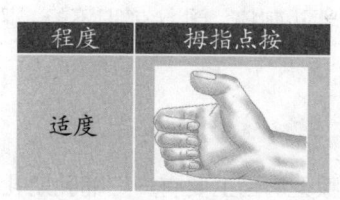

操作方法

（3）揉脾俞，捏行间，各3～5分钟，然后用掌根按揉八髎穴，并擦热腰骶部。每日1次。

说明：推拿治疗带下病有一定疗效，但应结合全身症状和其他病史等全面分析，查明原因，明确诊断，再予治疗。平时应节制房事，注意经期卫生、保持外阴清洁。

带下病患者忌涉水游泳，以避免下腹受冷；另外忌过度进食生冷寒凉食品。

● **家庭实用松筋法**

取穴部位：大赫穴

操作方法：

（1）患者取站位，在横骨上1寸，中极（任脉）旁开0.5寸处取大赫穴。

（2）以松筋棒的钝角做圆拨法，至皮肤微微发红发热即可。

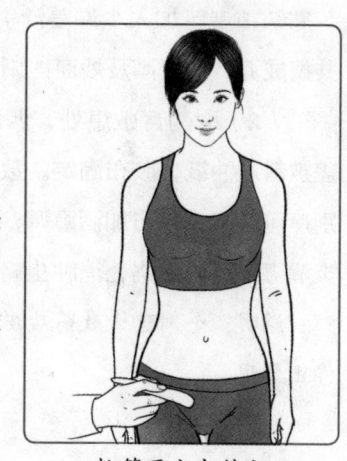

松筋开穴大赫穴

乳腺炎

乳腺炎是指乳腺化脓性感染，急性乳腺炎是产褥期的常见病，是引起产后发热的原因之一。

症状表现

乳腺炎以乳房局部红肿热痛为主要表现，同时可伴随乳头皲裂，哺乳时感觉乳头刺痛，乳汁郁积不畅，乳房肿胀疼痛，甚至有脓液从乳窍中流出等。

病因

乳腺炎病因主要有产妇哺乳期乳汁瘀积，导致细菌侵入生长繁殖；乳头周围破损，造成感染；婴儿口腔内炎症直接侵入乳管，扩散至乳腺间质引起化脓性感染等。本病在中医属"乳痈""奶疮"范畴，可为情志不舒、肝失疏泄或者饮食不节、脾胃运化失司所致。

626

● 家庭调治贴敷法

取穴部位：阿是穴（患处）

操作方法：

（1）取急性子25克，芒硝50克，鲜蟾蜍皮1张（要连背皮），白酒1盅，炒面适量（寒结重者可加入少许姜汁）。先将前3味药共捣成泥，加白酒及炒面拌调成干糊状备用。

（2）取药膏敷患处，四周围以棉条，上盖敷料及油纸，胶布固定。敷药后如果感觉特别痒可取下，隔日加酒重调，再敷。可起到消炎解毒，散瘀通络，消肿止痛的作用。

说明：个别患者敷药后皮肤发痒，请立即停止敷用。

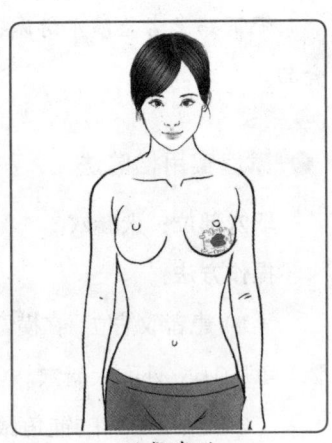

贴敷患处

● **家庭实用推拿法**

取穴部位：乳根穴、天溪穴、食窦穴、屋翳穴、膺窗穴等

操作方法：

（1）用热毛巾热敷患侧乳房5~10分钟，然后均匀地在乳房部涂施护肤膏。用拇指和食指轻轻揉捻患侧乳头15~20次。

（2）用两手掌同时在胸部及两乳房周围轻轻揉摩2~3分钟，然后轻轻用拇指揉按乳根、天溪、食窦、屋翳、膺窗穴各1分钟。

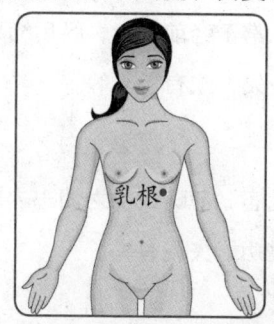

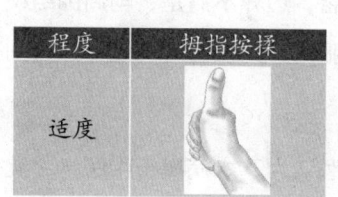

操作方法

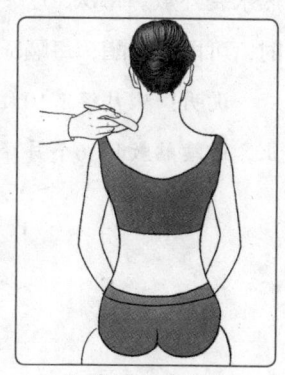 页码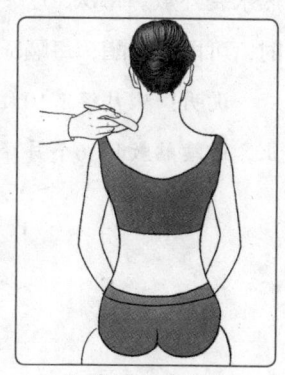

（3）让患者正坐，术者先按揉其风池穴，再沿颈椎两侧向下到大椎穴两侧，往返按揉数10次，然后拿风池、肩井、少泽、合谷穴各3分钟。再摇动患侧肩关节，幅度宜大，并在腋窝内取极泉穴，按拿10~20次即可。

说明：如乳房肿块硬而范围大，可增加按摩次数。按摩时要注意按摩部位的皮肤，防止破皮影响治疗。

● **家庭实用松筋法**

取穴部位：肩井穴

操作方法：

（1）患者取坐位，施术者在患者肩上，乳头正上方，大椎穴与肩峰端连线的中点上取肩井穴。

（2）以松筋棒的钝角做圆拨法，至皮肤微微发热即可。

（3）施治完本穴以后，术者可对患者的肩部肌肉做一些轻柔的推拿，以让其达到放松的效果。

（4）对本穴的施治时间一般为3~4分钟，每天3次左右即可。

松筋开穴肩井穴

627

乳腺增生

乳腺增生是中青年女性中常见的乳房疾病。本病又称小叶增生、乳腺结构不良症、纤维囊性病等。

症状表现

乳腺增生的症状表现是单侧或双侧乳房有多个大小不等的肿块，质韧实或囊性感，边界不清楚，与周围组织无粘连。常于经前增大，经后缩小，自觉乳房胀痛，尤以经前明显，经后则减轻或消失，或有溢乳等。

病因

中医认为，本病属于中医学"乳癖""乳痞"范畴，多为情志内伤、肝郁痰凝、积聚乳络所致。此外，也可能与卵巢功能失调有关。

● 家庭调治贴敷法

取穴部位： 阿是穴（患处）

操作方法：

（1）取细辛、浙贝母各30克，当归尾、川芎、连翘、赤芍、荔枝核、乳香、木香、皂角刺各60克。上药共研为细末，装瓶备用。

（2）取药适量，用陈醋少许调为糊状，外敷患处，上盖纱布，胶布固定；同时配合热水袋外敷。每次30分钟，每日2次。若药干时，可再滴些醋，每隔5天更换新药1次。

说明：从月经前10天开始贴敷，行经时停止，连续贴敷4～6个月经周期即可。

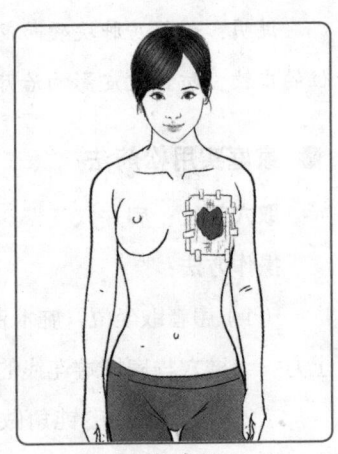

贴敷患处

● **家庭实用推拿法**

取穴部位：章门穴、期门穴、膻中穴、乳根穴、太溪穴等

操作方法：

（1）患者取仰卧位，施术者先点按患者章门、期门穴，各2分钟。

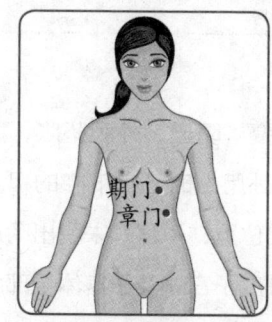

程度	拇指点按
适度	

操作方法

（2）再点揉膻中穴3分钟，点揉乳根穴5分钟。

（3）点揉太溪、三阴交、膈俞、血海、阴陵泉穴，各2分钟。每天1次即可。

说明：日常应注意适当休息，适当加强体育锻炼，避免过度疲劳。保持乳房清洁，经常用温水清洗，注意乳房肿块的变化。患者宜常吃海带，有消除疼痛、缩小肿块的作用，多吃橘子、橘饼、牡蛎等行气散结之品，忌食生冷和辛辣刺激性的食物。

● **家庭实用松筋法**

取穴部位：天突穴、鸠尾穴、乳根穴、膻中穴、期门穴、太冲穴等

操作方法：

（1）患者取正立位，施术者沿患者天突穴至鸠尾穴自上而下进行划拨法松筋，再沿前胸部胃经的循行路线进行划拨法松筋，最后沿乳房外侧的脾经循行路线进行划拨、每条路线划拨1～2分钟，以患者局部产生酸胀感为度。

（2）术者选取患者乳根穴、膻中穴、期门穴、太冲穴做重点的开穴操作。

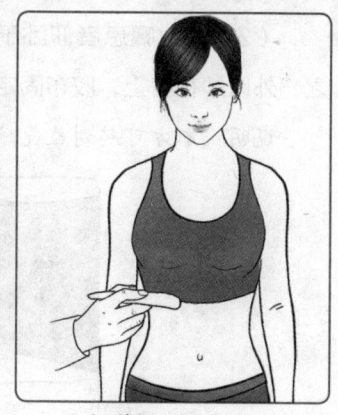

松筋开穴乳根穴

子宫脱垂

　　子宫脱垂是指子宫沿阴道下降，子宫颈外口降至坐骨棘水平以下，甚至完全脱出阴道口。

症状表现

　　子宫脱垂的临床表现有腰骶部酸痛，下腹、阴道、外阴坠胀，阴道有块状物脱出，泌尿道症状。临床上以患者平卧用力时子宫下降的程度，将子宫脱垂分为三度：Ⅰ度子宫位置略低于正常位置，子宫颈未脱出阴道口；Ⅱ度子宫颈及部分子宫体已脱出阴道口外；Ⅲ度子宫颈及子宫体全部脱出阴道口外。

病因

　　子宫脱垂是生产时用力过度，胞络受损或产后过早劳动，调护失宜，又素脾土虚弱，升举乏力，中气下陷，肾元亏损，带脉失约，无力维系胞宫而致。中医认为，适当借助贴敷、推拿办法可以缓解并治疗此病症。

● 家庭调治贴敷法

取穴部位：神阙穴

操作方法：

　　（1）升麻、黄芪、柴胡、党参各10克，枳壳15克，麝香0.3克。先将前5味药共研细末，以醋调和为膏状，备用。

　　（2）用时嘱患者仰卧于床上，取麝香0.1克纳入脐孔内，再用膏药敷之，外以纱布盖上，胶布固定。3天换药1次，10次为1个疗程。

　　说明：本方可起到益气疏肝、升提固脱的效果。

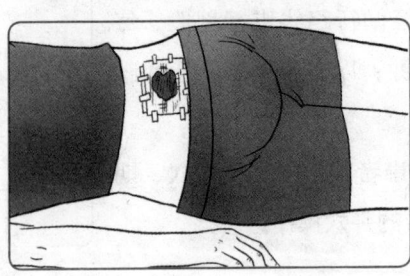

贴敷脐孔

● **家庭实用推拿法一**

取穴部位：中脘穴、气海穴、关元穴、维道穴、归来穴、带脉穴等

操作方法：

（1）患者取仰卧位，两下肢微屈，术者立于一侧，用一指禅推法或按揉法沿中脘、气海、关元操作约5分钟。

（2）重点在小腹进行逆时针摩腹、揉脐10分钟，按揉维道、归来、带脉各30秒。用掌根自耻骨边缘向上推至脐，反复20次。

（3）用双手的拇指、食指、中指分别对称用力捏拿两侧的腹外斜肌3~5次。

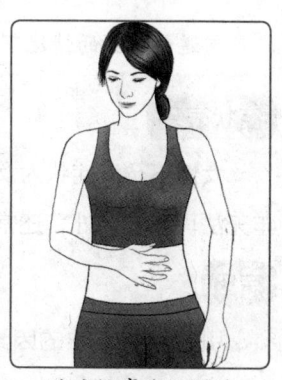

逆时针摩腹、揉脐

● **家庭实用推拿法二**

取穴部位：肾俞穴、大肠俞穴、小肠俞穴、关元俞穴、胞肓穴、命门穴、八髎穴等

操作方法：

（1）患者取仰卧位，术者立于一侧，用掖法或按揉法施于脾俞、肾俞、大肠俞、小肠俞、关元俞、胞肓、长强穴各30秒。

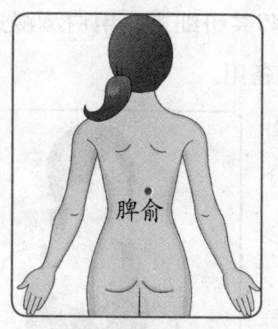

脾俞

程度	拇指按揉
适度	

操作方法

（2）帮患者直擦督脉，横擦命门、八髎穴，以透热为度。

不孕症

不孕症是指夫妇同居两年以上，男方生殖功能正常，在没有采取任何避孕措施的情况下女方不能受孕。

症状表现

女性不孕症症状为女性婚后从未受孕者，或者有过生育或流产现象后两年无法再孕。另外，还常伴随月经异常、乳房有异常分泌物等。

病因

引起女性不孕的因素有阴道炎症、宫颈管发育不良、输卵管炎症、子宫内膜异位症等。中医认为，女性不孕和先天之本肾，后天之本脾及任脉、冲脉的元气精血不足有关，或与体质肥胖、痰湿内生、气机不畅、冲任受阻等有关。

● 家庭调治贴敷法

取穴部位： 关元穴

操作方法：

（1）生附子、芒硝、透骨草、桂枝各60克，紫丹参120克，吴茱萸、小茴香各50克，路路通、艾叶各30克。上药共研细末，用白酒浸透、拌匀，装入20厘米×8厘米的纱布袋，缝好袋口备用。

（2）将药袋放入蒸笼中蒸1小时，取出用干毛巾包住，置关元穴上，保温热敷60分钟，月经第一天放置，每晚1次，连放15天，3个月为1个疗程。

说明：本方善于温经通络，可以助孕。

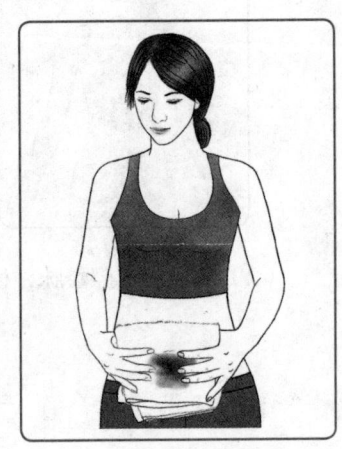

热敷关元穴

● **家庭实用推拿法一**

　　取穴部位：三阴交穴、涌泉穴、太冲穴

　　操作方法：

　　（1）患者取坐位，将大拇指指腹放在三阴交穴上，顺时针按揉1~2分钟。力度要适中，左右两侧的穴位都要按到。

　　（2）用大拇指揉压涌泉、太冲两穴，力度适中，每次5~8分钟，每天早晚各1次即可。

　　说明：治疗期间应该适当节制性生活。

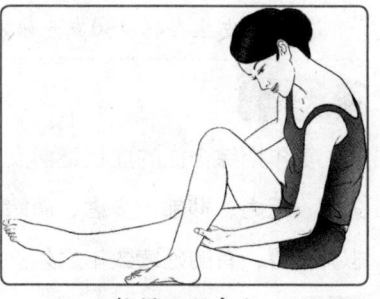

按揉三阴交穴

● **家庭实用推拿法二**

　　取穴部位：三阴交穴、关元穴、胞肓穴

　　操作方法：

　　（1）用拇指指端点按三阴交穴1~2分钟，以局部有热感为宜。

　　（2）用拇指指腹按压关元穴2~3分钟。

　　（3）以拇指指腹按压两侧胞肓穴1~2分钟。

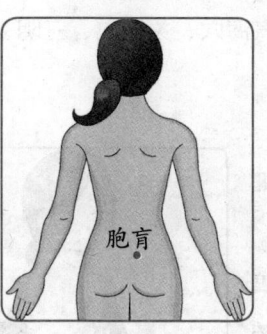

胞肓

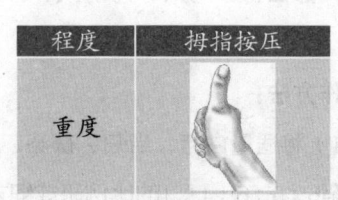

程度	拇指按压
重度	

操作方法

更年期综合征

更年期综合征是由雌激素水平下降而引起的一系列症状。女性更年期通常发生在45~50岁开始停经的这段时间。

症状表现

更年期综合征的症状是指女性在绝经前后经行紊乱、面色潮红、心悸、失眠、乏力、抑郁、多虑、情绪不稳定、易激动、注意力难于集中，甚或情志异常等，有的延续数年之久。

病因

在围绝经期，卵巢功能减退，垂体功能亢进，分泌过多的促性腺激素使女性体内的内分泌环境发生较大变化，部分妇女对此变化不能适应，会出现以自主神经功能失调为主的一系列症状。中医认为，人在中年到老年这一时期，肾气渐衰，精血不足，脏腑功能失调，所以女性出现了更年期综合征。通过贴敷、推拿、松筋疗法可以起到一定的缓解作用。

● 家庭调治贴敷法

取穴部位： 命门穴、肾俞穴、脾俞穴、气海穴、关元穴、三阴交穴、足三里穴

操作方法：

（1）将适量白芍、当归、茯苓、肉桂、细辛，按照5∶5∶5∶1∶1的比例研成细末备用。

（2）术者取药末10克，以老姜汁（生姜去皮绞汁过滤）10毫升调和成1立方厘米的药饼，再以5平方厘米的胶布将其贴敷在命门、肾俞、脾俞、气海、关元、三阴交、足三里附近的热敷点上，每次贴敷要以患者自觉热痛难以忍受为度，贴敷时间为6~12小时，每3天1次。

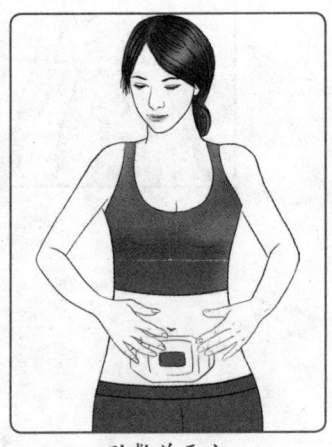

贴敷关元穴

说明：本方适用于肾虚所致更年期综合征，如失眠、怕冷、畏寒等。

● **家庭使用推拿法**

取穴部位： 百会穴、中脘穴

操作方法：

（1）患者先取正坐位，将中指指腹放在自己头顶的百会穴上，顺时针按摩30秒钟，适当用力，每天早晚各1次。

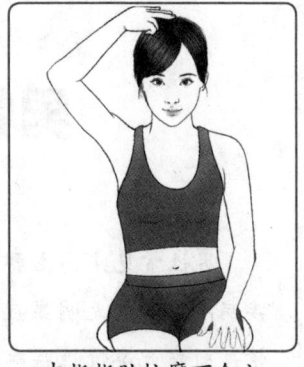
中指指肚按摩百会穴

（2）患者仰卧在床上或者沙发上，右手半握成拳，将拇指伸直，放在自己的中脘穴上，顺时针按揉1~2分钟，适当用力。每天早晚各1次。

说明：患有更年期综合征的女性要注意劳逸结合，保持豁达、乐观的心情，不要过分焦虑。如果患者情绪不能稳定，可参加一些文娱活动，调节生活情趣。在饮食方面，应多吃些富含蛋白质的东西，如莲子、红枣、冬笋等。

● **家庭使用松筋法**

取穴部位： 印堂穴、太阳穴、玉枕穴、天柱穴、神庭穴等

操作方法：

（1）患者取正坐位，施术者以松筋棒的钝面从患者印堂穴开始，沿着眉棱骨用刮法操作至太阳穴，再沿额部的正中线，分别向头两侧的发际处做刮法，由下向上，一直操作至神庭穴，操作的力度要轻柔，直到整个额部做过刮法之后有轻微的热感为止。

（2）从后头部的玉枕穴开始，向下沿足太阳膀胱经刮至天柱穴，一侧做完之后再做另一侧，力度均匀至头皮部有酸麻的感觉。

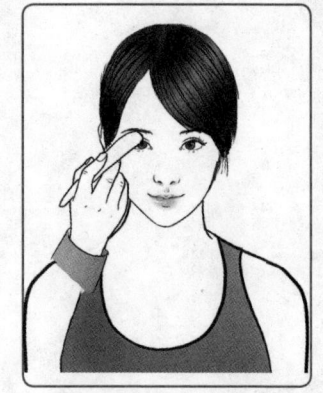
沿眉棱骨刮至太阳

（3）从神庭穴开始至本神穴，做刮法至微微发热，以调整神经系统的功能。

（4）从腋中线开始，沿肋间隙向前，以松筋棒的钝面依次做刮法，从大包穴一直操作到第10肋下缘做刮法，再用手掌沿肋间做摩法，直到胁肋部微微发热。

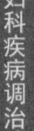

第十章

男性疾病调治法

男性常见疾病主要包括阳痿、早泄、遗精、前列腺疾病等。男性疾病早期一般无明显症状，且男性缺乏自我保健知识，很容易延误病情，引发此类慢性疾病。所以，在生活中一定要注意科学防治此类疾病，养成良好的生活和卫生习惯。

内容提要

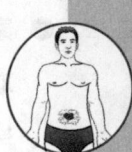

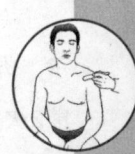

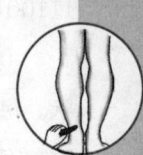

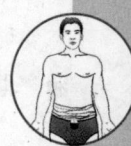

阳痿

　　阳痿又称阴茎勃起功能障碍（国际上简称ED），本病主要是指男性在有性欲的情况下，性交时不能勃起或在勃起时不能维持足够的时间和硬度，无法完成正常的性生活。

症状表现

　　阳痿的症状为男性在有性欲的情况下，阴茎不能勃起或能勃起但不坚硬，不能进行性交活动或性交困难。

病因

　　中医认为，本病多涉及肝、肾、阳明三经。临床以虚证为多见，发病原因主要有肾气虚衰、命门火衰、胃气虚衰、心脾亏损、胆虚惊恐伤肾、寒滞肝脉、肝气郁结、肝经湿热、脾胃湿热、痰湿阻络等，造成阴茎痿而不举或举而不坚。适当通过贴敷、推拿、松筋疗法可以起到治疗作用。

● 家庭调治贴敷法

取穴部位：命门穴

操作方法：

　　（1）取淫羊藿、蛇床子、皂荚、马钱子、肉苁蓉、黑附片、丁香各100克。上药水煎2次，再浓缩成膏，阴凉干燥，研为细末，过100目筛，贮瓶备用。

　　（2）用时取药末适量，用白酒调为干糊状。每取药糊2克敷于命门穴处。上盖敷料，胶布固定。每日换药1次，15次为1个疗程。

　　说明：治疗期间应禁房事、烟酒，调摄精神，其中马钱子不宜久用。

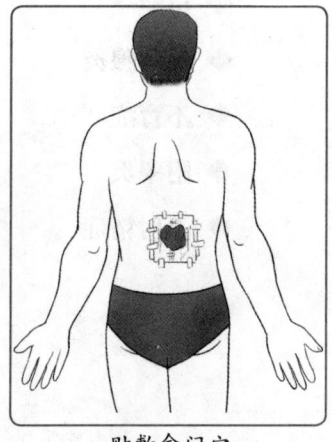

贴敷命门穴

638

● 家庭实用推拿法

取穴部位：心俞穴、脾俞穴、胃俞穴、肝俞穴、胆俞穴、肾俞穴等

操作方法：

（1）先让患者取俯卧位，术者立其一侧。在患者背部沿足太阳膀胱经及腰骶部施以拿捏法2分钟左右，再从上至下按揉双侧心俞、脾俞、胃俞、肝俞、胆俞、肾俞、腰阳关、命门穴共5分钟。以红花油为介质，用小鱼际横擦患者腰骶部，以透热为度。

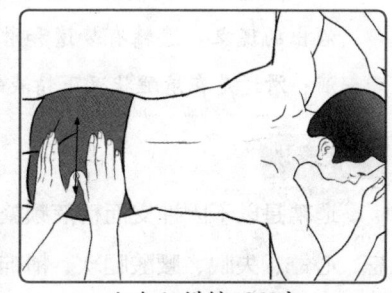

小鱼际横擦腰骶部

（2）让患者仰卧位，术者用食、中两指按揉关元、气海、中极穴各1分钟。然后，双掌交替从两侧的髂前上棘推至阴茎处数遍，掌心对正神阙穴做掌振腹部1分钟，再逆时针方向摩腹5分钟，四指从神阙穴部轻拍至耻骨联合处10遍。

（3）帮助患者按揉两侧的足三里、三阴交、涌泉穴各1分钟即可。

● 家庭使用松筋法

取穴部位：肩外俞穴、手三里穴

操作方法：

（1）患者取正坐位，术者在患者背部第1胸椎和第2胸椎突起中间向左右各4指处取肩外俞穴松筋开穴。按压过程中，患者要保持深吸气状态，术者可适当用手刀劈。在用手刀劈的同时，患者用嘴吐气，如此重复20次。

（2）术者在患者手肘弯曲处向前3指取手三里穴松筋开穴。按压此处时要领同前，重复10次即可。

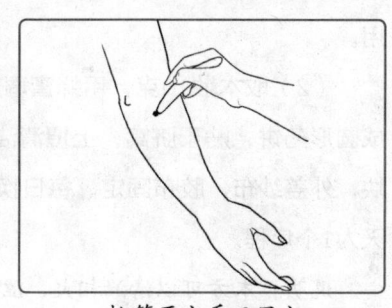

松筋开穴手三里穴

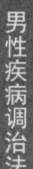

遗精

遗精是指在没有性生活的情况下或者仅有意念冲动时，精液自行溢出的现象。遗精有梦遗和滑遗之分，梦遗就是在睡眠中发生的精液外泄；滑遗是在清醒状况下精液的自行流出。

症状表现

遗精是以不因性交而精液频繁遗泄为主要表现，并伴有头昏、耳鸣、健忘、心悸、失眠、腰酸腿软、精神萎靡等症状的疾病。

病因

西医里，遗精多为男性外生殖器及性神经功能失调所致。手淫频繁、过度疲劳和心理因素也会引起遗精。中医学把有梦而遗称为"梦遗"，无梦而遗称为"滑精"，认为是肾气不固所致。中医认为，本病发生的主要原因是肾脏虚损不能藏精，多与情志不调、房劳过度、手淫、饮食失节、湿热下注等因素有关。病机以君相火动，湿热下注，劳伤心脾，肾虚滑脱为多见。本病虽病位在肾，但与心肝肺脾四脏密切相关。

● 家庭调治贴敷法

取穴部位：神阙穴

操作方法：

（1）取黄柏、知母、茯苓、枣仁各20克，五倍子30克。上药共研细末，装瓶备用。

（2）取本散10克，用蜂蜜调成糊状，捏成圆形药饼，贴于脐窝，上覆清洁塑料薄膜1块，外盖纱布，胶布固定。每日换药1次，10天为1个疗程。

说明：本方可以清泄相火、涩精止遗，同时还可治疗慢性前列腺炎。

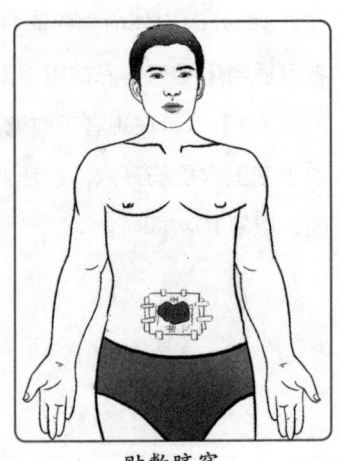
贴敷脐窝

● **家庭实用推拿法一**

　　取穴部位： 心俞穴、肾俞穴、关元俞穴、长强穴、命门穴等

　　操作方法：

　　（1）患者先取俯卧位，术者沿患者膀胱经按摩2分钟，按揉心俞、肾俞、关元俞穴各1分钟，用掌揉法揉腰骶部1分钟。

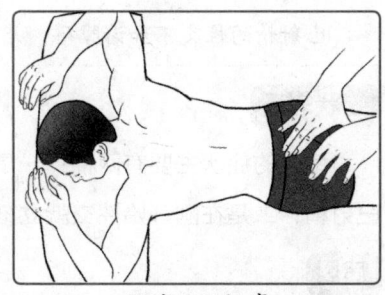
沿膀胱经按摩

　　（2）患者换仰卧位，术者帮助患者逆时针摩腹5分钟，然后点按关元、气海、中极穴各1分钟。

　　（3）术者帮助患者按揉三阴交、太溪穴各1分钟，双侧涌泉穴各按揉1分钟。

● **家庭使用推拿法二**

　　取穴部位： 会阴穴、百会穴、印堂穴、神门穴、肾俞穴、命门穴等

　　操作方法：

　　（1）先用拇指指端点按会阴穴100次，点揉印堂穴100次、百会穴300次。

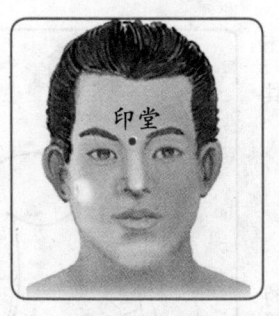

程度	拇指点揉
适度	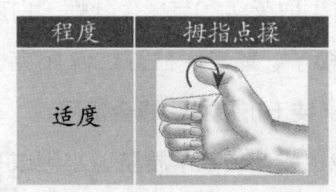

操作方法

　　（2）点按神门穴50～100次，按揉肾俞、命门穴各100次，并擦热腰骶部。

　　（3）按揉三阴交、太溪、太冲穴各30次，擦涌泉穴200次。每日1次。

　　说明：如果是由某些器质性病变引起的遗精、滑精，应及时治疗原发病。

早泄

早泄是指射精发生在阴茎进入阴道之前，或进入阴道尚未抽动时便已射精的性交不和谐障碍，是男性性功能障碍的常见病症之一。

症状表现

早泄的症状主要有两种：一是行房事时，男子阴茎勃起，尚未性交，便已射精；二是在刚开始性交就立刻射精，随之而来的便是阴茎软缩。

病因

西医中，导致早泄的原因主要可以分为心理和生理两大部分，一般来说工作压力过大、精神紧张、身心疲乏、房事频繁、手淫过度都可能导致心理性早泄。而生理的早泄是器质性病变所致，如慢性前列腺炎、精囊炎等。中医认为，肾藏精、肾气不足或肝肾阴虚则可导致早泄的发生；同时肝失疏泄也容易引发早泄。

642

● 家庭调治贴敷法

取穴部位： 丹田穴

操作方法：

（1）取芡实20克，生牡蛎、白蒺藜各15克，金樱子、莲子、益智仁各10克。上药共研细末，装于布袋中，缝合备用。

（2）取药袋系于腰脐、小腹或丹田穴。2周为1个疗程，连续2或3个疗程。

说明：本方可达到补肾益气、收敛止泄的效果。

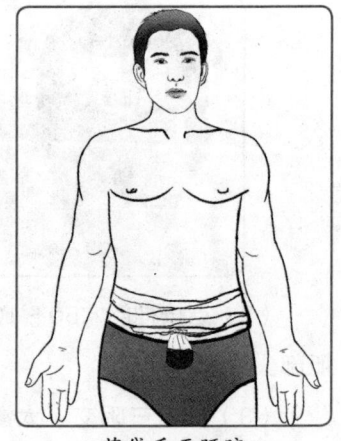

药袋系于腰脐

● **家庭实用推拿法**

　　取穴部位：关元穴、内关穴、太冲穴、三阴交穴、涌泉穴

　　操作方法：

　　（1）用拇指指腹轻轻揉按关元穴3～5分钟，以局部有酸胀感为宜。

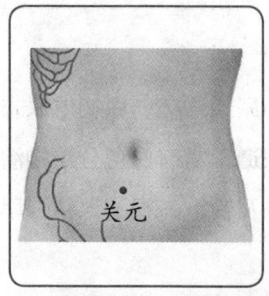

程度	拇指按揉
适度	

操作方法

　　（2）用食指指端用较重力捏按内关穴，每隔10秒放松1次，反复捏按3～5分钟，以局部有较强烈酸胀感为度。

　　（3）用拇指指端用重力捏按太冲、三阴交、涌泉穴，每隔10秒放松1次，每穴反复捏按3～5分钟，以局部有较强烈酸胀感为宜。每日1次。

● **家庭使用松筋法**

　　取穴部位：上星穴、百会穴、通天穴、肩井穴、中府穴、神门穴、劳宫穴等

　　操作方法：

　　（1）患者取坐位，闭目放松，术者取其上星、百会、通天、肩井、中府、神门、劳宫等穴进行松筋开穴，每次30～40分钟。

　　（2）患者换俯卧位，全身放松。术者取其心俞、肝俞、肾俞、命门、腰阳关、环跳、昆仑、委中等穴进行松筋开穴。每次30～40分钟。

　　（3）患者换仰卧位，全身放松。术者取其中脘、气海、关元、中极、天枢、足三里、三阴交、涌泉等穴进行松筋开穴。每次30～40分钟。上述操作法皆每周5次，1个月为1疗程。

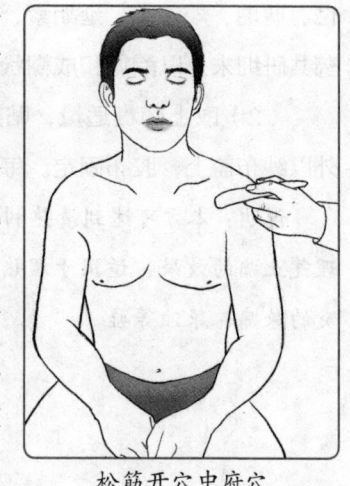

松筋开穴中府穴

前列腺炎

前列腺炎是指前列腺特异性和非特异性感染所致的急慢性炎症，是男性生殖器疾病中常见的疾病之一。

症状表现

前列腺炎的主要症状为尿频、尿后滴尿、尿道灼热、尿初或尿末疼痛；疼痛常放射至阴茎头和会阴部；便后或尿后尿道口常有白色分泌物渗出。伴有下腰部酸痛，小腹及会阴区坠胀、不适，以及性欲减退、遗精、早泄、射精痛和阳痿等。

病因

中医认为，前列腺炎属中医学"淋证""尿浊""癃闭"范畴，是由肾虚、湿热下注而成，必须利尿通淋，活血化瘀。适当运用贴敷、推拿疗法可以起到治疗的作用。

● 家庭调治贴敷法

取穴部位： 神阙穴

操作方法：

（1）取土茯苓、龙胆草、马齿苋、桃仁、琥珀、炒谷芽、延胡索、枳壳各等份。上药共研细末，以醋调和成糊状备用。

（2）取上药糊适量，贴敷于神阙穴上，外以纱布盖上，胶布固定。每日换药1次。

说明：本方可达到清热利湿、活血化瘀、理气止痛的效果，适用于湿热下注所致前列腺炎的尿痛、尿浊等症。

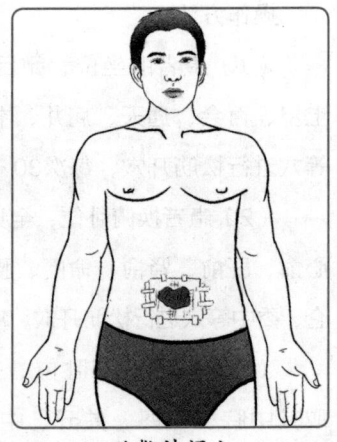

贴敷神阙穴

● **家庭实用推拿法一**

取穴部位： 关元穴、中极穴、曲泉穴、阴陵泉穴、大敦穴等

操作方法：

（1）以关元或中极为中心顺时针揉摩小腹10～15分钟，点按曲泉、阴陵泉穴各100～300次，掐点大敦穴50～100次。

（2）振点会阴穴2～3分钟，点揉肾俞、膀胱俞穴各100次；然后点按腰骶部八髎穴5分钟，并擦热腰骶部。每日1次。

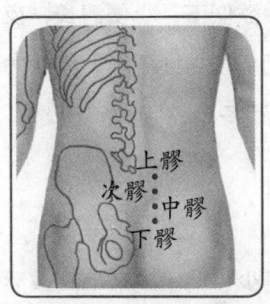

程度	拇指点按
适度	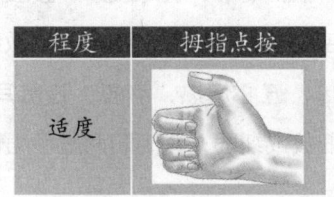

操作方法

说明：本病应以药物治疗为主，本疗法只适合辅助治疗。患此病者应戒酒戒烟，饮食清淡而有营养；戒除手淫等不良习惯，节制性生活；少穿紧身裤；避免久坐；不宜长时间骑自行车、骑马；适当多饮水，切忌憋尿；注意个人卫生，包皮要经常外翻清洗等。

● **家庭使用推拿法二**

取穴部位： 前列腺

操作方法：

（1）患者取胸膝卧位或侧卧位，术者用食指顺肛门于直肠前壁触及前列腺后，按从外向上、向内、向下的顺序规律地轻柔按压前列腺，同时嘱患者做提肛动作，使前列腺液排出尿道口，并立刻小便。

（2）患者取下蹲位或侧向屈曲卧位，自己用中指或食指按压前列腺体，每次按摩3～5分钟，以每次均有前列腺液从尿道排出为佳。

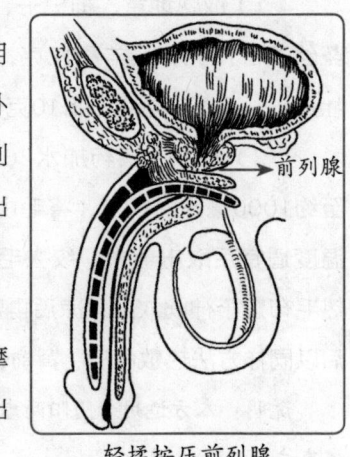

前列腺

轻揉按压前列腺

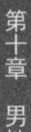

不育症

男子不育症可由很多先天性疾病或者外伤等所导致，后天因素则包括不良生活方式和其他多种因素如生活环境、食物、药物等。

症状表现

男性不育的症状因病因不同而有所区别。肾阳虚型男性不育，症状为面色苍白，精神萎靡，畏寒肢冷，腰酸腿软，性欲低下，小便清长，夜尿多或数频，舌淡嫩，苔白润，脉沉弱或微细；肾阴虚型男性不育，症状为面颊烘热或潮热，五心烦热，消瘦，眩晕耳鸣，失眠多梦，腰酸，便燥，舌红少苔，脉细数或细弱；肾阴阳两虚型男性不育。

病因

现代医学认为男性不育多是由于精子数量少、精子畸形率高或活动度差以及射精功能障碍或精液输出管道阻塞。中医认为，男子不育主要有以下病因：先天不足，肾精不充；肾气不足，精关不固或肾精亏耗，滑脱不禁，或房劳过度，肾不藏精，或情志紧张，精气失调等。

● 家庭调治贴敷法

取穴部位： 神阙穴、命门穴、肾俞穴

操作方法：

（1）取熟地黄、枸杞子、山药、楮实子、菟丝子各15克，淫羊藿12克，泽泻、山茱萸、牡丹皮、茯苓、透骨草各10克，丁香9克。

（2）将以上诸药加水2000毫升煎煮，煎至约1000毫升时去渣，将毛巾浸泡于药液中，温度适宜后取出毛巾，绞去毛巾上的药液，将热毛布敷于神阙穴上，凉后再敷，反复3次。然后以同样方法热敷命门、肾俞，每日1剂。

说明：本方适用于阴阳两虚之精子缺乏而致不育症。

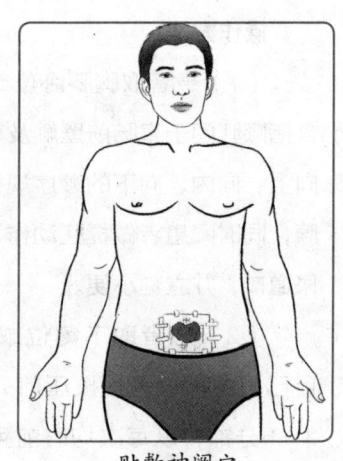

贴敷神阙穴

● **家庭实用推拿法一**

取穴部位：气海穴、石门穴、关元穴、神门穴等

操作方法：

（1）以拇指或手掌按摩下腹部气海、石门、关元穴，并逐渐用力捻动。

（2）用手掌掌面或食指、中指、无名指指面附着于骶骨棘突周围，有节律性横向抚摩，每分钟120次左右。

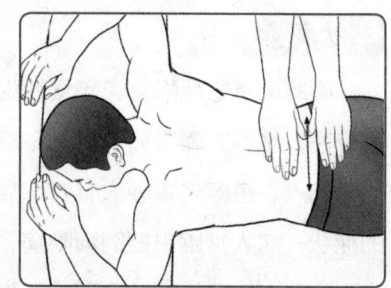
横向抚摩骶骨棘突周围

（3）以拇指按神门穴（手少阴心经穴位，仰掌，腕后横纹头，大筋尺侧屈腕肌腱内侧凹陷处），逐渐用力深压，每次5~10分钟，每日1~2次，10次为1个疗程。

● **家庭使用推拿法二**

取穴部位：夹脊穴、肾俞穴、膀胱俞穴、关元穴、神阙穴、委中穴、涌泉穴

操作方法：

（1）先轻摩腹，微热后按摩腰骶部，以夹脊穴为重点，至皮肤微热，由下向上轻拍9遍。

（2）点按肾俞、膀胱俞、关元、神阙、委中、涌泉六穴。每日操作1遍即可。

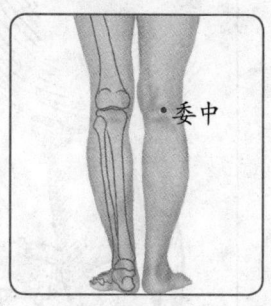

程度	拇指点按
适度	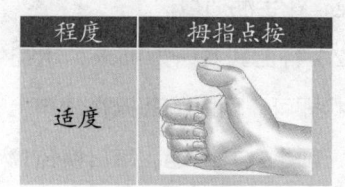

操作方法

附睾炎

附睾炎是男性泌尿外科的一种常见病。老少均可发病，20～45岁男性占绝大多数。

症状表现

附睾炎有急性附睾炎和慢性附睾炎之分。前者的症状：突然高热，白细胞升高，患侧阴囊胀痛，有沉坠感，下腹部及腹股沟部有牵扯痛，站立或行走时加剧，患侧附睾肿大，有明显压痛，严重时附睾和睾丸均有肿胀；后者的症状：病人常感患侧阴囊隐痛，胀坠感，疼痛常牵扯到下腹部及同侧腹股沟，有时有继发性的鞘膜积液，附睾常有不同程度的增大变硬，或有轻度压痛，同一边的输精管会增粗。

病因

附睾炎多为泌尿系前列腺炎和精囊炎沿输精管蔓延到附睾所致，也有可能是受外力挤压、性生活过于频繁、手淫、包皮过长、长期不清洗等造成感染致病。

● **家庭调治贴敷法一**

取穴部位：神阙穴、阿是穴（患侧阴囊）

操作方法：

（1）取青黛、冰片各1.5克，雄黄5克，明矾3克，花生油适量。

（2）将上药共研为细末，用花生油适量调成糊状即可。用时将药摊在纱布上，外敷于神阙穴、阿是穴并固定，每日换药1次。

说明：如本病合并腮腺炎时，可给予清热解毒中药口服。

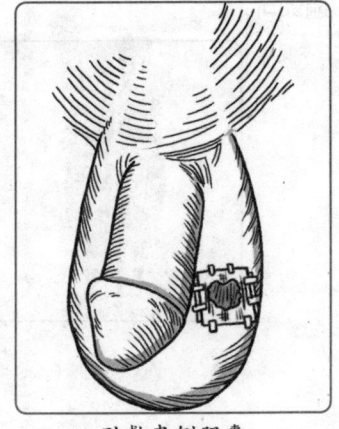

贴敷患侧阴囊

● **家庭调治贴敷法二**

取穴部位：患侧阴囊

操作方法：

（1）取陈皮60克，姜黄、大黄各120克，天花粉240克。上药共研为细末，过100目筛，装瓶备用。

（2）取适量药粉与枣花蜜调配成膏，略加热后，涂抹于纱布上，3~4层纱布为佳，药膏厚约0.3厘米，然后将纱布包扎于患侧阴囊。

以上方法每日1次，7天为1个疗程。

说明：附睾炎患者饮食宜清淡，禁食肥甘厚味、忌烟酒，治疗期间禁止性生活。

● **家庭实用松筋法**

取穴部位：脚后跟正中及正中偏左

操作方法：

（1）以左侧附睾炎为例，用牛角按摩棒在左脚脚后跟正中和正中偏左位置进行松筋开穴。

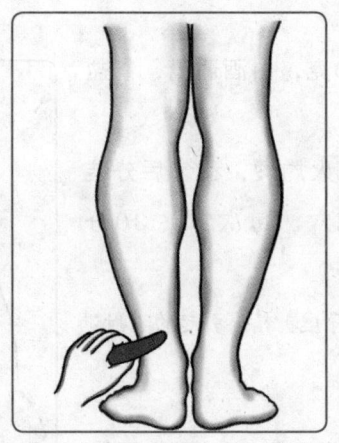

松筋开穴脚后跟正中及正中偏左

（2）先上下按压，再由脚心向后脚跟方向按压。每次10~20分钟，每日3~4次即可。

不射精症

不射精症又称射精不能，一般可分为两类，功能性和器质性。

症状表现

不射精症的主要症状为性交时间能维持很久而不疲软，在性交过程中不能达到性高潮或射精，没有射精动作，也没有精液排出体外，或即使有情欲高潮的感受，但既无射精动作，也无精液排出体外，平时却有遗精，或非性生活时遗精。

病因

不射精症的病因有很多种，排除心理因素和器质性病变之外，则主要有：性交过频造成脊髓射精中枢功能紊乱，引发不射精；长期手淫导致射精中枢习惯于手淫的强烈刺激，使得在性交时达不到射精阈值。

● **家庭调治贴敷法**

取穴部位：关元穴

操作方法：

（1）取吴茱萸50克，白酒适量，青盐450克。

（2）将上药用急火灼烫，和匀后分装数袋，趁热煨熨关元穴。每次20～30分钟，每日2次。

说明：本方适用于肾虚、精瘀引起的不射精症。

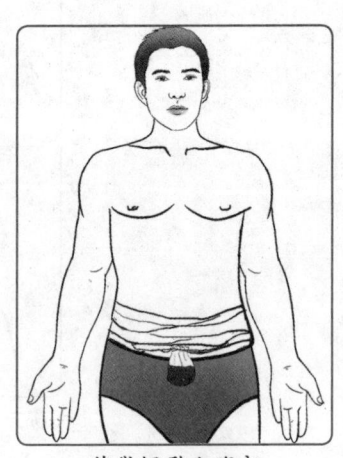

药袋煨熨小腹部

● **家庭实用推拿法一**

　　取穴部位： 劳宫穴、中极穴

　　操作方法：

　　（1）患者取站位先以脐为中心，顺时针，由小到大转圈揉36次，逆时针由大到小按揉36次。

　　（2）用同样的手法对准中极穴各揉36次，转圈最大时，上至神阙穴，下至曲骨穴。用力要轻柔缓和。

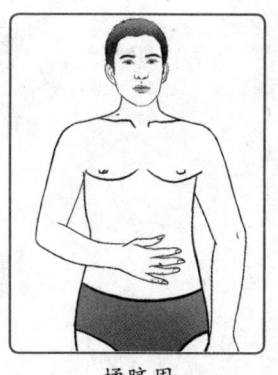

揉脐周

● **家庭实用推拿法二**

　　取穴部位： 三阴交穴、足三里穴、肾俞穴、关元穴等

　　操作方法：

　　（1）按揉三阴交、足三里、肾俞穴。每次取单侧穴位，双侧穴位轮换交替使用。以拇指或中指均匀揉按，以感觉酸、麻、胀感为宜，每次持续10~15分钟，每日2~3次。

　　（2）按摩关元、气海穴。患者取平卧位，双腿微屈，自然放松，用手掌根部轻轻按揉气海、关元穴，顺时针、逆时针方向各揉摩120次，间歇进行按摩。

　　（3）按摩涌泉穴。每日睡前用热水洗脚后，用手掌摩擦涌泉穴（双足心前端处），可顺时针、逆时针方向交替进行，以有热感为宜。

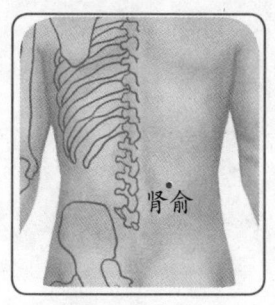

肾俞

程度	拇指按揉
适度	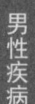

操作方法

651

第十一章

儿科疾病调治法

　　小儿疾病的治疗除内服药物外，父母可以运用贴敷、推拿、松筋法来辅助治疗，以缓解小儿的不适，加速其身体康复。

内容提要 ○--

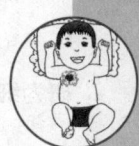

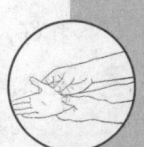

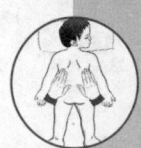

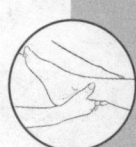

小儿伤食

小儿伤食是因儿童饮食过多过杂、生冷不均而导致食物滞纳在胃，不能消化，致使脾胃损伤的病症。

症状表现

呕吐酸臭物，不思饮食，口气臭秽，打酸臭嗝，脘腹胀满或钝痛不适，吐后感觉舒适，夜卧不安，大便干燥泻下酸臭物，舌苔厚腻，脉滑。

病因

小儿脏腑娇嫩，脾胃虚弱，如果饮食过多或过杂、生冷不均，易使食物滞纳在胃、不能消化，进而导致脾胃功能减退，出现腹胀腹痛、吞酸不适。

● **家庭调治贴敷法**

取穴部位：神阙穴

操作方法：

（1）甜酒曲1个，芒硝、栀子仁各6克，杏仁10克，使君子仁7粒，共研为细末。

（2）取细末适量，晚上用浓茶水调匀敷于患儿神阙穴上，再用布带包扎好，第二天早上除去，连敷3晚。此法具有化食消胀的作用。

说明：本方适用于小儿食积。

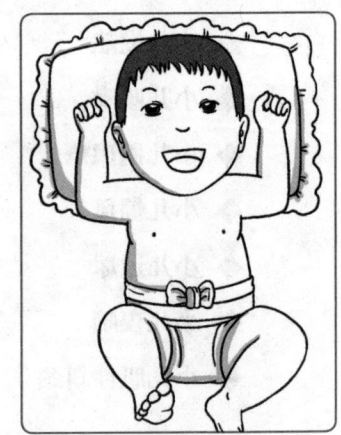

贴敷神阙穴

● 家庭实用推拿法一

取穴部位： 脾土穴、板门穴、外劳宫穴、内八卦穴、内劳宫穴

操作方法：

（1）脾土穴在拇指桡侧缘。父母用左手食、拇二指捏住患儿大拇指，用右手指腹循患儿拇指桡侧缘从指尖向指根方向推。

（2）板门穴在手掌大鱼际面。父母用右手拇指指腹旋揉患儿手掌大鱼际。

（3）外劳宫穴在患儿手背正中。父母用右手食指指腹按揉患儿外劳宫穴。

（4）内八卦穴在手掌面，以掌心为圆心，从圆心至中指根横纹约2/3处为半径做圆，内八卦穴为一圆圈。父母用左手捏住患儿手指，用右手拇指在患儿掌心做圆圈运动3次后，按压住内劳宫穴2分钟。

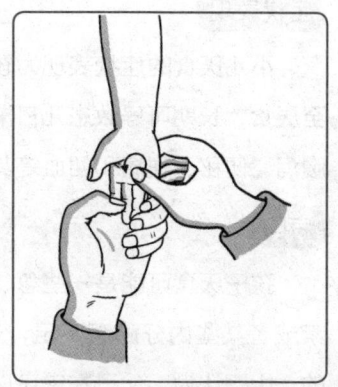
父母在患儿掌心做圆圈运动

655

（5）父母用四指指腹或全掌放在患儿腹部做圆周运动。每天可做1~2次，效果十分明显。

● 家庭实用推拿法二

取穴部位： 胃、肠反射区

操作方法：

（1）让患儿平躺，父母抬起患儿的小脚，以拇指和食指稍微用力按压其脚上的胃、肠反射区20~30下。

（2）在患儿手上小鱼际的上1/2处，即肠的反射区按压20~30下，即可缓解孩子的腹部不适。

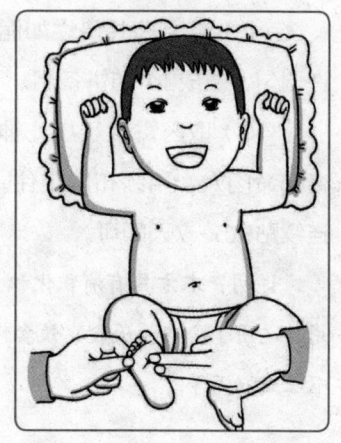
按压患儿脚上胃、肠反射区

小儿厌食

厌食是儿童较长时期厌恶进食或食量减少，甚至出现拒食拒水现象的一种疾病。

症状表现

小儿厌食的症状表现为较长时间没有其他明显症状，只是不想进食，甚至厌食，长期可导致患儿日渐消瘦、精神疲惫、乏力等。还可能伴有呕吐、腹泻、便秘、腹痛和便血等其他症状。

病因

孩子厌食可能是一些急、慢性感染性疾病引起的，也可能是缺乏微量元素或者某些内分泌素不足，还有可能是季节变化或者父母喂养不当等导致的。中医认为，父母在家可以通过贴敷法、推拿法等来帮助孩子调治厌食的问题。

● **家庭调治贴敷法**

取穴部位：神阙穴、命门穴

操作方法：

（1）取芒硝30克，山楂、山栀子、去核大枣各7粒，葱头9个，面粉35克。

（2）将上药共捣烂如泥糊状，加白酒少许调匀，做成2个药饼备用。

（3）取药饼敷于患儿神阙穴及其对应的背部命门穴，用纱布固定住。每天换药1次，连续贴敷5~7天即可。

说明：本方具有消积化积、理气导滞的作用，适用于食积、厌食、饮食停滞、脘腹胀满、呕吐或泄泻等。

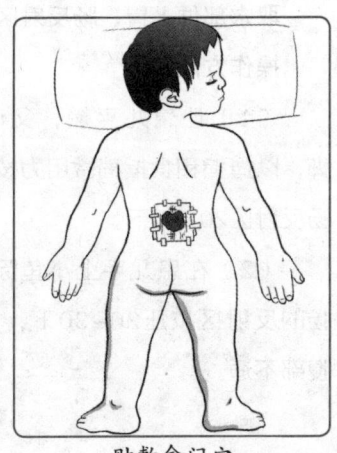

贴敷命门穴

● 家庭实用推拿法一

取穴部位： 长强穴、大椎穴、肾俞穴

操作方法：

（1）让患儿俯卧在床上或大人的大腿上，脱去上衣，暴露整个背部。对从未进行过捏脊的宝宝，建议家长先抚摩宝宝背部，使宝宝适应一下，肌肉达到放松状态，当宝宝感觉舒适时即可进行捏脊。

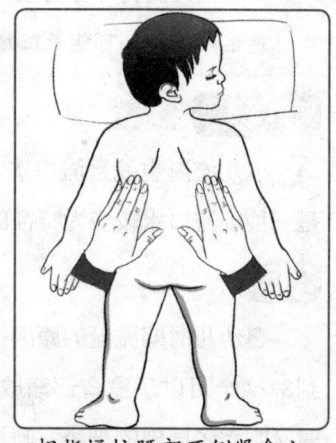

拇指揉按腰部两侧肾俞穴

（2）捏脊时沿脊椎两旁二指处，用两手食指和拇指从尾骶骨（长强穴）开始，将皮肤轻轻捏起，然后将皮肤慢慢地向前捏拿。就这样一边捏一边拿，一直推到颈下最高的脊椎部位（即大椎穴）算作1遍。由下而上连续捏拿3~5遍，此才算作1次。第二或第三遍时，每捏3下必须将皮肤向斜上方提起一下。如提法得当，可在第2~5腰椎处听到轻微的响声。

（3）推捏最后，父母再用双手拇指在患儿腰部两侧的肾俞穴（在第0~3腰椎棘突之间旁开1.5寸）上揉按一会儿。此法最好在晨起进行，每日1次。

● 家庭实用推拿法二

取穴部位： 中脘穴、脾经、板门穴、三关穴、足三里穴等

操作方法：

（1）让患儿取仰卧位，父母为其按摩腹部2分钟，按揉中脘穴50~100次，分推腹阴阳3分钟。

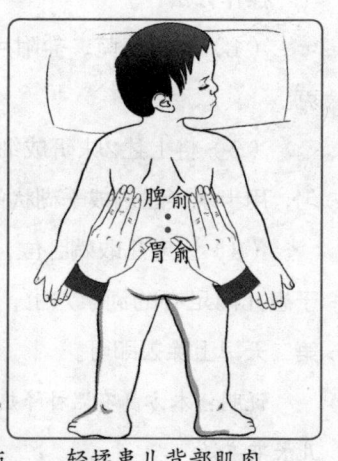

脾俞
胃俞

轻揉患儿背部肌肉

（2）补脾经300~500次，揉板门穴100~300次，运内八卦穴100~300次，推三关穴50~100次，掐揉四横纹穴100次，按揉两侧的足三里穴各100~300次。

（3）再让患儿取坐位或俯卧位，沿足太阳膀胱经，轻揉其背部肌肉，重点按揉脾俞穴、胃俞穴各50~100次。

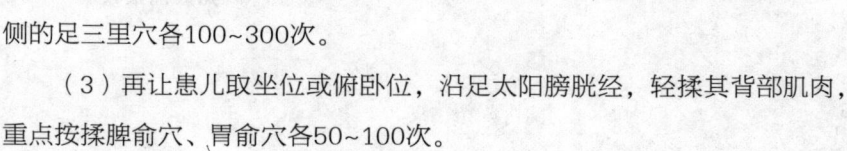

小儿流涎

小儿流涎可分为生理性和病理性两类，2岁以上的幼儿流口水，主要是生理性的；可能是脑瘫、先天性痴呆等疾病所致。

症状表现

小儿流涎也就是流口水，多见于1岁左右的婴儿，常发生于断奶前后，是一种以流口水较多为特征的病症。

病因

婴幼儿时期流涎的原因很多，大多是由于初生时唾液腺还没有发育好，到3~4个月以后发育逐渐成熟，唾液分泌也会逐渐增加，到5~6个月出牙时又刺激了局部的神经，唾液分泌得更多。此时，小儿还不习惯吞咽唾液，而且口腔比较浅，所以唾液会不断向外流出，这属于正常的生理现象。另外，小儿口腔咬合不正、口部闭合不良，也易造成流口水现象的发生。

● 家庭调治贴敷法

取穴部位：涌泉穴

操作方法：

（1）取吴茱萸、盐附片各5克，面粉10克。

（2）将上述2味研成细末，加入面粉拌匀，用半水半醋调成干糊状备用。

（3）让患儿取躺卧位，父母取上药贴敷于患儿两足心的涌泉穴上，用纱布包扎上，第二天早上除去即可。

说明：本方具有温补降热作用，适用于小儿长期流涎。

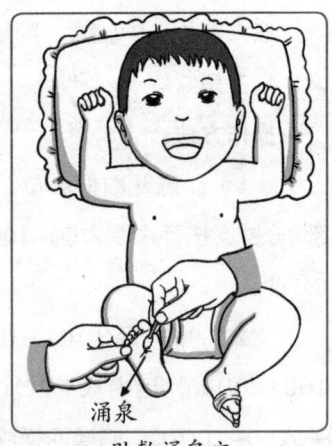

涌泉

贴敷涌泉穴

● **家庭实用推拿法一**

取穴部位：脾经、肾经、三关穴等

操作方法：

（1）父母以掌心在患儿腹部按顺时针方向按摩5分钟。

（2）双手拇指指腹从中脘穴到神阙穴向两旁推开20~50次。

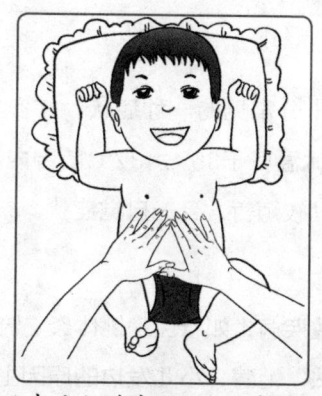

从中脘穴到神阙穴向两旁推开

（3）父母给患儿清、补脾经各100次，接着按揉板门穴300次。

（4）患儿取俯卧位，父母以拇指指腹按揉患儿脾俞穴、胃俞穴各1分钟。

（5）按揉患儿足三里穴、三阴交穴各1分钟。

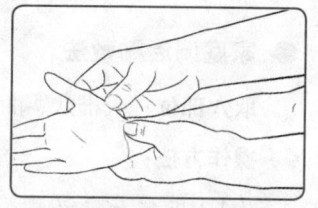

父母给患儿清、补脾经

● **家庭实用推拿法二**

取穴部位：地仓穴、颊车穴、合谷穴

操作方法：

（1）让患儿仰卧，父母在患儿面部找到地仓穴，轻轻为其按摩3~5分钟。

（2）为患儿按摩颊车穴、合谷穴，注意力度，不可太用力。每天3次，每次3~5分钟即可。

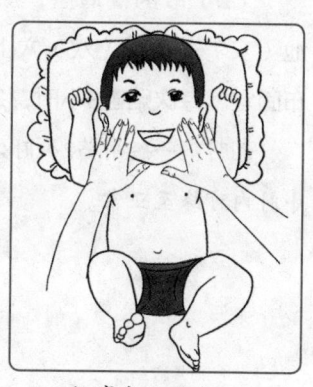

按摩患儿地仓穴

第十一章　儿科疾病调治法

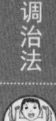

小儿发热

发热又称发烧，就是指体温异常升高，小儿口腔温度超过39℃以上，是小儿常见的一种病症，是多种疾病的一种症状。对小儿发热不能仅以退热为主，应该寻找孩子发热的原因，以治疗原发病。

症状表现

小儿发热是婴幼儿十分常见的一种症状，许多小儿疾病在一开始时就表现为发热。小儿正常体温可于35℃~37℃范围内波动，有的甚至可达到38℃，但是如果这种波动较短暂，且无自觉症状，一般不考虑为病态。

病因

本病主要见于感染性疾病，如急性扁桃体炎、流行性感冒、细菌性痢疾等。中医中本病属"壮热"范畴，小儿发热的原因主要是感受外邪、邪郁卫表、邪正相争。

● **家庭调治贴敷法**

取穴部位： 大椎穴、曲池穴、合谷穴

操作方法：

（1）取生石膏60克，山栀子、蒲公英各30克，共研细末，用猪胆汁调和成稀糊状备用。

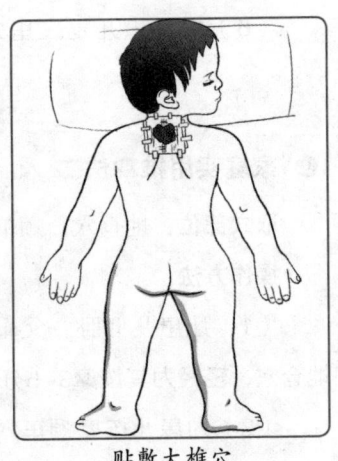

（2）取药糊适量，敷于患儿大椎、曲池（双）、合谷（双）穴上，上盖纱布，胶布固定。每次贴敷8小时，每日贴2次。

说明：一般用药2小时体温开始下降，12小时内可降至正常。

贴敷大椎穴

● **家庭实用推拿法一**

取穴部位： 肺经、太阳穴、天河水穴

操作方法：

（1）肺经位于无名指末节螺纹面，父母给患儿推拿时应采用清法，即由无名指指根向指尖方向直推，连续200～300次。

（2）太阳穴位于眉梢后凹陷处，父母给患儿推拿时应采用揉法，即以双手中指指端按揉此穴，连续30～50次。

（3）天河水穴位于上肢前臂正中，父母给患儿推拿时可用食指和中指，由腕部直推向肘，连续100～200次。

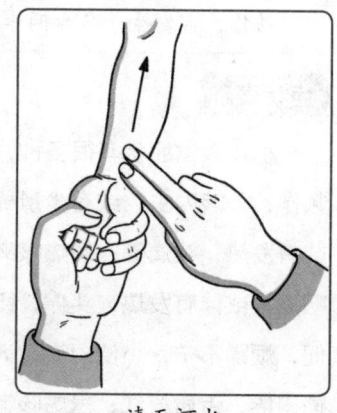

清天河水

● **家庭实用推拿法二**

取穴部位： 内劳宫穴、天河水穴、足三里穴、涌泉穴

操作方法：

（1）父母揉按患儿内劳宫穴、清天河水连续100～200次。

（2）足三里穴位于外膝眼下2.2寸，距胫骨前嵴1横指，当胫骨前肌上，推拿时用拇指指腹在该穴按揉，连续50～100次；涌泉穴位于足掌心前正中，推拿时用拇指向足趾方向直推，连续50～100次。

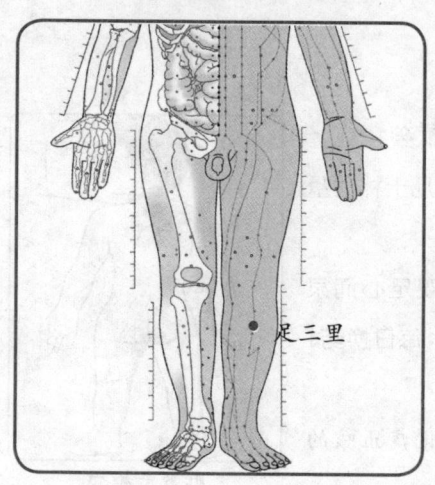

足三里

程度	拇指按揉
适度	

操作方法

小儿咳嗽

咳嗽是为了排出呼吸道分泌物或异物而发生的一种身体防御反射性动作，常发生于冬春两季。

症状表现

小儿咳嗽症状有很多种，症状由于不同类型而异：风寒咳嗽，多为咳嗽频作，干咳为主，或有少量稀白痰液，咽痒声重，鼻塞流涕，恶寒，无汗，或有发热，头痛等；风热咳嗽，咳嗽不爽或咳声重浊，吐痰黏稠色黄，口渴咽痛，或伴有发热，头痛，微汗；痰热咳嗽，咳嗽痰多，黏稠色黄，气息粗促，烦躁不宁，小便短赤，大便干结；痰湿咳嗽，咳嗽痰多，色白而稀，神情困倦，舌质淡红；气虚咳嗽，咳嗽反复不已，以清晨为主，痰白清稀，面色苍白；阴虚咳嗽，干咳无痰，或痰少而黏，咽干喉痒，声音嘶哑，午后潮热或手足心热，盗汗。

病因

小儿脏腑娇嫩，咳嗽多因感受外邪，侵入犯肺，肺气上逆；内有食滞，脾困生湿生痰，痰湿蕴积，肺气失宣；素体虚弱，久咳伤津，虚火上炎，更灼肺阴，肾不纳气而生。

● **家庭调治贴敷法**

取穴部位：涌泉穴、大椎穴

操作方法：

（1）取生石膏6克，枳实10克，瓜蒌12克，胆矾、冰片各3克，共研为细末，并用凡士林适量调为糊状备用。

（2）取药膏适量，外敷于患儿双足心涌泉穴，外加包扎固定。同时加敷大椎穴。每日换药1次，连续贴敷5~7天。

说明：本方可以起到清热宣肺、化痰止咳的效用，主要适用于风热感冒咳嗽。

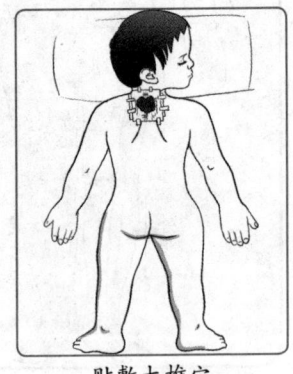

贴敷大椎穴

● 家庭实用推拿法一

取穴部位：膻中穴

操作方法：

（1）寻找患儿的膻中穴，位于两乳头连线中点，胸骨正中线上，平第4肋间隙。

（2）父母用食指、中指自患儿胸骨切迹向下推至剑突约50～100次，具有宽胸理气、止咳化痰的功效，适用于小儿咳嗽、呃逆、嗳气等病症。

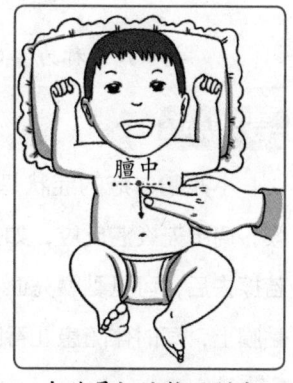

自胸骨切迹推至剑突

● 家庭实用推拿法二

取穴部位：乳根穴、肺俞穴

操作方法：

（1）父母以拇指螺纹面按揉患儿两侧乳根穴各30～50次，可有宣肺理气、止咳化痰的功效。

（2）肺俞穴位于第3胸椎棘突下，督脉身柱穴旁开1.5寸。父母可在患儿两侧的肺俞穴上按揉50次左右，有益气补肺、止咳化痰的功效，能调肺气、补虚损、止咳嗽。

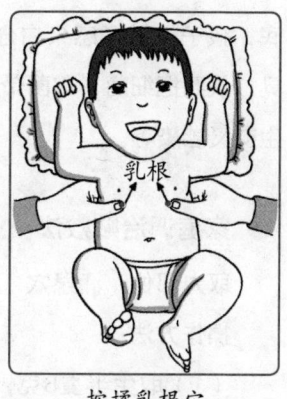

按揉乳根穴

小儿鹅口疮

鹅口疮又称为雪口病，以新生儿和婴幼儿多见。

症状表现

小儿鹅口疮的症状是孩子的口腔黏膜上出现乳白色微高起的小点或斑膜，周围无炎症反应，如白色乳凝样物，无痛，可融合成大片，不易擦去，若擦去后，可见黏膜充血，这些斑膜还可能会出现在孩子的舌、颊腭或唇内黏膜上，同时伴随患儿吞咽困难、烦躁不安、啼哭等表现。

病因

鹅口疮是一种常见的婴幼儿口腔疾病，主要是白色念珠菌感染，比如，新生儿由产道感染，母乳喂养时，妈妈的奶头不清洁或者奶瓶奶嘴消毒不彻底；孩子接触了感染白念珠菌的食物、衣物或玩具；孩子爱咬手指、咬玩具，从而把细菌、霉菌带入口腔，引起感染；或是在幼儿园过集体生活时产生交叉感染等。

● 家庭调治贴敷法一

取穴部位： 涌泉穴

操作方法：

（1）取生半夏6克，黄连、栀子各3克，共研成细末，用陈醋调匀制成软膏状备用。

（2）在患儿临睡前，父母可以将上述药膏贴敷于其双足心的涌泉穴上，外用纱布包扎好。症状严重的可以连敷2～4次。

说明：本方能导邪下行，注意避免小儿误食。

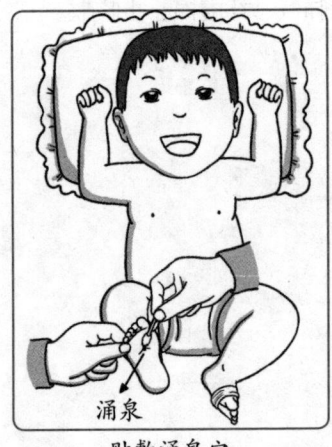
贴敷涌泉穴

● **家庭调治贴敷二**

　　取穴部位： 印堂穴

　　操作方法：

　　（1）取西瓜子仁0.5克，巴豆仁1克，共研碎至出油，加入少许香油调匀，揉成团。

　　（2）将药团贴于印堂穴，贴敷15秒即可，每日敷1次，2次为1疗程。如果患儿病症严重，可以连敷3次，每次贴敷延长至20秒。

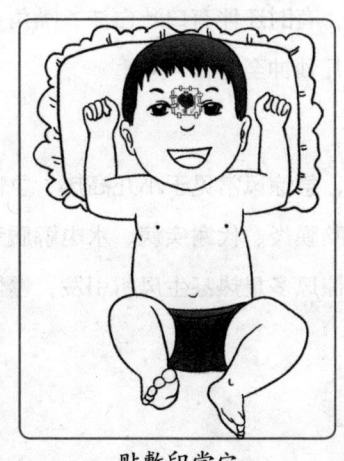

贴敷印堂穴

● **家庭实用推拿法**

　　取穴部位： 天河水穴、六腑、肝经、心经、胃经、板门穴、大椎穴

　　操作方法：

　　（1）父母可以给孩子清天河水300次，推六腑300次，清肝经300次，清心经300次，清胃经50次，揉板门穴50次。

　　（2）从横纹推向板门穴20次，按揉大椎穴1分钟。

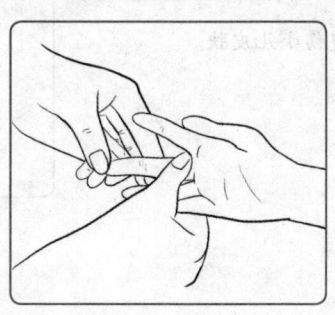

清心经

小儿惊风

惊风又称惊厥，平时被大家称为抽风，是儿科常见病之一。临床上有急惊风和慢惊风之分。

惊风的症状表现为阵发性四肢和面部肌肉抽动，多伴有两侧眼球上翻、凝视或斜视、神志不清，有时还伴有口吐白沫、嘴角牵动、呼吸暂停、面色青紫，发作时间可持续几秒钟至4分钟不等。

病因

本病的原因有很多，急惊风常见于小儿高热、急性中毒性脑病及各种颅内感染；慢性惊风可为脑膜炎、代谢疾病、水电解质紊乱、颅脑发育不全等导致。中医认为急性的惊风多是热甚生风所引发，慢性的惊风多是虚风内动引发。

666

● **家庭调治贴敷法一**

取穴部位：神阙穴

操作方法：

（1）取全蝎5个，蜈蚣1条，蝉蜕头7个。

（2）以上诸药共研末放于脐内，外盖煮熟的鸡蛋1个。

说明：本方适用于小儿高热、惊痫抽搐。注意熟鸡蛋的温度，避免烫伤小儿皮肤。

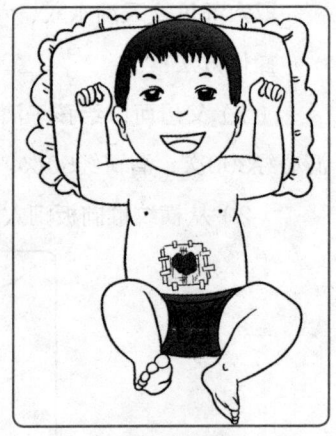

贴敷神阙穴

● **家庭实用推拿法**

取穴部位： 人中穴、印堂穴、十宣穴、大陵穴、足三里穴、丰隆穴、曲池穴、肩井穴、委中穴、风池穴、承山穴等

操作方法：

（1）父母用拇指指甲掐按患儿的人中、印堂、十宣穴各5～10次（孩子皮肤娇嫩，切勿掐破孩子的皮肤）。

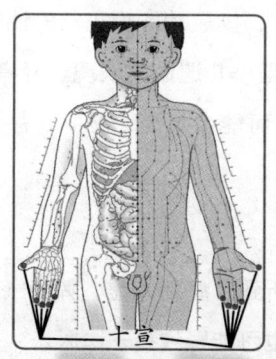

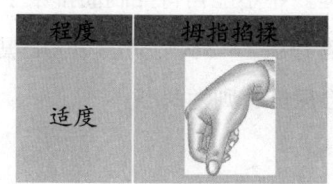

程度	拇指掐揉
适度	

操作方法

（2）用拇指点按患儿的大陵穴100～200次，用拇指指端点按患儿的足三里及丰隆穴，各30～50次。

（3）用拇指指面着力给患儿拿捏风池、曲池、肩井、委中、承山、昆仑穴，各30～50次。

（4）帮患儿捏脊，患儿取卧位或坐位，父母用拇指桡侧缘顶住患儿的皮肤，食指和中指前按，三指同时用力提拿患儿背脊肌肤，双手交替捻动，自下而上，向前推行，每次捏3次就向上提拿1次，共操作5遍。每天2～3次，可治小儿急惊风；每天1次，可治小儿慢惊风。

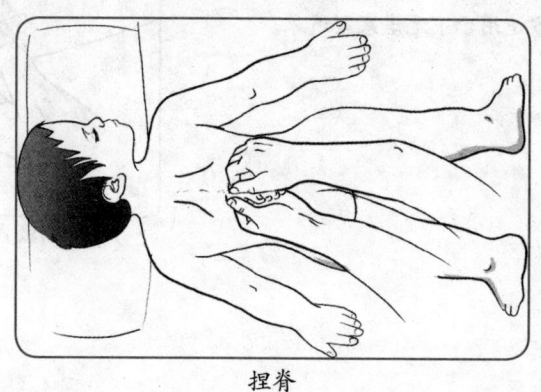

捏脊

小儿遗尿

遗尿通常被人们称为尿床，是小儿在熟睡中小便，并且不自知、醒来方觉的一种疾病。

症状表现

3周岁以内的儿童在身体发育和智力正常、排尿功能也正常的情况下，在夜间睡梦中不能自行控制而排尿于床上就是小儿遗尿的表现。轻者数夜1次，重者每夜2~3次。有的更为严重的患儿可能会延至十多岁，甚至成年后仍然会尿床，则为病态。

病因

小儿遗尿多为先天肾气不足、下元虚寒所致，病后体虚、脾肺气虚，突然受惊、过度疲劳、睡前多饮、换新环境等也可能导致孩子遗尿。

● **家庭调治贴敷法**

取穴部位：神阙穴、内关穴

操作方法：

（1）生姜30克，炮附子6克，补肾脂12克。

（2）生姜捣泥，附子、补肾脂共研细末，合为膏状，填入脐中和内关处。用无菌纱布覆盖固定。

说明：本方适用于下元虚寒型遗尿。

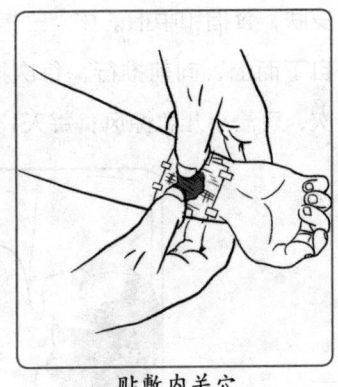

贴敷内关穴

● **家庭实用推拿法一**

取穴部位： 中脘穴、关元穴、气海穴、足三里穴等

操作方法：

（1）让患儿取仰卧位，父母为其按摩腹部2分钟，然后按揉中脘穴50～100次，按揉关元、气海穴各50～100次。

（2）为患儿按揉两侧的足三里穴各100～300次。

（3）让患儿换坐位或者俯卧位，父母沿足为其掌揉足太阳膀胱经，再轻按背部肌肉，重点按揉其脾俞、肾俞穴各100～200次。

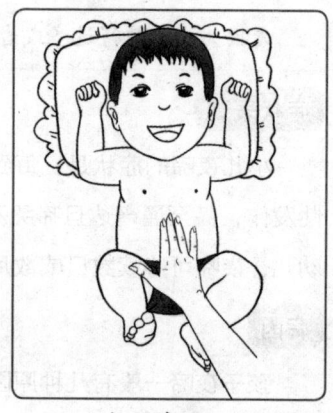

按揉中脘穴

● **家庭实用推拿法二**

取穴部位： 百会穴、脾经、肺经、肾经、三关穴、外劳宫穴、丹田、三阴交穴、脾俞穴、肺俞穴、肾俞穴

操作方法：

（1）让患儿取坐位，父母按揉患儿百会穴50～100次。

（2）父母给患儿补脾经、肺经、肾经各300～500次

（3）推三关穴、按揉外劳宫穴各200～300次。

（4）患儿改取仰卧位，父母给患儿按揉丹田、三阴交穴各50～100次。

（5）再取俯卧位，按揉脾俞、肺俞、肾俞穴各50～100次，最后横擦患儿腰部，以有热感为宜。

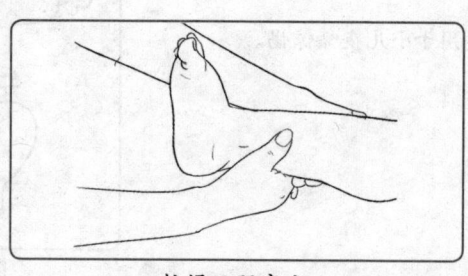

按揉三阴交穴

小儿夜啼

人们一般把经常在夜间啼哭的小儿称为"夜哭郎"，小儿夜啼大多是因为白天睡得过多或者睡前过于兴奋。

症状表现

小儿夜啼的症状是，每到夜间没有任何明显的诱因就高声啼哭，呈间歇性发作，甚至通宵达旦啼哭不休，白天则安静如常。多见于6个月以内的婴幼儿，夜啼可持续数日或数月。

病因

孩子夜啼一般有几种原因，比如尿布湿了或者裹得太紧、饥饿、口渴、室内温度不合适、被褥太厚等；或者是对自然环境不适应，黑夜、白天颠倒；或者是白天运动不足，午睡时间安排不当。另外，脾虚、心热、积食也会导致孩子经常在夜间哭闹。父母要先弄清楚孩子啼哭的真正原因，排除其他感染性疾病或急腹症引起的小儿夜间啼哭。

● **家庭调治贴敷法**

取穴部位： 神阙穴

操作方法：

（1）牛蒡子50克，珍珠粉2克，朱砂3克。

（2）将上药共为细末，每用1克填脐，用绷带固定。

说明：本方适用于小儿夜啼惊惕。

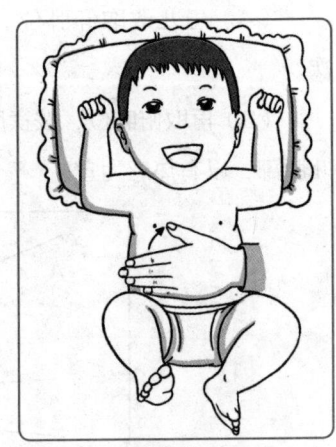

贴敷胸口

● **家庭实用推拿法一**

取穴部位：脾经、心经、肝经、足三里穴等

操作方法：

（1）患儿取坐位或仰卧位，补脾经、清心经、清肝经各200次。

（2）患儿取仰卧位，父母用掌心顺时针摩腹、揉脐各3分钟；按揉患儿的足三里穴1分钟。

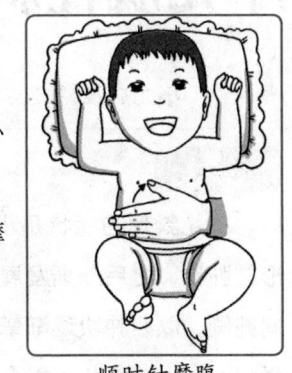

顺时针摩腹

● **家庭实用推拿法二**

取穴部位：板门穴、三关穴、四横纹穴、中脘穴

操作方法：

（1）揉板门穴300次，推三关穴50次。

（2）掐揉四横纹穴10次。

（3）按摩中脘穴3分钟。

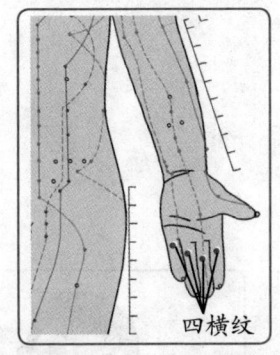

四横纹

程度	拇指掐揉
适度	

操作方法

● **家庭实用推拿法三**

取穴部位：心经、小肠、天河水穴、内劳宫穴、总筋

操作方法：

（1）让患儿取坐位，父母给患儿清心经300~500次。

（2）再给患儿清小肠、清天河水、揉内劳宫穴、揉总筋各200~300次。

说明：此方法适用于心热导致的小儿夜啼。

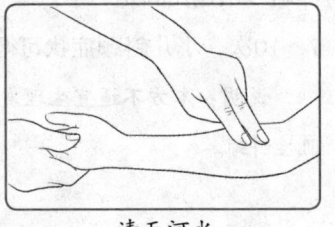

清天河水

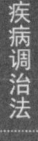

小儿肌性斜颈

小儿肌性斜颈又被称为小儿先天性胸锁乳突肌痉挛性斜颈。

症状表现

小儿斜颈的症状是小儿出生后或者出生1～2周内，颈部一侧出现椭圆形的肿物，之后渐渐发展为条索状肿物，且患儿头部向患侧倾斜，颜面部旋向健侧。以后肿块逐渐挛缩、紧张，硬度增高，头部歪斜也日渐明显，活动受限。较大的患儿可能会出现面部大小不对称的情况，晚期可以形成颈椎侧凸畸形，同时引起胸腰椎产生弯曲，本节不讨论。

病因

本病病因还不太清楚，目前多数学者认为是分娩时胎儿受到挤压，或在母体内胎位不正，致使一侧胸锁乳突肌缺血性改变引起的小儿肌性斜颈。中医认为本病大多为气滞血瘀、筋脉痹阻所致，父母可以运用贴敷、推拿等方法帮助孩子缓解病症。

● **家庭调治贴敷法**

取穴部位：阿是穴（斜颈部）

操作方法：

（1）取桃仁、红花、血竭、芒硝、郁金、木瓜、桑枝各等份，共研为细末，装入瓶中备用。

（2）让患儿取坐位，父母取上述药末适量，用米醋调为稀糊状，贴敷于患儿斜颈部，然后纱布包扎固定一下。隔日换一次药，连敷7～10次，小儿斜颈症状可得到好转。

说明：本方不适宜生理发育异常引起的小儿肌性斜颈。

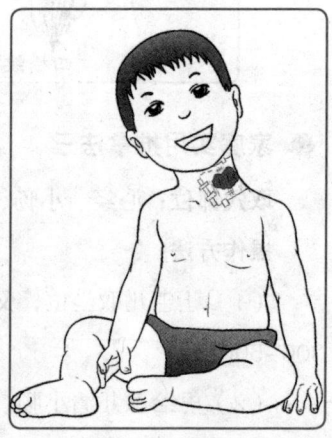

贴敷小儿斜颈部

● **家庭实用推拿法一**

　　取穴部位： 高骨穴、天窗穴、天容穴、天突穴等

　　操作方法：

　　（1）让患儿取侧卧位，患侧朝上，父母先用拇指、食指、中指自其耳后高骨、天窗、天容至天突穴来回拿揉患侧胸锁乳突肌5～10遍。

　　（2）用拇指、食指、中指按揉、拿捏、弹拨患儿血肿或痉挛部位10分钟。

　　（3）按揉患儿侧脸颊部及肩部各1分钟。

　　（4）再用拇指指腹自患儿风府穴沿颈椎棘突至大椎穴按揉2分钟。

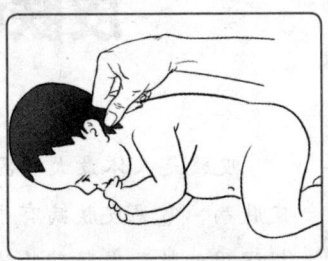

拿揉耳后高骨

● **家庭实用推拿法二**

　　取穴部位： 风门穴、肺俞穴、肩部、头部等

　　操作方法：

　　（1）让患儿取俯卧位，父母用两手拇指分推患儿两侧风门、肺俞穴20遍，然后按揉患儿两侧的斜方肌。

　　（2）让患儿取坐位，父母一手固定患儿肩部，另一手扶住患儿头顶，使得患儿头部慢慢向健康的一侧倾斜，反复操作10～20次。

　　（3）捧住患儿头部，将患儿颜面部转向患侧肩部，重复操作5～10次。

　　说明：上述扳转等手法动作均须轻柔，用力也应该循序渐进，千万不可以使用蛮力、暴力，避免造成患儿出现新的损伤。

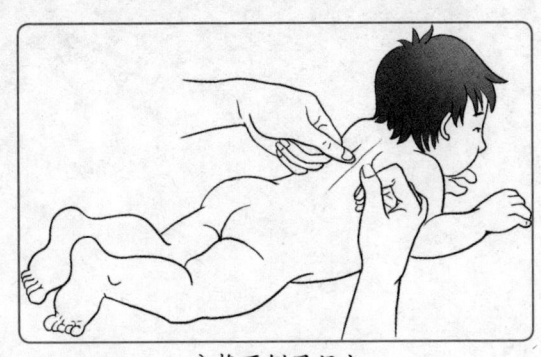

分推两侧风门穴

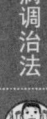

第十一章　儿科疾病调治法

第十二章
皮肤科疾病调治法

　　皮肤是人体最大的器官，皮肤科疾病属于外科，主要包括各种皮肤病，常见皮肤病有牛皮癣、带状疱疹、湿疹、荨麻疹等。在积极运用外敷和内服药物治疗的同时，也可增加贴敷、推拿、松筋进行辅助治疗。

内容提要

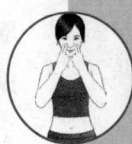

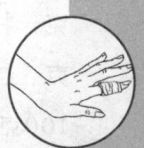

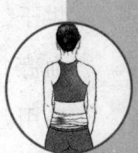

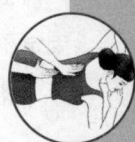

黄褐斑

黄褐斑好发于女性，一般可分为面部中央型、面颊型、下颌型三类。

症状表现

黄褐斑的主要症状是面部出现淡褐色或者黄褐色的斑，一般边界较清，形状不规则，对称分布于眼眶附近、额部、眉弓、鼻部、两颊、唇及口周等处，患者一般无自觉症状及全身不适。

病因

黄褐斑的形成主要是由于内分泌失调、压力过大、体内维生素缺乏等。中医认为，本病的发生主要是由于肝失调达、脾气虚弱、肝肾阴虚，与肝、脾、肾三脏功能失调有关。另外，由于思虑，情志不遂，劳倦内伤，脾失健运，肝气郁结，肾阴亏虚，气血凝滞，郁于肌表而发。

● 家庭调治贴敷法

取穴部位：神阙穴

操作方法：

（1）取山楂、葛根各100克，白芍50克，甘草30克，水煎浓缩成膏；厚朴100克、桂枝30克，共研细粉；乳香、没药各100克，95%酒精10毫升，以上三者混合，烘干，与冰片15克共研细粉。细辛15克、鸡血藤100克，提取挥发油，混入上述细粉中备用。

（2）每次取上述药粉0.2克敷脐，胶布固定，3~7天换1次。

说明：本方适用于瘀阻所致颜面色斑、黄褐斑。

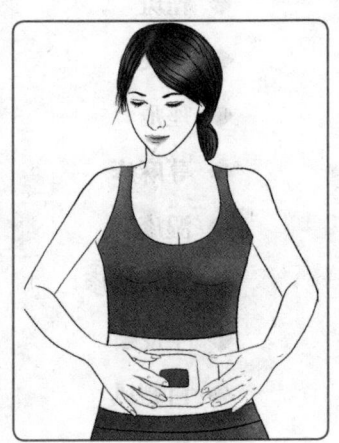

贴敷神阙穴

● **家庭实用推拿法一**

　　取穴部位：膀胱经、至阴穴等

　　操作方法：

　　（1）由上而下按擦双侧足跟外侧的膀胱经5次。

　　（2）用拇指按压至阴穴5次。

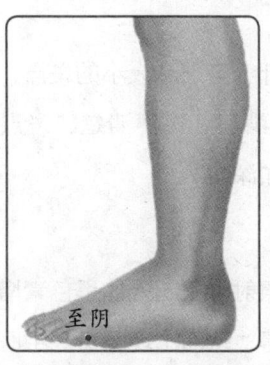

程度	拇指按压
适度	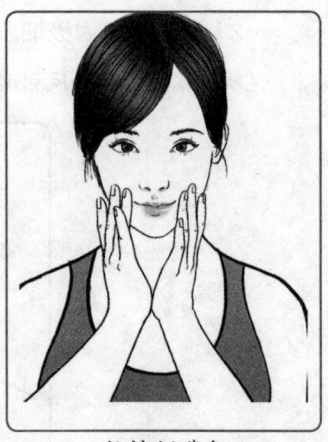

操作方法

　　（3）在背腰中线部位，由上而下按摩5次，再以脊柱为中线，左右分别向外，用手掌或毛刷做局部按摩10次左右。

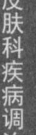677

● **家庭实用推拿法二**

　　取穴部位：足厥阴肝经、血海穴等

　　操作方法：

　　（1）沿足厥阴肝经，由下而上按擦，用手掌或毛刷柔和地做局部按摩5次以上。

　　（2）用拇指按压血海穴5次。

　　（3）用食指、中指、无名指的指腹沿面部从下颏开始到双侧嘴角、双鼻侧、双眼部、额部、脸侧，沿此路经按擦5次以上。

　　（4）由大腿内侧向双足跟部，用手掌或毛刷按摩10次。

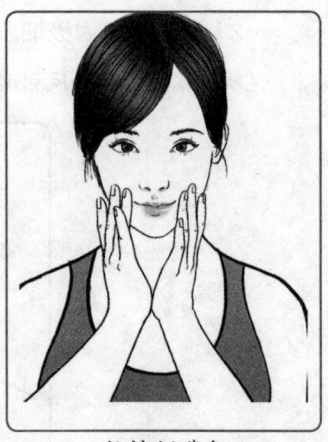

按擦侧嘴角

雀斑

雀斑好发于女性，常见于鼻面部，部分人群还可出现于颈部、肩部、手背等处。

症状表现

雀斑为淡褐、深褐或日晒后呈淡黑色的针头至芝麻大小的斑点，不痛不痒，对称分布，圆形或椭圆形，表面光滑无鳞屑，边界清楚，斑点有疏有密，但不融合，夏季因日晒而增多，颜色亦加深。

病因

紫外线是雀斑的诱发剂，过度的紫外线照射可引起人体黑色素增多。另外，促黑激素失调也会引起肌肤色素代谢障碍，从而出现雀斑。中医认为，本病多由肾水不能荣华于面，或肝失疏泄，火滞郁结而为斑。

● 家庭调治贴敷法

取穴部位：面部

操作方法：

（1）取绿豆粉240克，滑石、白芷各30克，白附子15克。

（2）诸药共研为极细末，装瓶备用。每晚用数克擦面。

说明：本方具有祛风利湿、消炎退斑作用，适用于雀斑、痤疮、白屑风。

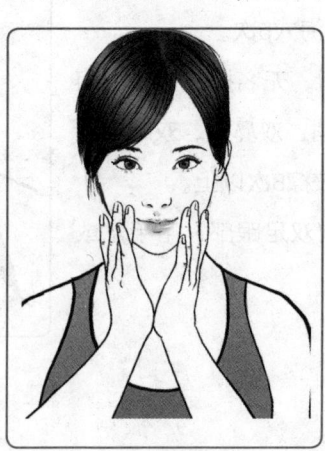

擦拭面部

● 家庭实用推拿法一

取穴部位：肝俞穴、心俞穴、脾俞穴、三焦俞穴等

操作方法：

（1）按摩足太阳膀胱经，由足跟外上行，由下而上按摩5遍。在肝俞穴、心俞穴、脾俞穴、三焦俞穴（第1腰椎棘突下，后正中线旁开1.5寸处）、肾俞穴（第二腰椎棘突下，后正中线旁开1.5寸处）稍停片刻再继续按揉。

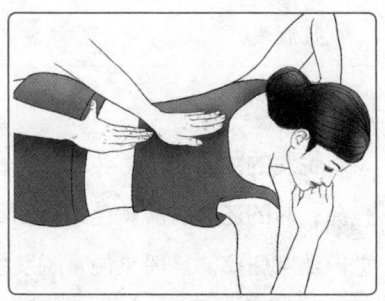

由上而下推擦督脉部位

（2）食指按压束骨穴（第5跖骨小头后下方，赤白肉际处）。每秒钟按压1次，共按压5～10次。

（3）在背部中线督脉部位，由上而下推擦5遍，再向督脉左右两侧推擦各10遍以上。

● 家庭实用推拿法二

取穴部位：迎香穴、颊车穴、承浆穴、地仓穴、心俞穴、肝俞穴、脾俞穴、三焦俞穴、肾俞穴等

操作方法：

（1）以食指指腹按压迎香、颊车、承浆、地仓穴各30妙，接着用双手的食指和无名指轻轻点按面部雀斑处。

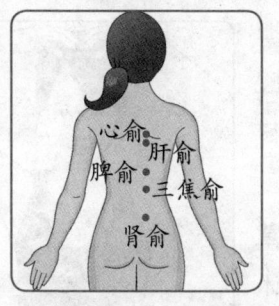

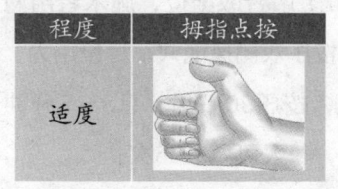

程度	拇指点按
适度	

操作方法

（2）取站位，施术者双手拇指点按其双侧心俞、肝俞、脾俞、三焦俞、肾俞穴各30秒。

（3）一手手指并拢呈刀状，剁击另一手手臂，沿手阳明大肠经的巡行路线自合谷穴到肩髃穴。

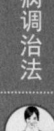

脱发

脱发好发于男性，常见于脑力劳动者，一般二十几岁就会出现持续性脱发。

症状表现

脱发的主要症状是头发油腻，皮肤极易出油，而且头发焦枯蓬松，没有光泽，有的还会有淡黄色鳞屑固着难脱或者是灰白色鳞屑飞扬，患者常常会觉得头部瘙痒。一般来说，脱发主要是前头与头顶部，前额的发际与鬓角往上移，前面与顶部的头发会变得稀疏而黄软，最终额顶部会呈现一片光秃或仅剩一些茸毛。

病因

精神压力过大、内分泌失调、雄性激素分泌过多、营养不良、新陈代谢异常、物理性因素或者化学性因素等都可能导致毛发稀疏甚至脱落。脱发是当今社会一种较为常见的病症，中医认为，先天的肝肾阴虚是诱发脱发的原因。

● 家庭实用推拿法一

取穴部位： 风池穴、正营穴

操作方法：

（1）患者取坐位，施术者用两手的大拇指同时按压双侧风池穴，尽量用力，以略感酸痛为度，按压30下后休息3~5分钟。再进行第二次，每天可做3~5次。

（2）施术者用食指的指肚用力按压正营穴，每次持续3秒钟左右，按压5次以后，休息1分钟。再按压5次。每天早、中、晚各1次。

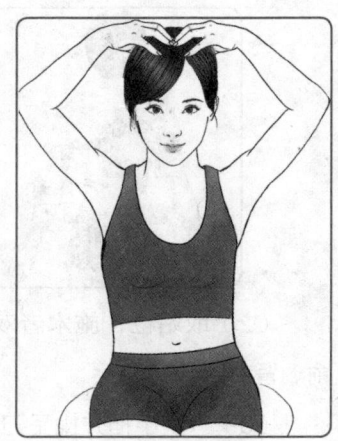

按压正营穴

● 家庭实用推拿法二

取穴部位：太溪穴、涌泉穴

操作方法：

（1）以拇指指腹按揉太溪穴1~3分钟，以有压痛感为宜。刺激此穴能滋阴补阳、增强肾功能，从而有效缓解由肾精不足引发的脱发。

（2）以拇指指端点按涌泉穴1~3分钟，以局部有酸胀感为宜。按摩此穴可以促进头皮血液循环，以营养头皮毛囊。

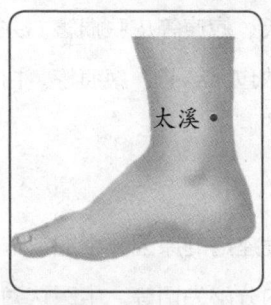

程度	拇指按揉
适度	

操作方法

● 家庭实用松筋法

取穴部位：天柱穴、风池穴、完骨穴、百会穴、脑户穴、玉枕穴等

操作方法：

（1）患者俯卧，施术者用牛角棒沿天柱、风池、完骨穴划拨发际线，耳背外围采取圆拨舒缓手法。

（2）施术者用牛角棒沿督脉线，放松划拨至百会穴，再分同等比例，呈放射状，逐一划拨至百会穴。

（3）先用双手拇指指压头部的督脉与膀胱经，再使用上下波动的按摩手法，以使脑部头皮层放松；双手十指指尖微微弯曲，在头部做按摩，加强揉按脑户、玉枕、脑空、头窍阴穴。

（4）双手合并，以中指按压哑门穴往头方向施力按摩，力度不可太深太重。

（5）双手合并，食指、中指、无名指各扣住天柱穴、风池穴、完骨穴，往头方向施力，做活络按摩。整个松筋开穴的过程约10分钟。

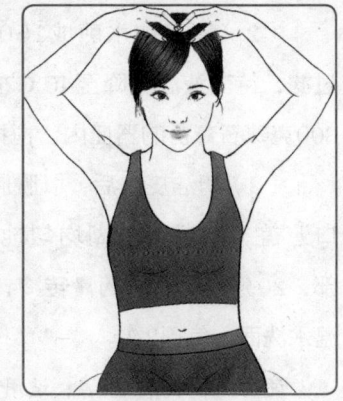

双手十指按摩头部

第十二章 皮肤科疾病调治法

痤疮

痤疮是皮肤科最常见的疾病之一，俗称"青春痘"，又叫"粉刺""暗疮"等，是由于毛囊及皮脂腺阻塞、发炎引起的慢性炎症性皮肤病。

症状表现

痤疮临床以白头粉刺、黑头粉刺、炎性丘疹、脓疱、结节、囊肿等为主要表现，严重者同时伴随面色潮红、毛孔粗大、疤痕等皮肤损害。并发感染时，局部出现红肿、疼痛以及触痛、丘疹、脓包、结节、瘢痕等。白头粉刺破溃后溢出白色豆渣样物质。

病因

日常饮食不节、作息时间不规律都是引发痤疮的原因。引起痤疮的主要原因还有皮脂腺分泌旺盛堵塞毛孔、便秘、内分泌失调等。中医认为，面部及胸背部属肺，当肺经风热受阻于皮肤就会导致痤疮的产生。其次，湿热内生、阳热上升也会导致痤疮产生。

● 家庭调治贴敷法

取穴部位： 面部皮肤

操作方法：

（1）取黄芩、黄柏、苦参各15克，黄连5克。

（2）诸药加水煎成150毫升的药液，过滤，待药液温度降至40℃左右，倒进装有300克熟石膏粉的器皿内，搅拌成糊状。

（3）清洁皮肤后，以脱脂棉将眉、眼、口遮盖，然后将药糊均匀地覆盖在整个面部，20分钟后面部药膏转冷，即可揭去，用温水洗面。每周2次。

说明：本方清热解毒，适用于痤疮严重者。

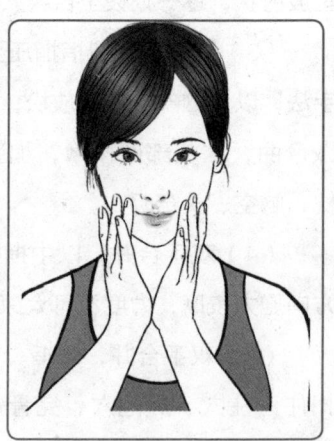

擦试面部

● **家庭实用推拿法**

取穴部位： 大椎穴、合谷穴、曲池穴、足三里穴、三阴交穴、丰隆穴

操作方法：

（1）用拇指指腹置于大椎穴上，用中等力量按压2~3分钟，每隔20秒放松数秒，然后用拇指指腹置于合谷穴，食指、中指置于该穴内侧面，三指用较重力量捏按，每隔20秒放松数秒，反复捏按2~3分钟。

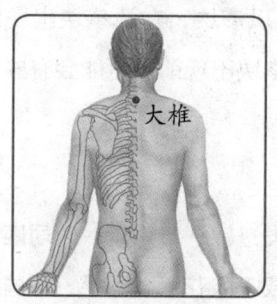

程度	拇指点按
适度	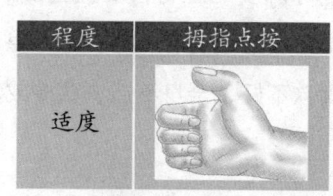

操作方法

（2）拇指指腹放在曲池穴，其余四指放在该穴内侧面（即少海穴及其附近处），拇指用较重力量扪按，每隔20秒放松数秒，反复扪按3~5分钟。

（3）用拇指指腹置于足三里穴，其余四指置于该穴内侧面，拇指用较重力量扪按，每隔20秒放松数秒，反复扪按2~3分钟。

（4）将拇指指腹放在三阴交穴，其余四指放在该穴外侧面（即悬钟穴及其上下处），拇指用较重力量扪按，每隔20秒放松数秒，反复扪按2~3分钟。

（5）用拇指指腹揉按丰隆穴，用力中等，每隔20秒放松数秒，反复揉按3~5分钟，以局部有酸胀感为宜。每天操作1次即可。

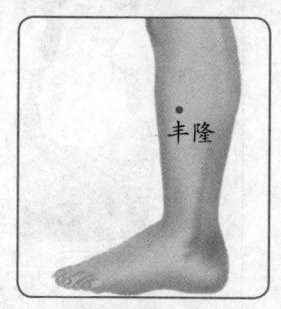

程度	拇指点按
适度	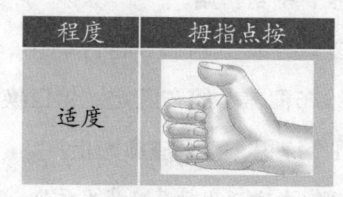

操作方法

说明： 本病治疗期间禁用化妆品及外擦膏剂。严禁用手挤压皮疹，以免引起继发感染，遗留疤痕。

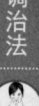

荨麻疹

荨麻疹俗称风疹块，是一种常见的皮肤血管反应性过敏性皮肤病，是由多种病因引起的、突然出现并伴有剧痒的暂时性水肿风团。

症状表现

患上荨麻疹的患者，皮肤上会很快出现风疹块，在风疹块出现前几分钟，局部会发痒或有麻刺感。有些患者在风疹块出现前还可能会有些全身症状，如食欲不好、全身不适、头痛或发热。

病因

荨麻疹常见病因有食用鱼、虾、蟹、蛋类过敏；青霉素、阿司匹林等药物，病毒、细菌、真菌和寄生虫，昆虫叮咬或吸入花粉、羽毛、皮屑，胃肠疾病，代谢障碍，内分泌障碍和精神因素等也可能导致该病的发作。中医认为，荨麻疹属"瘾诊"范畴，多是因为过食辛辣、积湿生热、外感风寒或风邪、气血两虚。

● 家庭调治贴敷法

取穴部位：神阙穴

操作方法：

（1）取苦参30克，氯苯那敏（扑尔敏）30片，防风15克。上药各自单独研为细末，分别装瓶、密封备用。

（2）各取上药1/3混合均匀，填入脐窝，以纱布覆盖，胶布固定。每日换药1次，10天为1个疗程，直至痊愈为止。

说明：本方适用于荨麻疹发作期。

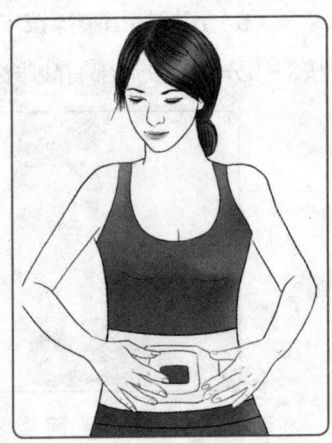

贴敷神阙穴

● **家庭实用推拿法一**

取穴部位：膻中穴

操作方法：

（1）先按揉膻中穴1～3分钟。

（2）双掌从腋下向下推擦至腰骶部15～20次。

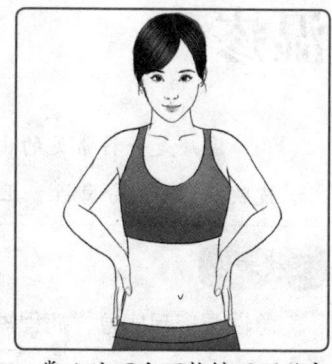

双掌从腋下向下推擦至腰骶部

● **家庭实用推拿法二**

取穴部位：大肠、六腑、脾经、三阴交穴、涌泉穴

操作方法：

（1）先清大肠200次，退六腑100次，清脾经50次。

（2）按揉三阴交穴1分钟。

（3）推涌泉穴50次即可。

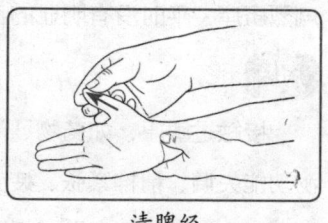

清脾经

● **家庭实用推拿法三**

取穴部位：肩井穴、曲池穴、足三里穴、三阴交穴、阴陵泉穴

操作方法：

（1）让患者取坐位，术者以拇指指腹用力按压患者肩井穴3分钟，以有酸胀感为宜。

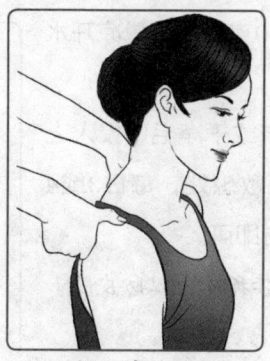

按压肩井穴

（2）以拇指指腹按压患者曲池穴、足三里穴各1分钟。

（3）以拇指指端按压患者三阴交穴、阴陵泉穴各2分钟。

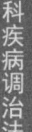

湿疹

湿疹是一种常见的由多种内外因素引起的表皮及真皮浅层的炎症性皮肤病。一般分急性、亚急性、慢性三种，起病不分男女或年龄大小。

症状表现

急性湿疹起病急，病程短，皮疹是以丘疱疹为主的多形性皮损，弥漫性分布，常对称发生于头面、四肢、躯干；亚急性湿疹皮损较急性湿疹轻，可有瘙痒感，以丘疹、结痂、鳞屑为主；慢性湿疹皮损具有局限性、边缘较清楚、炎症不显著、患部皮肤肥厚粗糙。一般在就寝或精神紧张的时候才出现剧烈瘙痒，平时没有明显的自觉症状。

病因

接触过敏原，如药物、油漆、洗衣粉、动物皮毛等都可引起湿疹。内分泌功能失调、精神紧张、疲劳、胃肠疾病也可引起湿疹。中医文献中提及的"浸淫疮""旋耳疮""绣球风""四弯风"等便是今日种类众多的湿疹。中医认为，湿疹是由饮食不节、内伤情志、外邪侵淫而引发。

● **家庭调治贴敷法**

取穴部位：阿是穴（患处）

操作方法：

（1）取芒硝150～300克，加适量凉开水溶化备用。

（2）用时取消毒纱布或干净毛巾投入上述药液中浸透后，取出湿敷患处，每日3或4次，每次敷30分钟或1小时即可。

说明：局部瘙痒时，禁抓破，以防皮肤感染。

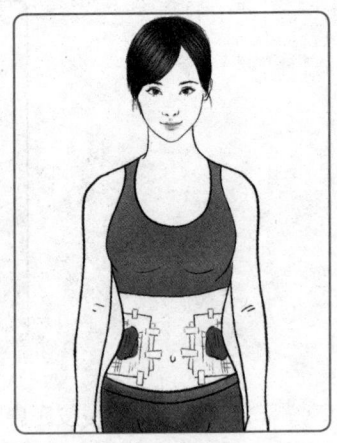

贴敷患处

686

● **家庭实用推拿法一**

取穴部位：肩井穴、肺俞穴、风门穴、三焦俞穴、肾俞穴、大肠俞穴、合谷穴、曲池穴等

操作方法：

（1）术者先帮患者按压肩部的肩井穴，背部的肺俞、风门、三焦俞、肾俞、大肠俞、上髎、次髎、中髎、下髎穴各30~50次，以患者感觉胀痛为宜。

（2）以拇指指腹按揉腹部的巨阙、期门、中脘、肓俞、天枢、大巨、关元穴各30~50次，力度要轻柔一些。

（3）两手交替点按合谷、曲池穴，每穴各50次。

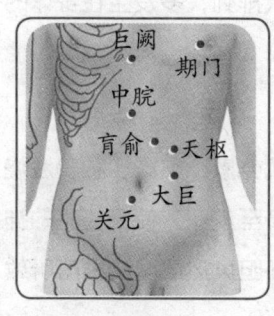

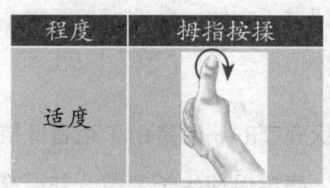

操作方法

● **家庭实用推拿法二**

取穴部位：三阴交穴、足三里穴、大椎穴、曲池穴、神门穴、血海穴

操作方法：

（1）以拇指按压三阴交、血海、足三里穴各30次。

（2）以拇指按揉大椎、曲池、神门穴各30~50次，力度要重。

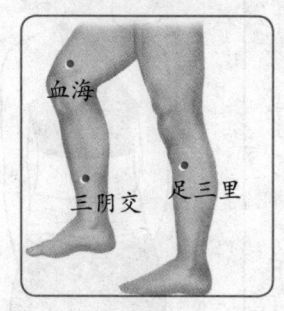

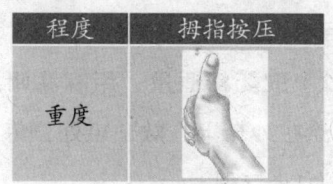

操作方法

带状疱疹

带状疱疹俗称"缠腰龙"，本病是一种急性炎症性皮肤病，病程一般2~3周。

症状表现

带状疱疹一般好发于肋间神经、颈神经、三叉神经和腰骶神经支配区域。患处常首先出现潮红斑，很快出现粟粒至黄豆大小丘疹，簇状分布而不融合，并迅速变为水疱，疱壁紧张发亮，疱液澄清，外周绕以红晕，各簇水疱群间皮肤正常；皮损沿某一周围神经呈带状排列，多发生在身体的一侧，一般不超过正中线，常伴有神经痛。

病因

带状疱疹的病因是由于患者抵抗力低下或劳累、感染、感冒发烧、生气上火等，病毒迅速生长繁殖，并沿神经纤维移至皮肤，使受侵犯的神经和皮肤产生严重的炎症。中医认为，本病主要是肝胆风热或湿热内蕴所致。

● 家庭调治贴敷法

取穴部位：阿是穴（患处）

操作方法：

（1）取黄连30克，七叶一枝花50克，雄黄60克，琥珀、白矾各90克，蜈蚣20克。先将蜈蚣放焙箱内烤黄，然后取上药研为细末，过100目筛，混匀，装瓶备用。

（2）取药粉适量，用麻油调为糊状，将药糊涂在纱布上，敷贴患处，每日一换，3~6天为1个疗程。

说明：本方中雄黄有毒，建议在医生指导下使用。

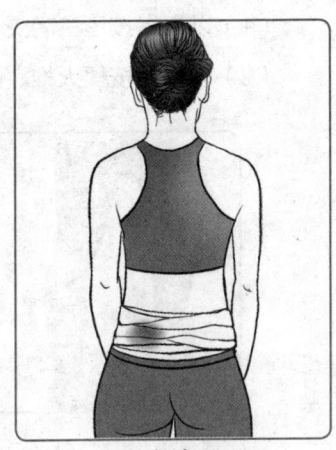

贴敷患处

牛皮癣

牛皮癣又称银屑病，本病好发于四肢外侧、头皮、背部，且男性多于女性。

症状表现

牛皮癣初发时为针头至扁豆大的炎性扁平丘疹，逐渐增大为淡红色浸润斑，境界清楚，上覆多层银白色鳞屑，轻轻刮除表面鳞屑，则露出一层淡红色发亮的半透明薄膜，再刮除薄膜，会出现小出血点等。

病因

中医认为，牛皮癣初起大多是由于风湿热之邪阻滞肌肤，或颈项多汗、硬领摩擦，或病久耗伤阴液、营血不足、血虚生风生燥、肌肤失养，或血虚肝旺、情志不遂、郁闷不舒，或紧张劳累、心火上炎，以致气血运行受阻、凝滞肌肤等而成。适当通过贴敷、推拿疗法可以治疗此病症。

● 家庭实用推拿法

取穴部位：足部阳明胃经、太溪穴、三阴交穴、殷门穴等

操作方法：

（1）术者先用手掌或毛刷沿患者足部阳明胃经，由上而下沿经络推擦10遍，并在足三里穴按揉半分钟，以患者感觉酸胀为度。

（2）术者用手指从患者腕部至指端，沿手大肠经、手三焦经、手小肠经做按揉摩擦5～10遍。用毛刷垂直地刷患者腕外侧5遍。

（3）术者在患者足阳明胃经的足部做由下而上轻快的擦法，并以拇指按揉患者太溪、三阴交、殷门三穴各1分钟，再按揉肾俞、命门两穴各1分钟。

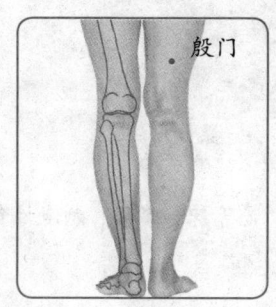

殷门

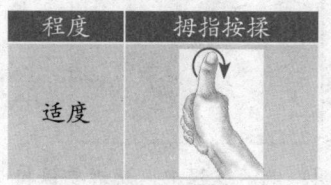

程度	拇指按揉
适度	

操作方法

白癜风

白癜风是一种常见的色素性皮肤病，是一种后天性的局限性皮肤色素脱失症。

症状表现

白癜风表现为大小不等的局限性白色斑片，边缘清楚，周边即与正常皮肤交界处的皮色较深，数目单发或多发，可以相互融合汇成大片，患处毛发可以变白，无任何自感症状，日晒后局部有灼痒感。患者全身各部位均可发生，可散在，可局限于一处，亦可以单侧发生，有时还呈节段性或带状分布。

病因

西医认为白癜风可能与遗传、自身免疫、内分泌及精神等因素有关。而中医认为，白癜风属中医学"白癜""白驳风"范畴，本病是湿热蕴结，精血亏虚，内风驳接于皮肤而致。

690

● 家庭实用推拿法

取穴部位： 督脉、足三里穴、三阴交穴、孔最穴等

操作方法：

（1）用拇指桡侧缘顶住皮肤，食指和中指前按，再三指同时用力提拿肌肤，双手交替捻动，沿督脉自下而上，向前推行，每捏3次，向上提拿1次，共操作5遍。

（2）按揉足三里、三阴交、孔最穴各2~3分钟。每日1次。

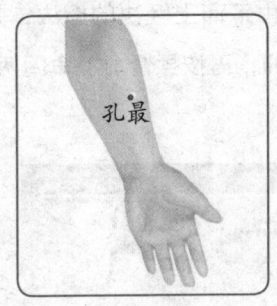

孔最

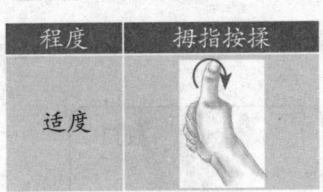

程度	拇指按揉
适度	

操作方法

说明：调治过程中，患者要保持心情舒畅，忌辛辣、烟酒、刺激性食物。

冻疮

冻疮好发于女性、儿童及老年人，常发生于冬季，但随着天气转暖后就会自行愈合。

症状表现

冻疮的症状为患者手背、足背、耳郭、面颊等部位红肿发凉、瘙痒疼痛，甚至皮肤紫暗、溃烂。

病因

冻疮是寒冷潮湿引起局部小动脉痉挛性收缩所致，患处血流受阻，组织缺氧，细胞受损，小静脉痉挛，导致小动、静脉间的毛细血管扩张，渗透性增加，组织水肿，血液黏度升高而致。中医认为，本病的发生是阳气不足，再加上外感寒冷湿邪所致。

● **家庭调治贴敷法一**

取穴部位：阿是穴（患处）

操作方法：

（1）取青紫色辣椒50克，苯酚2克，甘油50毫升。辣椒去蒂，加水煮半小时，过滤后集液50毫升，加入苯酚、甘油拌匀即成。

（2）先用温水洗净患处，然后取纱布块浸透冻疮油，贴敷患处，每日1～2次。

● **家庭调治贴敷法二**

取穴部位：阿是穴（患处）

操作方法：

（1）取煅明矾30克，干姜30克（炒黄），马勃15克。上药共研细末备用。

（2）先用温开水将患处洗净拭干，再敷上药粉，包上纱布固定。每2日换药1次。

说明：以上两方主治冻疮已溃烂者。

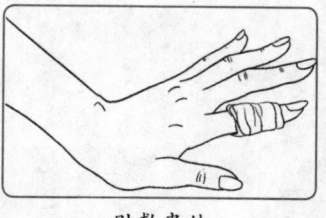

贴敷患处

第十二章

女人修身养颜法

　　相信所有女性都是爱美的，都希望自己能拥有傲人的身材和迷人的脸蛋。但是由于现代生活节奏太快，很多人都没有那么多的时间来呵护自己，时间长了身材就会走样，皮肤也会变得干裂。本章要给大家介绍的是既简便又实用的美容瘦身方法，就是贴敷、推拿和松筋法。

内容提要

◆ 排毒养颜

◆ 祛除皱纹

◆ 纤腰塑形

◆ 皮肤松弛

◆ 黑眼圈

◆ 消除眼袋

◆ 双下巴

◆ 丰胸美乳

◆ 妊娠纹

◆ 翘臀瘦臀

◆ 瘦腿美腿

◆ 乌发润发

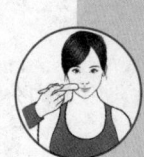

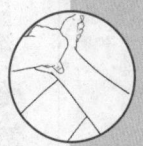

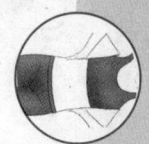

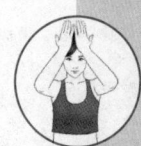

排毒养颜

在现代，排毒已然成为女性美容、养颜、保健的方法之一。日常生活中，多喝水、多运动、多排汗，都是排出体内毒素的好方法。

症状表现

体内有毒素排不出来就会在皮肤上表现出来，容易面色晦暗、长痘、面部长斑。体内毒素的堆积还表现为口臭、便秘、头痛等。

病因

上班族长期保持伏案工作的姿势、饮食不均衡、作息时间混乱等都会造成新陈代谢的紊乱，此时体内毒素分泌过多，就会引起内分泌失调。

● **家庭实用推拿法**

取穴部位：关冲穴、阳池穴、命门穴、曲池穴

操作方法

（1）以拇指指端点按关冲穴、阳池穴、命门穴各15次，可以有效地调节内分泌。

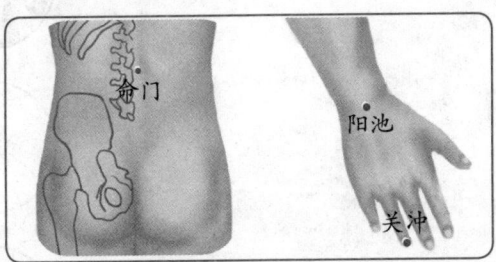

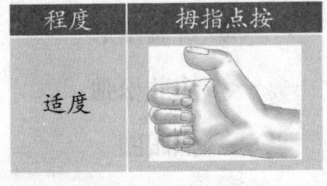

程度	拇指点按
适度	

按摩方法

（2）以拇指指端点按曲池穴50次。

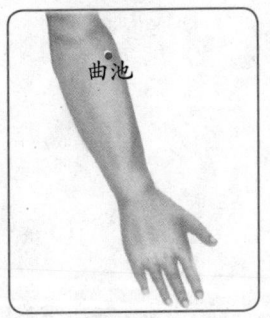

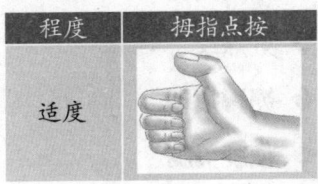

程度	拇指点按
适度	

按摩方法

祛除皱纹

随着年龄的增长而产生皱纹是人体的发展规律，是无法避免的。

症状表现

面部皱纹是指面部皮肤受到外界环境影响后，逐渐出现小细纹、皱纹。出现的顺序一般是前额、上下眼睑、眼外眦、耳前区、颊、颈部、下颌、口周。随着时间的推移，那些无数细小的皱纹会逐渐加密加深。

病因

面部形成皱纹的原因有很多，比如，体内及皮肤水分不足，面部皮肤呈干燥状态，时间长了，就会出现皱纹；经常闷闷不乐、急躁、孤僻，常常在面部表现出愁苦、紧张、拘谨的表情，这种表情牵动表情肌而产生纵向或横向的皱纹；长期睡眠不足，会使皮肤的调节功能受损，致使容颜憔悴；过度暴晒可造成皮肤损伤，使面部、颈部、手部的皮肤变干、变薄、失去弹性，使弹力纤维和胶质纤维失去正常的功能，皮肤逐渐变松起皱；营养状况不佳，致使皮肤肌肉组织营养不良，引起皮肤粗糙和松弛；不良的生活习惯，比如吸烟、饮酒等，都会加速皮肤的老化，使人过早产生皱纹。

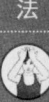

● **家庭实用推拿法**

取穴部位：印堂穴、鱼腰穴、瞳子髎穴

操作方法：

（1）运用手掌掌腹，沿着印堂由下往上轻抚。

（2）运用中指指腹沿着鱼腰穴由下往上，交叉按摩。

（3）先用一手将瞳子髎轻轻向外拉平，另一手的无名指沿着眼尾处以画圈方式按摩。

（4）运用中指指腹由下往上以画圆的方式按摩，做3~5次。

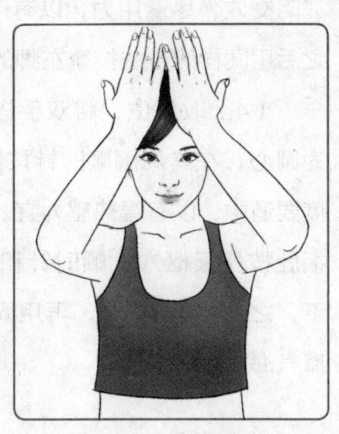

由下向上轻抚额头

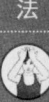

纤腰塑形

如今，很多人由于长时间坐着工作，其臀部变得越来越松弛，腰腹也开始越来越肥胖。

症状表现

腰腹肥胖的人体形呈梨形，容易出现人们常说的"啤酒肚""游泳圈"，不仅影响外形美观，还会影响腰腹部内脏、器官的正常运作。

病因

腰部臃肿肥胖多是由于久坐不动导致代谢变慢，脂肪堆积于腰腹。女性腰腹部肥胖也可能是体质偏寒导致的。

● **家庭实用推拿法**

取穴部位：肾俞穴、大横穴、关元穴、三阴交穴、天枢穴、气海穴

操作方法：

（1）取仰卧位，用双手的虎口卡腰，拇指朝下，其余四指朝上，用双手的其余四指同时用力掐按背后的肾俞穴，按摩20～30下。

（2）十指交叉，用两手掌根挤压大横穴，力度适中，以有轻微疼痛感为宜，挤压40下之后再用同样的方法按摩关元穴40下。

（3）取坐位，把右脚放在左腿上，用右手的拇指指肚掐按右脚踝上的三阴交穴，尽量用力，以有疼痛感为宜，1分钟后用指肚顺时针按揉30下，之后用同样的方法按摩左脚的三阴交穴。

（4）取坐位，将双手搓热，以肚脐为圆心，在其周围顺时针按揉1分钟，力度要适中，以有温热感为宜。接着用拇指指肚按压天枢穴，顺时针和逆时针各30下，之后休息3分钟。再用同样的方法按摩气海穴。

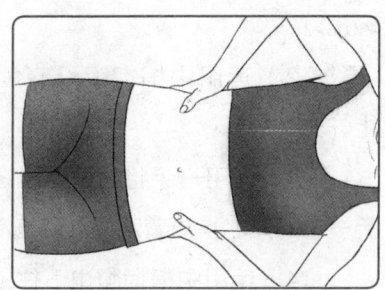

双手虎口卡腰，掐按肾俞穴

皮肤松弛

面部皮肤松弛是人体自然衰老的标志，一般发生在30岁以后。

症状表现

一般人到了一定年龄以后，皮肤的正常代谢功能减弱，对细胞有营养作用的脂肪和水分减少，皮下脂肪层变薄或消失，真皮纤维老化，皮肤的张力和弹力降低，当表情肌松弛后，皮肤不能很快复原，久之则出现皱纹。

病因

中医认为，心脾两虚、气滞血瘀是面部皮肤松弛的主要原因。另外，不注意卫生或日光紫外线的过度照射，或长期风吹日晒，或精神因素、营养不良、全身性疾病的影响都可导致面部皮肤松弛。通过推拿和松筋疗法可以促进面部皮肤的血液循环，改善面部皮脂腺的分泌，及时排出废物、祛除老化的角质，使皮肤变得紧致、红润、有光泽。

697

● 家庭实用松筋法

取穴部位：风池穴、大椎穴、四白穴、地仓穴、合谷穴等

操作方法：

（1）患者采取端坐的姿势，全身放松，划拨风池穴30次。

（2）采取俯卧的姿势，划拨大椎穴，30次。

（3）取端坐位，划拨四白穴、地仓穴、合谷穴，每个穴位30次。再划拨曲池穴30次。

（4）接着用中指划拨外关穴、百会穴，每个穴位30次。

（5）用掌根的位置侧击足三里穴、翳风穴、颊车穴，每个穴位1分钟。

（6）在承浆、下关、迎香穴进行划拨，每个穴位30次。

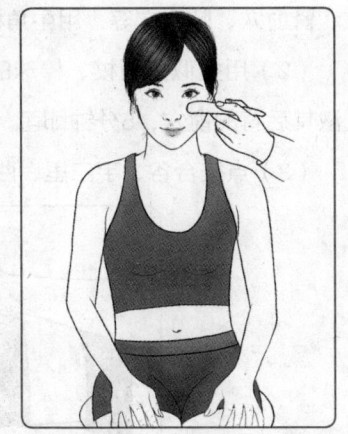

划拨松筋四白穴、地仓穴、合谷穴

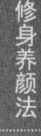

黑眼圈

经常睡眠不足、吸烟饮酒过量、性生活不节制等不健康的生活方式，都会使人出现黑眼圈。人的身心疲乏，眼睑局部的血管收缩功能下降，也会造成眼睑处水肿、瘀血。

症状表现

黑眼圈主要有两种，一种眼部皮肤是青色的黑眼圈，另一种是茶色的黑眼圈。

病因

黑眼圈形成是因为先天遗传或者经常熬夜，情绪不稳定，眼部疲劳、衰老，静脉血管血流速度过于缓慢，眼部皮肤红血球细胞供氧不足，静脉血管中二氧化碳及代谢废物积累过多，形成慢性缺氧，血液较暗并形成滞流以及造成眼部色素沉着。

● 家庭实用松筋法

取穴部位：膈俞穴、肝俞穴、脾俞穴、肾俞穴、肺俞穴、合谷穴、手三里穴、曲池穴等

操作方法：

（1）患者采取俯卧的姿势，术者先在背部寻找膈俞穴、肝俞穴、脾俞穴、肾俞穴、肺俞穴等，用牛角棒为其拨弄松筋，每次5分钟。

（2）用类似擀面杖、棒球的棒类东西，在患者后背上下滚动，进一步刺激其后背的俞穴，5分钟即可。

（3）点按合谷、手三里、曲池各50次，力度宜由轻至重。

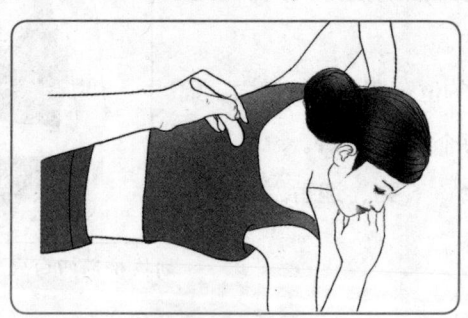

松筋开穴膈俞穴

消除眼袋

一旦有了眼袋，非常容易使人显得苍老憔悴。眼部的皮肤非常薄，所以便很容易发生水肿的现象。随着年龄的增长，眼袋便会变得愈加明显。

症状表现

通常所谓的眼袋，指的是下眼睑水肿。

病因

遗传是形成眼部水肿的一个重要因素。除此之外，如果人的肾脏不好、睡眠不足或者是过度疲劳都会造成眼袋。如果在睡前喝水的话，第二天也很容易出现眼部水肿。对于年轻女性来说，熬夜、睡前喝水是造成眼袋出现的罪魁祸首。中医认为，眼袋的形成与人体的脾胃功能是有直接关系的，尤其是脾脏功能的好坏，会直接影响到肌肉的功能以及体内脂肪、水分的代谢。

● **家庭实用推拿法**

取穴部位： 足三里穴、合谷穴、温溜穴、曲池穴、水分穴、阴陵泉穴

操作方法：

（1）采用按揉法，按摩足三里穴、合谷、温溜、曲池穴各10分钟，力道适中即可。

（2）取仰卧位，用揉法按摩水分穴10分钟左右，力道适中即可。

（3）双手同时按住两侧阴陵泉穴，一起按摩，过程持续5分钟左右。

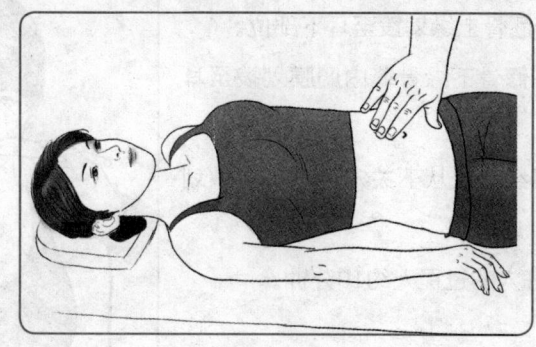

按揉水分穴

说明：本法睡前进行最佳。

双下巴

医学上将双下巴称为下颌脂肪袋，常伴随肥胖症一起出现。一般常见于中老年人或体形肥胖的人群。

症状表现

双下巴的症状是下颌脂肪组织堆积过多，皮肤老化而松弛，由于重力的作用而下垂，从外观上看，似有双下巴，颈部雍肿短粗，失去了人固有的线条美、曲线美。

病因

双下巴形成的主要原因是脸部脂肪的堆积。下巴非常容易贮存脂肪，如果缺乏肌肉运动，很容易形成双下巴甚至三重下巴。双下巴会影响一个人外形的美观，我们可以选取能促进血液循环、消除脂肪的穴位进行按摩、松筋，也可以用贴敷的方法来摆脱双下巴。

● 家庭实用松筋法

取穴部位： 巨髎穴、小肠经、颧髎穴等

操作方法：

（1）让患者取仰卧位，术者沿患者颧骨下缘划拨或圆拨至耳前部位。胃经巨髎穴、小肠经、颧髎穴加强开穴。

（2）沿嘴角线圆拨至耳垂部位。

（3）沿下髎骨上缘划拨至耳下部位。

（4）沿下髎骨下缘骨缝内筋膜划拨至耳后部位。

（5）沿胃经路径从下关穴至颊车穴做划拨手法。

整个松筋开穴的过程大约10分钟。

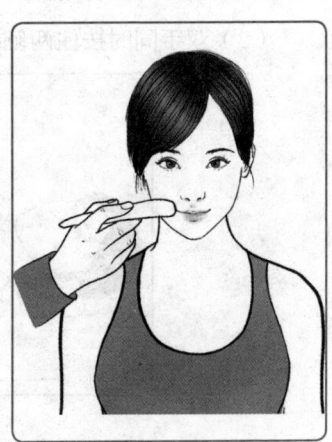

沿嘴角线圆拨至耳垂

丰胸美乳

　　拥有丰满、坚挺的胸部，能够凸显优美的曲线是所有爱美女性追求的目标，尤其是女性在生育之后，让胸部能够高耸挺立成为她们的必修课。

症状表现

　　胸部下垂的症状是乳头的水平位置在乳房下皱襞之下，具体有以下三种，如乳头与乳房反折线平行；乳头位置低于乳房下皮肤反折线，但高于乳房最低位置；乳头位于乳房的最低位置。

病因

　　胸部下垂的原因一般有：产后荷尔蒙改变造成乳腺萎缩；体重突然间的减少，也就是突然从很胖变成很瘦；乳房皮肤太过松弛；乳房太大、太重，患上巨乳症，没有正确佩戴适合自己的内衣。

● 家庭实用推拿法

　　取穴部位：大椎穴、膻中穴、大陵穴

　　操作方法：

　　（1）用右手中指按在大椎穴上，左手中指按在右手中指上，两手同时用力按压约1分钟。然后不松劲，接着两手同时用力按顺时针方向揉9次，逆时针方向揉9次。

　　（2）用右手拇指按压在膻中穴上约1分钟。然后不松劲，顺时针方向揉9次，逆时针方向揉9次，再重复1遍即可。

　　（3）右手拇指按压在左大陵穴上约1分钟，之后揉30次，接着再用同样的方法揉按右手大陵穴。

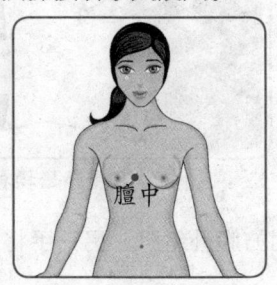

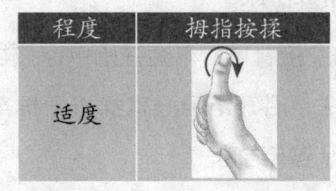

程度	拇指按揉
适度	

操作方法

妊娠纹

妊娠纹的形成主要是由于怀孕女性在妊娠期受荷尔蒙影响，皮内弹力（纤维）减弱、脆性增加。

症状表现

妊娠纹的症状主要是产后女性的腹壁、大腿内外侧、臀部、胸部、肩膀与手臂等处，出现呈红色、白色或紫色条纹，并且一旦出现后，不会随时间慢慢消失，而会使得产妇的皮肤出现松弛、褶皱等现象。

病因

妊娠纹之所以会产生，是由于女性怀孕超过3个月后，子宫会增大并突出于盆腔，向腹腔发展，腹部膨隆起来，加之女性在妊娠期受荷尔蒙影响，皮内弹力减弱、脆性增加，当腹部膨隆超过一定限度时，皮肤弹性纤维会发生断裂，腹直肌肌腱也会发生不同程度的分离。于是，会在腹部的皮肤上出现粉红色或紫红色的不规则纵形裂纹。

● 家庭实用松筋法

取穴部位： 鸠尾穴、曲骨穴、不容穴、期门穴、章门穴等

操作方法：

（1）先自鸠尾沿任脉线划拨至曲骨穴，再沿胸肋下缘，逐一松筋划拨肾经、胃经、脾经、肝经、胆经。

（2）对肋骨下缘与肋间隙轻轻划拨，至不容、期门、章门穴略微加强力道。

（3）对腹股沟部位加强松筋，同时大腿内收肌群放松。

（4）接着自右下腹开始以深按加揉按推动手法，沿升结肠一直揉按，推至横结肠再转折至下结肠。

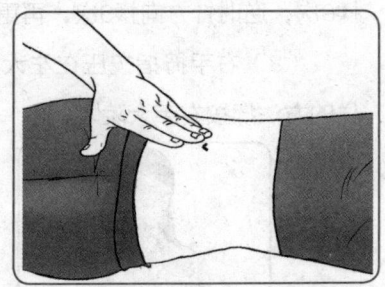

自右下腹开始揉按

（5）最后运用动力学原理，一手按压对方腹外斜肌，另一手将对方膝部弯曲，朝外画圆转动，以放松深层筋膜。

翘臀瘦臀

现代社会，上班族工作的时候长期保持坐姿，体液流向臀部，很容易形成水肿。所以，上班族在工作之余应注意运动，畅通臀部血液循环。

症状表现

臀部下垂的症状表现为臀部脂肪的过度堆积，腰部、大腿根部等区域肥胖，令臀部看上去过大，并且在视觉上容易显得扁平、下垂，失去线条感。

病因

臀部下垂的原因主要有：缺少运动或肌肉松弛会造成臀部下垂；体重增加，臀部会出现松弛下垂；摄取了过多的动物性脂肪，这些脂肪在下半身囤积，造成臀部下垂等。中医认为，通过推拿、松筋的办法可以起到提臀美臀的效果。

703

● 家庭实用松筋法

取穴部位： 八髎穴、命门穴、承扶穴等

操作方法：

（1）以握笔的姿势握住牛角棒，在骶椎上进行大范围划拨来舒缓松筋。

（2）患者取卧位，术者在其八髎穴加强点拨开穴。

（3）沿两侧髂骨上缘重复划拨松筋数回。

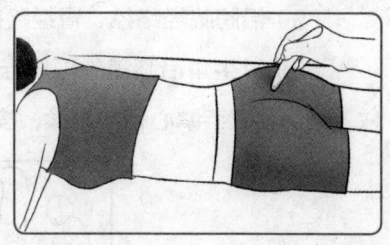

点拨八髎穴

（4）以腰椎命门穴为基准，沿膀胱经左右对称旁开1.5寸与3寸经络路线，分别划拨松筋至承扶穴。

（5）臀外侧肌群可加强划拨松筋至两髋骨外围处。

（6）骨下部外侧缘以放射状划拨松筋放松此处筋膜。

（7）胆经环跳加强松筋开穴。

（8）臀腿处承扶穴加强松筋开穴。

瘦腿美腿

　　腿形美不美，主要是看腿形好不好看、胖瘦均不均匀，跟腿长腿短倒没有太大关系。

症状表现

　　腿部较粗主要是指腿部的线条，即腿的长短、胖瘦与人体的高度不协调，腿的各个部位看起来不匀称、不美观。

病因

　　腿形粗短不仅是先天性因素导致的，也有后天的原因，比如缺乏运动、腿肌松弛、走路姿势及习惯不良等。中医认为，通过贴敷、推拿、松筋疗法，每个女性都有机会拥有一双美腿。

704

● 家庭实用松筋法

　　取穴部位：地筋、涌泉穴、膀胱经、肾经、胆经等

　　操作方法：

　　（1）以双爪牛角划拨足底地筋和涌泉穴50次。

　　（2）沿膀胱经路径、肾经路径、胆经路径做划拨松筋手法。

　　（3）以牛角沿膝盖外围进行舒缓划拨松筋，再以双手大拇指指压膝眼穴，最后将双手掌心相互搓揉，按摩膝骨周围。

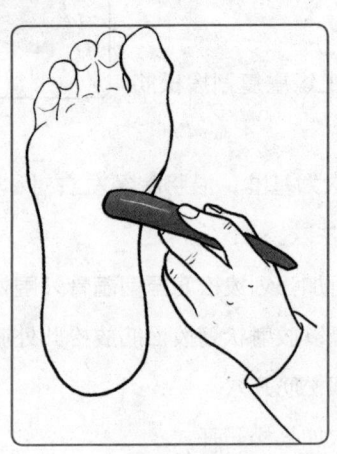

划拨足底筋膜

乌发润发

通过头发可以判断出人体的健康水平，关键在于头发与人体肾中的精气和血脉充盈有很大的关系，在《黄帝内经》中记载有"肾者，其华在发"，说的也是这个意思。

症状表现

精亏血少就会出现发质枯黄、头发没有光泽，头发也极容易脱落。

病因

中医认为在人体的成长和衰老的过程中，肾中精气从充盛到虚少表现在头发的变化之中，而中医理论中还有"发为血之余"的说法。

● 家庭实用推拿法

取穴部位：太溪穴、涌泉穴、风池穴、天门穴

操作方法：

（1）取坐位，以拇指指端点按太溪穴，每次3分钟，出现酸胀并麻痛的感觉即可收到效果。

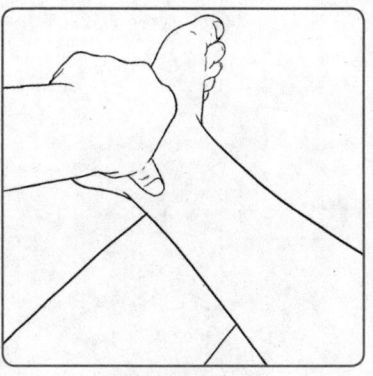

拇指点按太溪穴

（2）睡前在涌泉穴位处按压3分钟。

（3）用手指按摩风池穴3分钟，力道适中即可，注意用力要和缓，不可突然用大力。

（4）按摩天门穴2分钟，按摩时力道不宜过大，每日1次。

第十三章　女人修身养颜法

第十四章

日常自我保健法

　　现在，人们的生活水平有了很大提高，但同时压力也变得越来越大。人们整天都在忙碌奔波，身体自然会吃不消，于是，相当一部分人可能处于亚健康状态。处于亚健康状态的人，虽然没有明确的疾病，但出现精神活力和适应能力的下降，日常生活中我们可以通过贴敷、推拿、松筋法调理身体，及时纠正这种状态。

◆ 提神醒脑

◆ 颈部保健

◆ 防止大脑衰老

◆ 养心安神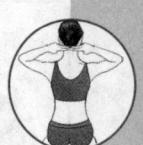

◆ 增强免疫力

◆ 缓解压力

◆ 调和脾胃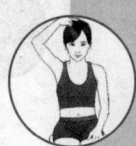

◆ 增强食欲

◆ 增强肝脏功能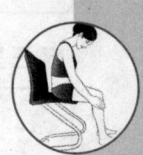

◆ 强身护肾

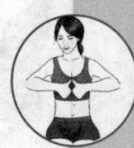

提神醒脑

中医认为，自我按摩可以使大脑迅速驱除倦意，处于清醒的状态。有很多穴位都具有如此功效，在日常生活保健的过程中可以适当选用。

【特效穴位】太阳穴、翳风穴、足三里穴

太阳穴

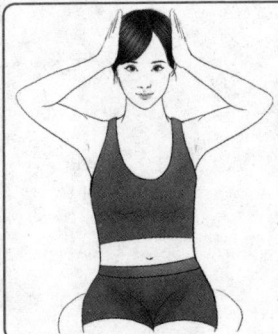

方法
取坐位，用双手的手掌按揉太阳穴，顺时针旋转30下，再逆时针旋转30下，力度要适中。每天3~5次。 　　说明：太阳穴是头骨最薄弱的部位，用力过大可致死或造成脑震荡。

708

翳风穴

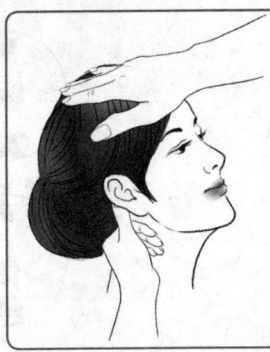

方法
用双手拇指的指肚按压翳风穴，逐渐用力，按下时持续3秒钟，然后缓缓吐气慢慢松开。每次按摩做5分钟即可，每天早晚各1次。

足三里穴

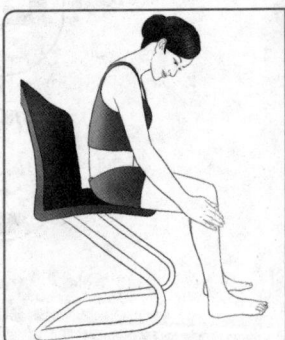

方法
深吸一口气，手掌拍打足三里穴，然后将气吐尽，两条腿各5分钟。

颈部保健

当一个人肩膀疼痛的时候，就会有僵硬紧张的症状发生，肩部紧张又会导致颈椎紧张，长时间使颈椎处于紧张状态，导致颈椎病的发生。

【特效穴位】百会穴、肩井穴、风池穴

百会穴

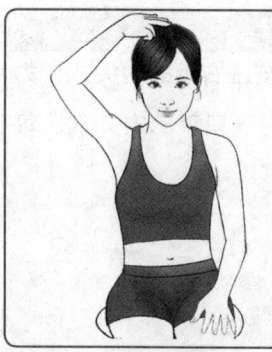

方法

取坐位，用中指或食指按头顶最高处正中的百会穴，用力由轻到重按揉20～30次。

肩井穴

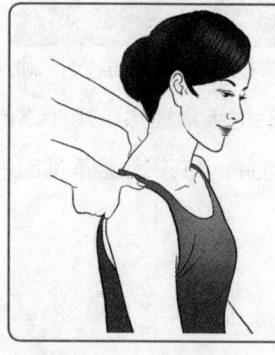

方法

双手中指分别放在肩部两侧的肩井处，双手同时用力按揉20～30次。

风池穴

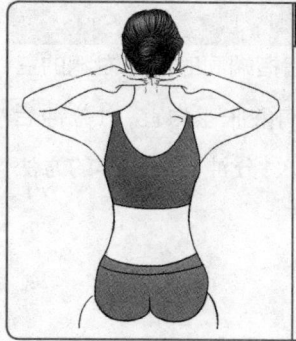

方法

用两手食指和中指分别按在其同侧风池穴，由轻到重地按揉20～30次。

709

防止大脑衰老

脑衰就是大脑功能的衰退，发病因素主要为外伤和营养不良。研究认为，脑衰对任何人来说都是不可避免的，只是时间和程度的轻重不同。

【特效穴位】内关穴、涌泉穴、三阴交穴

内关穴

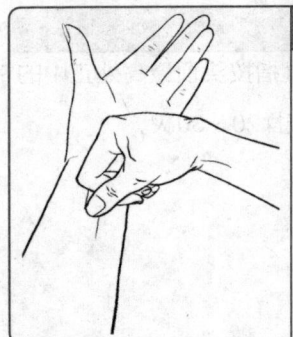

方法
取坐位，用拇指指端按压右手的内关穴，力度要适中，3分钟后按摩另一只手的内关穴。每天早、中、晚各1次。

涌泉穴

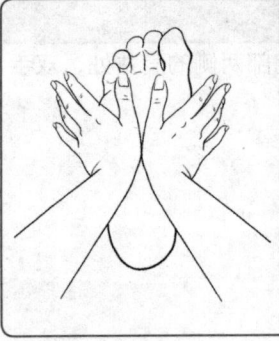

方法
取坐位，用拇指指腹按揉脚心的涌泉穴，顺时针和逆时针各30下。然后把手掌搓热，用手掌左右摩擦涌泉穴，1分钟为宜。每天晚上睡觉时做1次。

三阴交穴

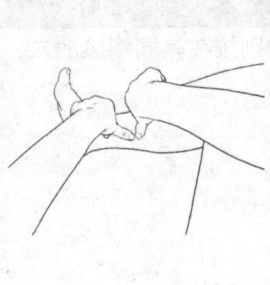

方法
端坐，用双手的拇指指端同时掐压右腿的三阴交穴，逐渐用力，以有酸胀感为宜，1分钟后用拇指指肚按揉三阴交穴1分钟。用同样的方法按摩左腿。每天3～5次。

养心安神

　　中医认为"心藏神，主血脉"，心主宰着人的精神、思维、情绪，维护着心脏和血液在全身的运行。日常生活中，大家应该注重对心神气血的调理。

【特效穴位】神门穴、三阴交穴、劳宫穴

神门穴

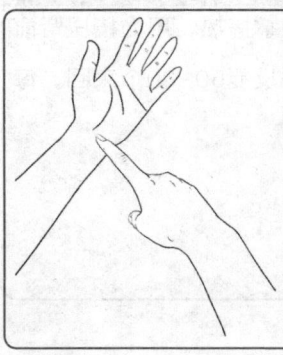

方法
端坐，放松身体，气息平均，先用右手的食指指肚点揉左手手腕处的神门穴，力度要逐渐加重，以有疼痛感为宜，点揉30~50下之后活动一下手腕和五指。然后用同样的方法点揉右手的神门穴。每天做2~3次。

三阴交穴

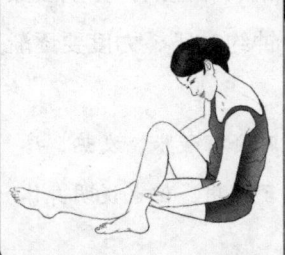

方法
取坐位，用右手的拇指和食指指端点压左脚的三阴交穴，逐渐用力，以自己能承受的范围为宜，按摩1～2分钟之后用同样的方法按摩右脚的三阴交穴，如此反复2次。每天早晚各2次。

劳宫穴

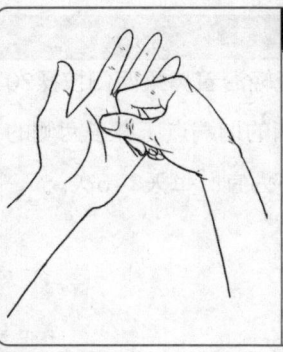

方法
端坐，用右手的拇指指端按揉左手手心的劳宫穴，尽量用力，但要以自己能承受为宜，顺时针和逆时针各30下。之后用同样的方法按压右手的劳宫穴。每天1~2次。

增强免疫力

免疫力是人体自身的防御机制，具有识别和消灭外来病菌侵害的作用。生活中，可通过自我保健法，利用刺激穴位达到增强免疫力的效果。

【特效穴位】肾俞穴、足三里穴、迎香穴

肾俞穴

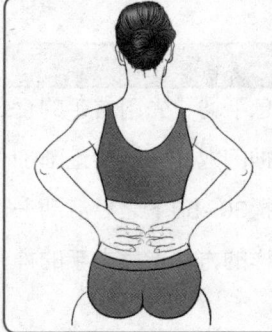

方法
取坐位，把双手的手掌搓热，用力按压肾俞穴，然后按到尾骨，如此反复50~80个来回。每天晚上1次。

足三里穴

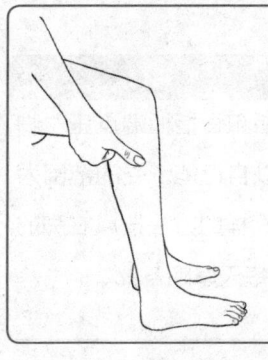

方法
端坐，用拇指指肚顺时针和逆时针分别按揉足三里穴3~5分钟，每分钟约20下，力度要逐渐加重。每天早晚各1次。 说明：按压足三里穴时会有酸胀、发热、疼痛的感觉，说明按摩起到了作用，但也说明身体状态不太好。

迎香穴

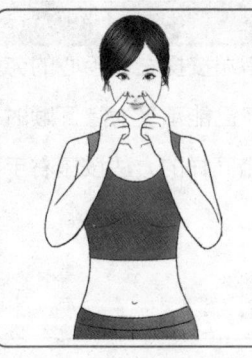

方法
用两手拇指的指肚轻轻沿着鼻梁两侧按揉20个来回，然后同时用食指的指端点压鼻子两侧的迎香穴，力度适中，20下为宜。每天3~5次。

缓解压力

　　现代社会人们承受着各方面的压力，如果这些压力长期得不到释放，就会影响健康，导致免疫系统功能失调，引发高血压、心脏病等疾病。

　　【特效穴位】内关穴、风池穴、太阳穴、百会穴

内关穴

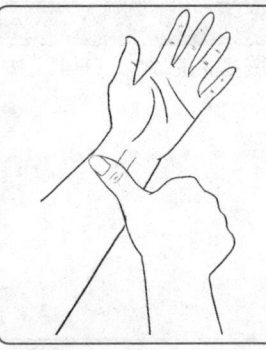

方法
端坐，先用右手拇指指肚在左手手腕处的内关穴上按揉，顺时针和逆时针各20下，然后再用拇指指端点压内关穴，力度不要太大，稍有疼痛感为宜，之后用同样的方法按摩右手的内关穴。每天3~5次。

风池穴

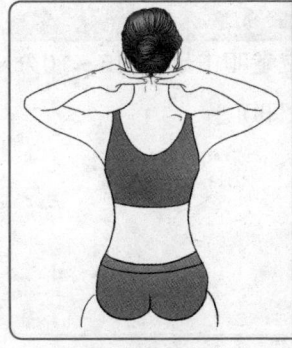

方法
端坐，用两手食指和中指的指肚同时按摩风池穴，先按揉10下左右。再从风池穴往颈椎方向搓揉，反复10个来回。每天早、中、晚各1次。

太阳穴、百会穴

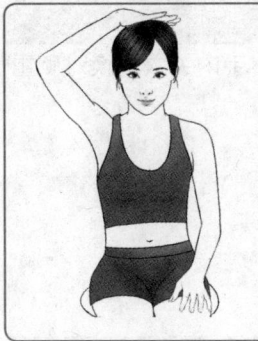

方法
闭目养神，用双手的拇指指肚按揉太阳穴，食指按在眉心处，力度要适中，顺时针按揉太阳穴20下。然后分别用双手手掌顺时针按揉百会穴各20下。每天3~5次。

调和脾胃

　　中医认为，脾胃是后天之本，是气血生化之源。脾胃不和证的临床表现为食欲减退与食后腹胀同时并见，伴腹泻、嗳气、恶心、呕吐等症。

【特效穴位】内庭穴、陷谷穴、足三里穴、内关穴

内庭穴、陷谷穴

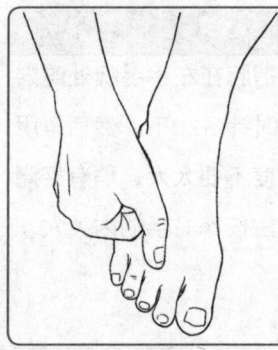

方法
取坐位，以拇指指腹按揉内庭穴20分钟，按揉陷谷穴15分钟。

足三里穴

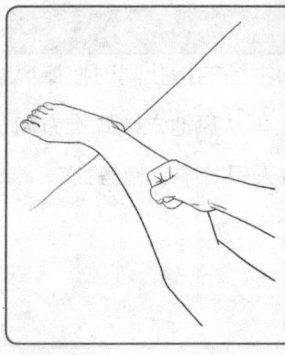

方法
坐在沙发上，手握空拳叩击足三里5～10分钟，有酸胀、发热的感觉即可。

内关穴

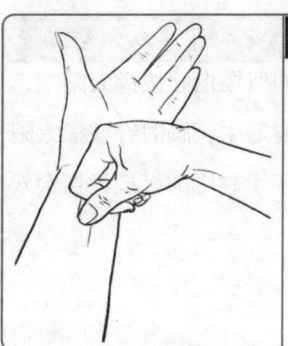

方法
用左手拇指指端点按右手内关穴，换对侧重复操作，各10分钟。

增强食欲

　　食欲不振通常与慢性胃炎、胃癌及其他脏腑的病症有关，如肝病的初期、肾脏病、心脏病、脑肿瘤等都可能出现食欲不振的现象。

【特效穴位】下脘穴、膻中穴、神阙穴

下脘穴

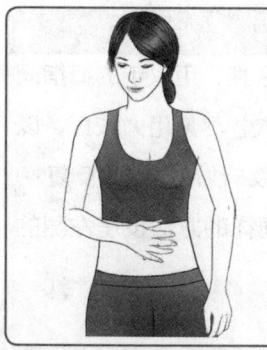

方法

　　端坐，先用手在肚脐上方的下脘穴周围搓揉1分钟，然后用拇指的指肚按压下脘穴，以微有疼痛感的力度为宜，吸气时按下，停留5秒钟，呼气时慢慢松开，休息3秒钟。如此反复做10分钟，每天早晚各1次。

膻中穴

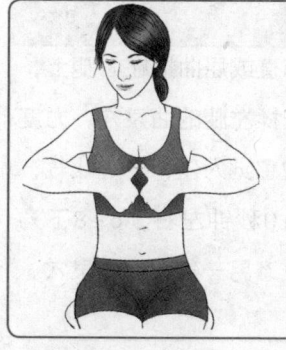

方法

　　端坐，将双手搓热，在膻中穴上搓揉1分钟，之后用双手拇指指肚同时从膻中穴向两侧乳中推按，力度略重，速度舒缓，吸气时向两侧，呼气时返回膻中穴，如此反复做20下，每天早晚各1次。

神阙穴

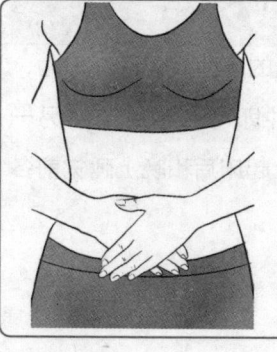

方法

　　先将双手搓热，在神阙穴周围顺时针搓揉10圈，然后用两个拇指指肚同时按揉神阙穴，力度适中，呼吸均匀，按下时持续5秒钟，松开后休息3秒钟，如此反复做30下，每天早、中、晚各1次。

增强肝脏功能

研究表明，肝脏有解毒、分泌胆汁、防御免疫力、代谢、造血、储血、调节循环血量等功能，平日里要注重补血养肝，疏肝理气。

【特效穴位】血海穴、曲泉穴、太冲穴

血海穴

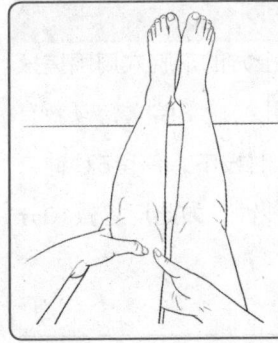

方法
取坐位，双腿向前伸绷直，用双手的拇指同时按压右腿膝盖处的血海穴，尽量用力按压，以有疼痛感为宜，按下后持续3秒钟，如此反复30下。之后休息3分钟，用同样的方法按压左腿的血海穴。每天早晚各1次。

曲泉穴

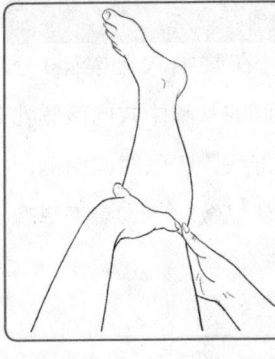

方法
坐在沙发上，左腿伸直或屈曲搭在右腿上，用双手的拇指指肚同时按揉左腿的曲泉穴，力度逐渐加重，以有酸痛胀的感觉为佳，一边吐气，一边往下按，每下持续10秒钟左右，5~8下为宜，然后以同样的方法按摩另一条腿的曲泉穴。每天做1次即可。

太冲穴

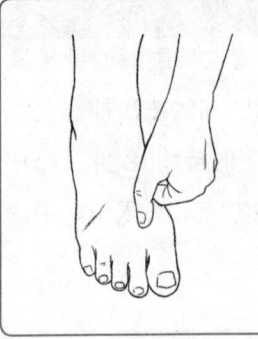

方法
以拇指指端按压脚上的太冲穴，逐渐用力，以有酸胀感为宜，3分钟即可，然后按摩另一只脚的太冲穴。每天早上起床后和晚上睡觉前各1次。

强身护肾

　　肾与人体的健康关系密切，要想拥有健康的身体，就要注重对肾的养护。中医认为，人体的一些特效穴位有助于强身护肾。

　　【特效穴位】腰眼穴、气海穴、会阴穴

腰眼穴

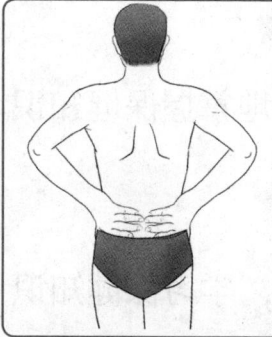

方法

　　取站位，两手掌搓热后，紧贴腰眼穴，用力上下擦动，动作要快速有力，以有热感为宜。然后两手握拳，用拳头在腰眼穴处按压，5～10分钟为宜。每日1次。

气海穴

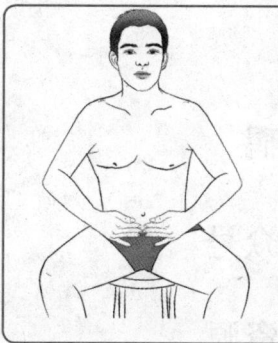

方法

　　取坐位，腹部放松，用手按住气海穴，逐渐用力按压。按压前先深吸气，5秒钟后放松，缓缓吐气，如此反复20次，每天做5~10分钟。

会阴穴

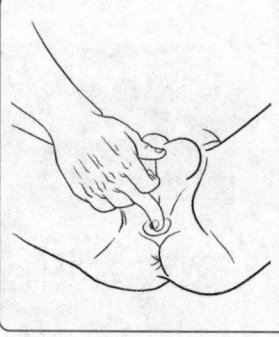

方法

　　取仰卧位，身体放松，用右手食指或中指按揉会阴穴，一面吸气，一面按下，按下后停留3秒钟，然后缓缓吐气，手指也缓缓松开，如此重复做5~10分钟。每日1~2次。

　　说明：按摩会阴穴能很快提升男性的性功能，房事前按摩效果最好。

第十四章　日常自我保健法

学习保健知识，享受健康生活

★ 建议配合二维码使用本书 ★

本书特配线上阅读资源

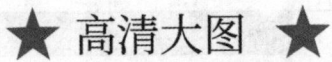

★ 高清大图 ★

本书配套高清图片，帮您更准确地掌握保健知识。

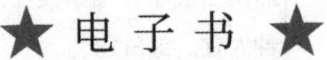

★ 电子书 ★

下载电子书，让您随时随地阅读，学习保健知识

获取资源步骤

第一步：扫描本页二维码

第二步：关注出版社公众号

第三步：选择您需要的资源

微信扫描二维码　　　　　　　领取本书配套资源

家庭保健使用手册 ④

拔罐、艾灸、刮痧

自然，安全，有效，用拔罐、艾灸、刮痧疗法呵护全家的健康

孙桂芬 编著

天津出版传媒集团

天津科学技术出版社

中医疗法，呵护全家健康

近年来，伴随着中医的复兴，一些民间传统的保健疗法也得到了推广，拔罐、艾灸、刮痧便是其中最受欢迎的三种方法。如同过去居家常备一些药品一样，目前很多家庭都备有罐具、艾灸条、刮痧板之类的器具，可见这些传统疗法已经深入百姓的生活了。这三种方法不但操作简单、疗效明显，而且也各有特点。

拔罐疗法是传统中医常用的一种治疗疾病的方法。对有病理变化的经络、穴位或病灶进行拔罐，可以逐寒祛湿、疏通经络、行气活血、消肿止痛、拔毒泻热，还可以调整人体的阴阳平衡、解除疲劳、增强体质，从而达到扶正祛邪、治愈疾病的目的。

艾灸疗法是中医最古老的疗法之一，早在春秋战国时期，灸疗就已经盛行。艾灸的特点是"针所不为，灸之所宜"，主要通过用艾绒或间隔物在体表穴位或患处进行灼烧、熏熨等方法，借灸火的温和热力刺激穴位和患病部位，疏通经络，活血化瘀，从而温和气血、扶正祛邪、调整人体生理功能平衡，达到防病治病、保健养生的作用。

刮痧疗法是我国劳动人民在与疾病的抗争中发明的一种自然疗法。唐朝时期人们就已运用苎麻来刮痧治病。元、明时代的中医书籍里已有大量的刮痧记载。刮痧作为中医外治法的一种，借助某些器具和介质作用于人体体表的特定部位而达到解表祛邪、开窍醒脑、调畅气血、清热泻毒、疏经活络、行气止痛、运脾和胃、化浊去湿、急救复苏、改善血液循环、促进细胞代谢、增强机体免疫力等功效。刮痧板的材质依然沿用传统的砭石、玉石、牛角或陶瓷等，但在形状设计上已经更适用于身体各个部位比如适用于头部的梳子型、适用于脚底的锥型刮痧器具。这使刮痧疗法更便于在民间推广。

拔罐、艾灸、刮痧是中华民族对人类医疗保健事业的重大贡献。因其操作简便、易于掌握、使用安全、疗效可靠、应用范围广，而且廉价实用，所以自古至今，它们仍在民间广为流传，也为医生所喜爱，成为临床上常用的治疗方法。随着百姓预防保健意识的不断提高和中医养生知识的普及，拔罐、艾灸、刮痧也成了家庭自我养生保健的方法。编者博采众方，以通俗实用、疗效可靠为宗旨，汇集编写了《家庭保健使用手册（全四册）》的《拔罐、艾灸、刮痧》分册。

本书内容分三大部分，第一部分主要介绍拔罐、艾灸、刮痧的原理、家庭常用器具、操作方法以及适用和禁忌人群等，第二部分主要通过古人养生方法介绍家庭利用拔罐、艾灸、刮痧的养生疗法，第三部分主要介绍了拔罐、艾灸、刮痧在临床各科常见疾病中的应用。本书内容讲解详细并配有大量图片，即便是素未习医者，按照书中所述也可自行操作。

值得注意是，本书可为家庭保健自助备用书籍，但却不能代替医生。建议大家生病之后还是到医院进行正规治疗，书中所介绍的方法可作为辅助调理的方法，促进大家更快恢复健康。

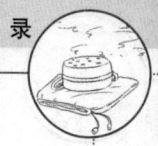

家庭保健使用手册④

拔罐、艾灸、刮痧

第一章　拔罐疗法：
　　　　导气血，扶正祛邪

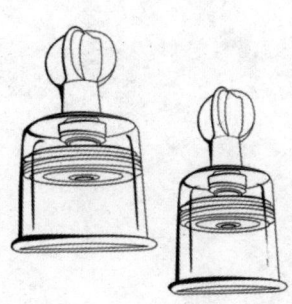

第二章　艾灸疗法：
　　　　焰火起膏肓，温通经络

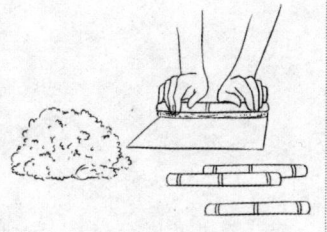

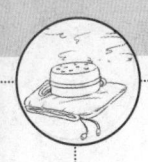

第三章　刮痧疗法：
刮出废物，舒经通络

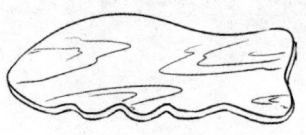

第四章　拔罐、艾灸、
刮痧强身健体法

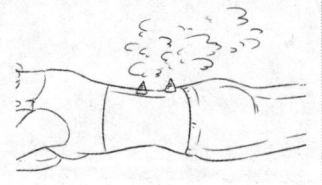

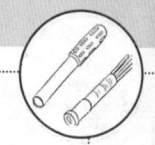

第五章　拔罐、艾灸、
　　　　　刮痧内科病调治法

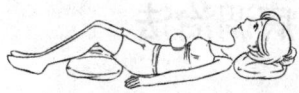

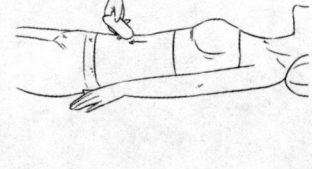

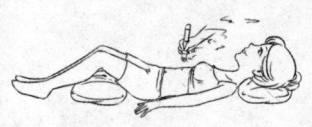

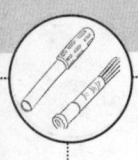

第六章 拔罐、艾灸、
刮痧外科病调治法

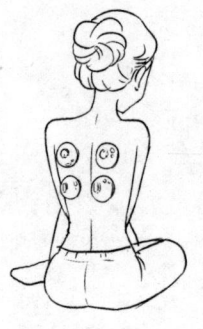

第七章 拔罐、艾灸、
刮痧皮肤病调治法

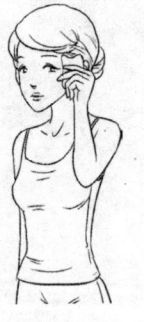

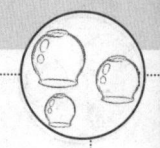

第八章 拔罐、艾灸、刮痧五官疾病调治法

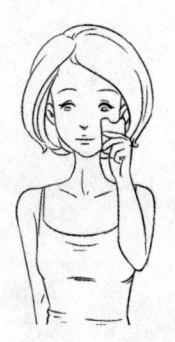

第九章 拔罐、艾灸、刮痧美容养颜法

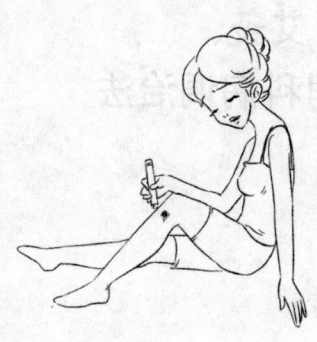

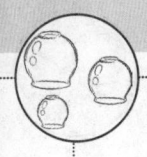

第十章　拔罐、艾灸、
刮痧妇科病调治法

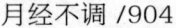

第十一章　拔罐、艾灸、
刮痧男科病调治法

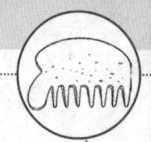

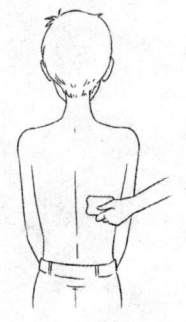

第十二章　拔罐、艾灸、刮痧儿科病调治法

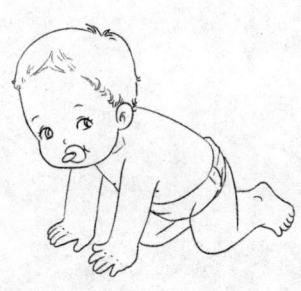

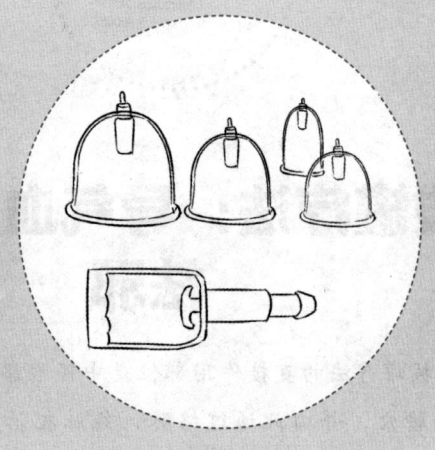

第一章

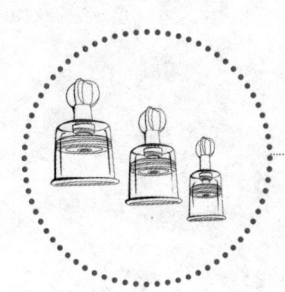

拔罐疗法：导气血，扶正祛邪

拔罐疗法的直接作用部位是中医经络学说中的皮部和腧穴，并由此通过络脉、经脉把治疗的刺激信息传递到有关的脏腑、组织、器官，从而达到疏通经络、运行气血、调理脏腑、平衡阴阳、扶正祛邪、祛病健身的目的。

◆ **拔罐的保健原理**

平衡阴阳、扶正祛邪、疏通经络

◆ **拔罐具有五大保健作用**

消肿止痛、解除肌肉疲劳、调节精神紧张、祛寒

除湿、预防疾病

◆ **家庭拔罐常用罐具**

玻璃罐、抽气罐、旋拧式拔罐等

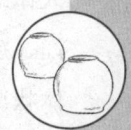

◆ **拔罐的辅助用品**

完成拔罐操作，辅助用品是必备

◆ **拔罐的常用体位**

正确的体位使拔罐更舒适、有效

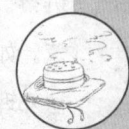

◆ **拔罐的基本手法**

图解家庭常用留罐、闪罐、走罐方法

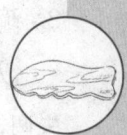

◆ **拔罐的适应证、禁忌证**

了解适应证和禁忌证能够避免出现拔罐的不适反应

◆ **拔罐的操作规程**

图解拔罐规程，简单易学

◆ **拔罐的注意事项**

详细讲解影响拔罐效果的各种因素及解决方法

◆ **起罐的方法和起罐后处理**

告诉你起罐和处理拔罐后反应的小技巧

◆ **利用罐象来诊病的技巧**

不要轻视罐象，可以反映身体的问题

拔罐的保健原理

中医认为，由于各种因素引起的脏腑经络气血功能紊乱、机体阴阳偏盛偏衰，都可以通过拔罐进行治疗。拔罐能够开泄腠理，将病邪从皮肤表面吸出体外，从而疏通经络气血，促使脏腑经络功能恢复到正常状态。

1. 平衡阴阳

世界上任何事物都遵循着阴阳平衡的规律，人体也只有阴阳平衡才会健康，任何原因导致的平衡失调都会引起身体不适甚至生病。拔罐疗法在平衡阴阳方面具有双向的调整作用，如感受寒邪时拔罐具有温阳祛寒的作用，感受热邪时拔罐具有清热凉血的作用。

2. 扶正祛邪

中医认为，疾病的发生关系到人体的正气和邪气两个方面。正气是指人体的机能活动及其抗病能力，邪气则是泛指各种致病因素，如外感六淫、痰饮、瘀血等。随着正邪双方的强弱不同，人体会表现出不同的身体状况，在治疗和保健过程中，应按照"实则泻之、虚则补之"的法则进行。拔罐疗法的扶正祛邪原理，就是拔除体内的各种邪气，同时扶助正气。如拔风门穴可以预防感冒，经常拔大椎穴可以预防中风，都是根据扶正祛邪理论实践所得。

3. 疏通经络

人体只有保持气血流畅、经脉相通，才能百病不生。若经络气血功能失调，就会产生各种病变。拔罐疗法通过对经络腧穴的负压吸引作用，在脏腑经络气血凝滞或经脉空虚时，可疏通经络，促进气血的运行，濡养脏腑组织器官，温煦皮毛；同时能使衰弱的脏腑机能得以振奋，鼓舞正气，加强祛病强身之效。临床常用的循经拔罐法、走罐法及刺络拔罐法等，均有明显的此项功能。如足太阳膀胱经走罐法可以疏通五脏六腑之经气，达到祛病健身的作用。

拔罐疗法的五大保健作用

利用拔罐的方法，对身体有关部位进行相应刺激，能够产生一定的治疗功效。中医认为，拔罐主要有五大保健作用：消肿止痛、解除肌肉疲劳、调节精神紧张、祛寒除湿、预防疾病。

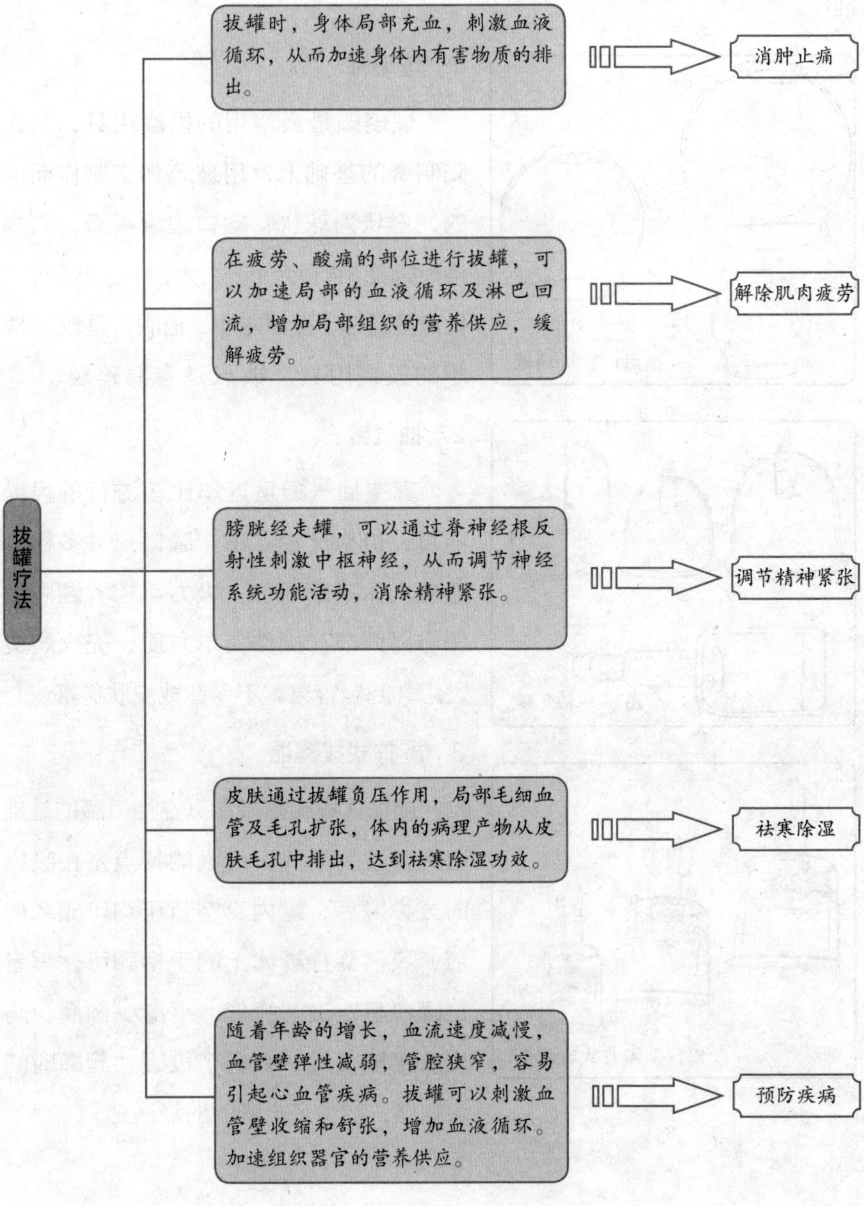

拔罐时，身体局部充血，刺激血液循环，从而加速身体内有害物质的排出。 ➡ 消肿止痛

在疲劳、酸痛的部位进行拔罐，可以加速局部的血液循环及淋巴回流，增加局部组织的营养供应，缓解疲劳。 ➡ 解除肌肉疲劳

拔罐疗法

膀胱经走罐，可以通过脊神经根反射性刺激中枢神经，从而调节神经系统功能活动，消除精神紧张。 ➡ 调节精神紧张

皮肤通过拔罐负压作用，局部毛细血管及毛孔扩张，体内的病理产物从皮肤毛孔中排出，达到祛寒除湿功效。 ➡ 祛寒除湿

随着年龄的增长，血流速度减慢，血管壁弹性减弱，管腔狭窄，容易引起心血管疾病。拔罐可以刺激血管壁收缩和舒张，增加血液循环，加速组织器官的营养供应。 ➡ 预防疾病

第一章 拔罐疗法：导气血，扶正祛邪

家庭拔罐常用罐具

拔罐疗法使用的罐具种类很多，一般分为传统罐具和新型罐具两大类，适用于家庭使用的传统罐具多根据使用材料或操作方法而命名，如玻璃罐、抽气罐等。新型罐具如电热罐、瓷罐等由于使用复杂，未能全面普及和推广。

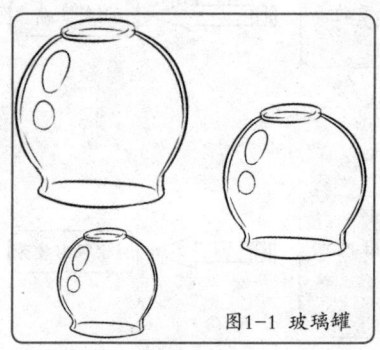

图1-1 玻璃罐

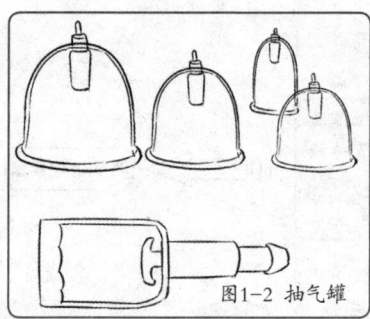

图1-2 抽气罐

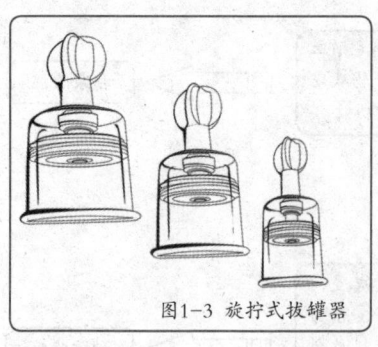

图1-3 旋拧式拔罐器

1. 玻璃罐

玻璃罐是最常用的拔罐用具，是在陶制罐的基础上，用玻璃加工制作而成的，形状为球状，罐口边缘平滑。其规格根据罐口直径大小分为大、中、小三种。优点是质轻、操作方便、透明，是较为理想的拔罐用具。缺点是容易碎裂。

2. 抽气罐

真空抽气罐是近年比较流行的拔罐器具，价格比较实惠，罐口尺寸多样，适应人体各个部位。吸力可控，罐内负压容易调节。操作简单方便，无火烧烫之虑。起罐容易，不易造成皮肤伤害。

3. 旋拧式拔罐器

旋拧式拔罐器是在真空抽气罐的基础上进行改良而成，最大的特点是在吸拔时或拔罐后，罐内真空负压均可随意调节，只需旋拧罐体上的手柄即可。再者是罐口呈宽边圆弧形，平滑、圆润，与皮肤接触面大，减轻了拔罐、起罐时的疼痛感，增加了走罐时的舒适感。

拔罐的辅助用品

选择安全有效的拔罐辅助用品不仅使操作过程更安全，而且能够提高拔罐的疗效。

1. 95%乙醇

浸泡酒精棉时最好选用95%乙醇，因为75%乙醇多用于消毒，在实际使用时燃烧时间较短。而95%乙醇多用于燃烧，在实际使用时酒精棉燃烧速度快且持久。

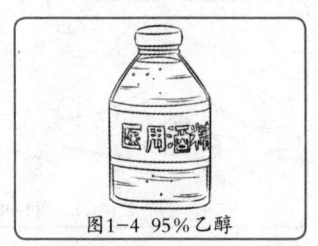

图1-4 95%乙醇

2. 脱脂棉

燃烧用脱脂棉可在药店买成品脱脂棉球或自行裁剪脱脂棉片，建议在裁剪时棉片的边缘要整齐，避免燃烧时有碎屑脱落，造成皮肤烧烫伤。如果在拔罐后皮肤表面有水泡发生，排水后用脱脂棉擦拭。

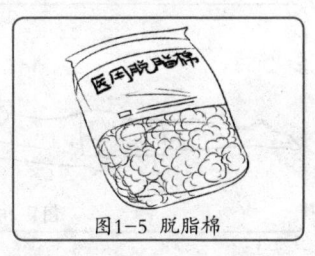

图1-5 脱脂棉

3. 止血钳

夹持酒精棉时可选用筷子、医用镊子或止血钳，使用筷子或镊子夹持时可能会因用力不当造成燃烧的酒精棉脱落，故建议使用止血钳。止血钳分弯头和直头两种，为方便酒精棉进出罐口操作，建议使用直头型。

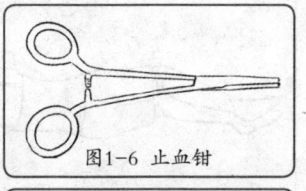

图1-6 止血钳

4. 针灸针

拔罐后如皮肤表面有大水泡发生，为了防止感染，建议使用一次性针灸针挑破排水。

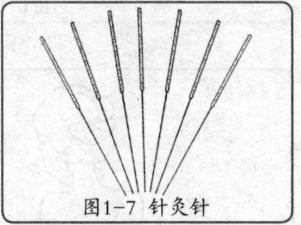

图1-7 针灸针

5. 水杯

为确保安全，燃烧的酒精棉使用后建议放入水杯灭火。

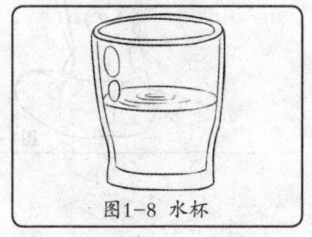

图1-8 水杯

725

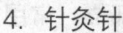

第一章 拔罐疗法：导气血，扶正祛邪

拔罐的常用体位

拔罐体位的选择与治疗的情况密切相关，一般来说，根据患病部位选择合适的体位，既方便施术者操作，又能使患者舒适、放松。

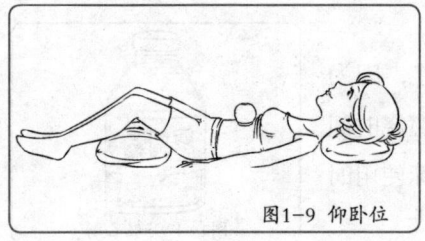

图1-9 仰卧位

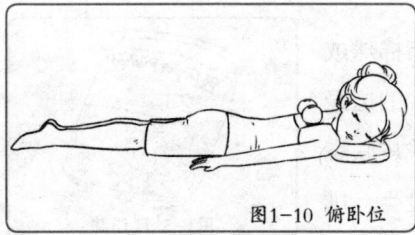

图1-10 俯卧位

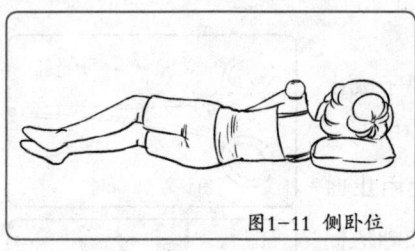

图1-11 侧卧位

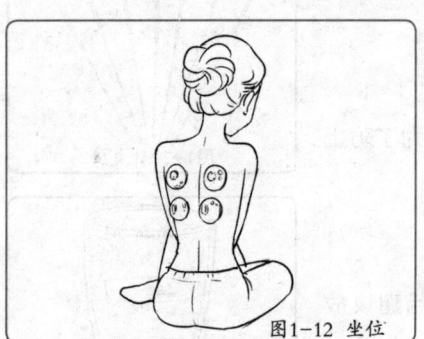

图1-12 坐位

1. 仰卧位

仰面而卧，头下垫枕，下肢平伸或膝下垫枕，上肢自然置于躯干两旁，或屈肘置于头部两侧，肌肉放松，暴露拔罐部位。常用于除膀胱经外的任何经络穴位的吸拔。

2. 俯卧位

背面而卧，头转向一侧或向下，下垫枕头，上肢自然置于躯干两旁，肌肉放松，呼吸自然，暴露需要拔罐的部位。常用于肩、背、腰部的吸拔。

3. 侧卧位

根据治疗需要，将两下肢均屈曲或一腿屈曲，另一腿伸直。临床多用于身体侧部的吸拔。

4. 坐位

患者坐位，暴露吸拔部位。常用于吸拔颈肩、背脊椎两侧等部位。

拔罐的基本方法

　　根据患者的疾病情况、施罐部位，掌握拔罐的操作方法是拔罐治疗重要的一步，直接影响拔罐治疗的效果。

1. 留罐法

　　也叫坐罐法，指罐体吸拔在选定的部位、穴位或病灶点上，且留置一段时间（5~15分钟）的一种拔罐手法，分为单罐法、多罐法、发泡罐法、提按罐法、摇罐法等。比较适合家庭中的操作手法为单罐法和多罐法，使用玻璃罐或真空罐均可。

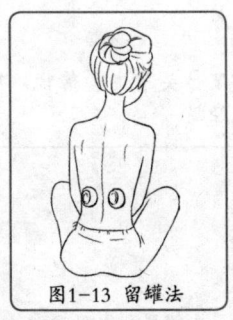

图1-13 留罐法

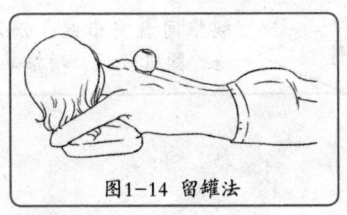

图1-14 留罐法

2. 闪罐法

　　是指罐吸拔在应拔部位后随即取下，反复操作至皮肤潮红为止。此法的兴奋作用较为明显，适用于肌肉痿弱、局部皮肤麻木或功能减退的虚弱病症及中风后遗症。由于闪罐法属于充血拔罐法，拔后皮肤上不留紫斑，故较适合面部拔罐。

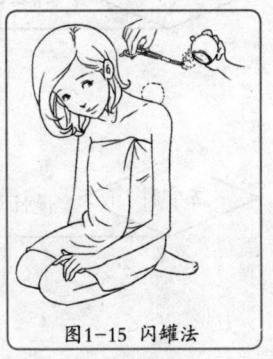

图1-15 闪罐法

3. 走罐法

　　又称推罐法、行罐法或旋罐法。操作前在罐口或吸拔皮肤上涂一层润滑剂，如植物油、正红花油等，便于滑动。吸拔后用左手按住罐具前部皮肤，右手握住罐底平推或稍倾斜推，循着肌肉骨骼或经络走行，可前后左右移动，也可根据患病需要做环形旋转移动。

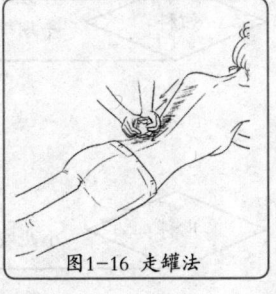

图1-16 走罐法

拔罐的适应证、禁忌证

1.适应证

拔罐的适用范围很广，如内科、外科、皮肤科、五官科、妇科、儿科均可使用拔罐疗法治疗疾病。

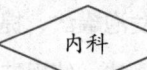 内科　感冒、支气管炎、头痛、高血压、胆囊炎、失眠、健忘、冠心病、中风、三叉神经痛

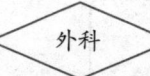 外科　腰椎间盘突出症、肩周炎、风湿性关节炎、落枕、腰痛、痔疮、腰肌劳损、颈椎病、坐骨神经痛

728

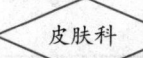 皮肤科　神经性皮炎、斑秃、湿疹、丹毒、白癜风、荨麻疹

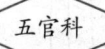 五官科　慢性鼻炎、慢性咽炎、近视眼、青光眼、耳鸣耳聋

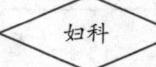 妇科　月经不调、痛经、慢性盆腔炎、功能性子宫出血、性冷淡、更年期综合征、闭经、不孕症、子宫肌瘤

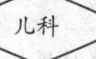 儿科　小儿夜啼症、小儿营养不良、小儿腹泻、小儿脑性瘫痪

2.禁忌证

由于个人体质及心理等因素影响，有些人并不适合用拔罐来进行理疗，拔罐后出现头晕、嗜睡、心慌、心悸、失眠、便秘、严重瘀血瘀斑不易愈合以及起罐困难等反应，故在操作前一定要清楚拔罐者是否属于如下禁忌人群，避免不良反应发生。

常见禁忌人群：

（1）重度水肿、心衰、呼衰、肾衰者。

（2）皮肤局部破溃或高度过敏，有皮肤传染病的患者。

（3）体质消瘦，皮肤失去了弹性而松弛者。

（4）痉挛、抽搐、醉酒者。

（5）急性软组织损伤患者。

（6）血友病、血小板减少、白血病等患者。

（7）妊娠期妇女的下腹部、腰髓部及三阴交、合谷、昆仑等穴。

（8）体表大血管处静脉曲张、癌肿、外伤者。

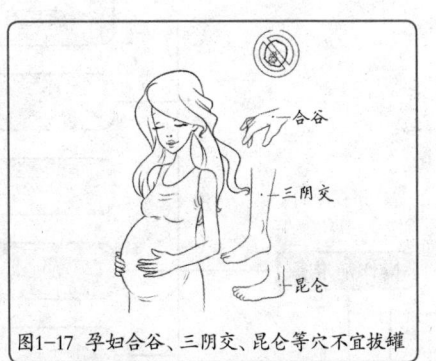

图1-17 孕妇合谷、三阴交、昆仑等穴不宜拔罐

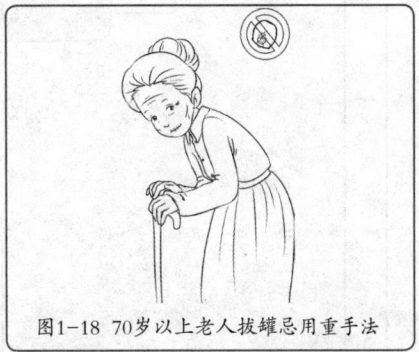

图1-18 70岁以上老人拔罐忌用重手法

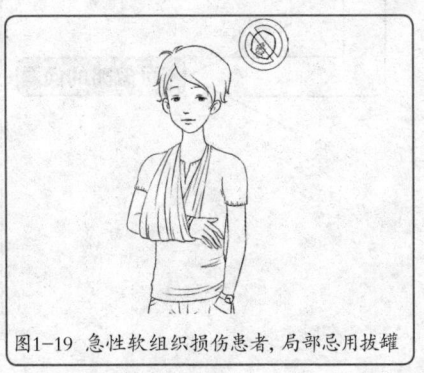

图1-19 急性软组织损伤患者，局部忌用拔罐

拔罐的操作规程

无论是陶罐、玻璃罐还是真空罐，都要严格按照流程操作，无论遇到何种情况都要冷静处理。具体操作规程如下。

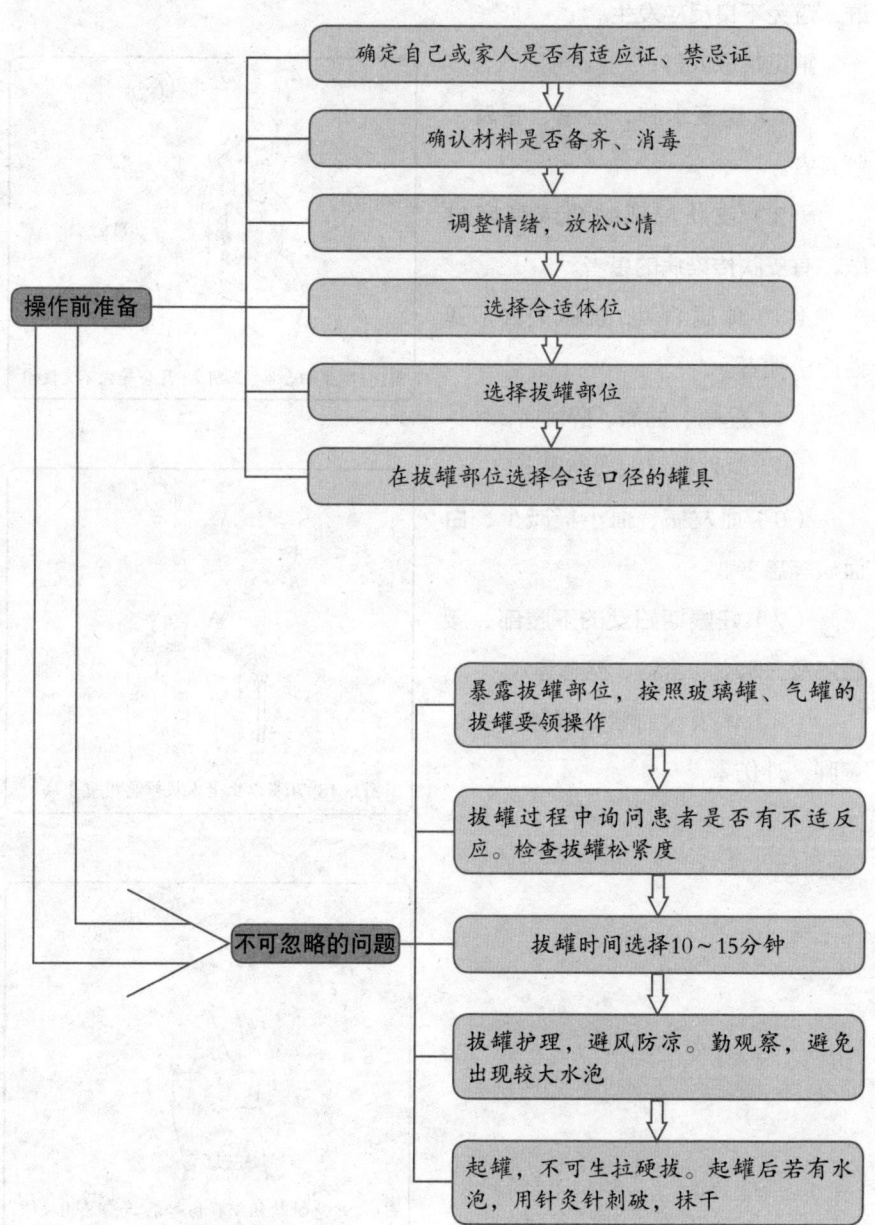

拔罐的注意事项

在拔罐过程中，选择合适的经络穴位固然重要，但如果在操作过程中一些细节没有注意到，不但达不到良好的治疗效果，反而会增加不必要的麻烦，如选择部位的不正确造成反复掉罐，拔罐环境没有注意造成拔罐后感冒、发烧，甚至在拔玻璃罐的过程中发生烧烫伤等，故在拔罐前需要注意以下事项。

（1）拔罐时，室内应保持温暖，避开风口，防止患者受凉。患者应选择舒适的体位，否则留罐时患者改变体位，容易使罐具脱落。

（2）患者过饱、过饥、酒后、过度疲劳或剧烈运动后不宜拔罐，待上述状况改变后再拔。

（3）拔罐时应根据患者所需拔罐的不同部位，选择不同口径的玻璃罐，一般宜选择肌肉丰满、富有弹性、没有毛发和无骨骼以及关节无凹凸的部位进行拔罐，以防掉罐。

（4）拔火罐时，注意不要烫伤皮肤，棉球蘸酒精量要适中，过多容易滴到皮肤上发生烫伤，过少则火力不够而拔罐无力，达不到治疗效果。因罐口靠近皮肤，所以棉球经过罐口时的速度要快，以免罐口过热而烫伤皮肤。

（5）拔火罐时的操作动作要迅速而轻巧，做到稳、准、轻、快。罐内的负压与扣罐的时机、动作的快慢、火力的大小、罐具的大小直接相关。只有掌握好操作技巧，才能将罐拔紧而不过紧，罐内负压适宜。

（6）拔罐数目多少要适宜，一般都采取单穴单罐、双穴双罐法，罐多时罐间距离不宜太短，以免牵拉皮肤产生疼痛或相互挤压而脱罐。

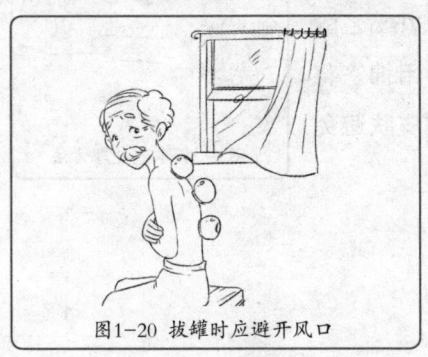

图1-20 拔罐时应避开风口

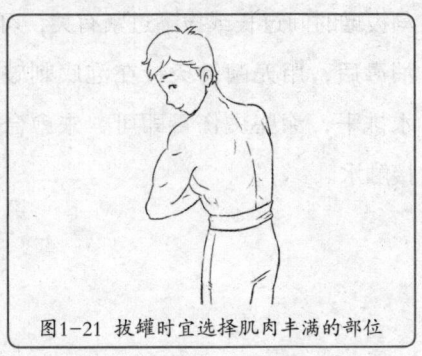

图1-21 拔罐时宜选择肌肉丰满的部位

起罐方法及起罐后处理

起罐看似简单，但在实际起罐过程中也要注意一些细节，因为起罐方法不正确会造成皮肤的撕裂痛。如果发现罐印有各种水泡，也不应惊慌，要正确处理和看待。

（1）起罐时应注意不要生拉硬拽，以免皮肤受损或过于疼痛。起罐时应一手握住罐体，使其倾斜，另一手压住一侧罐口边缘处的皮肤，使空气从罐口与皮肤之间的缝隙处进入罐内，罐体可自然脱落。

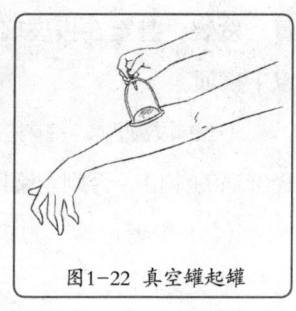

图1-22 真空罐起罐

（2）真空罐起罐时，将罐体上端阀杆轻轻提起（罐体吸拔力度太大，不易起罐时，可用手指按下拔罐部位外围皮肤某一点，使气体进入罐中），罐具便可取下。

（3）旋拧式拔罐器起罐时，将罐体上端的手柄向左拧，罐具即可取下。

（4）若发生晕罐现象，如头晕目眩、面色苍白、恶心呕吐、四肢发凉、周身冷汗、呼吸急促、血压下降、脉微细无力等，要立即令患者平卧，注意保暖。轻者服些温开水或糖水即可迅速缓解并恢复正常，重者急送医院就诊。

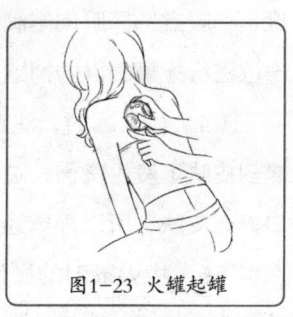

图1-23 火罐起罐

（5）拔罐后皮肤局部如有水泡出现，可能与拔罐时间过长或拔罐过紧有关，可以75%乙醇消毒后，用无菌针灸针在泡底刺破，用棉签将水排干，涂些烫伤膏即可，未愈合前皮肤避免接触水。

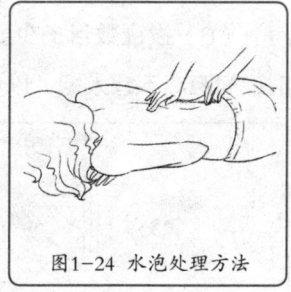

图1-24 水泡处理方法

利用罐象来诊病的技巧

罐象，就是拔罐后的阳性反应，如充血、瘀血、水泡、皮肤温度的改变、皮肤渗出物的性质等，不同的罐象代表疾病的不同性质。疾病是由致病因素引起机体阴阳的偏盛偏衰，人体气机升降失常，脏腑气血功能紊乱所致。当人体受到风、寒、暑、湿、燥、火、毒、外伤的侵袭或内伤情志后，可导致脏腑功能失调，产生病理产物，如瘀血、气郁、宿食、痰湿、水浊、邪火等。这些病理产物又是致病因子，中医认为拔罐可以开泄腠理、扶正祛邪，拔罐产生的真空负压有一种较强的吸拔之力，从而使经络气血得以疏通，达到治疗疾病的目的。我们可以通过不同的罐象，了解疾病的不同内在性质。

1. 充血、瘀血的临床意义

起罐后罐印状况	颜色、性状	身体状况
皮肤隆起、充血和瘀血	皮肤充血，瘀血颜色鲜红，皮肤隆起不明显	实证、热证
	皮肤充血，瘀血颜色暗红发紫，皮肤隆起程度明显	虚证、寒证
瘀血	鲜红、不易结块	病情较轻
	紫、块大、黏腻	身体瘀阻较重
水分	水分多且黄	湿热
	水分少且清	寒湿

2. 水泡的临床意义

水泡情况	身体状况
水泡较多，色白，皮肤温度不高	寒湿证
水泡较少，色微黄，或者浑浊，皮肤温度较高	湿热证
水泡较多，色红，或者浑浊，皮肤温度较高	热证

3. 皮肤温度改变的临床意义

拔罐局部和周围皮肤的温度	身体状况
皮肤温度正常升高	表明机体正气比较充足，抵抗力较好
皮肤温度升高较明显	表明机体感受阳邪、有瘀邪
皮肤温度升高不明显甚至降低	表明机体为寒证、虚证

第二章

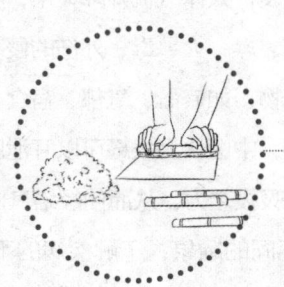

艾灸疗法：焰火起膏肓，温通经络

艾灸是利用艾绒作为主要原料制成艾炷或艾条，点燃后对准人体穴位或特定部位进行熏灼，通过局部的温热刺激和药物作用，以温通气血，扶正祛邪，达到治疗疾病、养生保健目的的一种外治方法。

◆ **艾灸的保健原理**
调节阴阳、温通经络、扶正祛邪

◆ **艾灸疗法的六大保健作用**
通痹止痛、温经散寒、行气通络、拔毒泄热、扶阳固脱、
防病保健

◆ **艾灸疗法的分类**
古今艾灸疗法详细讲解

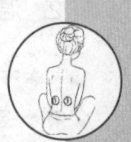

◆ **灸法的补与泻**
图解补、泻方法简明操作对比

◆ **艾灸的制作方法**
艾灸炷、艾灸条制作方法图解说明

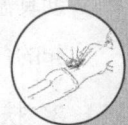

◆ **施灸的常用体位**
不同施灸部位选择不同体位

◆ **影响灸疗效果的要素**
影响灸疗效果六要素：艾、灼、穴、久、均、传

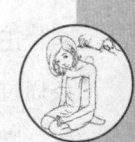

◆ **灸疗的适应证和禁忌证**
适应证人群艾灸效果显著，禁忌证人群艾灸无效或加重疾患

◆ **艾灸的操作规程**
图解艾灸操作规程，让初学者更好地掌握

◆ **艾灸注意事项及灸泡处理**
详细介绍艾灸时间、穴位艾灸的顺序、晕灸处理等

艾灸的保健原理

艾灸是用易燃的艾绒等在体表经穴或患病部位进行烧灼、熏烤，借助药物温热的刺激，通过经络的传导，起到温通气血、扶正祛邪的作用，从而达到保健养生、防病治病的目的。艾灸在我国已有2000多年的历史，治疗效果已为无数临床实践所证实。艾灸是中医学中防病治病、养生延寿的一种简便易行而又切实有效的方法。

1. 调节阴阳

人体阴阳平衡则身体健康，而阴阳失衡人就会产生各种疾病，运用灸法的补泻作用，泻其有余，补其不足，可达调和阴阳之效。如在神阙穴使用隔姜灸，可达到调理脾胃、祛寒壮阳的功效；在膏肓俞直接灸，可达到益阴扶阳之功。

2. 温通经络

经络是气血运行之通路，经络通畅，则有利于气血运行、营养物质输布。寒湿等病邪侵犯人体后，往往会闭阻经络，导致疾病的发生。艾灸可借助其温热肌肤的作用，活血通络，以治疗寒凝血滞、气滞血瘀、经络痹阻引起的各种病证。

3. 扶正祛邪

正气盛则邪不可干，人的抵抗力强，卫外能力强，疾病则不易产生。艾灸通过对某些穴位施灸，如大椎、足三里、气海、关元等，可以培扶人的正气，增强人防病治病的能力，而艾灸也可以通过温通不同的穴位产生不同的补益作用。《针灸大成》载有"若要身体安，三里常不干"，意思是常灸足三里，从而达到补益身体和促进健康长寿。

艾灸疗法的六大保健作用

艾灸是通过刺激穴位激发经络功能而起作用，从而达到调节机体各组织器官功能失调的治疗目的。下图简单概括了艾灸在治疗疾病和中医养生上的作用机理。

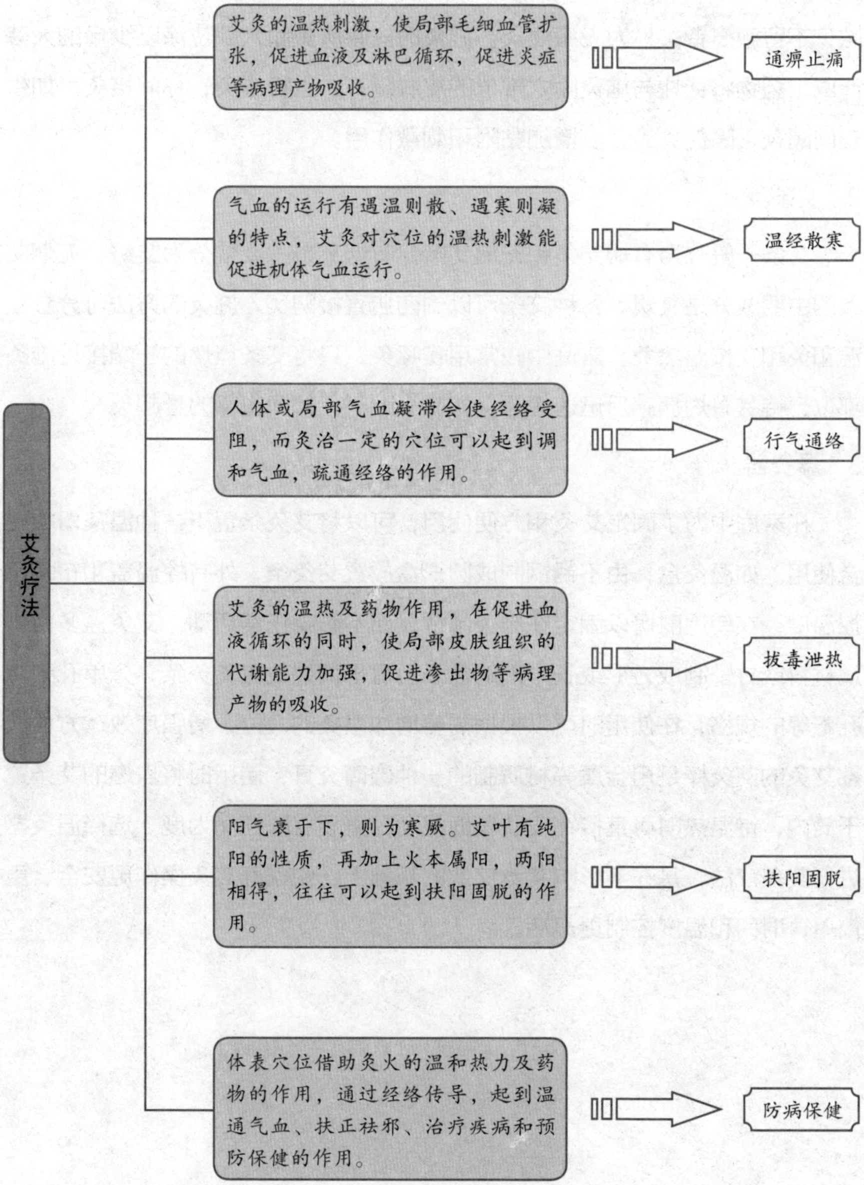

艾灸疗法

艾灸的温热刺激，使局部毛细血管扩张，促进血液及淋巴循环，促进炎症等病理产物吸收。 ⟹ 通痹止痛

气血的运行有遇温则散、遇寒则凝的特点，艾灸对穴位的温热刺激能促进机体气血运行。 ⟹ 温经散寒

人体或局部气血凝滞会使经络受阻，而灸治一定的穴位可以起到调和气血，疏通经络的作用。 ⟹ 行气通络

艾灸的温热及药物作用，在促进血液循环的同时，使局部皮肤组织的代谢能力加强，促进渗出物等病理产物的吸收。 ⟹ 拔毒泄热

阳气衰于下，则为寒厥。艾叶有纯阳的性质，再加上火本属阳，两阳相得，往往可以起到扶阳固脱的作用。 ⟹ 扶阳固脱

体表穴位借助灸火的温和热力及药物的作用，通过经络传导，起到温通气血、扶正祛邪、治疗疾病和预防保健的作用。 ⟹ 防病保健

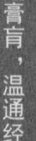

艾灸疗法的分类

1. 艾炷灸

将艾绒做成大小适宜的艾炷，直接放在皮肤上施灸，称直接灸。若施灸时需将皮肤烧伤化脓，愈后留有瘢痕者，称为瘢痕灸。若不使皮肤烧伤化脓，不留瘢痕者，称为无瘢痕灸。施灸时先将所灸腧穴部位涂以少量的大蒜汁或用药物将艾炷与施灸腧穴部位的皮肤隔开，进行施灸，称间接灸。如生姜间隔灸、隔盐灸等，以增加黏附和刺激作用。

2. 艾条灸

艾条一般分为有烟艾条和无烟艾条。有烟艾条主要成分为艾绒，无烟艾条的主要成分是艾炭。各种艾条可以到药店直接购买。施灸的方法可分悬起温和灸和实按温热灸。家庭中较常用雀啄灸，只将艾条点燃的一端接近施灸部位，待其有灼痛感后迅速提起，如此一上一下如同雀啄的悬起灸。

3. 温灸器

在家庭中为了固定艾灸和方便使用，可以将艾灸条置于各种温灸器中配合使用。如温灸盒，由不锈钢制成圆形盒放置艾灸条，外有控温盖和布袋调控温度，在使用时可以固定在施灸部位，而不影响正常活动。艾灸盒多由木质材料或竹子制成方形或长方形的盒子。盒子顶端放置艾灸条，分单孔到六孔不等的规格，在使用时可以根据需要增加温灸的穴位，增强疗效。方便面部艾灸的艾灸棒是用金属等材质制的一种圆筒灸具，使用时将点燃的艾条置于筒内，待温热时可直接在皮肤表面滚动，直到皮肤红润为度。选择温灸器进行艾灸疗法，是在不影响艾灸疗效的基础上，使家庭艾灸操作更安全、更简单，时间和温度控制更灵活。

艾灸分类图解

艾灸的分类很多，在实际应用中具体分类如下。

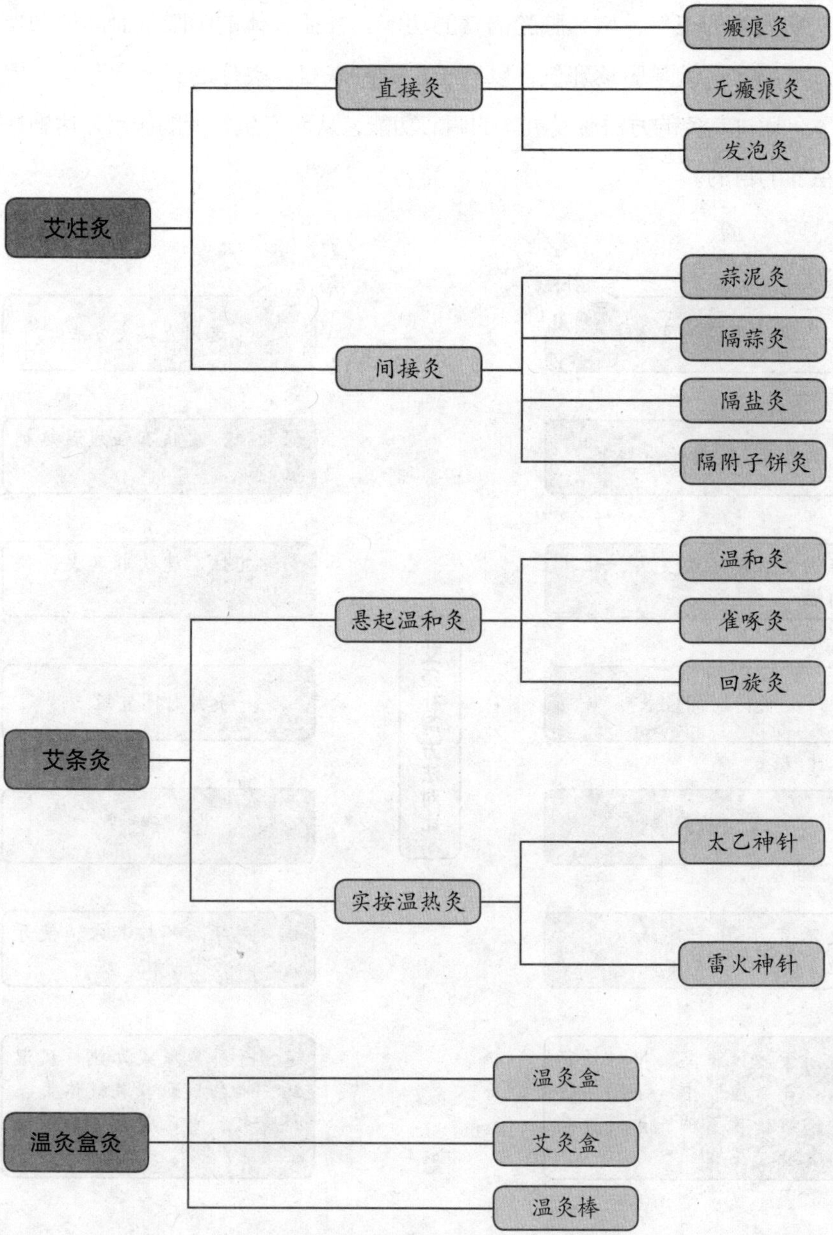

艾炷灸
├── 直接灸
│   ├── 瘢痕灸
│   ├── 无瘢痕灸
│   └── 发泡灸
└── 间接灸
    ├── 蒜泥灸
    ├── 隔蒜灸
    ├── 隔盐灸
    └── 隔附子饼灸

艾条灸
├── 悬起温和灸
│   ├── 温和灸
│   ├── 雀啄灸
│   └── 回旋灸
└── 实按温热灸
    ├── 太乙神针
    └── 雷火神针

温灸盒灸
├── 温灸盒
├── 艾灸盒
└── 温灸棒

灸法的补与泻

《灵枢·经脉》说："盛则泄之，虚则补之。"补虚泻实是指导灸疗的基本原则。"虚"是指人体的正气虚弱，"实"是指邪气偏盛。"补虚"就是扶助人体的正气，增强脏腑器官的功能，补益人体的阴阳气血以抗御疾病。"泻实"就是驱逐邪气，以利于正气的恢复。灸疗的"补虚"与"泻实"，通过艾灸的方法激发机体的调节功能，从而产生补泻的作用，达到扶正祛邪的目的。

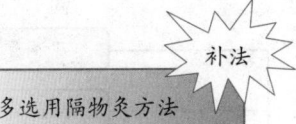

补法   泻法

艾灸补泻方法对比

补法	泻法
多选用隔物灸方法	多选用直接灸方法
刺激弱，皮肤略红即可	刺激强，皮肤有强烈温热刺激
点燃艾炷后不吹艾火，让其自燃	点燃艾炷后速吹旺其火，快燃快灭
灸疗时间宜长	灸疗时间宜短
艾壮数较多	艾壮数较少
灸治完毕用手按压施灸穴位，使真气聚而不散。	施灸完毕后不按其穴，使开其穴而邪气可散
适用于慢性腹泻、慢性结肠炎、气血虚、中气下陷、脾肾阳虚、肾不纳气等慢性病患者	适用于外感风寒发热、风湿病、外伤瘀血、扁桃体炎、腮腺炎、淋巴腺炎等急性炎症患者

艾灸的制作方法

艾灸的主要材料为艾绒，艾绒是由艾叶加工而成的。选用5月份野生向阳处长成的艾叶，风干后在室内放置一年后使用，此称为陈年熟艾。取陈年熟艾去掉杂质粗梗，碾碎后过筛，去掉尖屑，取白纤丝再碾轧成绒。也可取当年新艾叶充分晒干后，多碾轧几次，揉烂如棉即成艾绒。

1. 艾炷的制作

适量艾绒置于平底瓷盘内，用食、中、拇指捏成圆锥状即为艾炷。艾绒捏压越实越好，根据需要，艾炷可制成拇指大、蚕豆大、麦粒大等若干种，称为大、中、小艾炷。

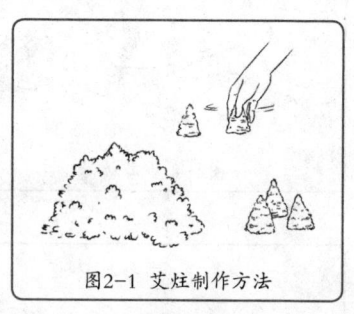
图2-1 艾炷制作方法

2. 艾条的制作

将适量艾绒用双手捏压成长条状，软硬要适度，以利炭燃为宜，然后将其置于宽约5.5厘米、长约25厘米的桑皮纸或纯棉纸上，再搓卷成圆柱形，最后用胶水或糨糊将纸边黏合，两端纸头压实，即可制成长约20厘米、直径约1.5厘米的艾条。可以直接在药店购买。

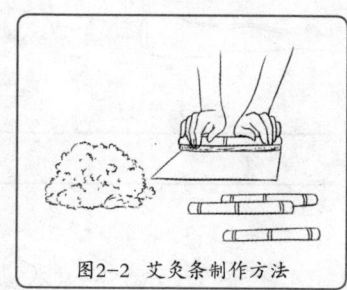
图2-2 艾灸条制作方法

3. 间隔物的制作

在间隔灸时，需要选用不同的间隔物，如鲜姜片、蒜片、蒜泥、药瓶等。这些东西在施灸前均应事先备齐。鲜姜、蒜洗净后切成2~3毫米厚的薄片，并将姜片、蒜片中间用毫针或细针刺成筛孔状，以利灸治时导热通气。蒜泥、葱泥、蚯蚓泥等均应将蒜、

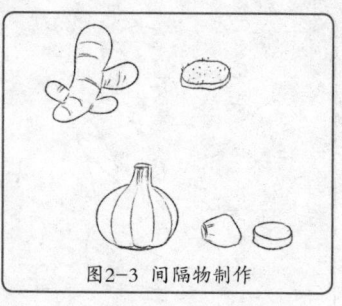
图2-3 间隔物制作

葱、蚯蚓洗净后捣烂成泥。药瓶则应选出相应药物捣碎碾轧成粉末，用黄酒、姜汁或蜂蜜等调和后制成薄饼状，也需在中间刺出筛孔后使用。

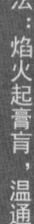

施灸的常用体位

在施灸的时候选择适当体位，既可以方便施灸者操作，也有利于准确选穴和安放艾灸炷、艾灸盒等，在施灸过程中以使病人感觉更自然、舒适为宜。

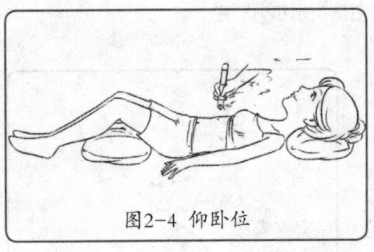

图2-4 仰卧位

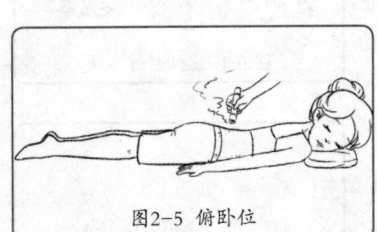

图2-5 俯卧位

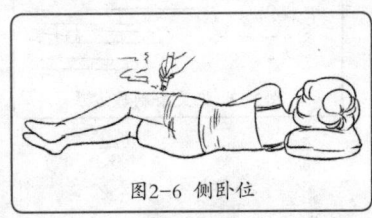

图2-6 侧卧位

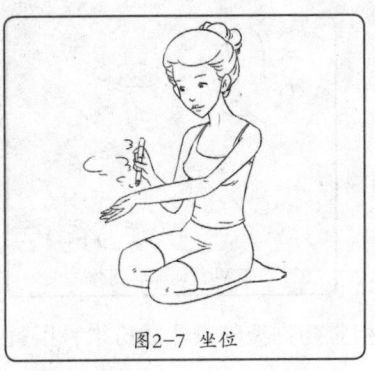

图2-7 坐位

1. 仰卧位

仰面而卧，头下垫枕，下肢平伸或膝下垫枕，上肢自然置于躯干两旁，或屈肘置于头部两侧，肌肉放松，暴露施灸部位。适合各种灸法操作，操作部位的选择也很广泛，包括胸、腹、上下肢等。

2. 俯卧位

背面而卧，头转向一侧或向下，下垫枕头，上肢自然置于躯干两旁，肌肉放松，呼吸自然，暴露施灸部位。适合腰背部及下肢后侧，常用于隔物灸及温灸盒灸。

3. 侧卧位

侧卧位可根据治疗需要，将两下肢均屈曲或一腿屈曲，另一腿伸直。有利于艾灸胸胁、髋部和下肢内外侧等部位。

4. 坐位

取舒适的坐位，多适用于自行艾灸疗法，如自我艾灸内关、足三里等穴位。

影响灸疗效果的要素

　　影响艾灸疗效的六个要素是艾、灼、穴、久、均、传。艾是刺激源，穴是施灸对象，均、久和灼是方法和方法的特征，传是效果。灼中含久，久均则传，六个要素构成一个整体。为了提高艾灸疗效，六个要素缺一不可。

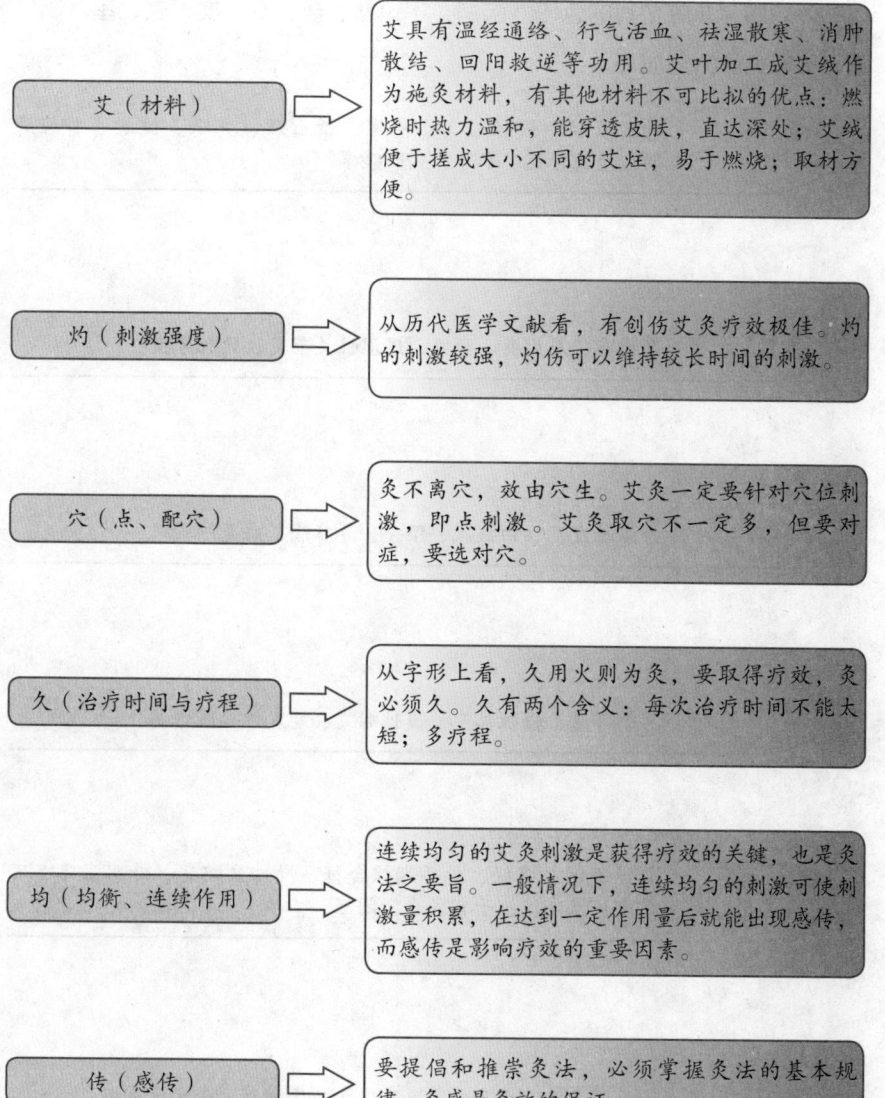

艾（材料）　⟹　艾具有温经通络、行气活血、祛湿散寒、消肿散结、回阳救逆等功用。艾叶加工成艾绒作为施灸材料，有其他材料不可比拟的优点：燃烧时热力温和，能穿透皮肤，直达深处；艾绒便于搓成大小不同的艾炷，易于燃烧；取材方便。

灼（刺激强度）　⟹　从历代医学文献看，有创伤艾灸疗效极佳。灼的刺激较强，灼伤可以维持较长时间的刺激。

穴（点、配穴）　⟹　灸不离穴，效由穴生。艾灸一定要针对穴位刺激，即点刺激。艾灸取穴不一定多，但要对症，要选对穴。

久（治疗时间与疗程）　⟹　从字形上看，久用火则为灸，要取得疗效，灸必须久。久有两个含义：每次治疗时间不能太短；多疗程。

均（均衡、连续作用）　⟹　连续均匀的艾灸刺激是获得疗效的关键，也是灸法之要旨。一般情况下，连续均匀的刺激可使刺激量积累，在达到一定作用量后就能出现感传，而感传是影响疗效的重要因素。

传（感传）　⟹　要提倡和推崇灸法，必须掌握灸法的基本规律。灸感是灸效的保证。

灸疗的适应证和禁忌证

1.适应证

　　艾灸与针刺都是通过刺激穴位激发经络的功能而起作用，从而达到调节机体各组织器官功能失调的治疗目的。总的来说，灸疗具有调节阴阳之偏，促使机体功能活动恢复正常的作用。因此，灸法的适应证是十分广泛的。内、外、妇、儿等各科的急慢性疾病，不论寒、热、虚、实、表、里、阴、阳，都有灸法的适应证。

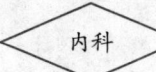　神经衰弱、慢性腹泻、感冒、低血压、失眠、健忘、神经衰弱、慢性肾炎、水肿、膈肌痉挛

　颈椎病、肩周炎、腰痛、风湿性关节炎、腰肌劳损

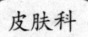　神经性皮炎、白癜风、湿疹、荨麻疹、斑秃

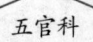　耳鸣耳聋、慢性鼻炎、慢性咽炎、复发性口腔溃疡

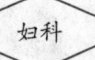　月经不调、痛经、更年期综合征、慢性盆腔炎、外阴瘙痒、不孕症、性冷淡、子宫脱垂、闭经

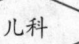　小儿厌食症、小儿营养不良、小儿夜啼症、小儿遗尿症

2.禁忌证

由于艾灸以火熏灸，施灸不注意有可能引起局部皮肤烫伤，另一方面，施灸的过程中要耗损一些精血，所以有些部位或有些人是不能施灸的。古代施灸法，禁忌较多，有些禁忌虽然可以打破，但有些情况确实是应禁忌的。

常见禁忌人群：

（1）凡暴露在外的部位，如颜面，不要直接灸，以防形成瘢痕，影响美观。

（2）皮薄、肌少、筋肉结聚处，妊娠期妇女的腰骶部、下腹部，男女的乳头、阴部、睾丸等不要施灸。关节部位不要直接灸。此外，大血管处、心脏部位不要灸，眼球属颜面部，也不要灸。

（3）极度疲劳、过饥、过饱、酒醉、大汗淋漓、情绪不稳忌灸。

（4）某些传染病、高热、昏迷、抽风期间，或身体极度衰竭，形瘦骨立等忌灸。

（5）无自制能力的人如精神病患者等忌灸。

（6）禁灸穴位：睛明、素髎、人迎、委中。

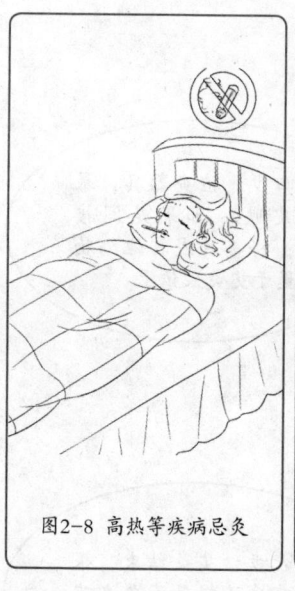

图2-8 高热等疾病忌灸

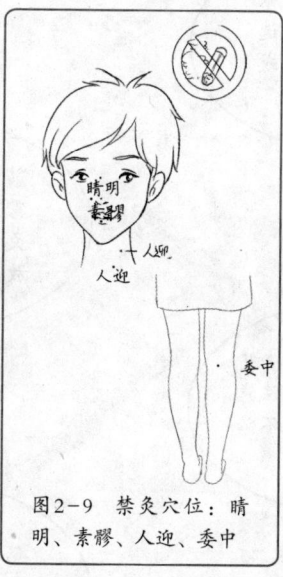

图2-9 禁灸穴位：睛明、素髎、人迎、委中

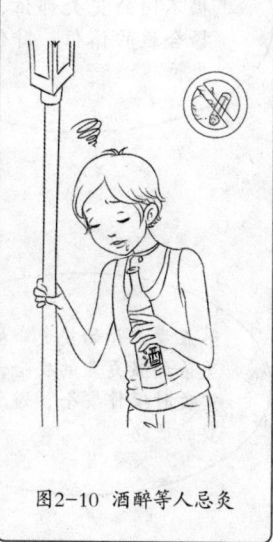

图2-10 酒醉等人忌灸

艾灸的操作规程

在艾灸疗法中需要注意体位的选择，要想达到良好的艾灸效果，温灸的时间要久，而合适的体位能够使受灸者在灸疗过程中更舒适、自然。如果选择隔物灸，合适的体位能够使隔物稳固不脱落，保证疗效。具体操作规程如下。

第一步，明确病症。选择艾灸穴位，确定艾灸方法：直接灸还是间接灸，以及艾灸时间。

第二步，准备操作用具，包括打火机或火柴、艾灸盒、蜡烛或酒精灯、制作好的姜片等。

第三步，选择体位。根据不同的艾灸部位，选择合适的体位：卧位或坐位。

第四步，检查器具，暴露皮肤。如果是间接灸，将姜片或其他隔物放置于艾灸穴位上。

第五步，开始艾灸。检查艾灸条和温灸盒的安全，注意艾灸时操作安全，避免不必要的烫伤。

第六步，艾灸结束，根据病情选择是否要在艾灸穴位上按压。

艾灸注意事项及灸泡处理

1.艾灸注意事项

（1）注意保暖和防暑：因施灸时要暴露部分体表部位，在冬季要保暖，在夏天高温时要防中暑，同时还要注意室内温度的调节和开换气扇，保持室内空气流通。

（2）防止感染：化脓灸或因施灸不当，局部烫伤可能起疮，产生灸疮，一定不要把疮搞破，如果已经破溃感染，要及时使用消炎药。

（3）注意施灸的时间：有些病症必须注意施灸时间，如失眠症要在临睡前施灸。不要饭前空腹时和饭后立即施灸。

（4）循序渐进：初次使用灸法，要注意掌握好刺激量，先小剂量，如用小艾炷，或灸的时间短一些，壮数少一些，不要一开始就大剂量进行。

（5）注意施灸温度的调节：对于皮肤感觉迟钝者或小儿，需用食指和中指置于施灸部位两侧，以感知施灸部位的温度，做到既不致烫伤皮肤，又能收到好的效果。

（6）艾灸后半小时内不要用冷水洗手或洗澡。

（7）艾灸后要喝较平常多量的温开水（绝对不可喝冷水或冰水），有助排泄器官排出体内毒素。

2.灸泡的处理

灸后皮肤表面如起小水泡，一般无须处理，较大水泡应消毒后用无菌针头刺破，涂上烫伤膏。注意不要把皮撕掉，这样更容易愈合。

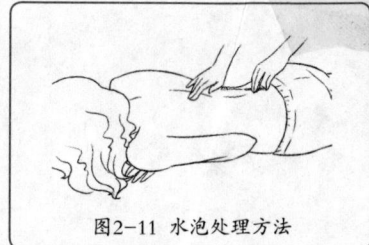

图2-11 水泡处理方法

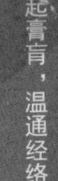

第二章

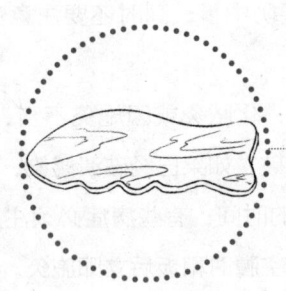

刮痧疗法：刮出废物，舒经通络

刮痧疗法是对体表皮肤的特定部位进行连续刮拭的一种良性刺激，使皮下显出一道道痧痕，达到解表祛邪、调畅气血、清热解毒、舒经通络等保健强身的作用。刮痧器具可就地取材，家中现有的光滑硬物，如梳子背部、瓷汤勺等都能刮痧。

◆ **刮痧的保健原理**

中西医解释刮痧七大原理

◆ **刮痧的六大保健作用**

发汗解表、清热解毒、温经散寒、收敛作用、调理
内分泌、美容作用

◆ **刮痧的常用工具**

针对不同病症如何选择刮痧板、刮痧油

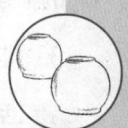

◆ **刮痧的常用刮痧油**

正红花油、精油、植物油、紫草油等

◆ **刮痧的持板、运板方法**

正确的持板方法可以提高疗效,减少患者在治疗时
的痛苦

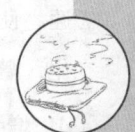

◆ **刮痧的补法和泻法**

图解操作中补、泻方法简明对比

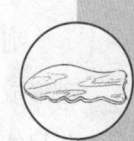

◆ **刮痧的常用体位**

根据刮痧部位不同选择合适的刮痧体位

◆ **身体各部位的刮痧手法**

根据人体各个部位的不同生理解剖特点来选用合适
的刮法

◆ **刮痧的适应证、禁忌证**

刮痧的适应证虽广泛,但在操作中应尽量避免禁忌
人群使用,预防不良反应发生

刮痧的保健原理

刮痧通过对局部或某些穴位进行一定时间、强度的刺激，使人体的神经末梢或感受器官受到一定的刺激，通过神经传导、反射作用，传至大脑皮质这一高级中枢，在大脑的整合作用下促进大脑皮质正常功能的恢复，从而调整人体各个组织、器官的生理功能而产生疗效。

现代医学对刮痧的研究概括起来有如下几点。

1. 活血化瘀

刮痧可促进皮肤血液循环，增加血流量，使瘀血消散，新血得生，经络通畅，气血运行自如，达到"通则不痛"的效果。

2. 舒经通络

刮痧通过刮拭皮肤表面，解除局部经络气血瘀滞的状态，松解局部组织的粘连，缓解筋脉肌肉的痉挛，消除神经血管的压迫症状，使病症消除。

3. 排毒扶正

刮痧过程可以使局部组织的血管扩张及黏膜的渗透性增强，淋巴循环加速，使体内废物、毒素加速排出，组织细胞得到营养，从而使血液得到净化，增强全身的抵抗力，减轻病势，促进康复。

4. 增强免疫

刮痧出痧的过程是一种血管扩张渐至毛细血管破裂，血流外溢，皮肤局部形成瘀血斑的现象。这种类型的出血凝块（出痧）不久就会扩散，从而产生自体溶血作用。自身溶血是一个延缓的良性弱刺激过程，该方法不仅可以刺激免疫功能使其得到调整，还可以通过神经系统作用于大脑皮质，继续起到调节大脑的兴奋和抑制过程以及内分泌系统的平衡作用。因此，刮痧可以使机体的防御能力增强，从而起到预防和治疗疾病的作用。

5. 调整排泄

刮痧通过刮治刺激相应脏腑的神经末梢，相关神经刺激传达到大脑时，有间接调整该部位相关脏腑血液运行的作用，改善脏器功能，起到利尿、通便、发汗之功效，作用疗效往往比药物更加持久。

刮痧的六大保健作用

    刮痧的治疗功效根据刮拭部位的不同，刮治手法也不一样。根据古今医家的经验、现代科学理论的研究和临床的实际应用，可以大体归为以下几类。

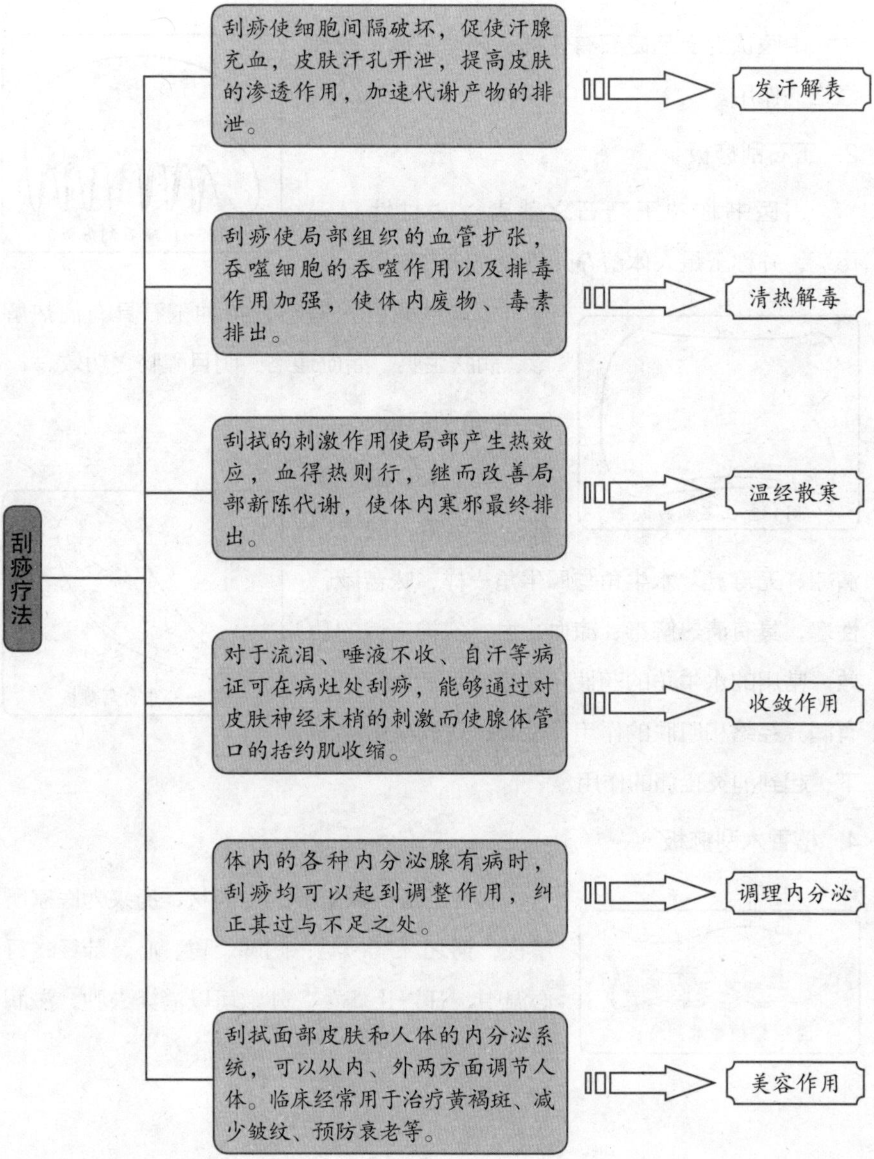

刮痧疗法

刮痧使细胞间隔破坏，促使汗腺充血，皮肤汗孔开泄，提高皮肤的渗透作用，加速代谢产物的排泄。 ⟹ 发汗解表

刮痧使局部组织的血管扩张，吞噬细胞的吞噬作用以及排毒作用加强，使体内废物、毒素排出。 ⟹ 清热解毒

刮拭的刺激作用使局部产生热效应，血得热则行，继而改善局部新陈代谢，使体内寒邪最终排出。 ⟹ 温经散寒

对于流泪、唾液不收、自汗等病证可在病灶处刮痧，能够通过对皮肤神经末梢的刺激而使腺体管口的括约肌收缩。 ⟹ 收敛作用

体内的各种内分泌腺有病时，刮痧均可以起到调整作用，纠正其过与不足之处。 ⟹ 调理内分泌

刮拭面部皮肤和人体的内分泌系统，可以从内、外两方面调节人体。临床经常用于治疗黄褐斑、减少皱纹、预防衰老等。 ⟹ 美容作用

751

第三章　刮痧疗法：刮出废物，舒经通络

刮痧的常用工具

刮痧疗法可使用的工具很多，诸如砭石、玉石、牛角、硬币、瓷碗、瓷调羹、木梳、檀香木刮板、沉香木刮板等。目前常用的有砭石、玉石和牛角刮痧板。

1. 砭石刮痧板

中医认为上品砭石有安神、调理气血、疏通经络的作用。

2. 玉石刮痧板

古医书称"玉乃石之美者，味甘性平无毒"，并称玉是人体蓄养元气最充沛的物质。

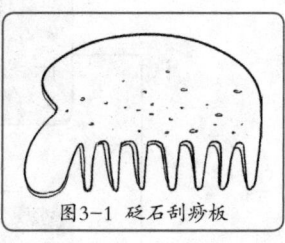

图3-1 砭石刮痧板

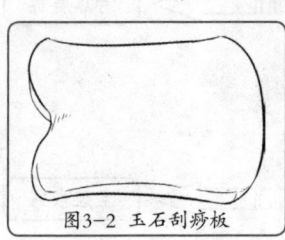

图3-2 玉石刮痧板

《本草纲目》指出，特种玉石具有清热解毒、润肤生肌、活血通络、明目醒脑之功效。

3. 牛角刮痧板

据《本草纲目》载："牛角，酸咸、清凉、无毒。"水牛角与犀牛角一样，味苦咸，性寒，具有清热解毒、凉血止血、安神定惊的功效。常用的水牛角的药性：性辛，可活血行气，有润养经络和肌肤的作用；性咸，可软坚散结润下，起到消炎止痛的作用。

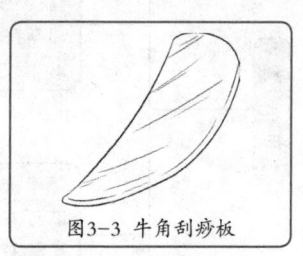

图3-3 牛角刮痧板

4. 檀香木刮痧板

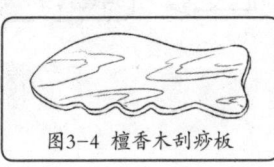

图3-4 檀香木刮痧板

檀香还是一味重要的中药材，历来为医家所重视，谓之"辛，温；归脾、胃、心、肺经；行心温中，开胃止痛"。外敷可以消炎去肿，滋润肌肤；熏烧可杀菌消毒，驱瘟辟疫。

刮痧的常用刮痧油

刮痧油和刮痧乳是刮痧时必不可少的润滑剂，选择合适的刮痧板和刮痧油对于提高疗效有极其重要的作用。面部刮痧时，可使用具有杀菌消炎、性质柔和、渗透性好、不腻不油、对皮肤有很好保护作用等特点的面部刮痧油、按摩精华，也可以使用清水（温热水最佳）湿润面部肌肤。其他部位刮痧可选择具有特殊功效的药物油，如植物精油、正红花油、白花油。如果只是为了润滑，也可以选用凡士林、芝麻油、菜油、橄榄油、猪油等，甚至只用清水也可。

1. 正红花油

具有活血化瘀，通络止痛的功用。主要用于治疗关节酸痛，扭伤肿胀，跌打损伤，轻微烫伤及蚊虫叮咬。

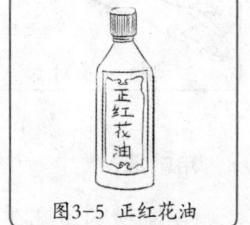

图3-5 正红花油

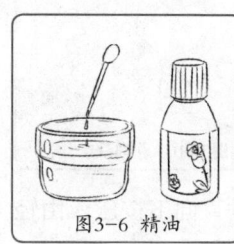

图3-6 精油

2. 精油

是从植物的花、叶、茎、根或果实中，通过水蒸气蒸馏法、挤压法、冷浸法或溶剂提取法提炼萃取的挥发性芳香物质。用于刮痧时具有抗炎性、抗风湿性、舒缓肌肉、排毒作用。

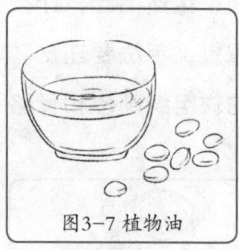

图3-7 植物油

3. 植物油

是由脂肪酸和甘油化合而成的化合物，是从植物的果实、种子、胚芽中得到的油脂。刮痧操作中不易引起皮肤过敏。

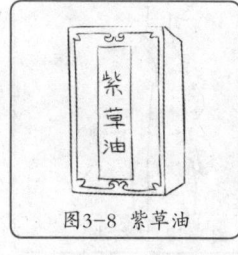

图3-8 紫草油

4. 紫草油

含有麻油、紫草、冰片、薄荷脑、维生素E。紫草具有凉血解毒、助疹透发的功能；冰片具有醒脑开窍、清热解痛的功能；薄荷可疏散风热、透疹，并能麻痹感觉神经，提高皮肤表面的痛阈。

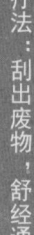

刮痧的持板、运板方法

正确的持板方法可以提高疗效，减少患者在治疗时的痛苦，缩短疾病痊愈的时间。一般以右手掌握刮痧用具，灵活运用腕力、臂力作用，切忌使用蛮力。

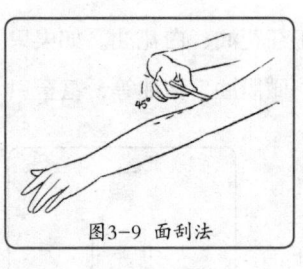

图3-9 面刮法

1. 面刮法

手持刮板，用刮板的边缘接触皮肤，刮板向刮的方向倾斜，角度大小取决于患者的疼痛程度，一般倾斜30°～60°，以45°使用最为广泛，利用腕力多次向同一方向刮，有一定的刮拭长度。这种手法适用于比较平坦部位的刮痧。

2. 角刮法

用刮板的角部在穴位上自上向下刮，刮痧板面与要刮的皮肤呈45°倾斜。这种刮法多用于肩部、胸部等一些穴位。

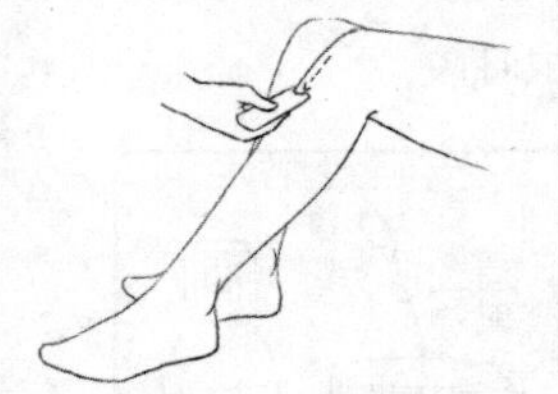

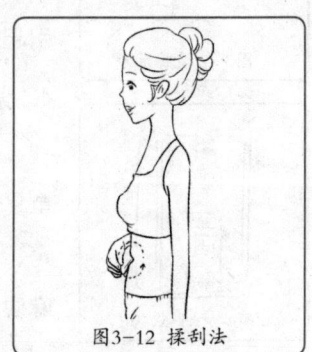

图3-10 角刮法

3. 点按法

用刮板角与穴位成90°垂直向下按压，由轻到重，逐渐用力，按压片刻，猛然抬起，让按压的部位肌肉复原，多次重复，手法要连贯。这种手法只适用于无骨骼的软组织部位和骨骼凹陷部位，如人中、双膝眼等。

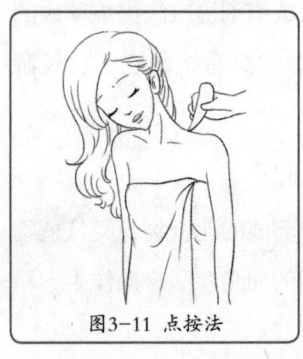

图3-11 点按法

4. 揉刮法

刮痧板整个长边或一半长边接触皮肤，刮痧板与皮肤的夹角小于15°，均匀、缓慢、柔和地做弧形旋转刮拭。

图3-12 揉刮法

5. 按揉法

用刮板角以倾斜20°左右按压在穴位上，做柔和的旋转动作，但是刮板的平面始终不要离开所接触的皮肤，速度要慢，按揉力度应渗透至皮下组织或肌肉。这种手法常用于对脏腑有强壮作用的穴位，如合谷、足三里、内关穴以及第二掌骨、手足等对应穴位，还有后颈背腰部位等对应区域中疼痛敏感点的治疗。

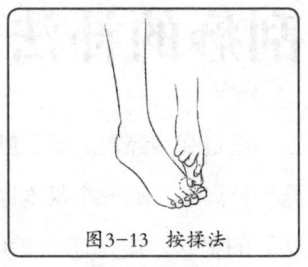

图3-13 按揉法

6. 立刮法

用刮板角部与穴位呈90°垂直，刮板始终不离开皮肤，并施以一定的压力做短距离（约1寸长）的前后或左右摩擦。这种手法只适用于头部对应区域穴位。

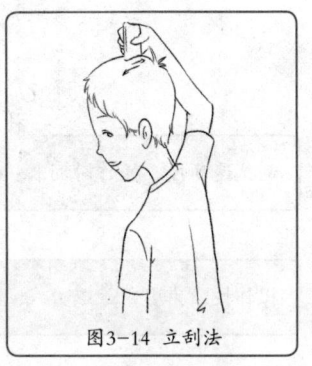

图3-14 立刮法

7. 梳理经气法

按照经络走向，用刮板的边缘部位自上而下循经刮拭，用力要轻柔平和、平稳和缓、连续不断。每次的刮痧距离宜大，一般从肘膝关节到指尖或脚趾尖。这种手法常常用在刮痧治疗结束后，或保健刮痧的时候对经络进行整体梳理调节，松弛肌肉，消除疲劳。

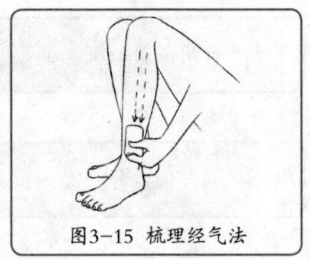

图3-15 梳理经气法

8. 拍打法

用刮板的平面或直接以手掌心空体拍打体表部位的经穴。这种方法多用在四肢，特别是肘窝和膝后面膝窝，拍打由轻到重，可以稍做停顿再拍打。躯干部位、颈部禁用拍打法，拍打法可以治疗四肢疼痛、麻木等疾病。

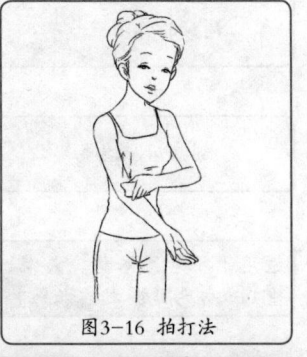

图3-16 拍打法

温馨提示

刮痧部位皮肤出现肿胀、灼热的现象，24小时不消退，或刮拭1~2天后局部仍有明显触摸疼痛时，可能是刮拭时间长，或刮拭过度，可以在刮完一天后局部热敷。

第三章 刮痧疗法：刮出废物，舒经通络

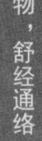

刮痧的补法和泻法

选定刮痧经穴之后，就要确定刮痧的手法，"虚则补之，实则泻之"是选用补泻手法的一个基本原则，如果选用的补泻手法不当，就会犯"虚虚实实"的错误。虚证患者错用泻法，不但治疗效果差，还会因为消耗正气过多，出现明显的身体疲劳，甚至晕倒现象。相反，如果实证患者错误地使用了补法，由于刺激量太轻不能驱邪于外，治疗效果也不会好。

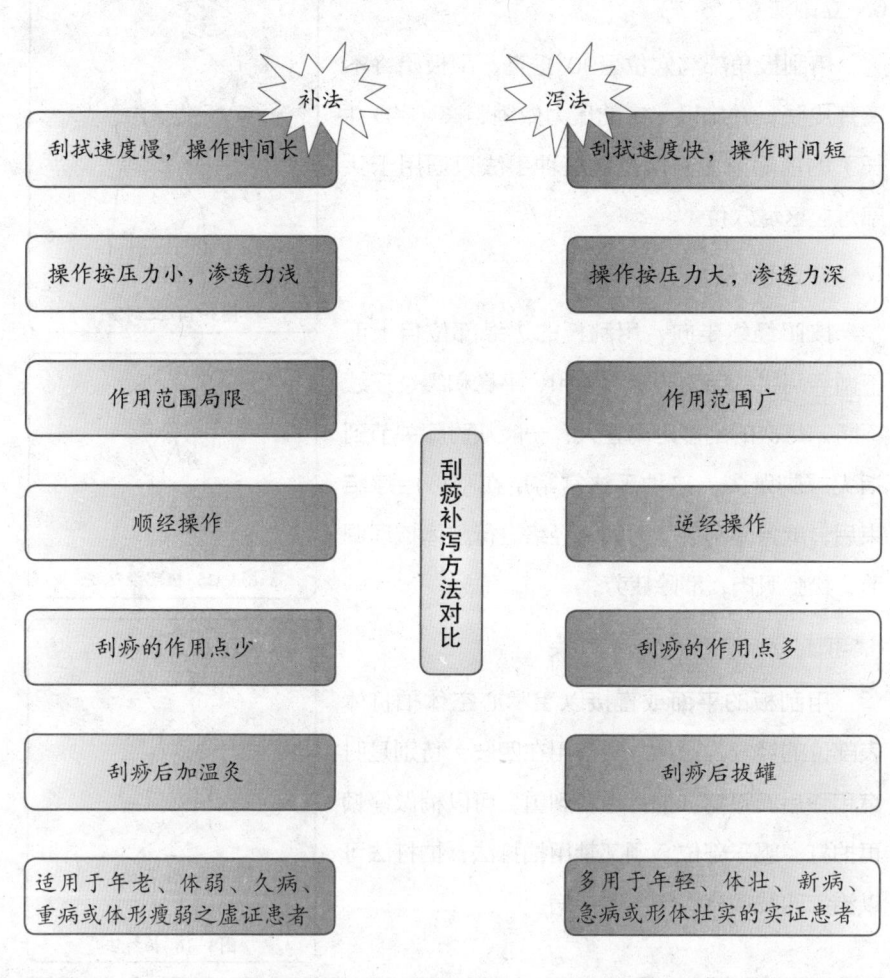

补法

- 刮拭速度慢，操作时间长
- 操作按压力小，渗透力浅
- 作用范围局限
- 顺经操作
- 刮痧的作用点少
- 刮痧后加温灸
- 适用于年老、体弱、久病、重病或体形瘦弱之虚证患者

泻法

- 刮拭速度快，操作时间短
- 操作按压力大，渗透力深
- 作用范围广
- 逆经操作
- 刮痧的作用点多
- 刮痧后拔罐
- 多用于年轻、体壮、新病、急病或形体壮实的实证患者

刮痧补泻方法对比

刮痧的常用体位

1. 坐位

取舒适坐位，暴露刮痧部位，方便家庭随时随地进行刮拭保健。多用于自身刮拭，如头面部、背部、四肢部位。根据刮痧部位的不同选择不同的坐姿，如盘坐、端坐等。

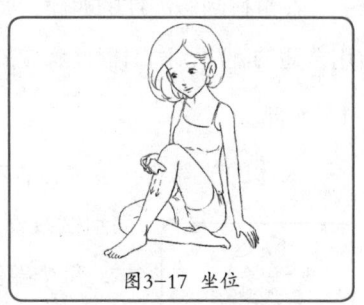

图3-17 坐位

2. 俯卧位

背面而卧，头转向一侧或向下，下垫枕头，上肢自然置于躯干两旁，肌肉放松，呼吸自然，暴露刮痧部位。多用于他人帮助刮拭背部及下肢部位，以及膀胱经的刮拭。由于后背肌肉厚实丰满，刮痧时多用于泻法。

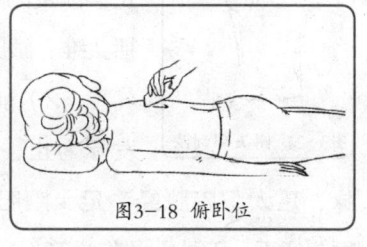

图3-18 俯卧位

3. 侧卧位

侧卧位可根据治疗需要，将两下肢均屈曲或一腿屈曲，另一腿伸直。有利于刮拭胸胁、髋部和下肢内外侧等部位。

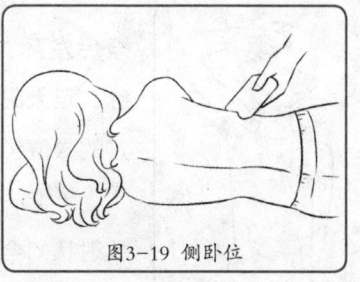

图3-19 侧卧位

4. 仰卧位

仰面而卧，头下垫枕，下肢平伸或膝下垫枕，上肢自然置于躯干两旁，或屈肘置于头部两侧，肌肉放松，暴露刮痧部位。多用于刮拭胸腹部及上下肢前内侧，此种体位多用于他人操作。

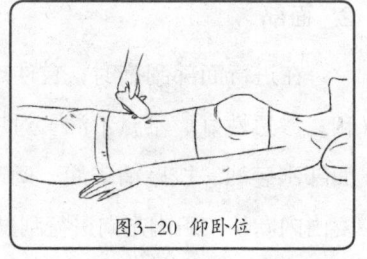

图3-20 仰卧位

身体各部位的刮痧手法

在进行刮痧治疗的时候，要根据人体各个部位的不同生理解剖特点来选用合适的刮法，同时根据病症的特殊需要决定刮拭的顺序和方向。

1. 头部

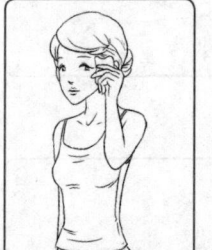

图3-21 侧头部刮法

人体的头部有头发覆盖，刮拭的时候，可以不涂刮痧润滑剂。为了增强刮拭效果，可以使用刮痧板的边缘或刮板角部进行刮拭，每个部位刮30次左右，刮至头皮有发热感为宜。

（1）侧头部：从头部两侧太阳穴开始，至风池穴止，涉及的经络主要是足少阳胆经，经过的穴位主要包括头维、颔厌等。

（2）前头部：从百会开始至前发际为止，涉及的经络主要包括督脉、足太阳膀胱经、足少阳胆经，经过的穴位包括前顶、通天、五处、头临泣等。

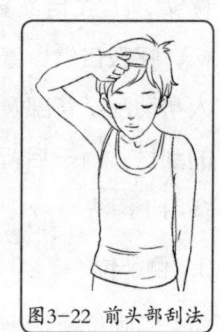

图3-22 前头部刮法

（3）后头部：以百会穴为起点至后发际止，涉及的经络主要是督脉、足太阳膀胱经、足少阳胆经，经过的穴位包括后顶、脑户、哑门等。

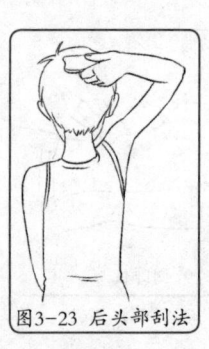

图3-23 后头部刮法

（4）全头部：以百会为中心呈放射状向全头部刮拭，经过全头部的经络和穴位。

2. 面部

在进行面部刮痧时，宜使用具有杀菌消炎、性质温和、渗透性好、不腻不油、对皮肤有很好的保护作用的面部刮痧油、按摩精华油、调理液等作为刮痧润滑剂，

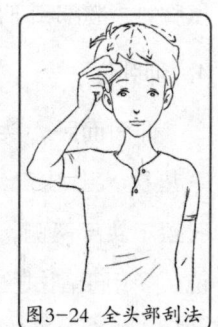

图3-24 全头部刮法

要由内向外按肌肉走向进行刮拭。面部出痧会影响美观，因此一定要注意用力轻柔，忌用重力、大力进行大面积刮拭，可以采用短时间、轻力度、多次

数方法，以疏通经络、促进气血循环为目的。

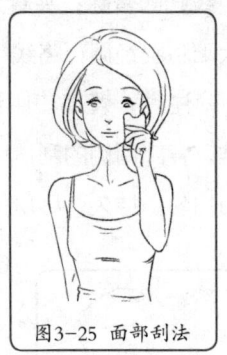
图3-25 面部刮法

（1）前额部：前额由前正中线分开，两侧分别由内向外刮拭，包括前发际与眉毛之间的皮肤。涉及经络主要是足太阳膀胱经、足少阳胆经，经过的穴位有印堂、攒竹、丝竹空、阳白等。

（2）两颧部：分别由内向外进行刮拭，涉及经络主要有足阳明胃经、足少阳胆经、手少阳三焦经，经过的穴位主要有承泣、四白、下关、听宫、耳门等。

3. 下颌部

以承浆为中心，分别由内向外刮拭，涉及的经络主要是足阳明胃经，经过的穴位主要有承浆、地仓、大迎、颊车等。

4. 颈项部

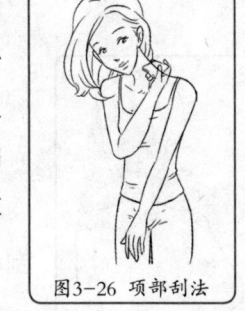
图3-26 项部刮法

人体颈项部总共有6条阳经通过，大椎为"诸阳之会"，所以经常刮拭颈项部，具有育阴潜阳、补益人体正气、防治疾病的作用。刮拭颈两侧到肩上时，一般应尽量拉长刮拭距离，即从风池一直到肩井附近，中途不能停顿。颈部到肩上的肌肉比较厚实，用力可以稍重。

（1）刮拭颈部正中线（督脉颈部循行部分），从哑门开始直达大椎。

（2）刮拭颈部两侧到肩上，从风池开始至肩井、巨骨穴，经过的穴位包括肩中俞、肩外俞、秉风等。

5. 背部

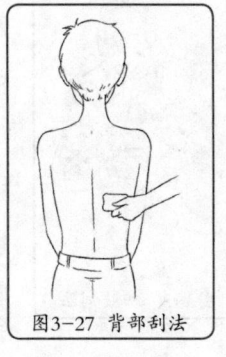
图3-27 背部刮法

进行背部刮拭时，主要按由上向下的顺序进行。一般先刮后背正中线的督脉，接下来刮两侧的夹脊穴和膀胱经。可以先使用局部按揉法对穴区内督脉以及两侧膀胱经附近的敏感压痛点进行按揉，再按照从上向下的顺序刮拭穴区内的经脉。刮拭背部包括背部正中线，即督脉；夹脊穴（胸椎、腰椎、骶椎棘突两侧旁开0.5寸）；背部足太阳膀胱经循行路线（脊椎旁开1.5和3寸的位置）。

注意：背部正中线刮拭时，手法要轻柔，用力不宜过大，以免伤及脊椎。背部两侧的刮拭可视患者体质、病情差异用泻刮法或平补平泻刮法，用力均匀、持久，尽量拉长刮拭距离。

6. 胸部

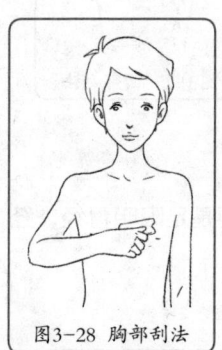

图3-28 胸部刮法

胸部刮痧时，要刮拭前正中线（即任脉），起自天突穴到膻中穴为止，用刮板的角部自上而下进行刮拭。胸部两侧以身体前正中线为分界线，分别向左右两侧，先左后右，用刮板的整个边缘由内向外沿着肋骨的走向进行刮拭。

注意：刮拭时隔开乳头部位，刮拭胸骨时因肌肉较薄弱，用力要均匀轻柔，不可用力过大。对于久病、体弱、胸部消瘦的患者，刮拭时可以用刮板棱角沿两肋间隙刮拭。

7. 腹部

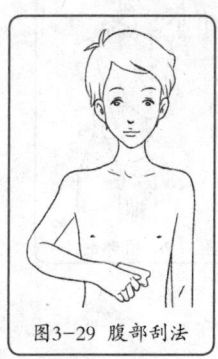

图3-29 腹部刮法

腹部的整体刮拭顺序通常是由上向下的，可以用刮板的整个边缘或边缘的1/3进行刮拭，自左侧向右侧进行。

注意：患有内脏下垂的患者，刮拭顺序应改为由下向上，防止病情加重；空腹或饭后半个小时以内禁在腹部刮拭；肝硬化腹水、腹部新近手术、肠穿孔等患者禁刮腹部；神阙禁止涂抹刮痧油和刮痧。

8. 四肢

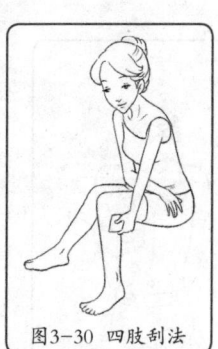

图3-30 四肢刮法

四肢刮拭时应尽量拉长刮拭距离，遇到关节部位时不可使用强力、蛮力重刮，四肢皮下不明原因的包块、感染病灶、皮肤破溃等处，刮拭时都应该避开。下肢静脉曲张、水肿患者在进行刮痧时，方向从下向上。

9. 膝关节

　　"膝为筋之府"，同时又是人体中结构最为复杂的一个关节，对于人体的运动有着极为重要的调节作用。经常刮拭除了可以治疗膝关节的病变外，还可以治疗腰背部疾病、胃肠道疾病等。

图3-31 膝关节刮法

　　（1）刮拭膝眼，先用刮板的棱角点按刮拭双膝眼，由里向外宜先点按深陷，然后向外刮出。

　　（2）刮拭膝关节前面部（足阳明胃经经过膝关节前面的部分），膝关节以上的部分从伏兔经阴市至梁丘，膝关节以下部分从犊鼻至足三里，从上向下进行刮拭。

　　（3）刮拭膝关节内侧部（足太阴脾经、足厥阴经肝经经过膝关节内侧的部分），刮拭穴位、血海、曲泉、膝关、阴陵泉等。

　　（4）刮拭膝关节外侧部（足少阳胆经经过膝关节外侧的部分），刮拭穴位有阳关、阳陵泉等。

　　（5）刮拭膝关节后面部（足太阳膀胱经经过膝关节后面的部分），刮拭穴位有殷门、委中、委阳等。

　　注意：膝关节的结构十分复杂，刮痧时宜使用刮板棱角进行刮拭，以便掌握刮痧的正确部位和方向，而不致刮伤膝关节；膝关节积水者，不宜局部刮痧，可选用远端穴位刮痧。膝关节后下方及下端刮痧时容易起泡，时宜轻刮。

刮痧的适应证、禁忌证

1.适应证

刮痧疗法的适用范围十分广泛，凡是针灸、按摩疗法适用的病症，均可用本疗法进行治疗。

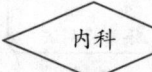 内科　胃病、呃逆、便秘、感冒、咳嗽、高热、哮喘、高血压、肥胖、冠心病、失眠、健忘、头痛、抑郁症

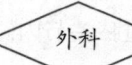 外科　颈椎病、肩周炎、腰痛、坐骨神经痛、痔疮、腰肌劳损、落枕、风湿性关节炎、腰椎间盘突出

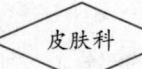 皮肤科　粉刺、酒渣鼻、斑秃、雀斑、黄褐斑

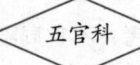 五官科　青光眼、白内障、慢性鼻炎、慢性咽炎、牙痛、麦粒肿

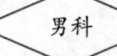 男科　慢性前列腺炎、阳痿、早泄

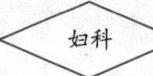 妇科　月经不调、痛经、闭经、产后缺乳、乳腺增生、性冷淡、不孕症

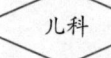 儿科　小儿发热、小儿厌食症、小儿夜啼症、小儿呕吐、小儿消化不良

2.禁忌证

　　适应证人群能够利用刮痧疗法达到良好的治疗效果，而禁忌证人群利用刮痧疗法不仅达不到治疗效果，反而会引起不必要的副作用或加重病症。刮痧疗法的禁忌情况如下。

　　（1）破伤风、狂犬病患者。

　　（2）传染性皮肤病、疖肿、痛疽、瘢痕、溃烂、新骨折等，均不宜直接在病灶部进行刮拭。

　　（3）精神失常、精神发作期。

　　（4）出血性疾病、血友病、白血病以及有凝血障碍者。

　　（5）妊娠期妇女、经期妇女的腹部、腰骶部及双侧乳房部位。

　　（6）危重病症，如急性传染病或有心、肾、肺功能衰竭者，恶性肿瘤中晚期。

　　（7）对刮痧恐惧或过敏者。

　　（8）身体极度消耗或出现恶病质等。

　　（9）小儿囟门未闭合者。

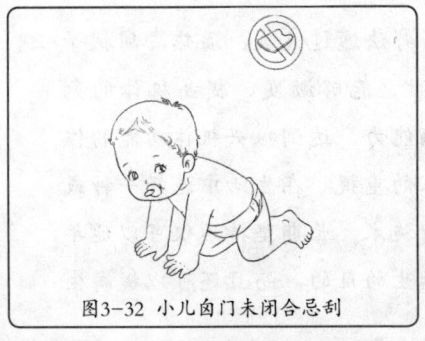

图3-32 小儿囟门未闭合忌刮

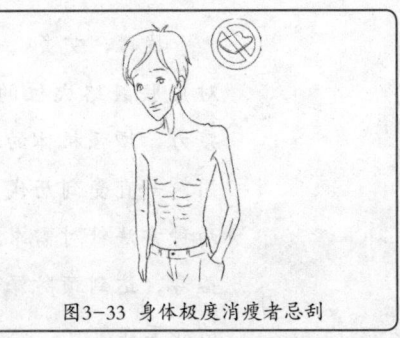

图3-33 身体极度消瘦者忌刮

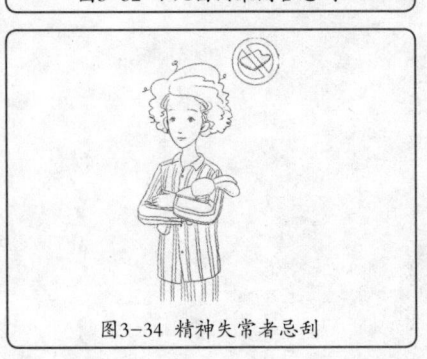

图3-34 精神失常者忌刮

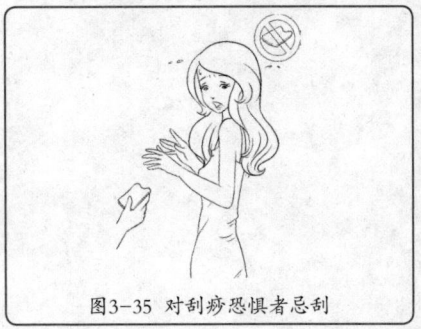

图3-35 对刮痧恐惧者忌刮

763

第四章

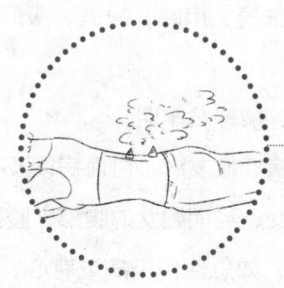

拔罐、艾灸、刮痧
强身健体法

拔罐、艾灸、刮痧疗法通过吸拔、温热、刮拭等对皮肤经络穴位的刺激，能够激发、提高机体的免疫力，增强机体的抗病能力，达到振兴机体功能的作用，一直受到历代医家的重视。在生活中选择一种或两种方法针对需求进行施术，长期坚持不仅可以延年益寿，达到预防保健养生的目的，而且还可以提高生活和工作质量。

◆ **健脑益智法**

学习陆游、孙思邈等古人健脑益智方法

◆ **补肾壮阳法**

学习苏东坡如何补肾养生

◆ **健脾和胃法**

学习张廷玉补后天之本的健脾和胃法

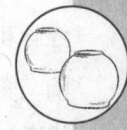

◆ **强身益寿法**

学习古人总结的防病治病、强身益寿十要诀

◆ **养心安神法**

古人养生讲究"下士养身，中士养气，上士养心"

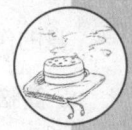

◆ **调畅情志法**

情志变化虽是人体正常的情感表现，但亦须有度

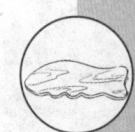

健脑益智法

1.随古人学养生

　　自古以来，历代养生学家都推崇梳头这一保健方法。古人常用指梳头，称为"栉发"。北宋大文豪苏东坡以梳头作为健身妙方，他常"梳头百余下，散发卧，熟寝至天明"，在《酒醒步月理发面寝》诗中说："千梳冷快肌骨醒，风露气人霜莲根。"享年86岁高龄的南宋诗坛寿星陆游，以梳理头发作为养生之道，到了晚年，他那稀落的白发中竟长出许多黑发来，他高兴得顿生灵感，故有"客稀门每闭，意闷发重梳""破裘寒旋补，残发短犹梳""醒来忽觉天窗白，短发萧萧起自梳"的诗句。唐代医家孙思邈善于养生，正因他坚持"发宜常梳"，荣登百余岁寿域。清慈禧太后每天起床后第一件事是让太监为她边梳发边按摩，到花甲之年仍满头秀发，老而不衰。

766

　　中医认为，头为诸阳所汇，百脉相通。发为血之余、肾之华。人体十二经脉和奇经八脉都汇聚于头部，有百会、四神聪、上星、通天、眉冲、太阳、率谷、印堂、玉枕、风池、哑门、医明等近50个穴位。如今我们可以用拔罐、艾灸、刮痧不同的方法达到健脑益智、升发阳气、通畅百脉、祛病强身的作用。

2.健脑益智常用穴位

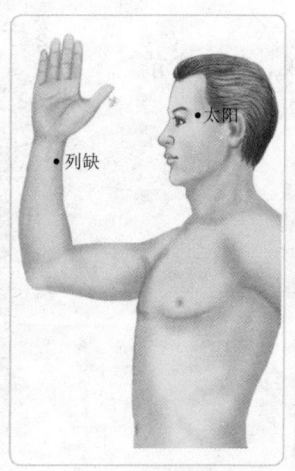
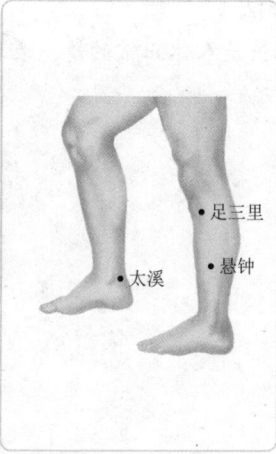
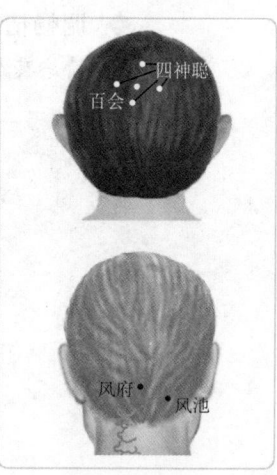

健脑益智家庭常用疗法

拔罐疗法

取穴：列缺、风池、太阳、足三里、太溪、悬钟。

器具选择：旋拧式拔罐器、真空罐。

操作方法：诸穴留罐10分钟，隔3～4日一次，10次为一个疗程，每季度1～2个疗程。

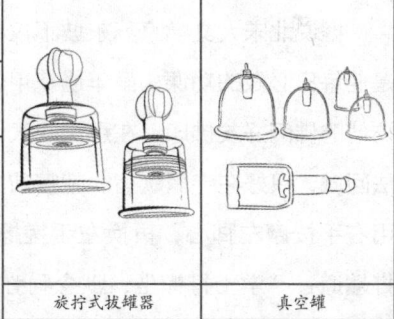

旋拧式拔罐器　　真空罐

艾灸疗法

取穴：列缺、百会、四神聪、风府、风池、太阳、足三里。

器具选择：温灸盒或艾炷。

操作方法：每隔2～3日艾灸一次，10次为一个疗程，每次时间为15分钟，疗程间可休息3～5日，每季度灸1～2个疗程。

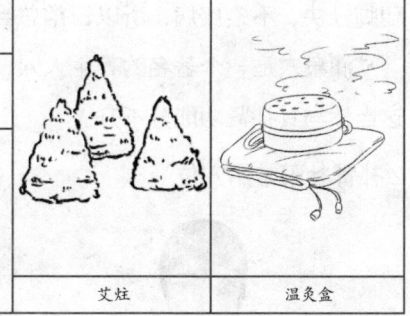

艾炷　　温灸盒

刮痧疗法

取穴：列缺、百会、四神聪、风府、风池、太阳。

器具选择：砭石刮痧板。

操作方法：用面刮法和点按法刮拭，头部可选用梳形刮痧板刮拭，每日刮拭至皮肤发热为止，15次为一个疗程，疗程间可休息5～7日。每季度刮拭2～3个疗程。

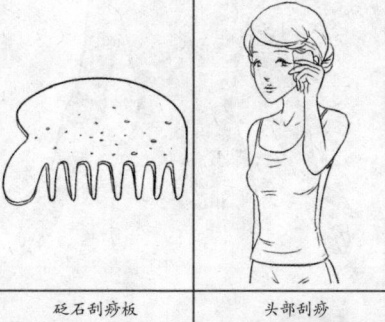

砭石刮痧板　　头部刮痧

温馨提示

具有健脑益智作用的食物：蛋黄、牛奶、香蕉、木耳、芝麻、花生、核桃等。

第四章　拔罐、艾灸、刮痧强身健体法

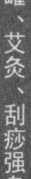

补肾壮阳法

1.随古人学养生

　　据说北宋大文学家苏东坡不仅精通文理，而且深谙养生之道，搓擦脚心是他每日必做的功课，虽年逾花甲仍然精力旺盛。有一次，苏东坡去山中拜访他的佛门好友佛印，在那里谈天说地，酌酒吟诗，不知不觉已过半夜，无法回城，只好在寺里歇宿。就寝前苏东坡脱去衣帽鞋袜，闭目盘膝而坐，先用右手按摩左脚心，再换左手搓擦右脚心。睡在对面床上的佛印见状，便打趣道："学士打禅坐，默念阿弥陀，想随观音去，家中有老婆，奈何!"苏东坡擦完脚心，睁开双目笑着说："东坡擦脚心，并非随观音，只为明双目，世事看分明。"苏东坡所擦处正是涌泉穴，他称此法能使人面色红润、腿脚轻快、不染疾病，所以日常总当作一门功课来做。

　　涌泉穴是一个著名的养生大穴，曾被养生专家视为人体的"长寿穴"，这当然与其补肾功能分不开。

2.补肾壮阳常用穴位

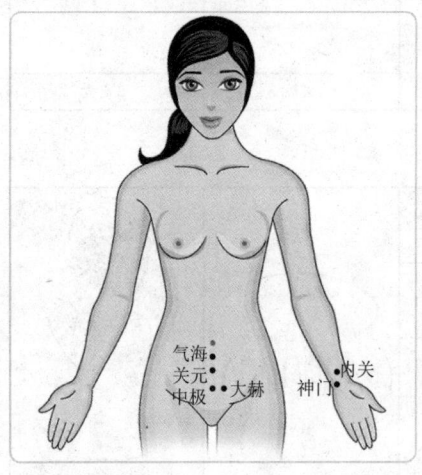

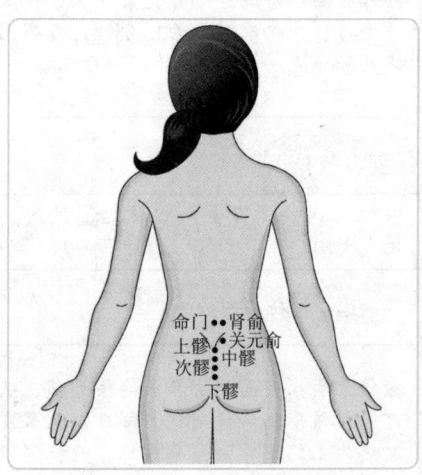

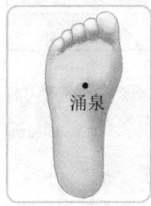

补肾壮阳家庭常用疗法

拔罐疗法

取穴：肾俞、八髎穴、关元、大赫、内关、神门、足三里、三阴交、太溪、涌泉。

器具选择：玻璃罐或真空罐。

操作方法：可先闪罐在肾俞、八髎穴、足三里，再留罐诸穴，每隔2~3日拔罐一次，留罐15~20分钟，10次为一个疗程，疗程间可休息7~14日，每季度1~2个疗程。拔罐后艾灸腹部的关元穴和背部的八髎穴效果更佳。

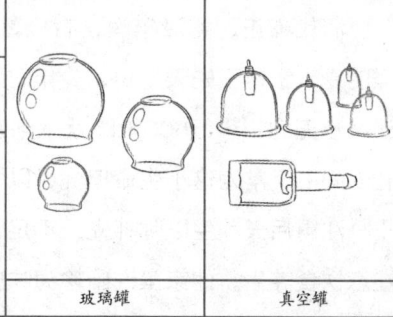

玻璃罐　　　　　　真空罐

艾灸疗法

取穴：太溪、关元、肾俞、关元俞、京门、涌泉。

器具选择：艾灸盒或艾炷。

操作方法：在诸穴使用艾灸盒灸疗或在关元、肾俞隔姜灸，每隔2~3日灸一次，每次时间为15分钟，10次为一个疗程，疗程间可休息5~7日，每季度灸1~2个疗程。

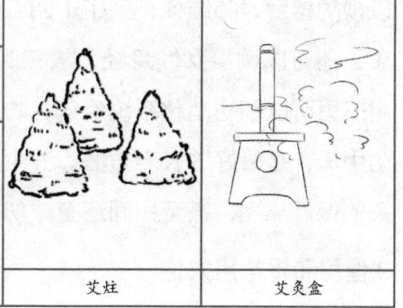

艾炷　　　　　　艾灸盒

刮痧疗法

取穴：气海、关元、中极、肾俞、命门、三阴交、太溪、涌泉。

器具选择：砭石刮痧板，刮痧油（正红花油或药油）。

操作方法：用面刮法刮拭诸穴，在关元、肾俞着重使用点按法刮拭，刮拭至皮肤发热为止，每2日刮拭一次（涌泉穴可每晚睡前各刮拭100下），15次为一个疗程，疗程间可休息5~7日。每季度刮拭2~3个疗程。

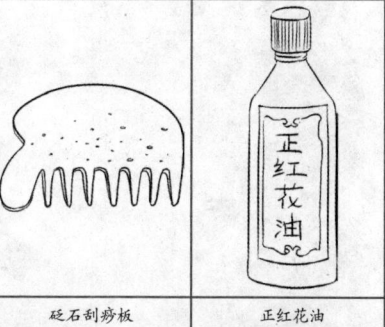

砭石刮痧板　　　　　正红花油

温馨提示

具有补肾壮阳作用的食物：黑芝麻、核桃、羊肉、洋葱、韭菜等。

第四章·拔罐、艾灸、刮痧强身健体法

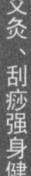

健脾和胃法

1.随古人学养生

清代雍正、乾隆年间，有位著名的军机大臣张廷玉，享年84岁。可奇怪的是，张廷玉先天不足，少年时体质很差，弱不禁风，时常生病，平时言谈举止无力，步行500米路就感到疲惫不堪。其父张英是清朝大学士，官至礼部尚书，常为这小生命担忧，以为他活不到成年就会早早夭折。可张廷玉十分注重后天养生以弥补先天不足，一方面动以养形，节欲养肾，另一方面注意饮食养生。他家虽说山珍海味应有尽有，参茸补品一点不缺，但他都不屑一顾，反而重视养护脾胃，保全后天之本。

日本根据传统中医的古籍研究筛选有效的保健穴位：七八岁灸风门，可以预防感冒、肺结核；到了十四五岁，灸三阴交穴，能使泌尿、生殖系统健康，还可以调摄女性月经，故三阴交亦为女子必灸穴；30岁起到40岁，灸足三里可以预防消化系统疾病，防止衰老，增强体质，对老人来说还可以预防中风，是最好的长寿方法。养生灸法普遍流传日本民间，曾掀起过足三里灸的保健热潮，甚至民间还有"勿与不灸足三里之人旅行"之说。

2.健脾和胃常用穴位

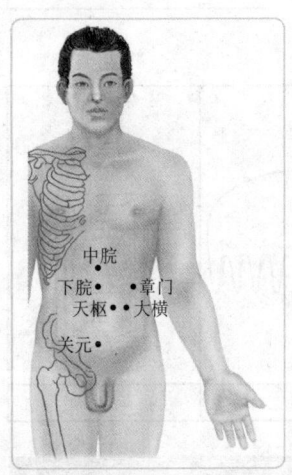
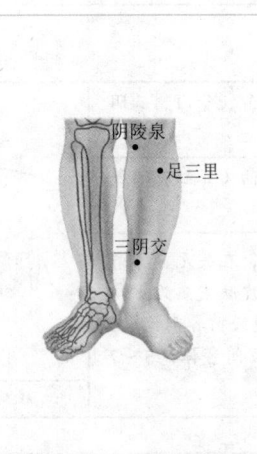
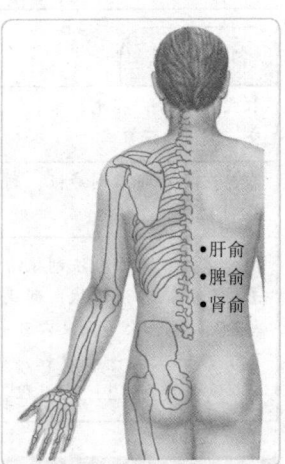

健脾和胃家庭常用疗法

拔罐疗法

取穴：中脘、下脘、天枢、大横、关元、足三里、脾俞、胃俞、肝俞。

器具选择：玻璃罐或旋拧式拔罐器。

操作方法：空腹拔罐，先在脾俞、胃俞、肝俞闪罐后留罐诸穴10分钟，3日拔罐一次，10次为一个疗程。每个疗程间隔7～10日，每季度拔1～2个疗程。拔罐后艾灸效果更佳。

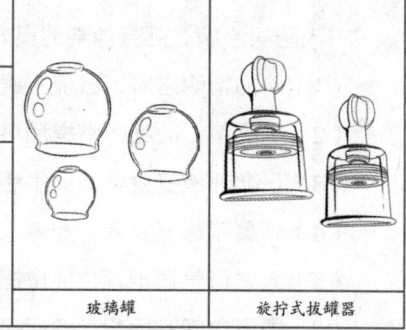

玻璃罐　　　　　旋拧式拔罐器

艾灸疗法

取穴：脾俞、胃俞、三阴交、足三里、章门、中脘。

器具选择：艾灸条或艾炷。

操作方法：诸穴均可使用雀啄灸或在脾俞、中脘隔姜灸，每隔2～3日灸一次，每次15分钟，10次为一个疗程，疗程间可休息7～10日，每季度灸1～2个疗程。诸穴均可用雀啄灸或隔姜灸。若脾俞和胃俞能用瘢痕灸，效果更佳。

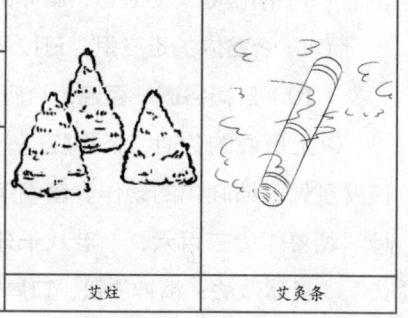

艾炷　　　　　艾灸条

刮痧疗法

取穴：中脘、下脘、天枢、大横、关元、足三里、阴陵泉、三阴交、脾俞、胃俞、肝俞。

器具选择：砭石刮痧板、正红花油或中药油。

操作方法：用面刮法刮拭任脉（中脘至关元）、脾经（阴陵泉至三阴交）、膀胱经（肝俞至胃俞），在阴陵泉和三阴交使用点按法，每隔2～3日刮拭一次，刮至皮肤发红发热，10次为一个疗程，疗程间隔5～7日，每季度刮1～2个疗程。

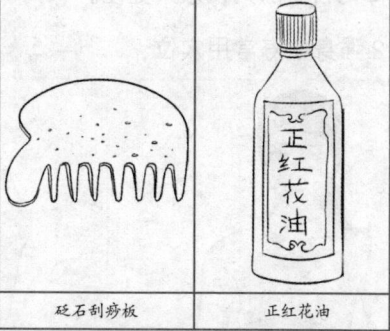

砭石刮痧板　　　　　正红花油

温馨提示

健脾和胃的食物：菠菜、红薯、南瓜、粥类、汤类、新鲜的花生等。

第四章　拔罐、艾灸、刮痧强身健体法

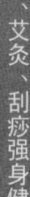

强身益寿法

1.随古人学养生

　　古人防病治病、强身益寿的良方概括起来，大致有如下十要诀：

　　（1）头为精明之府，日梳三遍百病除。

　　（2）脚称第二心脏，常搓涌泉保健康。

　　（3）日咽唾液三百口，一生活到九十九。

　　（4）朝暮叩齿三百六，七老八十牙不落。

　　（5）人之肾气通于耳，扯拉搓揉健全身。

　　（6）夫妻之间互捶背，解疲强身又防癌。

　　（7）每天揉腹一百遍，通和气血神神元。

　　（8）消瘦健美助血运，勤伸懒腰效最高。

　　（9）合谷内关足三里，日按一遍健全身。

　　（10）日撮谷道一百遍，治病消疾又延年。

　　以上所说的谷道，俗称肛门。撮，即收（提）缩也。通俗地讲，撮谷道就是做收缩肛门的动作。唐朝医学家孙思邈极为推崇此法。还有一句民谚"朝暮叩齿三百六，七老八十牙不落"，即强身益寿的另一种方法"扣齿"。具体做法：精神放松，口唇微闭；心神合一，默念叩击；先叩臼牙，再叩门牙；轻重交替，节奏有致。终结时，再辅以"赤龙（舌头）搅海，漱津匀吞"法则，效果更佳。

2.强身益寿常用穴位

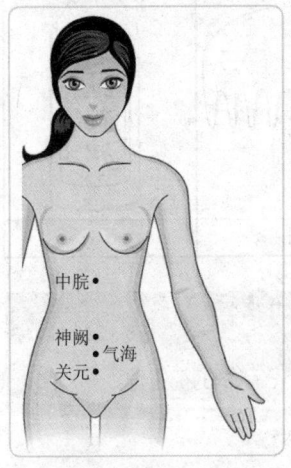

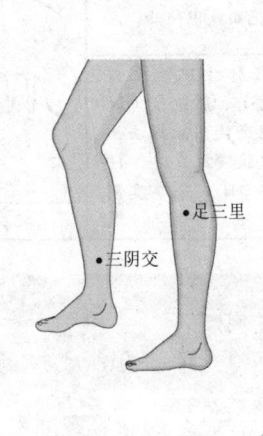

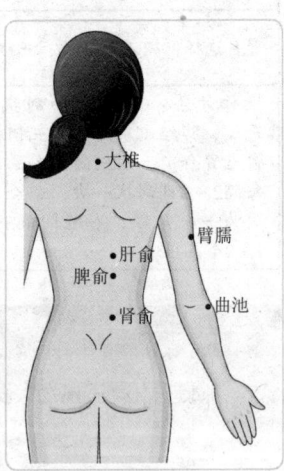

强身益寿家庭常用疗法

拔罐疗法

取穴：大椎、肝俞、脾俞、肾俞、中脘、神阙、关元、气海、足三里、三阴交、臂臑。

器具选择：玻璃罐或真空罐。

操作方法：在脾俞和肾俞先闪罐后留罐于诸穴15～20分钟，2～3日拔罐一次，15次为一个疗程。每个疗程间隔7～10日，每季度拔1～2个疗程。拔罐后艾灸效果更佳。

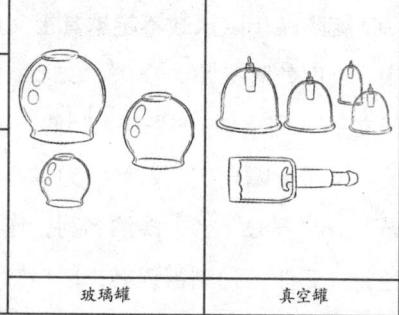

| 玻璃罐 | 真空罐 |

艾灸疗法

取穴：大椎、肝俞、脾俞、肾俞、中脘、神阙、关元、气海、足三里、三阴交、曲池。

器具选择：艾灸盒或艾灸条。

操作方法：诸穴均可使用艾灸盒灸疗或在脾俞和肾俞雀啄灸，每次灸疗15分钟，2日灸一次，每次15分钟。15次为一个疗程。疗程间隔5～7日。每季度灸疗2次。

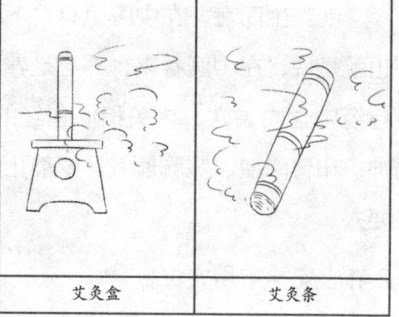

| 艾灸盒 | 艾灸条 |

刮痧疗法

取穴：督脉、膀胱经、下肢胆经、下肢脾经、下肢肾经、上肢6经、腹部任脉。

器具选择：砭石刮痧板、正红花油或中药油。

操作方法：用面刮法刮拭各条经络后用拍打法，施术于各经脉，促进代谢。

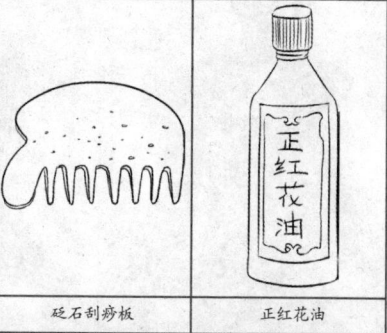

| 砭石刮痧板 | 正红花油 |

温馨提示

　　强身益寿的食物：紫米、玉米、荞麦、黄豆、赤豆、绿豆以及蜂蜜、核桃等。

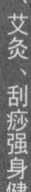

第四章 拔罐、艾灸、刮痧强身健体法

养心安神法

1.随古人学养生

　　乾隆晚年以执政不超越其祖父康熙的60年为由，于乾隆六十年禅让嘉庆。当时乾隆85岁，嘉庆才35岁，正当盛年。早在嘉庆17岁时，乾隆命德行文章均一时之选的朱珪为师傅，专为嘉庆授课。朱珪与嘉庆，名为君臣，情同父子，赠嘉庆"五箴"为其座右铭："养心、敬身、勤业、虚己、致诚"。"养心"者，淡泊名利，逆来顺受；"敬身"为保养身体，远离声色；"勤业"为刻苦读书，增广知识；"虚己"乃不耻下问，虚怀若谷；"致诚"者，竭诚尽孝，不矫揉造作。嘉庆天资聪颖，于"五箴"悉心修炼，果然不负师傅所望，在此后数度风波中立于不败之地。

　　就养生而言，在中医里有"下士养身，中士养气，上士养心"的说法。也就是说，在中医看来，养心是养生的最高境界，是养生的核心和关键。心包经中含内关穴，内关指心包经的体表经水由此注入体内，此穴有益心安神、和胃降逆、宽胸理气、镇静止痛之功效，常被古今中医作为养心安神之要穴。

2.养心安神常用穴位

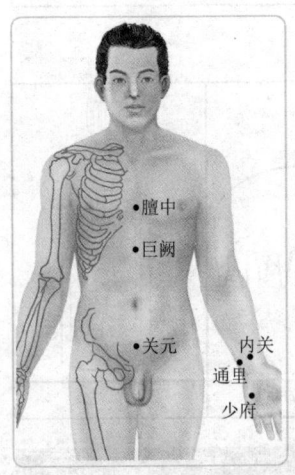
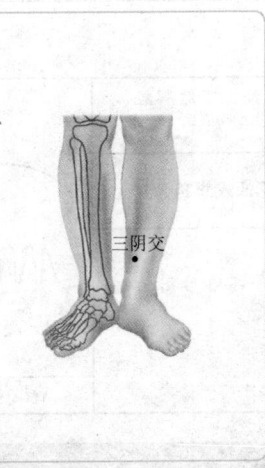
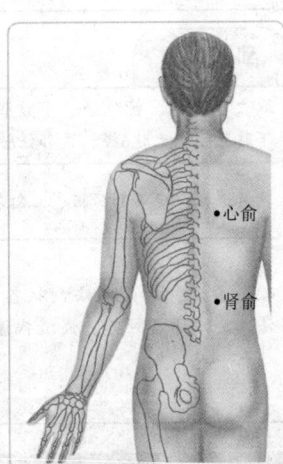

养心安神家庭常用疗法

拔罐疗法

取穴：膻中、巨阙、内关、关元、三阴交、心俞、厥阴俞、肾俞。

器具选择：玻璃罐或旋拧式拔罐器、紫草油。

操作方法：厥阴俞至肾俞区域皮肤走罐后留罐诸穴10分钟，2~3日拔罐一次，10次为一个疗程。每个疗程间隔7~10日，每季度拔1~2个疗程。拔罐后艾灸效果更佳。

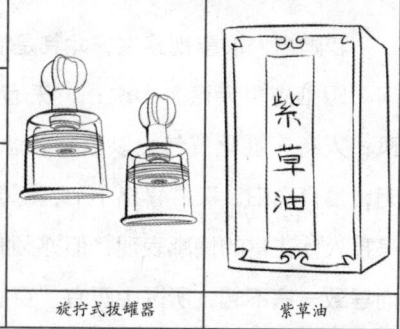

旋拧式拔罐器　　　　紫草油

艾灸疗法

取穴：通里、内关、心俞、厥阴俞、巨阙、膻中。

器具选择：温灸盒、艾灸条

操作方法：诸穴均可使用温灸盒灸疗或在内关和心俞雀啄灸，每隔2~3日灸一次，10次为一个疗程，疗程间可休息3~5日，每季度灸1~2个疗程。若心俞和厥阴俞能用隔蒜灸或瘢痕灸，效果更佳。

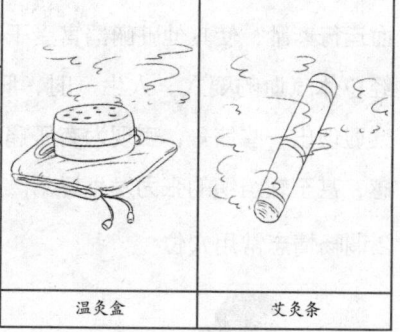

温灸盒　　　　　　艾灸条

刮痧疗法

取穴：膻中、巨阙、关元、心俞、少府、内关。

器具选择：玉石刮痧板、薰衣草精油。

操作方法：应用面刮法刮拭膻中、巨阙、关元、心俞，在少府和内关使用点按法，每2~3日刮拭一次，刮至皮肤发红发热，10次为一个疗程，疗程间隔5~7日，每季度刮1~2个疗程。

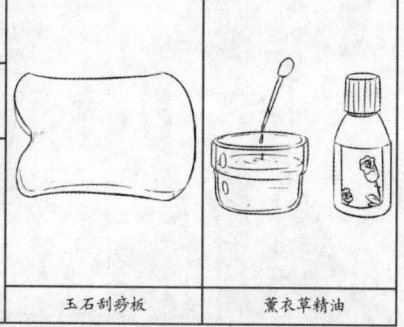

玉石刮痧板　　　　薰衣草精油

温馨提示

具有养心安神作用的食物：杏、莲子、百合、酸枣仁、桂圆肉等。

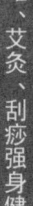

调畅情志法

1.随古人学养生

    我国古人很重视养生，尤其是情志养生，在许多书籍中都有记载。《素问·阴阳应象大论》中说："天有四时五行，以生长收藏，以生寒暑燥湿风；人有五脏化五气，以生喜怒悲忧恐。故喜怒伤气，寒暑伤形，暴怒伤阴，暴喜伤阳。""喜怒不节，寒暑过度，生乃不固。"说明人的情志变化虽是人体正常的情感表现，但亦须有度。生活中常常见到有些人因情志过极而导致一病不起，所以中医有"百病生于气"之说，认为"怒则气上，喜则气缓，悲则气消，恐则气下，惊则气乱，思则气结"。

    肝气郁结就闷闷不乐，肝火旺盛就急躁易怒，郁怒伤肝还会导致周身气血运行紊乱，使其他脏腑器官受干扰而致病。太冲是肝经的原穴，是调控肝经总体气血的要穴。人生气时，肝也会受到影响，太冲这个肝经的原穴便会显现出一些信号，表现为有压痛感、温度或色泽发生变化、对外界更为敏感，甚至软组织的张力发生异常。

2.调畅情志常用穴位

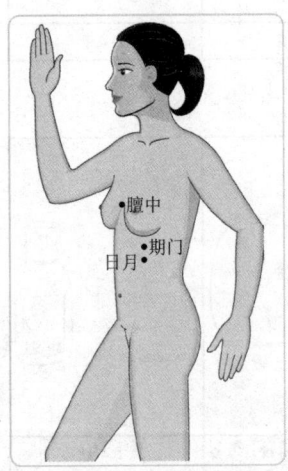
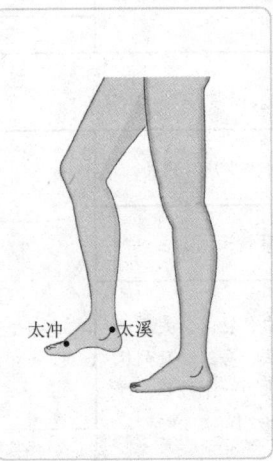
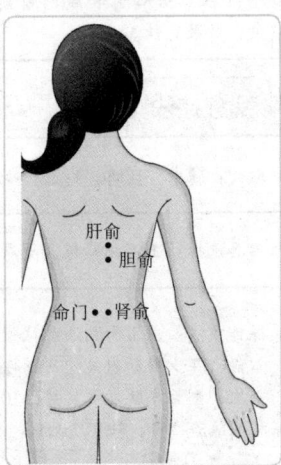

调畅情志家庭常用疗法

拔罐疗法

取穴：肝俞、胆俞、肾俞、膻中、期门、日月。	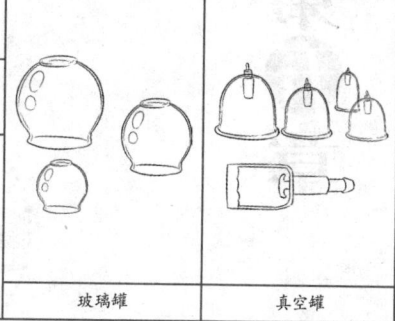
器具选择：玻璃罐或真空罐。	
操作方法：由肝俞至肾俞区域膀胱经闪罐后留罐诸穴15~20分钟，2~3日拔罐一次，10次为一个疗程。每个疗程间隔7~10日，每季度拔1~2个疗程。	
	玻璃罐 真空罐

艾灸疗法

取穴：命门、肝俞、胆俞、肾俞、太冲、太溪。	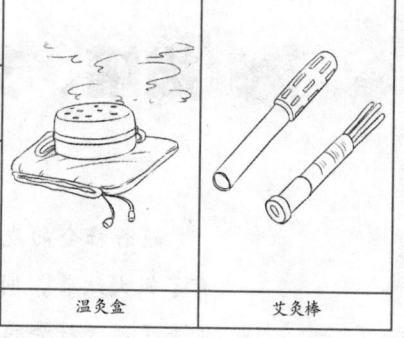
器具选择：艾灸棒、温灸盒。	
操作方法：在命门、太冲、太溪可选用温灸盒灸疗或在肝俞至肾俞区域皮肤使用艾灸棒滚动灸疗，每穴灸10~15分钟，隔日或3日1次。10次为一个疗程，疗程间可休息5~7日，每季度灸1~2个疗程。	
	温灸盒 艾灸棒

刮痧疗法

取穴：命门、肝俞、胆俞、肾俞、太冲、太溪、膻中、期门、日月。	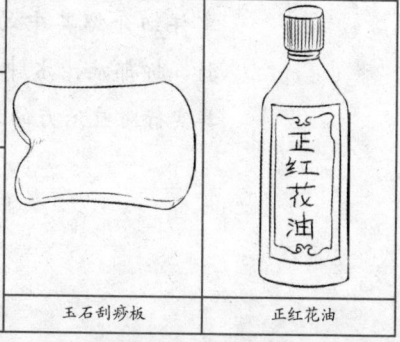
器具选择：玉石刮痧板、正红花油。	
操作方法：应用面刮法刮拭膀胱经肝俞至肾俞区域皮肤及命门、膻中、期门、日月，太冲、太溪使用点按法，每2~3日刮拭一次，刮至皮肤发红发热，10次为一个疗程，疗程间隔3~5日，每季度刮1~2个疗程。	
	玉石刮痧板 正红花油

温馨提示

调畅情志的食物：木瓜、绿豆、菠菜、黄花菜、玫瑰花茶等。

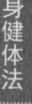

第五章

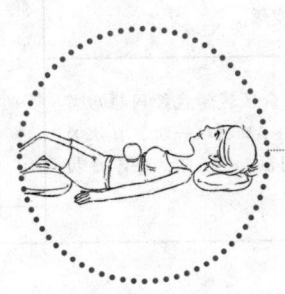

拔罐、艾灸、刮痧内科病调治法

　　随着社会的发展，人类的居住、生活、工作条件有了极大改善，同时现代优裕的生活又给我们的健康带来了现代社会的"文明病"。现代文明病分为"结构病""能量过剩病"以及"神经和精神疾病"。本章详细介绍其中的常见病如胃病、高血压、神经衰弱、抑郁症、水肿等，用拔罐、艾灸、刮痧在家庭对其实行对症治疗的方法。

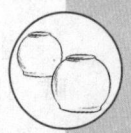

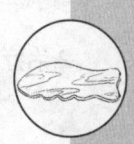

呕吐

呕吐是胃内容物反入食管，经口吐出的一种反射动作，可分为3个阶段，即恶心、干呕和呕吐，但有些呕吐可无恶心或干呕的先兆。呕吐可将咽入胃内的有害物质吐出，是机体的一种防御反射，有一定的保护作用。但呕吐并非只有保护作用，频繁而剧烈的呕吐可引起脱水、电解质紊乱等并发症。

1.中医分型及症状

（1）外邪犯胃型：突然呕吐，可伴发热恶寒，头身疼痛，胸脘满闷，苔白腻，脉濡缓。

（2）饮食停滞型：呕吐酸腐，脘腹胀满，嗳气厌食，得食愈甚，吐后反快，大便秽臭或溏薄或秘结，舌苔厚腻，脉滑实。

（3）痰饮内阻型：呕吐多为清水痰涎，脘闷不食，头眩心悸，苔白腻，脉滑。

（4）肝气犯胃型：呕吐吞酸，嗳气频繁，胸胁闷痛，舌边红，苔白腻，脉弦。

（5）脾胃虚寒型：饮食稍有不慎即易呕吐，时作时止，面色青白，倦怠乏力，口干而不欲饮，四肢不温，大便溏薄，舌质淡，脉濡弱。

（6）胃阴不足型：呕吐反复发作，时作干呕，口燥咽干，似饥而不欲食，舌红少津，脉细数。

2.治疗呕吐常用穴位

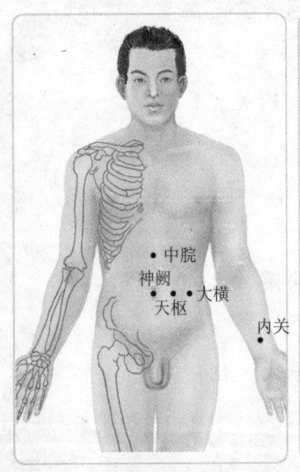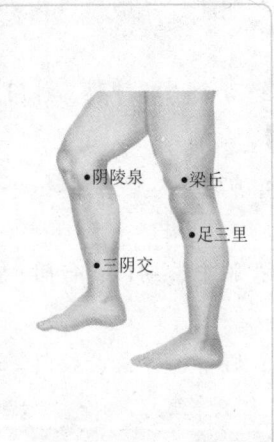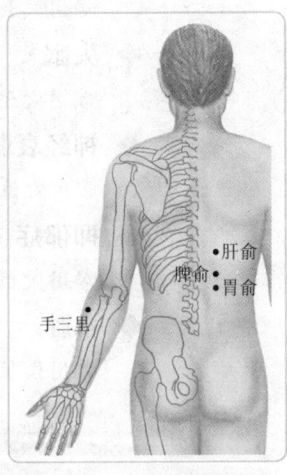

呕吐的家庭对症治疗

拔罐疗法

	器具选择
取穴：脾俞、胃俞、中脘、天枢、足三里、阴陵泉、梁丘。	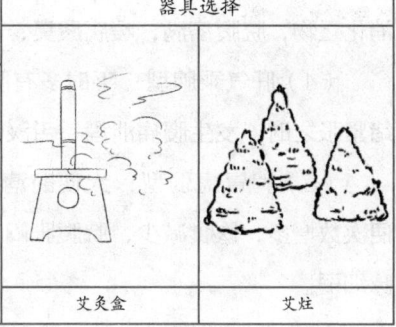
针对类型：外邪犯胃型、痰饮内阻型、肝气犯胃型、脾胃虚寒型、胃阴不足型。	
操作方法：先闪罐再留罐，在中脘、天枢、阴陵泉、梁丘闪罐15次，再于脾俞、胃俞、足三里留罐10分钟，隔日拔一次，15次为一个疗程。	
	玻璃罐　　　　　　旋拧式拔罐器

艾灸疗法

	器具选择
取穴：脾俞、胃俞、中脘、天枢、足三里、内关、神阙、大横。	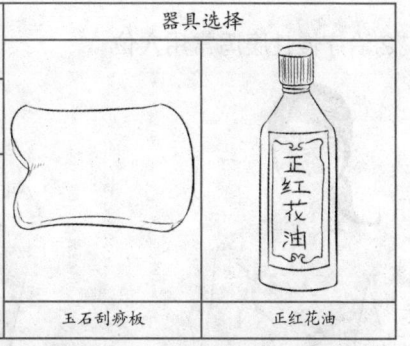
针对类型：饮食停滞型、痰饮内阻型、脾胃虚寒型。	
操作方法：诸穴均可使用艾灸盒灸疗或在神阙、中脘隔蒜灸，每日一次，每次15分钟，10次为一疗程。	
	艾灸盒　　　　　　艾炷

刮痧疗法

	器具选择
取穴：脾俞、胃俞、中脘、天枢、足三里、三阴交、肝俞、手三里。	
针对类型：饮食停滞型、肝气犯胃型、胃阴不足型。	
操作方法：选择面刮法刮拭脾俞、胃俞、肝俞、中脘、天枢，在足三里、三阴交、手三里使用点按法，两日一次，刮至皮肤发红有痛感为止，10次为一个疗程。	
	玉石刮痧板　　　　正红花油

温馨提示

　　根据不同发病原因选择合适的饮食，以易消化的食物为主，禁食膨化、高糖、高盐食品。放松紧张的生活和工作。

慢性腹泻

　　腹泻是指排便次数明显超过平日习惯的频率，粪质稀薄，每日排便量超过200克，或含未消化食物或脓血。慢性腹泻指病程在两个月以上的腹泻或间歇期在2～4周内的复发性腹泻。

1.中医分型及症状

　　（1）寒湿（风寒）型：泄泻清稀，甚至如水样，腹痛肠鸣，脘闷食少，或并有恶寒发热，鼻塞头痛，苔薄白或白腻，脉濡缓。

　　（2）湿热（暑湿）型：泄泻腹痛，泻下急迫，或泻下不爽，粪色黄褐而臭，肛门灼热，烦热口渴，小便短黄，舌苔黄腻，脉濡数或滑数。

　　（3）食滞肠胃型：腹痛肠鸣，泻下粪便臭如败卵，泻后痛减，伴有不消化之物，脘腹痞满，嗳腐酸臭，不思饮食，舌苔垢浊或厚腻，脉滑。

　　（4）肝气乘脾型：平时多有胸胁胀闷，嗳气食少，每因抑郁恼怒或情绪紧张之时，发生腹痛泄泻，舌淡红，脉弦。

　　（5）脾胃虚弱型：大便时溏时泻，水谷不化，稍进油腻之物，则大便次数增多，饮食减少，脘腹胀闷不舒，面色萎黄，肢倦乏力，舌淡苔白，脉细弱。

　　（6）肾阳虚衰型：泄泻多在黎明之前，腹部作痛，肠鸣即泻，泻后则安，形寒肢冷，腰膝痠软，舌淡苔白，脉沉细。

2.治疗慢性腹泻常用穴位

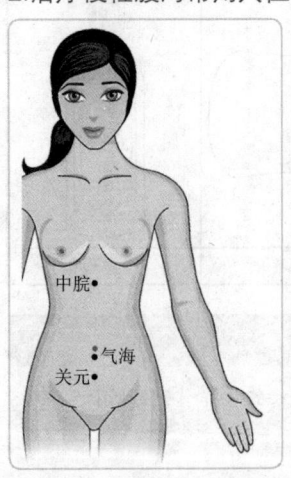

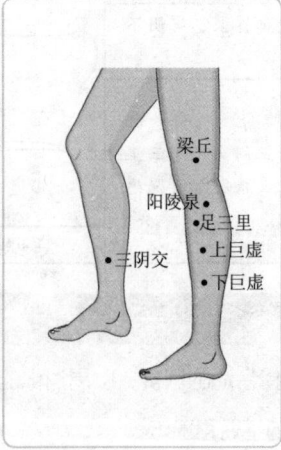

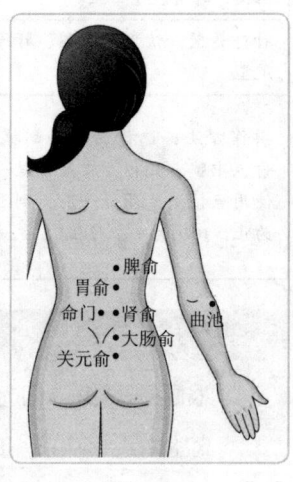

慢性腹泻的家庭对症治疗

拔罐疗法

取穴：中脘、关元、脾俞、胃俞、足三里、梁丘、下巨虚、曲池。	器具选择
针对类型：寒湿型、湿热型、食滞肠胃型、肝气乘脾型。	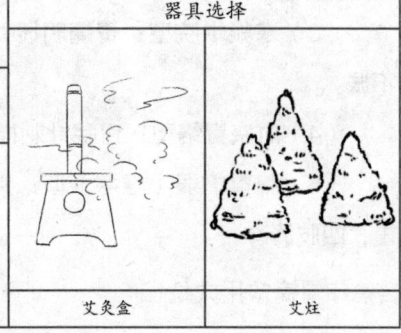
操作方法：闪罐后留罐，在脾俞、胃俞、足三里闪罐15次，至皮肤发红，再留罐于诸穴15～20分钟，隔日一次，15次为一个疗程。	玻璃罐　　　　旋拧式拔罐器

艾灸疗法

取穴：中脘、关元、脾俞、胃俞、足三里、气海、关元俞、肾俞、命门、三阴交。	器具选择
针对类型：脾胃虚弱型、肾阳虚衰型。	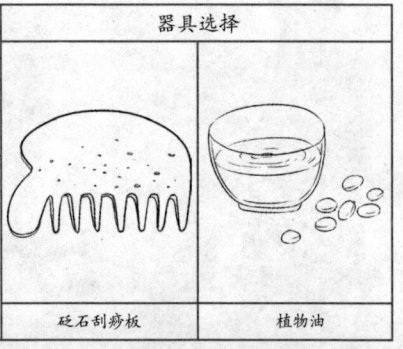
操作方法：诸穴均可使用艾灸盒灸疗，或在中脘、气海、关元隔姜灸，每日一次，每次15分钟，10次为一个疗程。	艾灸盒　　　　　艾炷

刮痧疗法

取穴：中脘、脾俞、胃俞、肾俞、大肠俞、上巨虚、下巨虚、梁丘、足三里、阳陵泉。	器具选择
针对类型：湿热型、食滞肠胃型。	
操作方法：选择面刮法刮拭胃经（梁丘至下巨虚）、膀胱经（脾俞至大肠俞），在中脘使用点按法，每两日一次，刮拭至皮肤发红，10次为一个疗程。	砭石刮痧板　　　植物油

温馨提示

饮食宜易消化、少渣滓，并忌食生冷食物。

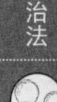

胃病

胃病，实际上是许多病的统称，具有相似的症状，如上腹胃脘部不适、疼痛、饭后饱胀、嗳气、反酸，甚至恶心、呕吐等。临床上常见的胃病有急性胃炎、慢性胃炎、胃溃疡、十二指肠溃疡、胃十二指肠复合溃疡、胃息肉、胃结石、胃的良恶性肿瘤，还有胃黏膜脱垂症、急性胃扩张、幽门梗阻等。

1.中医分型及症状

（1）肝胃不和型：胃胁胀痛，嗳气频繁，嗳气或排气后减轻，或伴有心烦易怒，胸闷善太息。

（2）气阴两虚型：胃隐痛，病程较长，消瘦，口干，便干等。

（3）寒凝中脘型：胃痛明显，遇冷加重，嗳气反酸，口吐清水，食欲不振。

（4）血瘀胃络型：胃脘针刺样疼痛，舌络青紫。

（5）脾胃虚弱（虚寒）型：胃脘隐痛，喜得温按，饭后痛减，空腹痛重，四肢清冷。

2.治疗胃病常用穴位

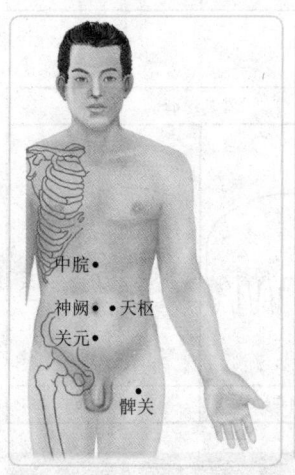
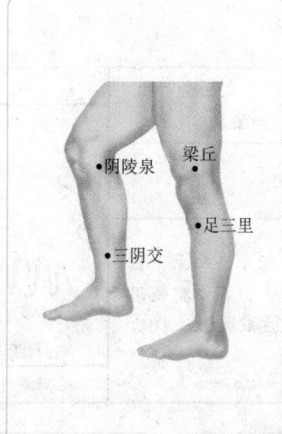
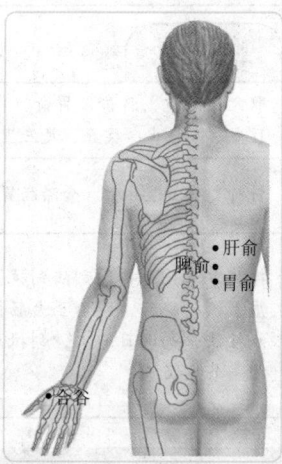

胃病的家庭对症治疗

拔罐疗法

	器具选择
取穴：中脘、天枢、足三里、脾俞、胃俞、关元、髀关、梁丘、阴陵泉。	
针对类型：肝胃不和型、寒凝中脘型、血瘀胃络型、脾胃虚弱型。	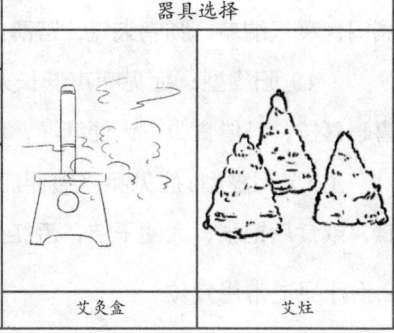
操作方法：先在足三里、脾俞、胃俞闪罐，再留罐于诸穴15～20分钟，每2～3日为一次，15次为一个疗程。	
	玻璃罐　旋拧式拔罐器

艾灸疗法

	器具选择
取穴：中脘、天枢、足三里、脾俞、胃俞、神阙、关元、肝俞、合谷。	
针对类型：肝胃不和型、寒凝中脘型、血瘀胃络型、脾胃虚弱型。	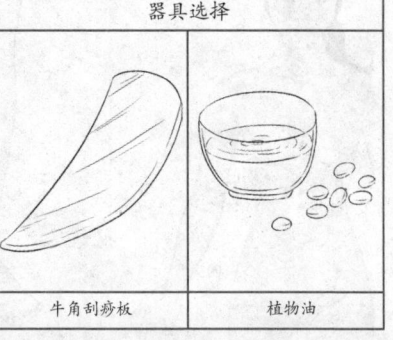
操作方法：诸穴均可选用艾灸盒灸疗，或在中脘、神阙隔姜灸，每日一次，每次15分钟，10次为一个疗程。	
	艾灸盒　艾炷

刮痧疗法

	器具选择
取穴：膀胱经2线重点刮拭脾俞、胃俞、肝俞、中脘、关元、天枢、三阴交、阴陵泉。	
针对类型：气阴两虚型、血瘀胃络型、肝胃不和型。	
操作方法：选择面刮法刮拭膀胱经（肝俞至胃俞）、任脉（中脘至关元）、脾经（阴陵泉至三阴交），在天枢使用点按法，每2日一次，15次为一个疗程。	
	牛角刮痧板　植物油

温馨提示

在治疗期间要适度休息，禁止吸烟和饮酒，禁饮咖啡和浓茶。

呃逆

　　呃逆即打嗝，指气从胃中上逆，喉间频频作声，声音急而短促，是一种生理上常见的现象，由横膈膜痉挛收缩引起。呃逆古称"哕逆"，多见于胃神经官能症、胃炎、胃扩张、胃癌等。

1.中医分型及症状

　　（1）胃中寒冷型：症见呃声沉缓有力，胸膈及胃脘不舒，得热则减，遇寒则重，进食减少，喜饮热汤，口淡不渴，苔薄白，脉沉缓。

　　（2）胃火上逆型：症见呃声洪亮有力，冲逆而出，口臭烦渴，多喜冷饮，脘腹满闷，尿赤便秘，苔黄燥，脉滑数。

　　（3）气机郁滞型：症见呃声连连，常因情志不畅而诱发或加重，胸胁满闷，嗳气纳差，肠鸣矢气，苔薄白，脉弦。

　　（4）阳虚型：症见呃声低长无力，泛吐清水，气不得续，脘腹不适，喜暖喜按，身倦食少，大便溏薄，手足不温，舌淡苔薄，脉细弱。

　　（5）阴虚型：症见呃声短促而不得续，口干咽燥，烦躁不安，不思饮食，或食后饱胀，大便干结，舌红少苔而干，脉细数。

2.治疗呃逆常用穴位

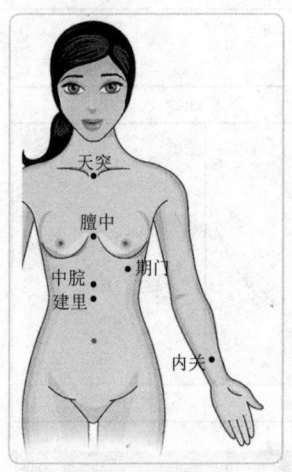
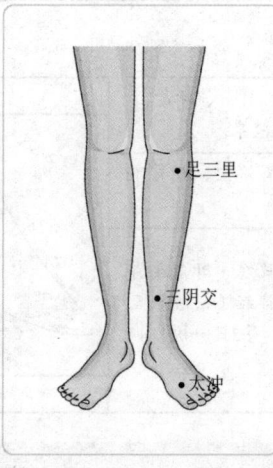
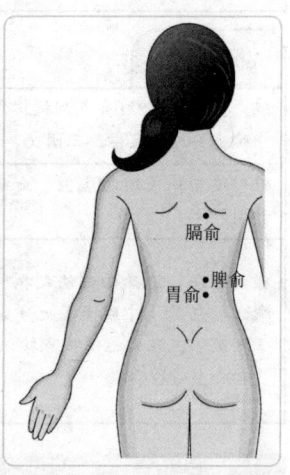

呃逆的家庭对症治疗

拔罐疗法

取穴：天突、膻中、中脘、膈俞、内关、足三里、胃俞、建里、三阴交。

针对类型：胃中寒冷型、胃火上逆型、阴虚型。

操作方法：先闪罐再留罐，在膈俞、胃俞闪罐15次，至皮肤发红，再留罐诸穴15～20分钟，每2～3日为一次，15次为一个疗程。

器具选择	
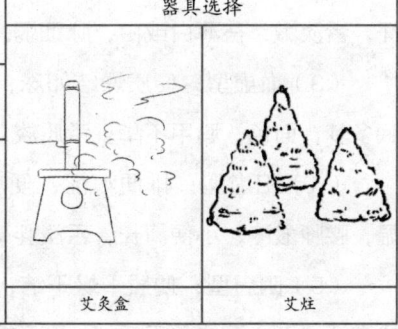	
玻璃罐	真空罐

艾灸疗法

取穴：膻中、中脘、膈俞、足三里、胃俞、建里、脾俞、三阴交。

针对类型：阳虚型、胃中寒冷型。

操作方法：诸穴均可选用艾灸盒灸疗或在膻中、胃俞隔姜灸，每日一次，每次15分钟，10次为一个疗程。

器具选择	
艾灸盒	艾炷

刮痧疗法

取穴：膻中、中脘、膈俞、足三里、胃俞、建里、脾俞、三阴交、期门、太冲。

针对类型：胃火上逆型、气机郁滞型、阴虚型。

操作方法：选择面刮法刮拭膀胱经背俞1线（膈俞至胃俞）、足三里、期门、膻中、中脘，在中脘、三阴交、太冲使用点按法，隔日一次，15次为一个疗程。

器具选择	
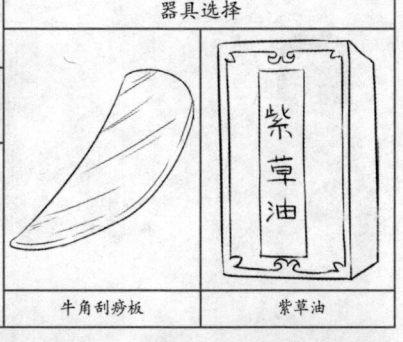	
牛角刮痧板	紫草油

温馨提示

分散注意力，消除紧张情绪及不良刺激。

便秘

便秘主要是指以排便次数减少、粪便量减少、粪便干结、排便费力等为特征的生理现象。通常以排便频率减少为主，一般每2~3天或更长时间排便一次（每周少于3次）即为便秘。如超过6个月即为慢性便秘。

1.中医分型及症状

（1）气滞型：便干结或不干结，欲便不得，排出不畅，情志不畅时便秘加重。嗳气频作，胸胁痞满，腹中胀痛，喜太息或矢气后稍宽，舌红，苔薄白腻或薄黄腻，脉弦。

（2）气虚型：虽有便秘，临厕努挣不下，排便艰涩不畅，便质一般并不干结。多见于年高体弱或久病之人，面黄肌瘦，神疲气怯，便后气短自汗，舌淡嫩，苔薄白或白，脉细弱。

（3）血虚型：便质燥结如球，便次正常，但排便艰难。头晕心悸，少眠多梦，面色、唇甲不华。舌质淡，苔薄白，脉细。

（4）阳虚型：排便艰涩，便质干或不干，腹中冷。面色白，四肢不温，腰膝酸冷，小便清长，舌淡胖，苔白润，脉沉迟。

（5）阴虚型：便质干燥干结，便次正常，但排便艰难。口干舌燥，潮热盗汗，五心潮热，舌质红，苔薄白，脉细软。

2.治疗便秘常用穴位

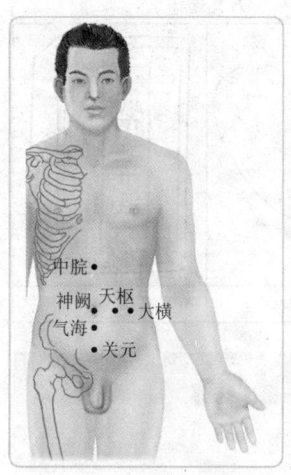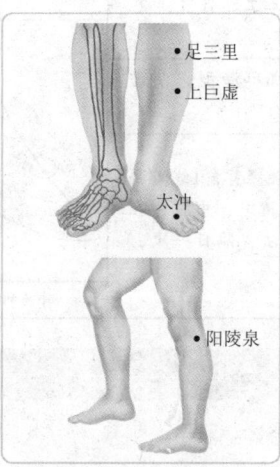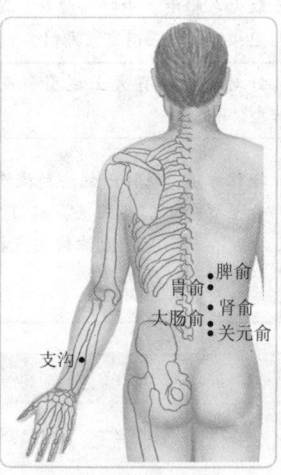

便秘的家庭对症治疗

拔罐疗法

取穴：神阙、天枢、大横、大肠俞、上巨虚、支沟、中脘、阳陵泉、太冲。

针对类型：气滞型、阴虚型。

操作方法：先走罐再留罐。在膀胱经胃俞至大肠俞走罐至皮肤发红，再留罐于诸穴15～20分钟，隔日拔罐一次，15次为一个疗程。

器具选择

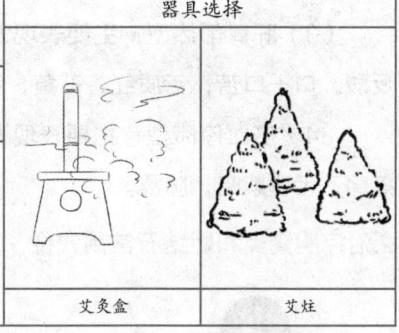

| 玻璃罐 | 真空罐 |

艾灸疗法

取穴：神阙、天枢、大横、大肠俞、上巨虚、支沟、肾俞、关元俞、气海、关元、足三里。

针对类型：气虚型、血虚型、阳虚型。

操作方法：诸穴均可选用艾灸盒灸疗，或在神阙、天枢、大横隔蒜灸，每日一次，艾灸时间宜久，15次为一个疗程。

器具选择

| 艾灸盒 | 艾炷 |

刮痧疗法

取穴：天枢、大横、大肠俞、支沟、足三里、脾俞、胃俞。

针对类型：气滞型、气虚型。

操作方法：选择面刮法刮拭膀胱经脾俞至大肠俞、足三里、天枢、大横，在支沟、足三里、天枢使用点按法，每日一次，刮至皮肤发红有痛感为止，15次为一个疗程。

器具选择

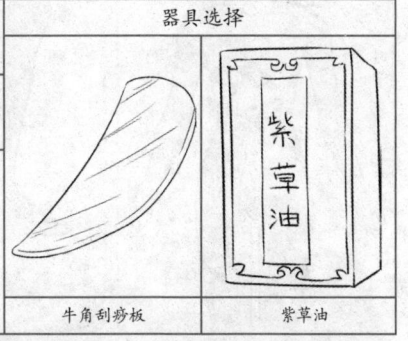

| 牛角刮痧板 | 紫草油 |

温馨提示

忌酒、浓茶、辣椒、咖啡等食物。

第五章 拔罐、艾灸、刮痧内科病调治法

胆囊炎、胆结石

胆囊炎是细菌性感染或化学性刺激（胆汁成分改变）引起的胆囊炎性病变，为胆囊的常见病，多见于肥胖且多次妊娠的妇女。胆结石是指胆囊内的结石引起的疾病，我国的胆石症已由以胆管的胆色素结石为主逐渐转变为以胆囊胆固醇结石为主。

1.中医分型及症状

（1）饮食停滞型：主要表现为胁肋疼痛，胃脘胀满，或恶心欲呕，大便不爽，苔厚腻，脉滑。

（2）肝气犯胃型：主要表现为胁肋疼痛，胃脘胀满，攻撑作痛，嗳气频繁，大便不畅，每因情志因素而疼痛发作，舌苔薄白，脉弦。

（3）肝胃郁热型：主要表现为胁肋疼痛，胃脘胀满灼痛，烦躁易怒，反酸，口干口苦，舌质红，苔黄，脉弦或数。

（4）瘀血停滞型：主要表现为胁肋疼痛，痛有定处而拒按，胃脘胀满疼痛，舌质紫暗，脉涩。

2.治疗胆囊炎和胆结石常用穴位

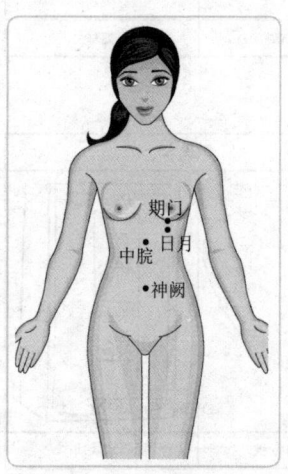
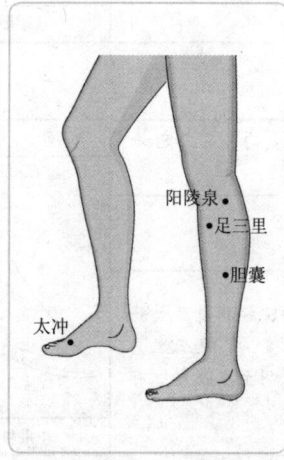
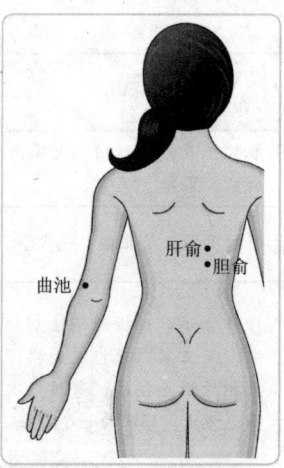

胆囊炎、胆结石的家庭对症治疗

拔罐疗法

	器具选择
取穴：肝俞、胆俞、足三里、阳陵泉、胆囊、中脘、曲池。	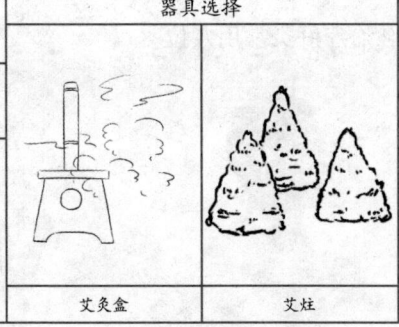
针对类型：饮食停滞型、肝胃郁热型、瘀血停滞型。	
操作方法：在肝俞、胆俞、阳陵泉、足三里走罐后在中脘、曲池留罐15～20分钟，每2日一次，10次为一个疗程。	玻璃罐　　　旋拧式拔罐器

艾灸疗法

	器具选择
取穴：肝俞、胆俞、胆囊、足三里、太冲、中脘、神阙、日月。	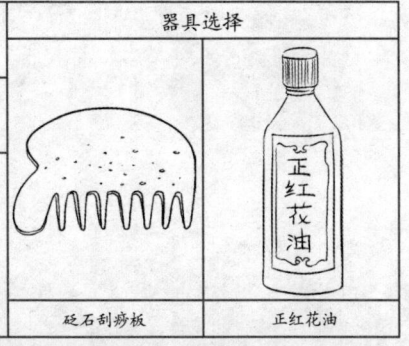
针对类型：饮食停滞型、肝气犯胃型、瘀血停滞型。	
操作方法：诸穴均可选用艾灸盒灸疗，或在神阙、关元隔盐灸，每日一次，每次15分钟，10次为一个疗程。	艾灸盒　　　　艾炷

刮痧疗法

	器具选择
取穴：肝俞、胆俞、胆囊、足三里、阳陵泉、期门、日月。	
针对类型：饮食停滞型、肝气犯胃型、肝胃郁热型。	
操作方法：在阳陵泉、足三里、胆囊选择角刮法和在肝俞、胆俞、期门使用面刮法，每两日一次，刮至皮肤有痧、有痛感为止。10次为一个疗程。	砭石刮痧板　　　正红花油

温馨提示

　　治疗期间忌食肥猪肉、鸡肉、胡椒等食物，忌食蛋类、肉汤及饮酒，忌油炸、煎的食物；进食应限于低脂肪、低蛋白、少量易消化的流食或半流食。

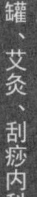

肝炎

　　肝炎患病的原因主要是正气不足。由于饮食不节、失节，损伤了脾胃而不能化湿，湿热内生，困脾伤肝，造成肝胆脾胃不和，从而加剧对正气的损伤，导致肝炎的发生。另外，由于正气不足，极容易感染疫毒，所以，肝炎流行的主要原因就是大众不良的饮食习惯。

1.中医分型及症状

　　（1）肝胆湿热型：胁肋胀痛，黄疸鲜亮如橘皮，发热口渴，胸闷呕恶，尿黄便干，舌红苔黄腻，脉滑数。

　　（2）寒湿困脾型：脘腹痞满，黄疸晦暗，四肢倦怠，食少便溏，舌淡苔白腻，脉沉迟无力。

2.治疗肝炎常用穴位

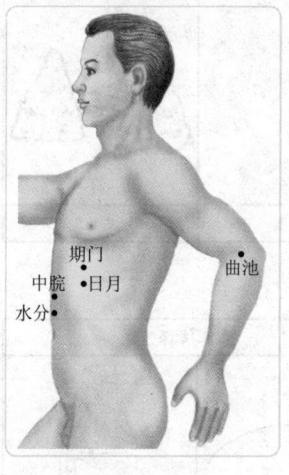
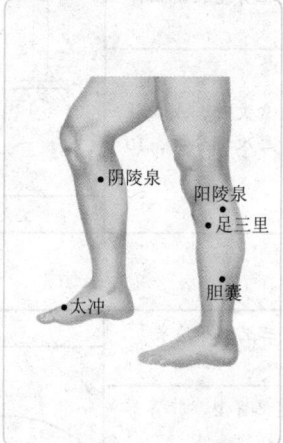
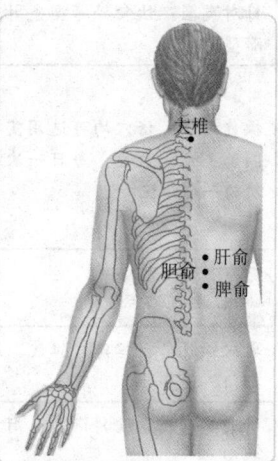

肝炎的家庭对症治疗

拔罐疗法

	器具选择
取穴：大椎、肝俞、胆俞、脾俞、期门、中脘、水分、曲池、阴陵泉。	
针对类型：肝胆湿热型、寒湿困脾型。	
操作方法：在大椎、肝俞、胆俞、脾俞走罐后留罐于期门、中脘、水分、曲池、阴陵泉15~20分钟，隔日一次，15次为一个疗程。	旋拧式拔罐器　真空罐

艾灸疗法

	器具选择
取穴：大椎、肝俞、胆俞、脾俞、太冲、中脘、水分、期门、阴陵泉。	
针对类型：肝胆湿热型、寒湿困脾型。	
操作方法：诸穴均可选用艾灸条进行雀啄灸，在中脘、水分、期门隔姜灸，每日一次，每次15分钟，10次为一个疗程。	艾灸条　艾炷

刮痧疗法

	器具选择
取穴：大椎、肝俞、胆俞、脾俞、阳陵泉、足三里、胆囊、期门、日月。	
针对类型：肝胆湿热型。	
操作方法：选择用面刮法刮拭诸穴至皮肤微红，在肝俞使用点按法，每两日一次，每10次为一个疗程。禁刮破。	砭石刮痧板　植物油

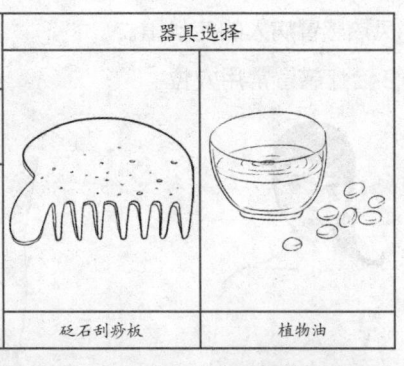

温馨提示

　　专家提倡患者应该多吃以下五种食物：牛奶、鱼类、蜂蜜和蜂乳、鸡蛋、蘑菇。

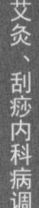

感冒

感冒，是一种自愈性疾病，总体上分为普通感冒和流行感冒。普通感冒中医称"伤风"，是由多种病毒引起的一种呼吸道常见病，病毒存在于病人的呼吸道中，在病人咳嗽、打喷嚏时经飞沫传染给别人。流行感冒是一种由流感病毒引起的呼吸道急性疾病，传染性极强，症状包括发烧、头痛、肌肉疼痛、流鼻涕、咳嗽及喉咙痛。已知的流感病毒有三种类型：甲型、乙型及丙型，其中以甲型较为常见。

1.中医分型及症状

（1）风寒型：病人除了有鼻塞、喷嚏、咳嗽、头痛等一般症状外，还有畏寒、低热、无汗、肌肉疼痛、流清涕、吐稀薄白色痰、咽喉红肿疼痛、口不渴或渴喜热饮、苔薄白等症状。

（2）风热型：病人除了有鼻塞、流涕、咳嗽、头痛等感冒的一般症状外，还有发热重、痰液黏稠呈黄色（通常黄色或带黑色）、喉咙痛（通常在感冒症状之前就痛）、便秘等症状。

（3）寒包火型：寒包火的感冒（表现为流清涕、大便干燥、咽部红肿、发热）和风热感冒（表现为喉痛、面红、舌苔黄等）。

（4）暑湿型：病人有畏寒、发热、口淡无味、头痛、头胀、腹痛、腹泻等症状。此类型感冒多发生在夏季。

（5）时行型：病人的症状与风热感冒的症状相似，但时行感冒病人较风热感冒病人的症状重。

2.治疗感冒常用穴位

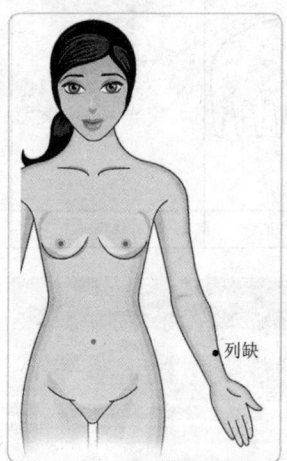

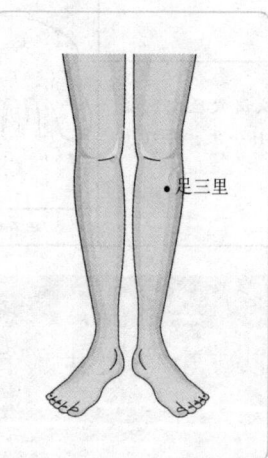

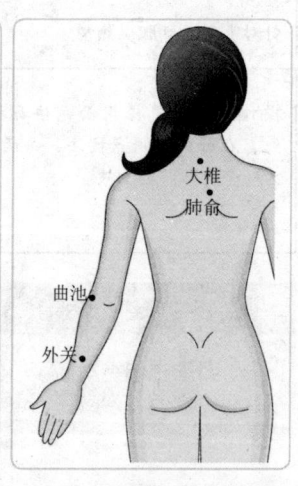

感冒的家庭对症治疗

拔罐疗法

取穴：风池、大椎、肺俞、外关、曲池。

针对类型：风热型、寒包火型。

操作方法：先在大椎至腰阳关（督脉）走罐再留罐诸穴，走罐至皮肤发红，再留罐于诸穴15～20分钟，两日拔罐一次，至症状缓解。拔罐后艾灸效果更佳。

器具选择

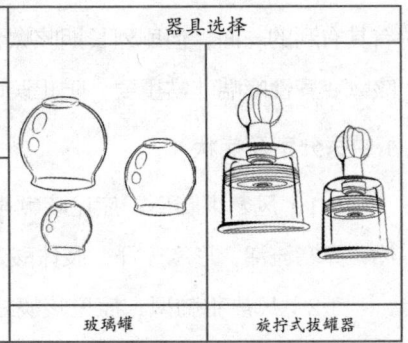

| 玻璃罐 | 旋拧式拔罐器 |

艾灸疗法

取穴：风池、大椎、肺俞、列缺、足三里、阴陵泉、合谷。

针对类型：风寒型、暑湿型、时行型。

操作方法：诸穴均可使用温灸盒灸疗，或在大椎、肺俞隔姜灸，每日一次，时间宜久，皮肤感觉温热舒适为主，7次为一个疗程。

器具选择

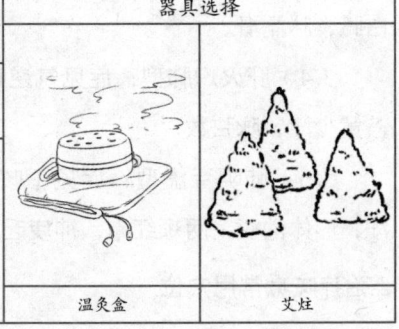

| 温灸盒 | 艾炷 |

刮痧疗法

取穴：大椎、肺俞（颈肩肌肉部）、督脉、列缺、曲池。

针对类型：风热型、寒包火型、风寒型。

操作方法：选择面刮法刮拭列缺、曲池、督脉，在大椎、肺俞使用角刮法，每日一次，7日为一个疗程。刮至皮肤有热痛感为止。

器具选择

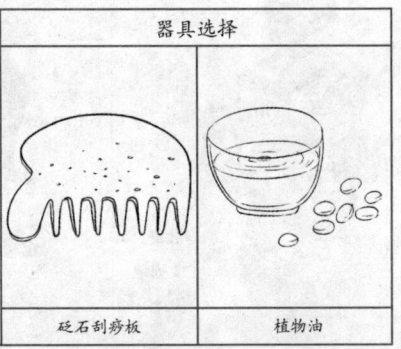

| 砭石刮痧板 | 植物油 |

温馨提示

感冒治疗期间宜配合多饮姜丝萝卜汤或粥类。

第五章　拔罐、艾灸、刮痧内科病调治法

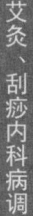

咳嗽

咳嗽是人体清除呼吸道内的分泌物或异物的保护性呼吸反射动作。虽然有其有利的一面，但剧烈长期咳嗽会导致呼吸道出血。正确区分一般咳嗽和咳嗽变异性哮喘非常重要，防止误诊。

1.中医分型及症状

（1）风寒束肺型：症见咳嗽声重，咽喉痒，咳痰色白、稀薄，头痛发热，鼻塞流涕，形寒无汗，肢体酸楚，苔薄白，脉浮紧。

（2）风热犯肺型：症见咳痰黏稠、色黄，汗出恶风，身热头痛，苔薄黄，脉浮数。

（3）痰湿阻肺型：症见痰多、色白、黏稠，胸脘痞闷，神疲纳差，苔白腻，脉濡滑。

（4）肝火灼肺型：症见气逆咳嗽，引胁作痛，痰少而黏，面赤咽干，苔黄少津，脉弦数。

（5）肺阴亏虚型：症见干咳，咳声短，少痰，或痰中带血，潮热盗汗，形体消瘦，两颊红赤，神疲乏力，舌红少苔，脉细数。

2.治疗咳嗽常用穴位

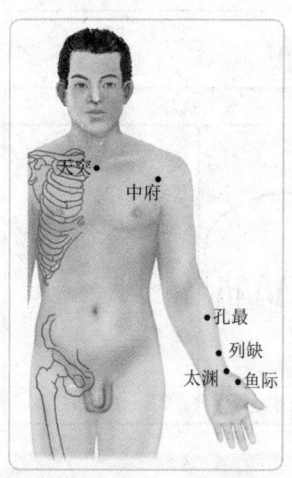
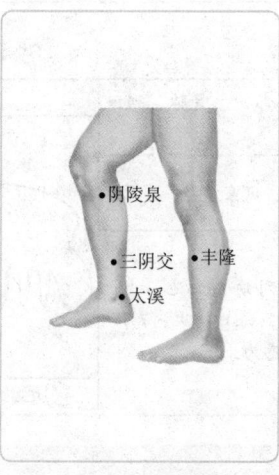
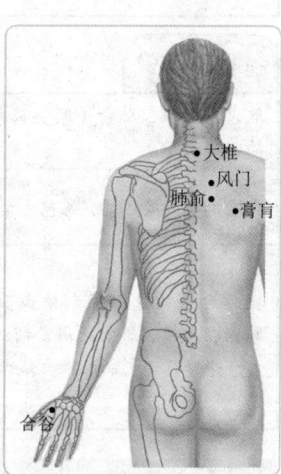

咳嗽的家庭对症治疗

拔罐疗法

取穴：天突、中府、列缺、合谷、肺俞、大椎、风门、膏肓。

针对类型：风寒束肺型。

操作方法：先闪罐再留罐。在大椎、风门、膏肓闪罐15次，再留罐于诸穴10～15分钟，隔日拔罐一次，10次为一个疗程。

器具选择

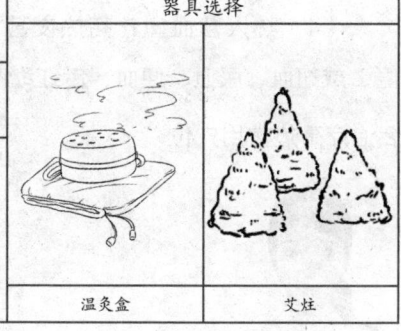

玻璃罐 　　　　　真空罐

艾灸疗法

取穴：天突、肺俞、太渊、三阴交、丰隆、阴陵泉。

针对类型：痰湿阻肺型。

操作方法：诸穴均可使用温灸盒灸疗，或在肺俞、太渊隔姜灸，每日一次，每次15～20分钟，10次为一个疗程。

器具选择

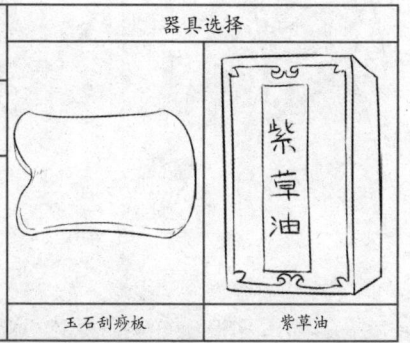

温灸盒 　　　　　艾炷

刮痧疗法

取穴：天突、肺俞、太渊、三阴交、鱼际、孔最、太溪。

针对类型：风热犯肺型、肝火灼肺型、肺阴亏虚型。

操作方法：面刮法刮拭肺经、太渊、肺俞，在太溪、三阴交、天突使用点按法，每日一次，10次为一个疗程。

器具选择

玉石刮痧板 　　　　　紫草油

温馨提示

休息可减轻病情，所以咳嗽患者要注重休息。

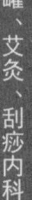

高热

发热是多种疾病的常见症状。高热在临床上属于危重症范畴。若腋温超过37.4℃，且一日间体温波动超过1℃以上，可认定为发热。低热指腋温为37.5℃~38℃，中度热为38.1℃~39℃，高热为39.1℃~40℃，超高热为41℃以上，发热时间超过两周为长期发热。

1.中医分型及症状

（1）风热型：高热恶寒，头痛，咽痛，鼻塞流涕，脉浮数。

（2）肺热型：咳嗽，痰黄而稠，咽干口渴，脉数。

（3）气分热盛型：高热恶热，烦渴多饮，汗多尿少，舌红苔黄，脉洪数。

（4）热入营血型：高热夜甚，烦躁不安，甚则神昏谵语，或斑疹隐隐，或衄血、尿血、便血，舌红绛而干，脉细数。

2.治疗高热常用穴位

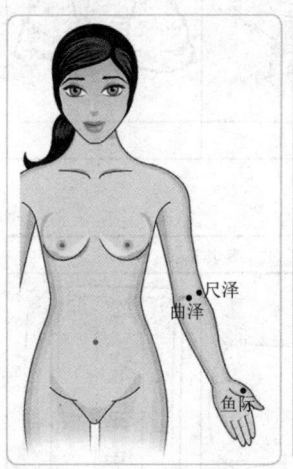
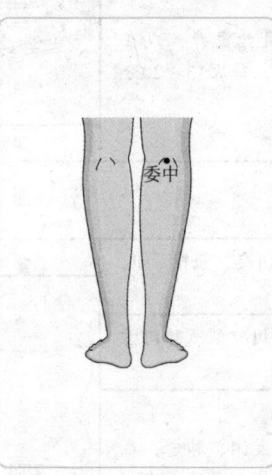
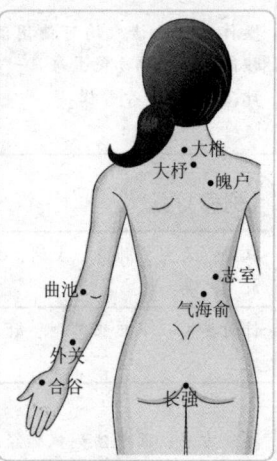

高热的家庭对症治疗

拔罐疗法1

取穴：大椎、曲池、合谷、尺泽、外关、鱼际。	**器具选择**
针对类型：风热型、肺热型。	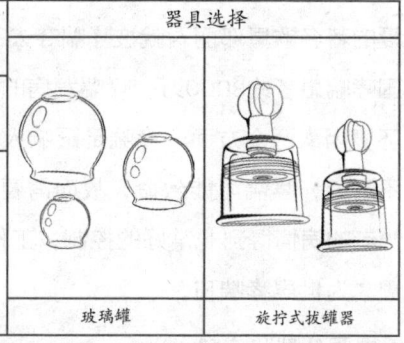
操作方法：先走罐再留罐。在大椎走罐至皮肤发红，再留罐于诸穴10～15分钟，隔日拔罐一次，10次为一个疗程。	玻璃罐　　　　　旋拧式拔罐器

拔罐疗法2

取穴：大椎、曲池、合谷、曲泽、委中。	**器具选择**
针对类型：热入营血型。	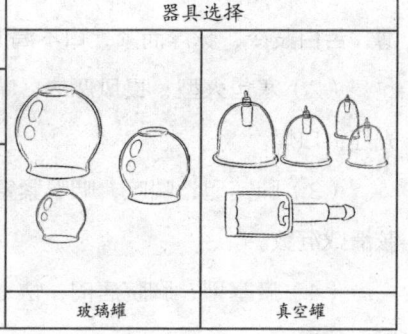
操作方法：选择先走罐再留罐方法，在特定穴位或经络走罐至皮肤发红，再留罐于诸穴10～15分钟，隔日拔罐一次，10次为一疗程。	玻璃罐　　　　　真空罐

刮痧疗法

取穴：督脉（大椎至长强）、膀胱经1线（大杼至气海俞）、膀胱经2线（魄户至志室）。	**器具选择**
针对类型：风热型、肺热型、气分热盛型、热入营血型。	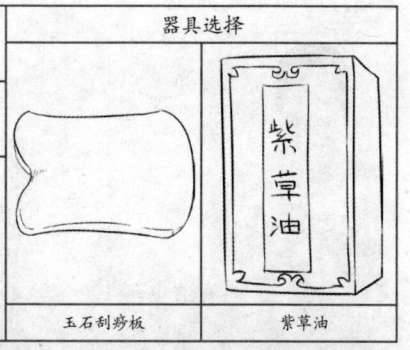
操作方法：面刮法刮拭肺经、太渊、肺俞，在太溪、三阴交、天突使用点按法，每日一次，刮至皮肤有紫红色痧点，3次为一个疗程。	玉石刮痧板　　　　紫草油

温馨提示

多饮水，保持口舌滋润、小便通畅。

哮喘

支气管哮喘（简称哮喘）是一种常见病、多发病，大家熟知而又非常喜爱的著名歌星邓丽君就被哮喘夺去了生命。目前，全球哮喘患者约3亿，中国哮喘患者约3000万。哮喘发病的危险因素包括宿主因素（遗传因素）和环境因素两个方面。哮喘是影响人们身心健康的重要疾病，治疗不及时、不规范；哮喘可能致命，故而需要规范化治疗，治疗后可使近80％的哮喘患者的病情得到非常好的控制，工作生活几乎不受影响。每年5月的第一个周二为世界哮喘日。

1.中医分型和症状

（1）重寒型：喘咳，恶寒，无汗，肩凝，多嚏，或头痛鼻塞，痰白稀薄，舌白肢冷，脉浮而紧，口不渴而腻，或渴喜热饮。

（2）寒包火型：畏风恶热，喘咳，痰黏稠色黄，脉弦滑数，苔黄舌边光红，口燥。

（3）肺实型：喘咳，咽喉紧窒，咯痰不利，胸胁胀痛，舌苔黄腻，脉弦滑或沉数。

（4）瘀塞型：胸脘痞闷，怯寒神疲，气短喘促，痰吐不利，舌白苔浊腻，脉迟涩。

2.治疗哮喘常用穴位

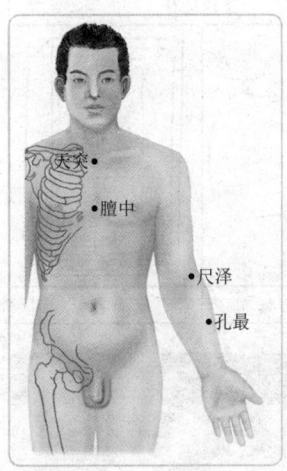
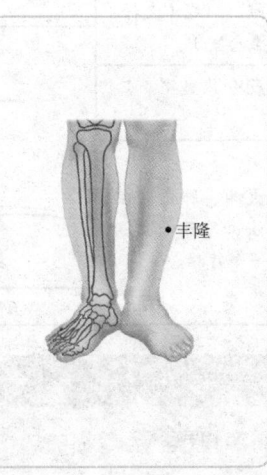
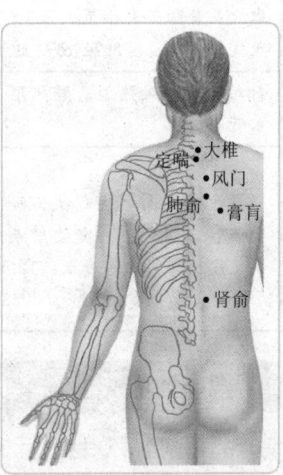

哮喘的家庭对症治疗

拔罐疗法

取穴：肺俞、定喘、膻中、天突、丰隆、风门、尺泽、大椎。

针对类型：重寒型、寒包火型、肺实型。

操作方法：先闪罐再留罐。在肺俞闪罐20次，留罐于诸穴15~20分钟，15次为一个疗程。

器具选择

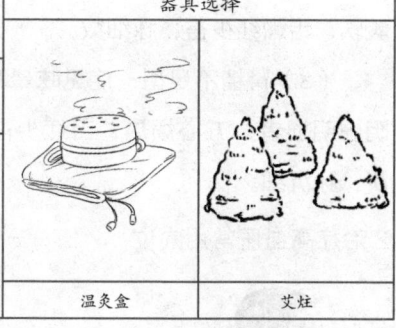

玻璃罐　　　　　　　真空罐

艾灸疗法

取穴：肺俞、定喘、膻中、丰隆、天突、膏肓、肾俞。

针对类型：瘀寒型、重寒型。

操作方法：诸穴均可使用温灸盒灸疗，或在膻中、天突雀啄灸，每日一次，时间宜久，10次为一个疗程。

器具选择

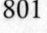

温灸盒　　　　　　　艾炷

刮痧疗法

取穴：肺俞、定喘、膻中、丰隆、天突、风门、尺泽、大椎、孔最。

针对类型：瘀寒型、肺实型。

操作方法：选择面刮法刮拭诸穴，其中天突使用点按法，每日1次或2次，刮至皮肤有痛感为止，10次为一个疗程。

器具选择

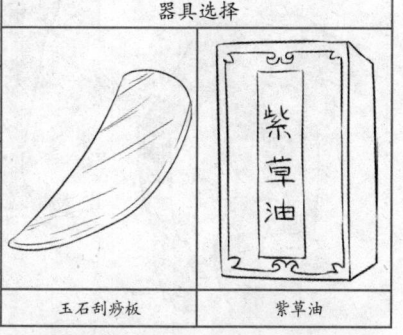

玉石刮痧板　　　　　紫草油

温馨提示

　　许多危险因素可引起哮喘急性加重，被称为触发因素，包括变应原、病毒感染、污染物、烟草烟雾、药物。

第五章　拔罐、艾灸、刮痧内科病调治法

高血压

　　高血压是指在静息状态下动脉收缩压和/或舒张压增高（≥140/90 mmHg）的生理现象，常伴有脂肪和糖代谢紊乱以及心、脑、肾和视网膜等器官功能性或器质性改变。由于部分高血压患者并无明显的临床症状，高血压又被称为人类健康的"无形杀手"。因此，提高对高血压病的认识，对早期预防、及时治疗有极其重要的意义。

1.中医分型及症状

　　（1）肝火亢盛型：症见眩晕，头胀痛，面赤烦急，口苦，便干溲赤，舌红苔黄，脉弦滑。

　　（2）阴虚阳亢型：症见头痛，眩晕耳鸣，头重脚轻，心烦失眠，腰膝酸软，舌嫩红少苔，脉细数。

　　（3）肾精不足型：症见眩晕耳鸣，精神萎靡，失眠健忘，腰膝酸软。阴虚明显者，五心烦热，舌红少苔，脉细数；阳虚明显者，畏寒肢冷，舌淡，脉沉细。

2.治疗高血压常用穴位

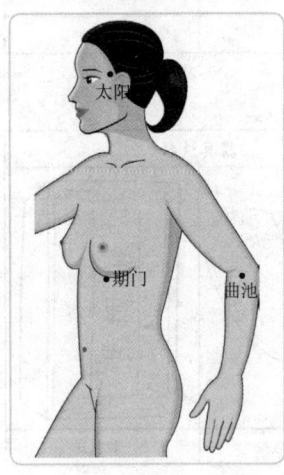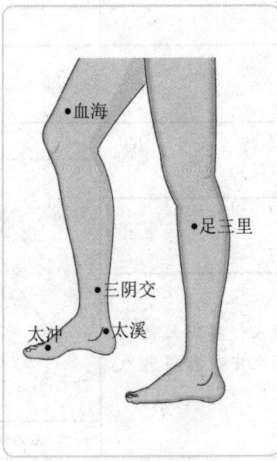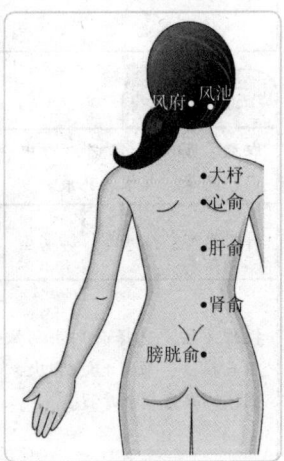

高血压的家庭对症治疗

拔罐疗法

取穴：大杼、心俞、肝俞、肾俞、膀胱俞、足三里、三阴交、太溪、太冲、曲池。

针对类型：肝阳上亢型及阴虚阳亢型。

操作方法：选择先背部走罐再留罐的方法，在膀胱经1线：大杼至膀胱俞走罐至皮肤发红，再留罐于诸穴15～20分钟，每两日一次，15次为一疗程。

器具选择

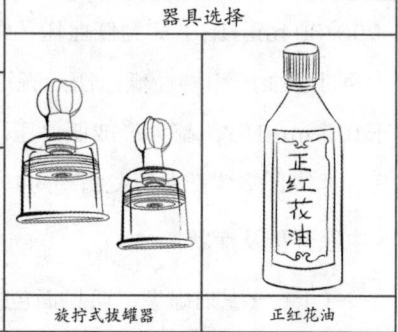

| 旋拧式拔罐器 | 正红花油 |

艾灸疗法

取穴：肾俞、肝俞、心俞、太溪、风府、风池、血海。

针对类型：肾精不足型（阳虚明显者）。

操作方法：诸穴均可使用温灸盒灸疗，或肾俞、肝俞隔蒜灸，每两日一次，每次时间15分钟，10次为一个疗程。

器具选择

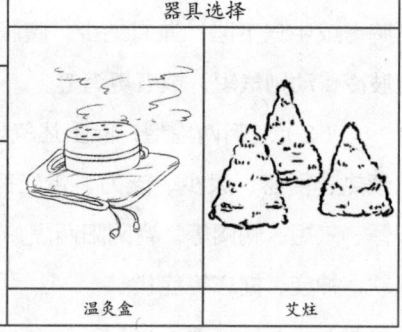

| 温灸盒 | 艾炷 |

刮痧疗法

取穴：膀胱经（大杼至膀胱俞）、曲池、足三里、太阳、期门。

针对类型：肝火亢盛型、阴虚阳亢型、肾精不足型（阴虚明显者）。

操作方法：选择面刮法刮拭膀胱经、期门，在曲池、足三里、太阳使用点按法，每日一次，刮至皮肤有痛感为止，10次为一个疗程。

器具选择

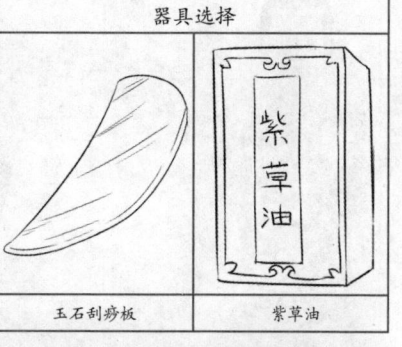

| 玉石刮痧板 | 紫草油 |

温馨提示

饮食注意低盐低脂肪，坚持每日快走或慢跑20分钟，有利于辅助降压。

低血压

诊断尚无统一标准，一般认为成年人肢动脉血压低于 12/8kPa（90/60 mmHg）即为低血压，常见症状如头晕和晕厥等。低血压可以分为急性低血压和慢性低血压。无论是生理还是病理原因造成血压收缩压低于100 mmHg，都会形成低血压。平时我们讨论的低血压大多为慢性低血压。据统计慢性低血压发病率为4%左右，老年人群可高达10%。

1.中医分型及症状

（1）气虚阳虚型：可见面色㿠白，头晕目眩，少气懒言，神疲乏力，甚则晕厥。阳虚除气虚症状外，兼有畏寒肢冷，自汗，脉沉缓或迟而无力，舌质胖淡舌苔白。心气虚，除上述气虚症状外，再加心悸、气短、胸闷等。脾虚或中气下陷，兼有纳少，腹胀，便溏，气短，乏力等。肾阳虚有身寒肢冷，动则气短，或五更泻等。

（2）气阴两虚型：除上述气虚症状以外，有阴虚表现，如口干、五心烦热、便秘、尿少、乏力、舌红苔少、脉弦细等症状。心气阴两虚可见心悸、气短、胸闷等。肾阴阳两虚，常有头晕、眼花、耳鸣、耳聋、腰酸、腿软、神疲、健忘等症状。

2.治疗低血压常用穴位

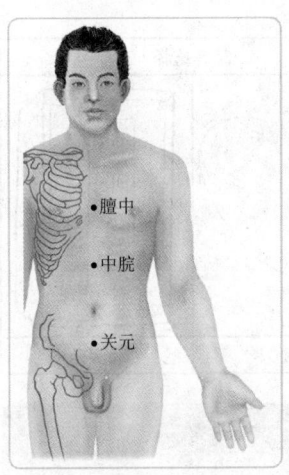
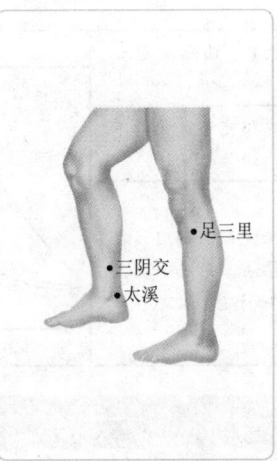
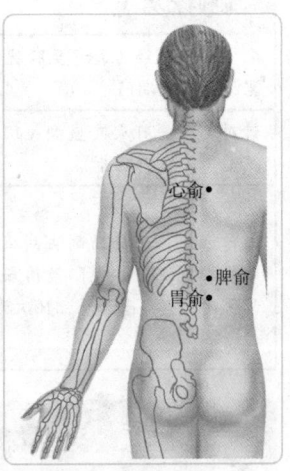

低血压的家庭对症治疗

拔罐疗法

取穴：脾俞、胃俞、心俞、中脘、关元、足三里、膻中、三阴交。

针对类型：气阴两虚型。

操作方法：先走罐再留罐。在心俞至胃俞区域皮肤走罐至皮肤发红，再留罐于诸穴15～20分钟，隔日拔罐一次，10次为一个疗程。

器具选择

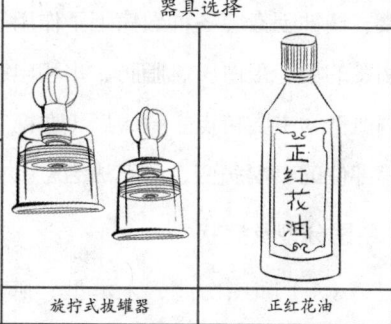

| 旋拧式拔罐器 | 正红花油 |

艾灸疗法

取穴：脾俞、胃俞、心俞、中脘、关元、足三里、膻中、三阴交、太溪。

针对类型：气虚阳虚型。

操作方法：诸穴均可使用温灸盒灸疗，每日艾灸一次，每次时间宜在15～20分钟，10次为一个疗程。

器具选择

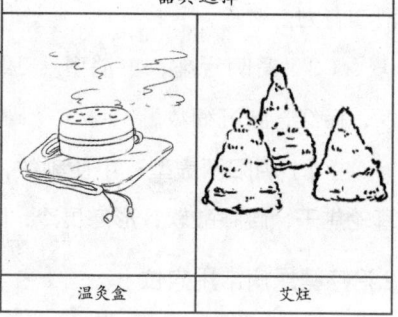

| 温灸盒 | 艾炷 |

刮痧疗法

取穴：脾俞、胃俞、心俞、中脘、关元、足三里、膻中、三阴交、太溪。

针对类型：气阴两虚型。

操作方法：应用面刮法刮拭心俞至胃俞、膻中至关元、三阴交至太溪区域皮肤，每两日一次，10次为一个疗程。刮痧后艾灸效果更显著。

器具选择

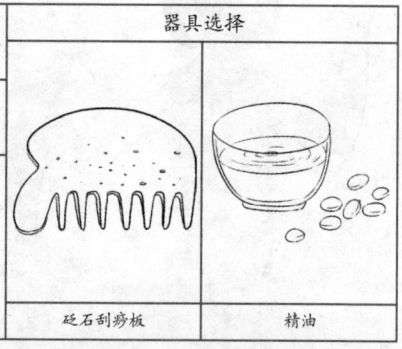

| 砭石刮痧板 | 精油 |

温馨提示

忌食生冷及寒凉、破气食物，如菠菜、萝卜、芹菜、冷饮等。

糖尿病

　　糖尿病是由遗传因素、免疫功能紊乱、微生物感染及其毒素、自由基毒素、精神因素等各种致病因子作用于机体导致胰岛功能减退、胰岛素抵抗等引发的糖、蛋白质、脂肪、水和电解质等一系列代谢紊乱综合征，临床上以高血糖为主要特点。糖尿病（血糖）控制不好会有并发症，导致肾、眼、足等部位的衰竭病变，且无法治愈。

1.中医分型及症状

　　（1）肺热伤津，上消型：肺热津伤，烦渴多饮，口干舌燥，尿频量多，舌边尖红，苔薄黄，脉洪数。

　　（2）胃热之盛，中消型：多食易饥，形体消瘦，大便干燥，苔黄，脉滑实有力。

　　（3）肾阴亏虚，下消型：尿频量多，浑浊如脂膏，或尿甜，口干唇燥，舌红，脉沉细数。

　　（4）阴阳两虚型：小便频数，浑浊如膏，甚至饮一溲一，面色黧黑，耳轮焦干，腰膝酸软，形寒畏冷，阳痿不举，舌淡苔白，脉沉细无力。

2.治疗糖尿病常用穴位

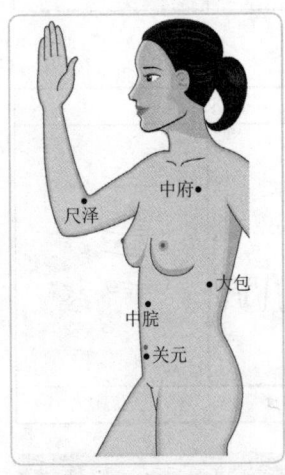
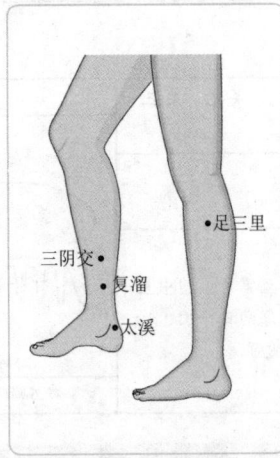
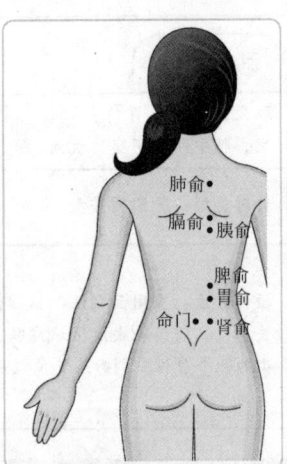

糖尿病的家庭对症治疗

拔罐疗法

取穴：足三里、胃俞、中脘、膈俞、胰俞。

针对类型：中消型。

操作方法：先背部闪罐后留罐，闪罐穴位选择膈俞、胰俞，各20下，再留罐于诸穴10～15分钟，每两日一次，15次为一个疗程。注意拔罐力度不宜过重。

器具选择	
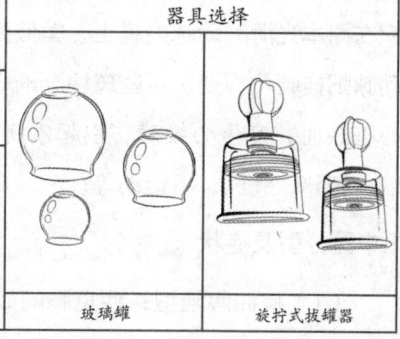	
玻璃罐	旋拧式拔罐器

艾灸疗法

取穴：膈俞、胰俞、脾俞、肾俞、命门、关元、中脘、足三里、三阴交、复溜、太溪。

针对类型：下消型和阴阳两虚型。

操作方法：每日1～2次，每10次为一个疗程。选用温灸盒时温灸时间宜在20～30分钟，着重在关元、命门穴使用，隔蒜灸多选择膈俞、胰俞使用，其他穴位各种灸法均可。注意，艾灸时防止皮肤出泡，皮肤温热发红即可。

器具选择	
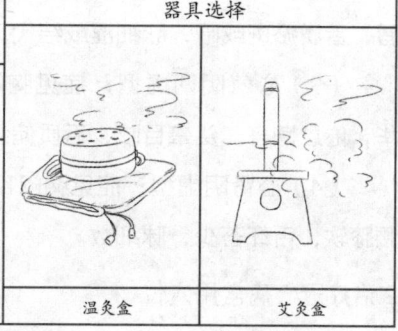	
温灸盒	艾灸盒

刮痧疗法

取穴：尺泽、中府、肺俞、膈俞、胰俞。

针对类型：上消型。

操作方法：平刮法刮拭诸穴，在期门使用按揉法，每日一次，刮至皮肤发红光为止，10次为一个疗程。注意，刮痧时力度宜轻柔，防止刮破皮肤。

器具选择	
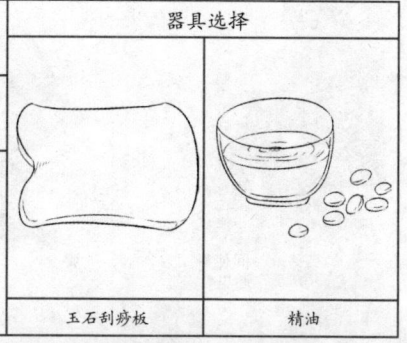	
玉石刮痧板	精油

第五章　拔罐、艾灸、刮痧内科病调治法

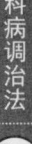

温馨提示

　　糖尿病人饮食应在品种丰富的基础上选择少食多餐，宜多吃山药、荞麦、芹菜、葱头、雪菜等粗纤维食品。坚持每日运动30分钟。

冠心病

　　冠状动脉性心脏病简称冠心病。由于脂质代谢不正常，血液中的脂质沉积在原本光滑的动脉内膜上，类似粥样的脂类物质堆积而成白色斑块，称为动脉粥样硬化病变。这些斑块渐渐增多造成动脉腔狭窄，使血流受阻，导致心脏缺血，产生心绞痛。引起本病发生的危险因素有高血压、糖尿病、吸烟、肥胖、痛风、不运动等。

1.中医分型及症状

　　（1）痰浊痹阻型：症见胸闷如窒而痛，或痛引肩背，肢体沉重，形体肥胖，苔腻，脉滑。

　　（2）气滞血瘀型：症见胸痛如刺，或呈绞痛，胸闷气短，心慌，口唇、舌质瘀斑或暗，脉细涩或结代。

　　（3）心气阴两虚型：症见胸闷隐痛，时作时止，心悸气短，面色少华，倦怠懒言，头晕目眩，舌质偏红或有齿印，脉细弱无力。

　　（4）心肾阴虚型：症见胸闷且痛，心悸盗汗，心烦不寐，头晕耳鸣，腰膝软，舌红苔少，脉细数。

2.治疗冠心病常用穴位

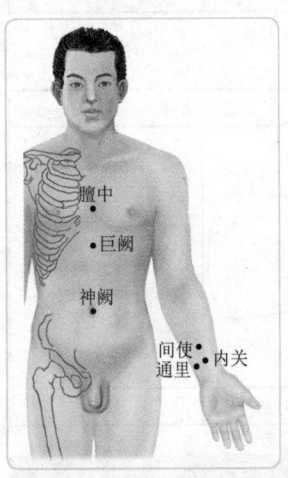
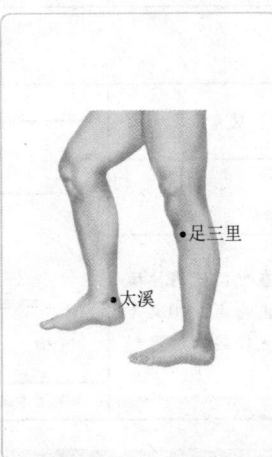
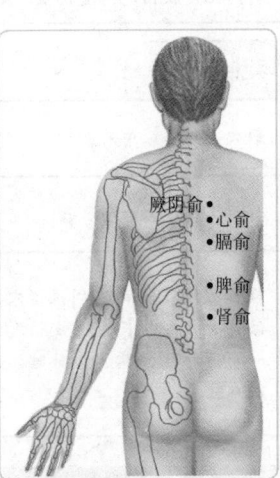

冠心病的家庭对症治疗

拔罐疗法

取穴：心俞、厥阴俞、膻中、巨阙、内关、通里、足三里、间使、膈俞、脾俞、肾俞、太溪。

针对类型：痰浊痹阻型、气滞血瘀型、心肾阴虚型。

操作方法：先走罐再留罐。在膀胱经1线（心俞至肾俞）走罐至皮肤发红，再留罐于诸穴15～20分钟，隔日拔罐一次，10次为一个疗程。

器具选择	
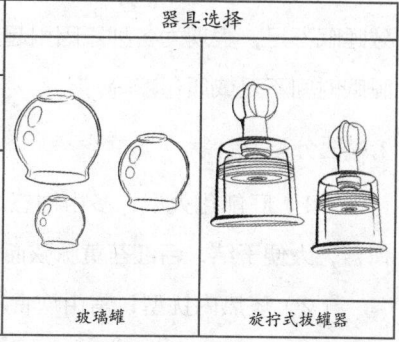	
玻璃罐	旋拧式拔罐器

艾灸疗法

取穴：心俞、厥阴俞、膻中、巨阙、内关、神阙、足三里、膈俞、脾俞、肾俞、太溪。

针对类型：心气阴两虚型、气滞血瘀型。

操作方法：神阙、心俞隔姜灸，其余穴位均可使用温灸盒灸疗，每日一次，每次15～20分钟，10次为一个疗程。

器具选择	
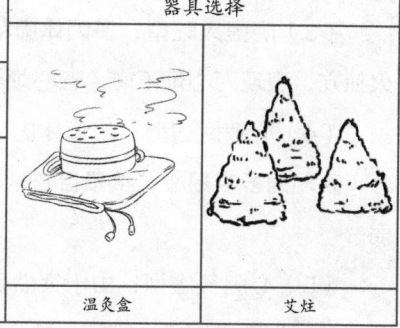	
温灸盒	艾炷

刮痧疗法

取穴：心俞、厥阴俞、膻中、巨阙、内关、通里、足三里、间使、膈俞、脾俞、肾俞、太溪。

针对类型：痰浊痹阻型、气滞血瘀型、心肾阴虚型。

操作方法：面刮法刮拭膀胱经1线、任脉、心包经，太溪使用点按法，每日1次，10次为一个疗程。

器具选择	
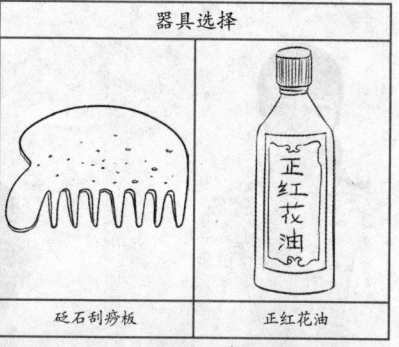	
砭石刮痧板	正红花油

温馨提示

　　饮食宜清淡，多食富含维生素C（如新鲜蔬菜、瓜果）和植物蛋白（豆类及其制品）的食物。

809

第五章 拔罐、艾灸、刮痧内科病调治法

失眠

失眠又称入睡或维持睡眠障碍，是指无法入睡或无法保持睡眠状态，导致睡眠不足，表现为各种原因引起入睡困难、睡眠深度或频度过短、早醒及睡眠时间不足或质量差等。

1.中医分型及症状

（1）肝郁化火型：多由恼怒烦闷而生，表现为少寐，急躁易怒，目赤口苦，大便干结，舌红苔黄脉弦而数。

（2）痰热内扰型：常由饮食不节、暴饮暴食、恣食肥甘生冷或嗜酒成癖，导致肠胃受热，痰热上扰，表现为不寐，头重，胸闷，心烦，嗳气，吞酸，不思饮食，苔黄腻，脉滑数。

（3）阴虚火旺型：多因体虚精亏，纵欲过度，遗精，使肾阴耗竭，心火独亢，表现为心烦不寐，五心烦热，耳鸣健忘，舌红，脉细数。

（4）心脾两虚型：年迈体虚、劳心伤神或久病大病之后，引起气虚血亏，表现为多梦易醒，头晕目眩，神疲乏力，面黄色少华，舌淡苔薄，脉细弱。

（5）心胆气虚型：由于突然受惊，或耳闻巨响，目睹异物，或涉险临危，表现为噩梦惊扰，夜寐易醒，胆怯心悸，遇事易惊，舌淡脉细弦。

2.治疗失眠常用穴位

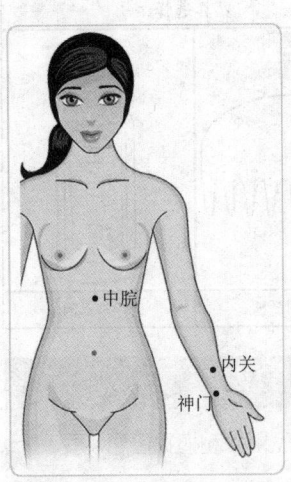
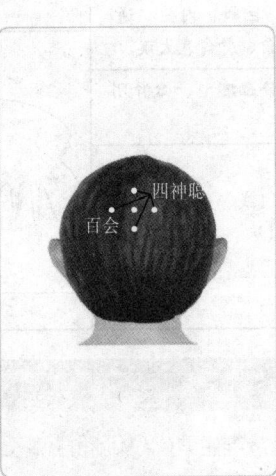
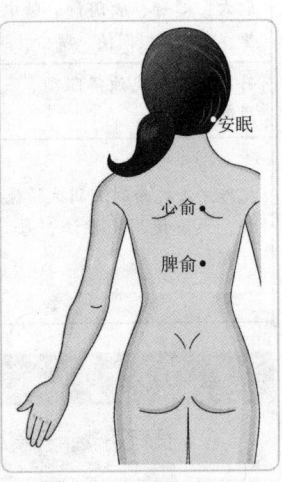

失眠的家庭对症治疗

拔罐疗法

取穴：神门、内关、心俞、三阴交、脾俞、中脘、丰隆、阴陵泉。	器具选择
针对类型：痰热内扰型。	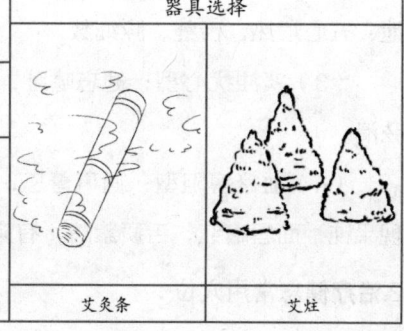
操作方法：先闪罐再留罐，在心俞、脾俞闪罐15次，后留罐10～15分钟，每2～3日拔一次，10次为一个疗程。	玻璃罐　　　　真空罐

艾灸疗法

取穴：神门、内关、心俞、三阴交、脾俞、足厥阴。	器具选择
针对类型：心胆气虚型及心脾两虚型。	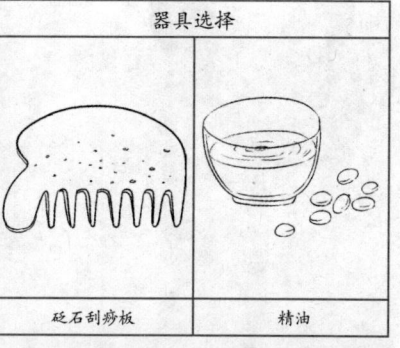
操作方法：头面部艾灸家庭操作不便，改用躯干和四肢穴位替代，诸穴均可用雀啄灸，心俞、脾俞隔姜灸，每日一次，每次15分钟，10次为一个疗程。	艾灸条　　　　艾炷

刮痧疗法

取穴：百会、神聪、安眠、心俞、足三里、三阴交。	器具选择
针对类型：肝郁化火型及阴虚火旺型。	
操作方法：选择面刮法刮拭百会、神聪、心俞、足三里和安眠、三阴交用点按法，刮至皮肤有深色痧点为止，每两日刮拭一次。10次为一个疗程。	砭石刮痧板　　　精油

温馨提示

　　刮痧前最好配合轻柔的头部及腹部按摩10分钟，治疗期间建议服用酸枣仁粉。

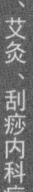

健忘

　　健忘是指记忆力差、遇事易忘的症状，多因心脾亏损、年老精气不足或瘀痰阻痹所致，常见于神劳、脑萎、头部内伤、中毒等脑系为主的疾病。医学用语称之为暂时性记忆障碍。简单讲，健忘症就是大脑的思考能力（检索能力）暂时出现障碍，一般症状随着时间的发展会自然消失。健忘症的发病原因是多样的，近年来健忘症发病率有低龄化趋势。

1.中医分型及症状

　　（1）心脾不足型：健忘失眠，心悸神倦，纳呆气短，脘腹胀满，舌淡，脉细弱。

　　（2）肾精亏耗型：健忘，形体疲惫，腰酸腿软，头晕耳鸣，遗精早泄，五心烦热，舌红，脉细数。

　　（3）痰浊扰心型：健忘嗜卧，头晕胸闷，呕恶，咳吐痰涎，苔腻，脉弦滑。

　　（4）血瘀痹阻型：遇事善忘，心悸胸闷，伴言语迟缓，神思欠敏，表现呆钝，面唇暗红，舌质紫暗，有瘀点，脉细涩或结代。

2.治疗健忘常用穴位

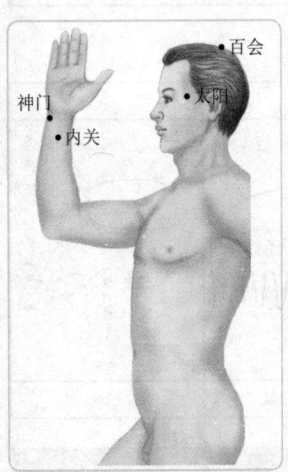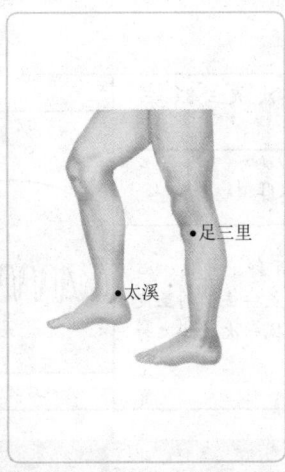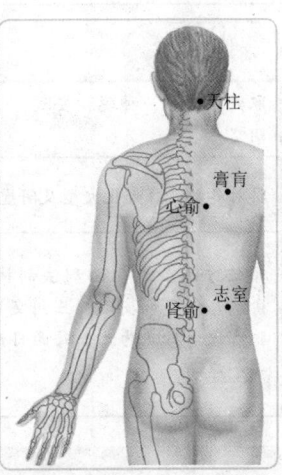

健忘的家庭对症治疗

拔罐疗法

取穴：太阳、天柱、心俞、肾俞、膏肓俞、志室、内关、足三里、太溪。

针对类型：痰浊扰心型、血瘀痹阻型。

操作方法：先走罐再留罐。在膀胱经（心俞至肾俞）走罐至皮肤发红，再留罐于诸穴15～20分钟，隔日拔罐一次，10次为一个疗程。

器具选择	
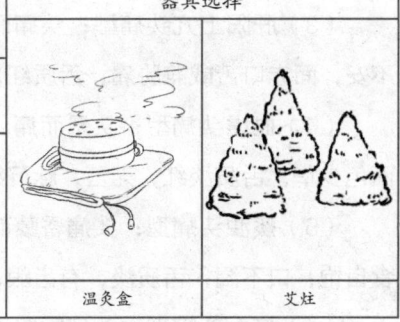	
玻璃罐	旋拧式拔罐器

艾灸疗法

取穴：百会、太阳、天柱、心俞、肾俞、膏肓俞、志室、神门、足三里、太溪。

针对类型：心脾不足型、肾精亏耗型、血瘀痹阻型。

操作方法：诸穴均可使用温灸盒灸疗，心俞、天柱隔姜灸，每日一次，每次15～20分钟，10次为一个疗程。

器具选择	
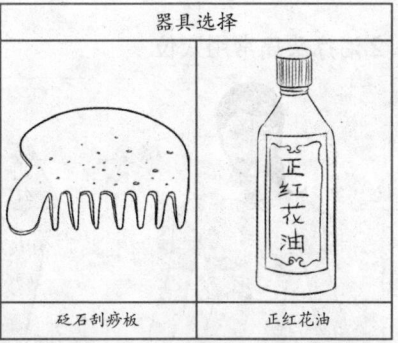	
温灸盒	艾炷

刮痧疗法

取穴：百会、太阳、天柱、心俞、肾俞、膏肓俞、志室、神门、足三里、太溪。

针对类型：心脾不足型、肾精亏耗型、血瘀痹阻型。

操作方法：面刮法刮拭诸穴，太阳、神门、太溪使用点按法，每日一次，10次为一个疗程。刮痧后艾灸效果更显著。

器具选择	
砭石刮痧板	正红花油

温馨提示

能够增强记忆的食品：核桃、海带、黄豆、芝麻油、沙丁鱼、南瓜、葵花子。

813

第五章　拔罐、艾灸、刮痧内科病调治法

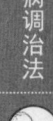

头痛

头痛通常是指局限于头颅上半部，包括眉弓、耳轮上缘和枕外隆突连线以上部位的疼痛。按国际头痛学会的分类，功能性头痛分类：偏头痛、紧张型头痛、从急性头痛和慢性阵发性半边头痛、非器质性病变引起的头痛、头颅外伤引起的头痛等。

1.中医分型及症状

（1）风寒头痛型：头痛连及项背，恶风畏寒，喜用被物裹头，口不渴，舌淡苔薄白而润，脉浮紧。

（2）风热头痛型：头痛头胀，其疼剧烈，面目热赤，口渴欲饮，发热或恶风，大便不畅或便秘，舌红苔黄，脉浮数。

（3）肝阳上亢头痛型：头痛而眩，两侧尤重，心烦急躁，善怒，夜寐不安，面赤口苦或兼胁痛，舌质红，中心苔黄，脉弦有力。

（4）血虚头痛型：头晕而痛，过度用脑时加重，常伴有心悸，怔忡，面色少华，舌质淡红，无苔，脉沉细。

（5）痰浊头痛型：头痛昏蒙而重，恶心，呕吐，痰涎，胸脘满闷，少食自饱，口不渴，舌质淡，有齿龈，苔白滑而腻，脉弦略滑。

（6）瘀血头痛型：头痛固定于一处，如椎如刺，经久不愈，舌质紫或淡晦，有瘀斑瘀点，脉沉细或细涩。

2.治疗头痛常用穴位

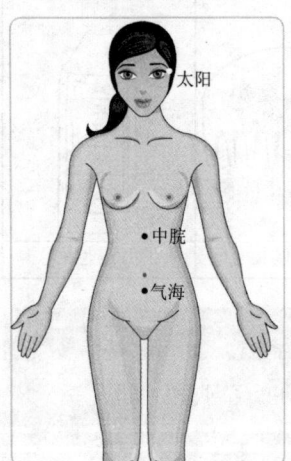
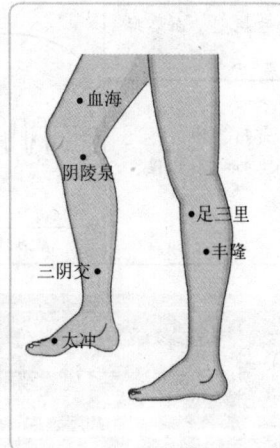
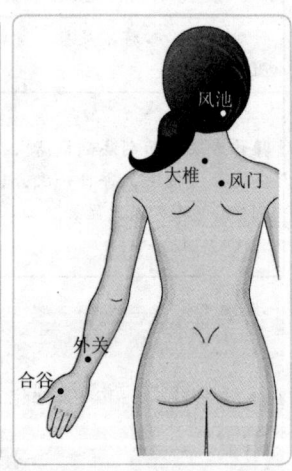

头痛的家庭对症治疗

拔罐疗法

取穴：阿是穴（疼痛明显处）、风池、太阳、大椎、中脘、阴陵泉、三阴交、丰隆、合谷。

针对类型：风寒头痛型、风热头痛型、痰浊头痛型、瘀血头痛型。

操作方法：先闪罐再留罐。在大椎、风门闪罐15次至皮肤发红，再留罐于诸穴15～20分钟，隔日拔罐一次，10次为一个疗程。

器具选择	
玻璃罐	真空罐

艾灸疗法

取穴：阿是穴、风池、太阳、气海、血海、足三里、风门。

针对类型：风寒头痛型、血虚头痛型。

操作方法：诸穴均可使用温灸盒灸疗，或气海、风门隔蒜灸，每日一次，每次15～20分钟，10次为一个疗程。

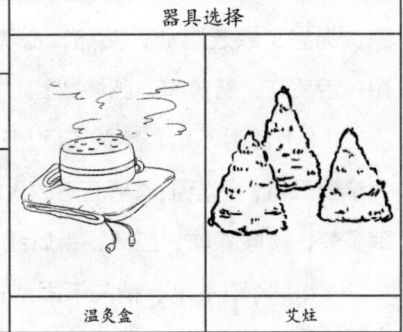

器具选择	
温灸盒	艾炷

刮痧疗法

取穴：阿是穴、风池、太阳、大椎、风门、中脘、阴陵泉、三阴交、丰隆、外关、合谷、太冲。

针对类型：风寒头痛型、风热头痛型、痰浊头痛型、瘀血头痛型、肝阳上亢头痛型。

操作方法：面刮法刮拭阿是穴、大椎、风门、中脘、脾经（阴陵泉至三阴交）、风池、太阳、外关、合谷、太冲使用点按法，每日一次，10次为一个疗程。

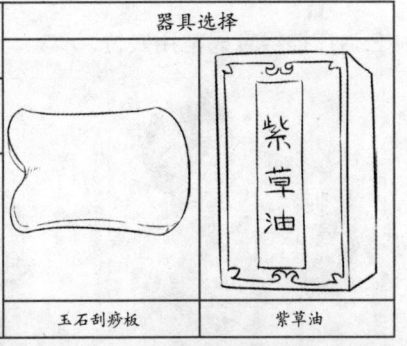

器具选择	
玉石刮痧板	紫草油

温馨提示

　　一些日常食物也会引起头痛，如牛奶、腌制食品、味精等，尽量排除病因，对症治疗。

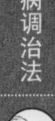

神经衰弱

神经衰弱是由于大脑神经活动长期处于紧张状态，导致大脑兴奋与抑制功能失调而产生的以精神易兴奋、脑力易疲劳、情绪不稳定等症状为特点的神经功能性障碍。伴随紧张、冲突、挫折和猜疑，多数患者会出现严重的睡眠障碍和记忆力减退症状。

1.中医分型及症状

（1）心脾两虚型：主要症状为精神困倦，记忆力差，勉强记忆则引起头痛；经常头晕，工作紧张时甚至会昏倒；妇女多有经期错后或一月行经两次；男子常有性欲减退；面色萎黄，唇舌色淡，脉缓弱。

（2）痰热内扰型：主要症状为入睡困难，或易惊醒，或多噩梦；烦躁，易怒，缺乏耐心，头痛，心悸，食欲不佳，腹胀，大便干结，小便黄短；舌质红，苔黄厚，脉滑数。

（3）肾阴不足、精关不固型：主要症状为早泄、梦遗、滑精，患者对此感到恐惧，甚至怕遗精而不敢入睡；注意力不集中；精神萎靡，头昏，失眠多梦，腰酸膝软，盗汗；舌质红，少苔，脉细数。

（4）肾阳不足、精关不固型：主要症状为精神疲惫，头昏，气短，乏力，记忆力差，面色㿠白，对生活缺乏热情；性欲减退，阳痿早泄，滑精；舌质淡红，苔薄白，脉弱。

2.治疗神经衰弱常用穴位

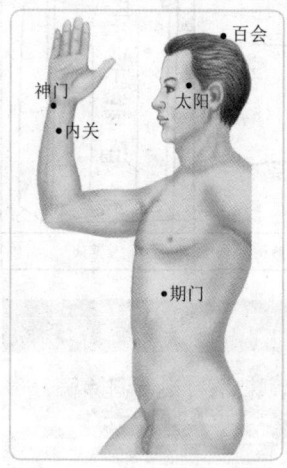
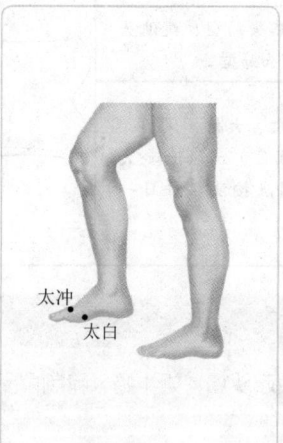
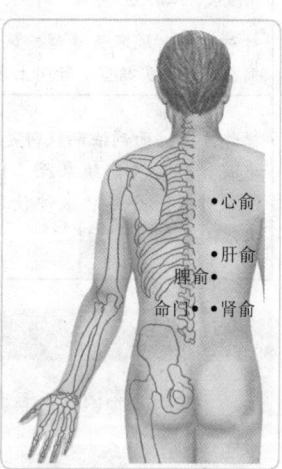

神经衰弱的家庭对症治疗

拔罐疗法

取穴：太白、神门、心俞、肝俞、脾俞、太冲、期门。	**器具选择**
针对类型：痰热内扰型、肾阴不足型。	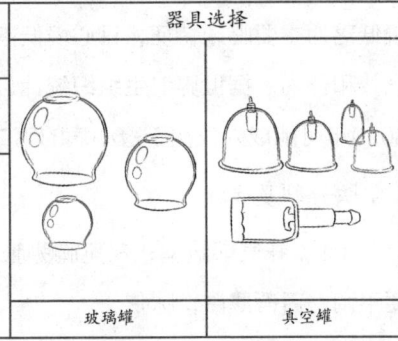
操作方法：先闪罐再留罐。在心俞、脾俞、期门闪罐20下，再留罐于诸穴15～20分钟，隔日拔罐一次，10次为一个疗程。	玻璃罐　　　真空罐

艾灸疗法

取穴：太白、神门、心俞、肝俞、脾俞、命门、内关。	**器具选择**
针对类型：心脾两虚型、肾阳不足型。	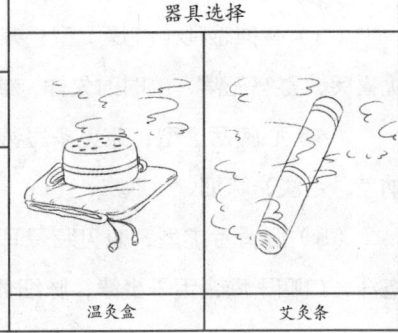
操作方法：诸穴均可使用温灸盒灸疗或在神门、内关、太白着重雀啄灸，每日一次，每次时间15～20分钟，10次为一个疗程。	温灸盒　　　艾灸条

刮痧疗法

取穴：膀胱经（心俞至肾俞）、督脉（大椎至命门）、百会、太阳。	**器具选择**
针对类型：肾阴不足型、心脾两虚型。	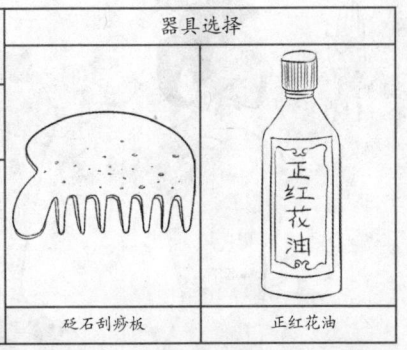
操作方法：面刮法刮拭督脉、膀胱经、百会，太阳使用点按法，每日一次，10次为一个疗程。刮痧后艾灸效果更显著。	砭石刮痧板　　　正红花油

温馨提示

　　患者应该培养起较好的生活习惯，如晚饭后多散步、平常多运动等，这些对于症状的恢复均有很好的帮助。

817

抑郁症

抑郁症是一种常见的心境障碍，可由各种原因引起，以显著而持久的心境低落为主要临床特征，且心境低落与其处境不相称，严重者可出现自杀的念头和行为。据世界卫生组织统计，抑郁症已成为世界第四大疾病，预计到2020年可能成为仅次于冠心病的第二大疾病。

1.中医分型及症状

（1）肝气郁结型：兼见胸胁胀满，脘闷嗳气，善太息、不思饮食，大便不调，舌苔薄白，脉弦。

（2）痰气郁结（梅核气）型：兼见咽中如有物梗塞，吞之不下，咯之不出，苔白腻，脉弦滑。

（3）心神惑乱（脏燥）型：兼见精神恍惚，心神不宁，多疑易惊，悲忧喜哭，喜怒无常，或时时欠伸，或手舞足蹈，舌淡，脉弦。

（4）心脾两虚型：兼见多思善疑，心悸胆怯，失眠健忘，头晕神疲，纳差，舌淡，脉细。

（5）肝肾亏虚型：兼见眩晕耳鸣，目干畏光，心悸不安，五心烦热，盗汗，口咽干燥，舌干少津，脉细数。

2.治疗抑郁症常用穴位

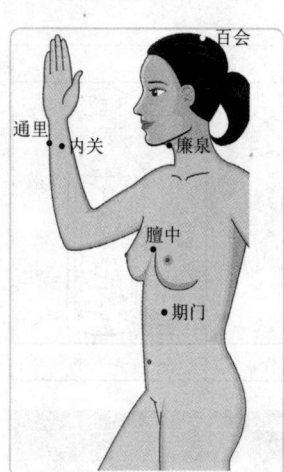
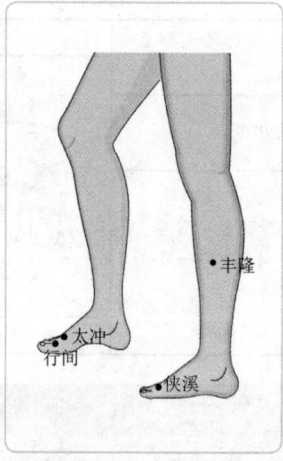
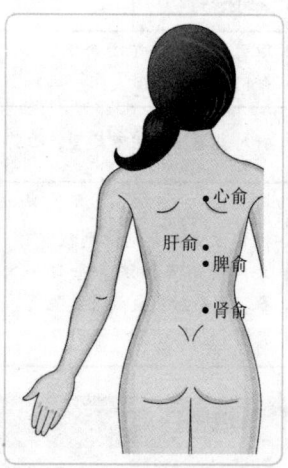

抑郁症的家庭对症治疗

拔罐疗法

取穴：内关、期门、膻中、丰隆、廉泉、太冲。	**器具选择**
针对类型：肝气郁结型、痰气郁结型。	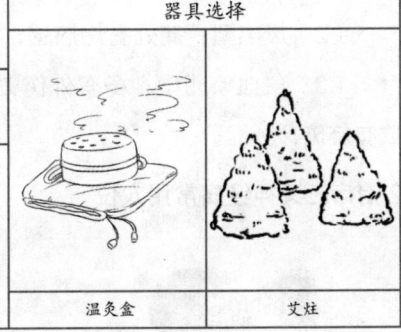
操作方法：选择先闪罐在期门，后留罐于诸穴15～20分钟，隔日一次，15次为一个疗程。	玻璃罐　　　　　　旋拧式拔罐器

艾灸疗法

取穴：百会、内关、神门、太冲、通里、心俞、脾俞、肝俞、肾俞。	**器具选择**
针对类型：心神惑乱（脏燥）型、心脾两虚型、肝肾亏虚型。	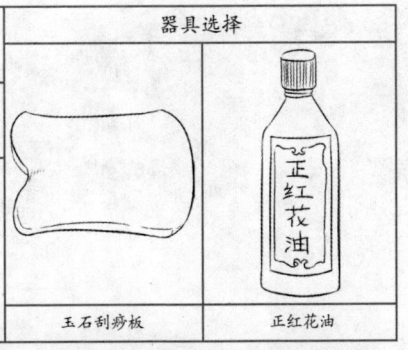
操作方法：诸穴均可使用温灸盒灸疗，或在心俞、肝俞隔蒜灸，每日一次，每次15分钟，10次为一个疗程。	温灸盒　　　　　　艾炷

刮痧疗法

取穴：水沟、百会、内关、神门、太冲、行间、侠溪、期门、膻中。	**器具选择**
针对类型：肝气郁结型。	
操作方法：选择面刮法刮拭百会、期门、膻中，太阳、足三里、曲泽使用点按法，隔日一次，每次刮至皮肤有痧点为止，10次为一个疗程。	玉石刮痧板　　　　正红花油

温馨提示

平时可多饮玫瑰花茶，多食黄花菜（又名忘忧草）。

三叉神经痛

　　三叉神经痛有时也被称为"脸痛"，是一种在面部三叉神经分布区内反复发作的阵发性剧烈神经痛，是神经外科、神经内科常见病之一。多数三叉神经痛于40岁起病，多发生于中老年人，女性尤多，其发病都位右侧多于左侧。该病的特点是在头面部三叉神经分布区域内，骤发、骤停、闪电样、刀割样、烧灼样、难以忍受的剧烈性疼痛，一般采用三位一体综合疗法，对神经进行有效护理，可以达到一定效果，对于这类疾病要加强护理。

1.中医分型及症状

　　（1）风寒型：有感染风寒史，面痛遇寒则甚，得热则清，鼻流清涕，苔白，脉浮紧。

　　（2）风热型：痛处有灼热感，流涎，目赤流泪，苔薄黄，脉浮数。

　　（3）气血瘀滞型：多有外伤史，或病程日久，痛点多固定不移，舌黯或有瘀斑，脉涩。

2.治疗三叉神经痛常用穴位

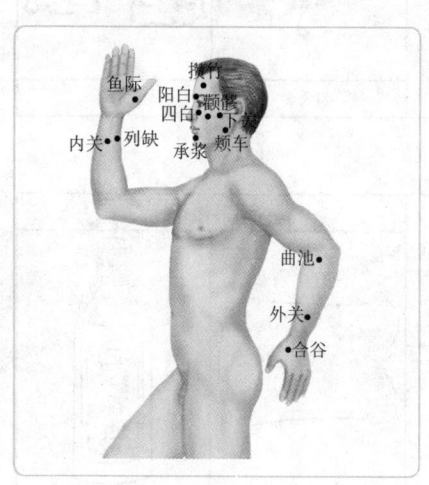
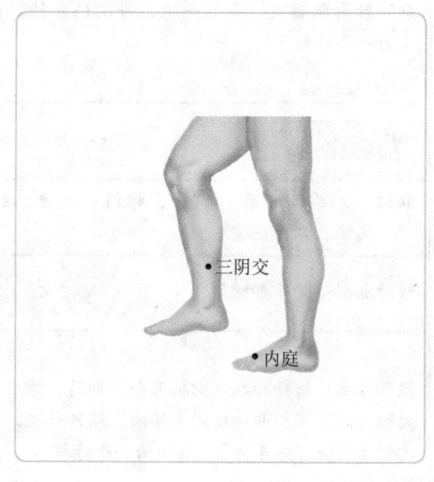

三叉神经痛的家庭对症治疗

拔罐疗法

取穴：第三支痛，承浆、颊车、合谷、内关、三阴交。

针对类型：气滞血瘀型。

操作方法：先闪罐再留罐。在阳白、下关、颊车、内关闪罐15次至皮肤发红，再留罐于诸穴15分钟，每日拔罐一次，15次为一个疗程。

器具选择

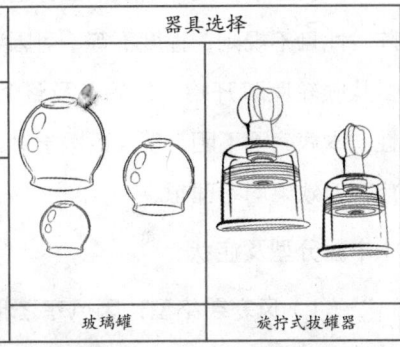

玻璃罐　　　　　旋拧式拔罐器

艾灸疗法

取穴：第二支痛，四白、下关、颧髎、内庭、列缺、外关。

针对类型：风寒型。

操作方法：诸穴均可使用温灸盒灸疗，或在阳白、下关、颧髎、颊车隔蒜灸，每日一次，艾灸时间宜久，10次为一个疗程。

器具选择

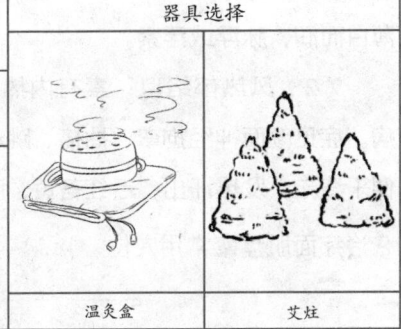

温灸盒　　　　　艾炷

刮痧疗法

取穴：第一支痛，攒竹、阳白、外关、曲池、鱼际。

针对类型：风热型。

操作方法：选择面刮法刮拭诸穴，合谷、三阴交、内庭使用点按法，每日一次，刮至皮肤发红即可，10次为一个疗程。

器具选择

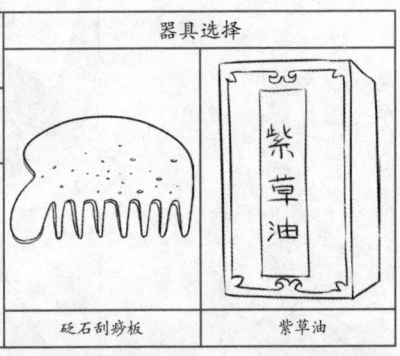

砭石刮痧板　　　　紫草油

温馨提示

因咀嚼诱发疼痛的患者，则要进食流食，切不可吃油炸食物，不宜食用刺激性、过酸、过甜、寒性食物等。

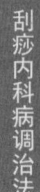

面肌痉挛

面肌痉挛，又称面肌抽搐，是一种半侧面部不自主抽搐的病症。抽搐呈阵发性且不规则，程度不等，可因疲倦、精神紧张及自主运动等加重。起病多从眼轮匝肌开始，然后涉及整个面部。本病多在中年后发生，常见于女性。本病病因不明，现代西医学对此尚缺乏特效治法。目前一般采用对症治疗，但效果均不理想。

1.中医分型及症状

（1）风寒袭络型：因风寒之邪直侵面部而致病，患者有贪凉、吹风、受寒史。症见面肌紧张或面神经拘挛、抽搐、跳动，伴有患侧恶风恶寒，发热，头身疼痛，鼻塞，流涕，痰吐稀薄色白，口不渴或渴喜热饮，舌淡，苔薄白而润，脉浮或浮紧。

（2）风热郁络型：素有内热，热邪内伏，外感风寒，风热相合而致病。症见颜面神经拘挛、抽搐、跳动，伴有面红、目赤、心烦，口渴欲饮，便干溲赤，发热汗出，舌红苔黄，脉洪大而浮。

2.治疗面肌痉挛常用穴位

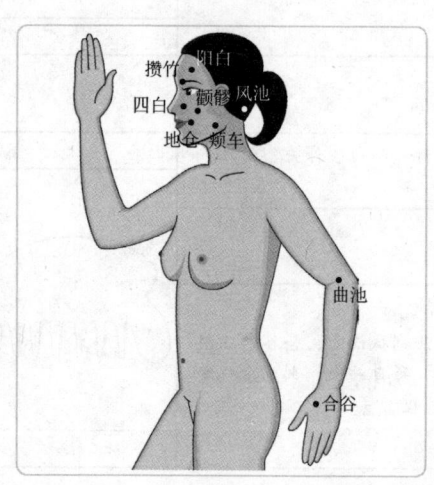

面肌痉挛的家庭对症治疗

拔罐疗法

	器具选择
取穴：攒竹、阳白、四白、颧髎、颊车、地仓、合谷、风池、曲池。	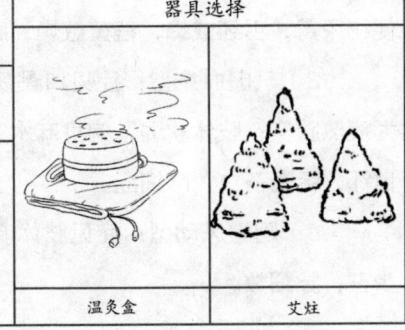
针对类型：风寒袭络型、风热郁络型。	
操作方法：先闪罐再留罐。在阳白闪罐15次至皮肤发红，再留罐于诸穴10分钟，隔日拔罐一次，15次为一个疗程。	玻璃罐　真空罐

艾灸疗法

	器具选择
取穴：攒竹、阳白、四白、颧髎、颊车、地仓、合谷、风池、曲池。	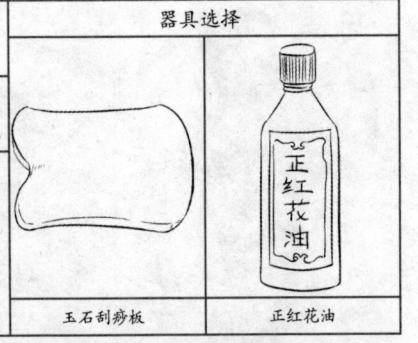
针对类型：风寒袭络型、风热郁络型。	
操作方法：诸穴均可使用温灸盒灸疗，或在颊车、阳白隔蒜灸，每日一次，艾灸时间宜久，10次为一个疗程。	温灸盒　艾炷

刮痧疗法

	器具选择
取穴：攒竹、阳白、四白、颧髎、颊车、地仓、合谷、风池、曲池。	
针对类型：风寒袭络型、风热郁络型。	
操作方法：选择面刮法刮拭诸穴，合谷、风池、曲池使用点按法，每日一次，刮至皮肤发红即可，10次为一个疗程。	玉石刮痧板　正红花油

温馨提示

坚持康复训练，如抬眉、努嘴、鼓腮、闭眼、示齿等。

823

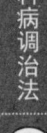

第五章　拔罐、艾灸、刮痧内科病调治法

中风

中风也叫脑卒中，一般分为两种类型：缺血性脑卒中和出血性脑卒中。中风是以猝然昏倒，不省人事，伴发口角歪斜、语言不利和半身不遂为主要症状的一类疾病。由于本病发病率高、死亡率高、致残率高、复发率高以及并发症多，医学界将其同冠心病、癌症并列为威胁人类健康的三大疾病之一。

1.中医分型及症状

（1）风痰阻络型：症见肢体麻木或手足拘急，头晕目眩，苔白腻或黄腻，脉弦滑。

（2）肝阳暴亢型：症见面红目赤，眩晕头痛，心烦易怒，口苦咽干，便秘尿黄，舌红或绛，苔黄或燥，脉弦有力。

（3）气虚血瘀型：症见口黏痰多，腹胀便秘，舌红苔黄腻，脉弦滑，为痰热腑实；肢体软弱，偏身麻木，手足肿胀，面色淡白，气短乏力，心悸自汗，舌黯苔白，脉细涩。

（4）阴虚风动型：症见肢体麻木，眩晕耳鸣，手足拘挛或蠕动，舌红少苔，脉细数。

2.治疗中风常用穴位

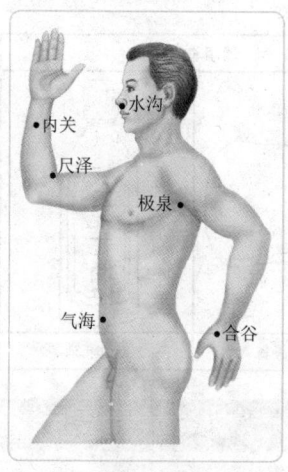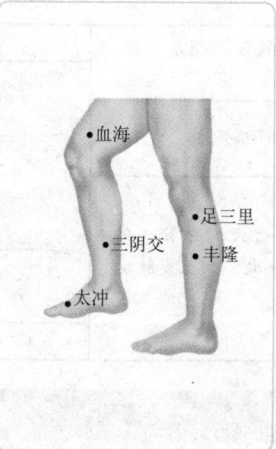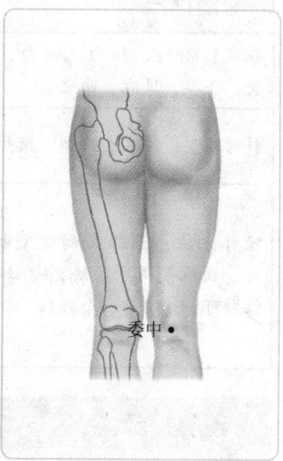

中风的家庭对症治疗

拔罐疗法

取穴：内关、气海、血海、三阴交、极泉、尺泽、足三里、委中、合谷、丰隆。	**器具选择**
针对类型：风痰阻络型、气血瘀阻型。	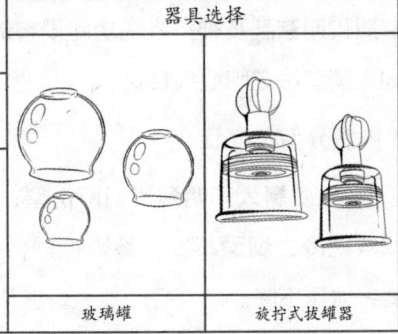
操作方法：先闪罐再留罐。在内关、足三里闪罐15次至皮肤发红，再留罐于诸穴10分钟，隔日拔罐一次，15次为一个疗程。	玻璃罐 旋拧式拔罐器

艾灸疗法

取穴：水沟、内关、气海、血海、三阴交、内庭、极泉、尺泽、足三里、委中、合谷、丰隆。	**器具选择**
针对类型：风痰阻络型、气血瘀阻型。	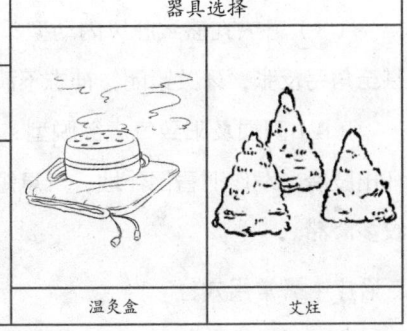
操作方法：诸穴均可使用温灸盒灸疗，或在水沟隔蒜灸，每日一次，艾灸时间宜久，10次为一个疗程。	温灸盒 艾炷

刮痧疗法

取穴：内关、水沟、三阴交、极泉、尺泽、委中、风池、太溪、太冲。	**器具选择**
针对类型：肝阳暴亢型、阴虚风动型。	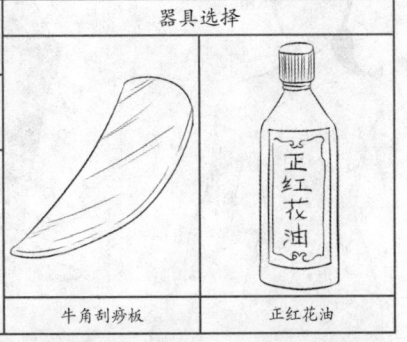
操作方法：选择面刮法刮拭诸穴，水沟、极泉、太冲使用点按法，每日一次，10次为一个疗程。每次刮至皮肤发红即可，避免有破损。	牛角刮痧板 正红花油

温馨提示

应多吃纤维素含量高的谷豆类及蔬菜类。另外，还可每天早晨吃蜂蜜盐水、核桃仁、松子仁、火麻仁、黑芝麻等。

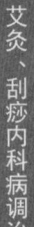

中暑

中暑是指在高温和热辐射的长时间作用下，机体体温调节障碍，水、电解质代谢紊乱及神经系统功能损害的症状的总称。2010年7月，"中暑"被列入国家法定职业病目录。

1.中医分型及症状

（1）暑入阳明致气阴两伤型：症见面色苍白、汗出较多，呼吸浅促，四肢逆冷，烦躁不安，甚则神昏，舌红或淡红少津，脉细数无力或至数不清，血压下降。

（2）暑犯心包致神昏谵语型：症见猝然昏倒或昏狂谵语，身热肢厥，斑色紫黑，舌绛起刺，脉洪大而滑数，指纹紫暗，直达命关。

（3）暑热亢盛致肝风内动型：症见昏眩欲倒，四肢挛急，头项抽搐，甚至角弓反张，牙关紧闭，神志不清。

（4）阴损及阳致气虚欲脱型：症见面色不华，头晕心悸，精神萎靡，汗出肢冷，发作时昏倒仆地，气息短促，舌质紫暗，苔白腻，脉象沉缓，指纹多淡滞。

2.治疗中暑常用穴位

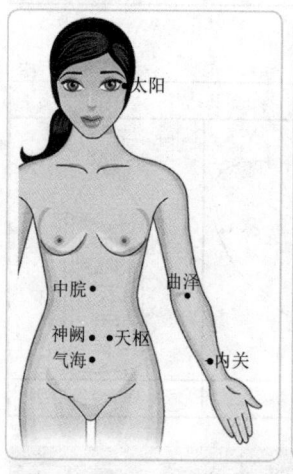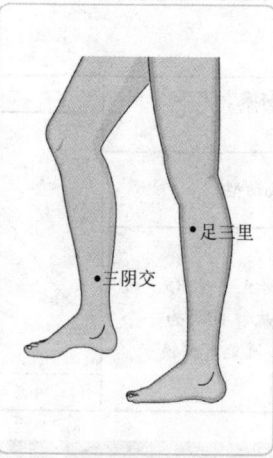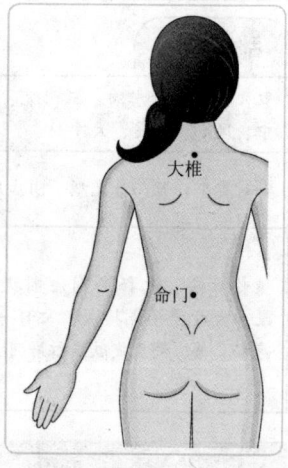

中暑的家庭对症治疗

拔罐疗法

	器具选择
取穴：太阳、中脘、大椎、命门、天枢、气海、足三里、三阴交。	
针对类型：暑入阳明型。	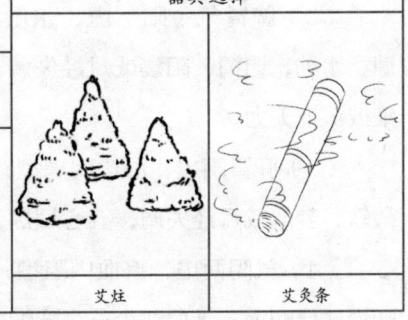
操作方法：选择先闪罐在大椎、命门、足三里后留罐于诸穴15~20钟，每日一次，至症状缓解。	
	玻璃罐　　　　　　　　真空罐

艾灸疗法

	器具选择
取穴：中脘、大椎、命门、神阙、气海、内关。	
针对类型：暑犯心包型、阴损及阳脱型。	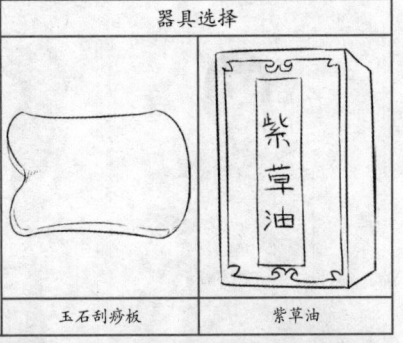
操作方法：诸穴均可用雀啄灸，神阙使用隔盐灸，每日1~2次，每次15分钟，至症状缓解。	
	艾炷　　　　　　　　　艾灸条

刮痧疗法

	器具选择
取穴：大椎、命门（督脉整条经络）、膀胱经1线、太阳、足三里、曲泽。	
针对类型：暑入阳明型、暑热亢盛型、暑犯心包型。	紫草油
操作方法：选择面刮法刮拭督脉、膀胱经1线为主，刮拭长度宜长，力度宜重。刮至症状减轻，皮肤出现痧点，有痛感为止。	
	玉石刮痧板　　　　　　紫草油

温馨提示

　　中暑后的饮食四大忌：忌大量饮水、忌大量食用生冷瓜果、忌吃大量油腻食物、忌单纯进补。

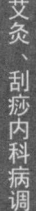

慢性肾炎

慢性肾炎可发生于任何年龄，但以中青年男性为主，起病方式和临床表现多样。多数起病隐袭、缓慢，以血尿、蛋白尿、高血压、水肿为其基本临床表现。一般而言，凡有尿检异常（血尿、蛋白尿、管型尿）、水肿及高血压病史，病程迁延，无论有无肾功能损害均应考虑此病，肾活检病理检查可确诊并有利于指导治疗和判断预后。慢性肾炎早期应该针对其病理类型给予相应治疗，抑制免疫介导炎症，抑制细胞增殖，减轻肾脏硬化。

1.中医分型及症状

（1）肺肾气虚，水湿内聚型：面黄浮肿，气短乏力，腰膝酸软，易感冒，舌淡苔白，脉细弱。

（2）脾肾气（阳）虚，水湿潴留型：倦怠乏力，腰膝酸软，纳呆便溏，水肿，遗精、阳痿或月经失调，甚则畏寒肢冷，舌淡胖，有齿印，脉沉细或沉迟无力。

（3）肝肾阴虚，湿热内蕴型：头晕耳鸣，两目干涩或视物模糊，腰膝酸软，梦遗或月经失调，五心烦热，口干咽燥，舌红少苔，脉弦细或细数。

（4）气阴两虚，瘀血内阻型：面色少华，气短乏力，手足心热，口干咽燥或伴咽痛，舌偏红少苔，脉细或细数。

2.治疗慢性肾炎常用穴位

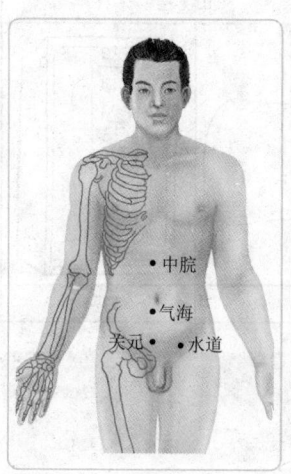
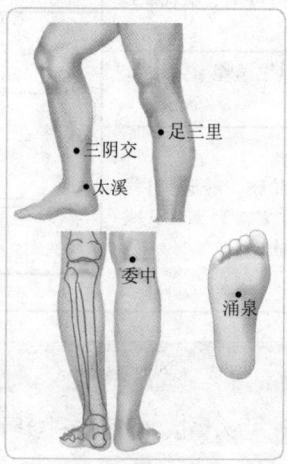
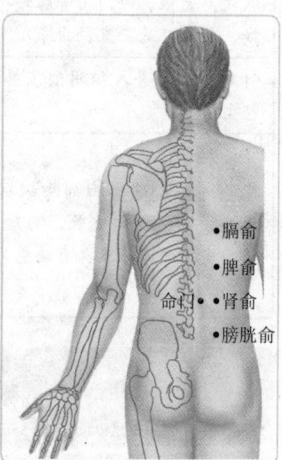

慢性肾炎的家庭对症治疗

拔罐疗法

取穴：肾俞、脾俞、命门、中脘、关元、气海、水道、三阴交、足三里、太溪。	**器具选择**
针对类型：肝肾阴虚型、气阴两虚型。	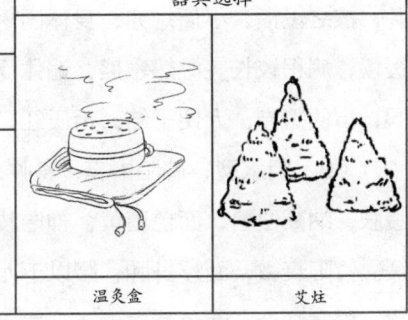
操作方法：选择先闪罐再留罐的方法，在肾俞、命门上闪罐20下，再留罐于诸穴15～20分钟，隔日拔罐一次，10次为一个疗程。	玻璃罐　　　　　真空罐

艾灸疗法

取穴：第一组为太溪、水道、关元、涌泉；第二组为委中、膀胱俞、肾俞、膈俞。	**器具选择**
针对类型：肺肾气虚型、脾肾气（阳）虚型、气阴两虚型。	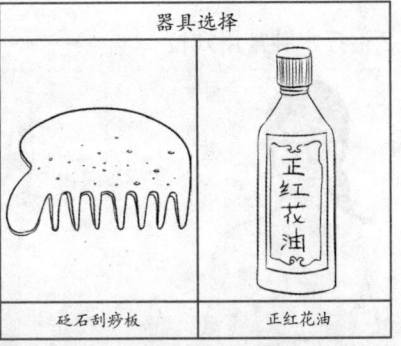
操作方法：诸穴均可使用温灸盒灸疗，关元使用隔姜灸，每日一次，艾灸时间宜久，10次为一个疗程。两组穴位交替使用。	温灸盒　　　　　艾炷

刮痧疗法

取穴：膀胱经（脾俞至肾俞）、任脉（中脘至关元）、脾经（三阴交至太溪）、涌泉。	**器具选择**
针对类型：肝肾阴虚型、气阴两虚型。	
操作方法：选择刮痧板宜宽，可同时刮到附近几个穴位，采用面刮法刮拭膀胱经、任脉、脾经，涌泉使用点按法，每日一次，10次为一个疗程。刮痧后艾灸效果更显著。	砭石刮痧板　　　正红花油

温馨提示

禁止久站、久坐、久卧，适当锻炼，缓解水肿。

水肿

水肿是指血管外的组织间隙中有过多的体液积聚，为临床常见症状之一。水肿是全身气化功能障碍的一种表现，依据症状表现不同分为阳水、阴水两类，常见于肾炎、肺心病、肝硬化、营养障碍及内分泌失调等疾病。

1.中医分型及症状

（1）阳水型：风水泛滥，眼睑微肿，继之波及四肢和全身，来势迅速，多伴有恶寒，发热，肢体酸楚，小便不利等症；偏于风热者，伴咽喉红肿疼痛，舌质红，脉浮滑数。偏于风寒者，伴咳喘，恶寒重，舌质淡，苔薄白，脉浮滑或紧。湿毒侵淫，眼睑微肿，延及全身，小便不利，身发疮痍，甚至溃烂，恶风发热，舌质红，苔薄黄，脉浮数或滑数。水湿浸渍，全身水肿，按之没指，小便短赤，身体困重，胸闷，纳呆，苔白腻，脉沉缓，起病缓慢，病程较长。湿热壅盛，遍体浮肿，皮肤绷紧光亮，胸脘痞闷，烦热口渴，小便短赤，大便干结，舌质红，苔黄腻，脉沉数。

（2）阴水型：脾阳虚衰，身肿，腰以下为甚，按之凹陷不易恢复，脘闷腹胀，纳减便溏，面色萎黄，神倦肢冷，小便短少，舌质淡，苔白滑，脉沉缓。肾阳衰微，面浮身肿，腰以下尤甚，按之凹陷不起，心悸气促，腰膝酸软，畏寒肢冷，面色苍白无泽，尿量减少或夜尿增多，舌质淡胖，苔白，脉沉。

2.治疗水肿常用穴位

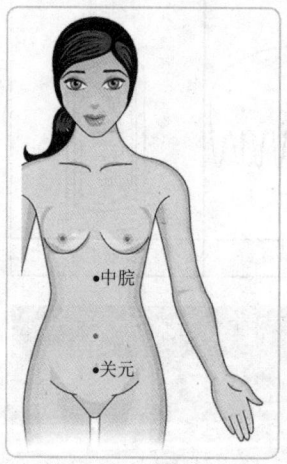
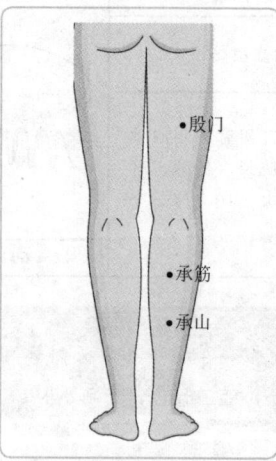
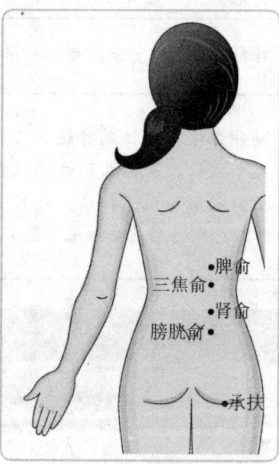

水肿的家庭对症治疗

拔罐疗法

取穴：脾俞、肾俞、膀胱俞、承扶、殷门、承筋、承山、中脘、关元、阴陵泉、三阴交。

针对类型：阳水型、阴水型。

操作方法：先走罐再留罐。在膀胱经（三焦俞至膀胱俞）走罐至皮肤发红，留罐于诸穴10分钟，隔日拔罐一次，10次为一个疗程。

器具选择

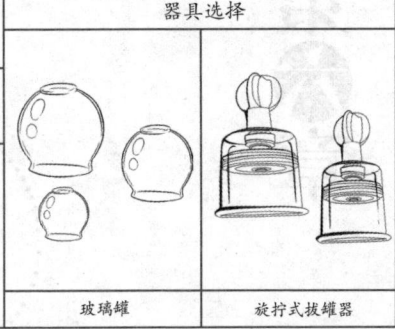

| 玻璃罐 | 旋拧式拔罐器 |

艾灸疗法

取穴：脾俞、肾俞、三焦俞、膀胱俞、承扶、承筋、承山、中脘、关元、阴陵泉、三阴交。

针对类型：阳水型。

操作方法：诸穴均可选用温灸盒灸疗，关元、肾俞使用隔姜灸，每日一次，每次15分钟，10次为一个疗程。

器具选择

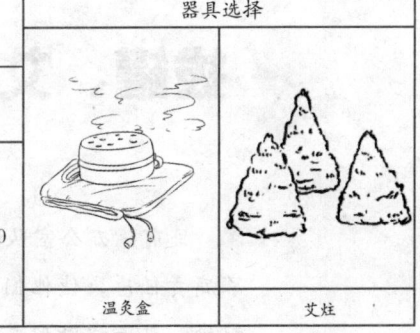

| 温灸盒 | 艾炷 |

刮痧疗法

取穴：膀胱经（脾俞至膀胱俞，承扶至承山）、任脉（中脘至关元）、下肢脾经。

针对类型：阳水型、阴水型。

操作方法：采用面刮法刮拭整条膀胱经、任脉、脾经，三阴交使用点按法，每日一次，10次为一个疗程。

器具选择

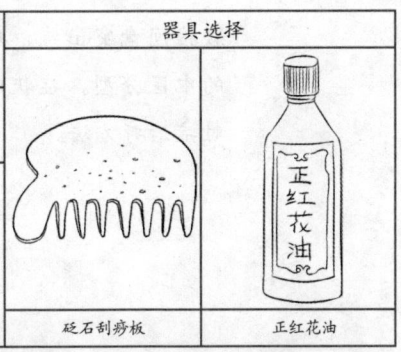

| 砭石刮痧板 | 正红花油 |

温馨提示

无论对于何种水肿，晚上8点后尽量少喝或不喝水。

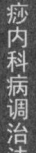

第五章　拔罐、艾灸、刮痧内科病调治法

第六章

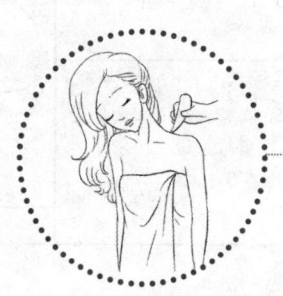

拔罐、艾灸、刮痧外科病调治法

目前，办公室队伍越来越趋向年轻化。事业心与家庭责任感，使他们经常忘我工作，无暇顾及自己的健康，从而逐渐形成一个新型亚健康群体——办公室综合征群体，常见的病症如颈椎病、肩周炎、腰痛、腰椎间盘突出症、痔疮等。本章将详细介绍这类疾病的中医分型、症状以及应用拔罐、艾灸、刮痧的家庭对症治疗方法。

◆ **颈椎病**

常用穴位：大椎、大杼、肩井、天柱、中渚

◆ **落枕**

常用穴位：肩井、大椎、风池、悬钟、肩髃、风门、

天柱

◆ **肩周炎**

常用穴位：肩髃、肩髎、臂臑、肩贞、天宗

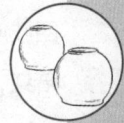

◆ **风湿性关节炎**

常用穴位：肘关节，曲池、尺泽、小海、天井

◆ **腰痛**

常用穴位：肾俞、腰阳关、委中

◆ **坐骨神经痛**

常用穴位：阿是穴、肾俞、委中、足三里、承山、风市

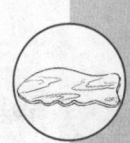

◆ **腰椎间盘突出症**

常用穴位：腰阳关、委中、环跳、殷门、承山

◆ **腰肌劳损**

常用穴位：关元、肾俞、大肠俞、委中

◆ **痔疮**

常用穴位：长强、次髎、承山

颈椎病

颈椎病是指颈椎间盘退行性变、颈椎肥厚增生以及颈部损伤等引起颈椎骨质增生，或椎间盘脱出、韧带增厚，刺激或压迫颈脊髓、颈部神经、血管而产生一系列症状的临床综合征。主要表现为颈肩痛、头晕头痛、上肢麻木、肌肉萎缩、严重者双下肢痉挛、行走困难，甚至四肢麻痹，大小便障碍，瘫痪。多发在中老年人身上，男性发病率高于女性。

1.中医分型及症状

（1）风寒湿型：症见颈肩、上肢酸痛麻木，以痛为主，头有疼痛感，颈部僵硬，活动不利，恶寒畏风。舌淡红，苔薄白，脉弦紧。

（2）气血亏虚型：症见颈肩酸痛，头晕目眩，面色苍白，心悸气短，肢体麻木，倦怠乏力。舌淡苔少，脉细弱。

（3）痰湿阻络型：症见头重如裹，头晕目眩，颈、肩、臂痛如锥刺，四肢麻木，纳呆。视物不清，恶心呕吐，耳鸣，耳聋等，甚至发生猝倒。舌暗红，苔黄腻，脉弦滑。

（4）肝肾不足型：症见眩晕头痛，耳鸣耳聋，失眠多梦，颈臂隐痛，肢体麻木，面红耳赤。舌红少津，脉弱。

2.治疗颈椎病常用穴位

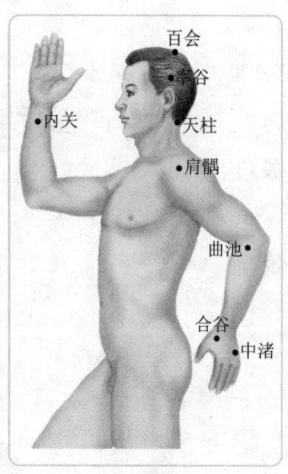
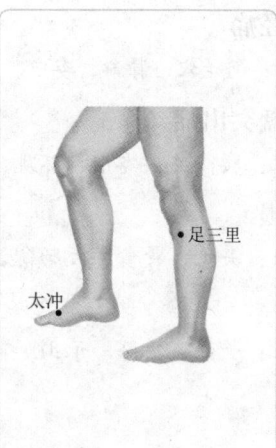
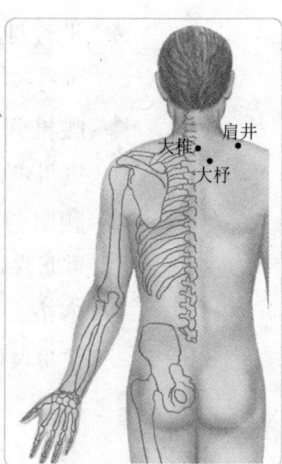

颈椎病的家庭对症治疗

拔罐疗法

取穴：大椎、大杼、肩井、天柱、阿是穴（夹脊穴或压痛点为主穴）、肩髃、曲池、合谷、中渚。

针对类型：风寒湿型、痰湿阻络型。

操作方法：先走罐再留罐。在大椎至肩井和大椎至天柱区域走罐至皮肤发红有痛感，再留罐于诸穴15～20分钟，隔日拔罐一次，7次为一个疗程。

器具选择

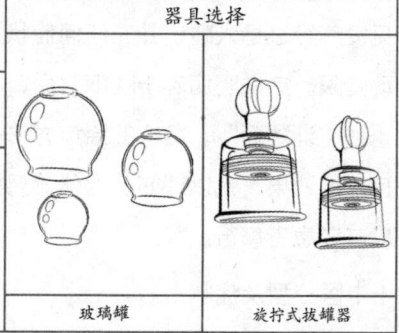

玻璃罐　　　　　旋拧式拔罐器

艾灸疗法

取穴：大椎、大杼、肩井、阿是穴（夹脊穴或压痛点为主穴）、内关、足三里。

针对类型：气血亏虚型。

操作方法：诸穴均可使用艾灸盒灸疗，大椎、大杼隔姜灸，每日一次，艾灸时间宜久，7次为一个疗程。

器具选择

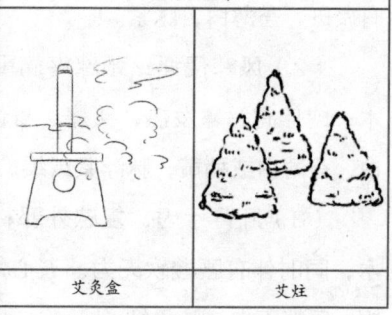

艾灸盒　　　　　艾炷

刮痧疗法

取穴：大椎、肩井、阿是穴（夹脊穴或压痛点为主穴）、率谷、百会、太冲。

针对类型：肝肾不足型。

操作方法：选择面刮法刮拭百会、阿是穴及大椎至肩井区域皮肤，太冲、率谷用点按法（头部不用介质）。每日一次，刮至皮肤发红有痛感为止。7次为一个疗程。

器具选择

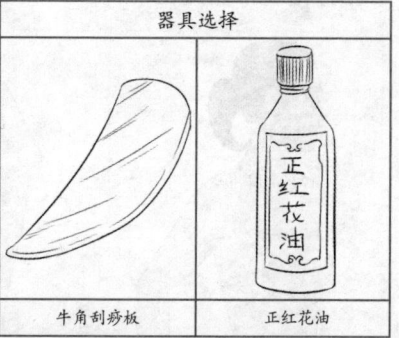

牛角刮痧板　　　　正红花油

温馨提示

已经有颈椎病症状的患者，应当减少工作量，适当休息。症状较重、发作频繁者，应当停止工作，进行休息，最好能够卧床休息。

第六章　拔罐、艾灸、刮痧外科病调治法

落枕

落枕或称失枕是一种常见病，好发于青壮年，以冬春季多见。落枕的常见发病经过是入睡前并无任何症状，晨起后却感到颈背部明显酸痛，颈部活动受限。这说明病起于睡眠之后，与睡枕及睡眠姿势有密切关系。广东地区也称"训矮颈"。落枕的治疗方法很多，如理筋、针灸、药物、热敷等均有良好的效果，尤以理筋法为佳。另外，家人可帮助落枕者进行按摩、热敷，以减轻患者痛苦。

1.中医分型及症状

（1）睡姿不良，颈肩受挫：睡觉姿态不良或过度疲劳者，睡醒后突然感到颈部刺痛，转侧不灵，稍有活动疼痛加剧；颈部有固定压痛点；舌紫或有瘀斑、苔薄白，脉紧。

（2）风寒侵淫：颈部疼痛重着，疼痛多一侧放射，有时伴有颈肩麻木；或伴有恶寒发热、头痛、身体重着疼痛，有时有汗，有时无汗；舌淡白、苔薄白或稍黄，脉浮紧或缓。

（3）肝肾亏虚，复感外邪：身体衰弱或颈部疼痛久治未愈，颈肌麻木，同时伴有腰酸软无力。五心烦热，身体重着疼痛，畏寒肢冷，心悸气短，舌淡苔白，脉象细。

2.治疗落枕常用穴位

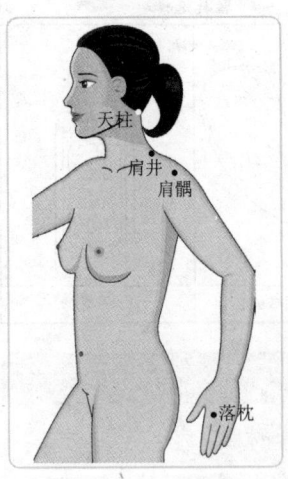
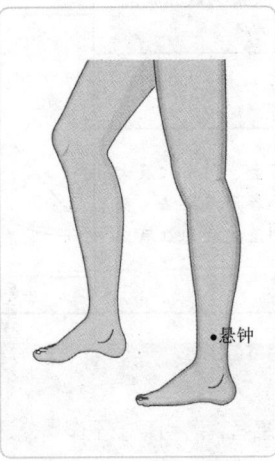
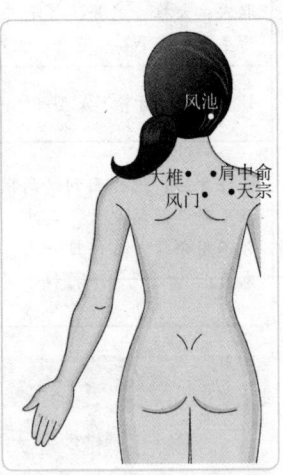

落枕的家庭对症治疗

拔罐疗法

取穴：落枕、肩井、大椎、风池、悬钟、阿是穴、肩髃、风门、天柱。	**器具选择**
针对类型：颈肩受挫型、风寒侵淫型。	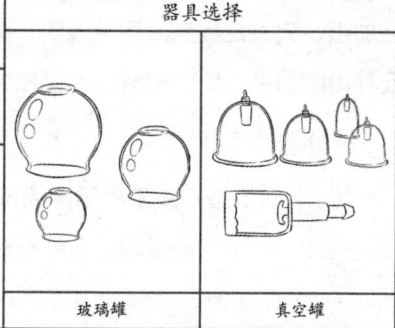
操作方法：先闪罐再留罐。在肾俞、大肠俞、命门闪罐20下，再留罐于诸穴15～20分钟，隔日拔罐一次，10次为一个疗程。	玻璃罐　　　　真空罐

艾灸疗法

取穴：落枕、肩井、大椎、风池、悬钟、阿是穴、风门、天柱、肩中俞、天宗。	**器具选择**
针对类型：寒湿型、瘀血型、肾虚型。	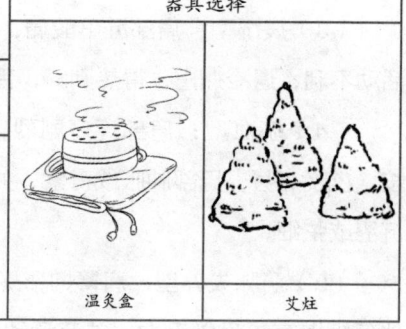
操作方法：诸穴均可使用温灸盒灸疗，阿是穴隔姜灸，每日一次，艾灸时间宜久，10次为一个疗程。	温灸盒　　　　艾炷

刮痧疗法

取穴：落枕、肩井、大椎、风池、阿是穴、风门、天柱、天宗。	**器具选择**
针对类型：瘀血型、湿热型。	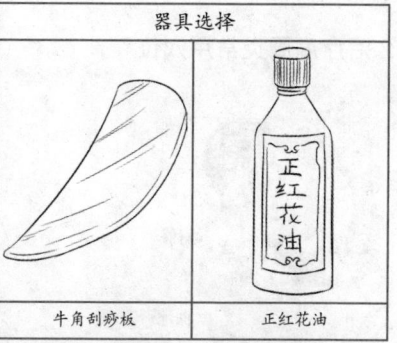
操作方法：选择用面刮法刮拭风池至风门，大椎至天柱，风池至肩井，阿是穴区域皮肤，每日一次，10次为一个疗程。刮痧后艾灸效果更显著。	牛角刮痧板　　　正红花油

温馨提示

　　落枕症状缓解后可加强颈部功能锻炼，以增强颈部力量，减少复发机会。

第六章　拔罐、艾灸、刮痧外科病调治法

肩周炎

以肩部逐渐产生疼痛，夜间为甚，逐渐加重，肩关节活动功能受限且日益加重，到一定程度后逐渐缓解，直至最后完全复原为主要表现的肩关节囊及其周围韧带、肌腱和滑囊的慢性特异性炎症。

1.中医分型及症状

（1）湿热型：肩部酸重疼痛或局部肿胀灼热，遇热痛重，得凉稍缓，疼痛拒按，关节活动受限，舌红苔黄腻，脉滑数或弦数。

（2）风寒型：肩部拘谨疼痛，痛牵肩胛、背部、上臂及颈部，痛点固定不移或向周围放射痛，压痛明显，得热痛减，阴冷无加剧，夜晚痛重，关节屈伸不利，舌淡苔薄白，脉沉紧或弦紧。

（3）痰湿型：肩部沉重酸痛，或有肿胀，痛有定处，肌肤麻木，关节活动不利，遇冷痛重，得热则舒，舌淡苔白腻，脉濡缓。

（4）瘀血型：肩部疼痛剧烈，如针刺或刀割样跳痛，痛处不移，拒按，夜晚痛甚，局部肿胀或青紫，关节活动受限，舌质暗或有瘀斑瘀点，脉沉涩或弦细。

（5）筋脉失养型：肩臂拘挛疼痛，活动或劳累后加重，休息后减轻，伴气短懒言，身倦乏力，关节活动受限，局部肌肉萎缩，舌淡苔白，脉细弱。

2.治疗肩周炎常用穴位

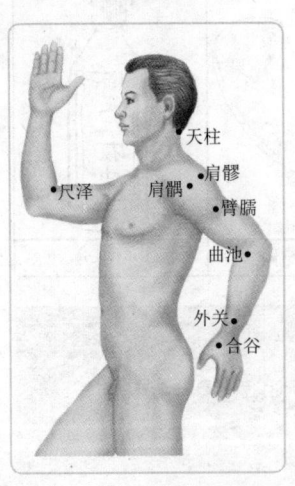

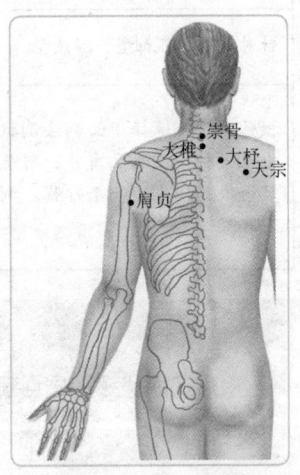

肩周炎的家庭对症治疗

拔罐疗法

取穴：肩髃、肩髎、臂臑、阿是穴（夹脊穴或压痛点为主穴）、肩贞、天宗、曲池、外关。

针对类型：湿热型、风寒型、痰湿型、瘀血型、筋脉失养型。

操作方法：先闪罐再留罐。在阿是穴闪罐20下，再留罐于诸穴15～20分钟，隔日拔罐一次，3次为一个疗程。

器具选择

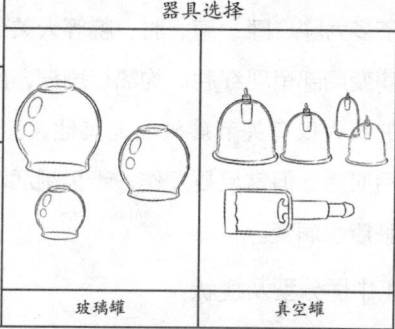

玻璃罐　　　　　　　真空罐

艾灸疗法

取穴：肩髃、肩髎、阿是穴（夹脊穴或压痛点为主穴）、肩贞、天宗、尺泽、合谷、外关。

针对类型：风寒型、痰湿型、瘀血型、筋脉失养型。

操作方法：诸穴均可使用温灸盒灸疗，阿是穴隔姜灸，每日一次，艾灸时间宜久，3次为一个疗程。

器具选择

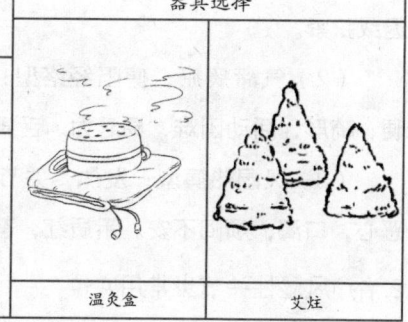

温灸盒　　　　　　　艾炷

刮痧疗法

取穴：阿是穴（夹脊穴或压痛点为主穴）、肩髃、肩髎、大杼、大椎、崇骨、天柱。

针对类型：筋脉失养型、湿热型、瘀血型、痰湿型。

操作方法：选择面刮法刮拭阿是穴、大椎至天柱区域皮肤、大椎至肩髎穴区域皮肤，肩髃、肩髎使用点按法，每日1～2次，刮至皮肤发红有痛感为止。3次为一个疗程。

器具选择

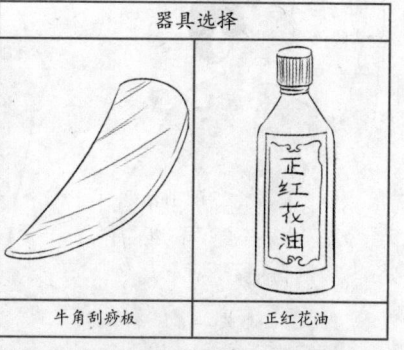

牛角刮痧板　　　　　正红花油

温馨提示

加强体育锻炼是预防和治疗肩周炎的有效方法，但贵在坚持。

第六章　拔罐、艾灸、刮痧外科病调治法

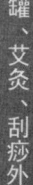

风湿性关节炎

　　风湿性关节炎的典型表现是轻度或中度发热，游走性多关节炎，受累关节多为膝、踝、肩、肘、腕等大关节；常见由一个关节转移至另一个关节，病变局部呈现红肿、灼热、剧痛，部分病人也会几个关节同时发病；不典型的病人仅有关节疼痛而无其他炎症表现，急性炎症一般于2～4周消退不留后遗症，但常反复发作。若风湿活动影响心脏则可发生心肌炎，甚至遗留心脏瓣膜病变。

1.中医分型及症状

　　（1）风寒湿痹型：关节疼痛剧烈，时发时止，局部不红不热，动则加重，得热痛减，遇寒加重，肢体沉重，形寒肢冷。舌质淡，苔白或腻，脉沉迟或弦紧。

　　（2）气滞痰瘀，痹阻经络型：病程迁延日久，关节疼痛、肿胀、僵硬、畸形，活动困难，易乏力。舌质红，苔白腻，脉细弱而数。

　　（3）风湿热痹型：发热，关节疼痛，局部灼热红肿，关节屈伸不利，恶心，口渴，烦闷不安。舌质红，苔黄厚腻，脉滑数。

2.治疗风湿性关节炎常用穴位

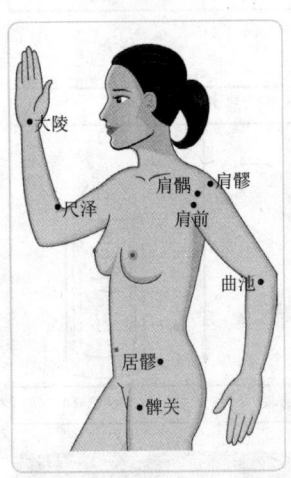
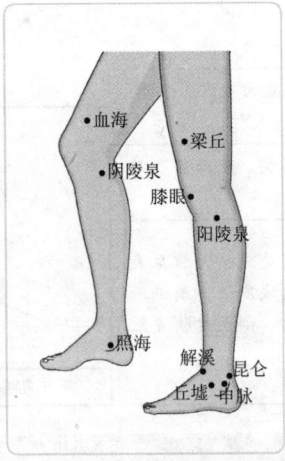
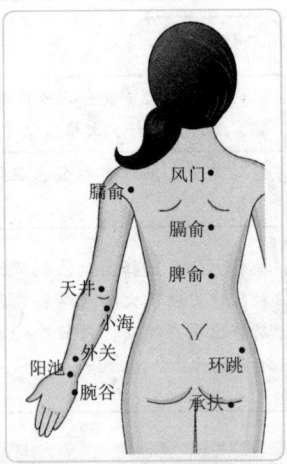

风湿性关节炎的家庭对症治疗

拔罐疗法

取穴：肘关节，曲池、尺泽、小海、天井；膝关节，膝眼、梁丘、血海、阴陵泉、阳陵泉。

针对类型：气滞痰瘀型。

操作方法：先在背部、小腿及上肢肌肉丰满的部位走罐再留罐。每次走罐至皮肤微红有热痛感为止，走罐后再留罐于诸穴15～20分钟，隔日拔罐一次，10次为一个疗程。拔罐后艾灸效果更佳。

器具选择	
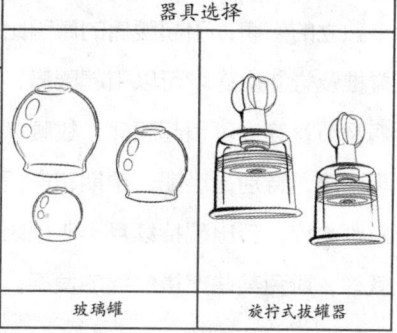	
玻璃罐	旋拧式拔罐器

艾灸疗法

取穴：髋关节，环跳、居髎、承扶、髀关；踝关节，解溪、丘墟、照海、申脉、昆仑。

针对类型：风寒湿痹型。

操作方法：诸穴均可使用温灸盒灸疗，阿是穴用瘢痕灸，每日一次，艾灸时间宜久，10次为一个疗程。

器具选择	
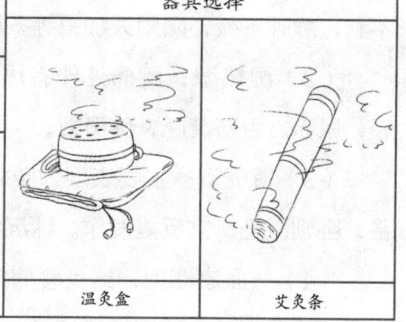	
温灸盒	艾灸条

刮痧疗法

取穴：肩关节，肩髃、肩髎、臑俞；腕关节，外关、阳池、腕谷、大陵。

针对类型：风湿热痹型。

操作方法：选择面刮法刮拭阿是穴、腰夹脊穴、足三里至昆仑穴区、秩边穴至风市穴区域皮肤，每日1～2次，10次为一个疗程。刮痧后艾灸效果更佳。

器具选择	
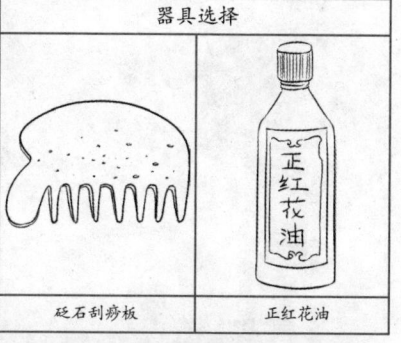	
砭石刮痧板	正红花油

温馨提示

　　风湿性关节炎患者一般宜进食高蛋白、高热量、易消化的食物，少食辛辣刺激及生冷、油腻之物。

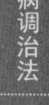

腰痛

　　临床以腰部一侧或两侧发生疼痛为主要症状。腰痛是一个症状，不是一个独立的疾病，引起腰痛的原因比较复杂，肾脏疾病、风湿病、腰肌劳损、脊椎及脊髓疾病均可以引起腰痛，妇女因月经病、带下病、妊娠病、妇科杂病及节育等也可引起腰痛，故腰痛是常见的病症。经产妇女80%以上都可出现腰痛，特别是经期、孕期和产后的腰痛，常被认为是生理性疼痛，不需要特别治疗。若出现持续且不明原因的腰痛，则不要掉以轻心，应尽快到医院就诊，避免某些严重疾病的发展。

1.中医分型及症状

　　（1）经络痹塞型：患者表现为腰膝冷痛，下肢重着，走窜麻痛，转则不利，静卧不减，阴雨天加重等多种症状。舌苔白腻，脉沉。

　　（2）湿热型：腰痛处伴有热感，热天或雨天疼痛加重，活动后可减轻，尿赤。舌苔黄腻，脉滑数。

　　（3）肾虚型：主要表现为腰痛而酸软，喜按喜揉，足膝无力，遇劳更甚，卧则减轻，常反复发作。脉沉细或细数。

　　（4）气血瘀滞型：这类腰痛常因外力的击扑闪挫、跌打损伤引起，多出现肢软无力、肉萎不红等症状，多常见痛。

2.治疗腰痛常用穴位

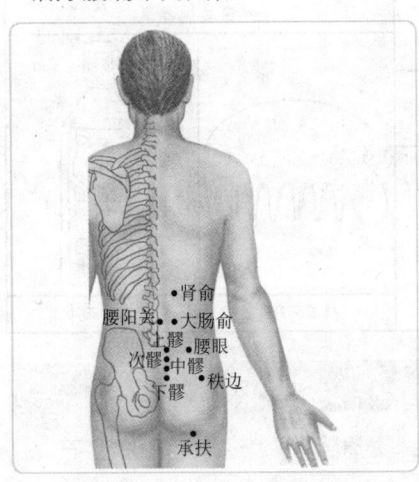
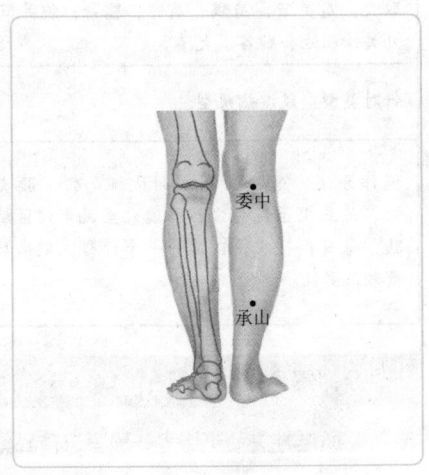

腰痛的家庭对症治疗

拔罐疗法

取穴：肾俞、腰阳关、委中、承山、承扶、大肠俞、八髎穴、腰眼。

针对类型：经络痹塞型、湿热型、肾虚型、气血瘀滞型。

操作方法：先闪罐再留罐。在肾俞、腰眼、八髎闪罐20下，再留罐于诸穴15～20分钟，隔日拔罐一次，10次为一个疗程。拔罐后艾灸效果更佳。

器具选择

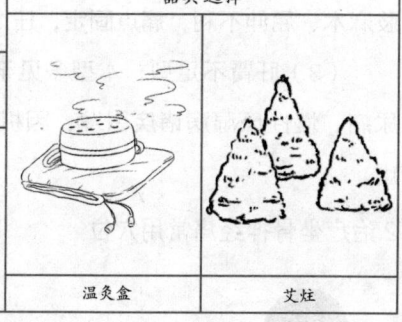

玻璃罐　　　　　　真空罐

艾灸疗法

取穴：肾俞、腰阳关、委中、承山、大肠俞、八髎穴、腰眼。

针对类型：经络痹塞型、湿热型、肾虚型、气血瘀滞型。

操作方法：诸穴均可使用温灸盒灸疗，承山用雀啄灸，每日一次，艾灸时间宜久，10次为一个疗程。

器具选择

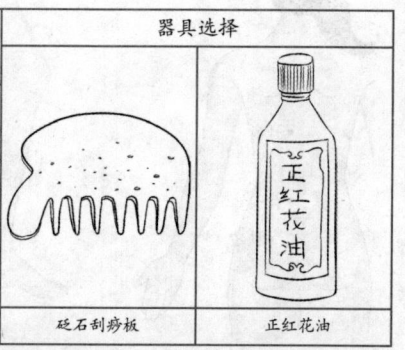

温灸盒　　　　　　艾炷

843

刮痧疗法

取穴：肾俞、腰阳关、委中、承山、大肠俞、八髎穴、秩边。

针对类型：经络痹塞型、湿热型、肾虚型。

操作方法：选择面刮法刮拭腰阳关至长强、肾俞至八髎穴、秩边穴至委中穴区域皮肤，承山、委中使用点按法，每日1～2次，10次为一个疗程。

器具选择

正红花油

砭石刮痧板　　　　正红花油

温馨提示

卧床休息，宜选用硬板床，保持脊柱生理弯曲。

坐骨神经痛

坐骨神经是支配下肢的主要神经干。坐骨神经痛是指坐骨神经病变，沿坐骨神经通路即腰、臀部、大腿后、小腿后外侧和足外侧发生的疼痛症状群，部分是由腰椎突出压迫坐骨神经所致。坐骨神经痛患者要注意改变生活方式，平时应多做康复锻炼；生活中尽可能避免穿带跟的鞋，日常生活中应睡硬板床，取平卧位，保持脊柱稳定，减少椎间盘承受的压力。

1.中医分型及症状

（1）风寒湿痹型：风寒湿邪侵袭机体，客于经络，阻滞气血运行。多因触冒风寒而发，以单侧下肢发病者较多。

（2）气血瘀滞型：气血痹阻、经络瘀滞，症见疼痛绵绵不已，伴有下肢麻木、屈伸不利，痛点固定，压之更痛，入夜尤甚。

（3）肝肾不足型：本型多见于年老体弱者，或因肿瘤、椎体病变、糖尿病、慢性风湿病诸疾引发，因机体疼痛日久，脏腑经络失养，致肝肾亏虚。

2.治疗坐骨神经痛常用穴位

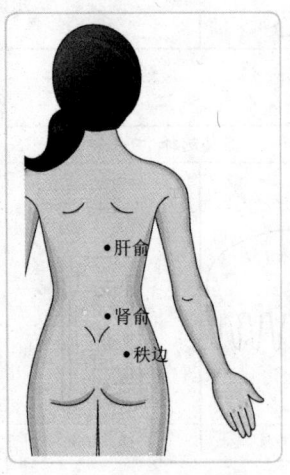
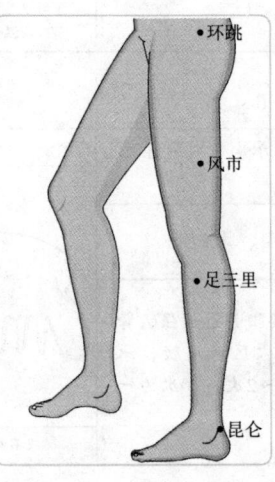
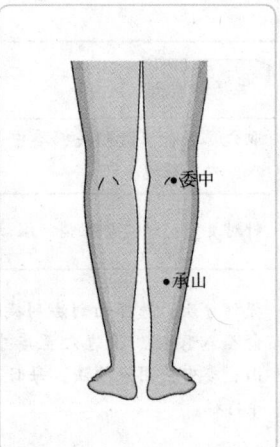

坐骨神经痛的家庭对症治疗

拔罐疗法

取穴：阿是穴（疼痛明显处）、肾俞、环跳、委中、足三里、秩边、承山、风市。

针对类型：风寒湿痹型、气血瘀滞型。

操作方法：先闪罐再留罐。在阿是穴、肾俞闪罐20下，再留罐于诸穴15～20分钟，隔日拔罐一次，10次为一个疗程。拔罐后艾灸效果更佳。

器具选择

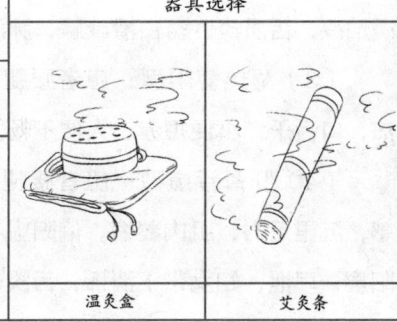

玻璃罐　　　　　　旋拧式拔罐器

艾灸疗法

取穴：阿是穴、肾俞、环跳、委中、足三里、肝俞、承扶。

针对类型：风寒湿痹型、气血瘀滞型、肝肾不足型。

操作方法：诸穴均可选用温灸盒灸疗，阿是穴用雀啄灸，每日一次，艾灸时间宜久，10次为一个疗程。

器具选择

温灸盒　　　　　　艾灸条

刮痧疗法

取穴：阿是穴、腰夹脊穴、环跳、委中、足三里、风市、昆仑。

针对类型：风寒湿痹型、气血瘀滞型、肝肾不足型。

操作方法：选择面刮法刮拭腰夹脊穴、足三里至昆仑、秩边至风市区域皮肤，阿是穴、环跳、委中使用点按法，每日1～2次，10次为一个疗程。

器具选择

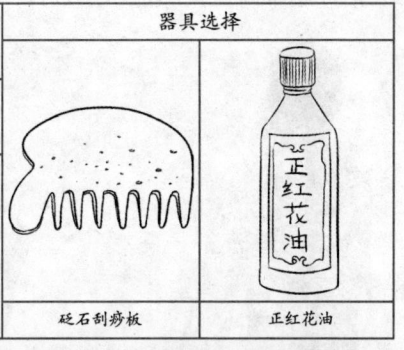

砭石刮痧板　　　　正红花油

温馨提示

发病期间注意保暖，避免涉水、淋雨，勿汗出吹风。

腰椎间盘突出症

腰椎间盘突出症是纤维环破裂后髓核突出压迫神经根造成以腰腿痛为主要表现的疾病。腰椎间盘突出症是骨科常见病之一，约1/5的腰腿痛是由腰椎间盘突出造成的。这与我们生活的环境、生活和工作的习惯改变有关，其中长期不良的用腰习惯是主因。

1.中医分型及症状

（1）气滞血瘀型：患者腰腿痛如刺，日轻夜重，痛有定处，痛处拒按，腰部板硬，俯卧转侧艰难，大多近期有腰部外伤史。舌质暗红，或有瘀斑，脉弦紧或涩。

（2）风寒痹阻型：患者腰腿冷痛，受寒及阴雨天加重，肢体发凉，喜暖怕冷，舌质淡、苔白滑或腻，脉沉紧或濡缓。

（3）湿热痹阻型：患者腰腿疼痛，肢体烦热，遇热或雨天痛增，恶热，口舌干，小便短赤，大便不畅。舌红苔黄腻，脉濡数或弦数。

（4）肝肾亏虚型：患者腰腿痛缠绵不愈，劳累更甚，肢体麻木有冷感，沉重乏力，肌肉萎缩。偏阳虚者面色苍白，手足不温或腰腿发凉，或有阳痿，早泄，妇女带下清稀，舌淡苔白滑；偏阴虚者面色潮红，咽干口渴，心烦失眠，多梦或有遗精，舌红少苔，脉弦细数。

2.治疗腰椎间盘突出症常用穴位

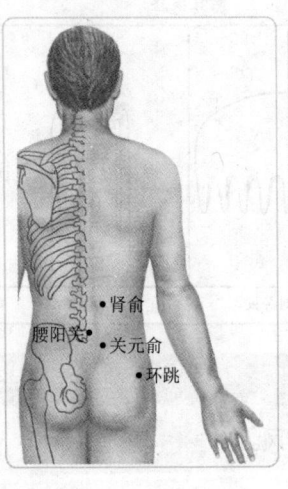
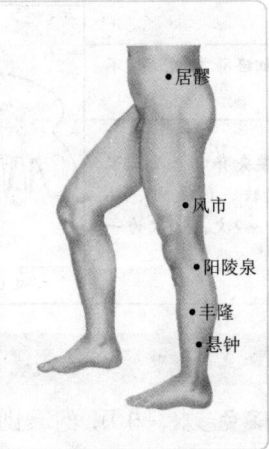
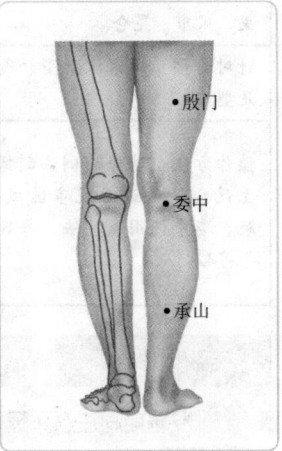

腰椎间盘突出症的家庭对症治疗

拔罐疗法

取穴：腰阳关、委中、环跳、居髎、风市、殷门、承山、阳陵泉、丰隆。

针对类型：气滞血瘀型、风寒痹阻型、湿热痹阻型。

操作方法：先闪罐再留罐。在腰阳关闪罐20下，再留罐于诸穴15～20分钟，隔日拔罐一次，10次为一个疗程。

器具选择

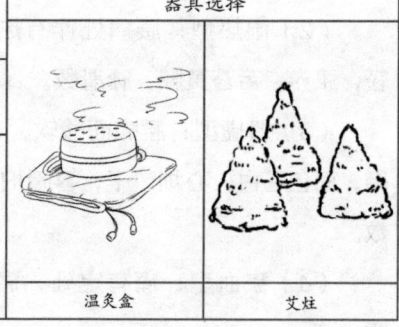

| 玻璃罐 | 真空罐 |

艾灸疗法

取穴：腰阳关、委中、环跳、居髎、风市、殷门、承山、肾俞、关元俞、悬钟。

针对类型：肝肾亏虚型、气滞血瘀型、风寒痹阻型。

操作方法：居髎、风市、殷门、承山、肾俞、关元俞、悬钟可选用温灸盒灸疗，每日一次，艾灸时间宜久，10次为一个疗程。

器具选择

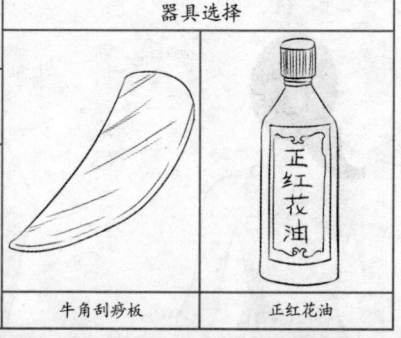

| 温灸盒 | 艾炷 |

刮痧疗法

取穴：腰阳关、委中、环跳、居髎、风市、承山、阳陵泉、丰隆。

针对类型：气滞血瘀型、湿热痹阻型。

操作方法：选择面刮法和点按法，刮拭腰阳关至长强、委中至承山、大腿外侧环跳至风市、阳陵泉至丰隆区域皮肤。每日1～2次，10次为一个疗程。

器具选择

| 牛角刮痧板 | 正红花油 |

温馨提示

椎间盘突出患者不要穿任何带跟的鞋，尤其不能穿高跟鞋。

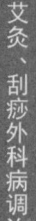

腰肌劳损

腰肌劳损是指腰骶部肌肉、筋膜以及韧带等软组织慢性损伤，导致局部无菌性炎症，从而引起腰臀部一侧或两侧的弥漫性疼痛。该病又称腰臀肌筋膜炎或功能性腰痛，中医学称为肾虚腰痛，是慢性腰腿痛中常见的疾病之一。该病劳累时加重，休息时减轻，适当活动和经常改变体位时减轻，活动过度又加重；不能坚持弯腰工作，常被迫时时伸腰或以拳头击腰部以缓解疼痛。

1.中医分型及症状

（1）寒湿型：腰部冷痛重着，转侧不利，静卧不减，阴雨天加重。舌苔白腻，脉沉。

（2）湿热型：腰痛处伴有热感，热天或雨天疼痛加重，活动后可减轻，尿赤。舌苔黄腻，脉滑数。

（3）肾虚型：腰痛而酸软，喜按喜揉，足膝无力，遇劳更甚，卧则减轻，面色苍白，心烦口干，喜暖怕冷，手足不温，常反复发作。脉沉细或细数。

（4）瘀血型：痛有定处，痛如锥刺，俯仰不利，伴有血尿，日轻夜重。

2.治疗腰肌劳损常用穴位

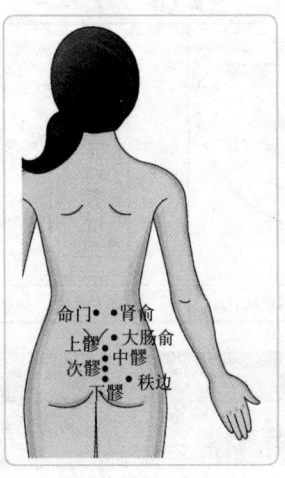
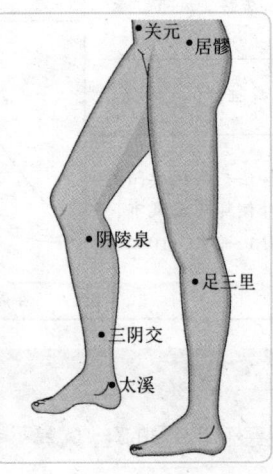
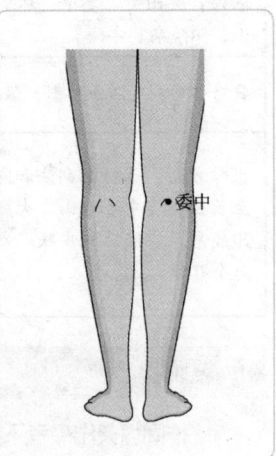

腰肌劳损的家庭对症治疗

拔罐疗法

取穴：肾俞、大肠俞、委中、秩边、居髎、阴陵泉、三阴交、命门、关元、太溪。

针对类型：寒湿型、湿热型、瘀血型、肾虚型。

操作方法：先闪罐再留罐。在肾俞、大肠俞、命门闪罐20下，再留罐于诸穴15～20分钟，隔日拔罐一次，10次为一个疗程。

器具选择

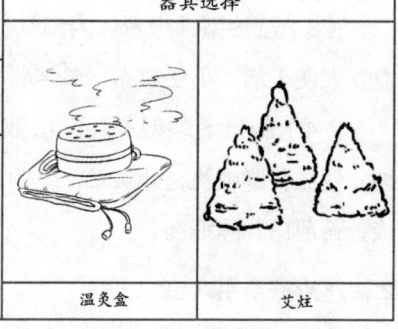

| 玻璃罐 | 旋拧式拔罐器 |

艾灸疗法

取穴：肾俞、大肠俞、八髎穴、委中、秩边、居髎、足三里、关元。

针对类型：寒湿型、瘀血型、肾虚型。

操作方法：使用温灸盒，用于八髎穴、肾俞、大肠俞、秩边穴、居髎，或关元使用隔姜灸，每日一次，艾灸时间宜久，10次为一个疗程。

器具选择

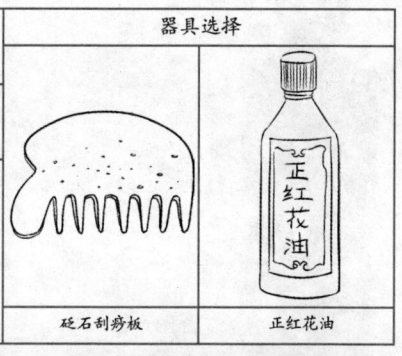

| 温灸盒 | 艾炷 |

刮痧疗法

取穴：肾俞、大肠俞、八髎穴、委中、秩边、阴陵泉、三阴交。

针对类型：瘀血型、湿热型。

操作方法：用面刮法刮拭肾俞至大肠俞、八髎穴、阴陵泉至三阴交区域的皮肤，每日一次，10次为一个疗程。刮痧后艾灸效果更显著。

器具选择

| 砭石刮痧板 | 正红花油 |

温馨提示

纠正不良的工作姿势，如弯腰过久或伏案过低等。

第六章 拔罐、艾灸、刮痧外科病调治法

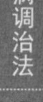

痔疮

　　人体直肠末端黏膜下和肛门皮肤下静脉丛发生扩张和屈曲形成的柔软静脉团，称为痔，又名痔疮、痔核、痔病、痔疾等。医学所指的痔疮包括内痔、外痔、混合痔，是肛门直肠底部及肛门黏膜的静脉丛发生曲张而形成的一个或多个柔软静脉团的一种慢性疾病。

1.中医分型及症状

　　（1）气滞血瘀型：患者局部血瘀较重，常表现为肛门坠胀、瘙痒不适、肛门有异物感，或轻微便血、瘀阻作痛。

　　（2）血热肠燥型：患者肠道热毒较重，常有便血、色泽鲜红，伴有口渴喜饮、唇燥咽干、大便干结、小便短赤、痔核脱出、灼热疼痛。

　　（3）湿热型：患者体内湿气、热邪较重，常表现为肛门坠胀灼痛、便血，大便干结、小便短赤、口苦咽干、舌边尖红、舌苔黄厚腻，脉弦数。

　　（4）脾气虚陷型：肛门松弛，内痔脱出不能自行回纳，需用手法还纳。便血色鲜或淡，伴头晕，气短，面色少华，神疲自汗。纳少，便暗，舌淡，苔薄白，脉细弱。

2.治疗痔疮常用穴位

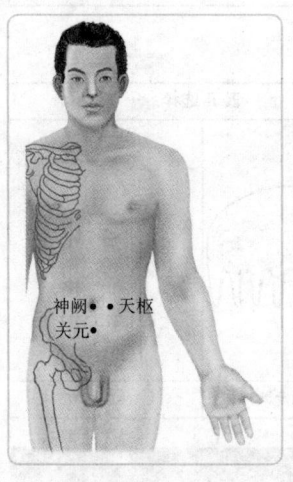
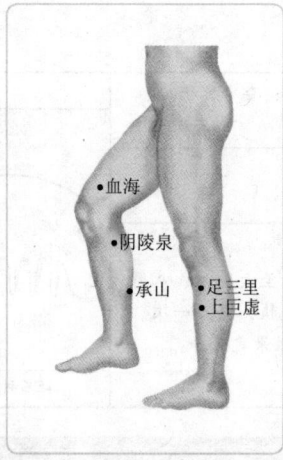
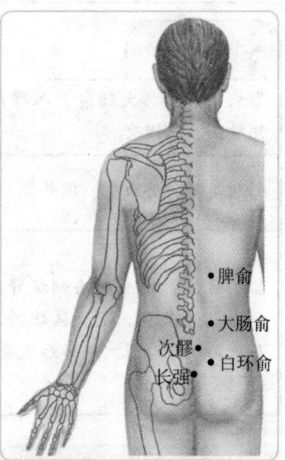

痔疮的家庭对症治疗

拔罐疗法

取穴：长强、上巨虚、次髎、承山、血海、大肠俞、白环俞、足三里、阴陵泉、天枢。

针对类型：气滞血瘀型、血热肠燥型、湿热型。

操作方法：先闪罐再留罐。在长强、血海闪罐20下，再留罐于诸穴15～20分钟，隔日拔罐一次，10次为一个疗程。

器具选择	
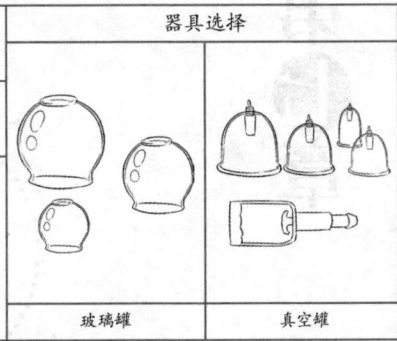	
玻璃罐	真空罐

艾灸疗法

取穴：长强、上巨虚、次髎、承山、血海、大肠俞、神阙、脾俞、天枢、足三里。

针对类型：气滞血瘀型、脾气虚陷型。

操作方法：诸穴均可使用温灸盒灸疗，长强、神阙隔姜灸，每日一次，艾灸时间宜久，10次为一个疗程。

器具选择	
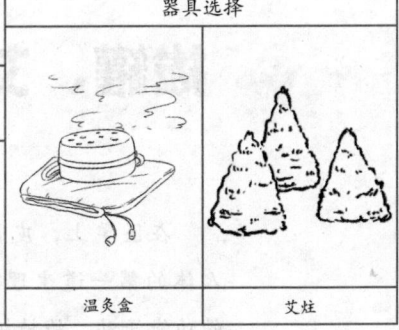	
温灸盒	艾炷

刮痧疗法

取穴：长强、上巨虚、次髎、承山、血海、大肠俞、白环俞、足三里。

针对类型：气滞血瘀型、血热肠燥型、湿热型。

操作方法：面刮法刮拭大肠俞至白环俞（次髎和长强）、足三里至上巨虚区域皮肤，着重在长强、血海、承山使用点按法，每日一次，10次为一个疗程。

器具选择	
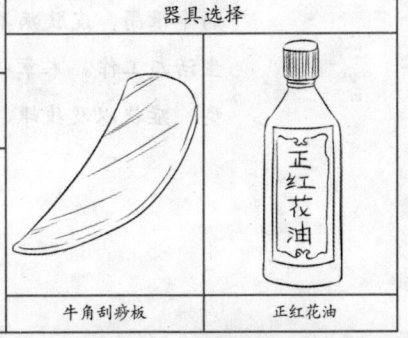	
牛角刮痧板	正红花油

温馨提示

有意识地向上收缩肛门，早晚各1次，每次做30次。

851

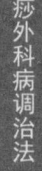

第六章 拔罐、艾灸、刮痧外科病调治法

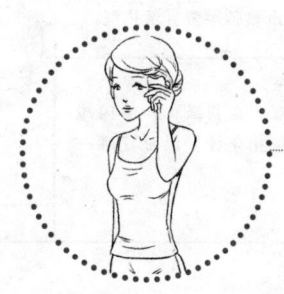

第七章

拔罐、艾灸、刮痧皮肤病调治法

在医学上，皮肤病是有关皮肤的疾病，皮肤作为人体的第一道生理防线和最大的器官，时刻参与机体的功能活动，维持机体和自然环境的对立统一，机体的任何异常情况都可以在皮肤表面反映出来。皮肤病的发病率很高，皮肤病不仅影响美观，而且会影响到正常的生活与工作。本章将详细介绍各类常见皮肤病的中医分型、症状以及拔罐、艾灸、刮痧的家庭对症治疗。

◆ **荨麻疹**

常用穴位：曲池 、风门、肺俞、脾俞、中府

◆ **湿疹**

常用穴位：血海、曲池、大椎、陶道、委阳

◆ **神经性皮炎**

常用穴位：曲池、血海、足三里、天柱

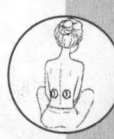

◆ **白癜风**

常用穴位：风池、肺俞、血海、阴陵泉

◆ **斑秃**

常用穴位：太冲、血海、百会、风池

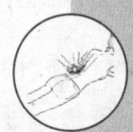

◆ **丹毒**

常用穴位：阿是穴、血海、太冲

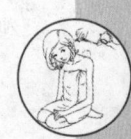

荨麻疹

　　荨麻疹俗称风团、风疹团、风疙瘩、风疹块（与风疹名称相似，但并非同一疾病），是一种常见的皮肤病；由各种因素致使皮肤黏膜血管发生暂时性炎性充血与大量液体渗出，造成局部水肿性的损害。荨麻疹的迅速发生与消退，有剧痒，可有发烧、腹痛、腹泻或其他全身症状。得了荨麻疹要及时远离过敏原，并选择专业药物进行治疗，如紫草露加艾叶等，以防病情恶化。

1.中医分型及症状

　　（1）血热型：皮疹红色，遇热则加剧，得冷则减轻，多夏季发病，苔薄黄，脉浮数。

　　（2）气虚血热型：皮肤瘙痒起疹，时隐时发，小如麻点，大如豆粒，为扁平硬节，高出皮肤，一旦被挠破，则连结成片，舌暗苔白，脉弦。

　　（3）湿困脾土型：发疹时四肢不温，脘闷纳呆，神倦身困重，口腻，腹胀便溏泄，舌淡苔白腻，脉沉滑。

2.治疗荨麻疹常用穴位

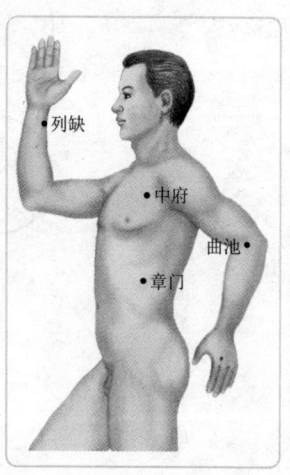
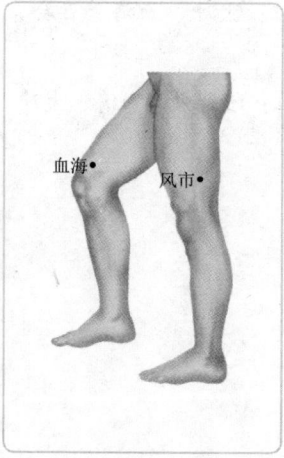
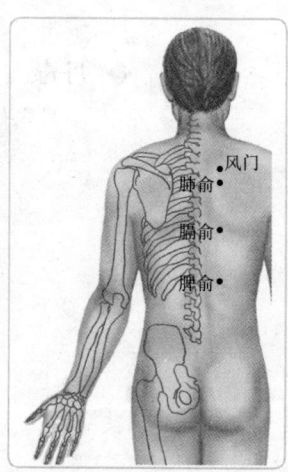

荨麻疹的家庭对症治疗

拔罐疗法

取穴：第一组，列缺、风门、肺俞、脾俞、膈俞。第二组，血海、曲池、中府、章门、风市。

针对类型：血热型、湿困脾土型。

操作方法：先闪罐再留罐。在风门、肺俞、脾俞闪罐20下，再留罐于诸穴15～20分钟，隔日拔罐一次，7次为一个疗程。

器具选择	
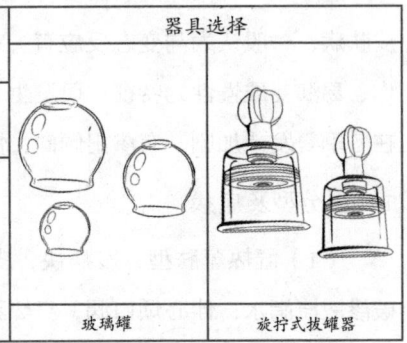	
玻璃罐	旋拧式拔罐器

艾灸疗法

取穴：第一组，列缺、风门、肺俞、脾俞、膈俞。第二组，血海、曲池、中府、章门、风市。

针对类型：气虚血热型、湿困脾土型。

操作方法：在脾俞、膈俞使用隔姜灸，在风门、列缺、肺俞、血海、曲池、中府、章门、风市使用雀啄灸疗法，每日一次，艾灸时间宜久，7次为一个疗程。

器具选择	
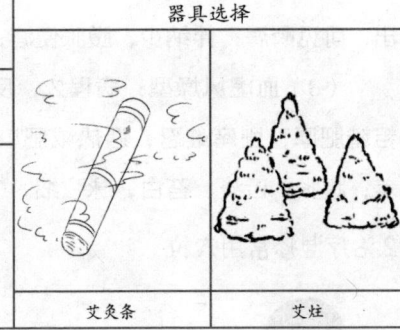	
艾灸条	艾炷

刮痧疗法

取穴：膀胱经（风门至脾俞）、列缺、曲池、中府、风市。

针对类型：血热型、湿困脾土型。

操作方法：用面刮法刮拭膀胱经（风门至脾俞）、风市穴区域皮肤，着重在列缺、曲池、中府使用点按法，每日一次，7次为一个疗程。刮痧后艾灸效果更显著。

器具选择	
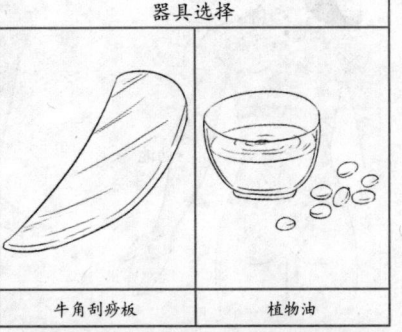	
牛角刮痧板	植物油

温馨提示

多到户外运动增强体质，能够有效降低荨麻疹的发生率。

第七章 拔罐、艾灸、刮痧皮肤病调治法

湿疹

湿疹是一种常见的、由多种内外因素引起的、表皮及真皮浅层的炎症性皮肤病，一般认为与变态反应有一定关系；以对称分布、剧烈瘙痒、反复发作、易演变成慢性为特征；可发生于任何年龄、任何部位、任何季节，但常在冬季复发或加剧，有渗出倾向，慢性病程。

1.中医分型及症状

（1）湿热蕴肤型：发病快，皮损潮红，有丘疱疹，灼热瘙痒无休，抓破渗液流脂水；伴心烦口渴，身热不扬，大便干，小便短赤；舌红、苔薄白或黄，脉滑或数。

（2）脾虚湿蕴型：发病较慢，皮损潮红，有丘疹，瘙痒，抓后糜烂渗出，可见鳞屑；伴纳少，腹胀便溏，易疲乏；舌淡胖、苔白腻，脉濡缓。

（3）血虚风燥型：病程久，反复发作，皮损色暗或色素沉着，或皮损粗糙肥厚，剧痒难忍，遇热或肥皂水洗后瘙痒加重；伴有口干不欲饮，纳差，腹胀；舌淡、苔白，脉弦细。

2.治疗湿疹常用穴位

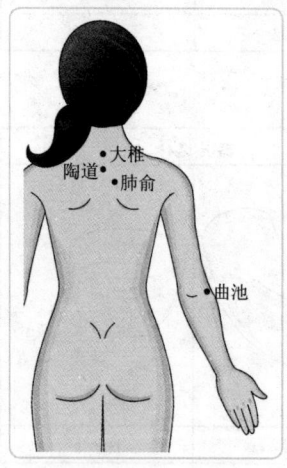
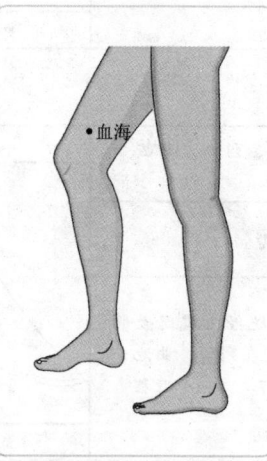
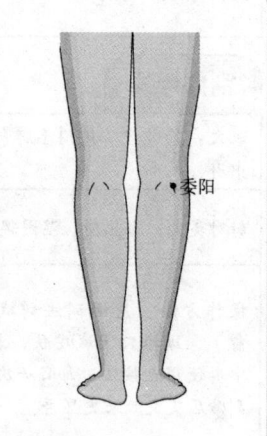

湿疹的家庭对症治疗

拔罐疗法

取穴：大椎、陶道、肺俞、委阳、血海、曲池、阿是穴（病灶局部）。

针对类型：湿热蕴肤型、血虚风燥型。

操作方法：先闪罐再留罐。在病灶局部阿是穴闪罐20下，再留罐于诸穴15～20分钟，隔日拔罐一次，7次为一个疗程。

器具选择

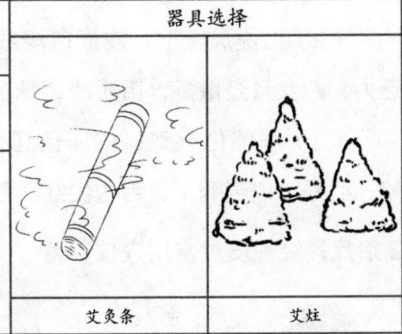

玻璃罐　　　　　　真空罐

艾灸疗法

取穴：大椎、陶道、肺俞、委阳、血海、曲池、阿是穴（病灶局部）。

针对类型：脾虚湿蕴型。

操作方法：在病灶局部使用隔姜灸，在大椎、陶道、肺俞、委阳、血海、曲池使用雀啄灸，每日一次，艾灸时间宜久，7次为一个疗程。

器具选择

艾灸条　　　　　　艾炷

刮痧疗法

取穴：大椎、陶道、肺俞、委阳、血海、曲池。

针对类型：脾虚湿蕴型、血虚风燥型。

操作方法：应用面刮法刮拭督脉（大椎至陶道）、肺俞、血海，在委阳、曲池使用点按法，每日一次，7次为一个疗程。尽量避免刮痧破损处。

器具选择

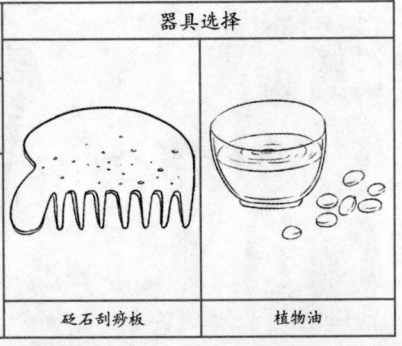

砭石刮痧板　　　　植物油

温馨提示

饮食多选用清热利湿的食物，如绿豆、冬瓜、莴笋等。

神经性皮炎

　　神经性皮炎是一种皮肤功能障碍性疾病，具有明显的皮肤损害，多发生在颈后部或其两侧、肘窝、腘窝、前臂、大腿、小腿及腰骶部等，常成片出现，呈三角形或多角形平顶丘疹，皮肤增厚，皮脊突起，皮沟加深，形似苔藓；常呈淡红或淡褐色，剧烈瘙痒是主要症状。全身皮肤有较明显损害者，又被称为弥漫性神经性皮炎。中医认为，此病主要以内因为主，由心绪烦扰、七情内伤、内生心火而致。

1.中医分型及症状

　　（1）风湿热型：皮损成片，呈淡褐色，粗糙肥厚，阵发性剧痒，夜间尤甚，舌苔薄白或白腻，脉濡缓。

　　（2）血虚风燥型：皮损色淡或灰白，肥厚粗糙，常伴有心悸怔，气短乏力，妇女月经量多，舌质淡，脉沉细。

　　（3）肝郁化火型：皮疹色红，心烦意乱或精神抑郁，失眠多梦，眩晕，心悸，口苦咽干，舌边尖红、苔薄白，脉弦滑。

2.治疗神经性皮炎常用穴位

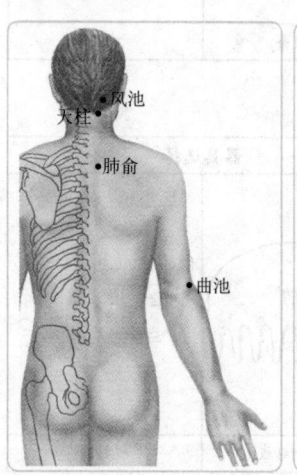
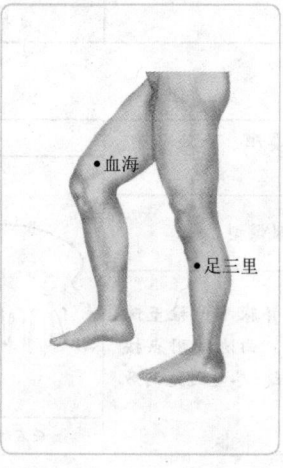
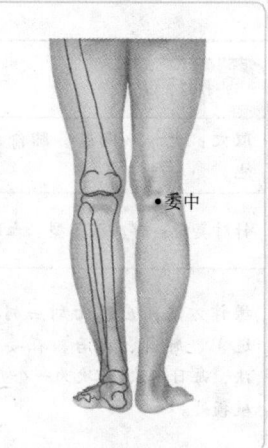

神经性皮炎的家庭对症治疗

拔罐疗法

取穴：风池、天柱、肺俞、曲池、血海、足三里、委中。

针对类型：风湿热型、血虚风燥型、肝郁化火型。

操作方法：先在督脉走罐再留罐。留罐于诸穴15~20分钟，隔日拔罐一次，10次为一疗程。

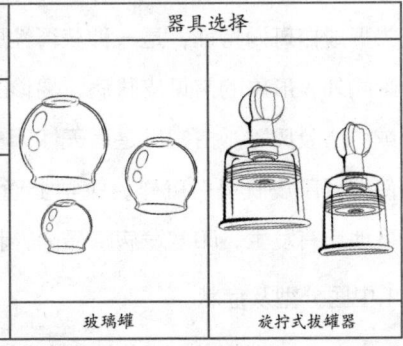

器具选择

玻璃罐　　　　　　旋拧式拔罐器

艾灸疗法

取穴：风池、天柱、肺俞、曲池、血海、足三里、委中。

针对类型：血虚风燥型、风湿热型。

操作方法：诸穴均可使用温灸盒，在血海、天柱使用隔姜灸，每日一次，时间最短15分钟，10次为一个疗程。

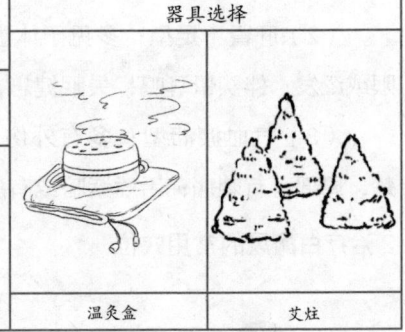

器具选择

温灸盒　　　　　　艾炷

刮痧疗法

取穴：督脉（大椎至天柱）、风池、肺俞、曲池、血海、足三里。

针对类型：风湿热型、肝郁化火型。

操作方法：刮痧力度轻柔，应用面刮法刮拭督脉大椎至天柱区域皮肤、肺俞、足三里、血海、在风池、曲池使用点按法，每日一次，10次为一个疗程。

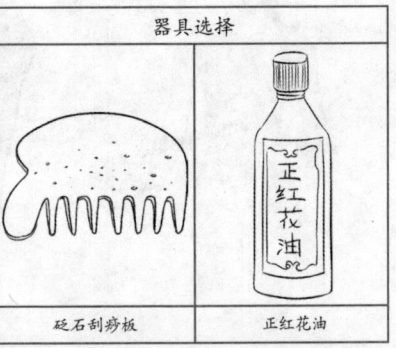

器具选择

砭石刮痧板　　　　正红花油

温馨提示

尽可能避免使用含激素成分的药膏，以免形成激素依赖性皮炎。

白癜风

　　白癜风是一种常见、多发的色素性皮肤病。该病以局部或泛发性色素脱失形成白斑为特征，是一种获得性局限性或泛发性皮肤色素脱失症，是一种影响外表形象的常见皮肤病，易诊断，治疗难。中医医学称之为"白癜风"或"白驳风"。白癜风是后天性因皮肤色素脱失而发生的局限性白色斑片，使得局部皮肤呈白斑样。医学上通常把这种病变称为色素脱失。 此病世界各地均有发生，印度发病率最高，我国约有千万人发病。

1.中医分型及症状

　　（1）肝郁气滞型：白斑散在渐起，数目不定；伴有心烦易怒，胸胁胀痛，夜眠不安，月经不调；舌质正常或淡红，苔薄，脉弦。

　　（2）肝肾不足型：多见于体虚或有家族史的患者。病史较长，白斑局限或泛发；伴头晕耳鸣，失眠健忘，腰膝酸痛；舌红少苔，脉细弱。

　　（3）气血瘀滞型：多有外伤，病史缠绵。白斑局限或泛发，边界清楚，局部可有刺痛；舌质紫暗或有瘀斑、瘀点，苔薄白，脉涩。

2.治疗白癜风的常用穴位

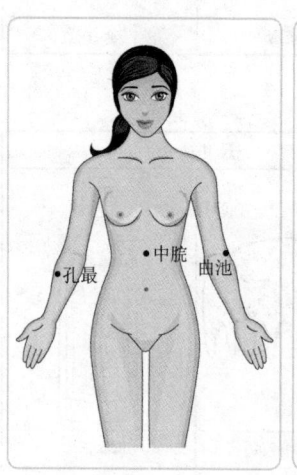
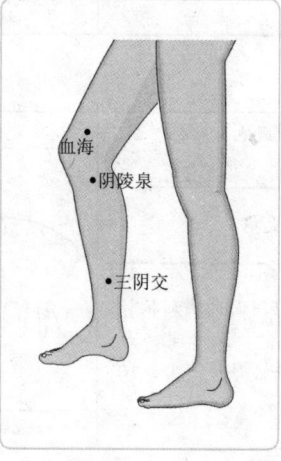
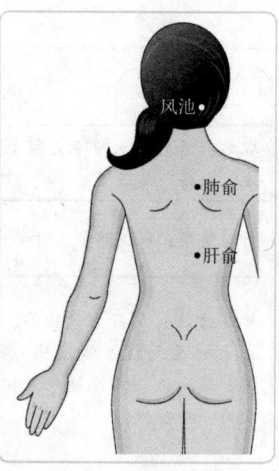

白癜风的家庭对症治疗

拔罐疗法

取穴：风池、肺俞、中脘、曲池、血海、阴陵泉、三阴交。

针对类型：风湿蕴热型、瘀血阻络型、脾胃虚弱型、肝郁气滞型。

操作方法：先闪罐再留罐。肺俞、血海闪罐20次，留罐于诸穴15～20分钟，隔日拔罐一次，10次为一个疗程。

器具选择

玻璃罐　　　　　　　真空罐

艾灸疗法

取穴：风池、肺俞、中脘、曲池、血海、三阴交、孔最。

针对类型：肝肾不足型、瘀血阻络型、脾胃虚弱型、肝郁气滞型。

操作方法：在肺俞、中脘、曲池使用隔蒜灸，或在孔最、风池、三阴交、血海使用雀啄灸，每日一次，每次时间15分钟，10次为一个疗程。

器具选择

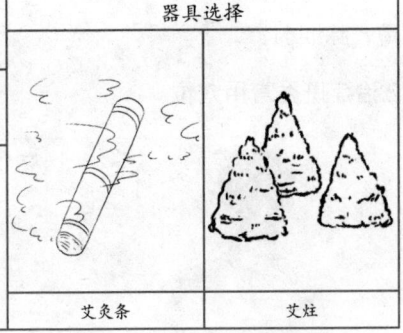

艾灸条　　　　　　　艾炷

刮痧疗法

取穴：风池、肺俞、肝俞、中脘、曲池、血海、三阴交、孔最。

针对类型：风湿蕴热型、瘀血阻络型、脾胃虚弱型、肝郁气滞型。

操作方法：刮痧力度轻柔（皮肤有破损处禁刮），应用面刮法刮拭肺俞至肝俞、脾经（血海至三阴交）、孔最，在中脘、曲池、风池使用点按法，每日一次，10次为一个疗程。

器具选择

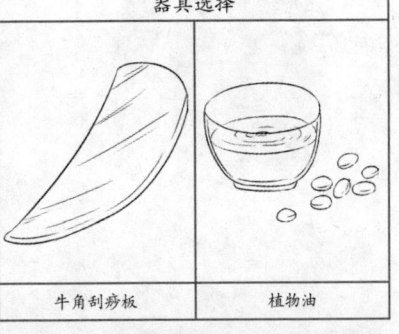

牛角刮痧板　　　　　植物油

温馨提示

补充B族维生素、维生素E、叶酸、锌剂、钙剂等对治疗有辅助作用。

第七章　拔罐、艾灸、刮痧皮肤病调治法

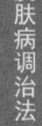

斑秃

　　斑秃俗称"鬼剃头"，是一种骤然发生的局限性斑片状的脱发性毛发病，病变处头皮正常，无炎症及自觉症状。本病病程缓慢，可自行缓解和复发。

1.中医分型及症状

　　（1）肝肾不足型：头晕目眩，耳鸣，失眠多梦，健忘，舌淡无苔，脉濡细。

　　（2）气滞血瘀型：病程日久，面色晦暗，舌质暗或有瘀点瘀斑，脉弦涩。

　　（3）血虚风燥型：面色无华，头部瘙痒，头晕，失眠，舌淡红，苔薄，脉细弱。

2.治疗斑秃常用穴位

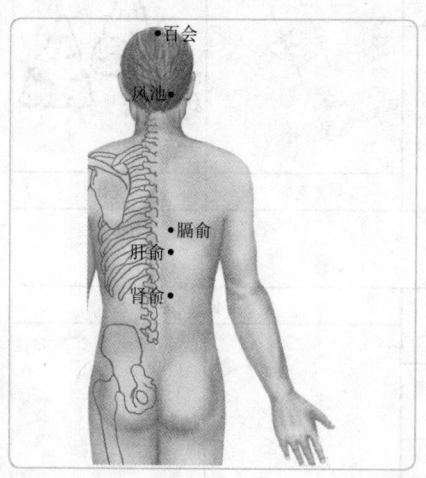
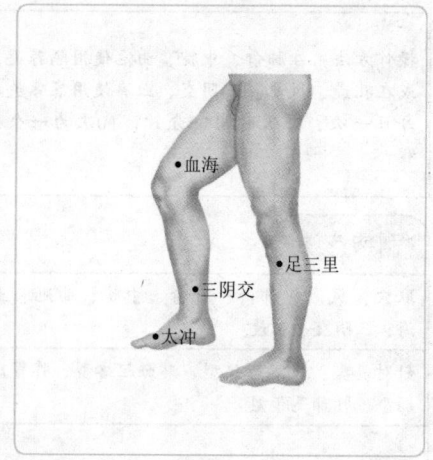

斑秃的家庭对症治疗

拔罐疗法

取穴：风池、膈俞、阿是穴、肝俞、肾俞、血海。

针对类型：肝肾不足型、气滞血瘀型。

操作方法：先闪罐再留罐。阿是穴闪罐20次，留罐于诸穴15～20分钟，隔日拔罐一次，10次为一个疗程。

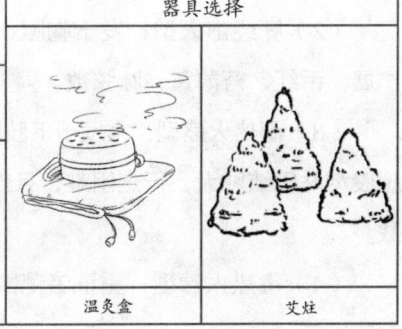

器具选择

玻璃罐　　　　旋拧式拔罐器

艾灸疗法

取穴：风池、膈俞、阿是穴、肝俞、肾俞、血海、太冲。

针对类型：肝肾不足型、气滞血瘀型。

操作方法：在阿是穴使用隔姜灸或用温灸盒于诸穴，每日1～2次，将皮肤灸至红润为度，10次为一个疗程。

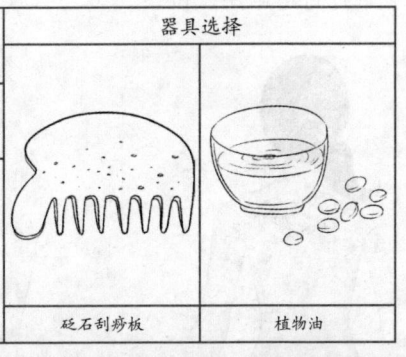

器具选择

温灸盒　　　　艾炷

刮痧疗法

取穴：百会、风池、膈俞、肝俞、肾俞、阿是穴、足三里、三阴交、太冲。

针对类型：肝肾不足型、血虚风燥型。

操作方法：应用面刮法刮拭膈俞至肾俞、百会、阿是穴、足三里，在风池、三阴交、太冲使用点按法，每日1～2次，10次为一个疗程。

器具选择

砭石刮痧板　　　　植物油

温馨提示

宜多吃含黏蛋白、骨胶质多的食物，如牛骨汤、排骨汤等。

丹毒

丹毒是皮肤及其网状淋巴管的急性炎症，好发于下肢和面部。临床表现为起病急，局部出现界限清楚的片状红疹，颜色鲜红，并稍隆起，压之退色，皮肤表面紧张炽热，迅速向四周蔓延，有烧灼样痛，伴高热畏寒及头痛等。丹毒虽以"毒"命名，却并不是由病毒感染引起的，而是由细菌感染引起的急性化脓性真皮炎症。病原菌是A族乙型溶血性链球菌，多由皮肤或黏膜破伤侵入，但亦可由血行感染。

1.中医分型及症状

（1）风热火炽型：见于头面、耳颈、臂膊等处，灼红，重则双目合缝，不能睁开，伴见口渴引饮，大便干结，舌红，苔薄黄，脉滑数。

（2）肝经郁火型：发于胸腹、腰背、胁肋、脐周等处，红肿，向四周扩展，舌红、苔薄黄，脉弦数。

（3）湿热火盛型：常发于下肢腿股、足背等处，红肿灼热，向上蔓延，腹股沟淋巴结肿大，行走困难，且伴纳少，渴不欲饮，舌红，苔黄腻，脉滑数。

（4）毒热入营型：重证者范围较大，可见神昏谵语、躁动不安、恶心呕吐等症。

2.治疗丹毒常用穴位

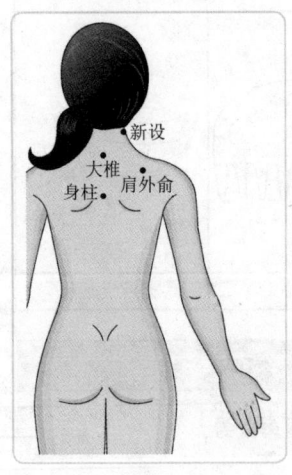
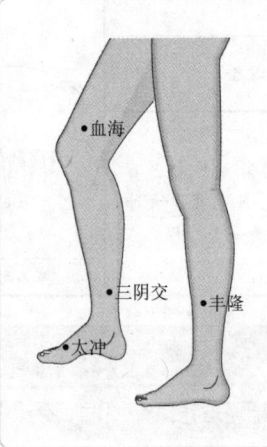
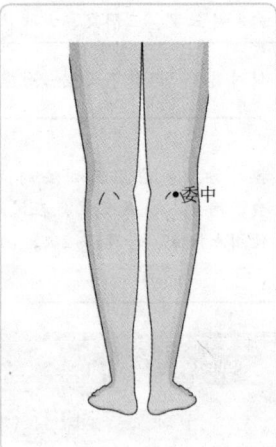

丹毒的家庭对症治疗

拔罐疗法

取穴：血海、丰隆、三阴交、太冲、委中。

针对类型：风热火炽型、肝经郁火型、湿热火盛型、毒热入营型。

操作方法：先闪罐再留罐。家里如果有三棱针，先用针刺破皮肤破损处，再留罐于该处（刺络拔罐）。皮肤破损处闪罐10次，留罐于诸穴15～20分钟，隔日拔罐一次，8次为一个疗程。该法适用于下肢丹毒。

器具选择

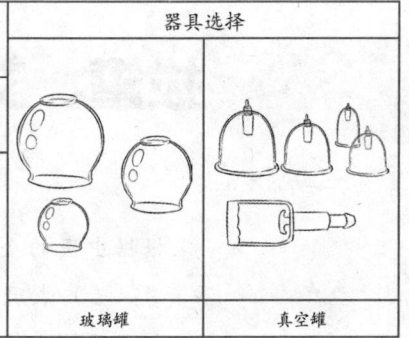

玻璃罐　　　　　　　真空罐

拔罐疗法

取穴：大椎、身柱、新设、肩外俞。

针对类型：风热火炽型、肝经郁火型、湿热火盛型、毒热入营型。

操作方法：选择先闪罐再留罐的方法，家里如果有三棱针，先用针刺破皮肤破损处，再留罐于该处（刺络拔罐）。每个穴位闪罐10次，留罐于诸穴15～20分钟，隔日拔罐一次，8次为一疗程。

器具选择

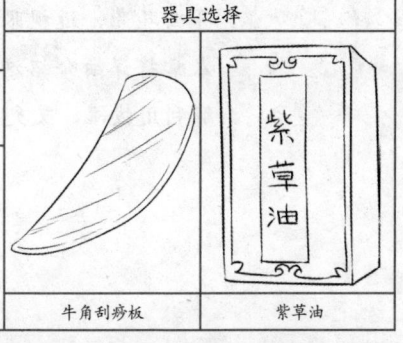

玻璃罐　　　　　　　真空罐

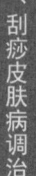

刮痧疗法

取穴：大椎、身柱、曲池、合谷、血海、阴凌泉。

针对类型：风热火炽型、肝经郁火型、湿热火盛型、毒热入营型。

操作方法：用面刮法刮拭背部督脉、大椎至身柱，反复刮拭30次，至皮肤出现紫红色痧点为度。每日刮拭一次，8次为一个疗程。

器具选择

紫草油

牛角刮痧板　　　　　　紫草油

温馨提示

禁忌一切发物、助湿食品及酒类、辛辣物，多饮开水。

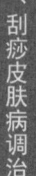

865

第七章　拔罐、艾灸、刮痧皮肤病调治法

第八章

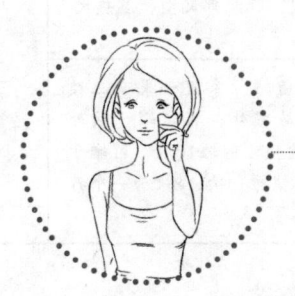

 # 拔罐、艾灸、刮痧五官疾病调治法

　　根据中医的全息理论，脸上的五官（口、眼、耳、鼻、舌）表现与人体的五脏（心、肝、脾、肺、肾）健康状况息息相关。五官疾病往往病因复杂、发病慢、病程长、复发率高，常见疾病包括慢性鼻炎、耳鸣耳聋、近视眼、慢性咽炎、复发性口腔溃疡等。本章将详细介绍这些常见病的中医分型、症状以及图解利用拔罐、艾灸、刮痧疗法在家庭中的对症治疗。

◆ **青光眼**

常用穴位：光明、肝俞、胆俞、太阳、太冲、四白

◆ **近视眼**

常用穴位：光明、三阴交、睛明、承泣

◆ **白内障**

常用穴位：风池、肝俞、肾俞、足三里

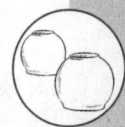

◆ **麦粒肿**

常用穴位：大椎、印堂、太阳、委中、阳白

◆ **慢性鼻炎**

常用穴位：迎香、手三里、合谷

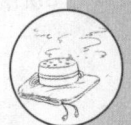

◆ **耳鸣耳聋**

常用穴位：听宫、耳门、肾俞、命门

◆ **牙痛**

常用穴位：合谷、阳谷、颊车、下关

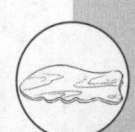

◆ **慢性咽炎**

常用穴位：天突、天容、大椎、肺俞

◆ **复发性口腔溃疡**

常用穴位：颊车、地仓、合谷、曲池、脾俞

青光眼

青光眼是一种发病迅速、危害性大，随时导致失明的常见疑难眼病。特征就是眼内压间断或持续性升高的水平超过眼球所能耐受的程度，从而给眼球各组织和视功能带来损害，导致视神经萎缩、视野缩小、视力减退。一旦患上青光眼，失明就只是时间的迟早而已，在急性发作期24～48小时即可完全失明。青光眼属双眼性病变，可双眼同时发病，或一眼起病，继发双眼失明。

1.中医分型及症状

（1）肝郁气滞型：黑睛雾状混浊，兼有情志不畅、眼胀、食少口苦、泛恶呕吐、舌红、舌苔黄、脉弦数。

（2）脾虚湿盛型：黑睛雾状混浊，眼珠坚硬如石兼头痛眼胀，干呕吐涎、食少神疲、四肢不温、舌淡苔薄、脉弦细。

（3）肝胆火盛型：黑睛呵气样混浊，视力骤降，兼恶心呕吐，便秘溲赤，烦躁口干。

2.治疗青光眼常用穴位

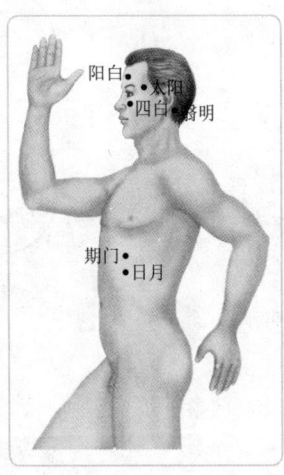
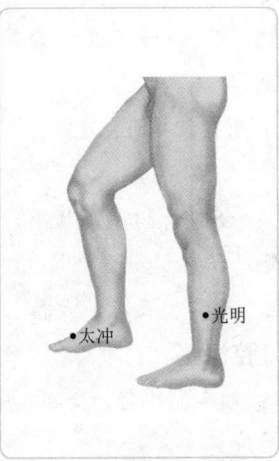
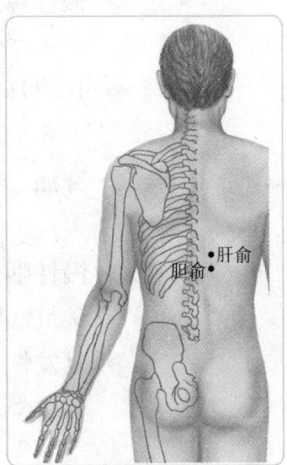

青光眼的家庭对症治疗

拔罐疗法

取穴：第一组，光明、肝俞、胆俞、翳明、太阳。第二组，太冲、期门、日月、阳白、四白。	**器具选择**
针对类型：肝郁气滞型、肝胆火盛型、脾虚湿盛型。	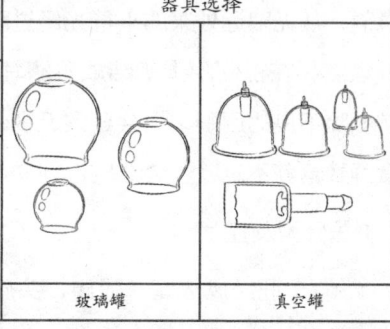
操作方法：先闪罐再留罐。期门、日月、肝俞闪罐20次，留罐于诸穴15~20分钟，隔日拔罐一次，10次为一个疗程。	玻璃罐　　　　　真空罐

艾灸疗法

取穴：第一组，光明、肝俞、胆俞、翳明、太阳。第二组，太冲、期门、日月、阳白、四白。	**器具选择**
针对类型：脾虚湿盛型、肝郁气滞型。	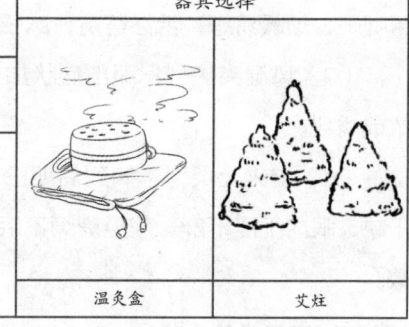
操作方法：使用温灸盒灸疗翳明、太阳、阳白、四白、太冲、期门、日月，或在肝俞、胆俞使用隔姜灸，每日一次，每次时间15分钟，10次为一个疗程。	温灸盒　　　　　艾炷

刮痧疗法

取穴：膀胱经（肝俞至肾俞）、期门、日月、阳白、四白、太阳、翳明、光明。	**器具选择**
针对类型：脾虚湿盛型、肝郁气滞型、肝胆火盛型。	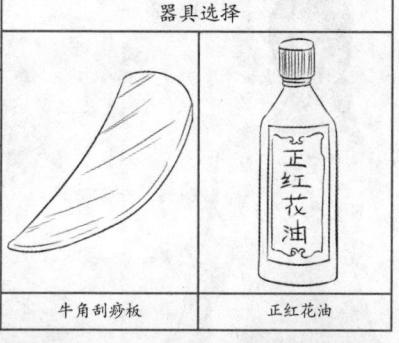
操作方法：应用面刮法刮拭膀胱经、期门、日月、阳白、四白、光明，在太阳、翳明使用点按法，每日1次，10次为一个疗程。	牛角刮痧板　　　正红花油

温馨提示

保持愉快的情绪、良好的睡眠。

869

第八章　拔罐、艾灸、刮痧五官疾病调治法

近视眼

　　近视眼也称短视眼，因为这种眼只能看近不能看远。患近视眼者，在休息时，从无限远处来的平行光经过眼的屈光系折光之后，在视网膜之前集合成焦点，在视网膜上则结成不清楚的像，远视力明显降低，但近视力尚正常。除不良的用眼习惯会导致近视外，营养跟不上或是食欲不好、挑食、厌食导致营养不足，也会造成近视。

1.中医分型及症状

　　（1）肝经风热型：眼痛、头痛、畏光流泪，抱轮红赤，睫状压痛，角膜后壁沉着物，房水混浊，或口干，舌红苔薄，脉弦数。

　　（2）肝胆火炽型：瞳神甚小，珠痛拒按，痛连眉棱，房水混浊，兼口苦咽干，烦躁易怒，舌红苔黄，脉弦数。

　　（3）风湿夹热型：眼部症状加头重胸闷，肢节酸痛，舌苔黄腻，脉弦数或濡数。

　　（4）虚火上炎型：病到后期已成慢性，红赤较轻或不红而时痛，瞳神干缺，眼内干涩不舒，兼见虚烦不眠，手足心热，舌燥咽干，舌质红，脉细数。

2.治疗近视眼常用穴位

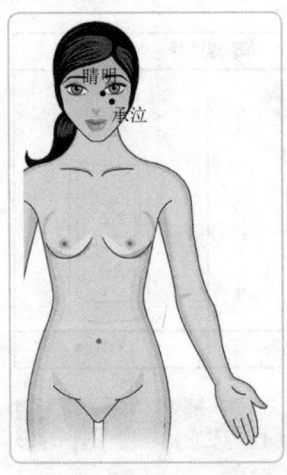
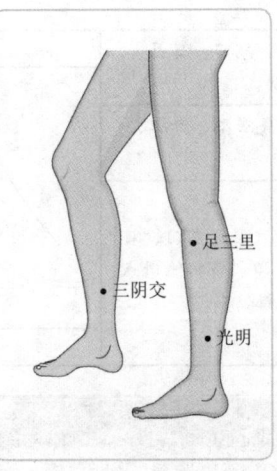
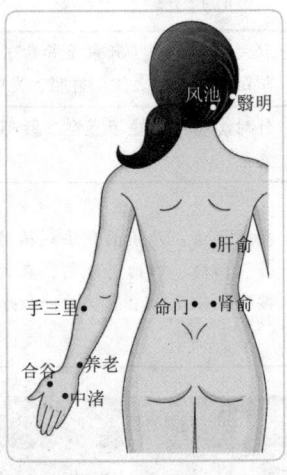

近视眼的家庭对症治疗

拔罐疗法

取穴：足三里、手三里、中渚、肝俞、肾俞、命门、光明、三阴交。

针对类型：肝经风热型、肝胆火炽型、风湿夹热型、虚火上炎型。

操作方法：先走罐再留罐，在膀胱经、足三里至光明区域皮肤走罐至皮肤发红，再留罐于诸穴15～20分钟，隔日拔罐一次，10次为一疗程。

器具选择	
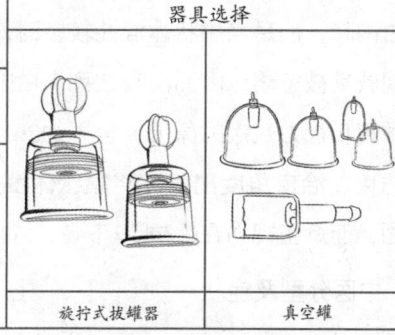	
旋拧式拔罐器	真空罐

艾灸疗法

取穴：足三里、手三里、中渚、养老、肝俞、命门。

针对类型：肝经风热型、虚火上炎型。

操作方法：在诸穴使用温灸盒，每日一次，每次15分钟，10次为一个疗程。

器具选择	
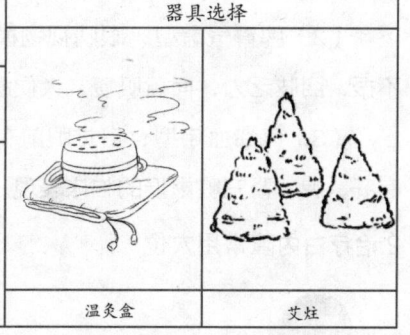	
温灸盒	艾炷

刮痧疗法

取穴：睛明、承泣、翳明、风池、肝俞、肾俞、合谷、足三里、光明、三阴交。

针对类型：肝经风热型、肝胆火炽型、风湿夹热型、虚火上炎型。

操作方法：刮痧用泻法，应用面刮法于诸穴，着重在合谷使用点按法，每两日一次，10次为一个疗程。

器具选择	
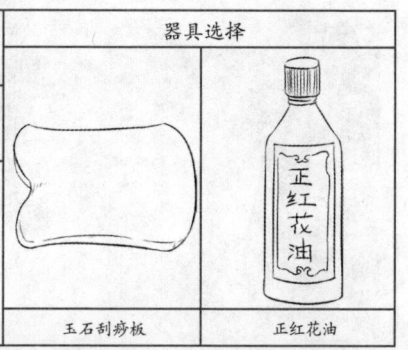	
玉石刮痧板	正红花油

温馨提示

还可多食具有健脾、养血、明目作用的紫菜蘑菇汤及花生、瓜子、枣泥膏。

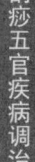

白内障

白内障是发生在眼球晶状体上的一种疾病，任何晶状体的混浊都可称为白内障，但是当晶状体混浊较轻时，没有明显地影响视力，从而很少被人发现或常被忽略，因而没有被列入白内障行列。根据调查，白内障是最常见的致盲和视力残疾的原因，世界约25%的人患有白内障。世界卫生组织从群体防盲、治盲角度出发，将晶状体发生变性和混浊变为不透明，以致影响视力，而矫正视力在0.7或以下者，才可归入白内障诊断范围。

1.中医分型及症状

（1）肝肾阴虚型：眼内有干涩感、视物昏花不明；或者失眠多梦、心烦意乱、头昏耳鸣、腰膝酸软；舌红、苔少、脉沉细。

（2）脾胃气虚型：眼睛视物模糊、昏暗，眼睑久视则无力；兼有食欲不振，四肢乏力，面黄肌瘦，大便溏泄，精神萎靡不振；苔薄白，脉细弱。

（3）气滞血瘀型：自觉眼前有一团黑影飘移不定，视力逐渐减退，兼有肝、脾、肾三脏虚损的临床表现。舌有瘀点、脉弦细。

2.治疗白内障常用穴位

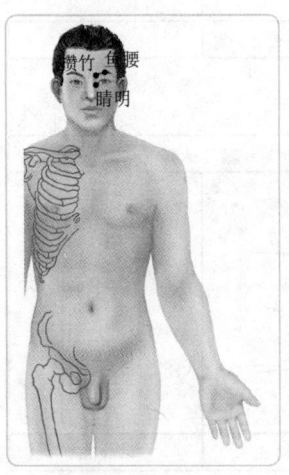
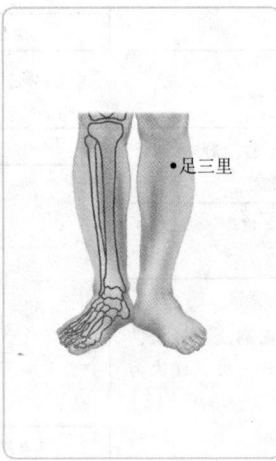
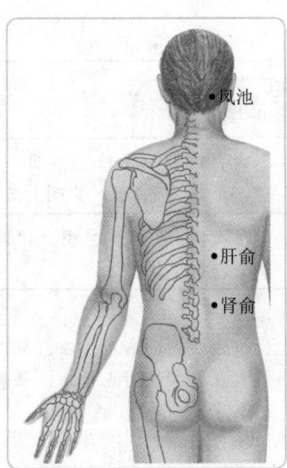

白内障的家庭对症治疗

拔罐疗法

	器具选择
取穴：风池、肝俞、肾俞、足三里。	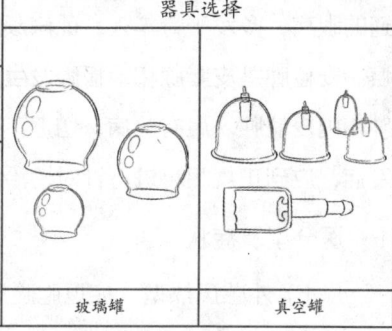
针对类型：肝肾阴虚型、气滞血瘀型。	
操作方法：先闪罐再留罐。肝俞闪罐20次，留罐于诸穴15～20分钟，隔日拔罐一次，10次为一个疗程。	玻璃罐　　真空罐

艾灸疗法

	器具选择
取穴：攒竹、鱼腰、风池、肝俞、肾俞、足三里。	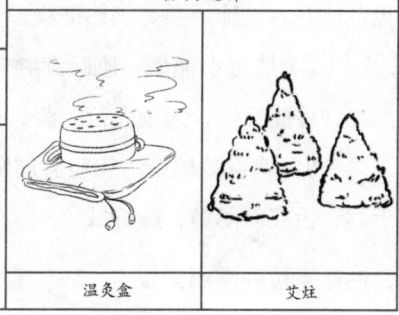
针对类型：脾胃气虚型。	
操作方法：在诸穴使用温灸盒灸疗，或在肝俞、肾俞使用隔姜灸，每日一次，时间以眼周感觉温热即可，10次为一个疗程。	温灸盒　　艾炷

刮痧疗法

	器具选择
取穴：睛明、攒竹、鱼腰、风池、肝俞、肾俞、足三里。	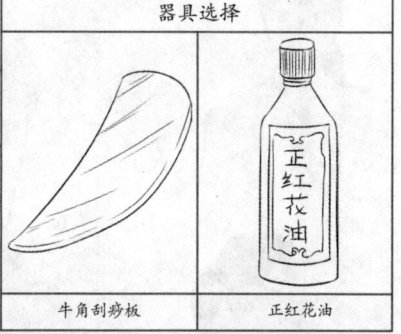
针对类型：肝肾阴虚型、气滞血瘀型。	
操作方法：应用面刮法刮拭攒竹、鱼腰、膀胱经、足三里，在睛明、风池使用点按法，每日一次，10次为一个疗程。	牛角刮痧板　　正红花油

温馨提示

多吃富含维生素C的食物，新鲜蔬菜（如番茄、菠菜、洋葱、大白菜、四季豆等）和水果（如草莓、橘子、柚、橙等）。

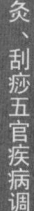

麦粒肿

　　麦粒肿又名睑腺炎，中医称其为土疳或土疡，俗称"针眼"，是一种普通的眼病，多发于青年人。此病顽固，而且容易复发，严重时可遗留眼睑疤痕。麦粒肿是皮脂腺和睑板腺发生急性化脓性感染的一种病症，分为外麦粒肿和内麦粒肿。患有此病，切记不可自行挤脓，以免引起眼眶蜂窝织炎等并发症，应到正规眼科进行针对性治疗，滴眼液或者手术。

1.中医分型及症状

　　（1）外感风热型：症见胞睑局部轻度红肿热痛，病变较为局限，触之局部有硬结及触痛，常以近眦部为多。初起微痒微肿，继而赤痛拒按，轻者数日内自行消散，重者数日后溃破排脓始愈。一般无明显全身症状，重则兼见发热恶寒、脉浮数等表热证候。

　　（2）热毒炽盛型：胞睑红肿热痛明显，或肿连颧额，或白睛肿胀，局部红肿疼痛拒按，入夜尤甚。兼见身热，大便秘结，舌红，脉弦数。

　　（3）脾胃蕴热型：麦粒肿屡发或红肿经久难消，或见面色少华，倦怠乏力，舌红苔薄黄，脉细数。

2.治疗麦粒肿常用穴位

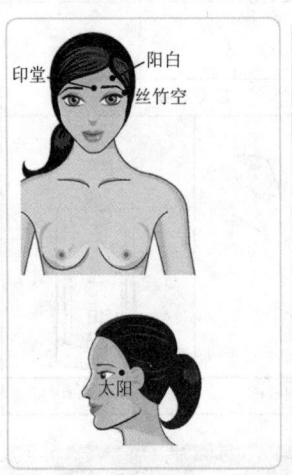
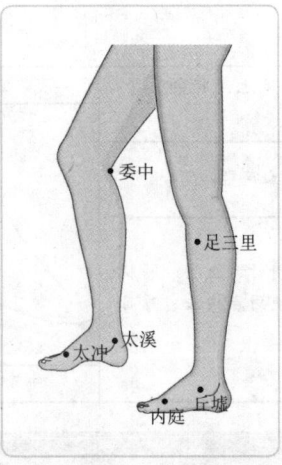
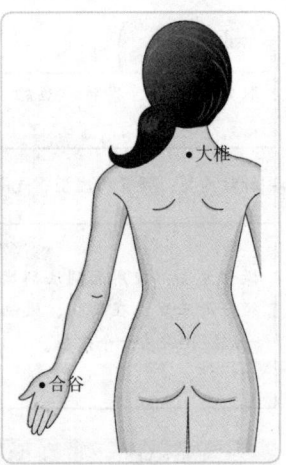

麦粒肿的家庭对症治疗

拔罐疗法

	器具选择
取穴：大椎、印堂、太阳、委中、阳白。	
针对类型：热毒炽盛型、脾胃蕴热型、外感风热型。	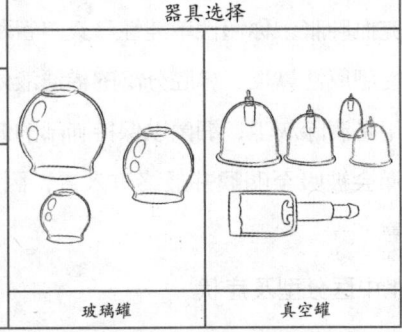
操作方法：先刺血再留罐。在特定穴位上刺血，再留罐于诸穴15~20分钟，隔日拔罐一次，10次为一个疗程。	
	玻璃罐　真空罐

艾灸疗法

	器具选择
取穴：第一组，合谷、丘墟、太溪、太冲。第二组，攒竹、丝竹空、印堂、足三里。	
针对类型：外感风热型、脾胃蕴热型。	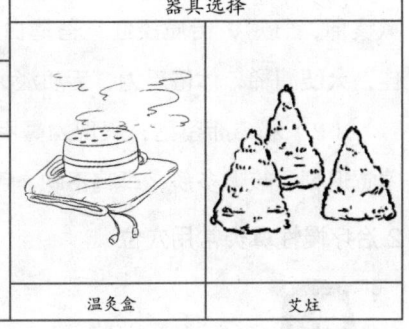
操作方法：在诸穴使用温灸盒灸疗，或在合谷、足三里使用隔蒜灸，两组穴位交替使用，隔日一次，每次时间15分钟，10次为一个疗程。	
	温灸盒　艾炷

刮痧疗法

	器具选择
取穴：攒竹、丝竹空、合谷、内庭、大椎。	
针对类型：外感风热型、热毒炽盛型。	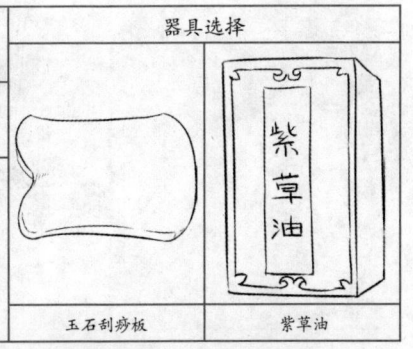
操作方法：刮痧用泻法，应用面刮法刮拭攒竹、丝竹空、内庭、大椎，在合谷使用点按法，隔日一次，15次为一个疗程。	
	玉石刮痧板　紫草油

温馨提示

在脓头未形成之前可做热敷，以促进化脓，炎症轻的也可在热敷后完全消失。

慢性鼻炎

慢性鼻炎是位于鼻腔黏膜和黏膜下层的慢性炎症，表现为鼻黏膜的慢性充血肿胀，称慢性单纯性鼻炎。若发展为鼻黏膜和鼻甲骨的增生肥厚，称慢性肥厚性鼻炎。鼻腔分泌的稀薄液体样物质被称为鼻涕或者鼻腔分泌物，作用是清除灰尘、细菌以保持肺部的健康。通常情况下，混合细菌和灰尘的鼻涕会被吸至咽喉并最终进入胃，因其分泌量很少，一般不会引起人们的注意。

1.中医分型及症状

（1）肺脾气虚型：表现为鼻黏膜及鼻甲肿胀，色淡或淡红，交替性鼻塞，时轻时重，流稀涕，遇寒加重，头部微胀不适。偏于肺气虚者，兼见咳嗽痰稀，气短，舌质淡红，苔薄白，脉浮缓；偏于脾气虚者，兼见食欲欠佳，大便溏稀，体倦乏力，舌质淡，苔白腻，脉缓弱。

（2）邪毒滞留型：表现为鼻甲肿胀色暗，鼻塞涕多，或黄稠或黏白，嗅觉迟顿，咳嗽多痰，耳鸣不聪。舌质红或有瘀点，脉弦细。

2.治疗慢性鼻炎常用穴位

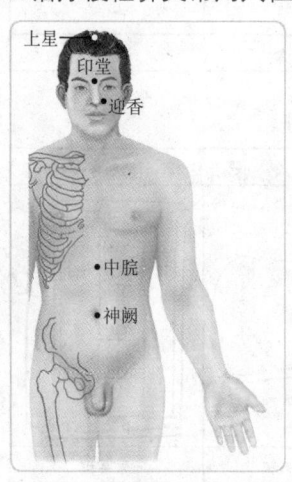
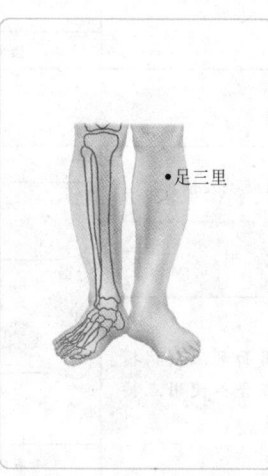
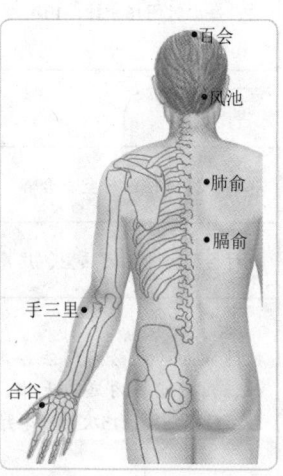

慢性鼻炎的家庭对症治疗

拔罐疗法

取穴：迎香、印堂、神阙、中脘、肺俞、膈俞、足三里。

针对类型：肺脾气虚型、邪毒滞留型。

操作方法：先走罐再留罐。膀胱经（肺俞至膈俞）走罐至皮肤发红，再留罐于诸穴15～20分钟，隔日拔罐一次，10次为一个疗程。

器具选择

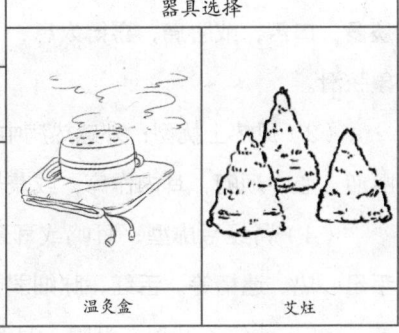

| 玻璃罐 | 旋拧式拔罐器 |

艾灸疗法

取穴：上星、迎香、手三里、合谷、膈俞、风池。

针对类型：邪毒滞留型。

操作方法：在诸穴使用温灸盒灸疗，或在合谷、手三里使用隔蒜灸，每日一次，每次15分钟，皮肤不感觉灼热即可，10次为一个疗程。

器具选择

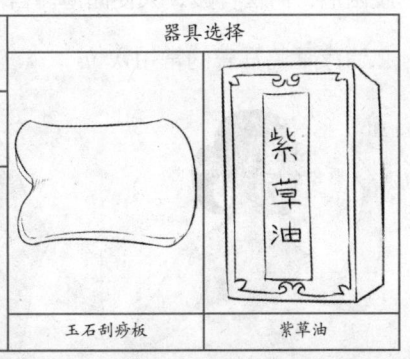

| 温灸盒 | 艾炷 |

刮痧疗法

取穴：迎香、印堂、百会、神阙、中脘、肺俞、膈俞、足三里。

针对类型：肺脾气虚型、邪毒滞留型。

操作方法：刮痧用泻法，应用面刮法刮拭任脉（印堂至百会、中脘至神阙）、膀胱经（肺俞至膈俞）、足三里，在迎香、中脘使用点按法，每两日一次，10次为一个疗程。

器具选择

| 玉石刮痧板 | 紫草油 |

温馨提示

不宜吃萝卜、羊肉、肥肉、蟹、田螺、河蚌、海味及多盐食物，宜吃山药、蜂蜜等。

第八章　拔罐、艾灸、刮痧五官疾病调治法

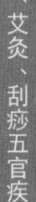

耳鸣耳聋

耳鸣是指病人自觉耳内鸣响，如闻蝉声，或如潮声；耳聋是指不同程度的听觉减退，甚至消失。耳鸣可伴有耳聋，耳聋亦可由耳鸣发展而来。二者的临床表现和伴发症状虽有不同，但在病因病机上有许多相似之处，均与肾有密切的关系。

1.中医分型及症状

（1）肝胆火盛型：突然耳鸣或耳聋，头痛面赤，口苦咽干，心烦易怒，怒则更甚，或夜寐不安，胸胁胀闷，大便秘结，小便短赤。舌质红，苔黄，脉多弦数。

（2）痰火郁结型：两耳蝉鸣，时轻时重，有时闭塞如聋，胸中烦闷，痰多，口苦，或胁痛，喜得太息，耳下胀痛，二便不畅。舌苔薄黄而腻，脉象弦滑。

（3）风热上扰型：外感热病中，出现耳鸣，或耳聋，伴见头痛、眩晕、呕逆、心中烦闷，耳内作痒，或兼热身痛等表证。苔薄白腻，脉浮或弦滑。

（4）肾经亏虚型：耳鸣或耳聋，多兼见眩晕、腰酸膝软、颧赤口干、手足心热、遗精等。舌红，脉细弱或尺脉虚大。

（5）清气不升型：耳鸣、耳聋，时轻时重，休息暂减，烦劳则加，四肢困倦，劳怯神疲，大便溏薄。苔薄白腻，脉细弱。

2.治疗耳鸣耳聋的常用穴位

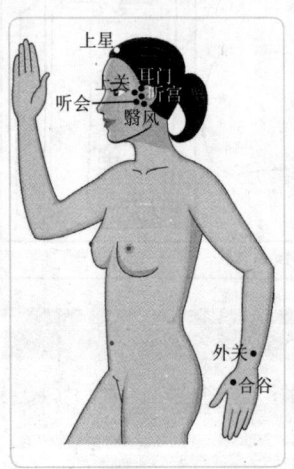
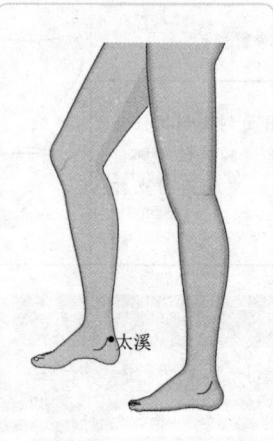
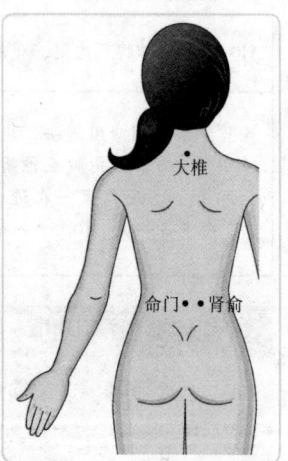

耳鸣耳聋的家庭对症治疗

拔罐疗法

取穴：听宫、耳门、翳风、外关、大椎、合谷、肾俞、命门、太溪。	器具选择
针对类型：风邪外袭型、肝胆火盛型、痰火郁结型、瘀阻宗脉型、肝肾亏损型。	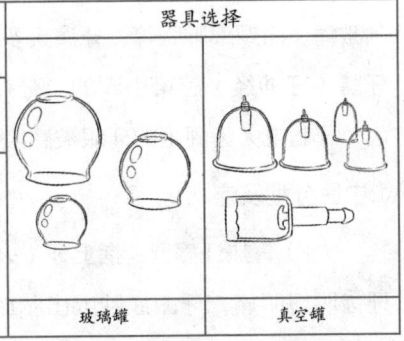
操作方法：先闪罐再留罐。在大椎至命门、肾俞闪罐15次，再留罐于诸穴15～20分钟，隔日拔罐一次，10次为一个疗程。	玻璃罐　真空罐

艾灸疗法

取穴：听会、耳门、上星、翳风、上关、肾俞。	器具选择
针对类型：中气不足型、阴血亏损型、肝肾亏损型。	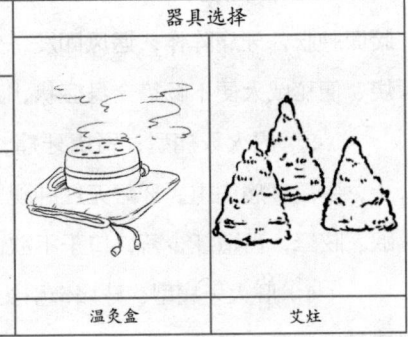
操作方法：在诸穴使用温灸盒灸疗，或在肾俞使用隔姜灸，每日一次，每次15分钟，皮肤感觉温热即可，10次为一个疗程。	温灸盒　艾炷

刮痧疗法

取穴：听会、耳门、上星、翳风、上关、肾俞、大椎、命门。	器具选择
针对类型：风邪外袭型、肝胆火盛型、痰火郁结型、瘀阻宗脉型、肝肾亏损型。	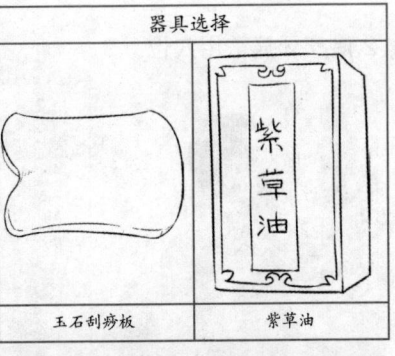
操作方法：刮痧用泻法，应用面刮法刮拭耳门、听会、阳维、翳风、上关、督脉（大椎至命门）、肾俞，在听会、上星使用点按法，每两日一次，10次为一个疗程。	玉石刮痧板　紫草油

温馨提示

长期食用木耳瘦肉汤、紫菜萝卜汤有助于改善听力。

第八章　拔罐、艾灸、刮痧五官疾病调治法

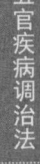

牙痛

　　牙痛，是口腔科牙齿疾病最常见的症状之一，表现为牙龈红肿、遇冷热刺激痛、面颊部肿胀等。牙痛大多是由牙龈炎、牙周炎、蛀牙或折裂牙导致牙髓（牙神经）感染引起的。牙痛属于牙齿毛病的外在反映，有可能是龋齿、牙髓或犬齿周围的牙龈被感染，也可能由鼻窦炎引发。

1.中医分型及症状

　　（1）胃热牙痛型：指上牙（火牙）痛，疼痛比较剧烈，呈持续性锐痛，牙齿明显叩痛，牙龈红肿或出脓血，肿连腮颊，有时咀嚼、张口困难，头痛，得冷痛减；口渴口臭，溲赤便秘，舌红苔黄燥，脉弦数或洪数或滑数。

　　（2）风热侵袭型：牙龈红肿，淋巴肿痛，牙根钻心疼，牙齿碰不得，脸面肿胀，牙痛阵作，遇风即发，受热加重，一般伴有舌苔黄厚、口苦、发烧、便秘或大便不畅等全身症状，脉浮数或脉弦。

　　（3）虚火牙痛型：肾虚牙痛，疼不明显，时间较长，牙隐痛，时作时止，午后疼痛加重。牙龈无红肿现象，咬物无力；腰膝酸软，五心烦热，失眠、眩晕，舌嫩红少苔，口干不欲饮，脉细数。

　　（4）肝火牙痛型：牙痛牵引头痛，情绪波动时发作或加重，全身常伴有口苦、目赤、耳鸣、胁痛、烦躁易怒、舌红苔黄、脉数有力等症状，冷热皆痛。

2.治疗牙痛常用穴位

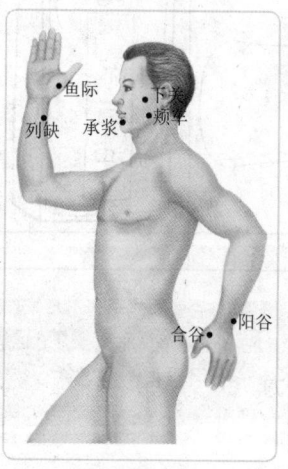
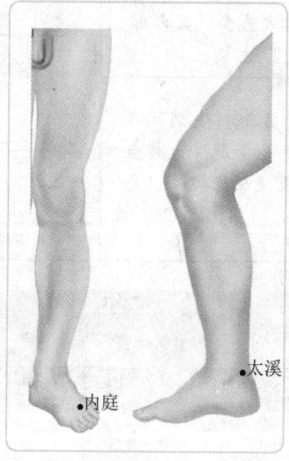
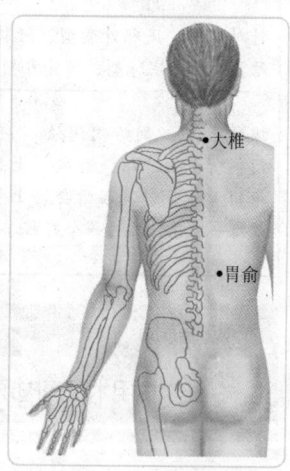

牙痛的家庭对症治疗

拔罐疗法

取穴：颊车、下关、合谷、内庭、大椎、胃俞。	器具选择	
针对类型：风热牙痛型、胃热牙痛型、虚火牙痛型。	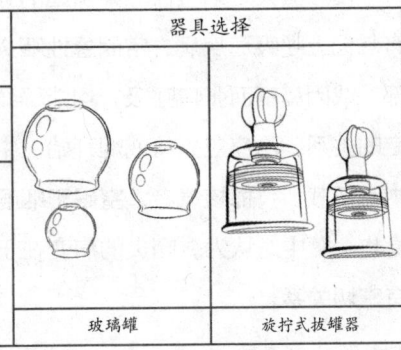	
操作方法：先闪罐再留罐。大椎、胃俞闪罐15次，再留罐于诸穴15～20分钟，每日拔罐一次，3次为一个疗程。	玻璃罐	旋拧式拔罐器

艾灸疗法

取穴：合谷、承浆、列缺、太溪、鱼际、阳谷。	器具选择	
针对类型：胃热牙痛型、虚火牙痛型。	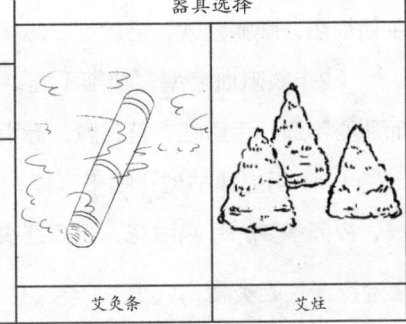	
操作方法：诸穴均可使用雀啄灸进行灸疗，也可在合谷、列缺上使用隔蒜灸，每日一次，每次时间15分钟，3次为一个疗程。	艾灸条	艾炷

刮痧疗法

取穴：颊车、下关、合谷、内庭、大椎、胃俞。	器具选择	
针对类型：风热牙痛型、胃热牙痛型、虚火牙痛型。	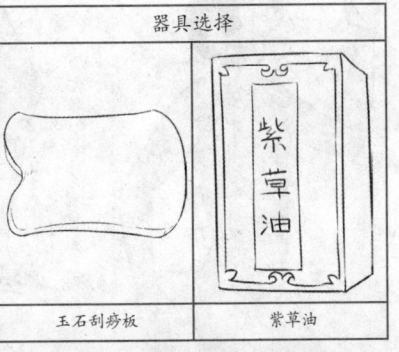	
操作方法：刮痧用泻法，应用面刮法刮拭颊车、下关、内庭、大椎、胃俞，在合谷使用点按法，每日一次，3次为一个疗程。	玉石刮痧板	紫草油

温馨提示

　　脾气急躁、容易动怒会诱发牙痛，故宜心胸豁达，保持情绪宁静。

慢性咽炎

　　慢性咽炎是指慢性感染引起的弥漫性咽部病变，多发生于成年人，常伴有其他上呼吸道疾病，常因急性咽炎反复发作。鼻炎、鼻窦炎的脓液刺激咽部，或因鼻塞而张口呼吸，均能导致慢性咽炎的发生。慢性咽炎与吸烟有一定的关系，治疗应先从戒烟开始。中医称慢性咽炎为"梅核气"，中医书籍中有记载："梅核气者，窒碍于咽喉之间，咯之不出，咽之不下，核之状者是也。"中医认为，咽炎的病变在于咽喉，但其病理形成与肺、肝、胃、肾有密切关系。

1.中医分型及症状

　　（1）阴虚火炎型：咽部不适，痛势隐隐，有异物感，黏痰量少，伴有午后烦热，腰腿酸软，舌质红，脉象细数。

　　（2）痰阻血瘀型：咽部干涩，痛呈刺痛，咽肌膜深红，常因频频清嗓而恶心不适。舌质红，苔黄腻，脉滑而数。

　　（3）阴虚津枯型：咽干甚痒，灼热燥痛，饮水后痛可暂缓，异物感明显，夜间多梦，耳鸣眼花。舌质红少津，脉细数。

2.治疗慢性咽炎常用穴位

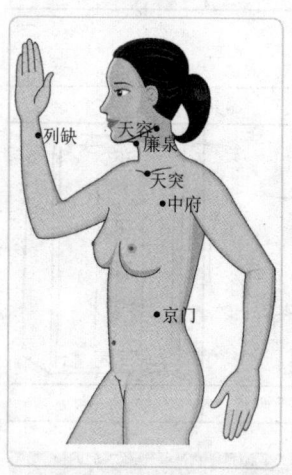
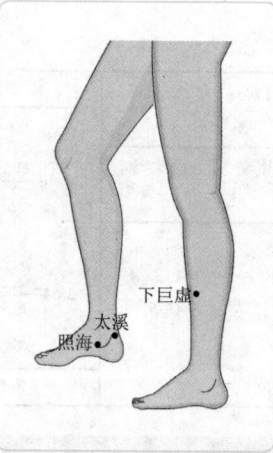
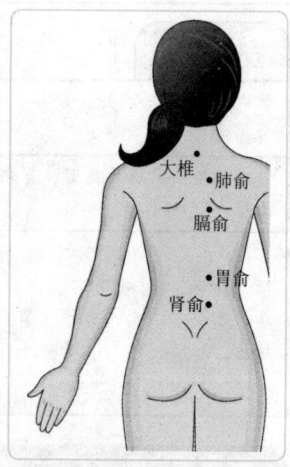

慢性咽炎的家庭对症治疗

拔罐疗法

取穴：天突、大椎、肾俞、下巨虚、肺俞、胃俞、照海。

针对类型：阴虚火炎型、痰阻血瘀型、阴虚津枯型。

操作方法：先走罐再留罐。膀胱经（肺俞至膈俞）或经络上走罐再留罐于诸穴15~20分钟，隔日拔罐一次，10次为一个疗程。

器具选择	
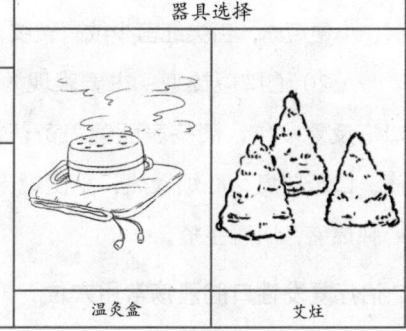	
旋拧式拔罐器	真空罐

艾灸疗法

取穴：第一组，列缺、中府、京门、天容、廉泉。第二组，太溪、天容、肺俞、膈俞、肾俞。

针对类型：痰阻血瘀型、阴虚火炎型。

操作方法：诸穴均可使用温灸盒灸疗，在天容、肺俞使用隔蒜灸，两组穴位交替使用，隔日一次，每次15分钟，10次为一个疗程。

器具选择	
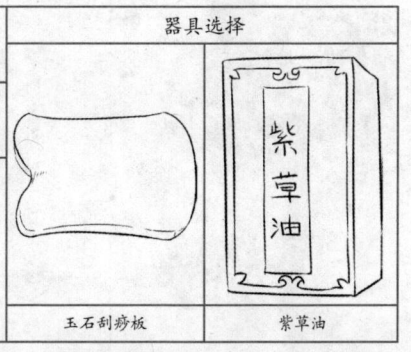	
温灸盒	艾炷

刮痧疗法

取穴：天突、大椎、肾俞、下巨虚、肺俞、胃俞、照海。

针对类型：阴虚火炎型、阴虚津枯型。

操作方法：刮痧用泻法，应用面刮法刮拭膀胱经（肺俞至肾俞）大椎、照海、下巨虚，着重在天突使用点按法，隔日一次，10次为一个疗程。

器具选择	
玉石刮痧板	紫草油

温馨提示

可配合饮用药茶，如清音茶、罗汉果茶。

复发性口腔溃疡

复发性口腔溃疡又称为复发性阿弗他溃疡或复发性阿弗他口炎，以口腔黏膜各部位反复发生的溃疡为特征，病因不明，但无传染性。因灼痛明显故被冠以希腊文"阿弗他（灼痛）"。溃疡发作轻者数月一次，重者连续发作，此起彼伏，无间歇期。该病妨碍饮食及言语，影响患者的生活质量，好发于唇、舌、颊、软腭等角化差的部位。各国流行病学调查显示，每5个人中至少有1人患过口腔溃疡。

1.中医分型及症状

（1）虚火上炎型：主要表现为口疮反复发作，疼痛不堪，溃疡表面覆盖白苔，中间基底部凹陷，四周略隆起，色不红，气短乏力，烦热颧红，口干不渴，小便短赤，舌尖红苔少或有裂纹，脉略细数。证属肝肾不足，虚火上扰。

（2）心脾蕴热型：主要表现为舌尖、舌边、舌面，或齿龈，或两颊部口疮反复发作，溃疡表面覆盖黄苔，中间基底部凹陷，四周隆起，红肿热痛，口苦口臭，心烦燥热，小便短赤，大便秘结。舌红苔黄，脉弦滑。证属心脾热盛，肌腐生疮。

2.治疗复发性口腔溃疡常用穴位

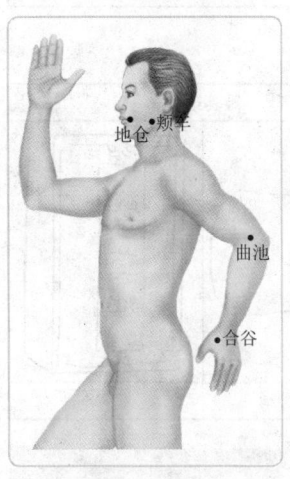
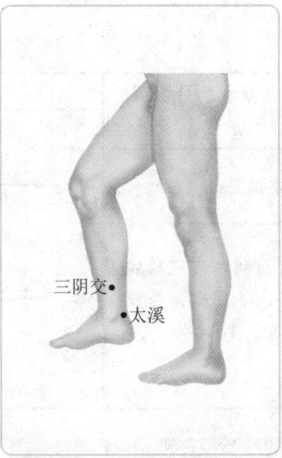
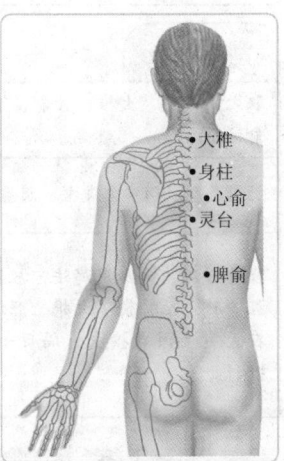

复发性口腔溃疡的家庭对症治疗

拔罐疗法

取穴：大椎、身柱、灵台、心俞、颊车、地仓、合谷、曲池、三阴交、太溪。

针对类型：虚火上炎型、心脾蕴热型。

操作方法：先闪罐再留罐。在督脉（大椎至灵台）、心俞闪罐15次，再留罐于诸穴15～20分钟，隔日拔罐一次，15次为一个疗程。

器具选择	
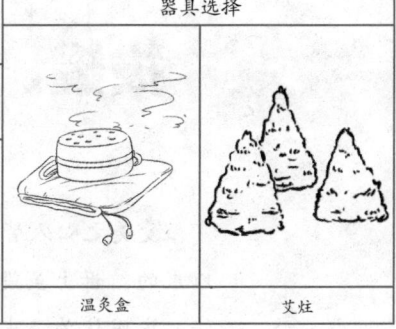	
玻璃罐	真空罐

艾灸疗法

取穴：第一组，大椎、颊车、三阴交、太溪。第二组，身柱、脾俞、地仓、三阴交。

针对类型：心脾蕴热型。

操作方法：在诸穴均可使用温灸盒灸疗，或在大椎、三阴交使用隔蒜灸，两组穴位交替使用，隔日一次，每次时间15分钟，10次为一个疗程。

器具选择	
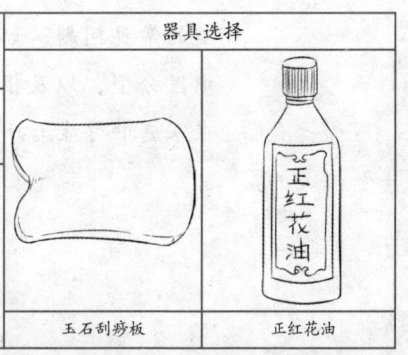	
温灸盒	艾炷

刮痧疗法

取穴：大椎、身柱、灵台、心俞、脾俞、颊车、地仓、合谷、曲池、三阴交、太溪。

针对类型：虚火上炎型、心脾蕴热型。

操作方法：刮痧用泻法，应用面刮法刮拭督脉（大椎至灵台）、脾经（三阴交至太溪）、膀胱经（心俞至脾俞）、地仓至颊车区域皮肤，着重在曲池、合谷、三阴交使用点按法，隔日一次，15次为一个疗程。

器具选择	
玉石刮痧板	正红花油

温馨提示

多吃一些新鲜蔬菜、水果和富含维生素的食物。

第九章

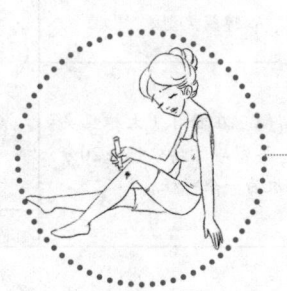

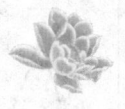

拔罐、艾灸、刮痧美容养颜法

爱美之心人皆有之，青春永驻更是爱美女性梦寐以求的。世上虽没有长生不老药，但有延缓衰老的方法。中医认为，皮肤问题乃是饮食失节、气血失调、肾虚、脾胃失调等原因所致。本章将介绍各种影响美观的常见问题，如粉刺、雀斑、酒渣鼻、肥胖症等的中医分型，以及根据图解应用拔罐、艾灸、刮痧疗法在家庭中对症治疗。

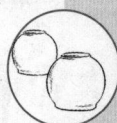
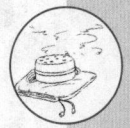
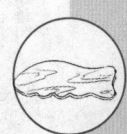

抗衰老

　　衰老是生物随着时间的推移，自发的必然过程，是复杂的自然现象，表现为结构的退行性变和机能的衰退，适应性和抵抗力减退。生理学中，把衰老看作从受精卵开始一直进行到老年的个体发育史。病理学上，衰老是应激和劳损、损伤和感染、免疫反应衰退、营养失调、代谢障碍以及疏忽和滥用药物积累的结果。而社会学中，衰老是个人对新鲜事物失去兴趣，超脱现实，喜欢怀旧。

1.中医分型及症状

　　（1）肾虚型：眩晕耳鸣，失眠健忘，发脱齿摇，腰膝酸软，畏寒肢冷。

　　（2）心脾气虚型：神疲乏力，心悸气短，动则汗出，食欲减退。

2.抗衰老常用穴位

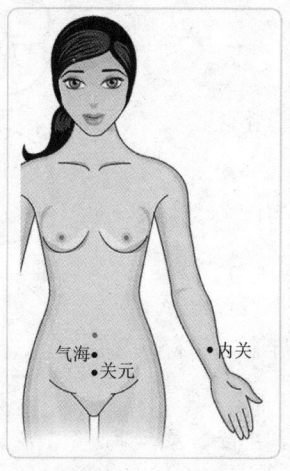
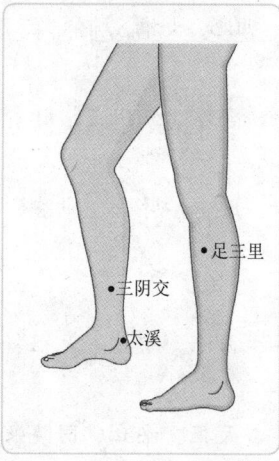
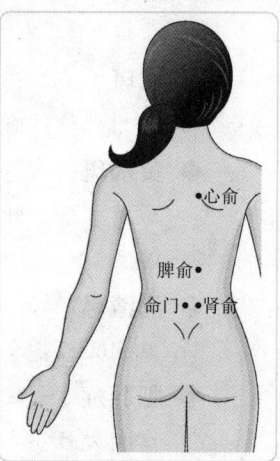

衰老的家庭对症治疗

拔罐疗法

取穴：关元、气海、内关、三阴交、足三里、肾俞、命门、太溪。

针对类型：肾虚型。

操作方法：先闪罐再留罐。在肾俞、命门上闪罐至皮肤发红，再留罐于诸穴15～20分钟，隔日拔罐一次，15次为一个疗程。

器具选择

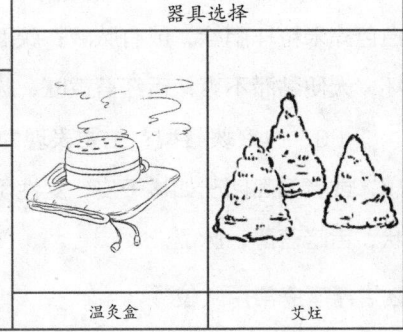

| 玻璃罐 | 旋拧式拔罐器 |

艾灸疗法

取穴：关元、气海、内关、三阴交、足三里、脾俞、心俞。

针对类型：心脾两虚型。

操作方法：在诸穴使用温灸盒灸疗，或在脾俞、丰隆使用隔姜灸，隔日一次，每次15分钟，15次为一个疗程。

器具选择

| 温灸盒 | 艾炷 |

刮痧疗法

取穴：关元、气海、内关、三阴交、足三里、心俞、脾俞、肾俞。

针对类型：肾虚型、心脾两虚型。

操作方法：刮痧用补法，应用面刮法刮拭膀胱经（心俞至肾俞）、任脉（气海至关元）、足三里，在内关、三阴交使用点按法，隔日一次，15次为一个疗程。

器具选择

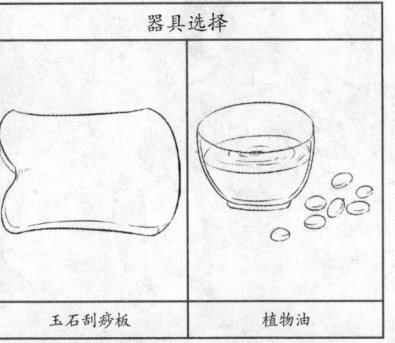

| 玉石刮痧板 | 植物油 |

温馨提示

"生命在于运动"，运动是保持健康、延缓衰老的有效措施之一。

第九章　拔罐、艾灸、刮痧美容养颜法

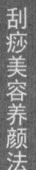

痤疮

痤疮是美容皮肤科最常见的病种之一，多发于青春期，通常好发于面部、颈部、胸背部、肩膀和上臂。临床以白头粉刺、黑头粉刺、炎性丘疹、脓疱、结节、囊肿等为主要表现。除儿童外，人群中有80%～90%的人患该病或曾经患过该病（包括轻症在内）。痤疮是发生在毛囊皮脂腺的慢性皮肤病，发生的因素多种多样，其中最直接的因素是毛孔堵塞。

1.中医分型及症状

（1）肺经蕴热型：主要表现为粉刺初起，红肿疼痛，面部瘙痒，可有口干，小便黄，大便干燥，舌红苔黄，脉象浮数。

（2）脾胃湿热型：主要表现为粉刺此起彼伏，连绵不断，可以挤出黄白色碎米粒样脂栓，或有脓液；颜面出油光亮，伴有口臭口苦，食欲时好时坏，大便黏滞不爽，舌红苔黄腻，脉弦数治疗以清利湿热为主。

（3）血瘀痰凝型：主要表现为痤疮日久，质地坚硬难消，触压有疼痛感，或者颜面凹凸如橘子皮，女性可有月经量少、痛经、经期痤疮加重等症状，舌暗苔薄，脉涩。

2.治疗痤疮常用穴位

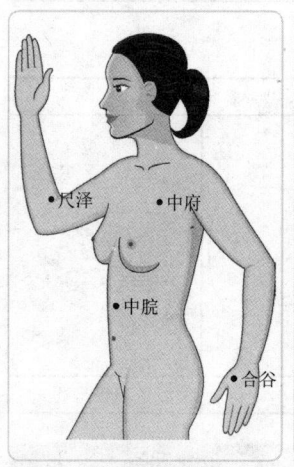 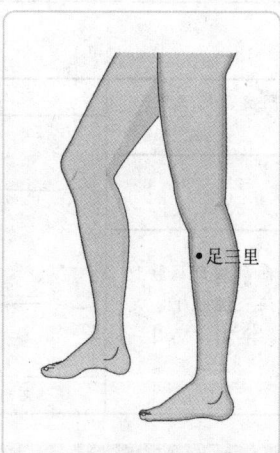 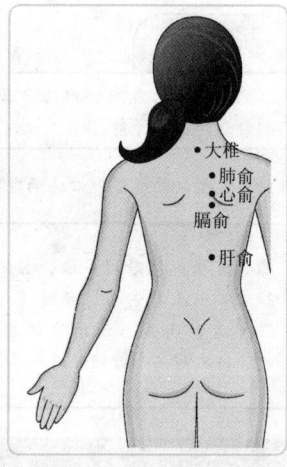

痤疮的家庭对症治疗

拔罐疗法

取穴：大椎、肺俞、膈俞、心俞、肝俞、中府、中脘、足三里。

针对类型：肺经蕴热型、脾胃湿热型、血瘀痰凝型。

操作方法：先走罐再留罐。在膀胱经（肺俞至膈俞）上走罐至皮肤发红，再留罐于诸穴15~20分钟，隔两日拔罐一次，10次为一个疗程。

器具选择

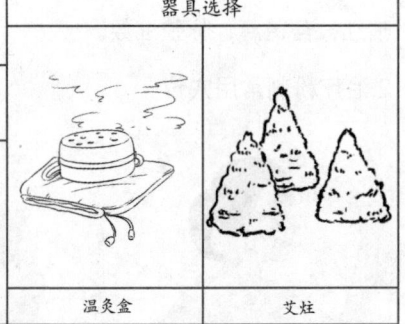

玻璃罐　　　　　　　旋拧式拔罐器

艾灸疗法

取穴：第一组，尺泽、肺俞、膈俞、胃俞。第二组，中府、足三里、中脘、合谷。

针对类型：肺经蕴热型、脾胃湿热型。

操作方法：在诸穴使用温灸盒灸疗，或在膈俞、胃俞使用隔姜灸，每日一次，每次15分钟，10次为一个疗程。

器具选择

温灸盒　　　　　　　艾炷

刮痧疗法

取穴：大椎、肺俞、膈俞、心俞、肝俞、中府、中脘、足三里。

针对类型：肺经蕴热型、脾胃湿热型、血瘀痰凝型。

操作方法：刮痧用泻法，应用面刮法刮拭膀胱经（肺俞至肝俞）、大椎、中脘、足三里，在中府、中脘使用点按法，每两日一次，10次为一个疗程。

器具选择

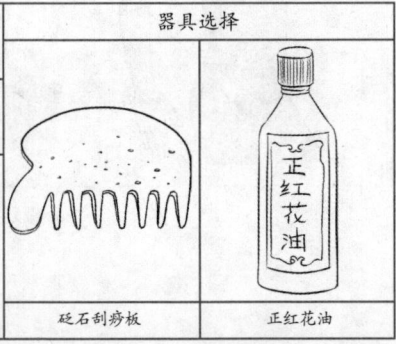

砭石刮痧板　　　　　正红花油

温馨提示

禁止使用医用酒精，即浓度为75%的乙醇擦洗面部。

粉刺

　　粉刺是青春期男女常见的一种毛囊及皮脂腺的慢性炎症，又称"青春痘"，古代称之为"肺风粉刺"。好发于颜面、胸背等处，可形成黑头粉刺、丘疹、脓疱、结节等，常伴有皮脂溢出。

1.中医分型及症状

　　（1）外感风热型：多以丘疹损害为主，可有脓疱、结节、囊肿等，苔薄黄，脉数。

　　（2）脾胃湿热型：多有颜面油腻不适，皮疹有脓疱、结节、囊肿等，伴有便秘，苔黄腻，脉濡数。

　　（3）任冲不调型：病情与月经周期有关，可伴有月经不调、痛经，舌暗红，苔黄薄，脉弦细数。

2.治疗粉刺常用穴位

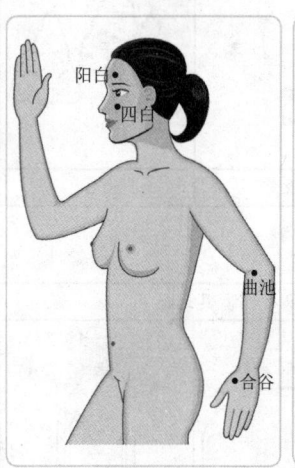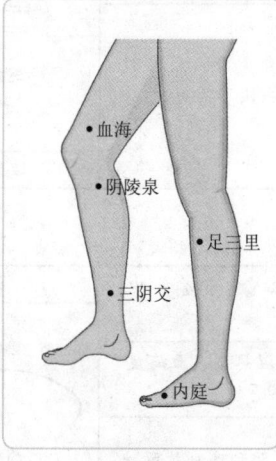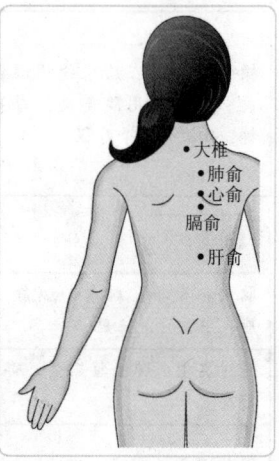

粉刺的家庭对症治疗

拔罐疗法

取穴：合谷、曲池、阳白、四白、肺俞、足三里、三阴交、阴陵泉。	器具选择
针对类型：脾胃湿热型、外感风热型。	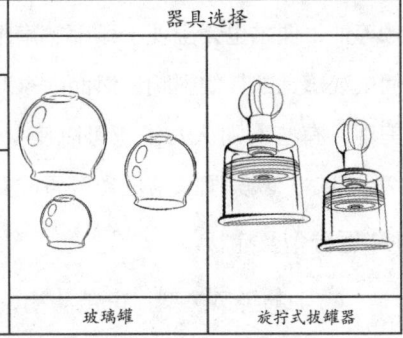
操作方法：先背部走罐再留罐。在肺俞走罐至皮肤有红痧点，再留罐15～20分钟，隔两日拔罐一次，10次为一个疗程。	玻璃罐　　　　　旋拧式拔罐器

艾灸疗法

取穴：合谷、阳白、四白、血海、三阴交、曲池、肺俞。	器具选择
针对类型：任冲不调型。	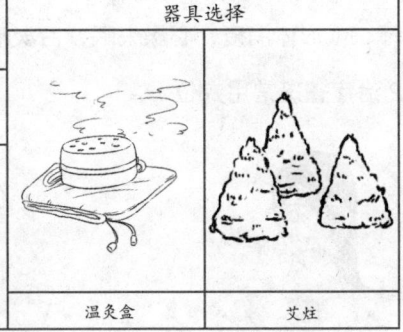
操作方法：在诸穴使用温灸盒灸疗，或在曲池、合谷使用隔蒜灸，隔日一次，每次15分钟，10次为一个疗程。	温灸盒　　　　　艾炷

刮痧疗法

取穴：合谷、曲池、内庭、阳白、四白、肺俞、大椎、膈俞、心俞、肝俞。	器具选择
针对类型：脾胃湿热型、外感风热型。	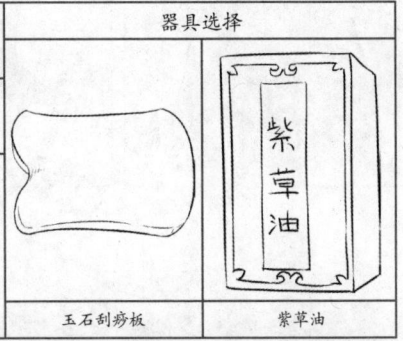
操作方法：刮痧用泻法，应用面刮法刮拭膀胱经（肺俞至肝俞）、四白、阳白、大椎，在合谷、曲池、内庭使用点按法，3日一次，10次为一个疗程。每次刮至皮肤有暗红色痧点。	玉石刮痧板　　　紫草油

温馨提示

严禁用手挤压丘疹，以免引起继发感染，遗留瘢痕。

893

第九章　拔罐、艾灸、刮痧美容养颜法

雀斑

雀斑是一种浅褐色小斑点，针尖至米粒大小，常出现于前额、鼻梁和脸颊等处，偶尔也会出现于颈部、肩部、手背等处。除有碍美观以外，并无任何主观感觉或其他影响。然而大家对雀斑的评价不同，有些人认为雀斑影响美观，有些人则认为雀斑可以使女孩显得活泼可爱，并使成年女性显得亲切、自然。欧美国家常把雀斑看成女性美的一个标志。

1.中医分型及症状

（1）肺经风热型：斑色淡褐，如针尖粟粒，密布颜面，鼻颧部为多，日晒加重，伴咽干口渴，舌淡红，脉浮或数。

（2）肝肾亏虚型：斑色深褐或灰黑，疏密不一，布于颜面，面色不泽，或形体消瘦、心烦失眠，舌淡暗，少苔，脉弦细。

2.治疗雀斑常用穴位

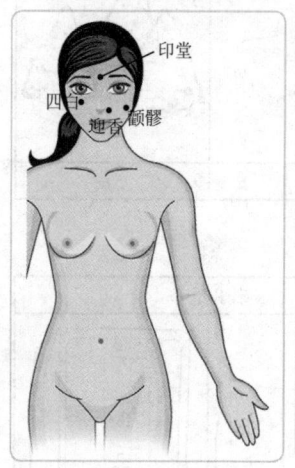
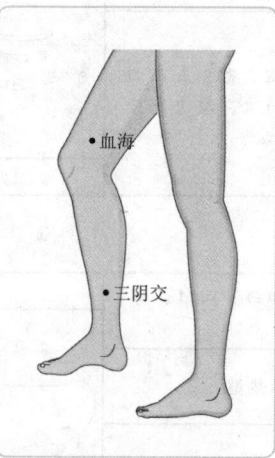
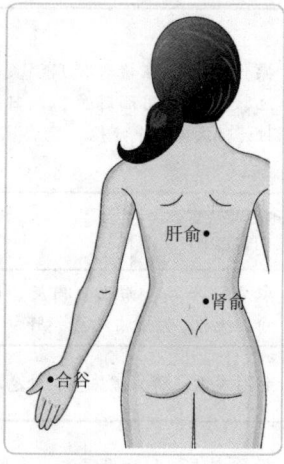

雀斑的家庭对症治疗

拔罐疗法

取穴：印堂、四白、迎香、颧髎、血海、合谷、三阴交、肝俞、肾俞。

针对类型：肺经风热型、肝肾亏虚型。

操作方法：先背部膀胱经（肝俞至肾俞）走罐，再在诸穴留罐。一次15～20分钟，隔两日拔罐一次，10次为一个疗程。

器具选择

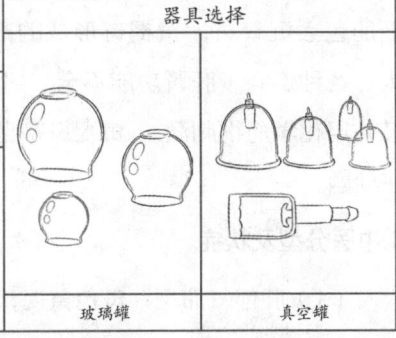

玻璃罐　　　　　　　　真空罐

艾灸疗法

取穴：印堂、四白、颧髎、血海、合谷、三阴交、肝俞、肾俞。

针对类型：肺经风热型、肝肾亏虚型。

操作方法：在诸穴使用温灸盒灸疗，或在合谷使用隔蒜灸，隔日一次，10次为一个疗程。

器具选择

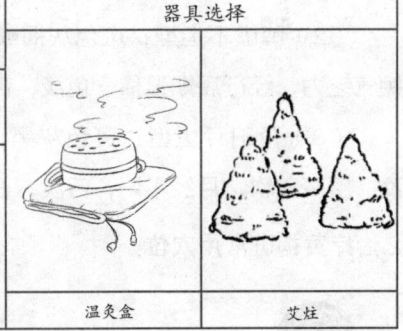

温灸盒　　　　　　　　艾炷

刮痧疗法

取穴：印堂、四白、迎香、颧髎、血海、合谷、三阴交、肝俞、肾俞。

针对类型：肺经风热型、肝肾亏虚型。

操作方法：刮痧用泻法，应用面刮法刮拭膀胱经（肝俞至肾俞）、印堂、四白、迎香、颧髎、血海，在合谷、三阴交使用点按法，隔日一次，10次为一个疗程。

器具选择

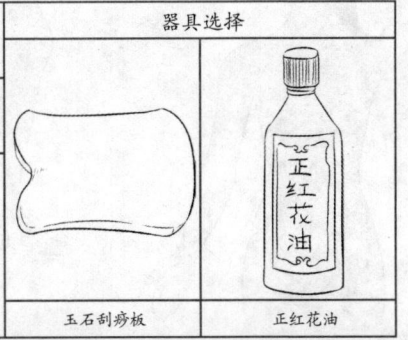

玉石刮痧板　　　　　　正红花油

温馨提示

生活中尽量"隔热"，夏日外出打太阳伞、戴遮阳帽，做完饭后清洗面部和手臂。

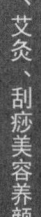

黄褐斑

　　黄褐斑也称为肝斑和蝴蝶斑，是面部黑变病的一种症状，是发生在颜面的色素沉着斑。黄褐斑形成的原因主要是女性内分泌失调、精神压力大、各种疾病（肝肾功能不全、妇科病、糖尿病）等以及体内缺少维生素及外用化学药物刺激。黄褐斑是世界疑难杂症，是严重困扰亿万女性的面子问题。

1.中医分型及状症

　　（1）肝郁气滞型：斑色黄褐，或浅或深，大小不定，如蝴蝶状或地图状分布于颜面，伴胸胁胀痛、烦躁易怒、月经不调、月经色暗有块，舌暗，苔薄黄，脉弦。

　　（2）脾虚不运型：斑色灰褐或淡黑，面色无华或萎黄，伴脘闷腹胀、短气乏力、经行后期量稀、色淡，舌淡，苔白或腻，脉缓弱。

　　（3）肾阳亏虚型：斑色灰黑，面积较大，面色滞暗无泽，伴畏寒肢冷、腰膝酸软、月经不调，舌淡，苔白，脉沉细。

2.治疗黄褐斑常用穴位

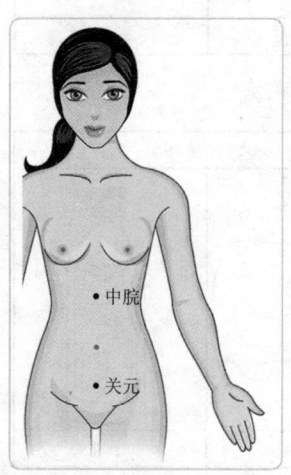
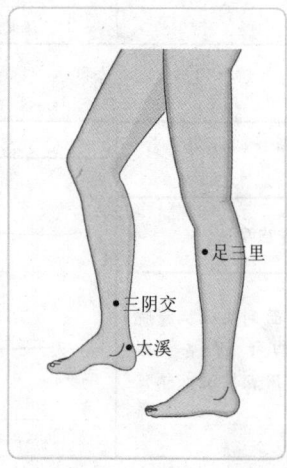
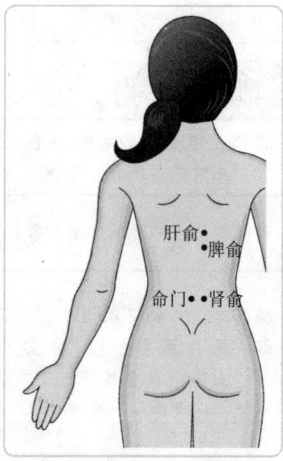

黄褐斑的家庭对症治疗

拔罐疗法

取穴：肝俞、脾俞、肾俞、中脘、三阴交、太溪、足三里。

针对类型：肝郁气滞型、脾虚不运型。

操作方法：先在膀胱经（肝俞至肾俞区域皮肤）走罐再留罐。留罐于诸穴10分钟，每两日拔罐一次，10次为一个疗程。

器具选择

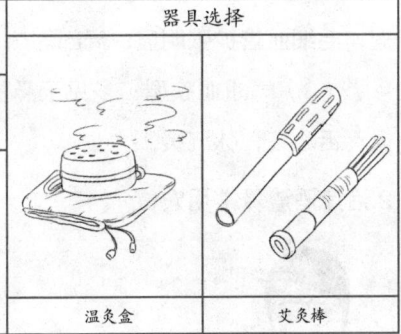

玻璃罐　　　　　旋拧式拔罐器

艾灸疗法

取穴：阿是穴（有斑块的部位）、肝俞、脾俞、肾俞、中脘、三阴交、命门、关元、足三里。

针对类型：肝郁气滞型、脾虚不运型、肾阳亏虚型。

操作方法：在诸穴使用温灸盒灸疗，或在阿是穴（有斑块的部位）使用艾灸棒温灸，每两日一次，每次15分钟，10次为一个疗程。

器具选择

温灸盒　　　　　艾灸棒

刮痧疗法

取穴：肝俞、脾俞、肾俞、中脘、三阴交、太溪、足三里。

针对类型：肝郁气滞型、脾虚不运型。

操作方法：应用面刮法刮拭膀胱经（肝俞至肾俞区域皮肤）、足三里，在三阴交、太溪、中脘使用点按法，每两日一次，10次为一个疗程。

器具选择

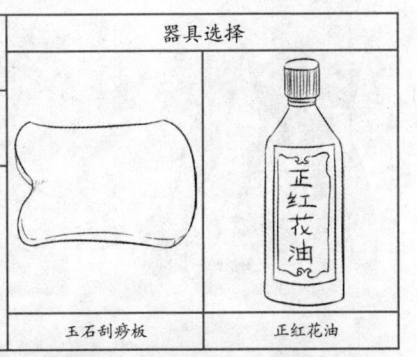

玉石刮痧板　　　　正红花油

温馨提示

要增强营养，多吃蔬菜、水果。

第九章　拔罐、艾灸、刮痧美容养颜法

酒渣鼻

　　酒渣鼻又名玫瑰痤疮，中医别名赤鼻、酒齇鼻，俗称红鼻子或红鼻头，是一种发生于面部中央的慢性皮肤炎症。早期表现为在颜面中部发生弥漫性暗红色斑片，伴发丘疹、脓疱和毛细血管扩张，晚期出现鼻赘。本病常并发脂溢性皮炎。目前大多数学者认为毛囊虫感染是发病的重要因素，但不是唯一的因素。

1.中医分型及症状

　　（1）肺胃热盛型：多见于红斑型。红斑多发于鼻尖或两翼，压之退色；常嗜酒，口干，便秘；舌红，苔薄黄，脉弦滑。

　　（2）热毒蕴肤型：多见于丘疹脓疱型。在红斑上出现痤疮样丘疹、脓疱，毛细血管扩张明显，局部灼热；伴口干，便秘；舌红，苔黄，脉数。

　　（3）气滞血瘀型：多见于鼻赘型。鼻部组织增生，呈结节状，毛孔扩大；舌略红，脉沉缓。

2.治疗酒渣鼻常用穴位

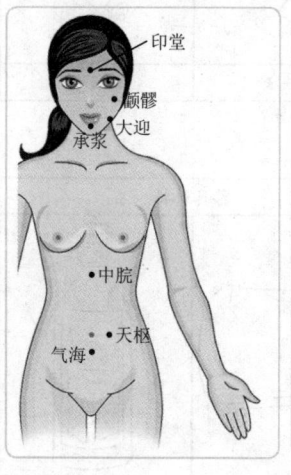
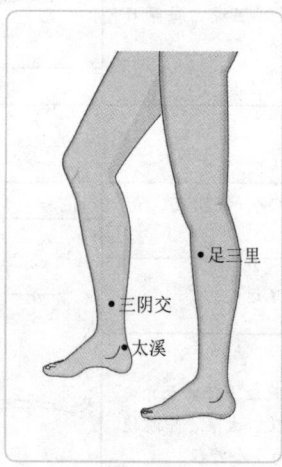
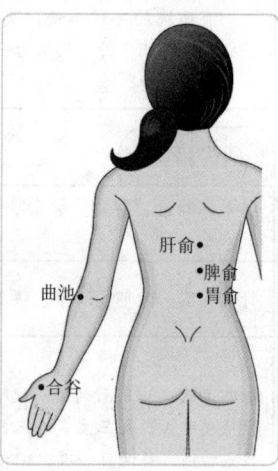

酒渣鼻的家庭对症治疗

拔罐疗法

取穴：印堂、承浆、颧髎、大迎、合谷、曲池、中脘、天枢、气海、脾俞、胃俞。	器具选择
针对类型：肺胃热盛型、热毒蕴肤型。	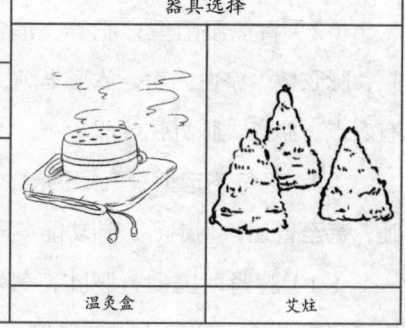
操作方法：在背部膀胱经（肝俞至肾俞）走罐再留罐。留罐于诸穴10分钟，隔日拔罐一次，10次为一个疗程。	玻璃罐　　　　旋拧式拔罐器

艾灸疗法

取穴：印堂、承浆、颧髎、大迎、合谷、曲池、中脘、天枢、气海。	器具选择
针对类型：气滞血瘀型。	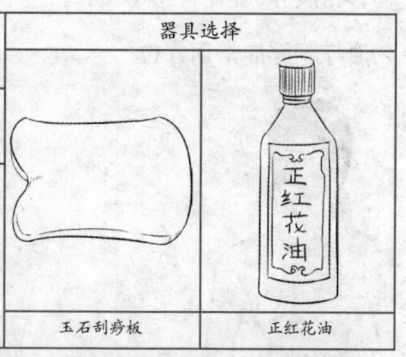
操作方法：在诸穴使用温灸盒灸疗，或在合谷、中脘隔蒜灸，每两日一次，每次15分钟，10次为一个疗程。	温灸盒　　　　　　艾炷

刮痧疗法

取穴：印堂、迎香、承浆、颧髎、大迎、合谷、曲池、中脘、天枢、气海、肝俞、脾俞、胃俞。	器具选择
针对类型：肺胃热盛型、热毒蕴肤型、气滞血瘀型。	正红花油
操作方法：应用面刮法刮拭印堂、迎香、承浆、颧髎、大迎、任脉（中脘至气海）、膀胱经1线（肝俞至胃俞），在曲池、合谷、天枢使用点按法，隔日一次，10次为一个疗程。	玉石刮痧板　　　　正红花油

温馨提示

多吃些富含维生素B_6、维生素B_2及维生素A的食物。

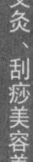

肥胖症

肥胖症是一组常见的、古老的代谢症候群。当人体进食热量多于消耗热量时，多余的热量以脂肪形式储存于体内，超过正常生理需要量，在达到一定值时遂演变为肥胖症。当体脂增加，体重超过标准体重的20％，或体重指数［BMI＝体重（千克）除以身高（米）的平方］大于24时，称为肥胖症。如无明显病因可寻者，称单纯性肥胖症；具有明确病因者，称为继发性肥胖症。

1.中医分型及症状

（1）脾虚痰湿型：肥胖丰满，肤色白，面色淡黄或暗，多伴有口黏，胸闷，身重不爽，腹部肥满松软，困倦，苔白腻，舌胖脉滑。

（2）胃热湿阻型：肥胖，消谷善饥，大便干结，口干，舌红，苔黄腻，脉弦数。瘀血内生，体形丰满，面色紫红或暗红，胸闷胁胀，舌暗红或有瘀点、瘀斑，脉沉弦或涩。

（3）经气不运型：气短胸闷，心悸乏力，活动后加重，中脘痞闷，嗜睡，甚至昏迷，测定心、肺功能多显下降。

（4）脾肾两虚型：肥胖，气短乏力，身重困倦，胸闷脘胀，腰酸腿软，形寒肢冷，四肢不温或轻度水肿，性功能减退，小便不利，便溏或便秘，舌淡胖，苔白，脉沉细。

2.治疗肥胖症常用穴位

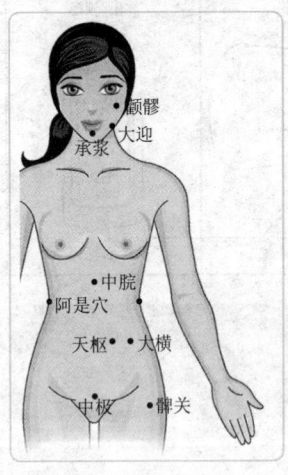
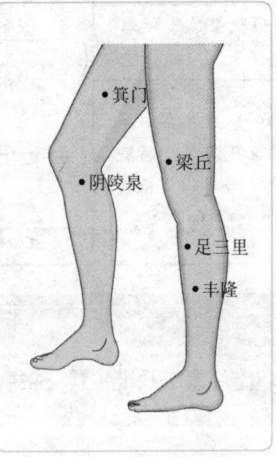
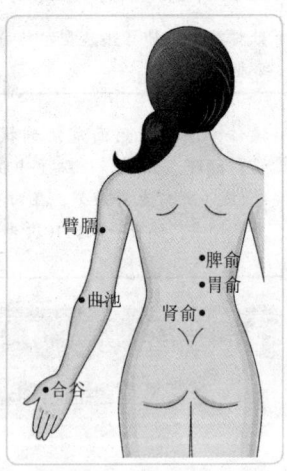

肥胖症的家庭对症治疗

拔罐疗法

取穴：臂臑、中脘、天枢、阿是穴（腰两侧赘肉）、中极、髀关、箕门、梁丘、脾俞、胃俞。	器具选择
针对类型：脾虚痰湿型、胃热湿阻型、脾肾两虚型。	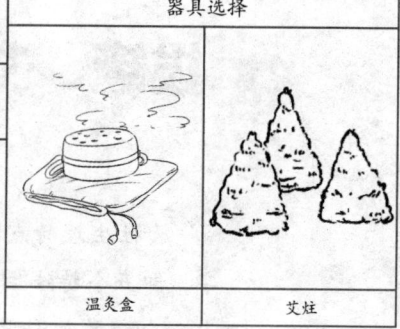
操作方法：先走罐再留罐。在膀胱经（肝俞至肾俞）上走罐至皮肤发红，再留罐于诸穴15～20分钟，隔日拔罐一次，15次为一个疗程。	玻璃罐　　　　　真空罐

艾灸疗法

取穴：中脘、天枢、中极、阴陵泉、丰隆、脾俞、足三里。	器具选择
针对类型：脾虚痰湿型、脾肾两虚型、经气不运型。	
操作方法：在诸穴使用温灸盒灸疗，或在脾俞、丰隆隔蒜灸，隔日一次，每次15分钟，15次为一个疗程。	温灸盒　　　　　艾炷

刮痧疗法

取穴：脾俞、胃俞、肾俞、中脘、天枢、中极、髀关、梁丘、曲池、合谷。	器具选择
针对类型：脾虚痰湿型、胃热湿阻型。	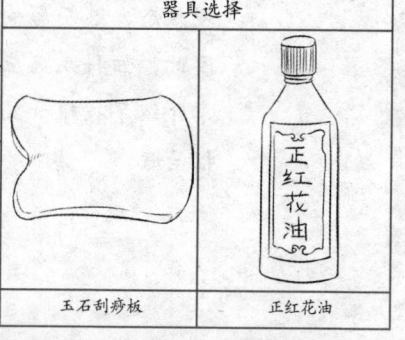
操作方法：刮痧用泻法，应用面刮法刮拭膀胱经、任脉、胃经，在曲池、合谷、天枢使用点按法，隔日一次，15次为一个疗程。	玉石刮痧板　　　　正红花油

温馨提示

　　有利于减肥的食物：萝卜、土豆、绿豆芽、竹笋、冬瓜、黄瓜、番茄、青菜、卷心菜、南瓜、芹菜、茭白、四季豆等。

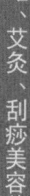

第十章

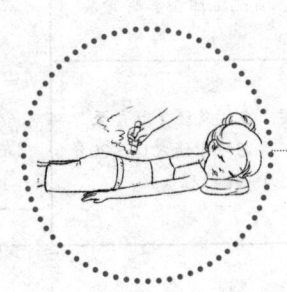

拔罐、艾灸、刮痧妇科病调治法

女性生理特点可概括为经、孕、胎、产、乳五个字，即五个特殊生理现象，其中肾与其关系最密切。本章介绍的妇科常见疾病包括月经不调、痛经、不孕、产后缺乳等，妇科疾病的产生同样会影响人的心理状态，继而影响夫妻感情生活或给工作带来不便。因此，妇科疾病应受到重视并要积极预防和治疗。本章介绍了拔罐、艾灸、刮痧疗法并图解家庭中的针对性治疗。

◆ **月经不调**

常用穴位：气海、血海、三阴交、足三里、脾俞、肝俞

◆ **痛经**

常用穴位：关元、京门、八髎穴

◆ **闭经**

常用穴位：中极、合谷、血海、三阴交、关元、天枢、肾俞、脾俞、腰阳关

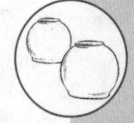

◆ **产后缺乳**

常用穴位：膻中、乳根、期门、脾俞

◆ **不孕症**

常用穴位：肾俞、次髎、关元、子宫、地机

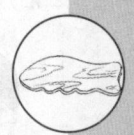

◆ **乳腺增生**

常用穴位：乳根、阳陵泉、膺窗、膻中、丰隆、足三里

◆ **子宫肌瘤**

常用穴位：气海、关元、三阴交、太冲

◆ **更年期综合征**

常用穴位：太冲、期门、三阴交、关元、肾俞

月经不调

月经不调，也称月经失调，妇科常见病，表现为月经周期或出血量的异常或是月经前、经期时的腹痛及全身症状。

1.中医分型及症状

（1）血虚型：症见月经后期，量少色淡，质清稀，伴有眩晕，失眠，心悸，面色苍白，神疲乏力，舌淡，脉弱无力。

（2）肾虚型：症见月经初潮较迟，经期延后，量少，色正常或暗淡，质薄，伴有腰酸背痛，舌正常或偏淡，脉沉。

（3）血寒型：症见月经后期，量少色暗，有块，或色淡质稀，伴有小腹冷痛，喜温喜按，得热则减，或畏寒肢冷，小便清长，大便稀薄，舌淡，苔薄白，脉沉紧或沉迟无力。

（4）气郁型：症见月经后期，量少色暗有块，排出不畅，伴有小腹胀痛，乳胀胁痛，精神抑郁，舌正常或稍暗，脉弦涩。

（5）血热型：症见经来量多，色深红或紫红，质稠或有块，伴心烦口渴，腰腹胀痛，尿黄，大便干，舌红苔黄。

（6）实热型：症见月经提前而至，量多，色深红或紫红，质黏而稠，伴心烦，口干，面红，尿黄，便干症。

2.治疗月经不调常用穴位

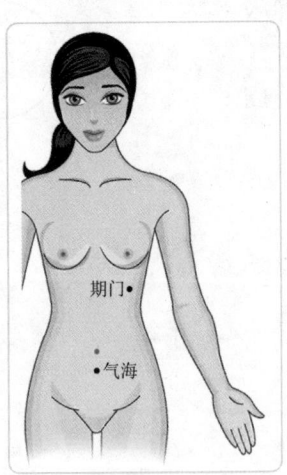
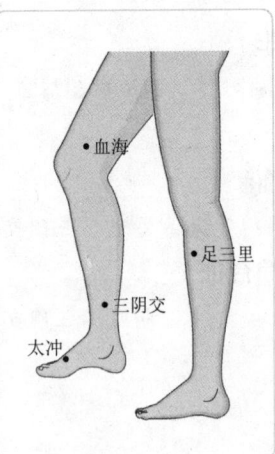
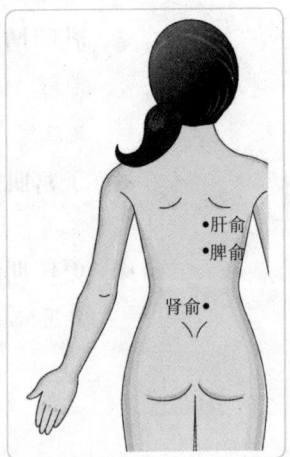

月经不调的家庭对症治疗

拔罐疗法

	器具选择
取穴：气海、血海、三阴交、肝俞、脾俞、肾俞。	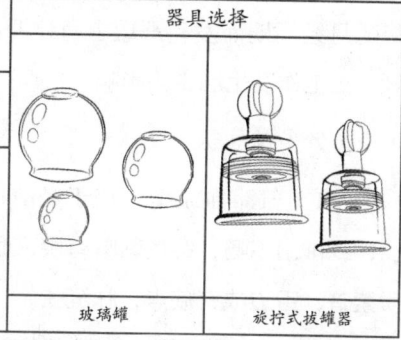
针对类型：肾虚型、血热型、血寒型、气郁型、实热型。	
操作方法：先走罐再留罐。在膀胱经（肝俞至肾俞）上走罐至皮肤发红，再留罐于诸穴15~20分钟，隔两日拔罐一次，10次为一个疗程。拔罐后艾灸效果更佳。	玻璃罐　　　　旋拧式拔罐器

艾灸疗法

	器具选择
取穴：气海、血海、三阴交、肝俞、脾俞、肾俞、足三里。	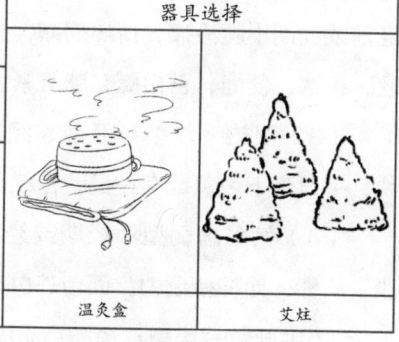
针对类型：肾虚型、血热型、血寒型、气郁型、血虚型。	
操作方法：在诸穴使用温灸盒灸疗，或在气海、脾俞隔姜灸，每日一次，每次15分钟，10次为一个疗程。	温灸盒　　　　艾炷

刮痧疗法

	器具选择
取穴：气海、血海、三阴交、肝俞、脾俞、肾俞、期门、太冲。	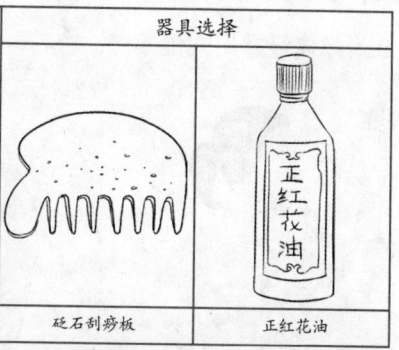
针对类型：气郁型、血热型、实热型。	
操作方法：刮痧用泻法，应用面刮法刮拭膀胱经（肝俞至肾俞）、气海、血海、期门，在三阴交、太冲使用点按法，每两日一次，10次为一个疗程。刮痧后艾灸效果更显著。	砭石刮痧板　　　正红花油

温馨提示

　　有大失血情形的女性，应多摄取菠菜、蜜枣、红菜（汤汁是红色的菜）、葡萄干等高纤质食物来补血。

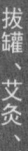

痛经

痛经是指女性在经期及其前后，出现小腹或腰部疼痛，甚至痛及腰骶。每随月经周期而发，严重者可伴恶心呕吐、冷汗淋漓、手足厥冷，甚至昏厥，给工作及生活带来影响。

1.中医分型及症状

（1）气滞血瘀型：每于经前一二日或经期小腹胀痛、拒按，经血量少，或排出不畅，经色紫暗有块，血块排出则疼痛减轻，胸胁乳房作胀，舌质紫暗，舌边或有瘀点，脉沉弦。

（2）寒凝胞中型：①阳虚内寒：经期或经后小腹冷痛、喜按，得热痛减，经量少，色暗淡，腰腿酸软，小便清长，苔白润，脉沉。②寒湿凝滞：经前或经期小腹冷痛，得热痛减，按之痛甚，经量少，色暗黑有块，恶心呕吐，畏寒，便溏，苔白腻，脉沉紧。

（3）湿热下注型：经前、经期少腹胀痛，经量多，色红，质稠或有块，平日带下色黄或有秽臭，舌红苔黄腻，脉弦数。

（4）气血虚弱型：经期或经净后，小腹隐痛、喜揉按，月经色淡量少，质稀，伴神疲乏力，面色苍白，舌淡苔薄，脉虚细。

（5）肝肾亏虚型：经净后小腹隐痛、腰酸，经血量少而质薄，经色暗淡，或有头晕耳鸣，小腹空坠不温，舌质淡，苔薄白，脉沉细。

2.治疗痛经常用穴位

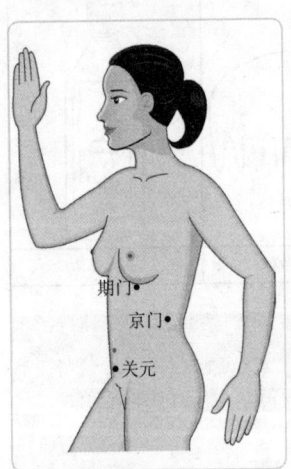
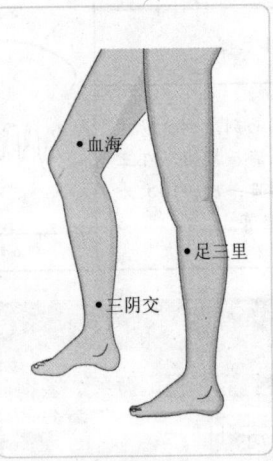
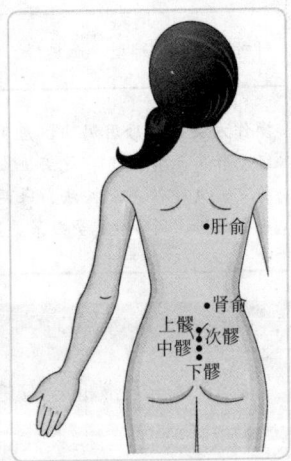

痛经的家庭对症治疗

拔罐疗法

取穴：三阴交、关元、肾俞、肝俞、足三里、三阴交、血海、京门、期门。

针对类型：气滞血瘀型、寒凝胞中型、湿热下注型。

操作方法：先在肾俞、肝俞闪罐再留罐，留罐于诸穴15~20分钟，隔日拔罐一次，15次为一个疗程。拔罐后艾灸效果最好。

器具选择

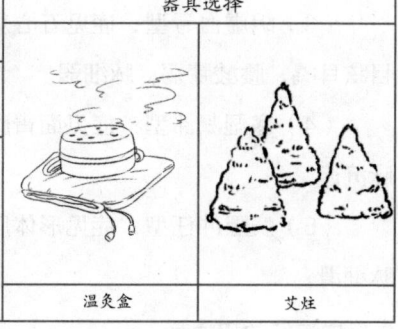

| 玻璃罐 | 真空罐 |

艾灸疗法

取穴：三阴交、关元、肾俞、肝俞、足三里、三阴交、血海、八髎穴。

针对类型：气血虚弱型、肝肾亏虚型、寒凝胞中型、气滞血瘀型。

操作方法：在诸穴使用温灸盒灸疗，或在关元、八髎隔姜灸，每日一次，艾灸时间宜久，15次为一个疗程。

器具选择

| 温灸盒 | 艾炷 |

刮痧疗法

取穴：膀胱经（肝俞至八髎穴）、关元、足三里、脾经（血海至三阴交）。

针对类型：气滞血瘀型、湿热下注型、肝肾亏虚型。

操作方法：应用面刮法刮拭膀胱经（肝俞至八髎穴）、关元、足三里、脾经（血海至三阴交区域皮肤），在三阴交、关元使用点按法，每日一次，15次为一个疗程。刮痧后艾灸效果更显著。

器具选择

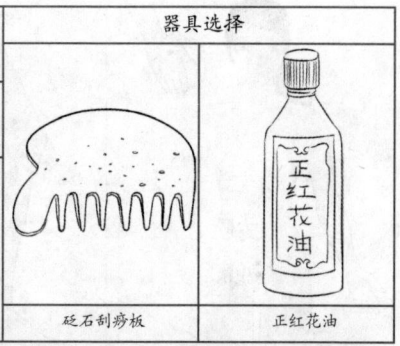

正红花油

| 砭石刮痧板 | 正红花油 |

温馨提示

瑜伽能够舒筋活血，有利于改善痛经的症状。

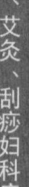

闭经

闭经是妇科疾病中常见的症状，可以由各种不同的原因引起。通常将闭经分为原发性和继发性两种，凡年过18岁仍未行经者称为原发性闭经；在月经初潮以后，正常绝经以前的任何时间内（妊娠或哺乳期除外），月经闭止超过6个月者称为继发性闭经。

1.中医分型及症状

（1）气血两亏型：月经往往由量少渐至停止，患者神疲短气，面色㿠白，食少便溏，舌苔薄白，脉弱无力。

（2）气滞血瘀型：症见面色紫暗，胸胁胀痛，少腹坠胀，舌有紫点，脉沉而涩。

（3）阴虚血亏型：症见五心烦热，两颊潮红，心烦不寐，唇干舌燥，目眩耳鸣，腰酸膝弱，脉细弱。

（4）寒湿凝滞型：症见面青腹冷，胸闷胀满，白带湿冷，舌苔白润，脉沉迟。

（5）痰阻冲任型：症见形体肥胖，乏力少气，胸闷多寐，舌苔白腻，脉细滑。

2.治疗闭经常用穴位

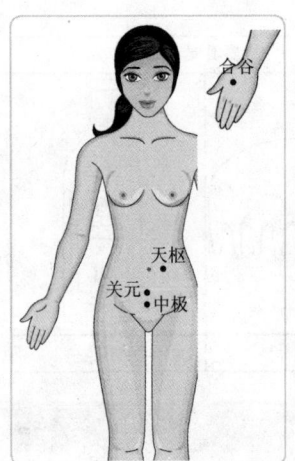
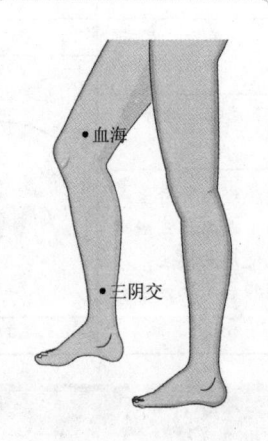
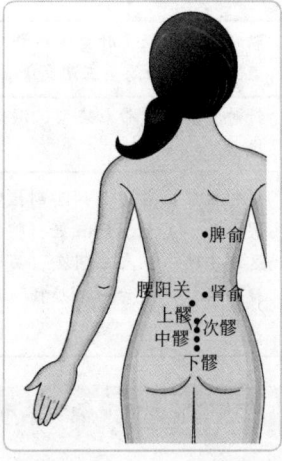

闭经的家庭对症治疗

拔罐疗法

取穴：中极、合谷、血海、三阴交、关元、天枢、肾俞、脾俞、腰阳关。

针对类型：气滞血瘀型、阴虚血亏型、寒湿凝滞型、痰阻冲任型。

操作方法：先闪罐肾俞、脾俞再留罐，留罐于诸穴15～20分钟，隔日拔罐一次，10次为一个疗程。拔罐后艾灸效果最好。

器具选择	
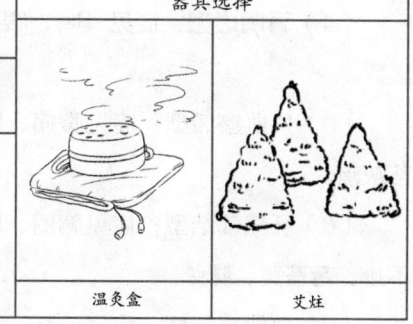	
玻璃罐	真空罐

艾灸疗法

取穴：中极、合谷、血海、三阴交、关元、天枢、肾俞、脾俞、八髎穴。

针对类型：气血两亏型、气滞血瘀型、寒湿凝滞型。

操作方法：在诸穴使用温灸盒灸疗，或在关元、脾俞隔姜灸，每日一次，艾灸时间宜久，10次为一个疗程。

器具选择	
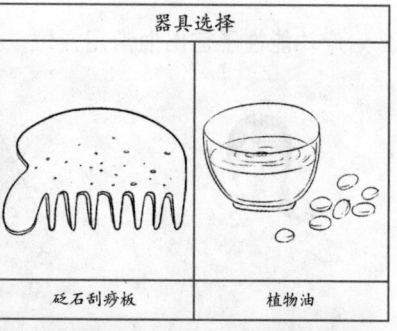	
温灸盒	艾炷

刮痧疗法

取穴：膀胱经（肝俞至八髎穴）、中极、关元、脾经（血海至三阴交）、合谷、天枢。

针对类型：气滞血瘀型、阴虚血亏型、痰阻冲任型。

操作方法：应用面刮法刮拭膀胱经（肝俞至八髎穴）、关元至中极、脾经（血海至三阴交区域皮肤），在天枢、合谷使用点按法，每日一次，10次为一个疗程。刮痧后艾灸效果更显著。

器具选择	
砭石刮痧板	植物油

温馨提示

　　闭经虚证者，宜多食具有滋补作用的食物：羊肉、鸡肉、瘦猪肉、桂圆、核桃、枣、栗、莲子、枸杞、山药等。

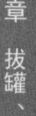

功能性子宫出血

　　功能性子宫出血，简称功血，是一种常见的妇科疾病，是指异常的子宫出血，经诊查后未发现有全身及生殖器官器质性病变，而是由于神经内分泌系统功能失调所致病症。

1.中医分型及症状

　　（1）脾气虚型：常见症状为自汗气短、水肿、面色煞白、腹胀便溏、出血量多不断，以漏为主。

　　（2）肾阳虚型：常见症状为小腹寒冷、腰背酸痛、怕冷、出血持续不断、色淡或暗等。

　　（3）心脾两虚型：症见面色萎黄、心悸、头晕、出血量多而色淡。

　　（4）肾阴虚型：症见耳鸣、腰痛、足跟痛、月经量多而红、舌红、脉虚数。

　　（5）气血瘀滞型：症见腹痛、腹胀拒按，出血量多、色紫黑有块，舌苔灰暗。

　　（6）肝气郁结型：症见胸闷、胁胀、乳头胀痛、头痛、血量多或淋漓不止、舌苔黄、脉弦。

　　（7）血热妄行型：症见面红、口干、喜冷饮、出血量多且色深红、舌苔黄、脉数。

2.治疗功能性子宫出血常用穴位

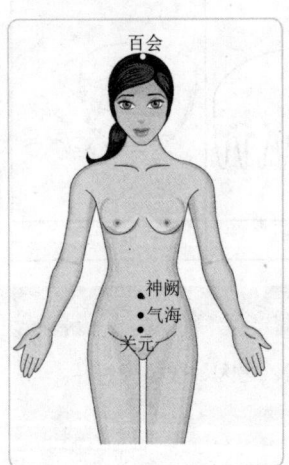
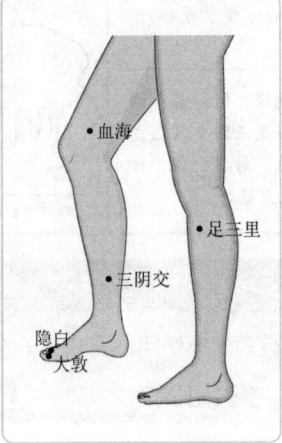
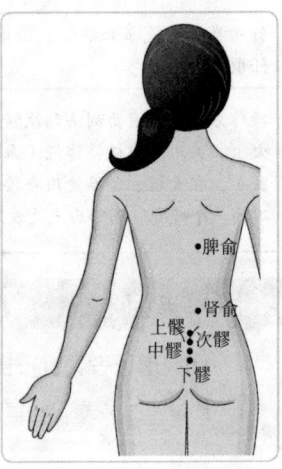

功能性子宫出血的家庭对症治疗

拔罐疗法

	器具选择
取穴：第一组，神阙、关元、气海、三阴交、血海。第二组，脾俞、肾俞、八髎穴。	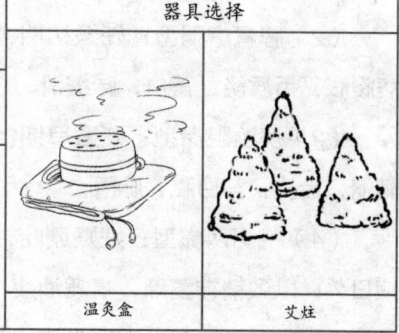
针对类型：气血瘀滞型、肝气郁结型、血热妄行型。	
操作方法：选择诸穴留罐方法，留罐于诸穴15~20分钟，隔日拔罐一次，10次为一个疗程。	
	旋拧式拔罐器　　　真空罐

艾灸疗法

	器具选择
取穴：神阙、隐白、关元、气海、大敦、三阴交、足三里。	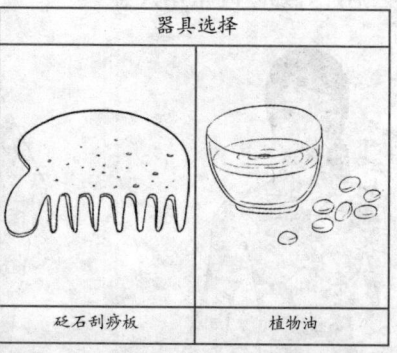
针对类型：脾气虚型、肾阳虚型、心脾两虚型、气血瘀滞型。	
操作方法：在诸穴使用温灸盒灸疗，或在关元、气海隔姜灸，每两日一次，每次15分钟，10次为一个疗程。	
	温灸盒　　　　　艾炷

911

刮痧疗法

	器具选择
取穴：百会、膀胱经（心俞至次髎）、气海、关元、脾经（血海至三阴交）。	
针对类型：脾气虚型、肾阳虚型、心脾两虚型、气血瘀滞型、肝气郁结型。	
操作方法：选择面刮法刮拭百会、膀胱经（心俞至次髎）、气海、关元、脾经（血海至三阴交区域皮肤），在百会、三阴交使用按揉法，每2~3日刮痧一次，用补法，10次为一个疗程。刮痧后艾灸效果更显著。	
	砭石刮痧板　　　植物油

温馨提示

　　经期禁忌的食品：雪梨、香蕉、马蹄、石耳、石花、地耳等寒凉食品，肉桂、花椒、丁香、胡椒、辣椒等辛辣刺激的食品。

妊娠呕吐

妊娠呕吐，也叫恶阻，是指受孕后2~3个月之间，反复出现的以恶心、呕吐、厌食或食入即吐为主要症状的孕期病症。古人因其恶心而阻碍饮食，所以称之为"恶阻"，如《胎产心法》所说："恶阻者，谓有胎气，恶心阻其饮食也。"妇女怀孕后，心理变化和生理变化交织在一起，形成了孕妇特有的行为和体征以及独特的心理应激。孕妇体内除雌性激素发生改变外，肾上腺皮质激素分泌也亢进，可使早孕妇女心理较紧张。

1.中医分型及症状

（1）肝胃不和型：妊娠初期呕吐酸水或苦水，恶闻油腥，胸满胁痛，心烦口苦，嗳气叹息，头胀而晕，舌淡红，苔微黄，脉滑。

（2）脾胃虚弱型：妊娠初期，呕吐不食或吐清水痰涎，神疲思睡，脘痞腹胀，舌质淡，苔白，脉缓滑。

（3）痰湿阻滞型：妊娠早期，呕吐痰涎，口淡而腻，不思饮食，胸腹满闷，舌淡，苔白腻，脉滑。

（4）气阴两虚型：妊娠剧吐，甚至吐苦黄水或兼血水，频频发作。持续日久，以致精神萎靡，嗜睡消瘦，两目无神，眼眶下陷，肌肤干瘪失泽，低热口干，尿少便艰，舌红少津，苔薄黄或光剥，脉细滑数无力。

2.治疗妊娠呕吐常用穴位

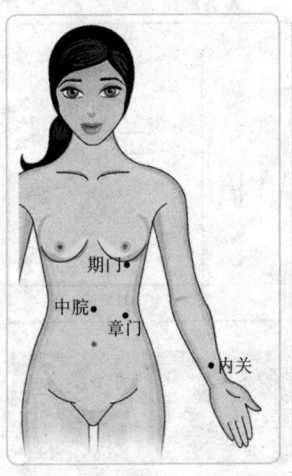
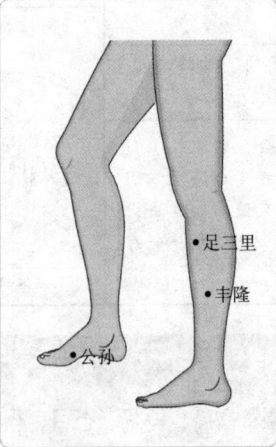
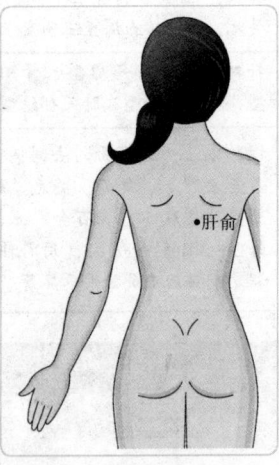

妊娠呕吐的家庭对症治疗

拔罐疗法

取穴：中脘、足三里、内关、肝俞、期门、章门。	**器具选择**
针对类型：肝胃不和型、脾胃虚弱型、痰湿阻滞型。	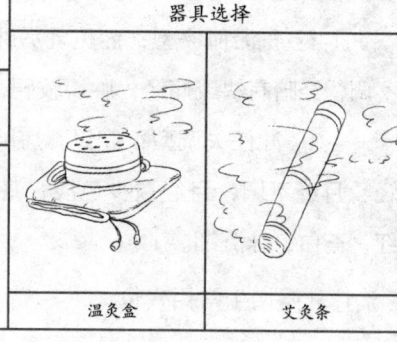
操作方法：选择先闪罐再留罐方法，在足三里、肝俞上闪罐至皮肤微红即可，再留罐于诸穴10分钟，隔日拔罐一次，10次为一个疗程。	玻璃罐 旋拧式拔罐器

艾灸疗法

取穴：中脘、足三里、内关、丰隆。	**器具选择**
针对类型：脾胃虚弱型、痰湿阻滞型。	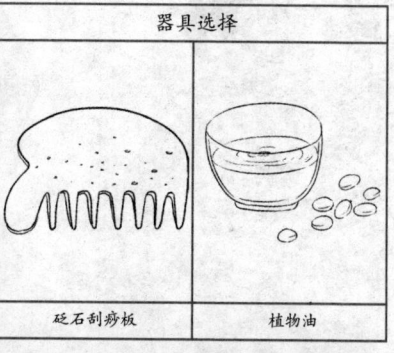
操作方法：在诸穴使用温灸盒灸疗，或在命门、气海雀啄灸，每两日一次，每次15分钟，10次为一个疗程。	温灸盒 艾灸条

刮痧疗法

取穴：中脘、足三里、内关、公孙、肝俞、期门、章门。	**器具选择**
针对类型：痰湿阻滞型、气阴两虚型。	
操作方法：刮痧力度轻柔，应用面刮法刮拭中脘、足三里、内关、公孙、肝俞、期门、章门，在中脘、公孙、足三里使用点按法，每两日一次，10次为一个疗程。刮痧后艾灸效果更显著。	砭石刮痧板 植物油

不进食不但不能减轻呕吐，还会使孕妇缺乏营养供给，对母婴都不利。

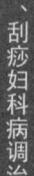

乳腺增生

乳腺增生是女性最常见的乳房疾病，其发病率占乳腺疾病的首位。近些年来该病发病率呈逐年上升的趋势，年龄也越来越低龄化。乳腺增生是正常乳腺小叶生理性增生与复旧不全，乳腺正常结构出现紊乱，属于病理性增生，是既非炎症，又非肿瘤的一类病。多发于30～50岁女性，发病高峰为35～40岁。

1.中医分型及症状

（1）肝郁痰凝型：症见乳房肿块胀痛，经前肿块胀大，疼痛加重，经净肿块缩小，疼痛减弱，伴有心烦、易怒、情绪急躁或抑郁，月经不调，两胁胀痛，失眠，舌淡红，苔白，脉象弦滑。

（2）气滞血瘀型：症见乳房肿块胀痛或刺痛，经前加重，胁痛，月经不调，经暗有块或痛经，肿块较硬，压之疼痛，舌质暗红，苔白，脉弦。

（3）冲任失调型：症见乳房肿块并疼痛，经前疼痛加剧，经后疼痛减轻，月经不调，月经量少色淡，甚或闭经，腰酸乏力，手足不温，舌质淡红，苔白，脉沉细。

2.治疗乳腺增生常用穴位

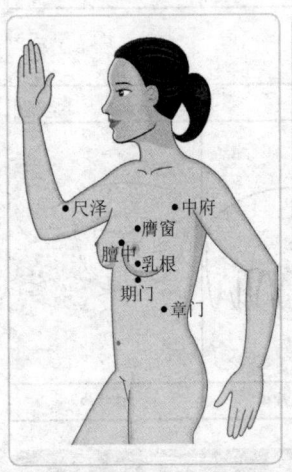
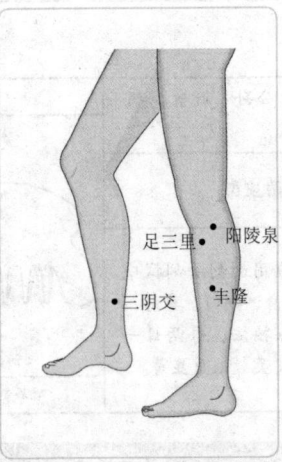
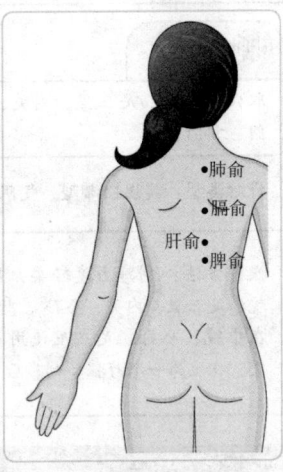

乳腺增生的家庭对症治疗

拔罐疗法

	器具选择
取穴：乳根、阳陵泉、膺窗、膻中、丰隆、足三里。	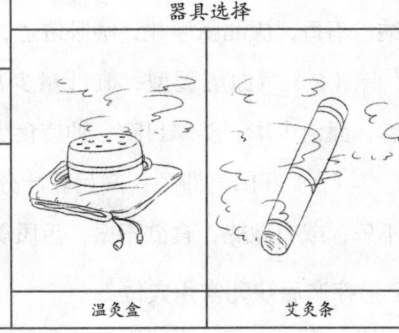
针对类型：肝郁痰凝型、气滞血瘀型、冲任失调型。	
操作方法：先走罐再留罐，在膻中、足三里、丰隆走罐至皮肤发红即可，再留罐于诸穴10分钟，隔日拔罐一次，10次为一个疗程。	玻璃罐　　　　旋拧式拔罐器

艾灸疗法

	器具选择
取穴：第一组，三阴交、肺俞、膈俞、肝俞、脾俞。第二组，尺泽、中府、丰隆、期门、章门。	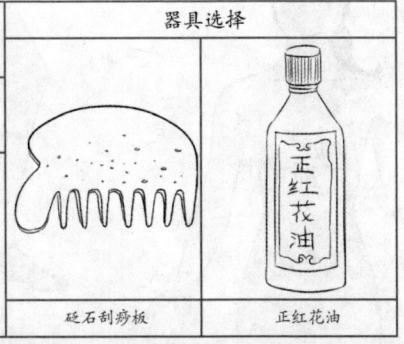
针对类型：气滞血瘀型、冲任失调型。	
操作方法：在诸穴使用温灸盒灸疗，或在肝俞、期门雀啄灸，两组穴位交替使用，每两日一次，每次15分钟，10次为一个疗程。	温灸盒　　　　艾灸条

刮痧疗法

	器具选择
取穴：乳根、膺窗、膻中、丰隆、足三里、肺俞、膈俞、肝俞、脾俞。	
针对类型：肝郁痰凝型、气滞血瘀型。	
操作方法：刮痧用泻法，应用面刮法刮拭乳根、膺窗、膻中、胃经（足三里至丰隆）、膀胱经（肺俞至脾俞），在肝俞、乳根使用点按法，每两日一次，10次为一个疗程。刮痧后艾灸效果更显著。	砭石刮痧板　　　　正红花油

温馨提示

禁止滥用避孕药及含雌激素美容用品或食品。

产后缺乳

产妇在哺乳时乳汁甚少或全无，不足够甚至不能喂养婴儿，称为产后缺乳。缺乳的程度和情况各不相同：有的开始哺乳时缺乏，以后稍多但仍不充足；有的全无乳汁，完全不能喂乳；有的正常哺乳，突然高热或七情过极后，乳汁骤少，不足以喂养婴儿。中医认为，本病有虚实之分，虚者多为气血虚弱，乳汁化源不足所致，一般以乳房柔软而无胀痛为辨证要点；实者则因肝气郁结，或气滞血凝，乳汁不行所致，一般以乳房胀硬或痛，或伴身热为辨证要点。

1.中医分型及症状

（1）痰湿壅阻型：形体肥胖，产后乳汁不行，乳房胀痛，胸闷不舒，纳谷不香，厌油腻厚味，嗜卧倦怠，头晕头重，舌胖，苔白腻，脉滑。

（2）气血虚弱型：乳汁量少甚或全无，乳汁清稀，乳房柔软，无胀感，面色少华，头晕目眩，神疲食少，舌淡少苔，脉虚细。

（3）肝郁气滞型：产后乳汁分泌少，甚或全无，胸胁胀闷，情志抑郁不乐，或有微热，食欲不振，舌质淡红，苔薄黄，脉弦细。

2.治疗产后缺乳常用穴位

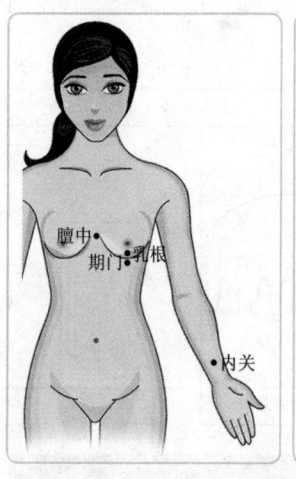
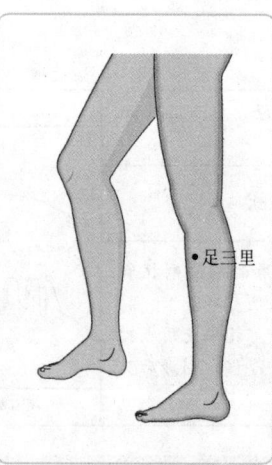
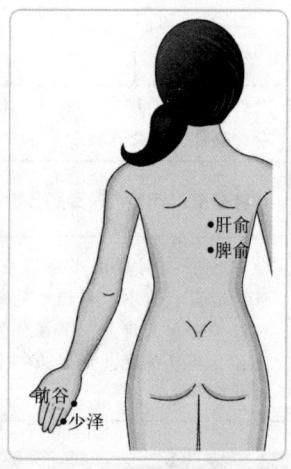

产后缺乳的家庭对症治疗

拔罐疗法

取穴：膻中、乳根、期门、肝俞、脾俞、少泽。

针对类型：痰湿壅阻型、肝郁气滞型。

操作方法：先闪罐再留罐，在膻中、肝俞、脾俞上闪罐15次，再留罐于诸穴15~20分钟，隔两日拔罐一次，10次为一个疗程。

器具选择

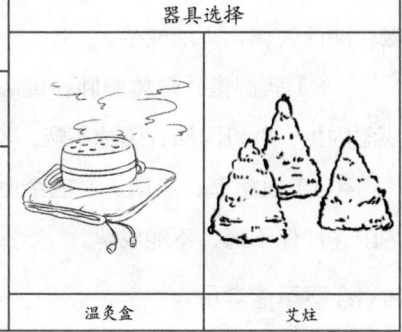

| 玻璃罐 | 真空罐 |

艾灸疗法

取穴：膻中、乳根、前谷、脾俞、少泽、足三里。

针对类型：痰湿壅阻型、气血虚弱型。

操作方法：在诸穴使用温灸盒灸疗，或在乳根、脾俞隔姜灸，每日一次，每次15分钟，10次为一个疗程。

器具选择

| 温灸盒 | 艾炷 |

刮痧疗法

取穴：膻中、乳根、期门、肝俞、脾俞、少泽、内关。

针对类型：肝郁气滞型、气血虚弱型。

操作方法：刮痧用补法，应用面刮法刮拭诸穴，在内关使用点按法，每两日一次，10次为一个疗程。刮痧后艾灸效果更显著。

器具选择

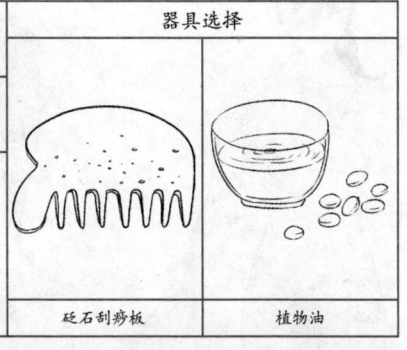

| 砭石刮痧板 | 植物油 |

温馨提示

在食补经验方中，常用番木瓜作为炖补的材料，用于脾胃虚弱、食欲不振、乳汁虚少者。

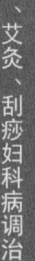

不孕症

　　不孕症是指婚后夫妻同居，有正常性生活，未避孕达一年以上而未能怀孕的症状。根据婚后是否受过孕又可分为原发性不孕和继发性不孕。原发性不孕指从未妊娠；继发性不孕指曾有过妊娠，以后一年以上未避孕而未再妊娠。

1.中医分型及症状

　　（1）肾虚型：肾主生殖，先天不足，房劳过度，大病久病导致肾虚，是女性不孕的最主要原因。肾阳虚，命门火衰，温煦无权，冲任虚寒，不能摄精成孕。肾阴虚，精血不足，冲任失养，也不能孕。

　　（2）肝郁型：忧郁恼怒，情怀不畅，肝郁气滞，疏泄失常，气血不畅，冲任失调，不能成孕。

　　（3）痰湿型：形体肥胖，或恣食厚味，或劳倦伤脾，脾虚运化失常，痰湿内生，气机阻滞，胞脉不畅，不能成孕。

　　（4）血瘀型：经期、产后余血未净，感受寒热之邪，气机不利，瘀血内阻，冲任不通，不能成孕。

2.治疗不孕症常用穴位

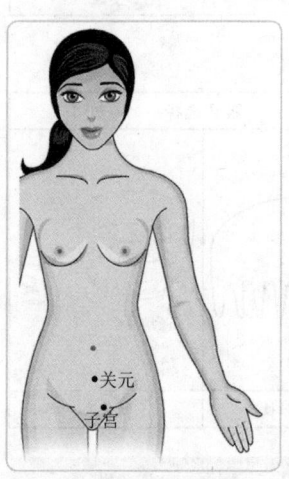
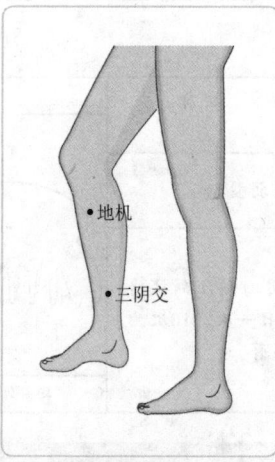
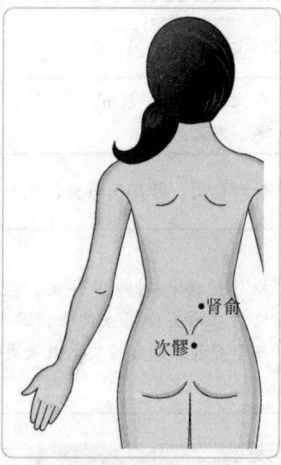

不孕症的家庭对症治疗

拔罐疗法

取穴：关元、子宫、地机、肾俞、次髎、三阴交。

针对类型：肝郁型、痰湿型、血瘀型。

操作方法：先在肾俞、次髎闪罐，再留罐于诸穴15～20分钟，隔日拔罐一次，10次为一个疗程。拔罐后艾灸效果最好。

器具选择	
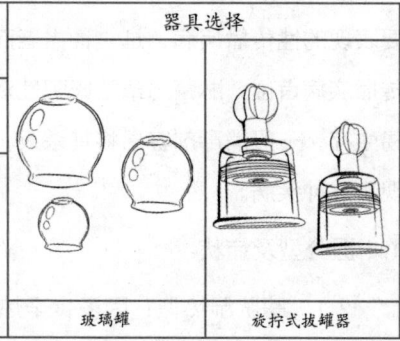	
玻璃罐	旋拧式拔罐器

艾灸疗法

取穴：关元、子宫、地机、肾俞、次髎、三阴交。

针对类型：肾虚型、肝郁型、痰湿型、血瘀型。

操作方法：在关元、子宫、胞门、肾俞用温灸盒灸疗，或在关元、次髎隔姜灸，每日一次，艾灸时间宜久，10次为一个疗程。

器具选择	
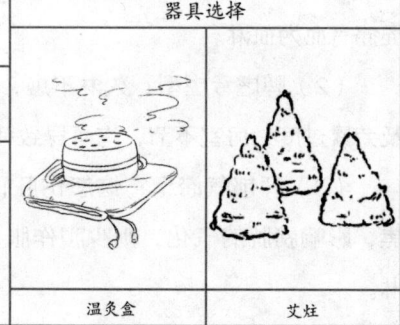	
温灸盒	艾炷

刮痧疗法

取穴：关元、子宫、地机、肾俞、次髎、三阴交。

针对类型：肾虚型、肝郁型、血瘀型、痰湿型。

操作方法：应用面刮法刮拭肾俞、次髎、关元、地机至三阴交区域皮肤，在三阴交使用点按法，每日一次，10次为一个疗程。刮痧后艾灸效果更显著。

器具选择	
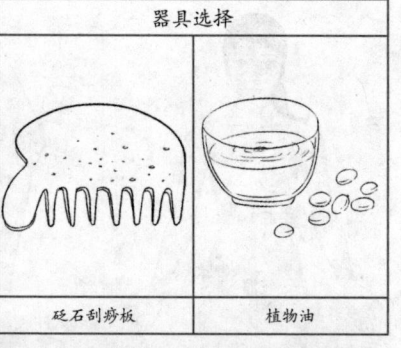	
砭石刮痧板	植物油

温馨提示

咖啡、胡萝卜、向日葵子等食物尽量少吃，而烤牛羊肉、毛棉子油等则应列入禁食范围。

第十章 拔罐、艾灸、刮痧妇科病调治法

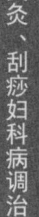

淋病

淋病是淋病奈瑟菌（简称淋菌）引起的以泌尿生殖系统化脓性感染为主要表现的性传播疾病，是一种古老而又常见的性病。近年来发病率居我国性传播疾病首位，淋菌为革兰氏阴性双球菌，呈肾型，成双排列，离开人体不易生存，一般消毒剂容易将其杀灭。多发生于青年男女。人类在古时候就发现了这种疾病。

1.中医分型及症状

（1）膀胱湿热型：因多食辛热肥甘之品，或嗜酒太过，酿成湿热，下注膀胱；或下阴不洁，秽浊之邪侵入膀胱，酿成湿热，发而为淋。小便灼热刺痛者为热淋。尿中杂质结为沙石，则为石淋。小便如膏如脂为膏淋。小便涩痛有血为血淋。

（2）脾虚亏虚型：久淋不愈，湿热耗伤正气，或年老，久病体弱，以及劳累过度，房室不节，均可导致脾肾亏虚。如遇劳即发者为劳淋。

（3）肝郁气滞型：恼怒伤肝，气滞不宣，气郁化火，或气火郁于下焦，影响膀胱的气化，则少腹作胀，小便艰涩而痛，余沥不尽，而发为气淋。

2.治疗淋病常用穴位

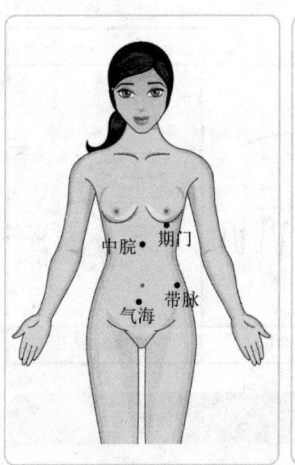
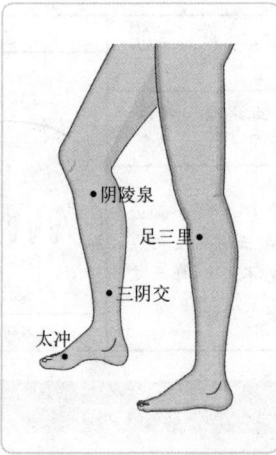
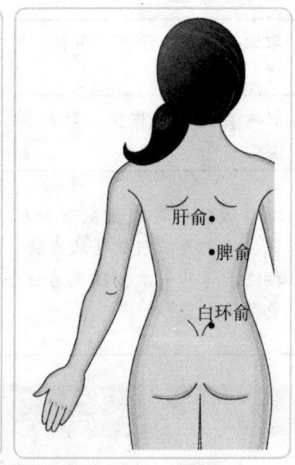

淋病的家庭对症治疗

拔罐疗法

	器具选择
取穴：中脘、气海、带脉、阴陵泉、足三里、三阴交、脾俞、白环俞。	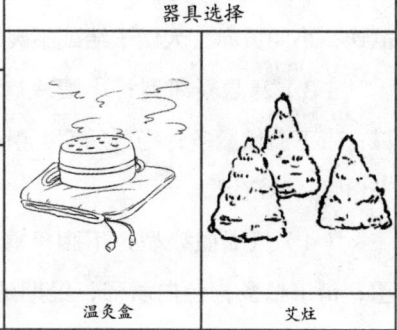
针对类型：膀胱湿热型、脾虚亏虚型。	
操作方法：先走罐再留罐。在膀胱经（脾俞至白环俞）、脾经（阴陵泉至三阴交）上走罐至皮肤有瘀点，再留罐于诸穴15～20分钟，隔两日拔罐一次，15次为一个疗程。拔罐后艾灸效果更佳。	玻璃罐　　旋拧式拔罐器

艾灸疗法

	器具选择
取穴：中脘、气海、带脉、三阴交、白环俞、太冲。	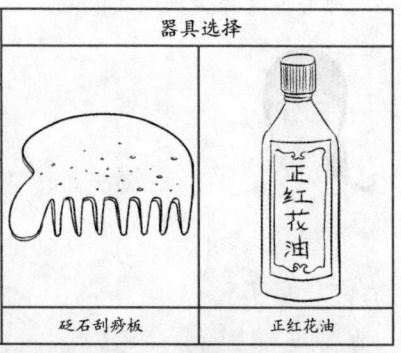
针对类型：膀胱湿热型、肝郁气滞型。	
操作方法：在诸穴使用温灸盒灸疗，或在气海、白环俞隔蒜灸，每日一次，每次15分钟，10次为一个疗程。	温灸盒　　艾炷

刮痧疗法

	器具选择
取穴：中脘、气海、带脉、阴陵泉、三阴交、肝俞、脾俞、白环俞、期门。	器具选择
针对类型：膀胱湿热型、肝郁气滞型、脾虚亏虚型。	
操作方法：刮痧用泻法，应用面刮法刮拭膀胱经（肝俞至白环俞）、任脉（中脘至气海）、脾经（阴陵泉至三阴交）、期门、带脉，在三阴交使用点按法，每两日一次，10次为一个疗程。刮痧后艾灸效果更显著。	砭石刮痧板　　正红花油

温馨提示

应当经常用肥皂清洗阴部和手，不要用带脓汁的手去揉擦眼睛。

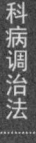

慢性盆腔炎

　　慢性盆腔炎是指女性内生殖器及其周围结缔组织、盆腔腹膜的慢性炎症，临床表现为月经紊乱、白带增多、腰腹疼痛及不孕等，若已形成慢性附件炎，则可触及肿块。

1.中医分型及症状

　　（1）气滞血瘀型：下腹胀痛或刺痛，经期或劳累后加重；带下量多；月经不调，经色紫黑有块，瘀块排出则腹痛减轻；经前情志抑郁，乳房胀痛；舌质紫暗，或有瘀斑、瘀点，苔薄；脉弦细。

　　（2）湿热瘀阻型：下腹隐痛，或疼痛拒按，痛连腰骶，经行或劳累时加重；带下量多，色黄，质黏稠，有臭气；低热起伏；胸闷纳呆，或口干不欲饮；小便黄赤，大便干结或不爽；舌质红，苔黄腻；脉弦数或弦滑。

　　（3）寒湿凝滞型：小腹冷痛，或坠胀疼痛，经行腹痛加重，得热痛减；带下清稀量多；经行后期，量少色暗；腰骶冷痛，神疲乏力；舌淡暗，苔白腻；脉沉迟。

　　（4）气虚血瘀型：下腹疼痛或坠痛，缠绵日久，痛连腰骶，经行加重；带下量多，色白质稀；经期延长，经血量多有块；精神萎靡，体倦乏力，食少纳呆；舌淡暗，或有瘀点瘀斑，苔白；脉弦细或弦涩无力。

2.治疗慢性盆腔炎常用穴位

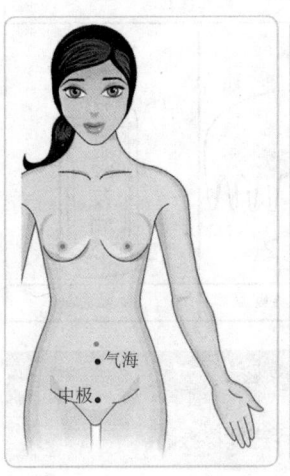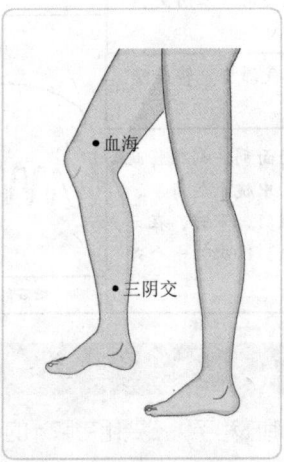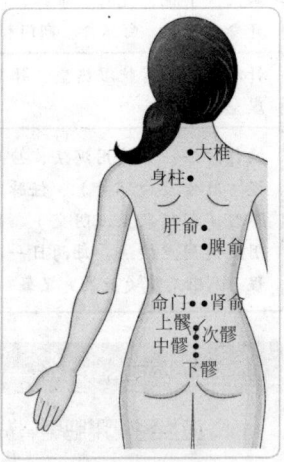

慢性盆腔炎的家庭对症治疗

拔罐疗法

	器具选择
取穴：气海、中极、血海、三阴交、大椎、身柱、肝俞、脾俞、肾俞、次髎。	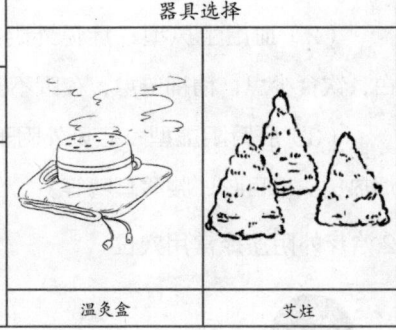
针对类型：气滞血瘀型、湿热瘀阻型、寒湿凝滞型。	
操作方法：先走罐再留罐，在督脉（大椎至身柱穴）、膀胱经（肝俞至白环俞）上走罐至皮肤有瘀点，再留罐于诸穴15～20分钟，隔两日拔罐一次，15次为一个疗程。拔罐后艾灸效果更佳。	玻璃罐　　　　真空罐

艾灸疗法

	器具选择
取穴：第一组，气海、中极、血海、三阴交。第二组，大椎、身柱、肾俞、命门、八髎穴。	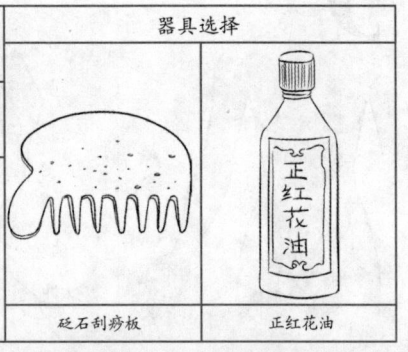
针对类型：气滞血瘀型、湿热瘀阻型、寒湿凝滞型、气虚血瘀型。	
操作方法：在诸穴使用温灸盒灸疗，或在中极、白环俞隔蒜灸，两组穴位交替使用，每日一次，每次15分钟，10次为一个疗程。	温灸盒　　　　艾炷

刮痧疗法

	器具选择
取穴：气海、中极、血海、三阴交、大椎、身柱、肝俞、脾俞、肾俞、八髎穴。	正红花油
针对类型：气滞血瘀型、湿热瘀阻型。	
操作方法：刮痧用泻法，应用面刮法刮拭督脉（大椎至身柱穴）、膀胱经（肝俞至白环俞），任脉（气海至中极），在三阴交使用点按法，每两日一次，10次为一个疗程。刮痧后艾灸效果更显著。	砭石刮痧板　　　正红花油

温馨提示

治疗初期或病情反复发展阶段要避免夫妻性生活。

外阴瘙痒

外阴瘙痒是外阴各种不同病变引起的一种症状，但也可发生于外阴完全正常者，当瘙痒加重时，患者多坐卧不安，以致影响生活和工作。外阴瘙痒多位于阴蒂、小阴唇，也可波及大阴唇、会阴甚至肛周等皮损区，长期搔抓可出现抓痕、血痂或继发毛囊炎。常系阵发性发作，也可为持续性的，一般夜间加剧，无原因的外阴瘙痒一般仅发生在生育年龄或绝经后妇女，多波及整个外阴部，外阴瘙痒、白带增多为主要症状。

1.中医分型及症状

（1）湿热下注型：症见外阴及阴道内瘙痒，甚则奇痒难忍，坐卧不安，带下量多，色白或黄，或有秽气，伴口苦、咽干，舌苔黄腻，脉弦数。

（2）血虚生风型：症见外阴或阴道瘙痒，阴部干燥，或局部皮肤变白，饮食少思，精神倦怠，夜眠不安，舌淡白，脉细。

（3）肝肾阴虚型：症见外阴干涩，瘙痒难忍，或有灼热感，甚则五心烦热、头晕目眩、腰酸耳鸣等。

2.治疗外阴瘙痒常用穴位

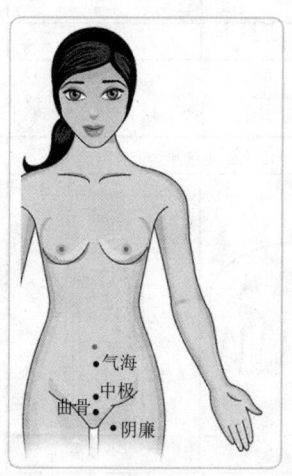
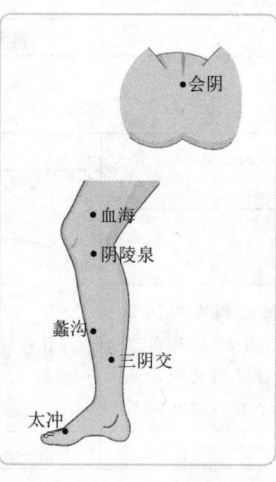
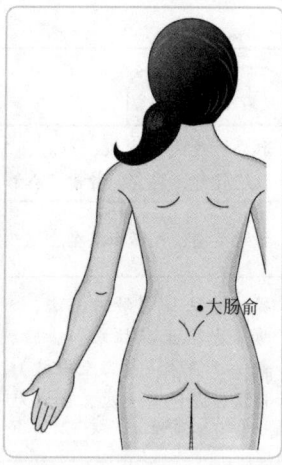

外阴瘙痒的家庭对症治疗

拔罐疗法

	器具选择
取穴：气海、中极、阴廉、血海、阴陵泉、三阴交、蠡沟、大肠俞。 针对类型：湿热下注型、血虚生风型、肝肾阴虚型。 操作方法：先走罐再留罐。在大肠俞上走罐至皮肤有痧点，再留罐于诸穴15分钟，隔日拔罐一次，10次为一个疗程。拔罐后艾灸效果更佳。	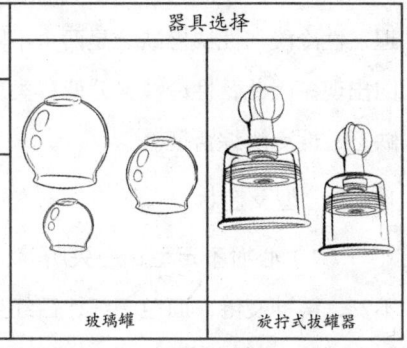 玻璃罐　　　　　旋拧式拔罐器

艾灸疗法

	器具选择
取穴：第一组，气海、中极、曲骨、会阴。第二组，血海、三阴交、蠡沟、大肠俞。 针对类型：湿热下注型。 操作方法：在诸穴使用温灸盒灸疗，或在中极、三阴交雀啄灸，两组穴位交替使用，每日一次，每次15分钟，10次为一个疗程。	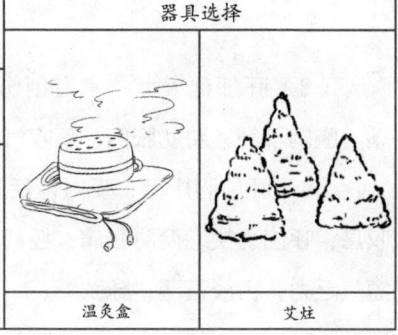 温灸盒　　　　　艾炷

刮痧疗法

	器具选择
取穴：气海、中极、曲骨、阴廉、血海、阴陵泉、三阴交、蠡沟、大肠俞、太冲。 针对类型：湿热下注型、血虚生风型、肝肾阴虚型。 操作方法：刮痧用泻法，应用面刮法刮拭乳根、膺窗、膻中、胃经（足三里至丰隆）、膀胱经（肺俞至脾俞），在肝俞、乳根使用点按法，每两日一次，10次为一个疗程。刮痧后艾灸效果更显著。	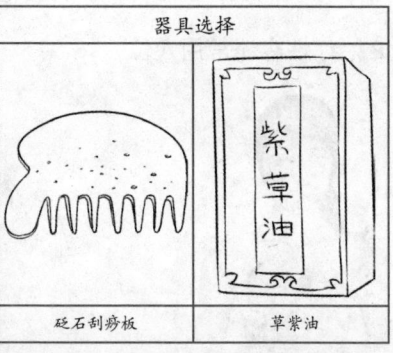 砭石刮痧板　　　草紫油

温馨提示

久治不愈者应做血糖检查。

925

第十章　拔罐、艾灸、刮痧妇科病调治法

性冷淡

性冷淡是指性欲缺乏，通俗地讲即对性生活无兴趣，也有说是性欲减退。性冷淡与性快感缺乏是两个不同的概念，两者可以同时出现，亦可不同时出现。因此，性冷淡又分两种类型，有性感缺乏、性冷淡综合征和无性感缺乏、性冷淡综合征。

1.中医分型及症状

（1）心血不足型：心失所养，心神不安，厌恶房事，虚烦心悸，睡眠不安，精神疲倦，面色潮红，舌红少苔，脉细而数。

（2）心肾不交型：一遇性活动即精神紧张，并有心悸汗出，情绪烦躁，面色潮红，腰酸腿软，头晕失眠，尿黄便秘，舌质红，苔薄或少苔，脉细数。

（3）肝郁化火型：常有创伤性性经历，遇到异性即厌恶，反对性活动，胸闷不舒，胁肋胀闷，喜叹气，呼出为快，舌红，苔薄黄，脉弦。

（4）肝郁胆虚型：反对性活动，对性活动有恐惧心理。头晕目眩，善叹息，呼出为快，两胁胀痛，经前乳胀，胆怯怔忡，遇事不决，夜寐失眠，短气乏力，舌淡苔薄，脉弦细。

（5）肾阳不足型：厌恶性活动，手足不温，畏寒，腰酸腿软，白带清稀，小便清长，少腹冷痛，神疲倦怠。舌淡苔白，脉沉细。

2.治疗性冷淡常用穴位

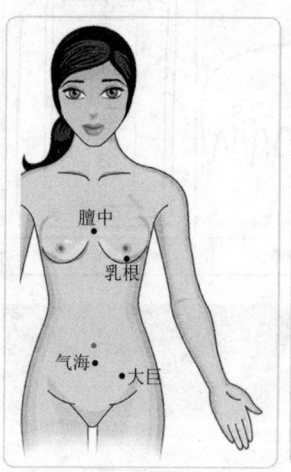

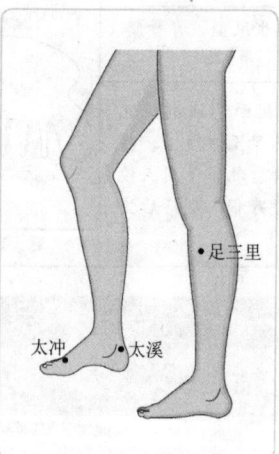

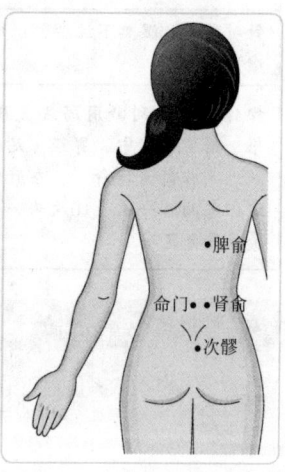

性冷淡的家庭对症治疗

拔罐疗法

取穴：大巨、膻中、乳根、气海、次髎、命门。

针对类型：肝郁化火型。

操作方法：先闪罐再留罐。在次髎、命门、膻中上闪罐20下，再留罐于诸穴15～20分钟，隔日拔罐一次，10次为一个疗程。

器具选择

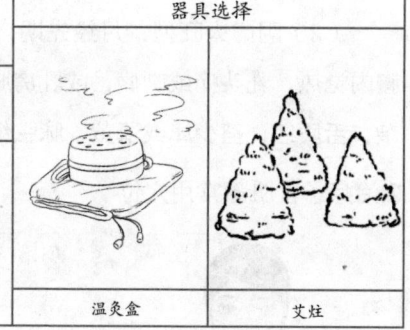

| 玻璃罐 | 真空罐 |

艾灸疗法

取穴：大巨、膻中、乳根、气海、次髎、命门、肾俞、太溪、脾俞、足三里。

针对类型：心肾不交型、心血不足型、肝郁胆虚型、肾阳不足型。

操作方法：在诸穴使用温灸盒灸疗，或在命门、气海隔姜灸，每日一次，每次时间15分钟，10次为一个疗程。

器具选择

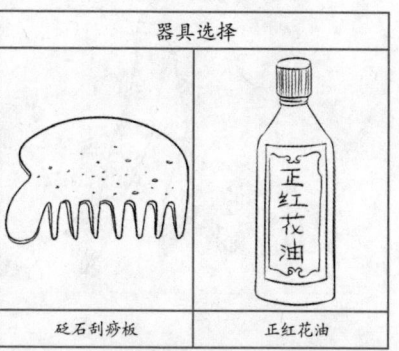

| 温灸盒 | 艾炷 |

刮痧疗法

取穴：大巨、膻中、乳根、气海、次髎、命门、肾俞、脾俞、足三里、太冲。

针对类型：肝郁化火型、肝郁胆虚型。

操作方法：刮痧力度轻柔，应用面刮法刮拭膀胱经（脾俞至次髎）、命门、任脉（膻中至气）、足三里区域皮肤，在太冲、乳根、大巨使用点按法，每日一次，10次为一个疗程。刮痧后艾灸效果更显著。

器具选择

| 砭石刮痧板 | 正红花油 |

温馨提示

消除消极的心理因素，纠正错误认识。通过自我暗示、自我调适，针对性地解除负面的心理因素。

子宫肌瘤

　　子宫肌瘤又称子宫平滑肌瘤，是女性生殖器最常见的一种良性肿瘤。多无症状，少数表现为阴道出血、腹部触及肿物以及压迫症状等。如发生蒂扭转或其他情况时可引起疼痛，以多发性子宫肌瘤常见。中医认为，子宫肌瘤因七情内伤、脏腑功能失调、气滞血瘀而成。现代医学研究发现，肌瘤组织中的雌激素受体量较正常子宫肌组织多。

1.中医分型及症状

　　（1）气滞血瘀型：轻者月经正常，重者经行血崩或漏下不止，乳房胀痛，小腹作胀或隐痛，有肛门部下坠感，舌质暗红，边有紫斑点，脉沉弦或细涩。

　　（2）阴虚火旺型：月经先期，经行血崩或漏下不止，胸中灼热，或下腹内觉热，乳头痒或刺痛，或乳房胀痛牵及腋窝，经后赤白带下，或黄白相杂，舌质红，苔少津或薄黄，脉弦细或细数。

2.治疗子宫肌瘤常用穴位

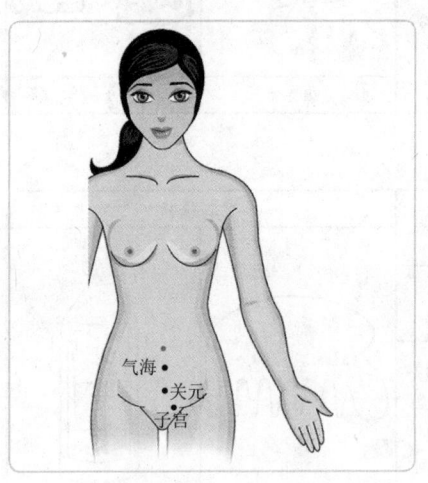
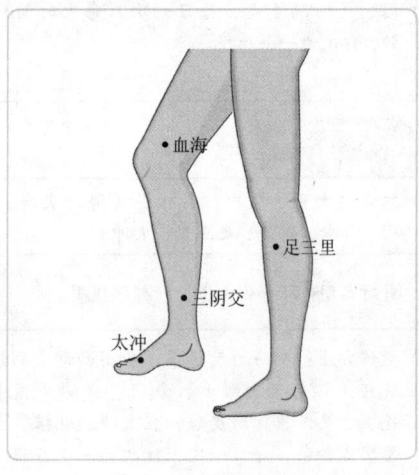

子宫肌瘤的家庭对症治疗

拔罐疗法

	器具选择
取穴：阿是穴（肿瘤体表左右两个穴）、气海、关元、子宫、血海、三阴交。	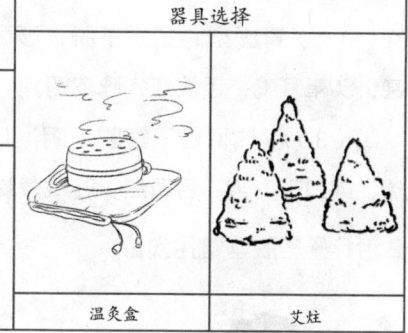
针对类型：气滞血瘀型、阴虚火旺型。	
操作方法：先闪罐再留罐。在血海闪罐15次，再留罐于诸穴15～20分钟，隔日拔罐一次，10次为一个疗程。	玻璃罐　　　　　旋拧式拔罐器

艾灸疗法

	器具选择
取穴：阿是穴（肿瘤体表左右两个穴）、气海、关元、子宫、足三里、太冲。	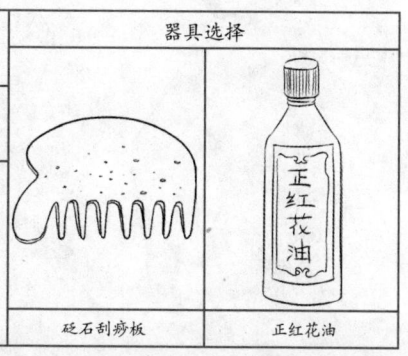
针对类型：气滞血瘀型。	
操作方法：在诸穴使用温灸盒灸疗，或在关元、阿是穴隔蒜灸，每日一次，每次15分钟，10次为一个疗程。	温灸盒　　　　　艾炷

刮痧疗法

	器具选择
取穴：气海、关元、子宫、血海、三阴交、太冲。	
针对类型：气滞血瘀型、阴虚火旺型。	
操作方法：用面刮法刮拭任脉（气海至关元）、血海，在子宫、三阴交、太冲使用按揉法，每日一次，10次为一个疗程。	砭石刮痧板　　　　正红花油

温馨提示

　　饮食宜多吃新鲜水果、蔬菜、海带、海蜇、蘑菇、木耳、山楂等食品，忌食生冷、辛辣、酸涩食品。气血虚弱者饮食要有营养，并且要有利湿功能。

第十章　拔罐、艾灸、刮痧妇科病调治法

子宫脱垂

子宫脱垂是指支撑子宫的组织受损伤或薄弱，致使子宫从正常位置沿阴道下降，子宫颈外口坐骨棘水平以下，甚至子宫全部脱出阴道口外的一种生殖伴邻近器官变位的综合征。根据其脱垂的程度分为三度。子宫脱垂患者平时就会腰酸背痛，严重时会拖累膀胱及直肠，还会有尿频、小便解不干净或大便不顺之感。

1.中医分型及症状

（1）气虚型：子宫下移或脱出于阴道口外，劳则加剧，卧则消失，小腹下坠，四肢无力，少气懒言，面色少华；小便频数，带下量多，质稀色白，舌淡苔薄，脉虚细。

（2）肾虚型：子宫下脱，腰酸腿软，小腹下坠，小便频数，夜间尤甚，头晕耳鸣，舌淡红，脉沉弱。

（3）湿热型：子宫脱出阴道口外，表面溃烂，黄水淋漓，或小便灼热，或口干口苦，舌质红，苔或黄腻，脉或沉乏力。

2.治疗子宫脱垂常用穴位

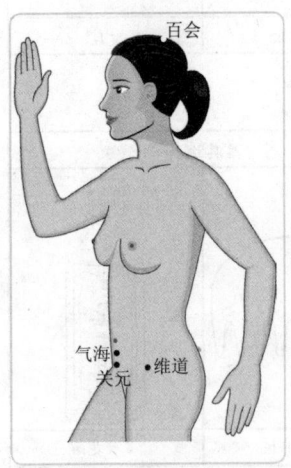
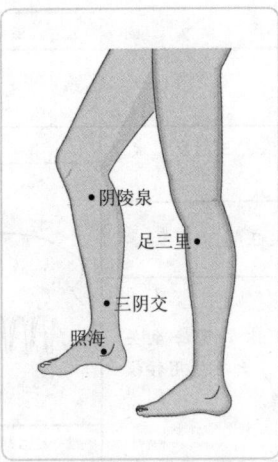
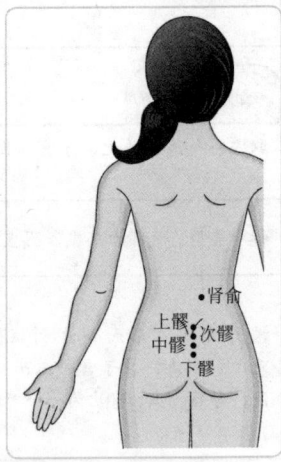

子宫脱垂的家庭对症治疗

拔罐疗法

	器具选择
取穴：肾俞、八髎穴、气海、关元、维道、足三里、阴陵泉、三阴交、照海。	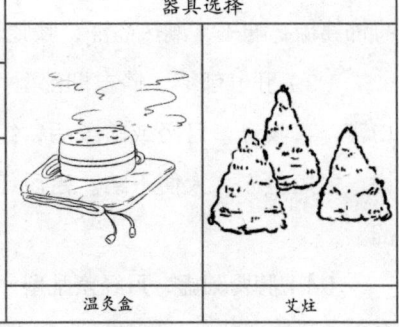
针对类型：肾虚型、湿热型。	
操作方法：先走罐再留罐。在肾俞至八髎穴、阴陵泉至三阴交区域皮肤留罐于诸穴15~20分钟，隔日拔罐一次，10次为一个疗程。拔罐后艾灸效果最好。	

器具选择下方标注：玻璃罐　　真空罐

艾灸疗法

	器具选择
取穴：肾俞、八髎穴、气海、关元、维道、足三里、阴陵泉、三阴交、照海。	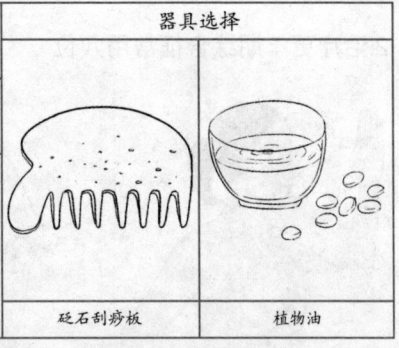
针对类型：气虚型、肾虚型、湿热型。	
操作方法：在诸穴使用温灸盒灸疗，或在落枕穴、大椎、阿是穴隔姜灸，每日一次，艾灸时间宜久，10次为一个疗程。	

器具选择下方标注：温灸盒　　艾炷

刮痧疗法

	器具选择
取穴：百会、肾俞、八髎穴、气海、关元、足三里、阴陵泉、三阴交、照海。	
针对类型：肾虚型、湿热型。	
操作方法：应用面刮法刮拭百会、膀胱经（肾俞至八髎）、脾经（阴陵泉至三阴交穴、气海至关元区域皮肤），在三阴交、照海使用点按法，每日一次，10次为一个疗程。刮痧后艾灸效果更显著。	

器具选择下方标注：砭石刮痧板　　植物油

温馨提示

更年期及老年期的妇女应特别注意劳逸结合，避免过度疲劳。

更年期综合征

　　更年期综合征是由于卵巢功能减退，垂体功能亢进，分泌过多的促性腺激素，引起植物神经功能紊乱，从而出现一系列程度不同的症状，如月经变化、面色潮红、心悸、失眠、乏力、抑郁、多虑、情绪不稳定、易激动、注意力难以集中等。

1.中医分型及症状

　　（1）肝肾阴虚型：症见头晕耳鸣，心烦易怒，阵阵烘热，汗出，兼有心悸少寐，健忘，五心烦热，腰膝酸软，月经周期紊乱，经量或多或少或淋漓不断，色鲜红。舌红苔少，脉弦细数。

　　（2）心肾不交、心肾两虚型：症见心悸，怔忡，虚烦不寐，健忘多梦，恐怖易惊，咽干，潮热盗汗，膝腿软，小便短赤。舌红苔少，脉细数而弱。

　　（3）肝气郁结、情志抑郁型：症见胁痛，乳房胀痛或周身刺痛，口干口苦，喜叹息，月经或前或后，经行不畅，小腹胀痛，悲伤欲哭，多疑多虑，尿短色赤，大便干结。舌质红，苔黄腻，或舌质青紫或瘀斑，脉弦或涩。

　　（4）脾肾阳虚、月经紊乱型：症见量多色淡，形寒肢冷，倦怠乏力，面色晦暗，面浮肤肿，腰膝冷，腹满纳差，大便溏薄。舌质嫩，苔薄白，脉沉弱。

2.治疗更年期综合征常用穴位

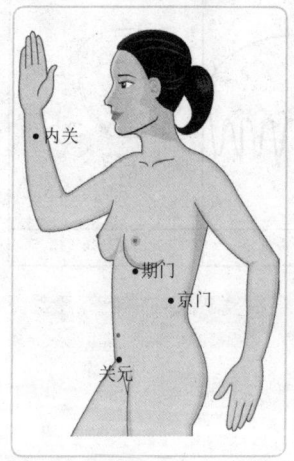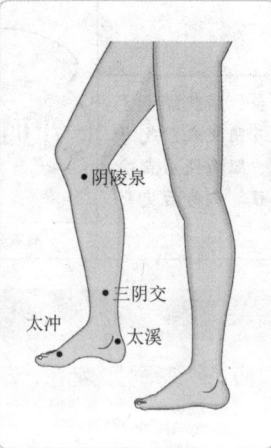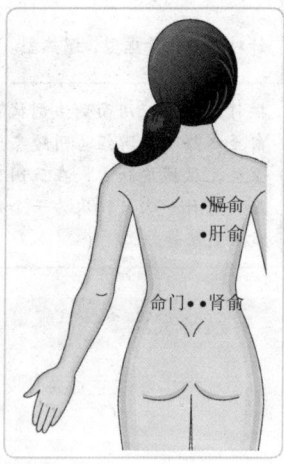

更年期综合征的家庭对症治疗

拔罐疗法

取穴：第一组，肝俞、膈俞、肾俞、太溪。第二组，太冲、京门、期门、三阴交。

针对类型：肝肾阴虚型、肝气郁结型。

操作方法：先闪罐再留罐。先在膀胱经（肝俞至肾俞）闪罐整条膀胱经，着重在肝俞和肾俞穴位，再留罐于诸穴15～20分钟，隔日拔罐一次，10次为一个疗程。两组穴位可交替使用。

器具选择

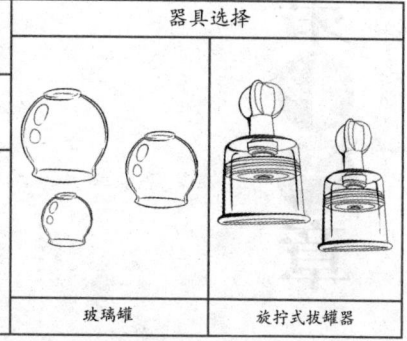

| 玻璃罐 | 旋拧式拔罐器 |

艾灸疗法

取穴：第一组，肝俞、膈俞、肾俞、命门、太溪。第二组，关元、内关、阴陵泉、三阴交。

针对类型：心肾两虚型、脾肾阳虚型。

操作方法：在关元、太溪、内关、肝俞、阴陵泉雀啄灸，或在膈俞、肾俞、命门、三阴交隔姜灸，每日一次，每次15分钟，10次为一个疗程。两组穴位可交替使用。

器具选择

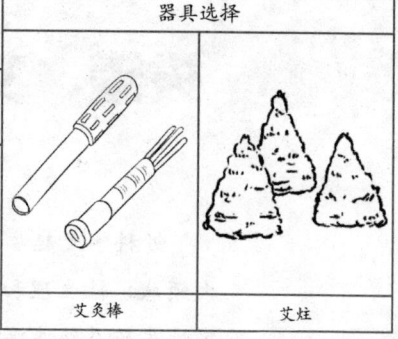

| 艾灸棒 | 艾炷 |

933

刮痧疗法

取穴：第一组，肝俞、膈俞、肾俞、太溪。第二组，太冲、京门、期门、三阴交。

针对类型：肝肾阴虚型、肝气郁结型。

操作方法：应用面刮法刮拭膈俞至肾俞、期门至京门区域皮肤，在三阴交、太冲、太溪使用点按法，隔日一次，10次为一个疗程。刮痧后艾灸效果更显著。

器具选择

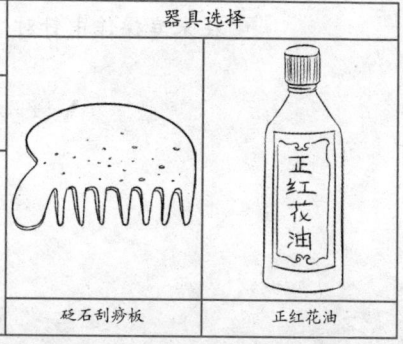

| 砭石刮痧板 | 正红花油 |

温馨提示

宜多吃香蕉、大枣、奇异果，有助于改善忧郁、失眠等症状。

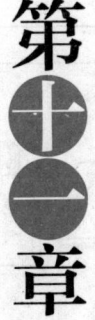

第十一章

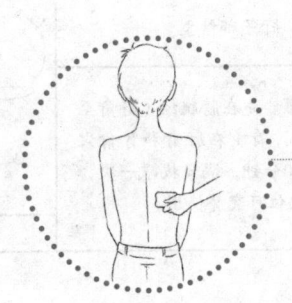

拔罐、艾灸、刮痧男科病调治法

男科学是起步较晚的一门边缘学科，主要涉及三大领域：性生理和性心理疾病、生育与计划生育以及男性生殖系统疾病。本章主要介绍阳痿、遗精、慢性前列腺炎等，针对这些疾病的不同中医分型及症状，在家庭操作中针对性地选择拔罐、艾灸或刮痧疗法。

◆ **阳痿**

常用穴位：中极、关元、肾俞、命门

◆ **遗精**

常用穴位：关元、神门、肾俞、膀胱俞、志室

◆ **早泄**

常用穴位：肾俞、志室、次髎、膀胱俞、中极、关元

◆ **前列腺增生**

常用穴位：中极、章门、血海、气海、中极

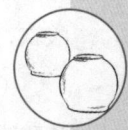

◆ **慢性前列腺炎**

常用穴位：阴陵泉、三阴交、中极、关元、涌泉

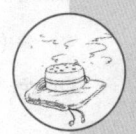

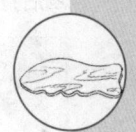

阳痿

阳痿又称勃起功能障碍，是指在有性欲要求时，阴茎不能勃起或勃起不坚，或者虽然有勃起且有一定程度的硬度，但不能保持性交的足够时间，因而妨碍性交或不能完成性交。

1.中医分型及症状

（1）肝郁不舒型：阳事痿弱，精神抑郁，多疑善虑，胸胁胀痛；或针对不同性伴勃起质量有很大差异；舌质暗红，苔薄白，脉弦细。

（2）血脉瘀阻型：阳事不举，或举坚时短，阴囊坠胀，阴部时痛，头晕目眩，腰膝酸软；舌暗红边有瘀斑瘀点，苔少，脉沉细涩。

（3）湿热下注型：临房不举，或举而不坚，尿道口即有精液溢出，更致痿软；阴囊湿热，口苦咽干，尿黄便滞；舌红苔黄腻，脉滑数或弦数。

（4）命门火衰型：性欲低下，阳事痿弱，面色无华，精神萎靡，腰膝酸软，畏寒肢冷，精冷滑泄；舌淡苔白，脉细弱。

（5）阴虚火旺型：阳事不举，或举而不坚，头晕耳鸣，五心烦热，腰膝酸软，口干目涩；舌红苔少或薄黄，脉细数。

（6）心脾两虚型：阳事痿弱，神疲乏力，面色萎黄，食少便溏，心悸少寐，多梦健忘；舌淡苔少，边有齿印，脉细弱。

2.治疗阳痿常用穴位

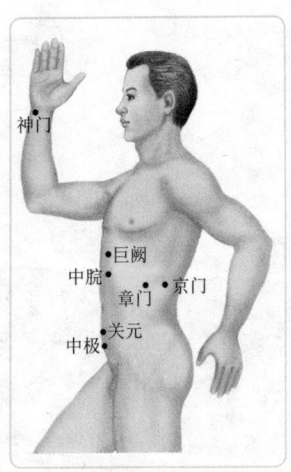
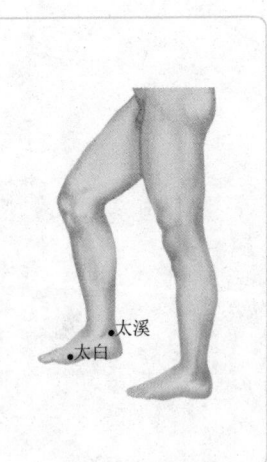
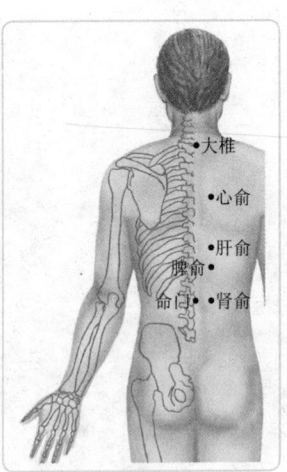

阳痿的家庭对症治疗

拔罐疗法

	器具选择
取穴：中极、关元、肾俞、命门、太溪、神门、心俞、肝俞。	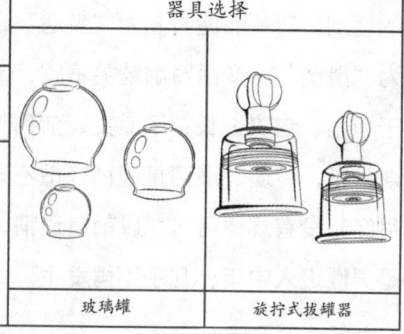
针对类型：阴虚火旺型、肝郁不舒型、湿热下注型、血脉瘀阻型。	
操作方法：先走罐再留罐。在心俞至肾俞区域皮肤走至皮肤发红，再留罐于诸穴15～20分钟，隔日拔罐一次，10次为一个疗程。	玻璃罐　　　　　旋拧式拔罐器

艾灸疗法

	器具选择
取穴：太溪、命门、肾俞、脾俞、心俞。或关元、神门、太白、京门、章门、巨阙。	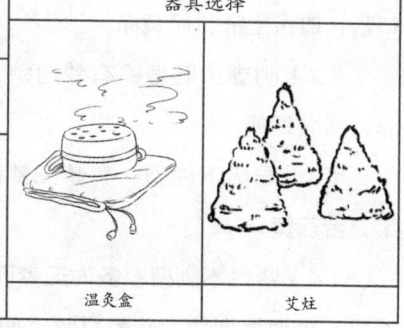
针对类型：命门火衰型、心脾两虚型、恐惧伤肾型、湿热下注型、血脉瘀滞型。	
操作方法：在诸穴使用温灸盒灸疗，或在关元、命门隔姜灸，两组穴位交替使用，每日一次，每次15分钟，10次为一个疗程。	温灸盒　　　　　艾炷

刮痧疗法

	器具选择
取穴：膀胱经（心俞至肾俞）、督脉（大椎至命门）、任脉（中脘至关元）、京门、章门、太溪。	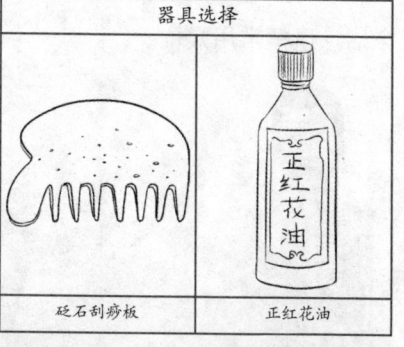
针对类型：阴虚火旺型、恐惧伤肾型、肝郁不舒型、血脉瘀滞型。	
操作方法：刮痧力度轻柔，应用面刮法刮拭膀胱经、督脉、任脉、京门至章门区域皮肤，在太溪使用点按法，每日一次，10次为一个疗程。刮痧后艾灸效果更显著。	砭石刮痧板　　　正红花油

温馨提示

　　偶然出现阳痿，女方理应安慰、谅解、关怀男方，温柔体贴地帮助男方克服恐惧、紧张、内疚心理，切忌埋怨、责怪男方。

937

第十一章　拔罐、艾灸、刮痧男科病调治法

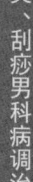

遗精

遗精是一种生理现象，指没有性交而精液自行泄出，有生理性与病理性的区别。有梦而遗者名为"梦遗"，无梦而遗，甚至清醒时精液自行滑出者为"滑精"。多由肾虚精关不固，或心肾不交，或湿热下注所致。西医可见于包茎、包皮过长、尿道炎、前列腺疾患等。有梦而遗往往是清醒滑精的初期阶段，梦遗、滑精是遗精轻重不同的两种证候。需要指出的是，遗精不是月经，没有规律可言。以前有遗精，现在消失了，也是很正常的事情。尤其是男性进入中年，几乎不再发生。

1.中医分型及症状

（1）君相火旺型：少睡多梦，梦则遗精，阳事易举，心烦心悸，口干口苦，口舌生疮，尿黄赤。

（2）阴虚火旺型：有梦遗精，或兼早泄，头晕睡少，心烦。面易红赤，腰酸耳鸣，瘦黄。

（3）湿热下注型：有梦无梦都遗精，小便黄赤，热涩不爽，口苦纳呆，舌苔黄。

（4）肾气不固型：多为无梦而遗精，严重则昼夜流精，小便黄，滴沥不尽，精液清而冷，头晕目眩，面色白无血色，腰酸腿软，耳鸣，自汗气短。

2.治疗遗精常用穴位

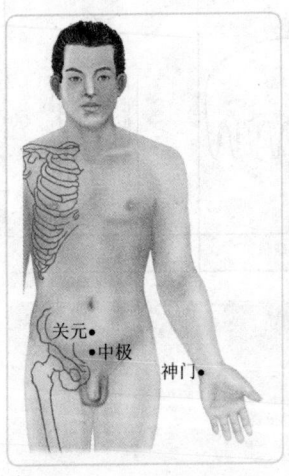
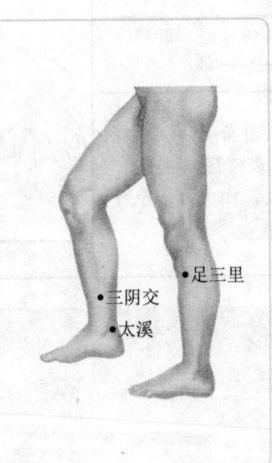
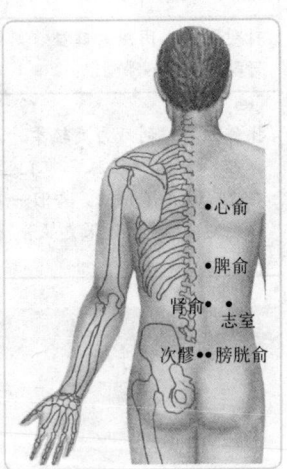

遗精的家庭对症治疗

拔罐疗法

取穴：中极、肾俞、三阴交、关元、志室、心俞、神门、膀胱俞、次髎。

针对类型：君相火旺型、阴虚火旺型、湿热下注型。

操作方法：选择留罐方法，留罐于诸穴15~20分钟，隔日拔罐一次，10次为一个疗程。拔罐后艾灸效果更佳。

器具选择

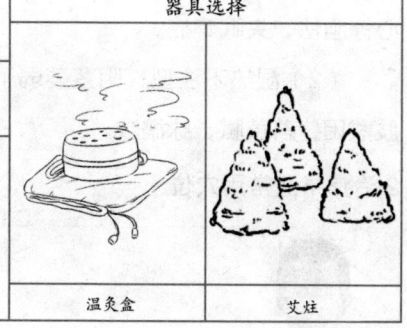

旋拧式拔罐器	真空罐

艾灸疗法

取穴：中极、肾俞、脾俞、三阴交、关元、志室、太溪、足三里。

针对类型：肾气不固型、湿热下注型。

操作方法：在诸穴使用温灸盒灸疗，或在关元、脾俞隔姜灸，每日一次，每次15分钟，10次为一个疗程。

器具选择

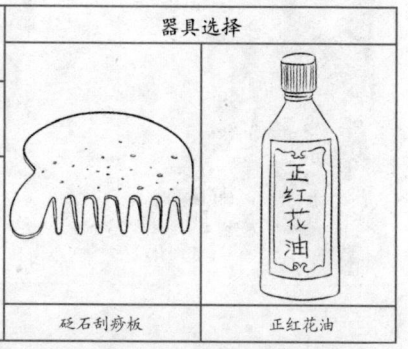

温灸盒　　　　艾炷

刮痧疗法

取穴：中极、肾俞、三阴交、关元、志室、次髎、膀胱俞。

针对类型：湿热下注型、阴虚火旺型。

操作方法：用面刮法刮拭关元、中极、肾俞至膀胱俞区域皮肤，在三阴交、足三里、神门、志室使用点按法，每两日一次，10次为一个疗程。刮痧后艾灸效果更显著。

器具选择

砭石刮痧板　　　　正红花油

温馨提示

勿把生理现象视为疾病，增加精神负担。成人未婚或婚后久别1~2周出现一次遗精，遗精后并无不适，这是正常生理现象。

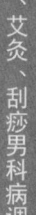

早泄

早泄是指射精发生在阴茎进入阴道之前，或进入阴道中时间较短，在女性尚未达到性高潮，提早射精而出现的性交不和谐障碍。早泄的诊断标准在于女方是否满足。早泄的类型分为器质性（主要由前列腺炎等疾病引起）和非器质性（心理性、习惯性及因包皮过长等正常原因引发的射精过快现象）。导致早泄的原因主要可以分为心理和生理两大部分，从治疗角度来说，只有从心理和生理两方面同时来治疗早泄，才能达到治疗效果。

1.中医分型及症状

（1）命门火衰型：阳事不举，或举而不坚，面色苍白，形寒肢冷，头晕目眩，精神不振，腰腿酸软，舌淡苔白，脉沉细，若兼心脾损伤者，则有心悸胆怯，失眠等症。

（2）湿热下注型：阴茎萎弱不能勃起，兼见口干口渴，小便热赤，下肢酸困，苔黄腻，脉濡数。

2.治疗早泄常用穴位

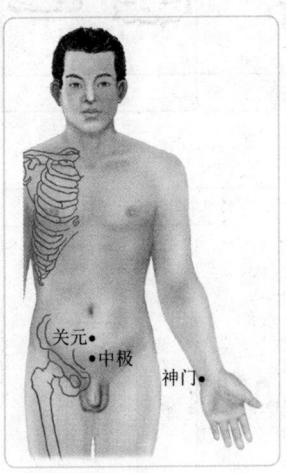
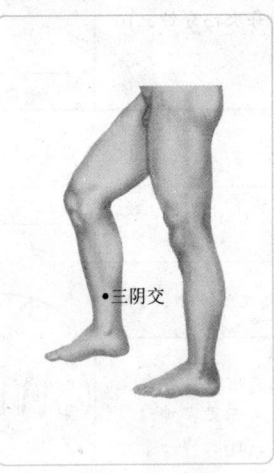
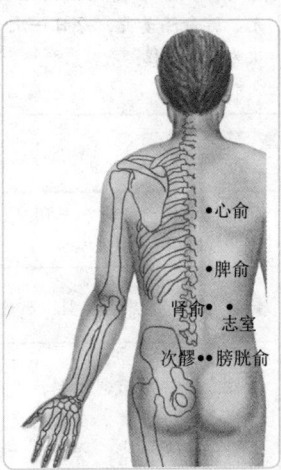

早泄的家庭对症治疗

拔罐疗法

取穴：中极、肾俞、三阴交、关元、志室、次髎、膀胱俞。

针对类型：湿热下注型。

操作方法：留罐后艾灸。留罐15～20分钟，隔日拔罐一次，10次为一个疗程。

器具选择

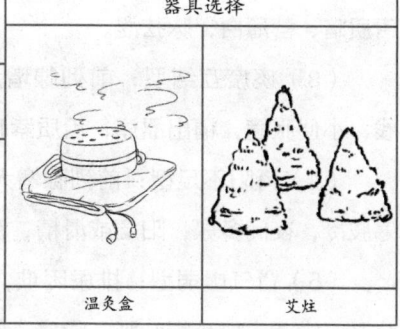

旋拧式拔罐器　　　　玻璃罐

艾灸疗法

取穴：中极、肾俞、三阴交、关元、志室、脾俞、心俞、神门。

针对类型：命门火衰型。

操作方法：在诸穴使用温灸盒灸疗，或在关元、脾俞隔蒜灸，每日一次，每次15分钟，10次为一个疗程。

器具选择

温灸盒　　　　　　艾炷

刮痧疗法

取穴：中极、肾俞、三阴交、关元、志室、膀胱俞、次髎。

针对类型：湿热下注型。

操作方法：面刮法刮拭肾俞（志室）至膀胱俞（次髎）、关元至中极区域皮肤，在中极使用按揉法，每日一次，10次为一个疗程。刮痧后艾灸效果更显著。

器具选择

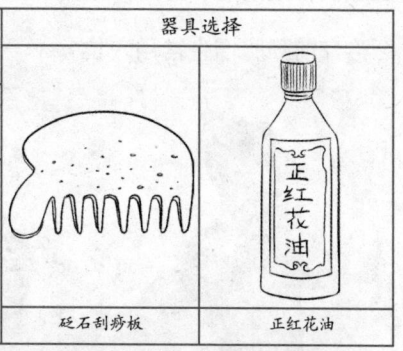

砭石刮痧板　　　　正红花油

温馨提示

早泄患者平时可以选用一些有温肾壮阳或滋补肾阴的药物或食物，如鹿肉、羊肉、猪腰子、狗肉、河虾。

前列腺增生

前列腺增生主要发生在膀胱颈至精阜一段后尿道的腺体间质中，腺体间质有轻度增生组织，结构以增生的结缔组织和平滑肌为主，并有增大的腺囊、增生腺管上皮呈乳头状向囊腔内突出，形成间质腺样组织的混合性结节。旧称前列腺肥大。

1.中医分型及症状

（1）温热蕴结型：前列腺增大，小便点滴不通或小便频数，小便短涩，灼热混浊，少腹胀满，大便秘结，口苦口黏，舌红苔黄腻，脉弦数。

（2）气血瘀滞型：夜尿频多，小便不畅，或尿线变细，或尿流分叉，或时断时续，或点滴而下，情绪抑郁，小腹胀痛，前列腺增大，质地偏硬，舌质暗、苔薄白，脉弦涩。

（3）痰瘀互结型：前列腺增大，小便点滴而下或阻塞不通，尿细如线，小便胀满，精出涩痛，舌质紫暗，有瘀点、瘀斑，脉细涩。

（4）肾阳不足型：前列腺增大，小便点滴不爽或不通，腰酸膝软，畏寒肢冷，夜间多尿，阳痿或滑精，舌淡少苔，脉沉细。

（5）肾气虚弱型：排尿困难，夜尿频仍，解时等待，尿流变细，或见分叉、中断，伴小腹坠胀、隐痛，腰脊酸软等症，前列腺增大，质地较硬，舌质淡，或紫暗、苔白，脉沉细。

2.治疗前列腺增生常用穴位

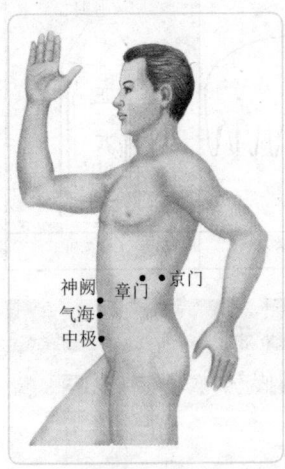
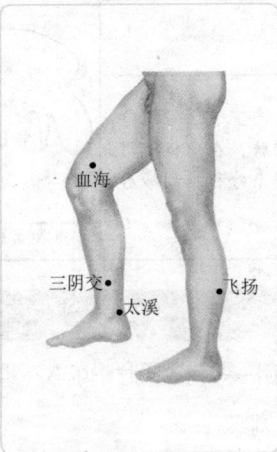
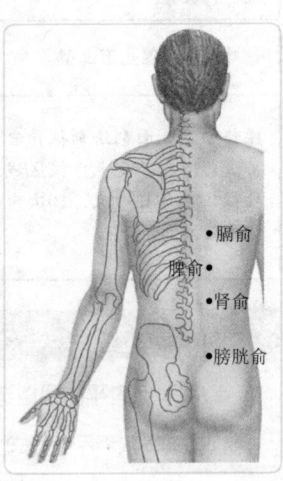

前列腺增生的家庭对症治疗

拔罐疗法

取穴：太溪、膀胱俞、肾俞、脾俞、膈俞。或三阴交、飞扬、中极、京门、章门。	**器具选择**
针对类型：气血瘀滞型、痰瘀互结型、湿热蕴结型、肾阴亏虚型。	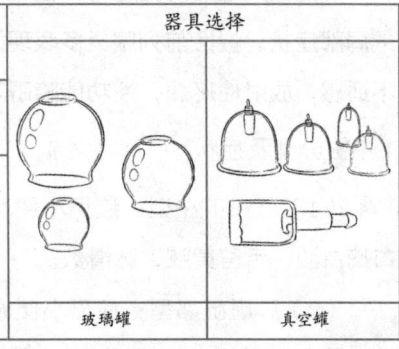
操作方法：先在膈俞至膀胱俞区域皮肤走罐再留罐，留罐于诸穴15～20分钟，隔日拔罐一个次，10次为一疗程。拔罐后艾灸效果更佳。	玻璃罐　　　　　　真空罐

艾灸疗法

取穴：太溪、膀胱俞、肾俞、脾俞、膈俞。或三阴交、飞扬、中极、京门、章门。	**器具选择**
针对类型：肾气虚弱型、湿热蕴结型、气血瘀滞型。	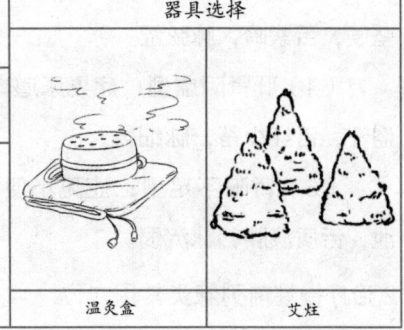
操作方法：在诸穴用温灸盒灸疗或在膀胱俞、中极隔姜灸，两组穴位可交替使用，每日一次，每次15分钟，10次为一个疗程。	温灸盒　　　　　　艾炷

943

刮痧疗法

取穴：肾俞、膀胱俞、气海、中极、足三里、血海、三阴交、太溪。	**器具选择**
针对类型：气血瘀滞型、痰瘀互结型、湿热蕴结型、肾气虚弱型。	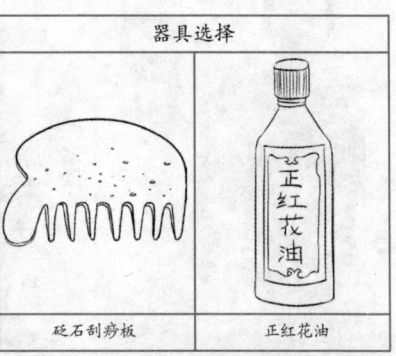
操作方法：选择宽面刮痧板，应用面刮法刮拭膀胱经（肾俞至膀胱俞）、脾经（血海至太溪）区域皮肤，在足三里、气海使用点按法，每日一次，10次为一个疗程。刮痧后艾灸效果更显著。	砭石刮痧板　　　　正红花油

温馨提示

种子类食物对患者很有好处，如南瓜子、葵花子等。每日食用，数量不拘。

慢性前列腺炎

前列腺炎是指前列腺特异性和非特异感染所致的急慢性炎症引起的全身或局部症状。慢性前列腺炎多表现为排尿不适、后尿道、会阴和肛门处坠胀不适感，放射性疼痛，性功能障碍等。

1.中医分型及症状

（1）湿热下注型：症见小便淋涩赤痛，少腹拘急，会阴部胀痛，尿道口摘白浊，舌苔黄腻，脉滑数。

（2）脾虚湿盛型：症见小便流浊，面色不华，肢体困倦，不思饮食，舌淡苔白，脉虚。

（3）气滞血瘀型：症见小便涩滞，会阴及小腹下坠胀痛，前列腺肿大坚硬，舌紫暗，脉弦涩。

（4）肝肾阴虚型：症见尿道口常有白浊，会阴坠胀，腰膝酸软，潮热盗汗，舌红少苔，脉细数。

（5）肾阳不足型：症见小便淋涩挟精，畏寒，腰膝酸冷，阳痿，早泄，舌质淡胖，脉沉弱。

2.治疗慢性前列腺炎常用穴位

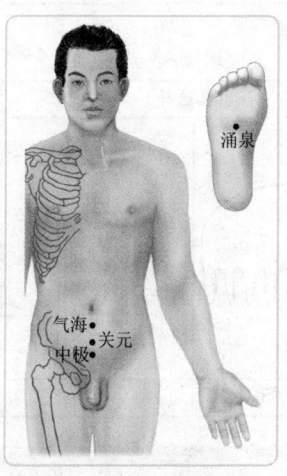
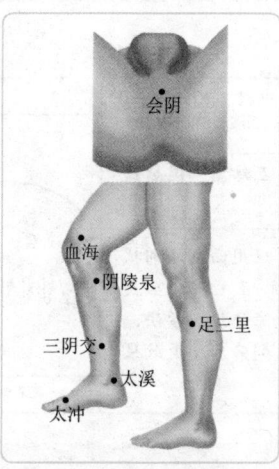
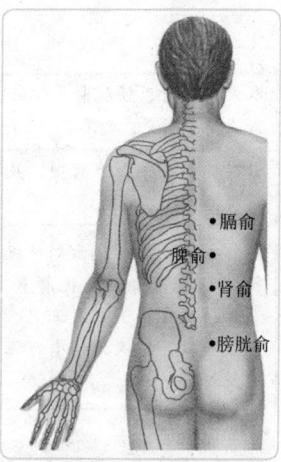

慢性前列腺炎的家庭对症治疗

拔罐疗法

取穴：第一组，膈俞、脾俞、肾俞、膀胱俞、太溪。第二组，阴陵泉、三阴交、中极、关元。	器具选择	
针对类型：湿热下注型、脾虚湿盛型、气滞血瘀型、肝肾阴虚型、肾阳不足型。	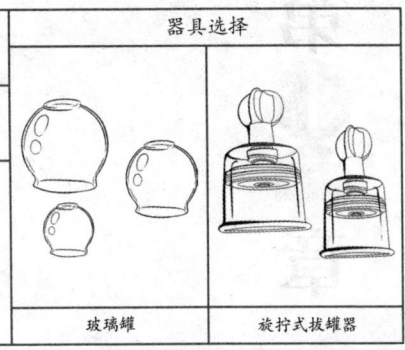	
操作方法：先走罐再留罐。在膈俞至膀胱俞、阴陵泉至太溪区域皮肤起罐后再留罐于诸穴15～20分钟，隔日拔罐一次，10次为一个疗程。		
	玻璃罐	旋拧式拔罐器

艾灸疗法

取穴：膈俞、脾俞、肾俞、膀胱俞、太溪、或阴陵泉、三阴交、关元、中极、会阴、太冲。	器具选择	
针对类型：湿热下注型、脾虚湿盛型、气滞血瘀型、肾阳不足型。	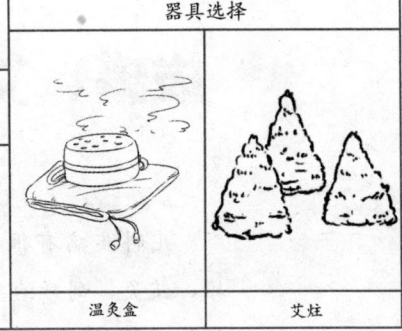	
操作方法：在诸穴使用温灸盒灸疗或在肾俞、中极隔蒜灸，两组穴位交替使用，每日一次，10次为一个疗程。		
	温灸盒	艾炷

刮痧疗法

取穴：肾俞、膀胱俞、气海、中极、足三里、血海、阴陵泉、三阴交、太溪、涌泉。	器具选择	
针对类型：脾虚湿盛型、气滞血瘀型、肾阳不足型、肝肾阴虚型。	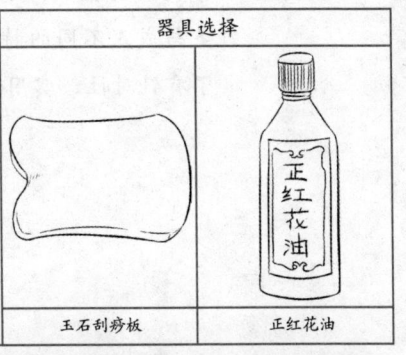	
操作方法：面刮法刮拭肾俞至膀胱俞、气海至中极、血海至太溪、足三里区域皮肤和在气海、中极、涌泉使用按揉法，每日一次，10次为一个疗程。刮痧后艾灸效果更显著。		
	玉石刮痧板	正红花油

温馨提示

多喝水，多排尿，因为浓度高的尿液会对前列腺产生较多的刺激。

945

第十一章 拔罐、艾灸、刮痧男科病调治法

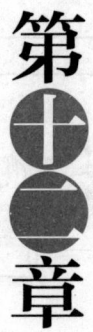

第十二章

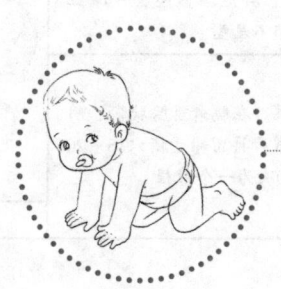

拔罐、艾灸、刮痧儿科病调治法

儿科疾病有很多种，本章介绍了适合用中医拔罐、艾灸、刮痧治疗的常见疾病。小儿不同于成人，不论在解剖、生理、病理、免疫等方面，或是在疾病的发生发展、临床表现以及诊断、防治等方面都有许多与成人不同的特点。本章根据小儿的具体情况列举了有针对性、实用性的家庭治疗方法。

◆ **小儿厌食症**

常用穴位：中脘、脾俞、胃俞

◆ **小儿营养不良**

常用穴位：足三里、中脘、天枢

◆ **小儿夜啼症**

常用穴位：身柱穴、中脘、足三里

◆ **小儿遗尿症**

常用穴位：肾俞、膀胱俞、关元

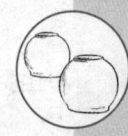

◆ **小儿流涎症**

常用穴位：颊车、承浆、涌泉

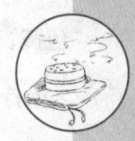

◆ **小儿脑性瘫痪**

常用穴位：百会、四神聪、心俞、肾俞

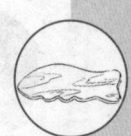

小儿厌食症

　　小儿厌食症是指以小儿（主要是3～6岁）长期食欲减退或食欲缺乏为主的症状。小儿厌食症是一种症状，并非一种独立的疾病。小儿厌食症又称消化功能紊乱，在小儿时期很常见，主要症状有呕吐、食欲不振、腹泻、便秘、腹胀、腹痛和便血等。这些症状不仅反映消化道的功能性或器质性疾病，且常出现在其他系统疾病时，尤其多见于中枢神经系统疾病或精神障碍及多种感染性疾病时。因此，必须详细询问有关病史，密切观察病情变化，对其原发疾病进行正确诊断和治疗。

1.中医分型及症状

　　（1）脾失健运型：厌恶进食，饮食乏味，食量减少，或有胸脘痞闷、嗳气泛恶，偶尔多食后脘腹饱胀，大便不调，精神如常，舌苔薄白或白腻。

　　（2）脾胃气虚型：不思进食，食不知味，食量减少，形体偏瘦，面色少华，精神欠振，或有大便溏薄夹不消化物，舌质淡，苔薄白。

　　（3）脾胃阴虚型：不思进食，食少饮多，口舌干燥，大便偏干，小便色黄，面黄少华，皮肤失润，舌红少津，苔少或花剥，脉细数。

2.治疗小儿厌食症常用穴位

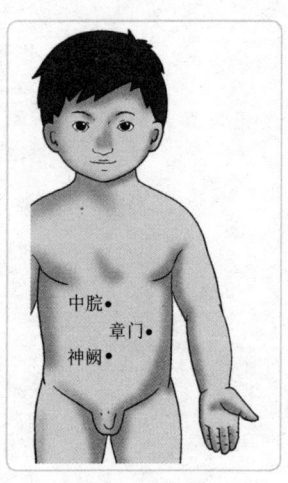
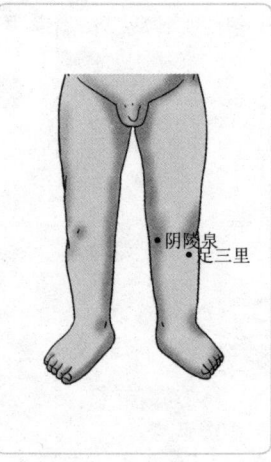
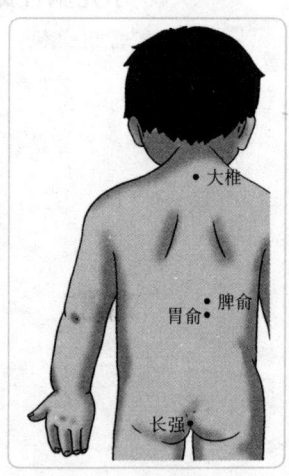

小儿厌食症的家庭对症治疗

拔罐疗法

取穴：第一组，阴陵泉、脾俞、胃俞。第二组，足三里、章门、中脘。	**器具选择**
针对类型：脾失健运型、脾胃阴虚型。	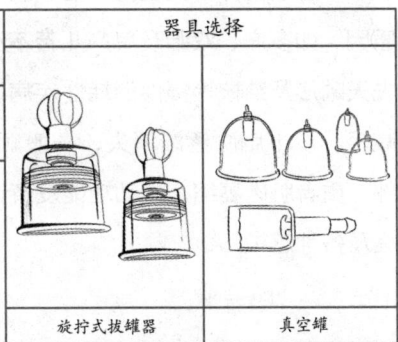
操作方法：留罐于诸穴10～15分钟，隔日拔罐一次，10次为一个疗程。两组穴位可交替使用。	旋拧式拔罐器　真空罐

艾灸疗法

取穴：第一组，阴陵泉、脾俞、胃俞。第二组，足三里、章门、中脘。	**器具选择**
针对类型：脾失健运型、脾胃气虚型。	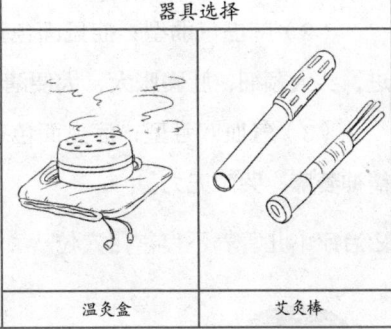
操作方法：使用艾灸棒在脾俞至胃俞之间皮肤和中脘区域皮肤滚动温灸，或在中脘、足三里使用温灸盒灸疗，隔日一次，每次15分钟，10次为一个疗程。两组穴位可交替使用。	温灸盒　艾灸棒

刮痧疗法

取穴：督脉（大椎至长强）、膀胱经（脾俞至胃俞）、足三里、阴陵泉、中脘、章门。	**器具选择**
针对类型：脾运失健型、脾胃气虚型、脾胃阴虚型。	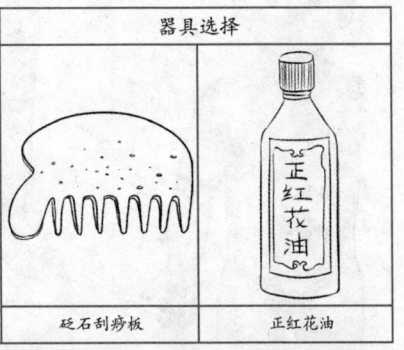
操作方法：应用面刮法刮拭督脉（大椎至长强）、膀胱经（脾俞至胃俞）、中脘、章门，在足三里、阴陵泉使用点按法，隔日一次，10次为一个疗程。刮痧后艾灸效果更显著。	砭石刮痧板　正红花油

温馨提示

　　创造良好的吃饭气氛，大人给孩子做好榜样，要使孩子在愉快心情下摄食。

第十二章　拔罐、艾灸、刮痧儿科病调治法

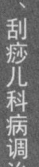

小儿营养不良

中医称营养不良症为"疳积病"，长期摄食不足是小儿营养不良的主要原因。如多产、双胎及早产儿若不注意科学喂养，常引起营养不良。唇裂等先天畸形及结核等慢性消耗性疾病，也可引起营养不良。表现为体重不增或减轻，皮下脂肪逐渐消失，一般顺序为腹，胸背，腰部、双上下肢、面颊部。重者肌肉萎缩，运动功能发育迟缓，智力低下，免疫力差，易患消化不良及各种感染。

1.中医分型及症状

（1）积滞伤脾型：症见面黄肌瘦，精神疲倦，不思饮食，大便腥臭，尿如米汤，有时吐泻。

（2）脾虚气弱型：症见面色黄暗无华，神疲体弱，形态枯槁，乳食懒进，头大颈细，肚腹胀大，大便溏泻。

（3）气血双亏型：症见面色苍白，形体消瘦，四肢发凉，发稀干枯，精神萎靡，哭声无力。

2.治疗小儿营养不良常用穴位

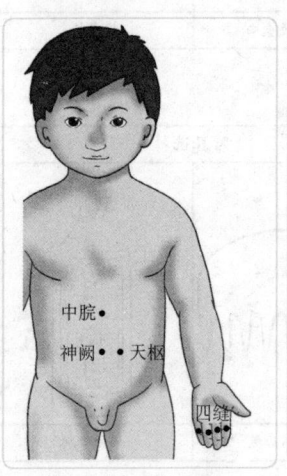
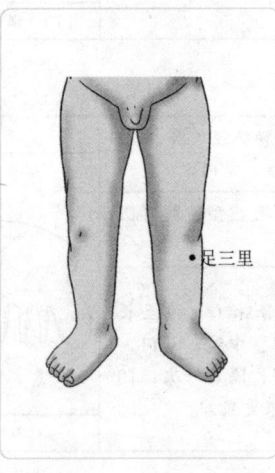
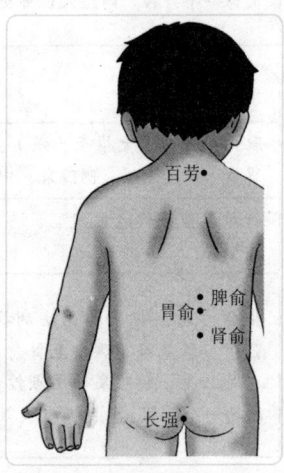

小儿营养不良的家庭对症治疗

拔罐疗法

取穴：百劳、胃俞、肾俞、长强。

针对类型：积滞伤脾型、脾虚气弱型。

操作方法：选择留罐方法，留罐于诸穴10分钟，隔日拔罐一次，15次为一个疗程。

器具选择

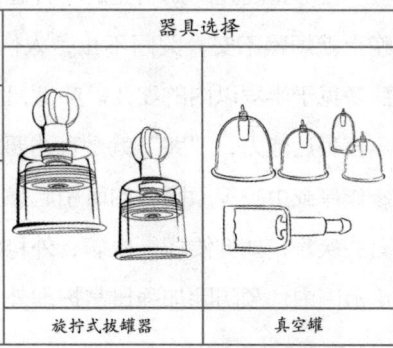

| 旋拧式拔罐器 | 真空罐 |

艾灸疗法

取穴：脾俞、胃俞、肾俞。

针对类型：脾虚气弱型、气血双亏型。

操作方法：使用艾灸棒在膀胱经脾俞至肾俞区域皮肤滚动，或在脾俞、胃俞使用雀啄灸，每日一次，每次15分钟，10次为一个疗程。

器具选择

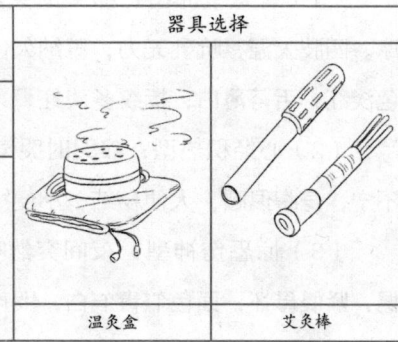

| 温灸盒 | 艾灸棒 |

刮痧疗法

取穴：脾俞、足三里、中脘、天枢、四缝。

针对类型：积滞伤脾型、脾虚气弱型、气血双亏型。

操作方法：应用面刮法刮拭脾俞、中脘、天枢、四缝，在足三里使用点按法，每日一次，10次为一个疗程。

器具选择

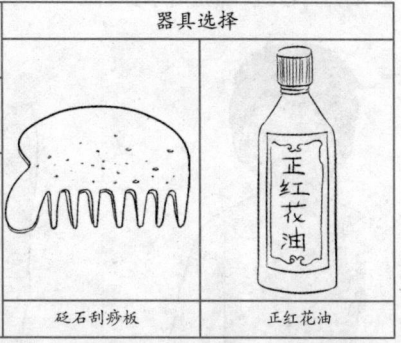

| 砭石刮痧板 | 正红花油 |

温馨提示

　　此三种疗法能够促进胃肠吸收营养，有效改善因脾胃运化问题造成的营养不良。

第十二章　拔罐、艾灸、刮痧儿科病调治法

小儿夜啼症

夜啼是婴儿时期常见的一种睡眠障碍。不少孩子白天好好的，可是一到晚上就烦躁不安，哭闹不止，人们习惯上将这些孩子称为"夜啼郎"。本病多见于半岁以内的婴儿。啼哭是婴儿的一种本能性反应，因为婴儿尚没有语言表达能力，"哭"就是表达要求或痛苦的一种方式，如饥饿、口渴、湿疹作痒或虫咬等原因，均可引起患儿哭闹。这种哭闹是正常的本能性反应。有些疾病，如佝偻病、虫病、外科疾病等也可引起婴儿啼哭，均不在本节讨论范围内。预防除加强日常护理外，饮食应以乳类、粥食为主。

1.中医分型及症状

（1）脾寒气滞型：啼哭时哭声低弱，时哭时止，睡喜蜷曲，腹喜按摩。四肢欠温，吮乳无力，胃纳欠佳，大便溏薄，小便较清，面色青白，唇色淡红，舌苔薄白，指纹多淡红。

（2）心经积热型：啼哭时哭声较响，见灯尤甚，哭时面赤唇红，烦躁不宁，身腹俱暖，大便秘结，小便短赤，舌尖红，苔薄黄，指纹多紫。

（3）惊恐伤神型：夜间突然啼哭，似见异物状，神情不安，时作惊惕，紧偎母怀，面色乍青乍白，哭声时高时低，时急时缓，舌苔正常，指纹色紫，脉数。

2.治疗小儿夜啼症常用穴位

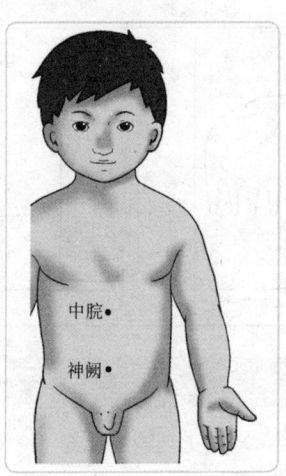
中脘·
神阙·

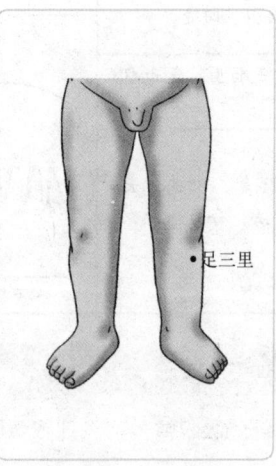
·足三里

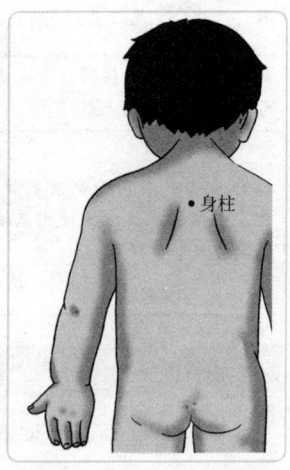
·身柱

小儿夜啼症的家庭对症治疗

拔罐疗法

取穴：身柱穴、中脘、足三里。

针对类型：脾寒气滞型、心经积热型、惊恐伤神型。

操作方法：选择留罐方法，留罐于诸穴10分钟，隔日拔罐一次，15次为一个疗程。

器具选择

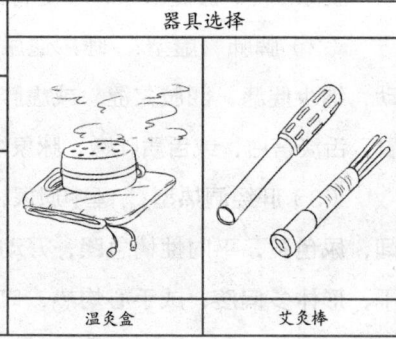

| 旋拧式拔罐器 | 真空罐 |

艾灸疗法

取穴：身柱穴、中脘、足三里。

针对类型：脾寒气滞型、惊恐伤神型。

操作方法：使用艾灸棒在身柱穴和中脘滚动灸疗，或在足三里雀啄灸。每日一次，每次15分钟，10次为一个疗程。

器具选择

| 温灸盒 | 艾灸棒 |

刮痧疗法

取穴：身柱穴、中脘、足三里。

针对类型：心经积热型、惊恐伤神型。

操作方法：应用面刮法刮拭身柱穴、中脘、足三里，在足三里使用点按法，每日一次，10次为一个疗程。

器具选择

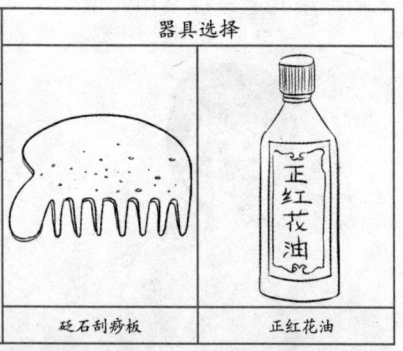

| 砭石刮痧板 | 正红花油 |

温馨提示

积极寻找夜间哭闹的原因，适当增加白天运动量。

第十二章　拔罐、艾灸、刮痧儿科病调治法

小儿遗尿症

小儿遗尿症是指5岁以上的小儿不能自主控制排尿，经常睡中小便自遗，醒后方觉的一种病症。临床可分为原发性遗尿和继发性遗尿两种，前者是指持续或持久的遗尿，其间控制排尿的时期从未超过一年；后者是指小儿控制排尿至少一年，但继后又出现遗尿。小儿遗尿症大多数属于功能性的，症状与白天疲劳程度、家庭环境、对新环境的适应性等因素有关。合理安排小儿饮水和训练小儿排尿对遗尿症患儿来说十分重要。

1.中医分型及症状

（1）下元虚寒型：睡中经常遗尿，多则一夜数次，面目少华，神疲乏力，肢凉怕冷，腰腿酸软，小便清长而频数，舌质淡，苔薄白，脉沉无力。

（2）脾肺气虚型： 睡中遗尿，量不多但次数频，舌白神倦，懒言少动，纳少便溏，四肢欠涩，或虚胖或消瘦，肌肉松软，常自汗出，易患感冒，舌淡苔白，或舌质胖嫩，脉象细弱。

（3）肝经湿热型： 睡中遗尿，尿量不多，次数也较少，但尿味腺臭难闻，尿色黄，平时性情急躁，好动出汗，或夜间磨牙，夜卧易惊，大便偏干，形体多偏瘦，或手心灼热，口中气臭，唇舌红赤，舌苔黄腻，脉象滑数。

2.治疗小儿遗尿症常用穴位

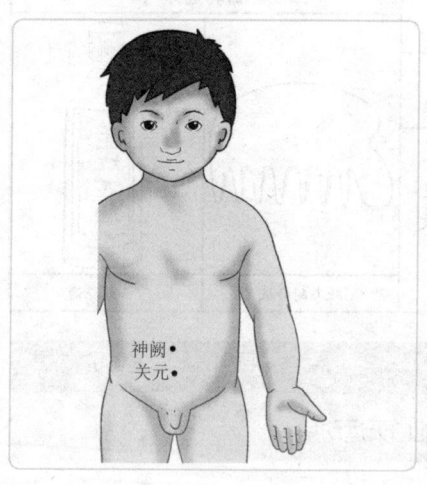

神阙·
关元·

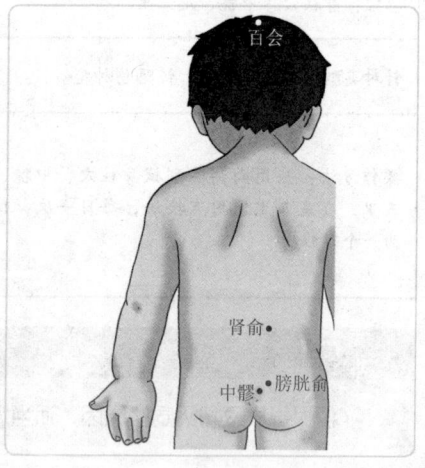

百会

肾俞·

中髎·膀胱俞

小儿遗尿症的家庭对症治疗

拔罐疗法

	器具选择
取穴：肾俞、膀胱俞、中髎、关元。	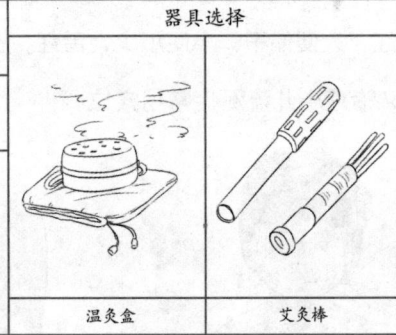
针对类型：下元虚寒型、肝经湿热型。	
操作方法：先闪罐再留罐。膀胱俞闪罐20次后留罐于诸穴10分钟，隔日拔罐一次，10次为一个疗程。	旋拧式拔罐器　　真空罐

艾灸疗法

	器具选择
取穴：肾俞、膀胱俞、中髎、关元。	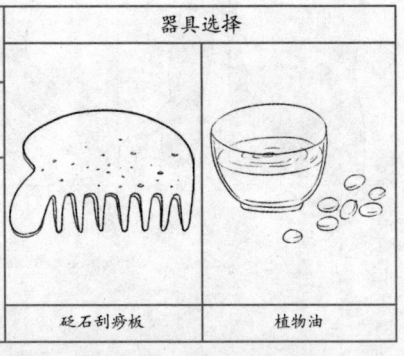
针对类型：下元虚寒型、脾肺气虚型。	
操作方法：使用艾灸棒在诸穴灸疗，或在中髎、关元雀啄灸。每日一次，每次15分钟，10次为一个疗程。	温灸盒　　艾灸棒

刮痧疗法

	器具选择
取穴：百会、肾俞、膀胱俞、中髎、关元。	
针对类型：下元虚寒型、肝经湿热型。	
操作方法：应用面刮法刮拭膀胱经（肾俞至中髎区域皮肤）、百会、关元，在肾俞使用点按法，每日一次，10次为一个疗程。	砭石刮痧板　　植物油

温馨提示

尽量少食牛奶、巧克力、柑、橘、西瓜等有利尿作用的食品。

第十二章　拔罐、艾灸、刮痧儿科病调治法

小儿流涎症

　　小儿流涎也就是流口水，是指口中唾液不自觉从口内流溢出的一种病症。一般来讲，1岁以内的婴儿因口腔容积小，唾液分泌量大，加之出牙对牙龈的刺激，大多都会流口水。随着生长发育，流口水的现象在1岁左右就会逐渐消失。如果宝宝到了2岁以后还在流口水，就可能是异常现象，如脑瘫、先天性痴呆等。另外，宝宝患口腔溃疡或脾胃虚弱，也会流涎不止。

1.中医分型及症状

　　（1）脾气虚寒型：口水清澈，色白不稠，大便不实，小便清长，舌质胖嫩，舌苔薄白。病机为脾阳不足，胃腑虚冷，脾寒则涎无约制而外溢。

　　（2）脾经蕴热型：口水较稠，浸湿胸前，进食时更多，伴有面色潮红，大便偏干，小便短少，舌红，苔薄黄。

2.治疗小儿流涎症常用穴位

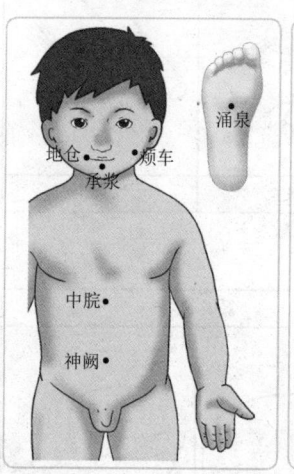
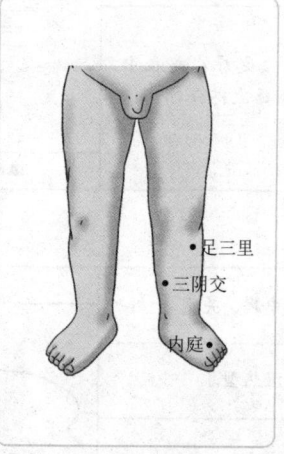
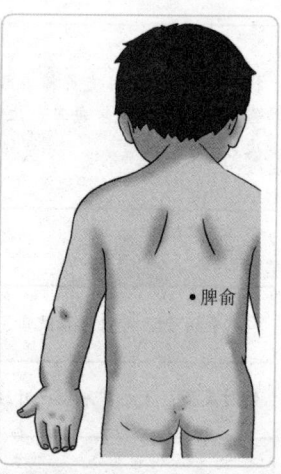

小儿流涎症的家庭对症治疗

拔罐疗法

取穴：颊车、承浆、足三里、涌泉、中脘、三阴交、脾俞。

针对类型：脾气虚寒型。

操作方法：在背部闪罐后留罐，脾俞闪罐10次后留罐于诸穴10分钟，隔日拔罐一次，10次为一个疗程。

器具选择	
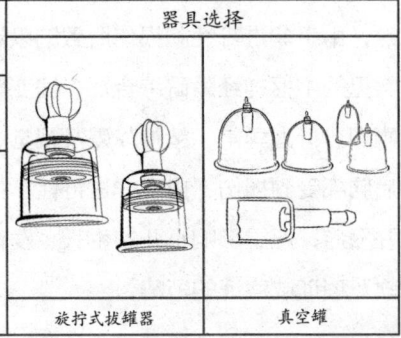	
旋拧式拔罐器	真空罐

艾灸疗法

取穴：地仓、颊车、承浆、足三里、中脘、脾俞、三阴交、内庭。

针对类型：脾气虚寒型、脾经蕴热型。

操作方法：在诸穴均可使用温灸盒灸疗，或在面部的地仓、颊车、承浆使用艾灸棒滚动灸疗。每日一次，每次15分钟，10次为一个疗程。

器具选择	
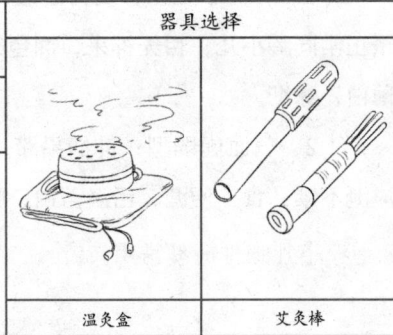	
温灸盒	艾灸棒

刮痧疗法

取穴：地仓、颊车、承浆、足三里、三阴交、内庭。

针对类型：脾经蕴热型。

操作方法：应用面刮法刮拭地仓、颊车、承浆、足三里、内庭，在三阴交使用点按法，每日一次，10次为一个疗程。

器具选择	
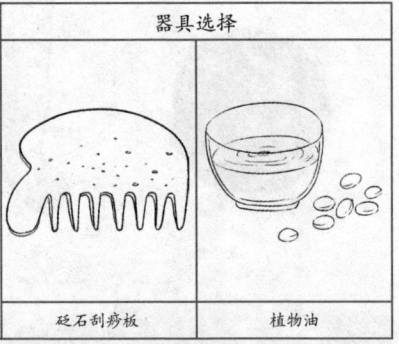	
砭石刮痧板	植物油

温馨提示

配合按摩小儿腹部及背部脾俞、胃俞效果更佳。

第十二章　拔罐、艾灸、刮痧儿科病调治法

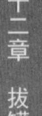

小儿脑性瘫痪

小儿脑性瘫痪又称小儿大脑性瘫痪，是指出生后一个月内脑发育尚未成熟，由于非进行性脑损伤所致的以运动功能障碍为主的综合征，是小儿时期常见的中枢神经障碍综合征，病变部位在脑，累及四肢，常伴有智力缺陷、癫痫、行为异常、精神障碍及视觉、听觉、语言障碍等症状。患儿在出生前后脑部受到损伤，出现非进行性、持续的运动障碍和姿势异常，并伴有多种并发症，严重影响小儿的生长、发育及生活能力。中医上属于"五迟""五软"痿证或痉证的范畴。

1.中医分型及症状

（1）肝肾不足型：发育迟缓，筋骨萎弱，站立、行走或长齿等明显迟于正常同龄小儿，目无神采，面色无华，倦怠喜卧，智力迟钝，舌质淡，苔薄白，脉细。

（2）气血虚弱型：神情呆滞，精神倦怠，头项痿软，语言发育迟缓，流涎不禁，食少便溏，舌淡苔白，脉细弱。

2.治疗小儿脑性瘫痪常用穴位

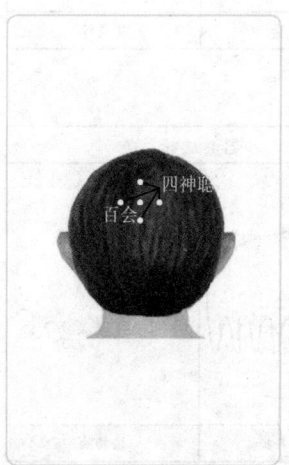
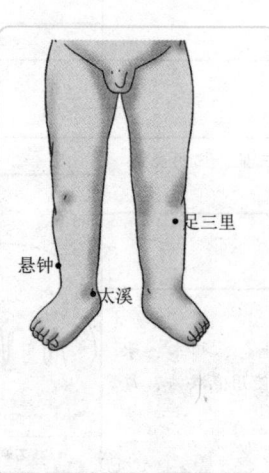
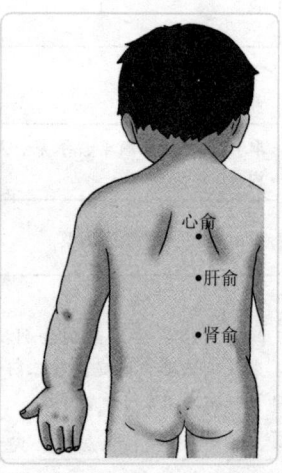

小儿脑性瘫痪的家庭对症治疗

拔罐疗法

取穴：足三里、悬钟、太溪、肝俞、肾俞。	**器具选择**
针对类型：肝肾不足型。	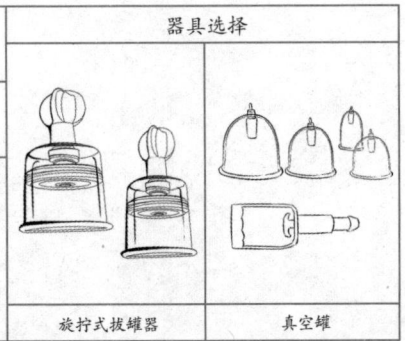
操作方法：在背部闪罐后留罐。肝俞、肾俞闪罐10次后留罐于诸穴10分钟，隔日拔罐一次，10次为一个疗程。	旋拧式拔罐器　　　　真空罐

艾灸疗法

取穴：百会、四神聪、足三里、悬钟、太溪、心俞、肾俞。	**器具选择**
针对类型：气血虚弱型。	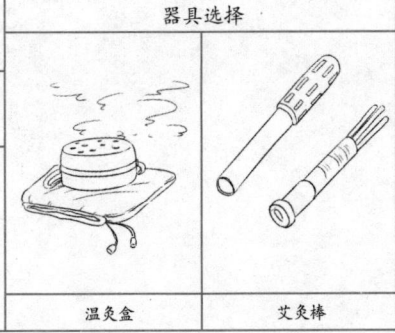
操作方法：诸穴均可使用温灸盒灸疗，或在百会、四神聪、心俞、肾俞使用艾灸棒滚动灸疗，每日一次，每次15分钟，10次为一个疗程。	温灸盒　　　　艾灸棒

刮痧疗法

取穴：百会、四神聪、足三里、悬钟、太溪、膀胱经（心俞至肾俞）。	**器具选择**
针对类型：肝肾不足型、气血虚弱型。	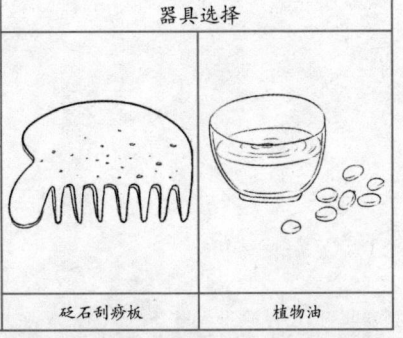
操作方法：应用面刮法刮拭百会、四神聪、足三里、悬钟、膀胱经（心俞至肾俞），在太溪使用点按法，隔日一次，10次为一个疗程。	砭石刮痧板　　　　植物油

温馨提示

需供给高热量、高蛋白及富含维生素、易消化的食物。

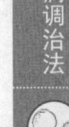

学习保健知识，享受健康生活

★ 建议配合二维码使用本书 ★

本书特配线上阅读资源

★ 高清大图 ★

本书配套高清图片，帮您更准确地掌握保健知识。

★ 电 子 书 ★

下载电子书，让您随时随地阅读，学习保健知识

获取资源步骤

第一步：扫描本页二维码

第二步：关注出版社公众号

第三步：选择您需要的资源

微信扫描二维码　　　　　　　　　　　　　领取本书配套资源